Spezielle pathologische Anatomie

Ein Lehr- und Nachschlagewerk

Band 5

Herausgegeben von

Prof. Dr. Wilhelm Doerr, Heidelberg,

Prof. Dr. Dr. h. c. Erwin Uehlinger, Zürich

F. Henschen

Grundzüge einer historischen und geographischen Pathologie

Mit 145 Abbildungen

B. Maegraith

Pathological Anatomy of Mediterranean and Tropical Diseases

With 41 figures

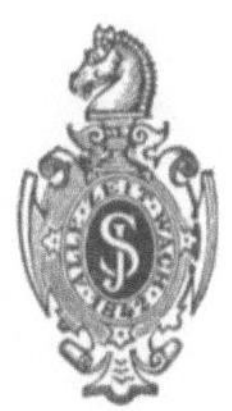

Springer-Verlag Berlin Heidelberg New York 1966

Professor Dr. Wilhelm Doerr
Direktor des Pathologischen Institutes der Universität Heidelberg

Professor Dr. Dr. hc. Erwin Uehlinger
Direktor des Pathologischen Institutes der Universität Zürich

---

Professor Dr. Dr. hc. Dr. hc. Folke Henschen
Karolinska Institutets Patologiska Institutition, Karolinska Sjukhuset, Stockholm

Professor Dr. Brian Maegraith, M.B., D.Phil., D.Sc. (Bangkok). F.R.C.P.
Professor of Tropical Medicine, University of Liverpool, Dean,
Liverpool School of Tropical Medicine, Liverpool

ISBN-13: 978-3-642-48129-1 e-ISBN-13: 978-3-642-48127-7
DOI:10.1007/ 978-3-642-48127-7

 Library of Congress Catalog Card Number 66-24841 ·

Titel Nr. 4039

Softcover reprint of the hardcover 1st edition 1966

Vorwort der Herausgeber

Die *aktuelle Situation* in der *wissenschaftlichen Medizin* wird durch zwei Arbeitsrichtungen beherrscht. Das ist einmal die bio- und physikochemische Methode, zum anderen aber die ganzheitsbezogene Betrachtungsweise, welche den Menschen als psychophysisches Individuum — Objekt und Subjekt zugleich — in den Bereich der wissenschaftlichen Untersuchungen einbezieht.

Wo ist da noch Raum für eine spezielle pathologische Anatomie? Wir meinen, daß die bleibende Bedeutung der morphologischen Krankheitsforschung darin besteht, daß sie die beständige Konfrontation klinischer Befunde und pathoanatomischer Dokumente sucht. Der *anatomische Gedanke* ist, wie es PAUL ERNST einst nannte, das Specificum der abendländischen Heilkunde. Tatsächlich ist die Aufgabe einer neuen Bestandsaufnahme des pathologisch-anatomischen Wissens verpflichtend, denn die europäische Tradition unseres Faches ist eine außergewöhnliche. Da auch menschliches Leben an eine Gestalt gefesselt ist, Gestalten aber nicht *sind*, sondern *geschehen*, enthält die Lehre von den pathischen Gestalten einen entscheidenden Beitrag zu der Lehre von dem nichtnormalen Leben. Es ist also unzweifelhaft, daß die anatomische Krankheitsforschung ihre Aussagekraft ständig behalten wird. Dennoch mag manchem kritischen Betrachter die Herausgabe einer neuen pathologischen Anatomie in deutscher Sprache als besonderes Wagnis erscheinen. Als sich Herr Dr. FERDINAND SPRINGER und die Herausgeber vor mehr als 10 Jahren entschlossen hatten, ein Lehr- und Nachschlagebuch in Einzeldarstellungen zu schaffen, schien sich die Vollendung des großen Handbuches von F. HENKE, O. LUBARSCH und R. RÖSSLE abzuzeichnen. Etwa zur gleichen Zeit hatten die großen Bücher unseres Faches in englischer Sprache eine außergewöhnliche Verbreitung gefunden. Die Leichtigkeit besonders der von historischem Ballast unbeschwerten nordamerikanischen Produktion, deren optimistische Integration der Ergebnisse der experimentellen Medizin mit denen einer an vielfach riesenhaften Zahlenreihen gewonnenen, freilich häufig thematisch eng geschnürten, d. h. allzu zielstrebig orientierten pathologisch-anatomischen Arbeit hat uns naturgemäß immer wieder sorgenvoll Ausschau halten lassen. Uns will auch scheinen, daß das Leben des mitteleuropäischen Pathologen stärker durch Tagesaufgaben aller Art belastet ist, als man dies anderenortes finden mag. Aber wir haben doch auch die *feste Überzeugung* gewonnen, daß die im europäischen Raume seit jeher übliche Art und Weise, pathologisch-anatomische Aussagen auf die Ergebnisse jeweils kompletter Leichenuntersuchungen zu begründen *und* die Härte einer in der jahrzehntelangen Erledigung diagnostischer und gutachtlicher Mühen gelegenen Schulung ein Maß von persönlicher Erfahrung vermittelt, das unbedingt mitgeteilt zu werden verdient.

Wir haben eine Publikation in Einzeldarstellungen gewählt. Die Gesamtheit der Mitteilungen wird ein Ganzes repräsentieren. Wir haben den Ductus der Veröffentlichungen von der konventionellen Systematik einer speziellen Organpathologie befreit. Denn es erschien uns zweckmäßiger, die Publikationsfolge der Einzeldarstellungen nach der wirklichen Aktualität des Gegenstandes zu orientieren.

Die naturwissenschaftlichen Grundlagen, die im Sinne von L. ASCHOFF für uns *Hilfsmittel* sind, wurden bezüglich der experimentellen Erfahrungen, bezüglich der Ergebnisse korrespondierender cyto- und histochemischer, besonders auch elektronenmikroskopischer Arbeiten berücksichtigt. So hat auch die morphologische Krankheitsforschung eine außerordentliche Vertiefung gefunden.

Aber dies ist nicht alles. Es ist während der vergangenen 10 Jahre noch eine besondere Note hinzugetreten: Die Entwicklung der Dokumentation und die damit innig verbundene Gelegenheit, erstmals quantitativ befriedigende Aussagen auf Grund geeigneter Behandlung qualitativ genügend genau erarbeiteter Befunde zu treffen, gibt uns die Möglichkeit zur Konstituierung einer überindividuellen Verhaltenslehre im patho-anatomischen Bereiche. Auf der anderen Seite bleibt das „raisonnierende Hin und Her" der einer konditionalistischen Betrachtungsweise eigenen methodischen Grundhaltung Kern und Frucht in der wissenschaftlichen Behandlung von Einzelfällen.

Indem wir uns bemüht haben, alle diese Gedanken zum Tragen zu bringen, bekennen wir uns zur *Grundaufgabe unseres Faches*, nosologische Entitäten zu umreißen und der ärztlichen Differentialdiagnose zu dienen. So verstanden ist die pathologische Anatomie ein Beitrag zur Lehre vom Menschen, ein überaus brauchbares Instrument zur Erkenntnis einer Anthropologie des Krankhaften. Wir wenden uns daher nicht nur an die Fachkollegen, sondern an alle wissenschaftlich arbeitenden Ärzte. *Denn die spezielle pathologische Anatomie steht in ihrem gedanklichen Ansatze der klinischen Medizin ganz nahe.* Jeder, der in diese Fragen eingedacht ist, darf mit GOETHE sagen: „Hätte ich mich mit den Naturwissenschaften nicht beschäftigt, hätte ich die Menschen nie kennen lernen!"

Wir möchten Herrn Dr. h. c. Dr. h. c. FERDINAND SPRINGER, dem es nicht mehr vergönnt gewesen ist, das Erscheinen des Werkes, dem seine Aufmerksamkeit galt, zu erleben, besonders aber auch Herrn Dr. phil. HEINZ GÖTZE sowie allen Mitarbeitern des Springer-Verlages für grenzenlose Geduld, Umsicht, Tatkraft und uneigennützige Ausstattung des Werkes aufrichtigen Dank sagen.

Heidelberg und Zürich, im Frühjahr 1965 W. DOERR, E. UEHLINGER

Inhaltsverzeichnis

Grundzüge einer historischen und geographischen Pathologie

Von F. Henschen, Stockholm

Pathological Anatomy of Mediterranean and Tropical Diseases

By B. MAEGRAITH, Liverpool

Grundzüge einer historischen und geographischen Pathologie

Von F. Henschen

Einführung

Die Krankheiten sind keine unveränderlichen Erscheinungen, sie sind historischen Wandlungen und wechselnden geographischen und demographischen Verhältnissen unterworfen. Deshalb wechselt auch das Gesamtbild der Krankheiten, das *Krankheitspanorama*, von Zeit zu Zeit, von Land zu Land, von Ort zu Ort. Zu den vielen Faktoren, die bei der Gestaltung des Krankheitspanoramas wirksam sind, gehören die Ernährungsverhältnisse, die sozialen und hygienischen Verhältnisse, die Epi- und Endemien und Epi- und Enzootien mit der nachher eintretenden Immunität, die Fortschritte der medizinischen Forschung und Therapie und schließlich die mit den anderen Faktoren eng verbundenen Veränderungen der mittleren Lebenslänge, also heutzutage die starke Steigerung derselben, vor allem in großen Teilen von Europa und Nordamerika. Diese Wandlungen des Krankheitspanoramas haben u. a. HARBITZ, HENSCHEN, CHIARI, KUHNT, BODECHTEL, BERG, MUNCK, HAMPERL und LÖFFLER behandelt. DOERR et al. haben den Wandel der Krankheitsbilder in einer größeren Arbeit abgehandelt. Auf die pathogenetische Bedeutung der starken sozial-ökonomischen Umwandlungen im heutigen Afrika hat MURRAY neuerdings die Aufmerksamkeit gerichtet.

In Ländern mit zuverlässigen statistischen Angaben sind Veränderungen der Morbidität und Mortalität schon innerhalb relativ kurzer Zeitintervalle bemerkbar. Als Beispiel sei folgende Tabelle angeführt, die schwedische Verhältnisse betrifft und die Verschiebungen der Mortalität innerhalb einiger der wichtigsten Krankheitsgruppen zeigt. In die Tabelle sind nur die wichtigsten Gruppen aufgenommen, die größere Veränderungen zeigen.

Tabelle 1. *Verschiebungen in der Mortalität einiger wichtiger Gruppen von Todesursachen in Schweden 1936 bis 1961*

(Nach LARSSON 1965)

Todesursachen pro 10 000 der Durchschnittsbevölkerung	1936—1940 ♂ und ♀	1961	
		Männer	Frauen
1. Infektiöse und parasitäre Krankheiten	10,7	1,2	0,8
2. Neoplasmen	15,6	19,8	18,6
6. Krankheiten des Nervensystems und der Sinnesorgane	12,5	13,0	15,3
7. Krankheiten der Kreislauforgane	30,5	41,5	36,0
8. Krankheiten der Atmungsorgane	11,4	4,9	4,9
9. Krankheiten der Verdauungsorgane	5,1	4,1	3,8
10. Krankheiten der Geschlechts- und Harnorgane	4,6	3,8	2,0
11. Krankheiten der Schwangerschaft, Entbindung und des Wochenbetts	0,4	—,—	0,1
15. Krankheiten der Neugeborenen und Säuglinge	3,2	1,7	1,2
16. Senilität, mangelhafte Angaben	13,7	1,1	1,7
17. Unglücksfälle verschiedener Art	4,2	6,0	3,1
18. Selbstmord	1,6	2,6	0,8
Alle Todesursachen	116,9	103,3	92,4

Es ist die Aufgabe der historisch-geographischen Pathologie, die *Geschichte* und *Geographie* der Krankheiten der Menschen und Tiere zu studieren. Die historisch-geographische Pathologie beschäftigt sich aber auch mit der *Demographie* der Krankheiten, d. h. mit dem Vorkommen und der Eigenart der Krankheiten verschiedener Bevölkerungsgruppen, sie mögen sich in rassischer, religiöser, kultureller, sozialer, gewerblicher, ökonomischer oder in anderer Hinsicht voneinander unterscheiden.

Im Lichte historisch-geographisch-demographischer Forschung können pathogenetische Probleme beleuchtet werden, ebenso können prophylaktische und therapeutische Maßnahmen an Klarheit gewinnen. Hier bietet z. B. die Tropenpathologie ein großes, bisher wenig ausgenutztes Feld dar. Die historisch-geographische Pathologie ist keine Spezialität, sondern eine besondere Art und Weise, sich den Problemen der Pathologie zu nähern.

Die geographische Pathologie hat alte Ahnen. Als ihr klassisches Dokument gilt das berühmte Kapitel in den *Hippokratischen* Schriften *περί ἀέρων, ὑδάτων, τόπων* (von den Lüften, von den Wassern, von den Wohnorten) in dem der Vater der Medizin uns zeigt, wie die Umwelt ihr Gepräge den Menschen und ihren Krankheiten aufdrückt[1]

Aber schon im alten Ägypten, in der Bibel, in den heiligen Schriften Indiens und in den chinesischen Annalen findet man Nachrichten über das Vorkommen von Krankheiten, ebenso bei HERODOTOS und PLUTARCHOS. THUKYDIDES und PROKOPIOS verdanken wir Schilderungen von Seuchen der antiken Welt. Im 7. Jahrhundert n. Chr. notierte der chinesische Reisende HIUEN-THSANG Beobachtungen von medizinischem Interesse aus Asiens Hochland und Indien. Mittelalterliche Reisende wie der Arzt ABD-AL-LATIF, MARCO POLO und IBN-BATUTA machten bisweilen kurze Notizen über Krankheiten in den Ländern, die sie besuchten.

Aber die ersten Anfänge einer historisch-geographischen Pathologie findet man eigentlich erst im 18. Jahrhundert, beispielsweise bei LINNÉ, der in einer Vorlesung 1741 „De necessitate peregrinationum intra patriam" die Notwendigkeit von Reisen betont, „da gewisse Teile der Erde von bestimmten Krankheiten heimgesucht werden". Zu dieser Vorlesung kehren wir unten zurück. Von großem Interesse sind die Werke von HOFFMANN (1746), CARTHEUSER (1771), FINKE (1792 bis 1795), SCHNURRER (1813), ISENSEE (1833), BOUDIN (1843 und 1857), V. D. HOEVEN (1846), ILMONI (1846 bis 1853), BERGHAUS (1850), MÜHRY (1856), HIRSCHS beide erste kleinere Arbeiten (1856 und 1857) und LOMBARD (1820). Sie sind alle, sozusagen, Vorläufer zu dem großen, grundlegenden Werke von HIRSCH (2. Aufl. 1881 bis 1886).

Eine systematische, wissenschaftliche Bearbeitung der geographischen Pathologie ist indessen erst im Laufe dieses Jahrhunderts möglich geworden. Die weißen Flecke der Landkarte sind verschwunden, die weiten Entfernungen existieren nicht mehr, alle Teile der Welt sind wirtschaftlich und kulturell miteinander verbunden. Die beiden Weltkriege haben zu einer weitgehenden medizinischen Erforschung bisher wenig bekannter tropischer Länder geführt, wodurch ein großes, früher wenig bekanntes, authentisches Material zugängig geworden ist.

---

[1] Auf die Frage nach HIPPOKRATES Anteil an den nach ihm benannten Schriften kann hier nicht eingegangen werden. Näheres ist bei JACOBJ u. a. nachzulesen.

Die rasch wachsende mikrobiologische und klinische Forschung hat dies schnell ausgenutzt. Eine bisweilen fast vollständige Sanierung und ein manchmal vollständig neues Krankheitspanorama sind in vielen Ländern die günstigen Folgen der Fortschritte der letzten Dezennien. Aber die Ausrottung der Seuchen, welche die übermäßige Zunahme der Bevölkerung regelten, hat neue Probleme der Ernährung geschaffen.

In der historisch-geographischen Pathologie handelt es sich um Objekte ganz anderer Art als wenn man von der Geschichte der Menschheit oder von der geographischen Verbreitung von Tieren, Pflanzen, Mineralien usw. spricht. Die Krankheiten sind ja keine lebendigen Wesen, ja überhaupt keine konkreten Phänomene, die frei von den Menschen existieren könnten. Krankheiten sind an sich Abstraktionen, in der Tat gibt es nur kranke Menschen.

Die historisch-geographische Pathologie ist ein *Grenzgebiet* zwischen der Pathologie einerseits und der Geschichte, Geographie und Demographie andererseits. Manchmal ist enge Zusammenarbeit zwischen Ärzten, Hygienikern, Historikern, Geographen, Anthropologen, Ethnographen, Soziologen und Statistikern notwendig, um gute Ernten auf diesem großen, fruchtbaren Felde einzuholen, um alle Möglichkeiten auszunutzen und Irrtümern zu entgehen. Auf diesem Forschungsgebiet mit seinem weltumspannenden Programm ist internationale Zusammenarbeit mehr als je notwendig, dies hat u. a. einen Ausdruck in der „Internationalen Gesellschaft für Geographische Pathologie" (1931) gefunden. Über viele Krankheiten, vor allem die epidemischen, geben die Veröffentlichungen der WHO, World Health Organisation, jährlich „Annual Epidemiological and Vital Statistics" und monatlich „Epidemiological and Vital Statistics Reports" Auskunft. In dem amerikanischen „Index Medicus" findet man schnell ein weltumfassendes Verzeichnis der gesamten Pathologie.

Für eine klare Darstellung geographisch-pathologischer Verhältnisse sind Karten unerläßlich. Man findet solche schon in einigen der oben angegebenen älteren Werke; moderne Karten über die Verbreitung der Krankheiten findet man u. a. in den großen Werken SIMMONS et al.: „Global Epidemiology", ZEISS Seuchen-Atlas (1941 bis 1945) und RODENWALDT-JUSATZ „Weltseuchenatlas" (1958 bis 1961). HOWES „National atlas of disease mortality" (1963) ist auf Großbritannien beschränkt.

Die *historische Pathologie* hat viele Berührungspunkte mit der Geschichte der Medizin, soll aber mit ihr nicht verwechselt werden. Auch in Arbeiten über die historische Entwicklung der Heilkunst und in Biographien großer Ärzte findet man bisweilen wertvolle Auskünfte über Krankheiten der betreffenden Zeit.

Die Geschichte der Krankheiten reicht sehr weit zurück, ja so weit wie es überhaupt Menschen gegeben hat, und wenn man auch die Krankheiten der Tiere mitrechnet, was ja hier absolut notwendig ist, muß die Geschichte der Krankheiten so weit zurück verfolgt werden, daß sie nur mit geologischen Zeitmaßen gemessen werden kann.

Die älteste Pathologie wird nach RUFFERS Vorschlag *Paläopathologie* genannt. Es ist wohl eine Geschmacksache, wann man diesen Ausdruck benutzen soll, wann die Paläopathologie sozusagen aufhört und wann die rezente Pathologie beginnt. Nach RUFFER selbst wäre Paläopathologie „the science of the diseases which can be demonstrated in human and animal remains of ancient times". Zur Paläopathologie gehört nicht nur die prähistorische Pathologie, sondern auch die Pathologie des alten Ägyptens. Viele Forscher benutzen den Ausdruck auch für relativ rezente pathologische Veränderungen, beispielsweise für die Pathologie der präkolumbischen Indianer in Amerika.

Die historische Pathologie umfaßt auch die Krankheiten unserer Tage. Hierher gehören die gesundheitlichen Verhältnisse und Veränderungen im Auftreten der Krankheiten im Laufe des 20. Jahrhunderts sowie die Folgezustände nach mangelhafter Zufuhr von Nahrung und Vitaminen während und nach den beiden Weltkriegen.

Die Dokumente der historischen Pathologie umfassen drei verschiedene Kategorien von wechselndem wissenschaftlichem Wert: 1. schriftliche Dokumente, 2. Abbildungen, 3. Dokumente der Natur.

1. Schriftliche Dokumente aus älteren Zeiten, es möge sich um Beschreibungen von krankhaften Zuständen oder Berichte über Seuchen handeln, sind oft stark subjektiv oder von vorherrschenden medizinischen Anschauungen und vorgefaßten Meinungen gefärbt. Daneben sind sie meistens sehr kurz gefaßt und oft dunkel, oberflächlich oder vieldeutig. Schilderungen von historischen Seuchen, wie die bekannte Pest in Athen während des peloponnesischen Krieges, sind oft so allgemein gehalten und schwer verständlich, daß sie zu unendlichen Diskussionen geführt haben. In den ägyptischen Papyri, die sonst viele sehr wertvolle Auskünfte über die Pathologie der Pharaonenzeit enthalten, ist die Bedeutung der Hieroglyphen nicht immer klar. Selbst Beschreibungen von Krankheiten und Berichte über Seuchen des späteren Mittelalters und der Renaissance sind manchmal so summarisch und vieldeutig, daß sie keine sicheren Schlüsse erlauben. Erst mit erweiterter klinischer Erfahrung und sichererer Diagnostik haben Beschreibungen und Berichte einen dokumentarisch zuverlässigen Wert bekommen.

2. Abbildungen von pathologischen Zuständen, Zeichnungen, Malereien und plastische Darstellungen sind oft sehr wertvoll. Sie können schriftliche Dokumente ersetzen oder komplettieren. In der Kunst des alten Ägyptens, in der realistischen Keramik des alten Peru und in Bildern aus dem Mittelalter und der folgenden Jahrhunderte findet man Darstellungen von Mißbildungen, Krankheiten und Verstümmelungen, die indessen nur mit Kritik benutzt werden sollen.

3. Die von der Natur selbst geschaffenen Veränderungen sind zwar absolut zuverlässig, aber in pathogenetischer Hinsicht nicht selten unklar. Es handelt sich ja vorwiegend um Veränderungen von Hartgeweben, Skeletteilen oder Zähnen, weniger oft um Harn- oder Gallensteine, verkalkte Nekrosen, Exsudate oder Tumoren, die nur begrenzte Schlüsse über entsprechende Veränderungen der Weichteile erlauben. Dazu kommt, daß diese organischen, kalkhaltigen Residuen von der Beschaffenheit der Umgebung sehr abhängig sind. Trockene Luft, Sand und Erde lassen das meiste vielleicht Jahrtausende hindurch ziemlich unverändert, während feuchtes, heißes Klima und feuchte saure Erde alles Hartgewebe durch Entkalkung und mikrobielle Tätigkeit verändert oder verdirbt, was man in der Skelet- und Zahnarchäologie allzu wenig beachtet hat. Auch der Druck großer Erdmassen kann die Form der Skeletteile, vor allem der Schädel verändern, was zu falschen Schlüssen führen kann.

Eine Paläopathologie der Weichteile kommt fast nur bei ägyptischen und peruanischen Mumien in Betracht. Hier gelingt es, wie unten gezeigt wird, mit geeigneten Methoden Organveränderungen, Wurmeier und sogar Bakterien nachzuweisen.

Bei größeren, wissenschaftlich durchgeführten Ausgrabungen von Menschenresten, wie in den großen ägyptischen Nekropolen und Grabfeldern und in Europas vielen Grabstätten und Friedhöfen, können statistische und genealogische Untersuchungen über Skeletanomalien und -typen, über die Häufigkeit von Arthrosen und Spondylosen, ja über die Zusammensetzung der damaligen Bevölkerung und Kindersterblichkeit ausgeführt werden, wie u. a. GEJVALL gezeigt hat.

Älteres Material, Skelet- und Mumienteile, kann unter günstigen Umständen in der Blutgruppenforschung benutzt werden. Die Möglichkeiten einer Paläoserologie sind manchmal überraschend. So konnten THIEME und seine Mitarbeiter die Blutgruppe A in Schädelfragmenten aus dem obersten Pleistozän (vor etwa 7000 Jahren) nachweisen. Viele Forscher wie BOYD (1934), MATSON, CANDELA, LUBRAN, SALAZAR MALLEN, MADELEINE SMITH-GLEMSER und OTTEN et al. haben auf diesem Gebiete gearbeitet und die Schwierigkeiten und Fehlerquellen betont.

Die mit der historischen Pathologie eng verbundene *geographische Pathologie* hat sich in den letzten 50 Jahren in ungeahnter Weise entwickelt. Die beiden Weltkriege haben unsere Kenntnis der Tropenkrankheiten bereichert, — wir verweisen hier in erster Linie auf „MANSONS Tropical Diseases" (1960) — daneben läßt sich ein immer regeres Interesse für diesen Zweig der Pathologie und ihre Möglichkeiten feststellen. Ältere Berichte waren nicht selten ohne genügende Unterlage unkritisch zusammengestellt, aber in den letzten Jahren hat man die nötige Kritik immer mehr betont.

Wir verweisen hier auf die Arbeiten von SHERMAN und LANGMUIR, von EINFALT, der besonders die Notwendigkeit einer internationalen Sektionsstatistik hervorhebt, und von DOLL, dessen „Methods of Geographical Pathology" aus der Zusammenarbeit einer besonderen, unter den Auspizien von UNESCO und WHO zusammengesetzten Studiengruppe hervorgegangen ist. Schließlich wirkt auch die „International Academy of Pathology" für die Herstellung eines Registers der geographischen Pathologie (1963).

Die klinische und pathologisch-anatomische Nomenklatur muß möglichst nach internationalen Regeln ausgeformt werden. Bei Angaben über die Häufigkeit einer gewissen Krankheit sollten immer Angaben über Altersverteilung (Analphabeten kennen oft nicht ihr genaues Alter) und Geschlechtsindex, über die Verteilung des Materials auf Land und Stadt, auf Rassen, Gewerbe und Sozialschichten vorhanden sein. Schließlich muß klar hervorgehen, ob es sich um Morbiditäts- oder Mortalitätszahlen handelt. In vielen Fällen sind Angaben über Zahl und Art der Krankenhäuser, über die Bereitwilligkeit (Krankenhausschreck!) und Möglichkeit der Bevölkerung ins Krankenhaus aufgenommen zu werden notwendig, sowie über die ärztliche Hilfe überhaupt. In gewissen Ländern werden aus verschiedenen Gründen viel mehr Männer als Frauen in die Krankenhäuser aufgenommen. Wenn es sich schließlich um Diagnosen handelt, sollte *der Grad der Zuverlässigkeit* immer angegeben werden, d. h. ob es sich um autoptisch oder bioptisch festgestellte Diagnosen oder um rein klinische oder eventuell von

Laien gestellte Diagnosen handelt. Die Forderungen, die man an geographisch-pathologische Statistiken und Berichte stellen soll, sind also prinzipiell sehr groß, leider sind sie keineswegs immer erfüllt. Auch weniger gut fundierte Untersuchungen sind gewiß nicht ohne Wert, manchmal täuschen sie aber allzu große Unterschiede zwischen den verschiedenen Ländern oder Städten vor, die bei einer statistisch genügenden Untersuchung nicht so groß sind wie man a priori hätte glauben können.

Daß eine an sich zuverlässige Sektionsstatistik nicht nur Vorzüge hat, sondern auch gewisse Gefahren in Form von falschen Schlüssen zur Folge haben kann, wird von DOERR et al. ausführlich abgehandelt.

Die pathogenetischen Faktoren, die in der historisch-geographischen Pathologie in Frage kommen, sind selbstverständlich dieselben wie in der Pathologie überhaupt. Jedoch soll hier hervorgehoben werden, daß viele Verhältnisse nicht recht verstanden werden, wenn man nicht die zeitlich und örtlich vorherrschenden endogenen und exogenen Faktoren genügend kennt und würdigt. Aus diesem Grunde soll hier eine ganz kurze Übersicht der in der historisch-geographischen Pathologie besonders wichtigen pathogenetischen Faktoren gegeben werden.

Erbliche und konstitutionelle Faktoren nehmen in der Geographie der Krankheiten gewissermaßen eine Sonderstellung ein. Diese Faktoren und ihre Auswirkungen, die Erbkrankheiten, sind ja von äußeren Einflüssen unabhängig oder nur in begrenztem Umfang abhängig. Die erbliche Anlage folgt dem Träger und seinen Nachkommen, wohin sie sich auch begeben. In den meisten europäischen Ländern und vor allem in Nordamerika ist die Mischung der verschiedenen Erbanlagen so weit fortgeschritten, daß eine Geographie der Erbkrankheiten nur ausnahmsweise möglich ist. In den vier nordischen Staaten, in Teilen von der Schweiz und hier und da in Spanien, Italien und in den Balkanländern ist die Bevölkerung fast bis in die letzte Generation so stabil und die geographischen, rassischen oder religiösen Isolate so gut erhalten, daß eine geographische Abgrenzung der Erbkrankheiten bis vor kurzem möglich gewesen ist. Für solche Untersuchungen sind auch gute, weit zurückreichende Archive außerordentlich wertvoll, aber derartige historische Dokumente fehlen leider oft. In einigen Ländern, wie Schweden, ist man bisweilen in der glücklichen Lage, Archivalien der letzten 400 Jahre ausnutzen zu können.

Zu den erblichen, konstitutionellen Eigenschaften gehören auch die *Blutgruppen*, die *Serumgruppen* und die *Hämoglobintypen*, die in der geographischen Pathologie von einer großen, aber bisher wenig erforschten Bedeutung sind. Sie werden unten im Kapitel „Blutbildende Organe“ (S. 222) näher abgehandelt. Auch andere, wenig erforschte genetisch-anthropologische Eigenschaften, wie die Fähigkeit, Blausäure zu riechen oder den bitteren Geschmack von Phenylthiokarbamid zu empfinden oder die Häufigkeit der Farbenblindheit können hier nur erwähnt werden.

Unter den *exogenen pathogenetischen Faktoren* gibt es viele, die in den gewöhnlichen Lehrbüchern der Pathologie eine untergeordnete Rolle spielen, aber in der geographischen Pathologie sehr bedeutungsvoll sind, da es sich hier um Umweltverhältnisse handelt, die von Ort zu Ort außerordentlich wechseln und manchmal sogar entscheidend sein können. Die medizinische Forschung kann in den Tropen wertvolle Ergebnisse zeitigen. Die Klinik und der Sektionsraum haben hier reichlich Material anzubieten, wie die neuen Untersuchungen über Leberkrebs, Struma, Atherosklerose und die endemische Blasensteinkrankheit zeigten. (RAMALINGASWAMI).

Zu diesen *Umweltfaktoren* gehören die *Geologie und Chemie des Bodens* und die *Zusammensetzung des Wassers*, vor allem des Trinkwassers. Über die Bedeutung dieser Faktoren sind wir noch allzu wenig unterrichtet, vor allem über die Bedeutung der Spurenelemente. Die Pathogenese des Kropfes ist nur zum Teil gelöst. Daß die Beschaffenheit des Wassers von Bedeutung ist, zeigt u. a. die Geographie der Fluorose.

Mit der Geologie sind die *Höhenverhältnisse der Erdoberfläche* eng verbunden. Menschen, die auf großen Höhen leben und arbeiten, sind der intensiven Sonnenbestrahlung und anderen Strahlen stark ausgesetzt. Die Temperatur ist oft niedrig, der Luftdruck konstant sehr niedrig; vor allem leben die Menschen hier unter ständigem Sauerstoffmangel. Die reichsten Erfahrungen hierüber hat man in Südamerika gemacht, wir kommen darauf zurück.

Es ist eine uralte Erfahrung, daß *klimatische Verhältnisse* den Gesundheitszustand empfindlicher Menschen beeinflussen, aber erst in unseren Tagen ist es möglich geworden, die komplexe Natur der Witterungsverhältnisse und ihre Einwirkung auf den menschlichen Organismus näher zu studieren. Die medizinische Klimatologie, die Meteorobiologie, bzw. Meteorosensibilität und Meteoropathologie, sind zu einem speziellen Forschungszweig herangewachsen.

In seinem großen Werke „Les fondements de la géographie humaine" unterscheidet SORRE „comme un essai" drei große *nosologische Weltgebiete*, die hier in abgekürzter Form wiedergegeben werden.

A. Area atlantica mit zwei Hauptdomänen:

I. Eine nördliche Domäne (mit großer Dichte der Bevölkerung und Urbanisation) mit sog. sozialen Krankheiten, mit großer Empfindlichkeit gegenüber Epidemien, aber gleichzeitig wirksamem Kampf gegen Variola, Syphilis, Tuberkulose und Diphtherie. Hier unterscheidet er:

a) einen europäischen Sektor mit einem nördlichen und einem mediterreanen Untersektor. Der letztere wird von Epidemien der Nachbarn leicht angesteckt.

b) einen nordamerikanischen Sektor mit zwei entsprechenden Untersektoren.

II. Eine südliche Domäne mit tropischen Krankheiten und zwei Sektoren:

a) ein afrikanischer Sektor mit Trypanosomosen und Helminthosen (Maximum im Kongo)

b) ein südamerikanischer Sektor mit einem tropischen Untersektor mit Gelbfieber, Rickettsiosen und Mykosen, und einem extratropischen Untersektor mit Chagas-Krankheit usw.

B. Area pacifica mit zwei Hauptdomänen:

I. Eine insuläre Domäne, bestehend aus den Inseln des stillen Ozeans und Malaya, mit einer gewissen Gesundheit, jedoch mit Malaria und Helminthosen.

II. Eine kontinentale Domäne mit zwei Sektoren:

a) Indischer Sektor mit sehr dichter Bevölkerung, Unterernährung, ohne Hygiene und mit Entwicklung von vielen pathogenen Faktoren. Hier

können zwei Untersektoren unterschieden werden, ein Halbinselsektor (Indien) und ein occidentaler Sektor (Afrikas Ostküste, Madagaskar usw.).
b) Chinesischer Sektor, der sich etwa wie der indische verhält und nach Malaya, dem Pazifik und der Mandschurei ausstrahlt.

C. **Area eurasiatica** von Amur bis Don und dem Roten Meer, mit Steppen und Wüsten, mit Herden von Pest, Fleckfieber und Leishmaniase und mit Ansteckungsmöglichkeiten nach China, Indien, Rußland und Nordafrika.

Eine Karte beleuchtet die Einteilung.

Die welthistorische Rolle der Krankheiten

Wenn man die Geschichte der Krankheiten studiert, öffnen sich manchmal neue Perspektiven auf die großen historischen Ereignisse, die der gewöhnlichen, vorwiegend humanistisch betonten Geschichtsforschung mehr oder weniger fremd sind oder zum mindesten nicht die gebührende Schätzung erfahren haben. Historiker denken nicht in medizinischen Mustern, es sind die im Laufe der Jahrhunderte von Zeit zu Zeit auftauchenden neuen Staatsbildungen, ihre Entstehung und ihr Untergang, die Religionssysteme und Ideologien, die sich ablösen, die Führer der Völker, milde Väter oder unmenschliche Despoten, sozial-ökonomische Verhältnisse, die in erster Linie das Interesse der Historiker gefunden haben. Für sie waren Revolutionen, Freiheitsdrang, Zerstörung und Wiederaufbau, soziale und wirtschaftliche Verhältnisse und allgemeine kulturelle Fortschritte das Wesentlichste.

Im Gegensatz dazu haben solche *mächtige historische Faktoren wie Mißernte und Hungersnot und ganz besonders die großen verheerenden Seuchen* das Interesse der Historiker nicht in dem Maße gefesselt, wie sie es verdienen. Die Infektionskrankheiten, diese „compagnes fatales et constantes de notre vie“ (NICOLLE), sind ohne Zweifel die gefährlichsten Feinde der Menschheit gewesen, weit verhängnisvoller als Kriege und Massenmorde. Heutzutage fällt es schwer, sich ins tägliche Leben, in die Stimmung jener Zeiten einzudenken, als Menschen in kaum vorstellbaren Massen durch Seuchen hingerafft wurden und Tod und Friedhof im Zentrum des Lebens standen. Es liegt sicher viel Wahres in den Worten des englischen Staatsmannes Sir THOMAS BROWNE (1605 bis 1682): „Die Welt ist kein Wirtshaus, sie ist ein Krankenhaus“. Wenn man die früher immer wiederkehrenden Seuchen und Hungerzeiten kennenlernt, dann versteht man gut, daß ganze Kulturen dadurch vernichtet werden konnten, und es nimmt einen fast wunder, daß die Menschheit überhaupt das alles hat überleben können. Aber sie hat es überlebt und sich sogar langsam vermehrt, dank dem mächtigen Regenerationsvermögen nach den Aderlässen der Hungerjahre und großen Seuchen.

Über die Bedeutung der akuten und chronischen *Unterernährung* und Infektionskrankheiten in längst vergangenen Zeiten haben wir meistens wenig exakte Aufzeichnungen, und bei der Beurteilung der Verhältnisse jener fernen Epochen, die in der Morgendämmerung der Geschichte halb verborgen sind, ist man zum Teil auf Erfahrungen bei ähnlichen Zuständen während der letzten Jahrhunderte und innerhalb primitiver und wenig entwickelter Völkergruppen angewiesen.

Perioden von mangelnder Nahrungszufuhr für Menschen und Haustiere und totaler Hungersnot haben in vergangenen Zeiten eine Rolle gespielt, die man sich kaum vorstellen kann, wenn man nicht die Hungerjahre in Zentraleuropa nach den beiden Weltkriegen miterlebt hat. Die Verhältnisse, die noch heute unter den hungernden Millionen Indiens und Chinas und unter Afrikas Negerstämmen herrschen, entsprechen zum großen Teil dem, was sich auch bei uns in vorgeschichtlicher Zeit und später in Intervallen abgespielt hat.

Von ebenso großer oder wahrscheinlich noch viel größerer Bedeutung sind die von Zeit zu Zeit auftauchenden *Seuchen* gewesen, die um so verheerender wurden, weil sie so oft während Hungerjahren oder in Verbindung mit Kriegen auftraten. Man versteht gut, daß solche Heimsuchungen wie Mißernten, Hungerjahre, Kriege und Seuchen als Zeichen des Zornes der Götter, als Gottes Strafe für die Sünden der Menschen, ja als Zeichen eines kommenden Weltuntergangs gedeutet wurden. Kein Wunder, daß man die apokalyptischen Reiter in den Wolken zu sehen glaubte.

Dieses Leben mit Hunger, Kriegen und Seuchen hat sein Gepräge auf die Völker, ihre Lebensanschauung und Religion gedrückt und nicht selten zu negativistischer Resignation oder dumpfem Fatalismus geführt. Der Tod war eine Realität, die dem Kinde, der Frau, dem Manne zu Leibe ging, und mit dem Tode immer vor den Augen stand die Menschheit ratlos da.

Soll man glauben, daß die antike Welt, die griechische Hochkultur, den Tod anders ansah? Totenkopf und Gerippe wurden erst in der hellenistischen Zeit Symbole der Vernichtung und des Todes. Im Mittelalter, und vor allem nach der großen Pestpandemie traten Totenköpfe, Gerippe und Totentänze immer häufiger auf. Welch ein Kontrast zwischen diesen Totentänzen und dem bekannten Bilde von Niobe mit ihren sieben Söhnen und sieben Töchtern, welche die Götter sterben ließen. Ist diese Niobegruppe, wie jemand glaubte, die sublimierte Reminiszenz einer tragischen Epidemie der Vorzeit?

Die Geschichte und die Rolle der verschiedenen Seuchen in vergangenen Zeiten wird unten näher abgehandelt. Es gibt Forscher, die der Meinung sind, daß Volksverderber wie die Malaria ganze Volksstämme aus ihren früheren Wohnsitzen verjagt und nach gesünderen Gegenden geführt haben, ja, daß die großen Völkerwanderungen nicht nur Folgen von Naturkatastrophen und Hungerjahren waren, sondern zum Teil durch Pandemien hervorgerufen worden sind. War die Malaria vielleicht eine der Ursachen des Niedergangs der hellenischen Hochkultur? Vollendeten Malaria, Pest und Pocken den Untergang des römischen Weltreiches?

Solange die menschlichen Siedelungen klein waren und solange Wüsten, Berge, Wälder und Wasser schwer zu überwindende Hindernisse für lebhaftere Verbindungen bedeuteten, solange war auch die Gefahr der Verbreitung der Seuchen nicht so groß. Aber mit der Konzentration größerer Menschenmassen in großen Städten, in Feldlagern und bei kriegerischen Unternehmungen oder Pilgerfahrten, wuchsen die Gefahren außerordentlich schnell, was man weder voraussehen und beurteilen, noch mit prophylaktischen Maßnahmen verhüten konnte.

Große Feldzüge mußten aufgegeben werden, mehrere Beispiele werden unten angeführt; nicht selten wurden große Heere am Ende des Feldzuges zu kleinen Scharen von Kranken und Krüppeln reduziert. Im ersten Kreuzzuge (1096 bis 1099) soll die Zahl der Teilnehmer ursprünglich 500000 gewesen sein, aber bei der

Landung in Aleppo war sie auf 300000 reduziert. Als die Festung Antiochia kapitulierte, bestand das Kreuzheer nur aus 60000, und als Jerusalem endlich eingenommen wurde, konnten nur 20000 zum Teil kranke Teilnehmer des Kreuzzuges in die heilige Stadt einziehen.

Im 30jährigen Kriege wurde Zentraleuropa von Hungersnot und Epidemien verheert, die viel mehr Menschen hinrafften als die militärischen Operationen. Die Napoleonkriege bedeuteten ein gewaltiges Aderlassen durch die Epidemien, die den eigentlichen Kriegen folgten. In den Kriegen auf der Pyrenäischen Halbinsel verloren die französischen Armeen 100000 Mann im Streiten, aber 300000 Menschen starben an Seuchen, vor allem Fleckfieber. Während des Krimkrieges 1853 bis 1856 erkrankten 900000 Menschen an Fleckfieber. Während des amerikanischen Bürgerkrieges (1861 bis 1865) erkrankten fast 2 Millionen Menschen an Dysenterie, 45000 starben daran. Der deutsch-französische Krieg 1870 bis 1871 bedeutet gewissermaßen einen Wendepunkt. Es starben 28000 bei militärischen Aktionen und 15000 an Krankheiten, meistens epidemischen. Dieser Krieg ist also der erste, in dem mehr Menschen im Kriege getötet wurden als durch Krankheiten.

Die Entdeckung und Eroberung Amerikas hat in der Geschichte und Geographie der Krankheiten Konsequenzen gehabt, die man kaum überblicken kann. Die amerikanische Urbevölkerung hatte seit Jahrtausenden auf ihrem Doppelkontinent gelebt, über epidemische Krankheiten während der präkolumbischen Zeit ist wenig bekannt (Somolinos). Jedenfalls fehlte Immunität gegen die Erreger der Infektionskrankheiten der alten Welt. Als spanische, portugiesische und englische Truppen und Kolonisatoren nach Süd- und Nordamerika kamen, brachten sie die meisten europäischen Infektionskrankheiten mit sich, und die sehr empfänglichen Indianer starben in Massen. Ganze Stämme von kraftvollen, gesunden Eingeborenen starben aus, das Land lag öde. — Aber im Austausch wurde Treponema pallidum nach Europa geführt.

Die Besiegung der Infektionskrankheiten hat in vielen Ländern das Leben revolutioniert, wo die Bevölkerung nur dank eines unglaublichen Geburtenüberschusses fortleben konnte. Wo finden die jetzt enorm wachsenden Menschenmassen vollwertige Nahrung? Es scheint als ob die Laboratorien und Technik Europas und Amerikas das Gleichgewicht der Natur gestört hätten, denn dieselben biologischen Gesetze, die Leben und Tod bei Insekten und Nagetieren regeln, gelten auch für die Menschen.

In einer schwedischen Bearbeitung des hier kurz gestreiften Themas (1934) haben wir die Darstellung in einem Paradoxon zusammengefaßt: „*Die Geschichte der Menschheit ist die ihrer Krankheiten*".

Literatur

Einführung

Historisch-geographische Pathologie. Allgemeines

Ackerknecht, E. H.: Geschichte und Geographie der wichtigsten Krankheiten. Stuttgart 1963.

Adelheim, R.: Über geographische Pathologie. Latvias Arstu Zurnals **1929**, 1.

Askanazy, M.: Die Probleme der vergleichenden Völkerpathologie. Schweiz. med. Wschr. **60**, 1097 (1930).

— Le sens et les buts de la pathologie géographique. Presse méd. **47**, 11/6 (1930).

Audry, J. B.: Biologic approach to geographical pathology. Brit. med. J. **I**, 960 (1954).

BARDIER, E.: La géographie médicale. Paris 1883.
BINFORD, C. H.: Leprosy — A model in geographical pathology. Internat. Path. **7**, 6 (1966).
BIRCHER, E.: Die Molkenkur, ihre Geschichte und geographische Verbreitung. Eine geschichtliche Studie. Schweiz. med. Wschr. **93**, 937 (1953).
BOUDIN, J. C. M.: Traité de géographie et de statistique médicales et des maladies endémiques. T. 1—2. Paris 1857.
BRUHNES, J.: La géographie humaine, 3. édit. Paris 1925.
CLEMNOW, F. G. The geography of diseases. Cambridge 1903.
DOLL, R.: Methods of geographical pathology. Oxford 1959.
FINKE, L. L.: Versuch einer allgemeinen medicinisch-praktischen Geographie, worin der historische Theil der einheimischen Völker- und Staaten-Arzneykunde vorgetragen wird. 3 Vol. Leipzig 1792—95.
FUCHS, C. F.: Medicinische Geographie. Berlin 1859.
GARCIA, L. A.: Health geography. Ann. med. Publ. **1**, 573 (1949).
— Geography with respect to health. Ann. med. Publ. **2**, 105 (1950).
Geographic Pathology Registry. Internat. Path. **4**, 23 (1963).
GOTFREDSEN, E.: Medicinens historie. Kopenhagen 1964 (dän.).
HENSCHEN, F.: Über die Verbreitung der Krankheiten auf der Erde und ihre Bedingungen. H. 4. Ymer 1932 (schwed.).
— Blätter aus der Geschichte und Geographie der Krankheiten. Stockholm 1934 (schwed.).
— La pathologie géographique. L'Europe médical **14**, 1573 (1937).
— Geographisch-pathologische Forschung. Nord. Med. **47**, 882 (1952) (schwed.).
— Geschichte und Geographie der Krankheiten. Stockholm 1962. (Eine dänische und eine englische Übersetzung sind im Druck.)
HIRSCH, A.: Über den Wert und die wissenschaftliche Bedeutung der geographischen und historischen Pathologie. Münch. med. Wschr. **3**, 302 (1856).
— Übersicht der Leistungen im Gebiete der medicinischen und geographischen Pathologie der letzten Jahre. Schmidts Jahrb. **95**, 237 (1867).
— Handbuch der historisch-geographischen Pathologie. 3 Vol. Stuttgart 1883—86.
— Handbook of geographical and historical pathology. 3 Vol. London 1883—86.
HOPPS, H. C.: A report on the American registry of geographic pathology. Internat. Path, **7**, (20 1966).
ISENSEE, E.: Elementa nova geographiae et statisticae medicae. Berlin 1833.
JACOBJ, G.: Geographische Beobachtungen und Anschauungen im Corpus Hippocraticum. I. D. (phil.). Jena 1928.
JARCHO, S.: Human paleopathology. The development and present condition in the United States. Arch. Path. **79**, 425 (1965).
JUSATZ, H. J.: Geomedizin als Forschungsrichtung. Universitas **8**, 508 (1953).
— Zwanzig Jahre Geomedizin. Münch. med. Wschr. **94**, 2542 (1952).
— Der Beitrag der Biologie zum Weltbild der großen Seuchen der Gegenwart. Festschr. Jahresversamml. Verband Deutsch. Biolog. Hamburg 1956.
LEBON, J. H. C.: An introduction to human geography. London 1952.
LEE, D. H. K.: Geography in medicine. Proc. roy. Aust. Coll. Phycns. **3**, 126 (1948).
MARSHALL, H.: Sketch of the geographical distribution of diseases. Edinb. med. Surg. J. 1932.
MAY, J. M.: The medical program of the American Geographical Society. Schweiz. Z. Path. **16**, 501 (1953).
— Geography and disease. Scient. Amer. **188**, 23 (1953).
— Contribution of medical geography to etiology of disease. Amer. J. trop. Med. **4**, 776 (1955).
— Geographic pathology and medical ecology. Schweiz. Z. Path. **18**, 482 (1955).
— The ecology of human disease. New York 1958.
MUHRY, A.: Die geographischen Verhältnisse der Krankheiten, oder Grundzüge der Nosogeographie. 2. Vol. Leipzig und Heidelberg 1856.
NAVARRE, J.: La géographie médicale. Ann. Géogr. **13**, 193 (1904).
OBERHUMMER, E.: Medizinische Geographie. Petermanns Mitt. **1935**, H. 9/10.
PAUL, J. R.: Social and geographical pathology. Yale J. Biol. Med. **22**, 709 (1950).
PRUYS VAN DER HOEVEN, C.: De historia morborum. Leiden 1846.

ROSEN, G.: LEONARD LUDWIG FINKE: Different kinds of geographies, chiefly medical (1795). Bull. Hist. Med. **20**, 527 (1946).

RÖSSLE, R.: Über geographische Pathologie. Jahreskurse Ärztl. Fortbild. **1932**, 54 (Viel Lit.).

ROUSSY, G.: La Société Internationale de Pathologie Géographique. Presse méd. **88**, 4/11 (1931).

SCHENK, P.: Krankheit und Kultur im Leben der Völker. Leipzig 1942.

SCHNURRER, F. S.: Geographische Nosologie oder die Lehre von den Veränderungen der Krankheiten in den verschiedenen Gegenden der Erde, in Verbindung mit physischer Geographie und Naturgeschichte der Menschen. Stuttgart 1813.

SIMMONS, J. S.: Global epidemiology, Vol. 1—3. London 1944—54.

SMITT, J. T.: Ethnomedizin. Nord. Med. **51**, 514 (1954) (dän.).

SORRE, M.: Les fondements de la géographie humaine, 3 Vol. Paris 1943—52.

STAMP, L. D.: Some aspects of medical geography. London: Oxford Univ. Press 1964.

— The geography of life and death. London 1964.

STEWART, D. A.: Disease and history. Ann. Hist. Med. **7**, 351 (1935).

STEWART, H. L.: Sponsorship of geographic pathology by the International Academy of Pathology. Lab. Invest. **12**, 230 (1963).

— Geographic pathology. Nat. Cancer Inst. Monogr. **14**, 303 (1964).

SUC: Ethnic pathology. Publ. Fac. Sci. Univers. Masaryk. Brünn **141**, 1 (1931).

TALICE, R. V.: Geosciences and medical sciences aims and methods of geographic medicine. Arch. urug. Med. **28**, 557 (1946) (span.).

VIDAL DE BLANCHE, P.: Principes de géographie humaine. Paris 1922.

World patterns of disease. Canad. med. Ass. J. **90**, 1473 (1964).

ZEISS, H.: Geomedizin (geographische Medizin) oder medizinische Geographie? Münch. med. Wschr. **78**, 198 (1931).

Historisch-geographische Pathologie der verschiedenen Länder

BERGMAN, F. A.: Über Schwedens Volkskrankheiten. Upsala 1875 (schwed.).

BRANDT, M.: Geopathologische Forschungen in der Sowjetunion. Sektion Medizin des Osteuropa-Instituts, H. 61. Berlin 1964.

BRUMPT, L. C., et M. GENTILINI: Problèmes sanitaires posés par l'immigration des travailleurs originaires d'Afrique noire. Bull. Acad. nat. Méd. **146**, 639 (1962).

BURKITT, D. P.: Some geographical variations in disease pattern in East and Central Africa. E. Afr. med. J. **40**, 1 (1963).

BURKITT, D. and M. S. R. HUTT: An approach to geographic pathology in developing countries. Internat. Path. **7**, 1 (1966).

BURLER,.: De variis Hispanorum morbis. Dissertatio 1714.

CLEGHORN, G.. Beobachtungen über die Krankheiten von Menorca. Gotha 1776.

DUNGAL, N.: Some peculiarities in the geographical pathology of Iceland. Schweiz. Z. Path. **16**, 634 (1953).

FISCHER, W.: Die Medizin in dem alten und neuen China. Münch. med. Wschr. **100**, 1597 (1958).

— Reisebericht aus China. Med. Klin. **54**, 117 (1959).

FUSTER, J. J. N.: Les maladies de la France dans leurs rapports avec les saisons, ou histoire médicale et météorologique de la France. Paris 1840.

GEAR, J. H. S.: Geography of diseases in southern Africa. Trop. Dis. Bull. **144**, 1024 (1947).

GOLDMAN, L., and A. R. SAWYER: Ancient Peruvian medicine. J. Hist. Med. **13**, 10 (1958).

GONZALES UOLLA, M.: Life and death in pre-Columbian times. Prens. méd. méx. **26**, 20 (1961) (span.).

GORDON, J. E.: Demographic characteristics of deaths in eleven Punjab villages. Indian J. med. Res. **51**, 304 (1963).

HAVILAND, A.: Geographical distribution of disease in Great Britain. London 1875.

HENSCHEN, F.: Geographisch-pathologische Besonderheiten Schwedens. Virchows Arch. path. Anat. **307**, 71 (1940).

— Geographisch-pathologische Probleme Schwedens. Forsch. Fortschr. dtsch. Wiss. **17**, Nr. 1 u. 2 (1940).

HUSS, M.: Über Schwedens endemische Krankheiten. Stockholm 1852 (schwed.).

ILMONI, I.: Beitrag zur Krankheitsgeschichte des Nordens, 3 Vol. Helsingfors 1846—53 (schwed.).

JONES, A., u. H. G. PUCHTA: Zivilisationskrankheiten bei den Eingeborenen Französisch-Westafrikas. Med. Klin. **55**, 2145 (1960).
KONSTAM, P.: Geographical pathology of West Africa. Clin. Radiol. **14**, 206 (1963).
LINNAEUS, C.: De necessitate peregrinationum intra patriam. Antrittsvorlesung zur Professur d. Medizin in Upsala 1741.
MCADAM, W.: Geographical pathology. E. Afr. Clin. Radiol. **14**, 193 (1963).
MENDIOROZ, J.: Patologia y terapéutica populares en el Norte argentino. Soc. Argent. Pat. Reg. Norte **1930**, 834.
MIGUELEZ RODRIGUEZ, A., and G. E., GARCIA RAMOS: Medical geography of the Arafo municipal border. Acta méd. Tenerife **18**, 124 (1962) (span.).
MOUNT, R. A.: Yemen, geomedical observations. Amer. J. Trop. Med. **2**, 1 (1953).
MURRAY, J. F.: Geographical pathology of Southern Africa. Clin. Radiol. **14**, 200 (1963).
Nigerian medicine, Aspects of. University College Ibadan. Practitioner **189**, 537 (1962).
REICHLE, H. S.: Ergebnisse pathologisch-anatomischer Untersuchungen in Iran. Münch. med. Wschr. **1958**, 145.
RINGSTED, J.: Autopsy findings 1959—60 at the National Medical Center in Korea.
ROSÉN, E. (ROSENBLAD): Medicina Lapporum Lulensium. Diss. Lund **1751**. — HALLER- Disputationes ad morborum historiam et curationem. Lausanne **1758**.
ROSS, W. F., and L. P. HARINGTON: Geographical pathology of Central Africa (Bulawayo area of Southern Rhodesia). Clin. Radiol. **14**, 187 (1963).
SARCONE, M.: Geschichte der Krankheiten, die durch das ganze Jahr **1764** in Neapel sind beobachtet worden. 3 Teile (Übersetzung). Zürich 1770—72.
SHU YEH: Some geographic pathologic aspects of common diseases in Taiwan. I: Arteriosclerosis and collagen disease. Internat. Path, **6**, 81 (1965).
SITSEN, A. E.: Beitrag zur geographischen Pathologie (Ostindien). Virchows Arch. path. Anat. **285**, 506 (1932).
SOMOLINOS, G.: Epidemics in Mexico during the XVI. century. Ciba Sympos. **9**, 138 (1961).
UEDA, H., and M. SUGIURA: Causes of death in Japan with special reference to the death of cardiovascular origin. Jap. Heart J. **1**, 129 (1960).
VIOLLE, H., et J. PIERI: Les maladies méditerranées. Paris 1939.
WEISS, P.: Geografía de las enfermedades en el Perú en relación con las zonas climáticas. Bol. Bibliograf. Antropolog. Americ. **18**, 40 (1955).
WOOD-JONES, F.: General pathology (Nubia). Arch. Surv. Nubia 1907—08.
— Some aspects of most common diseases in Taiwan. II. Infection and cancer. Internat. Path. **7**, 24 (1966).

Pathologie der Tropen

ADAMS, A. R. D., and B. MAEGRAITH: Clinical tropical diseases. Liverpool 1953.
ASKANAZY, M.: Maladies exotiques. Rev. méd. Suisse. rom. **38**, 4 (1918).
CASTELLANI, A.: Little known tropical diseases. Inst. Med. Trop. Lisboa 1954.
—, e I. JACONO: Manuale di clinica tropicale. Torino **1937**.
DIEUAIDE, F. R.: Tropical diseases and geopathology. Science **102**, 656 (1945).
MANSON'S Tropical diseases, edited by P. H. MANSON-BAHR. **15**. edition, Lpndon 1960.
MAYER, M.: Exotische Krankheiten. Berlin 1924.
MENSE, C.: Handbuch der Tropenkrankheiten, **3**. Aufl. 1924.

Klima, Wetter, Geologie usw.

AMELUNG, W.: Abhängigkeit des Gesundheitszustandes von atmosphärisch-klimatischen Einflüssen. Arch. Verdau.-Kr. **53**, 48 (1933).
ANDERSEN, H. T.: Desert, man, and camel. Nord. Med. **75**, 61 (1966) (norweg.).
ARRHENIUS, S.: Die Einwirkung kosmischer Einflüsse auf physiologische Verhältnisse. Skand. Arch. Physiol. **8**, 415 (1898).
BARCAL, R., u. J. MATOUSEK: Der Tod durch kosmische Einflüsse. Z. Ges. inn. Med. **15**, 126 (1960).
BELEKE, H.: Herzinfarkt, stenokardische Beschwerden und Wetter. Med. Meteorol. **13**, 56 (1958).
BERG, H. H.: Bioklimatologie und Medizin. Münch. med. Wschr. **92**, 1035 (1950).

BERT, J. M.: Conceptions modernes de météorosensibilité. Progr. méd. (Paris) **77**, 379 (1949).
BOYD, J. T.: Meteorological conditions and mortality. Proc. Roy. Soc. Med. **53**, 107 (1960).
BRANDT, M.: Aus der sowjetischen Polarmedizin. Berl. Med. **13**, 506 (1962).
BREZOWSKY, H.: Todesfälle und Biotropiebilanz der Wettervorgänge. Ärztl. Forsch. **15**, 211 (1961). — Med. Welt. **14**, 722 (1961).
CASTELLANI, A.: Climate and acclimatisation. London 1938.
CURRY, M.: Bioklimatik. München 1949.
— Über die Wirkung aktiver Sauerstoff-Formen der Atmosphäre auf den Menschen. Schweiz. med. Wschr. **79**, 668 (1949).
HELLPACH, W.: Die geophysischen Erscheinungen. Wetter und Klima, Boden und Landschaft in ihrem Einfluß auf das Seelenleben. Leipzig 1923.
— Geopsyche, 5. Aufl. Leipzig 1939.
— Die wissenschaftliche Erkenntnis von den kosmischen Einflüssen auf die menschliche Psychophysis. Forsch. Fortschr. dtsch. Wiss. **16**, 37 (1940).
HINTZE, K.: Welchen Einfluß hat das Tropenklima auf Angehörige der weißen Rasse? Arch. Schiffs- u. Tropenhyg. **20**, 91 (1916).
HULTQUIST, G.: Lungenembolien und Wetter. Nord. med. T. **9**, 1058 (1935) (schwed.).
— Zur Statistik der Lungenembolien. Svenska Läk.-Sällsk. Handl. **62**, 264 (1936).
KRATZER, A.: Das Klima der Städte. Geograph. Z. **41**, 325 (1935).
HURTADO, A.: El hombre en las grandes alturas habitadas. Conf. Cienc. Antropol. Lima. Bol. Bibliograf. Antropol. Americ. **18**, 39 (1956).
LOMBARD, H.-C.: Traité de climatologie médicale. 4 Vol. Paris 1877—1880.
LUBLIN, A.: Pathomorphosis der Krankheiten beim Leben in großer Höhe (Bolivien). Z. klin. Med. **149**, 640 (1952).
MAY, J. M.: The ecology of human disease. Ann. N.Y. Acad. Sci. **84**, 789 (1960).
MENGER, W.: Häufigkeit und Art meteorotroper Erscheinungen im Kindesalter. Bibl. paediat. (Basel) **68**, 1 (1958).
MILLS, C.: Climate and metabolic and degenerative diseases. S. Dak. J. Med. Pharm. **1**, 91 (1948).
MONGE, M. C.: El concepto de aclimatación. Bol. Bibliograf. Antropol. Americ. **18**, **II**, 40 (1956).
PASSMORE, R., and G. W. SUTHERLAND: Climate and distribution of disease. Practitioner **168**, 555 (1952).
RIVERO ARRARTE, P., and N. SALZBERGER: Climate, weather, rheumatism. Arch. Argent. Reumat. **12**, 47 (1949) (span).
ROCHE: Wetter und Krankheit. Roche-Kurier **24**, 33 (1956).
ROTTA, A.: El índice torácico en el habitante de las grandes alturas. Bol. Bibliograf. Antropol. Americ. **18**, 39 (1955).
DE RUDDER, B.: Grundriß einer Meteorologie des Menschen. Berlin 1952
SANDER, H.: Über den Einfluß der Witterung auf die Pneumonie-Mortalität. I-D. München 1901.
SANDRITTER, W.: Wetterabhängigkeit der Lungenembolie. Klin. Wschr. **1957**, 1176.
SPANN, W.: Wetter und Tod. Dtsch. med. Wschr. **82**, 251 (1957).
STRYDOM, N. B., and C. H. WYNDHAM: Natural state of heat acclimatization of different ethnic groups. Fed. Proc. **22**, 801 (1963).
TONINA, T.: Climatología. Día méd. **18**, 104 (1946).
VERZÁR, F.: Fünfzehn Jahre Höhenklimaforschung der klimaphysiologischen Station St. Moritz-Bad. Schweiz. med. Wschr. **93**, 251 (1963).
WALLÉN, A.: Zusammenhang des Wetters mit dem Gesundheitszustand. Medd. Statens Meteorol.-hydrograf. Anstalt **5**, 1 (1928) (schwed.).
WARREN, H. V.: Geology and health. Sci. month. **78**, 339 (1954).
WITTMANN, I., u. R. REITER: Das Befinden der Kranken in Beziehung zum Wetterablauf. Statistiken und Einzelbeispiele unter Heranziehung der bio-meteorologischen Indikatoren.

Wandel des Krankheitspanoramas

BERG, H. H.: Zeitgemäße Betrachtungen zum Panoramawandel unserer Krankheiten. Münch. med. Wschr. **96**, 459 (1954).
BODECHTEL, G.: Über die Wandelbarkeit innerer Krankheiten. Münch. med. Wschr. **96**, 1215 (1954).

CHIARI, H.: Todeskrankheiten 1846—1946, ein Vergleich. Wien. klin. Wschr. **59**, 301 (1947).
— Frequenz und Art gegenwärtiger Todeskrankheiten. Wien. klin. Wschr. **59**, 741 (1947).
DOERR, W.: Gestaltwandel klassischer Krankheitsbilder. Berlin-Göttingen-Heidelberg: Springer 1957.
HAMPERL, H.: Über Veränderungen von Krankheiten im Laufe der Zeiten. Klin. Wschr. **1955**, 247.
HARBITZ, F.: Über „neue" Krankheiten und Krankheiten, die verschwinden. Med. Rev. **50**, 58, 97 (1933) (norw.).
HENSCHEN, F.: Über Veränderungen im schwedischen Krankheitspanorama. Abschiedsvorlesung 1946. Verdandis småskrifter **1947**, 491 (schwed).
— Über Veränderungen im Krankheitspanorama Schwedens während der letzten 59 Jahre. Schweiz. med. Wschr. **77**, 968 (1947).
KUHNT, H.: Über den Einfluß der Umweltverhältnisse während der letzten Kriegs- und Nachkriegszeit auf die Mortalität verschiedener Krankheiten. I-D. Kiel 1949.
LARSSON, T.: Mortality in Sweden. Acta Genet. Statist. Med. **15**, Suppl. 1—143 (1965).
LÖFFLER, W.: Zur Frage der Wandlungen im Krankheitsgeschehen. Schweiz. med. Jahrb. **1959**, 25.
MURRAY, J. F.: Changing disease patterns in an emergent population. Int. Path. **5**, 1 (1964).
SJÖGREN, T., and T. LARSSON: The changing age-structure in Sweden and its impact on mental illness. Bull. Wld Hlth Org. **21**, 569 (1959).

Epidemien und Endemien

CARTHEUSER, F.: Descriptio I & II de morbis endemiis. Frankfurt a/O 1771.
COOK, S. F.: The epidemic of 1830—1833 in California and Oregon. Univers. Calif. Publ. Americ. Archaeol. Ethnol. **43** (3), 303 (1954).
HOFFMANN, F.: A dissertation on epidemical diseases, or those disorders which arise from particular climates, situations, or methods of living. London 1746.
KOLLATH, W.: Die Epidemien in der Geschichte der Menschheit. Wiesbaden 1951.
MÖLLER-CHRISTENSEN, V.: Die großen Krankheiten. Kopenhagen 1963 (Dän.).
OZANAN, A. R. D.: Histoire médicale générale et particulièrement des maladies épidémiques. Paris 1835.
SCHNURRER, F. S.: Chronik der Seuchen. Tübingen 1823.
VENZMER, G.: Krankheit macht Weltgeschichte. Stuttgart 1965.

Paläopathologie, Archäologie

BROTHWELL, D. R.: Digging up bones. London 1963.
DOBBIE, O.: Paleopat. Egypt. Surgo (Glasgow) **525**, 1 (1958).
ELLIOT SMITH, G.: Contribution to the study of mummifications in Egypt, etc. Mém. Proc. Inst. Egypt. **5**, 1 (1906).
— The royal mummies. Cairo 1912.
—, and W. R. DAWSON: Egyptian mummies. London 1924.
ERICSON, D. E., and C. WOLLIN: Micropaleontology. Science **207**, 97 (1962).
FÜRST, C. M.: Wenn die Toten zeugen. Stockholm 1920 (schwed).
GEJVALL, N.-G.: Westerhus. — Medieval population and church in the light of skeletal remains. I-D. Lund 1960.
INGELMARK, B. E.: Skeleton finds from the warrior graves outside Wisby. THORDEMANS "Armour from the battle of Wisby 1361." Upsala 1939.
MEREI, G., u. J. NEMESKERI: Palaeopathologische Untersuchungen an ägyptischen Mumien aus der Römerzeit. Virchows Arch. path. Anat. **331**, 569 (1958).
MILLER, J. L.: Some diseases of ancient man. Ann. Hist. Med. **1**, 394 (1929).
MÖLLER-CHRISTENSEN, V.: Das Buch vom Kloster Aebelholt. Kopenhagen 1958 (dän.).
MOODIE, R. L.: The antiquity of disease. Chicago: Univers. Chicago Sci. Ser. 1923.
— Paleopathology. Urbana (Ill.): Univers. Illinois Press 1923.
PALES, L.: Paléopathologie et pathologie comparative. Paris 1930.

REGOLY-MEREI, G.: Data on the history of diseases: a few interesting paleopathological cases. Ther. hung. **9** (3—4), 33 (1962).
RONEY, J. G.: Paleopathology of a Californian archeological site. Bull. Hist. Med. **33**, 97 (1959).
ROWLING, J. T.: Pathological changes in mummies. Proc. roy. Soc. Med. **54**, 409 (1961).
RUFFER, M. A.: Remarks on the histology and pathological anatomy of Egyptian mummies. Cairo Sci. J. **4**, 1 (1910).
— Studies in paleopathology in Egypt. J. Path. Bact. **18**, 149 (1913).
— Studies in the paleopathology of Egypt. Edit. by R. L. MOODIE, Chicago: University of Chicago Press 1923.
STENN, F.: Antiquity of disease. Postgrad. Med. **13**, 579 (1935).
WELLS, C.: Bones, bodies and disease. London 1964.
WILL AMS, H. U.: Gross and microscopic anatomy of two Peruvian mummies. Arch. Path. **4**, 26 (1927).
— Human paleopathology. Arch. Path. **7**, 839 (1929).

Biochemie, Blutgruppen, Genetik

ABELSOHN, P. H.: Paleobiochemistry. Yearbook Carnegie Inst., Washington. **53**, 97 (1954).
ASCENZI, A.: Some histochemical properties of the organic substance in Neanderthal bone. Amer. J. Phys. Anthropol. **13**, 557 (1955).
BOYD, W. C.: Blood grouping tests on 300 mummies. J. Immunol. 32, 307 (1937).
CANDELA, P. B.: Blood group reactions in ancient human skeletons. Amer. J. Phys. Anthropol. **21**, 429 (1936).
GRAF, W.: Preserved histological structures in Egyptian mummy tissues and ancient Swedish skeletons. Acta anat. (Basel) **8**, 236 (1949).
— Presence of a spasmogenic substance, presumably histamine, in extract of mummy tissue. Nature (Lond.) **164**, 701 (1949).
MATSON, G. A.: A procedure for the serological determination of blood relationship in ancient and modern peoples with specific reference to the American Indians; blood grouping in mummies. J. Immunol. **30**, 454 (1936).
MOURANT, A. E.: The distribution of human blood groups. Oxford 1954.
OTTEN, M. C.: Blood typing in Chilean mummy tissue. A new approach. Amer. J. Physic. Anthropol. **21**, 283 (1963).
SALAZAR MALLEN, M.: Estudio imunológico de restos óseos antíguos. Gaz. Méd. Méx. **81**, 122 (1951).
SCHWIDETZKY, ILSE: Die neue Rassenkunde. Stuttgart 1962.
SMITH, MADELEINE: Blood grouping of the remains of Swedenborg. Nature (Lond.) **184**, 867 (1959).
— Blood groups of ancient dead. Science **131**, 699 (1960).
THIEME, F. P.: A blood typing of human skull fragments from pleistocene. Amer. J. Phys. Anthropol. **14**, 437 (1956).
WALLACE, B.: Influence of genetic systems on geographical distribution. Symp. Quant. Biol. **24**, 193 (1959).

Kartographie

ARAGO, M. B.: Medical cartography. Rev. Brasil. Malar. **13**, 135 (1961) (port.).
BERGHAUS, H.: Physikalischer Handatlas VII: 2 (1850) mit Karte der „Geographischen Verbreitung der vornehmsten Krankheiten auf der ganzen Erde".
ECKERT, M.: Die Kartenwissenschaft II: 490 — Medizinische Karten. 1925.
HOWE, G. M.: National atlas of disease mortality. London 1963 (nur Großbritannien).
JUSATZ, H. J.: Die Bedeutung der Karte als wissenschaftliches Hilfsmittel der Seuchenforschung. Z. Hyg. Infekt.-Kr. **137**, 199 (1953).
— Karten der American Geographical Society über Krankheitsverbreitung auf der Erde. Petermanns Geograph. Mitt. **155**, 2.
—, u. E. RODENWALDT: Weltseuchenatlas I, II, III.
RODENWALDT, E., u. H. J. JUSATZ: Weltseuchenatlas I, II, III. Hamburg 1952—61.
ZEISS, H.: Seuchen-Atlas. Gotha 1941—45.

Statistisches

Batzenschlager, A., et M. Weill-Bousson: Etude statistique des principales causes de mortalité d'après les donnés autopsiques de L'Institut d'Anatomie Pathologique de Strasbourg (de 1956 à 1960 inclus). Strasburg. med. **13**, 683 (1962).

Boudin, J. C. M.: Traité de géographie et statistique médicales. 1857.

Casper, J. L.: Denkwürdigkeiten zur medicinischen Statistik und Staatsarzneikunde. Berlin 1846.

Hawkins, F. B.: Elements of medical statistics. London 1829.

Wargentin, P. V.: In welchen Monaten mehr Menschen in Schweden geboren werden und sterben. Kgl. Acad. Wissensch., Stockholm 1767 (schwed.).

Abbildungen pathologischer Zustände

Bergmark, G.: Die Kunst als Vorläufer der Medizin. Kgl. Vetensk. Akad. Årsberätt. **1951**, 55 (schwed.).

Greco, E.: Gli ex-voto anatomici. Minerva med. (Torino) **51**, 4406 (1960).

— Pathology in classical antiquity studied in anatomical votive offerings. Policlinico, Sez. prat. **67**, 1244 (1960) (ital.).

Lastes, J. B.: Representaciones patológicas en la cerámica peruana. Publ. Mus. Nac. Lima. Lima 1943.

Peters, H.: Der Arzt und die Heilkunde in der deutschen Vergangenheit. Leipzig 1900.

A. Infektionskrankheiten

Einleitung

Bei Krankheiten, die durch Zusammenwirken von zwei oder mehreren Organismen, einem kleineren, meistens mikroskopischen Organismus, und einem menschlichen oder tierischen Makroorganismus entstehen, sind die pathogenetischen Verhältnisse manchmal sehr kompliziert — es mögen Einzelfälle, gehäufte Fälle oder Epidemien und Epizootien sein. Entscheidend sind die biologischen Eigenschaften der miteinander reagierenden Organismen, mitbestimmend sind aber verschiedene Umweltfaktoren, welche die Krankheit bzw. die Epidemie oder Epizootie begünstigen oder verhindern können. Die historisch-geographische Pathologie bietet gute Gelegenheiten, diese komplexen Verhältnisse zu studieren.

Zu den großen Fortschritten gehört dabei die Erkenntnis der *Bedeutung der tierischen Infektionen* für die menschliche Pathologie. Die für Tier und Mensch gemeinsamen Infektionskrankheiten, die *Anthropozoonosen*, deren Rolle man immer mehr eingesehen hat, sind eben in der geographischen Pathologie von besonderer Bedeutung.

Drei Fragen sind in diesem Zusammenhang von zentralem Interesse, sie können indessen hier nur ganz kurz gestreift werden; zum Teil gehören sie zu den Elementen der Mikrobiologie und Hygiene.

1. Wann, wo und wie sind die Infektions- und Infestationskrankheiten unserer Tage entstanden? Sind neue ansteckende Krankheiten im Laufe der Jahrhunderte und Jahrtausende, die wir einigermaßen überblicken können, entstanden? Halten sich die pathogenen Mikroben im Laufe der Zeit einigermaßen konstant, oder sind sie Veränderungen unterworfen? Sterben Infektionskrankheiten spontan oder infolge Veränderungen der Umwelt aus?

2. Haben sich die fundamentalen biologischen Eigenschaften des Tier- und Menschenorganismus, die man Disposition, Immunität, Resistenz nennt, im Laufe der Zeit wesentlich verändert? Bestehen wesentliche, genetisch bedingte, konstitutionelle Unterschiede zwischen den verschiedenen Tier- und Menschenrassen bzw. verschiedenen geographischen Populationen?

3. Welche Bedeutung haben historische, geographische und demographische Veränderungen in bezug auf Wohnort und Dichte der Bevölkerung, wirtschaftliche und soziale Verhältnisse, allgemeine Gewohnheiten, Hygiene und Prophylaxe, Bekämpfung und Behandlung der Infektionskrankheiten gehabt, und welche Rolle kommt schließlich klimatischen, geographisch-geologischen und hydrologischen Veränderungen zu?

Das *Alter der Infektionskrankheiten* kennen wir nicht. Die ältesten schriftlichen und künstlerischen Dokumente und Überlieferungen stammen aus relativ späten Perioden im Leben des Menschengeschlechtes und geben uns keine Auskünfte darüber.

Mikroben sind die ältesten Einwohner der Erde. In den letzten Jahren haben sich Berichte über noch züchtbare Bakterien aus sehr alten geologischen Perioden gehäuft. Dombrowski fand 1952 Bakterien in Salzablagerungen bei Zechstein in der Nähe von Nauheim, die angeblich aus der Permzeit (vor über 200 Millionen Jahren) stammen und zum Teil züchtbar waren. Müller und Schwartz hatten schon einige Jahre vorher tote Bakterien nachgewiesen. Über ähnliche Befunde von amerikanischen Forschern (Reiser und Tasch) in Salzlagern bei Saskatshewan in Kanada (Devon, etwa 360 Millionen Jahre), in Salzlagern bei Pugwash in Kanada und aus dem Staat New York (Silur, etwa 400 Millionen Jahre) und von russischen Forschern in Salzlagern bei Irkutsk in Sibirien (Cambrium, etwa 5 bis 600 Millionen Jahre) hat Dombrowski ebenfalls berichtet. Die Salzlager aus dem Cambrium sind die ältesten, die man kennt. Viel jünger sind die schon Ende des vorigen Jahrhunderts nachgewiesenen Bakterien in Fossilen verschiedener Art, vor allem fossiler Kohle. Inwieweit diese Datierungen richtig sind, müssen neue Untersuchungen mit der Kalium-Argon-Methode entscheiden. Vor kurzem berichteten Schoff et al. über elektronenmikroskopisch nachgewiesene fossile Bakterien in Feuerstein aus Minnesota, die ein Alter von $1{,}9 \times 10^9$ (zwei Milliarden) Jahre haben sollen. Neuerdings haben amerikanische Forscher, wie der Nobelpreisträger M. Calvin et al., in Michigan-Schiefer kompliziert gebaute chemische Stoffe gefunden, die ein primitives organisches Leben vor einer Milliarde Jahren beweisen sollen.

Das Vorhandensein von so vielen, für Menschen und Tiere gemeinsamen Infektionskrankheiten, *Anthropozoonosen*, spricht dafür, daß viele menschliche Infektionskrankheiten schon bei phylogenetisch viel älteren Tierarten vertreten waren und von Tieren auf Menschen übergegangen sind, wie man auch heute beobachten kann. Als Beispiel können Virosen wie Pocken, Rabies und Gelbfieber (Dschungelfieber!), Bakteriosen wie Pest und Brucellosen, die Tuberkulose, die Malaria und die Toxoplasmose angeführt werden. Es ist deshalb anzunehmen, daß viele menschliche Infektionskrankheiten älter als das Menschengeschlecht sind oder schon bei primitiven Hominiden vorhanden waren.

Auch die Frage, *wo die Infektionskrankheiten zuerst entstanden*, muß unbeantwortet bleiben. Wenn wir aber annehmen, daß unsere ersten menschlichen Vorfahren von ähnlichen Infektionskrankheiten wie wir befallen waren, so folgt als Konsequenz davon, daß es Teile der Erde waren, die während des frühesten Pleistozäns bewohnbar waren, d. h. wahrscheinlich Afrika südlich von der Sahara, Südindien, Südostasien und Südchina. Der amerikanische Doppelkontinent kommt wohl nicht in Frage, da er wahrscheinlich viel später, vor etwa 20 bis 15000 Jahren von Menschen besiedelt wurde. Es ist ferner anzunehmen, daß die großen Infektionskrankheiten, die Seuchen, nicht innerhalb spärlich bebauter Gebiete entstanden sind, wo kleine primitive menschliche Stämme herumstreiften und das Risiko einer schnellen Verbreitung der Infektionserreger gering war, sondern eher innerhalb dichter besiedelter Teile der Erde. Der Übergang vom Jägerstadium zur Haustierzucht brachte den Menschen in nähere Beziehung zu den Haustieren mit ihren Krankheiten, wie Rabies, Tularämie, Pest, Brucellose und Tuberkulose.

Von größter Bedeutung für die Verbreitung und den Gestaltwandel der Infektionskrankheiten wurde später die allmählich eintretende Urbanisierung.

Über die *Entstehung der Pathogenität der Mikroorganismen* sind wir ebenfalls sehr schlecht unterrichtet. Auch hier muß man auf sehr weit zurückliegende, schon längst vergangene geologische Perioden zurückgreifen. Sehr weit zurück geht MANSON, wenn er vermutet, daß der älteste gemeinsame Stammvater der Malariamücke und des Menschen schon der Wirt der Vorfahren der Malariaplasmodien war.

NICOLLE, der sich mit diesen Problemen beschäftigte, bezweifelte nicht die Umwandlung harmloser Mikroben in pathogene, sei es durch Vermittlung von Evertebraten oder mehr durch allmähliche Anpassung an die Gewebe der Vertebraten und Warmblüter. Er erinnert an PASTEURS Versuche mit avirulent gewordenen pathogenen Bakterien wie Anthrax, die er wieder virulent machte, und an seine eigenen Versuche mit inapparenten Infektionen bei Tieren und Menschen. Auch eine sprunghafte Umwandlung innocenter Saprophyten in pathogene Parasiten wäre nach NICOLLE denkbar, und „was sich in vergangenen Zeiten ereignet hat oder ausnahmsweise der Natur geglückt ist, das wird sich immer wiederholen. Es wird deshalb neue Infektionskrankheiten geben" (NICOLLE). Im Lichte der neuen Forschungen über die Genetik und Transformation der Mikroben klingen diese Worte aus dem Jahre 1930 fast prophetisch, die Ausbildung neuer, auch pathogener Eigenschaften bei den Mikroben scheint nunmehr nicht so phantastisch wie früher. Sehr vorsichtig äußert sich H. DOERR 1932: „Für die Umwandlung eines Saprophyten in einen Parasiten haben wir keine zuverlässigen Anhaltspunkte. Wir lassen diese Möglichkeit nur theoretisch zu, um die erste Entstehung der Infektionskrankheiten in prähistorischer oder das Auftreten bisher unbekannter Seuchen in historischer Zeit zu erklären."

Ebensowenig sicheres wissen wir über *spontanes Aussterben von Infektionskrankheiten* aus rein biologischen Gründen. H. U. WILLIAMS glaubt, daß Infektionskrankheiten entstehen und wieder vollständig verschwinden können. NICOLLE hat über „Naissance, vie et mort des maladies infectieuses" geschrieben. Als Beispiel einer scheinbar ausgestorbenen epidemischen Krankheit könnte der „Englische Schweiß" angeführt werden; wir kommen unten auf die Frage zurück. Lokale und regionäre Ausrottung von Seuchen durch menschliche Maßnahmen ist ein ganz anderes Problem, das mit dem eben angedeuteten wenig zu tun hat; auch dies wird unten abgehandelt.

Zur Frage der *Konstanz und Variabilität der Mikroben* und Infektionskrankheiten wäre hier viel zu sagen, wir müssen uns indessen darauf beschränken, die große Bedeutung dieser Probleme für die historisch-geographische Pathologie zu betonen. SUDHOFF stellte schon 1910 ähnliche Fragen auf. Der Entwicklungsgedanke hat auch in der Epidemiologie eine Bedeutung; so sagt er: „Sollten gerade diese niedrigen Organismen, die als Krankheitserreger heute entlarvt sind, in ihrer Gesamtbiologie völlig unveränderlich in allen übersehbaren Jahrtausenden sich bewahrt, vor allem ihre pathogenen Eigenschaften stets genau in der gleichen Weise bestätigt haben? Das wäre an sich eine Frage von grundlegender Bedeutung nicht nur für die Gesamtpathologie, sondern fast nicht minder für die gesamte Entwicklungslehre überhaupt!"

Viele Infektions- und Infestationskrankheiten sind Kosmopoliten, sie können überall in der Welt auftreten, andere haben eine mehr oder weniger eng begrenzte Verbreitung, die vor allem mit der speziellen Empfindlichkeit bzw. Resistenz der Erreger und der Vektoren zusammenhängt. In den temperierten Regionen und noch mehr in den subarktischen und arktischen sind Menschen von vielen derartigen Krankheiten verschont, weil der Zwischenwirt oder der Mikroorganismus niedrigere Temperaturen nicht verträgt.

Wenn eine Infektionskrankheit in ein Land eingeführt wird, wo sie früher überhaupt nicht existierte oder seit Generationen von Menschen ausgestorben war, nimmt sie bisweilen neue und schwere Formen an, was vor allem mit der geringen Immunität bzw. der großen Disposition der lange verschonten Bevölkerung zusammenhängt.

In der historischen Biologie der pathogenen Mikroben und der Infektionskrankheiten sind die gegenseitigen Beziehungen zwischen der Alten Welt und der Neuen in bezug auf die verschiedenen Infektionskrankheiten und Seuchen von großem Interesse. Es waren zwei seit unendlichen Zeiten fast vollständig isolierte Welten, die 1492 miteinander in Verbindung traten. Über die seit Jahrtausenden abgebrochene Landverbindung zwischen Nordostasien und Nordwestamerika wären wohl neue Zuschüsse zur ursprünglichen Indianerbevölkerung Amerikas möglich gewesen, ebenso ist es denkbar, daß Nordostasien Emigranten mit Infektionskrankheiten aus Amerika bekommen hat. Jedenfalls gibt es nach BOAS im nordöstlichen Asien „amerikanoide" Stämme, die man eher zu den amerikanischen Indianern als zu den typischen Asiaten zählen möchte. Dies ist besonders für die Frage der eigentlichen Heimat der Syphilis von Bedeutung. Auch prähistorische, transatlantische Transporte von Krankheitserregern in beiden Richtungen sind gut denkbar, beispielsweise mit windgetriebenen Malaria- oder Gelbfiebermücken oder sogar durch windgetriebene Seefahrer.

Die Ureinwohner Amerikas lebten ursprünglich als zerstreute Stämme; mit steigender Kultur wurden Dörfer und Städte gebaut, was ja vor allem innerhalb der Hochkulturen Zentral- und Südamerikas der Fall war. Auch ihre Haustiere sind von Interesse, denn auch hier gab es sicher Anthropozoonosen. Es waren Hunde, Lamatiere, Meerschweinchen, Truthahn und Enten. Als Schmarotzer hatten sie Ratten, Läuse, Zecken und Mücken. Ihre Lebensweise war anders als in den großen Kulturkreisen Asiens, Afrikas und Europas, wo man seit uralter Zeit eine Menge von verschiedenen Haustieren mit ihren Anthropozoonosen hatte, Hunde (und wilde Fleischfresser) mit Rabies, Pferde mit Rotz, Rindvieh mit Tuberkulose, Ziege mit Maltafieber, Schweine mit Trichinose und Ratten mit Pest, ferner Läuse, Zecken und Mücken mit Fleckfieber, Rückfallfieber und Malaria.

Während der vieltausendjährigen Isolierung der Neuen Welt scheint sich nur eine auffallend geringe Anzahl von speziellen amerikanischen Infektionskrankheiten entwickelt zu haben (WILLIAMS), was ebenfalls einen eigenartigen Kontrast zwischen Ost und West darstellt. Zu den echt amerikanischen Infektionskrankheiten kann man vielleicht das Gelbfieber und ziemlich sicher einige Rickettsiosen rechnen, ferner die von Bartonella hervorgerufene Carrions Krankheit, Verruga peruviana, die brasilianische Trypanosomenkrankheit, Chagas Krankheit, und schließlich die beiden Treponematosen Pinta und Syphilis. Um so viel mehr haben

Europäer, vor allem Engländer, Spanier und Portugiesen, zur Verseuchung Amerikas beigetragen. Die importierten Infektionskrankheiten wirkten sich bisweilen katastrophal aus, die Resistenz der Indianer war minimal, ganze große gesunde Stämme von Eingeborenen starben aus.

Wichtiger als die natürlichen, rein biologischen Vorgänge im Laufe einer Epidemie, die NICOLLE Geburt, Leben und Tod der Infektionskrankheiten nennt, sind heutzutage die weltumfassenden Maßnahmen, die dahin zielen, die ansteckenden Krankheiten auszurotten.

Diese Maßnahmen haben schon im Laufe des letzten Dezenniums zu einer auffallenden Senkung der Gesamtsterblichkeit an Infektionskrankheiten in so gut wie allen Ländern geführt und die noch vor kurzem bestehenden geographischen und statistischen Angaben radikal geändert. Die Infektionskrankheiten sind, wie alle lebendigen Phänomene, heute nicht was sie gestern waren, auch nicht was sie morgen sein werden (NICOLLE). Die nachstehende Tabelle zeigt die Fortschritte in Form einer Senkung der Mortalitätszahlen seit 1950.

Die geringe Rolle der Infektionskrankheiten als Todesursache im Vergleich mit den übrigen Todesursachen in zwei hochentwickelten westeuropäischen Ländern geht aus den Abb. 1 und 2 und aus der nachstehenden Tab. 3 hervor, die die Verhältnisse in Schweden und Dänemark zeigen.

Tabelle 2. *Sterblichkeit an infektiösen und parasitären Krankheiten nach WHO's Vital Statistics*

Für die Jahre 1956, 1958, 1960 sind Männer und Frauen getrennt angegeben: Männer oben, Frauen unten. Wenn man die Summe der beiden Zahlen halbiert, bekommt man Zahlen, die denjenigen der Jahre 1950, 1952, 1954 ziemlich gut entsprechen

		1950	1951—53	1954	1956	1958	1960
Afrika	Ägypten	86,8	—	58,0	—	—	—
	Südafrika, Weiße	47,9	—	24,0	M 33,2	23,3	23,2
	Inder	151,8	—	54,9	F 20,7	14,7	12,7
	Schwarze	502,1	—	311,1			
Amerika	Kanada	36,9	—	17,7	M 18,0	13,3	11,6
					F 11,1	8,3	8,0
	USA, Weiße	27,6	—	15,4	M 17,3	15,3	
					F 8,1	7,4	16,0
	Schwarze	91,2	—	44,1	M 46,2	41,0	8,0
					F 46,2	22,0	(beide Rass.)
Asien	Israel	55,8	—	29,5	M 19,8	18,3	12,2
					F 15,6	9,7	8,9
	Ceylon	180,5	—	113,4	M 85,7	85,0	64,2
					F 94,6	89,5	66,3
	Japan	201,9	—	92,5	M 79,9	64,2	56,2
					F 58,9	44,4	35,8
Australien	Australien	32,0	—	18,8	M 20,1	14,8	18,6
					F 10,4	6,8	9,6

Tabelle 2 (Fortsetzung)

		1950	1951—53	1954	1956	1958	1960
Europa	Dänemark	—	22,3	14,4	M 11,9	10,1	10,1
					F 9,9	6,7	7,2
	Finnland	118,0	56,3	51,4	M 63,1	58,6	46,0
					F 34,9	30,8	18,1
	Island	—	34,4	13,0	—	—	—
	Norwegen	—	37,5	27,5	M 21,8	18,0	16,4
					F 11,1	10,0	7,5
	Schweden	—	28,5	22,5	M 16,6	13,5	13,7
					F 10,0	9,4	8,9
	Holland	30,7	21,8	14,4	M 14,7	11,1	8,4
					F 9.8	8,5	6,1
	Belgien	—	33,7	35,4	M 45,1	37,4	34,6
					F 17,7	13,7	11,8
	Frankreich	75,2	58,2	44,2	M 53,2	44,6	40,8
					F 26,4	21,9	19,1
	Schweiz	—	47,0	33,7	M 35,4	29,7	24,3
					F 22,3	16,7	14,9
	Italien	—	61,0	40,7	—	42,9	37,0
					—	23,1	17,9
	Bundesrep. Deutschland	—	37,5	27,6	M 36,0	31,7	31,0
					F 17,4	14,2	12,7
	West-Berlin	—	45,9	41,3	M 62,4	49,8	51,6
					F 25,4	17,6	17,9
	Österreich	—	—	—	M 52,6	46,8	42,5
					F 28,3	23,2	17,8
	England und Wales	47,5	28,8	—	M 25,6	20,9	17,7
					F 12,0	9,9	7,6
	Schottland	64,5	33,3	—	M 27,9	23,7	18,6
					F 14,1	12,2	9,6
	Irland	91,2	51,0	—	M 37,8	—	—
					F 24,5	—	—

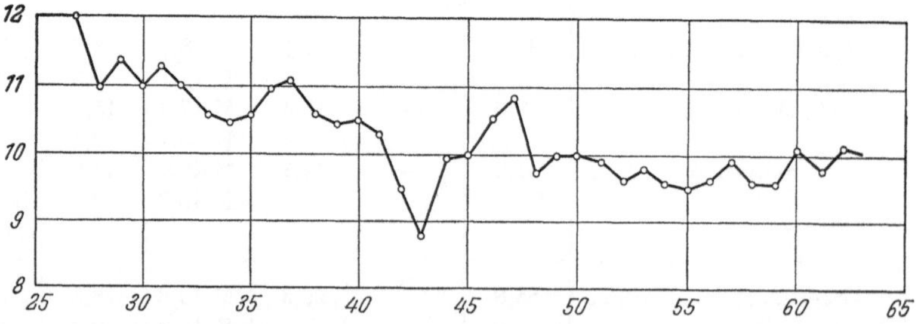

Abb. 1. Die Mortalitätskurve Schwedens zeigt neben einer allgemein sinkenden Tendenz eine flache Senke in den Jahren 1933 bis 1935 mit nachfolgendem Anstieg in den folgenden 2 Jahren. Die Senke entspricht der ökonomischen Depression dieser Jahre, als die Schweden ihre Kalorienzufuhr etwas einschränken mußten. Anschließend folgt eine erhöhte Sterblichkeit. Ähnliche, noch deutlicher ausgeprägte Schwankungen kommen in den Kriegs- und Krisenjahren 1942 bis 1944 und in den Nachkriegsjahren 1945 bis 1947 zum Vorschein. Schweden hatte niemals eine so niedrige Mortalität wie im Jahre 1943, aber auch hier folgte eine starke Übersterblichkeit. Es starben in den anschließenden Jahren diejenigen, deren Leben durch die Lebensmittelrestriktion ein paar Jahre verlängert worden war. (Aus der amtlichen Statistik vgl. Kurve S. 236)

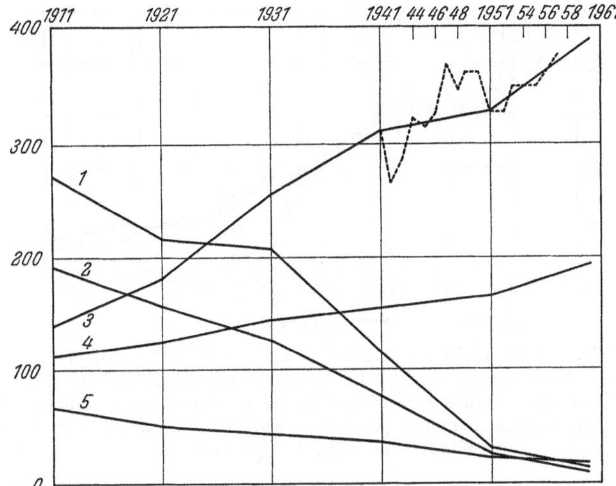

Abb. 2. Veränderungen im schwedischen Krankheitspanorama während der letzten 50 Jahre im Lichte der Mortalitätsstatistik: *1* Sämtliche Infektionskrankheiten. *2* Nur Tuberkulose. *3* Herz- und Gefäßkrankheiten (die punktierte Linie zeigt die Abnahme der Arteriosklerose während der Lebensmittelkrise und die darauf folgende Zunahme der Sterblichkeit). *4* Geschwulstkrankheiten. *5* Säuglingskrankheiten. (Nach HENSCHEN 1962)

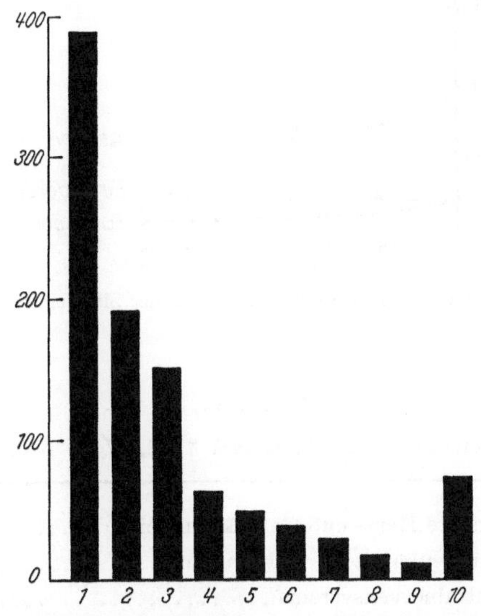

Abb. 3. Die wichtigsten Todesursachen in Schweden pro 100000 Einwohner waren im Jahre 1960:

1. Krankheiten der Kreislauforgane	388,13
2. Tumoren	191,11
3. Nerven- und Geisteskrankheiten	149,00
4. Krankheiten der Atmungsorgane	62,64
5. Gewaltsamer Tod (Unglücksfälle, Gewalt, Vergiftung)	47,04
6. Krankheiten der Verdauungsorgane	38,67
7. Krankheiten der Harn- und Geschlechtsorgane	28,84
8. Krankheiten des ersten Lebensjahres	15,41
9. Infektionskrankheiten einschl. Tuberkulose	11,30
10. Übrige Todesursachen (davon Selbstmord 18,50)	71,72
Totale Sterblichkeit 1960	1003,86

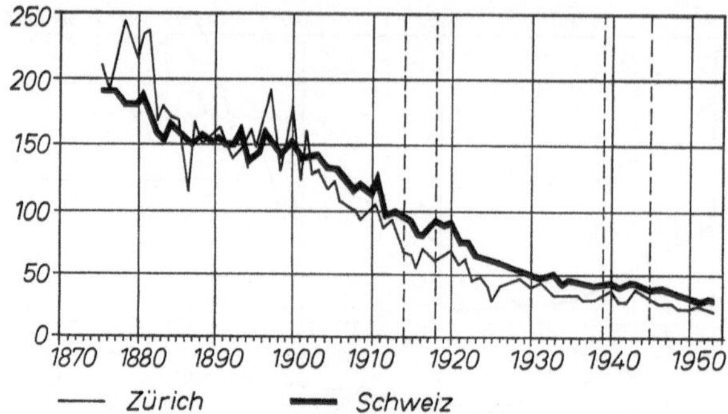

Abb. 4. Kindersterblichkeit innerhalb des 1. Lebensjahres pro 1000 Lebendgeborene in der Schweiz 1875 bis 1953: In den 80er Jahren des vorigen Jahrhunderts starben fast 25% aller Züricher Kinder im 1. Lebensjahr. Vor 1903 lag die Kindersterblichkeit in Zürich meistens höher als in der übrigen Schweiz, nach 1903 niedriger als im ganzen Lande. [Nach G. Fanconi: The changing epidemiology of poliomyelitis. Triangle (En.) 11, 249 (1956)]

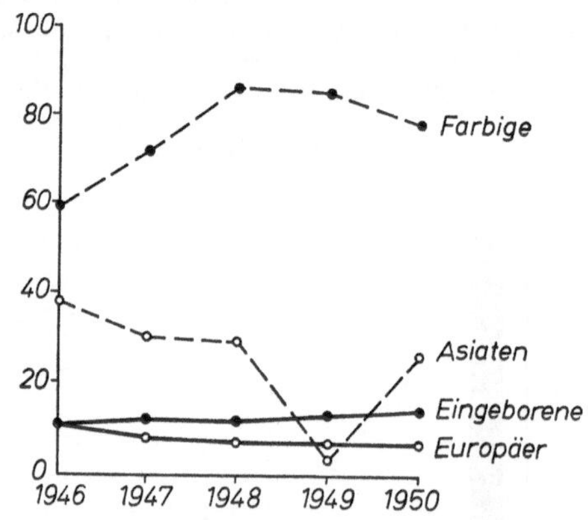

Abb. 5. Sterblichkeit pro 1000000 Lebende in der Südafrikanischen Union.

Tabelle 3

Abgekürzte Liste der Todesursachen in Dänemark 1962. Nach Karen Dreyer *et al. 1964*

Arteriosklerotische und andere Herz- und Gefäßkrankheiten	313,5
Geschwulstkrankheiten und leukämische Krankheiten	222,3
Gefäßkrankheiten des Zentralnervensystems	120,0
Krankheiten der Respirationsorgane	54,7
Unglücksfälle (davon im Verkehr 18,0)	48,3
Krankheiten der Verdauungsorgane..................................	25,7
Selbstmord	19,0
Krankheiten der Urogenitalorgane	14,9
Angeborene Mißbildungen	10,3
Infektionskrankheiten (davon Tuberkulose 4,0)........................	7,6
Diabetes	7,1
Sämtliche Todesursachen (davon Männer 1065,8, Frauen 895,9)	975,8

Literatur

Infektionskrankheiten

Allgemeiner Teil

ANDERSON, G. W.: Global epidemiology. Baltimore 1944.
BERGMAN, A.: Epidemische Krankheiten in Schweden und ihre Bekämpfung. Medicinalväs. i Sverige 1813—1962. Stockholm 1963 (schwed.).
BOIVIN, A.: Bactérie et virus. Paris: Presse Universit. France 1947.
BRUMPT, E.: Précis de parasitologie, 5. édit. Paris 1932.
CLOUD, P. E.: Significance of the gunflint (precambrian) microflora. Science **148**, 27 (1965).
COOK, S. F.: The epidemic of 1830—1833 in California and Oregon. Univ. Calif. Publ. Am. Archaeolog. Ethnogr. **43**, 303 (1954).
DEFLANDRE, G.: Remarques critiques sur la présence supposée de microorganismes d'origine extra-terrestre dans les météorites. C.R. Acad. Sci. (Paris) **254**, 3405 (1962).
DIORI, P.: Long term changes in the natural history of infectious diseases. Centaurus (Kbh.) **9**, 287 (1964).
DOERR, R.: Werden, Sein und Vergehen der Seuchen. Basel. Universitätsreden, Hft. 3, Basel 1932.
DOMBROWSKI, H. J.: Balneologische Untersuchungen der Nauheimer Quellen. Zbl. Bakt., I. Abt. Orig. **178**, 83 (1960).
— Organismes vivants du paléozoique. Presse méd. **71**, 1147 (1963).
— Stellungnahme zu dem Artikel von H. MEYER (unten). Zbl. Bakt., I. Abt. Orig. **188**, 248 (1963).
DREYER, KAREN: Medicostatistical information from Denmark for the years 1961 and 1962. Dan. med. Bull. **11**, 98 (1964).
FOX, D. F.: Biochemical fossils. Science **100**, 111 (1944).
GIROLEMI, M.: Animal diseases transmissible to man. Arch. ital. Sci. med. trop. **43**, 441 (1962).
GOTSCHLICH, E.: Über Werden und Vergehen von Infektionskrankheiten. Deutsch. med. Wschr. **45**, 593 (1919).
— Kommen und Gehen der Epidemien. Naturwissenschaften **16**, 913 (1928).
GREENWOOD, M.: Epidemics and crowd diseases. London 1935.
HECKER, J. F. C.: Die epidemischen Krankheiten der Jahre 1770—1772.
HENSCHEN, F.: Anthropozoonoses. Arch. Path. **59**, 517 (1955).
HJÄRRE, A.: Die Anthropozoonosen. Berl.-Münch. tierärztl. Wschr. **69**, 181 (1956).
HOUDINIERE, M.: Les maladies transmissibles par le lait de nos animaux domestiques. Paris 1942.
KISSKALT, K.: Die Seuchen im Schicksal des deutschen Volkes. Organismen und Umwelt. Dresden-Leipzig 1939.
LEVENE, N. D.: Zoonoses. Symposium in Prag 1963. Ref. Science **143**, 1464 (1964).
LEWIS, D. J.: Rats and men. Amer. J. Sociol. **59**, 131 (1953).
MANSON, P.: Recent advances in science and their bearing on medicine and surgery. Lancet **II**, 991 (1908).
MEYER, H.: Bemerkungen zu der Arbeit „Bacillus circulans aus Zechsteinsalzen" von H. J. DOMBROWSKI. Zbl. Bakt. I. Abt. Orig. **188**, 245 (1963).
MEYER, K. H.: The zoonoses in their relation to rural health. Berkeley and Los Angeles: Univ. Calif. Press 1955.
MÜLLER, A., u. W. SCHWARTZ: Zit. nach DOMBROWSKI.
NEUFELD, F.: Über die Veränderlichkeit der Krankheitserreger in ihrer Bedeutung für die Infektion und Immunität. Dtsch. med. Wschr. **50**, 1008 (1924).
NICOLLE, C.: Naissance, vie et mort des maladies infectieuses. Paris 1930.
— Le destin des maladies infectieuses. Paris 1937.
NULTSCH, W.: Über die Entdeckung von Mikroorganismen in Meteoriten. Dtsch. med. Wschr. **87**, 1972 (1962).
PALES, L.: Paléopathologie et pathologie comparative. Paris 1930.
REICHENBACH-KLINKE, H., and E. ELKAN: The principal diseases of lower vertebrates. Academ. Press, New York 1965.
PRUYS VAN DER HOEVEN, C.: De historia morborum. Leiden 1846.

RENAULT, R.: Sur quelques microorganismes des combustibles fossils. Bull. Soc. Industr. Minéral. St. Etienne. 13, 865 (1899); 14, 5 (1900).
RODENWALDT, E.: Weltseuchenatlas. Hamburg 1952.
DE RUDDER, B.: Die akuten Zivilisationskrankheiten. Leipzig 1934.
REISER, R., u. P. TASCH: Investigation on the viability of osmophile bacteria of great geological age. Trans. Kansas Acad. Sci. 63, 31 (1960).
Russische Untersuchungen über Bakterien in Meteoriten. Die Welt 19. Juli 1962.
SCHLOSSBERGER, H.: Immunität. Handbuch d. normalen und pathologischen Physiologie. Bd. 13 u. 18, Berlin 1929 u. 1932.
SCHOPF, J. W. et al.: Electron microscopy of fossil bacteria two billion years old. Report. Science 149, 1365 (1965).
SCOTT, H. H.: History of tropical medicine. Fitzpatrick Lectures 1937.
SHITOV, J. A.: The epidemic situation in the Republic of Togo (from data of a trip by a delegation of Sovjet physicians to Togo). Z. Mikrobiol. 33, 132 (1962).
SIEGEL, R. E.: Epidemics and infectious diseases at the time of Hippocrates. Their relation to modern accounts. Gesnerus (Aarau) 17, 77 (1960).
SOMOLINOS, G.: Epidemics in Mexico during the XVI century. Ciba Symposium 9, 138 (1961).
STICKER, G.: Die Bedeutung der Geschichte der Epidemien für die heutige Epidemiologie. Z. histor. Biologie d. Krankheitserreger. Hrsg. Sudhoff & Sticker, H. 2, Gießen 1910.
SUDHOFF, K.: Zur historischen Biologie der Krankheitserreger. Einführung und Orientierung. Gießen 1910.
— Kriege und Seuchen in früheren Zeiten. Arch. Gesch. Med. 21, 248 (1929).
TOPLEY, W. W. C., and G. S. WILSON: The principles of bacteriology and immunity. London 1937.
VUILLAUME, R.: Etat présent en France de la campagne contre les zoonoses des animaux. Concours méd. 84, 5849 (1962).

I. Virosen

Die von RHODES und VAN ROOYEN 1962 angegebene Einteilung der Viruskrankheiten wird hier mit einigen kleineren Abweichungen benutzt. Zum Schluß folgen einige Krankheiten, die wahrscheinlich ebenfalls Virosen sind.

1. Herpes zoster-Gruppe

a) Gürtelrose — *Zoster* — *Shingles*

F. Zona, I. Erpete, S. Zona ignea.

α) Historisches

Zoster ist eine seit dem klassischen Altertum bekannte Krankheit, deren Geschichte SCHÖNFELD ausführlich behandelt hat. GRÜTER bewies 1912 die Infektiosität; die Virusnatur wurde von LÖWENSTEIN 1919 festgestellt. Nach LEHMANNS Vorschlag sollte man auf die Bezeichnung Herpes verzichten und nur Zoster sagen, in USA wird das Virus jedoch noch Herpes virus hominis genannt. Das Virus ist mit dem Varicellenvirus verwandt.

β) Geographisches

Zoster ist über die ganze Welt verbreitet, zeigt aber ein deutliches sozialökonomisches Auftreten, indem die Krankheit in ärmeren, eng wohnenden Bevölkerungsklassen am häufigsten ist.

b) Windpocken — *Varicellae* — *Chickenpox*

F. Varicelle, I. Varicella, S. Viruelas, locas.

Die Krankheit war schon im 16. Jahrhundert unter verschiedenen Namen bekannt. Die lateinische Namensform soll wahrscheinlich ein Diminutivum von Varus oder Variola sein, mit der Varicellen indessen nichts zu tun haben, trotz Versuchen der HEBRAschen Schule, eine ätiologische Einheit oder Verwandtschaft zu begründen.

Varicellae sind eine über die ganze Welt verbreitete, häufige Krankheit, vor allem bei Kindern und jüngeren Individuen. Eine besondere Geographie scheint nicht bekannt zu sein.

2. Poxvirus-Gruppe

a) Pocken — *Variola* — *Smallpox*

F. Variole, I. Vaiuolo, S. Viruela.

(Variola ist wie Varicella eine Diminutivform von Varus = Finne, Acne. Das englische smallpox war der Gegensatz zu big oder great pox, womit oft Syphilis gemeint wurde. Das französische variole heißt volkstümlich petite vérole im Gegensatz zu grande vérole, oft dasselbe wie Syphilis.)

α) Historisches

Variola gehört zu den vielen Infektionskrankheiten, deren älteste Geschichte sich im Nebel längst vergangener Zeiten verliert. Es läßt sich aber sehr gut denken, daß die Menschenpocken zu der Zeit entstanden, als der Mensch mit Haustierzucht begann. Jedenfalls sind Kuhpocken (Vaccina), Schafpocken (Ovina) und Pferdepocken (Equina) mit Menschenpocken nahe verwandt . Der alte Streit über das Alter und die Heimat dieser Krankheit ist nicht beendet. Es wird angenommen, daß Pocken schon 1200 v. Chr. in China vorkamen; eine große Epidemie wurde 1122 v. Chr. beschrieben, später sind mehrere große Epidemien von dort bekannt. Nach Japan kam die Seuche wahrscheinlich ziemlich spät, dagegen war Indien sehr früh angesteckt. Nach verschiedenen Angaben soll Variola seit uralter Zeit unter den Negern Zentralafrikas bekannt gewesen sein. Dagegen dürfte das Vorkommen im alten Ägypten unsicher sein. Eine pockenähnliche Hautveränderung einer Mumie aus der 18. Dynastie (1200 bis 1100), die RUFFER und FERGUSON als Variola beschrieben haben, soll nach UNNA nicht Pocken, sondern eine postmortale Erweichung der Mumienhaut durch gasbildende Bakterien (Bakteriennachweis!) sein. Die Mumie von Ramses V (1100 v. Chr.) zeigt eine papulöse Eruption im Gesicht, am Bauch und den Oberschenkeln, die nach ELLIOT, SMITH, RUFFER, WARREN-DAWSON und DIXON Pocken sein soll. Andere bezweifeln diese Diagnose. — Nach einigen Autoren, wie v. HAGEN, begann die Pest in Athen mit einer Pockenepidemie. Die ursprünglich von RHAZES beschriebene Krankheit wurde von CONSTANTINUS AFRICANUS (1000 n. Chr.) als Variola übersetzt.

Über das erste Auftreten von Pocken im Nahen Osten und darüber wie die Ansteckung zustande kam, gehen die Nachrichten sehr auseinander. Nach einigen Autoren wurde Arabien über Persien angesteckt, nach anderen soll der eigentliche Ausbruch mit dem sog. Elefantenkrieg bei der Belagerung Mekkas von den Abessiniern (569 bis 570) verbunden sein, aber auch hier sind die Meinungen geteilt. Ägypten wurde wahrscheinlich relativ spät angegriffen (620 n. Chr.), jedoch hatten römische Ärzte dort schon im 2. Jahrhundert eine pockenähnliche Krankheit beschrieben. Es gibt Autoren, nach deren Ansicht die großen Pockenepidemien während der Kaiserzeit zum Untergang der römischen Weltherrschaft beigetragen haben. In Italien und Frankreich herrschte 570 eine Epidemie, und 580 zog eine andere durch Südeuropa. Nach Spanien kam die Krankheit nach FINKE 714 aus Ägypten.

Unzweideutige Mitteilungen über Pocken in Zentraleuropa liegen erst aus dem 11. und 12. Jahrhundert vor. Einzelne Fälle sollen jedoch schon im 10. Jahrhundert in Holland vorgekommen sein. Der ganze Kontinent wurde bald verseucht. Nach Dänemark kamen Pocken im 13. Jahrhundert und von dort wurde Island 1206 angesteckt. Auf dieser fernen Insel rasten im Laufe der Jahrhunderte bis Mitte des 19. Jahrhunderts etwa 20 kleinere und größere Epidemien, die meistens durch dänische Schiffe eingeführt wurden. Im Jahre 1720 sollen 20000 Isländer von der Seuche hingerafft worden sein. Auch auf Grönland, das von Kopenhagen aus angesteckt wurde, starben Tausende. Irland wurde im 15. Jahrhundert angesteckt, die Färöer das erste Mal 1651. Im 16. bis 18. Jahrhundert war Variola eine der wichtigsten Todesursachen in Europa.

In Asien hatten die Pocken im 16. bis 18. Jahrhundert eine sehr starke Verbreitung, die Sterblichkeit stieg manchmal bis über ein Drittel der Erkrankten. In Afrika wurden Marokko und die Häfen und Inseln an den Küsten bald verseucht. Die Neue Welt wurde bald nach Ankunft der Europäer befallen, 1517 kam die neue Krankheit nach den Antillen, Kuba und Mexiko; Nordamerikas Ostküste wurde 1540 angegriffen, Brasilien 20 Jahre später. In den Jahren 1616 bis 1622, 1633 bis 1634 und 1636 bis 1638 rasten furchtbare Epidemien unter den Indianern Nordamerikas, die in vielen Teilen ihrer Siedelungsgebiete, wie in New England fast vollständig ausgerottet wurden. Die als sehr gesund und kräftig beschriebenen Stämme hatten offenbar keine Resistenz gegen die neue Krankheit. Ebenso ging es in Zentral- und Südamerika. Überall in Amerika trugen die Pocken viel mehr als die Waffensiege zur Eroberung der Neuen Welt bei: es war also eine unbewußte bakteriologische Kriegsführung. Die Westküste Amerikas wurde relativ spät angesteckt.

Durch die Inoculation von Pockengift (Variolation) und noch mehr durch die Kuhpockenimpfung gingen die Epidemien im Anfang des 19. Jahrhunderts überall in Europa zurück, gleichzeitig sank die Sterblichkeit erheblich. In Ländern mit streng durchgeführter Vaccination verlor die Krankheit ihren epidemischen Charakter, in anderen hielt sie sich als eine relativ gutartige Krankheit, Alastrim. In der Schweiz erkrankten 1921 bis 1926 5551 Personen, in Großbritannien 1922 bis 1934 nicht weniger als 70000; die Sterblichkeit war sehr gering.

β) Geographisches

Über das Vorkommen von Variola in Asien, Australien und Afrika während der letzten Jahrzehnte gibt SIMMONS „Global Epidemiology“ Auskünfte. Die Morbiditäts- und Mortalitätszahlen hängen offenbar zum Teil mit der Durchführung der Vaccination zusammen, wie in Teilen von China, Indochina und vor allem Indien, wo die Vaccination nur 50 bis 75% der Bevölkerung umfaßte. Im

Jahre 1937 starben in Indien etwa 50000 Menschen an Variola, im folgenden Jahr etwa 40000.

In Afrika wechselt die Häufigkeit außerordentlich nach Land und Jahr. In Ägypten, wo die Pilgerfahrten nach Mekka eine große Gefahr bilden, gab es 1943 4138 Fälle, 1944 11194 Fälle, aber 2 Jahre später nur noch 16 Fälle. In Kenia beobachtete man in den beiden Jahren 1943 und 1944 3500, bzw. 3372 Fälle; nach einer schweren Epidemie im folgenden Jahr mit 31% Toten wurde die Vaccination

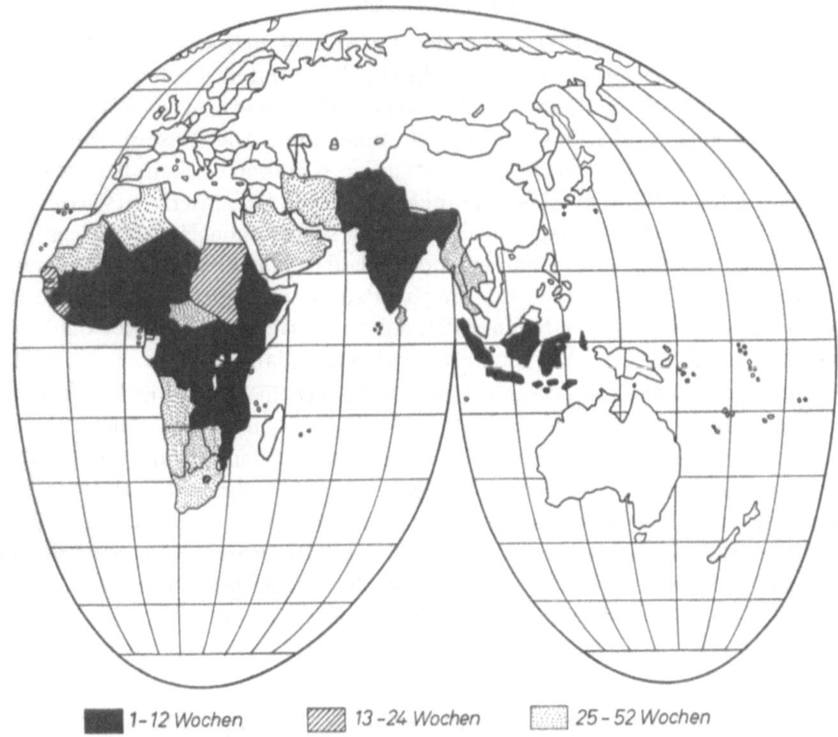

Abb. 6. Wochenfrequenz der Variola in Afrika und Asien 1960. [Nach Chron. Wld Hlth Org. 17, 316 (1963); Chron. Org. mond. Santé 17, 314 (1963)]

durchgeführt, wodurch die Morbidität auf 400 bis 900 Fälle jährlich sank. In Nyassa trat 1948 eine große Epidemie mit 12,5% Mortalität auf. In Nord-Rhodesien, wo Variola endemisch ist, wurden 1945 6158 Fälle von Alastrim und 107 gewöhnliche Fälle registriert. In Süd-Rhodesien war die Mortalität sehr hoch, 35% von 1181 Erkrankten. Madagaskar war seit 1918 frei. Im Kongo sah man jährlich lokale Epidemien mit 1500 bis 6500 Fällen, meistens mit mildem Verlauf. In den nordafrikanischen Ländern Marokko, Algerien und Tunis kamen fast jährlich Epidemien vor, zum Teil durch Ansteckung vom Auslande.

b) Molluscum contagiosum

Erreger: Ein filtrierbares Virus, Molitor hominis. Der Mensch scheint das einzige Reservoir zu sein.

Als selbständige Krankheit ist M. c. seit 1817 bekannt. Sie kommt in allen Teilen der Welt vor und macht nach EYER in den Tropen gelegentlich 1% aller Dermatosen aus. Sie soll in Edinburgh relativ häufig sein.

c) Masern — *Morbilli* — *Measles*

F. Rougeole, I. Morbillo, S. Sarampión.

α) Historisches

Die Krankheit war nach HIRSCH höchstwahrscheinlich schon im Mittelalter in Europa und Asien weit verbreitet. Arabische Ärzte unterschieden Variolae und Morbilli, aber inwieweit diese Bezeichnungen den heutigen entsprechen, ist unsicher. Der geographische Ursprung ist unbekannt. Die Masern wurden im 17. Jahrhundert von SYDENHAM als selbständige Krankheit erkannt, und HOME zeigte 1757, daß das Blut von Masernkranken bei Gesunden Masern hervorruft. Als der europäische Kontinent und die Britischen Inseln schon längst durchseucht waren, blieben Island und die Färöer noch frei. Island hatte seine erste schwere Epidemie 1644, später folgten mit langen Pausen mehrere andere. Nach den Färöern kamen Masern das erste Mal 1781, dann dauerte es bis 1846, als die Inseln wieder angegriffen wurden. Ähnlich verhielt sich Lappland.

Bei den ersten Masernepidemien unter Indianern in Nord- und Südamerika verbreitete sich die Seuche sehr schnell und mit zahlreichen Todesfällen. Ähnlich verliefen die ersten Epidemien auf den Inseln des Stillen Ozeans und andernorts, z. B. unter den Hottentotten. Während des Burenkrieges verloren die in Konzentrationslagern eingeschlossenen Buren an der für sie neuen Krankheit ein Fünftel der Erkrankten. Viele Autoren meinen, daß die Masernepidemien allmählich milder geworden sind, daß die Virulenz des Virus gesunken wäre, andere meinen, daß die verbesserten sozialen Verhältnisse die Prognose günstiger gestaltet haben.

β) Geographisches

In zivilisierten Ländern haben meistens 70 bis 90% aller 20jährigen Masern durchgemacht. Die geographischen Verhältnisse sind sonst ohne Interesse.

d) Röteln — *Rubeola* — *German measles*

F. Rubéole, I. Roseola, S. Rubéola.

Historisches

Rubeola ist eine sehr alte Krankheit, jedoch dauerte es sehr lange, bis die Spezifizität festgestellt wurde. WAGNER trennte sie 1829 von der Gruppe Masern und Scharlach ab, aber erst 50 Jahre später wurde die Sonderstellung der Krankheit allgemein angenommen. Das Virus wurde 1954 von ANDERSON in Gewebekulturen nachgewiesen.

3. Myxovirus-Gruppe

a) Grippe — *Influenza epidemica* — *Epidemic influenza*

F. La grippe, I. und S. Influenza, gripe.

Historisches

Die Grippe gehört wahrscheinlich zu den uralten Seuchen der Menschheit. Schon in den Hippokratischen Schriften finden sich Berichte über Epidemien, die sehr gut Influenza gewesen sein können. Die Seuche ist immer wieder aufgetreten und hat oft gewaltige Teile der Welt heimgesucht. Eine solche Epidemie wird 591 von Bischof GREGORIUS von Tours erwähnt; in den Jahren 877, 889 und 927 folgten neue Ausbrüche. Nach einer längeren Pause kam die Pandemie von 1173, die HIRSCH in seiner großen Tabelle über die Influenzaepidemien als die erste

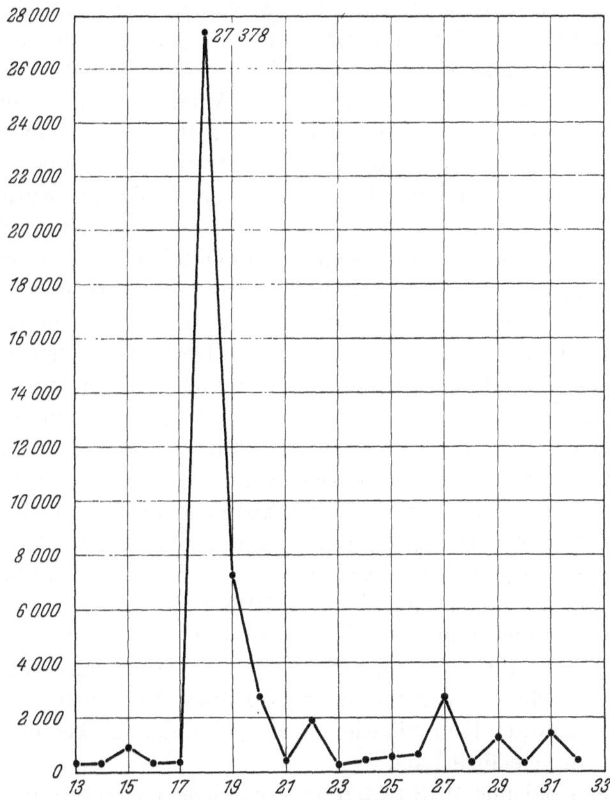

Abb. 7. Mortalität an „Influenza" in Schweden 1913 bis 1932 mit der furchtbaren Sterblichkeit während der „spanischen" Influenza (1918 fast 28000, 1919 über 7000 Tote)

sichere bezeichnet; in diesem Jahr wurden Italien, Deutschland und England verheert. Seitdem sind unzählige epidemische Ausbrüche in verschiedenen Ländern Europas, Asiens und Afrikas sowie viel später Amerikas, beschrieben worden. HIRSCHS Tabelle enthält eine Fülle von Einzelangaben über Länder und Jahreszeiten, vor allem sind die Berichte über Epidemien und Pandemien des 18. und 19. Jahrhunderts sehr reichlich, und man stimmt ihm gerne zu, wenn er die Influenza als eine der schwersten Seuchen der Menschheit bezeichnet.

Beim Auftreten der Grippe in Europa scheint eine gewisse Periodizität vorhanden zu sein, die einerseits auf die schwindende Immunität nach der vorletzten großen Epidemie zurückgeführt wird, andererseits wohl mit der Lage des jeweiligen Ursprungsherdes, mit dem Typus des Virus und der Richtung der Verbreitung zusammenhängt. Mit den regen Verbindungen über die ganze Erdoberfläche verbreiten sich Pandemien heutzutage viel schneller als früher.

Einige Pandemien haben besondere Namen nach dem mehr oder weniger sicheren Ursprungslande, so hießen schon die Ausbrüche 1729 bis 1733 und 1782 der „russische Schnupfen". Auch die große Pandemie 1889 bis 1890, der berüchtigte *„russische Schnupfen"* dieser Jahre dürfte aus endemischen Herden in Rußland gekommen sein. Sie war bösartiger als ihre Vorgänger, verbreitete sich schnell über das europäische und asiatische Rußland, erreichte Ende Oktober St. Petersburg und im Mai 1890 Wladiwostok. Sie verbreitete sich westwärts über Skandinavien und Zentraleuropa, erreichte England kurz vor Weihnachten 1889, war aber schon im November in Quebec und Anfang Dezember in New York. Südamerika wurde Anfang 1890 angesteckt. Nach Persien kam die Influenza im Januar 1890, nach Indien etwas später, nach Strait Settlements Ende Februar, nach China im Winter und Vorfrühling 1890. Auch Südafrika wurde im Januar 1890 angegriffen. Zuletzt wurden abseits gelegene Inseln vom Virus erreicht. Island im Sommer 1890 und die Falklandinseln erst im Oktober 1890. Wenige Gegenden wurden verschont, so z. B. die Westindischen Inseln, mit Ausnahme einer Inselgruppe, Ireland Islands, wo die Besatzung eines dort stationierten englischen Geschwaders durch eine besuchende schwedische Korvette angesteckt wurde.

In den folgenden Jahren hörte man nicht viel von der Influenza, obwohl kleinere Epidemien während drei Winter Anfang des 20. Jahrhunderts in einigen größeren Städten auftraten. Dann kam aber Mitte 1918 während des 1. Weltkrieges die furchtbare Pandemie, die den Namen *„die spanische Seuche"* trägt. Diese Bezeichnung ist gänzlich unmotiviert, Spanien war nicht ihr Ursprung, aber die spanische Zensur war weniger streng als die der kriegführenden Länder, und die ersten Berichte über die Seuche kamen aus Spanien. Nach zuverlässigen Nachrichten trat schon im Januar und Februar 1918 Influenza in Nordamerika auf, und als die großen nichtimmunen Truppenmassen nach Europa und anderen Teilen der Welt überführt wurden, verbreitete sich die Seuche blitzschnell. Die Sterblichkeit war sehr hoch, mindestens 20000000 Menschen starben, hauptsächlich an den schweren Komplikationen. Diese Pandemie übertraf alle früheren an Ausbreitung und Gefährlichkeit.

Während der Epidemie 1918 traten an verschiedenen Stellen *Pferdeepizootien* auf, die man Pferdeinfluenza nannte. Die Sektionsbefunde mit hämorrhagischen Streptokokkenpneumonien ähnelten denen der Menschen; wir hatten selbst zu dieser Zeit (als Professor der Veterinärpathologie) reichliche Gelegenheit, gefallene Pferde zu sezieren. Ähnliche Beobachtungen sind während früheren Influenzapandemien im 17. und 18. Jahrhundert gemacht worden (HIRSCH). Diese Pferdeepizootie ist als „ansteckender Husten" in vielen Ländern bekannt, die Virusnatur wurde schon 1934 von WALDMANN und KÖBE nachgewiesen. HELLER et al. zeigten 1956, daß Antikörper gegen Influenza A bei Pferden nach der Krankheit im Blutserum vorhanden waren. Diese schwedische Beobachtung wurde bald in anderen Ländern, wie Tschechoslowakei, England und Nordamerika bestätigt. Im Jahre 1963 berichteten SCHOLTENS et al. über eine in den USA auftretende Epizootie, deren Virus nicht mit der ersten identisch war und deshalb statt

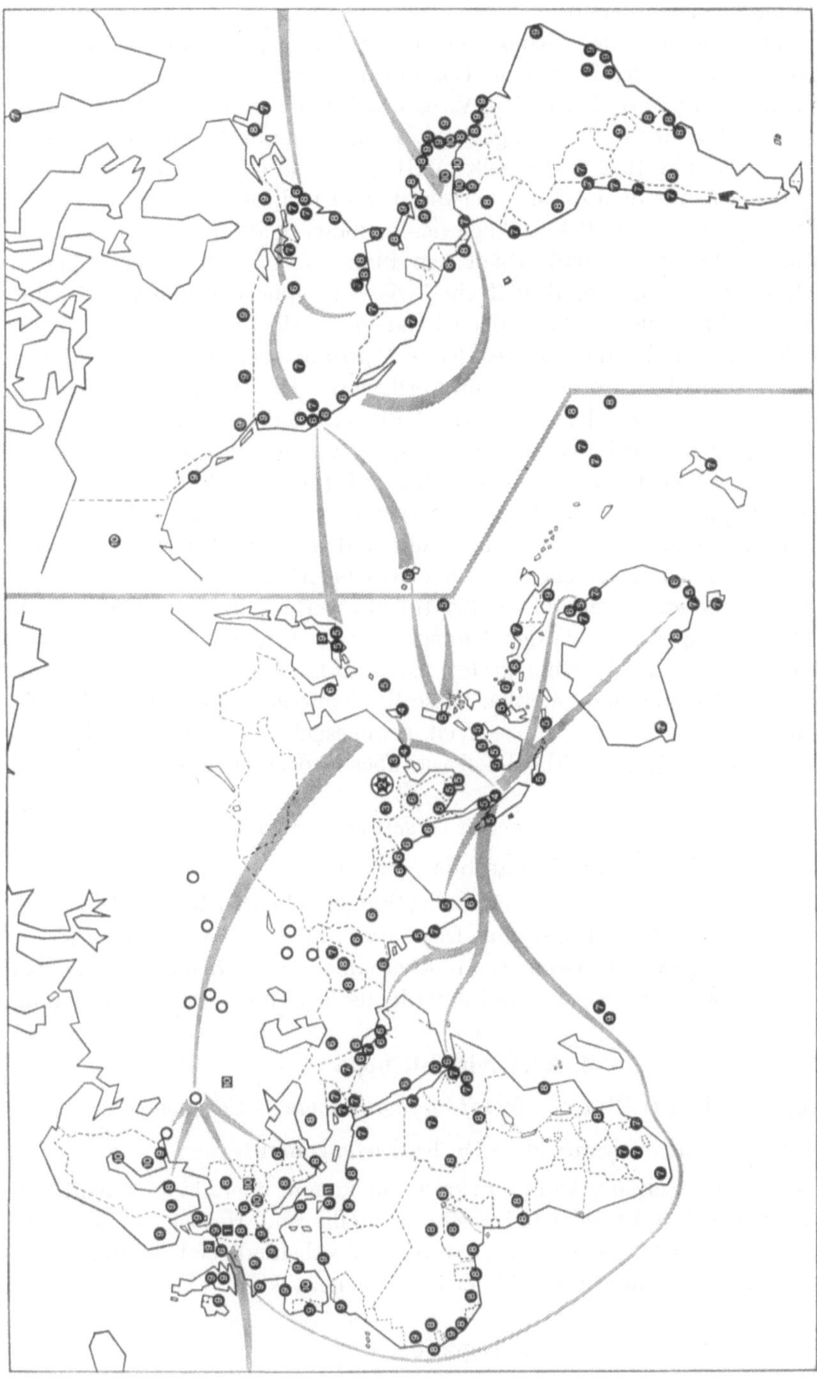

Abb. 8. Die Ausbreitungswege der „asiatischen“ Influenzapandemie von Februar 1957 bis Januar 1958. Der Stern in Südchina markiert den wahrscheinlichen Ausgangspunkt. ● Die erste Infektionswelle. ○ Die ersten Fälle (Mai bis August) in Sibirien und Rußland. ■ Die zweite Welle. Die Ziffern in den runden und quadratischen schwarzen Markierungen bezeichnen den Zeitpunkt der zuerst beobachteten Fälle. (Nach Unescos „Le Courrier“ 1958).

Virus A Equi 1 als Virus A Equi 2 bezeichnet wurde. Diese Krankheit trat 1965 auch bei englischen Pferden auf.

Nach dem Erlöschen der Spanischen Seuche traten im Laufe der nächsten Dezennien kleinere Epidemien hier und da auf. Die Erforschung der Erreger der Grippe machte große Fortschritte. Ein Virus wurde von SMITH et al. 1933 rein gezüchtet und wird nunmehr Typus A genannt. Epidemien mit diesem Virus wurden 1936, 1943, 1947 und 1957 festgestellt. 1931 zeigte SHOPE, daß das Virus der Schweineinfluenza mit dem A-Virus verwandt, aber nicht identisch ist (HJÄRRE). Ein zweiter Typus wurde 1940 nachgewiesen, dieser heißt jetzt Typus B, ein dritter wurde 1950 isoliert und erhielt von FRANCIS et al. den Buchstaben C. Schließlich zeigten KUROYA et al. 1953 einen vierten Typus, der nunmehr D heißt.

Bei dem Ausbruch der letzten großen Pandemie in Wladiwostok 1956 war der D-Typus der vorherrschende. Die „*asiatische Influenza*" verbreitete sich im Vorfrühling 1957 schnell in Nordchina, im April wurde Hongkong angegriffen, im Mai Japan und Singapore. Das explosive Auflodern der Influenza in Singapore wurde in der ganzen Welt beachtet, aber ehe man Immunstoffe herstellen konnte, war die Seuche schon in Australien. Im Mai und Juni erreichte die Grippe die Philippinen, Japan, Indonesien, Indien, Pakistan, Iran und Jemen. Im Juli begannen Epidemien in Irak, Ägypten, Sudan und anderen Teilen von Afrika. Unterdessen hatte sich die Seuche zuerst nach der Westküste Südamerikas und im August nach anderen Teilen dieses Kontinents verbreitet. Schließlich, Ende August und im September, wurden Rumänien, Griechenland, Italien, Zentraleuropa und die Britischen Inseln angesteckt und im Laufe des Oktober die Skandinavischen Länder und Nordamerika. Diese Epidemie hatte also im Laufe eines halben Jahres so gut wie die ganze Welt heimgesucht. Von der Bevölkerung erkrankten 10 bis 35%, die Sterblichkeit war aber niedrig, etwa 0,25%.

b) Mumps — *Parotitis epidemica* — *Mumps*

F. Oreillons, I. Orecchione, S. Parótidas, paperas.

Die Krankheit ist schon in den Hippokratischen Schriften beschrieben, auch die Orchitis war schon damals bekannt. Das Virus wurde 1934 von JOHNSON und GOODPASTURE nachgewiesen. Bei armen unterernährten Fellachen des Niltals, bei hungernden afrikanischen Negern und amerikanischen Indianern soll sie häufig auftreten.

4. Adenovirus-Gruppe

Gewöhnliche Erkältung — *Nasopharyngitis acuta* — *Common cold*

F. Refroidissement, I. Raffreddore, S. Resfriado común.

Diese seit uralten Zeiten bekannte Erkrankung kommt überall in der Welt vor. In temperierten Zonen ist sie häufiger im Frühjahr und Herbst, in isolierten arktischen Gegenden ist sie seltener im Winter. Bei vollständiger Isolierung einer Gruppe von Menschen nimmt die Zahl der Befallenen stark ab.

5. Hepatitis

Das Virus tritt in verschiedenen Varianten auf, die wichtigsten sind die Erreger der *epidemischen Form* und der *Impfhepatitis*.

a) Katarrhalische Gelbsucht — *Hepatitis infectiosa* — *Infectious hepatitis*

F. Hépatite infectieuse, I. Epatite epidemica, S. Hepatitis infecciosa.

Die infektiöse Hepatitis ist eine seit Jahrhunderten bekannte, über die ganze Welt verbreitete Krankheit, die teils in isolierten Fällen, teils in Form von Epidemien auftritt. Eine solche Epidemie trat 1745 auf Menorca auf (CLEGHORN), dann folgten ausgedehnte Epidemien an der Mittelmeerküste, z. B. in Genua 1793. Napoleons Armee in Ägypten wurde ebenfalls von der Hepatitis epidemica befallen. In Deutschland trat etwas später eine Epidemie auf, Schweden hatte eine schwere Epidemie 1858. Im amerikanischen Bürgerkrieg wurden die Unionstruppen befallen. Im zweiten Weltkrieg spielten Epidemien von Hepatitis eine große Rolle auf beiden Seiten. — Eine eigenartige, schwere durch virusführende Austern verursachte Epidemie trat in Schweden 1956 bei fast 700 Personen der sozialen Oberschichten auf. Die Austern waren in großen Mengen in Käfigen nicht sehr weit von der Mündung einer Kloake aufgehoben worden (CHRISTENSON).

b) Serumhepatitis — *Hepatitis inoculatoria* — *Serum hepatitis*

Der Haupterreger ist ein mit dem Virus der infektiösen Hepatitis nahe verwandtes Virus, möglicherweise kommt auch das genuine Epidemica-Virus in Frage (A- und B-Typus). Epidemien von Gelbsucht wurden von LURMAN et al. schon in den 20er Jahren in Deutschland nach Pockenimpfung beobachtet und werden nunmehr als Inoculationshepatitis gedeutet. Die erste sichere nosokomiale Epidemie wurde 1926 in Schweden beschrieben (FLAUM et al.). Während des zweiten Weltkrieges hatte die Inoculationshepatitis eine sehr große Verbreitung in der ganzen Welt. In Rußland, wo die beiden Hauptformen der Virushepatitis *Botkins*-Krankheit genannt werden, nimmt die Zahl der angemeldeten Fälle an vielen Orten zu, was auf einer besseren Diagnostik beruhen kann. Die Morbidität kann sehr groß werden, wie z. B. in einem Kollektiv in Turkmenien, wo 30% der Arbeiter erkrankten (zit. nach BRANDT).

c) Hepatitis enzootica — *Rift valley fever*

Diese Anthropozoonose kommt hauptsächlich beim Rind und Schaf in Kenia und Südafrika vor. Als Vektoren dienen Mücken. Auch Menschen sollen oft infiziert werden, angeblich ohne Vermittlung von Mücken.

6. Arborvirus-Gruppe: Meningo-Encephalo-Myelitiden, übertragen durch Arthropoden

a) Vorwiegend equine, aber menschenpathogene Encephalo-Myelitiden

Unter den vielen Formen werden die folgenden erwähnt, da sie von geographischem Interesse sind: a) Die *westliche Form*, beim Maulesel und Pferd, bei letzterem seit etwa 80 Jahren bekannt. Der *Vektor* ist eine Mücke, Culex tarsalis. Die menschliche Encephalo-Myelitis tritt in schweren Epidemien in den nördlichen USA und in Kanada auf, 1941 erkrankten mehr als 3000 Menschen, die Sterblichkeit betrug 8 bis 15%. b) Die *östliche Form*, bei Vögeln und Pferden; *Vektoren* sind Aëdes- und Anophelesarten sowie Holzböcke. Die Virose hat bisweilen große Verbreitung in den östlichen Teilen von USA und Kanada, kommt auch in Zentralamerika und Brasilien vor. Beim Menschen ist sie mit einer hohen Mortalität und schweren Folgezuständen verbunden. c) Die *venezolanische Form* wurde 1935 im nördlichen Südamerika beschrieben und kommt auch in Brasilien und auf Kuba vor. Beim Menschen äußert sie sich als eine Encephalitis oder eher als eine Influenza.

b) Vorwiegend menschenpathogene Encephalo-Myelitiden

Als Hauptvertreter seien folgende Formen hier angeführt:

Die epidemische St. Louis-Encephalitis, 1938 sicher erkannt. *Vektoren* sind Culexarten und vielleicht andere Arthropoden. Vögel werden als Reservoire angenommen, inapparente Infektionen sollen eine große Rolle spielen. Weite Verbreitung in Kentucky bis zum Stillen Meer.

Die japanische Sommerencephalitis, in Rußland als Herbstencephalitis bekannt, soll in Japan mindestens seit 1871 bekannt sein. *Vektoren* sind Culexarten. 1924 trat eine große Epidemie mit 6000 Fällen und hoher Sterblichkeit auf, seitdem hat man fast jährlich ähnliche Epidemien erlebt. Sie kommt auch in angrenzenden Teilen von Ostasien vor. Inapparente Infektionen sind von Bedeutung.

Die australische Encephalitis ist zwischen 1917 und 1951 mehrmals epidemisch, vor allem in den nördlichen Landesteilen aufgetreten. Sie stellt einen Vogel-Mücke-Vogelcyclus dar, Menschen werden nur zufällig infiziert.

Die russische Frühjahr-Sommer-Encephalitis, die mit der Schafkrankheit „louping ill" nahe verwandt ist, wird durch *Holzböcke* übertragen. Sie soll schon 1880 von KOSCHEVNIKOV beschrieben worden sein. Die Zecken-Encephalitis wurde in Rußland schon vor 22 Jahren als nosologische Einheit erkannt. Aus den zahlreichen endemischen Herden liegen verschiedene Untersuchungen vor. In vielen Gebieten nehmen die Fälle zu, in einigen Gebieten sind die Überträger erfolgreich ausgerottet (zit. nach BRANDT). Die nahe Verwandtschaft der „louping ill" mit der menschlichen Encephalitis wurde 1930 festgestellt, nunmehr ist eine Reihe von Virusvarianten bekannt. Inapparente Infektionen bei Tieren werden vielfach angenommen. Die Virose hat sich, wie man annimmt, aus Sibirien nach Rußland und dann weiter nach Finnland, den Ålandinseln, nach der schwedischen Ostküste verbreitet, und von Rußland nach Polen, Österreich, Tschechoslowakei, Ungarn und Jugoslawien. Ob die schon vor etwa 25 Jahren von finnländischen Ärzten beobachteten Fälle von Encephalitis hierher gehören, ist unsicher. Bemerkenswert ist auch das Vorkommen von spezifischen Antikörpern auf Bornholm (FREUNDT 1962).

c) Encephalitiden bei Haustieren

Die Hundestaupe, engl. dog distemper, franz. maladie des chiens, ist seit langem bekannt. Für eine Herkunft aus Peru spricht gewissermaßen, daß sie schon 1761 in Spanien vorkam. Von dort hat sie sich über Frankreich nach allen europäischen Ländern verbreitet. Auch eine asiatische Herkunft wird angenommen.

Die Borna-Krankheit der Pferde ist in Deutschland, vor allem in Sachsen, Württemberg und Schwaben schon lange bekannt, kommt epizootisch auch in Bayern, Baden, Frankreich, Belgien, England, Ungarn und Rußland vor. Sie wurde 1813 von AUTENRIETH als „Hitzige Kopfkrankheit der Pferde" beschrieben.

Der Name Bornasche Krankheit stammt aus dem Jahre 1894, als eine schwere Epizootie im sächsischen Kreis Borna herrschte. Schafe sollen erkranken können und für die Verbreitung von Bedeutung sein. An den anatomischen Nachweis der Joestschen Körperchen im Ammonshorn sei erinnert.

d) Andere Encephalitisformen

Hier seien nur zwei skandinavische Formen kurz erwähnt: Eine von PEDERSEN 1956 beschriebene epidemische Encephalitis auf Jütland, bei welcher es sich wahrscheinlich um eine durch Vektoren übertragene Form handelt, und eine von BRENNAAS und RAEDER 1962 untersuchte Meningo-Encephalo-Myelo-Radikulitis in Norwegen, bei welcher Ixodes als Vektor angenommen wird.

7. Dengue-Fieber — *Febris dengue — Breakbone fever*

F. Dengué, I. Febbre rossa, S. Dengue. (Der spanische Name, der hauptsächlich benutzt wird, bedeutet Ziererei, wahrscheinlich weil die Muskelschmerzen eigentümliche Bewegungen verursachen.)

Vektoren sind Aedes aegypti und A. albopictus.

Der holländische Arzt BYLON beschrieb 1779 eine epidemische Fieberkrankheit auf Java, die er Gelenkfieber nannte. Zu etwa derselben Zeit wurden Epidemien in Kairo und Philadelphia beobachtet. Ende des 18. Jahrhunderts waren ähnliche Epidemien in verschiedenen Teilen von Asien und in Spanien bekannt.

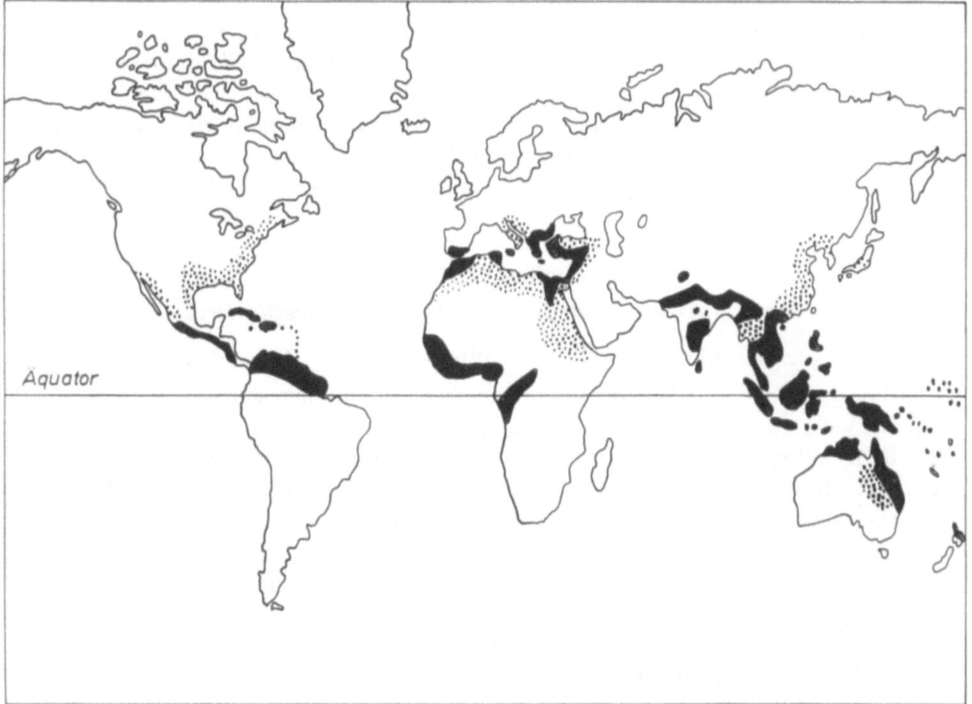

Abb. 9. Geographische Verbreitung des Dengue-Fiebers 1960. Schwarz = ausgesprochen endemische Gebiete. Punktiert = sporadische Fälle. [Aus Manson's Tropical Diseases, London (1960)]

Später wurden Epidemien in vielen anderen Ländern mit subtropischem oder tropischem Klima beschrieben. Während einer Epidemie in den südlichen USA 1922 erkrankten nicht weniger als 1 bis 2 Millionen Menschen, in Griechenland 1927 bis 1928 etwa ebenso viele. Auch Japan, China und Afrika hatten im vorigen Jahrhundert sehr verbreitete Epidemien. Im zweiten Weltkrieg kam es auch zu einer Verbreitung des Dengue, vor allem auf Inseln des Stillen Ozeans. Besonders wurden jedoch Städte und Küstengebiete angegriffen. Affen können erkranken und bilden vielleicht ein Virusreservoir.

8. Pappataci-Fieber — *Febris per phlebotomum — Sandfly fever*

F. Fièvre à phlébotomes, I. Febbre da pappataci, S. Fiebre de los flebótomos.

Der *Vektor* ist eine Sandmücke, Phlebotomus pappatasii, als Virusreservoir soll nur der Mensch dienen. Nach WITTIGHAM et al. soll das Pappataci-Fieber schon während der napoleonischen Kriege im Mittelmeergebiet bekannt gewesen sein. Die ultramikroskopische Natur des Erregers wurde 1909 von einer österreichischen Militärkommission festgestellt, später wurde die Virusnatur von englischen und amerikanischen Kommissionen und Forschern bewiesen.

Die geographische Verbreitung der Krankheit ist auf die Teile der Welt beschränkt, wo diese Sandmücke lebt, also auf einige Gebiete von Europa, Asien und Afrika, etwa zwischen dem 20. und 45. Grad nördlicher Breite. Nördliche Teile der russischen zentralasiatischen Gebiete und die nördlichen und westlichen Teile von Indien sind befallen. Englische Truppen wurden dort bisweilen stark heimgesucht. In Burma sind Epidemien aus verschiedenen Teilen bekannt, dagegen ist das Vorkommen in China nicht sicher festgestellt. Auf Ceylon, wo Sandmücken einheimisch sind, soll die Krankheit unbekannt sein. In Amerika hat man sie nie gesehen; aber im zweiten Weltkrieg wurden über 12000 Fälle in der amerikanischen Armee gemeldet. Wahrscheinlich war die Zahl der Fälle aber viel größer, da Tausende von Fällen als Fieber unbekannter Art oder als Malaria aufgefaßt wurden (SABIN).

9. v. Economosche Krankheit — *Encephalitis lethargica — Epidemic encephalitis*

F. Encéphalite épidémique, I. Encefalite letargica, S. Encefalitis epidemica.

Über die ältere und älteste Geschichte dieser Krankheit sind die Meinungen geteilt. Viele glauben, daß es sich hier um eine schon in den Hippokratischen Schriften und später von CAELIUS AURELIANUS und ARETAIOS erwähnte Krankheit handelt. Sicherer sind die Beziehungen zu der von SYDENHAM beschriebenen „Febris comatosa", die in London 1673 bis 1675 grassierte. In Deutschland wurden am Ende des 17. Jahrhunderts Fälle von A. v. HILDESHEIM und von Tübinger Ärzten beobachtet, die mit der Encephalitis lethargica unserer Tage viel gemeinsames aufwiesen. Betreffs der Geschichte der Krankheit im 18. und 19. Jahrhundert wird auf die Darstellung von JAHNEL verwiesen. Von Interesse ist in diesem Zusammenhang die im vorigen Jahrhundert in Oberitalien epidemisch aufgetretene, mit Schlafsucht verbundene sog. Nona, die nach der großen Influenzapandemie der 90er Jahre vorkam.

Durch v. Economos klassische Schilderung der Wiener Epidemie von 1917 wurde die allgemeine Aufmerksamkeit auf diese Encephalitisform gerichtet. Australische Ärzte hatten schon zu Beginn der beiden Jahre 1917 und 1918 Epidemien beschrieben, die der v. Economoschen Krankheit ähnelten. In St. Louis trat 1933 und 1937 eine epidemische Encephalitis mit hoher Sterblichkeit auf. Schließlich wurde von Japanern ein anderer Typ von Encephalitis beschrieben, der indessen schon seit 1873 bekannt gewesen sein dürfte. Daneben soll in Japan eine typische Lethargica vorkommen.

10. Tollwut — *Rabies — Lyssa — Hydrophobia*

F. Rage, I. Rabbia, S. Rabia, hidrofobia.

Als Virusreservoir dienen verschiedene Warmblüter, vor allem Karnivoren, aber auch andere kleinere wildlebende Tiere.

α) Historisches

Rabies ist eine lange vor unserer Zeitrechnung bekannte Krankheit. Demokritos beschrieb sie beim Hund und anderen Haustieren (um 500 v. Chr.), auch Aristoteles kannte sie. Celsus erkannte den Zusammenhang zwischen Tier- und Menschenrabies, ebenso Galenos und Caelius Aurelianus (im 4. bis 5. Jahrhundert). Kriege und Massenumsiedlungen von Menschen mit ihren Hunden haben die Verbreitung dieser Krankheit immer begünstigt. In Westeuropa war die Rabies im 13. Jahrhundert bekannt, u. a. unter Wölfen und wilden Kaninchen. In England scheint die Rabies erst 1613 aufgetreten zu sein. Größere Epizootien unter Hunden wurden Anfang des 18. Jahrhunderts in Italien, Ungarn, Deutschland und Frankreich beschrieben. Nach Nordamerika kam die Wut Mitte des 18. Jahrhunderts und etwa 50 Jahre später nach Südamerika. Finke erwähnt die Häufigkeit der Rabies bei Hunden und Menschen der Coromandelküste am Golf von Bengalen. In den Skandinavischen Ländern kam Rabies früher vor, sie wurde aber vor allem durch Einführen der Hundesteuer ausgerottet. Im östlichen Finnland kamen wutkranke Hunde und Wölfe aus Rußland noch vor kurzem vor.

β) Geographisches

Die Tollwut tritt in zwei epidemiologisch verschiedenen Typen auf, in der „natürlichen" Form bei wild lebenden Tieren, vor allem Wölfen und Füchsen, und in der „encephalitischen" Form bei Haushunden. Diese Hunde gehen bei weniger strenger Kontrolle leicht in ein halbwildes Leben über. In Westeuropa war Rabies bis zum zweiten Weltkrieg ausgerottet, in Deutschland kamen jedoch ab und zu Fälle an der damaligen russischen Grenze, besonders in der Memelgegend vor. Nach dem letzten Kriege hat die Krankheit wieder eine ziemlich große Verbreitung. In der DDR wurden im Laufe der letzten 12 Jahre 20000 tollwütige Tiere registriert, davon 25% Haustiere (Eichwald). In Westdeutschland sind vor allem kleinere wild lebende Tiere Virusträger. Die Epizootie dringt jetzt allmählich über Dänemarks Südgrenze in Jütland ein (Müller).

In Nordamerika bilden vor allem kleinere wild lebende Tiere wie Präriewölfe, Füchse und Pelztiere, vor allem Skunkse, ein nur sehr schwer auszurottendes Reservoir, in Florida und anderswo kommen sogar Fledermäuse als Virusträger in Betracht. Eine tabellarische Zusammenstellung zeigt die Häufigkeit der Tollwut in den USA 1944 (10540 Fälle):

Hund	Rind	Pferd	Schaf	Schwein	Katze	Ziege	andere Tiere	Mensch
9067	561	32	40	43	49	14	311	53

In ganz Asien ist die Tollwut sehr verbreitet, vor allem in Indien, wo jährlich schwere Epizootien unter Hunden mit Todesfällen bei Menschen auftreten. Hunderttausende von Menschen werden behandelt, aber viele lassen sich nicht behandeln. Auch in China war die Rabies bis vor kurzem sehr häufig. In Japan trat im Jahre 1924 eine Hundeepizootie auf, wobei 235 Menschen tödlich infiziert wurden. Später sank die Zahl der Wutfälle beim Hund erheblich, wodurch die Krankheit auch beim Menschen verschwand.

In Afrika sind es vor allem wilde und halbwilde Hunde sowie andere Karnivoren, Hyänen und Schakale, die Virusträger sind, aber auch Katzen, Esel und Kamele kommen in Betracht. Im allgemeinen sind Todesfälle beim Menschen selten. Man rechnet mit etwa 3 bis 18 Todesfällen unter 300 bis 600 von wutkranken Tieren Gebissenen.

11. Infektiöse Bulbärparalyse — *Pseudorabies* — *„Mad itch"*

F. Pseudorage. Port. Peste de cocar.

Die infektöse Natur wurde von AUJESZKY 1902 festgestellt. Die bei sehr vielen zahmen und wild lebenden Tieren (Hund, Katze, Pferd, Rind, Schaf, Ziege, Schwein und Wildschwein, Dachs, Nagetiere) vorkommende Krankheit ist nur in ein paar, nicht verifizierten Fällen bei Laboratoriumspersonal bekannt. Schweine erkranken meistens nur leicht, sonst verläuft die Krankheit oft tödlich. Sie ist in den meisten europäischen Ländern sowie in vielen Ländern Amerikas, Afrikas und Asiens bekannt (BENDIXEN et al.).

12. Gelbfieber — *Febris flava* — *Yellow fever*

F. Fièvre jaune, I. Febbre gialla, S. Fiebre amarilla.

Erreger: Gelbfiebervirus, *Vektoren:* In Städten Aedes aegypti; bei der afrikanischen Dschungelform Aedes simpsoni, bei der südamerikanischen Dschungelform Aedes leucocelaenus und Haemagogus capricorni.

α) Historisches

Die ursprüngliche Heimat des Gelbfiebers ist nicht bekannt. Nach SORRES Ansicht existierte das Gelbfieber als eine Affenkrankheit sowohl in Afrika als Amerika schon vor dem Auftreten der Menschen, nach THEILER wäre Aedes aegypti eine Mücke der alten Welt, die in der Vorzeit nach Amerika gebracht wurde. Nach MANSON ist es immer noch eine offene Frage, ob Afrika oder Amerika die Heimat des Gelbfiebers ist. Vielleicht hat die Krankheit als eine Affen-Epizootie in Amerika existiert, ehe der Mensch einwanderte. Jedenfalls wird die Dschungelform nunmehr als die ursprüngliche und mehr permanente Form des Gelbfiebers betrachtet. Angaben über präkolumbische Epidemien, die als Gelbfieber angesprochen werden können, sind unsicher. Gelbfieberepidemien wurden auf Kuba 1620, in Guadelupe 1635, in Yucatan 1648 beschrieben. Seit dem 17. Jahrhundert hat die Krankheit große Verbreitung auf den Karibischen Inseln und den Ostküsten von Süd-, Mittel- und Nordamerika gehabt, von denen sie sich längs den großen Flüssen Amazonas und Mississippi verbreitete. Sichere Epidemien von Gelbfieber in Afrika stammen aus viel späterer Zeit, aus Senegal 1778, was aber nicht bedeuten muß, daß frühere Epidemien nicht vorkamen.

Aus Amerika wurde Gelbfieber gelegentlich nach europäischen Häfen und Städten im Inneren überführt, ohne festen Fuß zu fassen, so nach der iberischen Halbinsel wiederholt seit 1700; die letzten Ausbrüche kamen so spät wie in Portugal 1856, in Barcelona und Madrid 1870 und 1878 vor. Nach Rochefort sur mer in Südfrankreich kam die Seuche schon 1694, Südfrankreich und die Bevölkerung italienischer Häfen wurden vorübergehend 1802 bis 1861 angesteckt.

Auch an der Westküste Amerikas traten Gelbfieberherde auf, vor allem in Guayaquil, Ecuadors Hafenstadt. Fast alle amerikanischen Epidemien waren stark verbreitet und mit großer Sterblichkeit verbunden. Die Todesfälle in USA zwischen 1793 und 1900 sind auf mindestens 500000 berechnet worden; in der

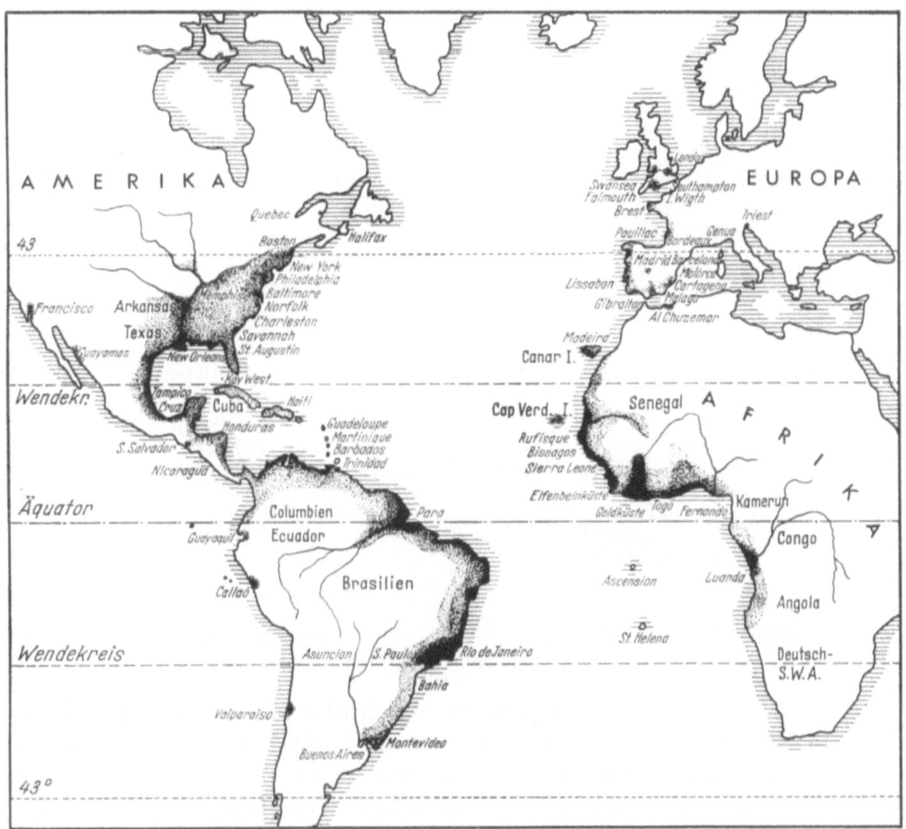

Abb. 10. Die größte Verbreitung des Gelbfiebers in vergangenen Zeiten nach älteren Angaben. Europäische Hafenstädte, wo das Gelbfieber zufällig Fuß faßte, sind besonders angegeben. [Nach Otto, Handb. d. Pathogen. Mikroorg., 2. Aufl., Bd. 8, 526 (1913)]

damals nicht sehr großen Hafenstadt Rio de Janeiro starben zwischen 1851 und 1883 23000; Habana hatte zwischen 1853 und 1900 35900 Tote. Die große spanische Epidemie von 1800 soll 60000 Todesopfer gefordert haben.

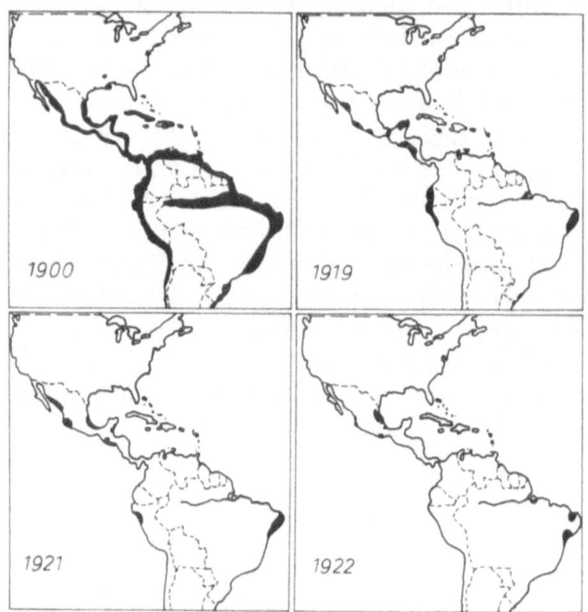

Abb. 11. Rückgang des Gelbfiebers in Amerika in den Jahren von 1900 bis 1922. (Aus: The Rockefeller Foundation Bericht)

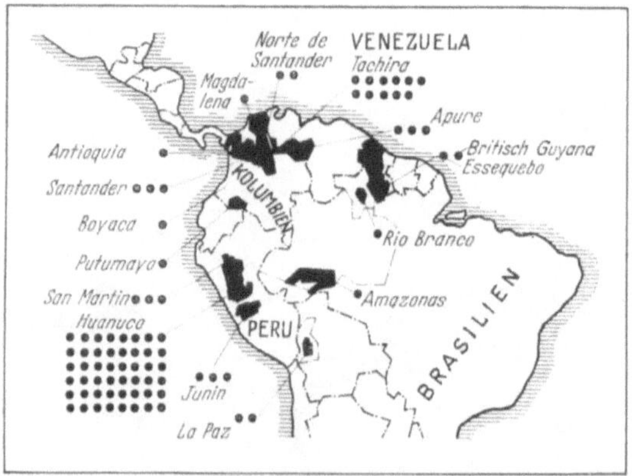

Abb. 12. In Südamerika zur Anzeige gelangte Fälle der Dschungelform des Gelbfiebers. [Nach Chron. Wld Hlth Org. **18**, 158 (1964)]

In der alten Welt ist das Gelbfieber auf Afrika beschränkt; obwohl die Mücke in Süd- und Ostasien vorkommt, scheint Gelbfieber dort unbekannt zu sein. In Afrika hat sich das Gelbfieber vor allem an der Westküste gehalten, wo viele schwere Epidemien nach 1800 bis vor etwa 30 Jahren bekannt sind. Auch die Bevölkerung anderer Teile von Afrika wurde allmählich angesteckt. Der Sudan war im Jahre 1940 Schauplatz einer großen Epidemie, 15000 Fälle wurden registriert. In anderen Ländern kamen in den letzten Jahrzehnten nur sporadische Fälle vor.

β) *Geographisches*

Das Gelbfieber tritt in zwei geographisch-epidemiologischen Varianten auf. Die eine klassische, schon längst bekannte, könnte als der *urbane Typus* bezeichnet werden, da die Infektion von Mensch zu Mensch durch „domestizierte“ Mücken besorgt wird. Bei dem anderen Typus, der Dschungel- oder *Waldform*, die in den großen tropischen Wäldern Südamerikas und Afrikas vorkommt und bei Affen auftritt, wird das Virus von waldliebenden Mückenformen übertragen; Menschen werden nur zufälligerweise infiziert. Auch Marsupialier haben eine lokale

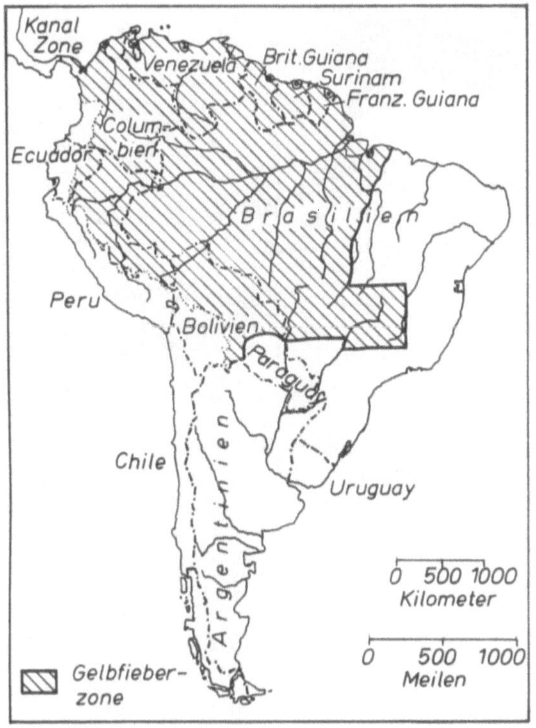

Abb. 13. Verbreitung des Gelbfiebers in Südamerika. [Nach Chron. Wld Hlth Org. **18**, 158 (1964)]

Bedeutung als Virusreservoir. Das endemische Dschungelfieber hat die Neigung, sich in jedem Jahr in Form von lokalen Epidemien weiter auszubreiten. Eine unerwartete Epidemie vom Dschungelfieber verursachte großes Aufsehen in Zentralamerika im Jahre 1953. Eine andere in mancher Hinsicht interessante unerwartete Epidemie von Dschungelfiebertypus trat 1954 auf Trinidad auf; die Insel war seit 1914 gelbfieberfrei gewesen. Auch hier war eine Haemagogusart der Überträger. Analoge Verhältnisse kennt man in Afrika (Zentralafrika 1940, Sudan, Eritraea, Kenia, Uganda und schließlich Ghana 1955); hier spielen Affen eine große Rolle als Virusreservoir.

In Hafenstädten und wenig über dem Meeresspiegel gelegenen Gegenden ist oder war das Gelbfieber endemisch mit plötzlichen epidemischen Ausbrüchen bekannt. In höher gelegenen Ortschaften trat die Seuche epidemisch auf. Dies hängt zum Teil mit der Witterungsempfindlichkeit der Mücke zusammen. Sie hat ihr Lebensoptimum bei 27° bis 32°, sie gedeiht weniger gut bei Temperaturen unter 27°, noch weniger gut bei 23 bis 22° und gar nicht bei Temperaturen unter 17°.

In historisch-geographischer und epidemiologischer Hinsicht haben große immunologische Untersuchungen manche Klarheit gebracht und die Identität der

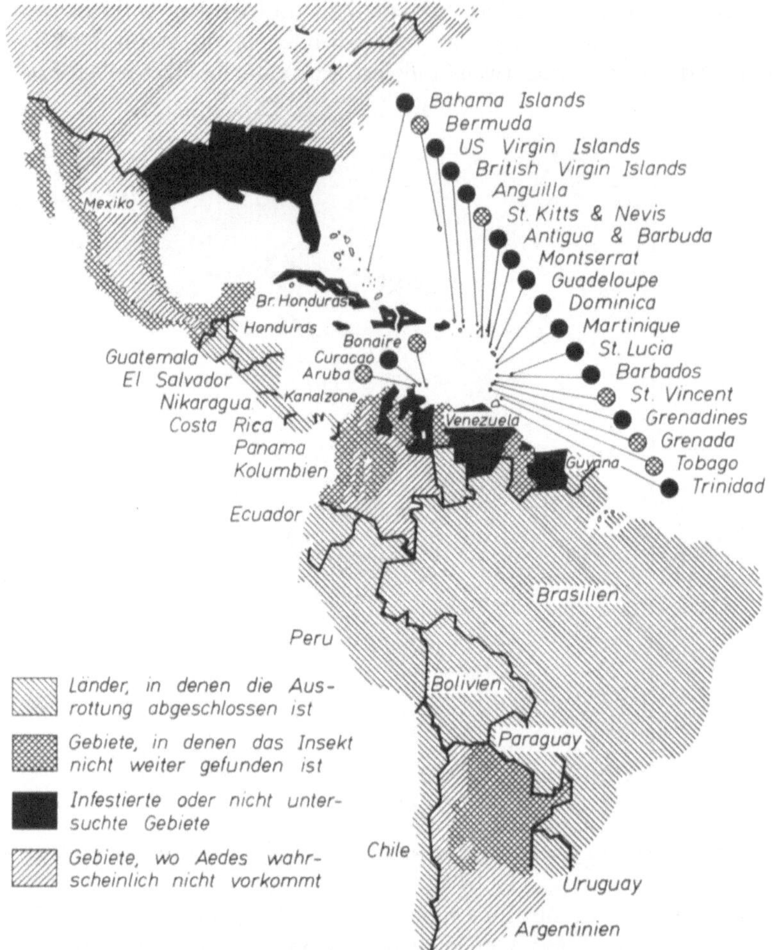

Abb. 14. Ausrottung des Vektors des Gelbfiebers Aedes aegypti. Lage im Dezember 1962. [Nach Chron Wld Hlth Org. **18**, 4 (1964)]. 1. Länder, in denen die Ausrottung der Fliege Aedes aegypti abgeschlossen ist. 2. Gebiete, in denen man Aedes aegypti nicht mehr findet. 3. Gebiete, wo Aedes aegypti noch vorkommt sowie noch nicht auf das Vorkommen von Aedes aegypti untersuchte Gebiete. 4. Gebiete, in denen die Fliege wahrscheinlich überhaupt nicht vorkommt.

amerikanischen und afrikanischen Krankheit bewiesen. Die Analyse der Altersverteilung der Immunität hat gezeigt, daß Kinder, die nach Ausrottung der Seuche geboren sind, keine Immunität besitzen. Sowohl in Südamerika als Afrika erstrecken sich große Immunitätsgebiete quer über die Kontinente von Küste zu Küste. In Afrika reichte das Gebiet der Immunität nördlich bis zur Sahara und im Süden bis Nordrhodesien.

13. Enterovirus-Gruppe

a) Kinderlähmung — *Poliomyelitis* — *Infantile paralysis*

F. Poliomyélite, I. Poliomielite, S. Parálisis infantil.

α) Historisches

Poliomyelitis galt vor 70 Jahren als eine „neue" Krankheit, es stellte sich indessen bald heraus, daß sie schon Jahrtausende vor unserer Zeitrechnung in Ägypten existierte. Eine von MITCHELL untersuchte Mumie aus der Zeit um 3700 v. Chr. könnte der älteste bekannte Fall sein. Ein sehr altes Dokument ist die bekannte Stele in der Kopenhagener Glyptothek, die einen Priester aus der 18. Dynastie, etwa 1500 v. Chr., darstellt; er hat eine typische paralytische Atrophie und Verkürzung des rechten Beines mit Spitzfuß. Die Mumie des Pharao Siptah aus der 19. Dynastie zeigt ähnliche Veränderungen. WELLS richtet die Aufmerksamkeit auf einen vermutlichen Fall im Alten Testament, ein 5jähriges Enkelkind von König SAUL. Eine in den Hippokratischen Schriften erwähnte Epidemie auf Thasos könnte sehr gut Poliomyelitis gewesen sein, dasselbe gilt von einer von PAULOS von Aegina (625 bis 690) beschriebenen akuten Krankheit. Aus Englands Neolithikum und Bronzezeit stammen ein paar Fälle mit charakteristischen Skeletveränderungen (WELLS). Gute klinische Beschreibungen des akuten Stadiums verdanken wir UNDERWOOD (1784) und MONTEGGIA (1813), beide meinten, es handelte sich um eine bisher unbekannte Krankheit. Die Symptomatologie wurde von HEINE (1840) und von MEDIN (1887) ausführlicher geschildert, letzterer beobachtete eine Stockholmer Epidemie mit 44 Fällen. Eine größere amerikanische Epidemie mit 132 Fällen wurde 4 Jahre später von CAVERLY beobachtet. Die Untersuchung von WICKMAN über eine schwedische Epidemie von bis dahin unbekanntem Umfang (1031 Fälle, 1905) wurde 1913 veröffentlicht. Hier wurde die Infektion von Mensch zu Mensch zum ersten Mal festgestellt. Indessen hatten LANDSTEINER und POPPER schon 1909 die bakterienfreie Übertragbarkeit der Krankheit auf Rhesusaffen gezeigt. HOWE und BODIAN konnten bei oraler Infektion von Schimpansen eine typische Poliomyelitis hervorrufen, wodurch die Lehre von der enterogenen Infektion bewiesen wurde.

β) Geographisches

Das Virus der Poliomyelitis ist in der ganzen Welt verbreitet. Die Krankheit ist in Ländern mit schlechter Hygiene scheinbar seltener als in Ländern mit höherem Hygiene-Standard. Kleine Kinder werden hier wahrscheinlich frühzeitig infiziert, inapparente Infektionen sind wahrscheinlich häufig und verleihen eine gewisse Immunität. Die Poliomyelitis hat sich in den letzten 50 bis 70 Jahren in Europa und Nordamerika von einer sporadisch auftretenden Krankheit zu einer in großen Epidemien auftretenden umgewandelt. Gleichzeitig hat sich eine bemerkenswerte Änderung der Altersverteilung vollzogen, indem die Krankheit nicht mehr vorwiegend Kinder, sondern in großem Umfang Erwachsene befällt. Bei den ersten Epidemien in Schweden, USA und Australien waren 90% der Patienten Kinder unter 5 Jahren. Seit etwa 20 Jahren ist eine Verschiebung nach höheren Altersklassen eingetreten. Den Charakter einer Kinderkrankheit hat die Poliomyelitis noch in isolierten Gegenden, auf entfernten Inseln usw. Auf Mauritius

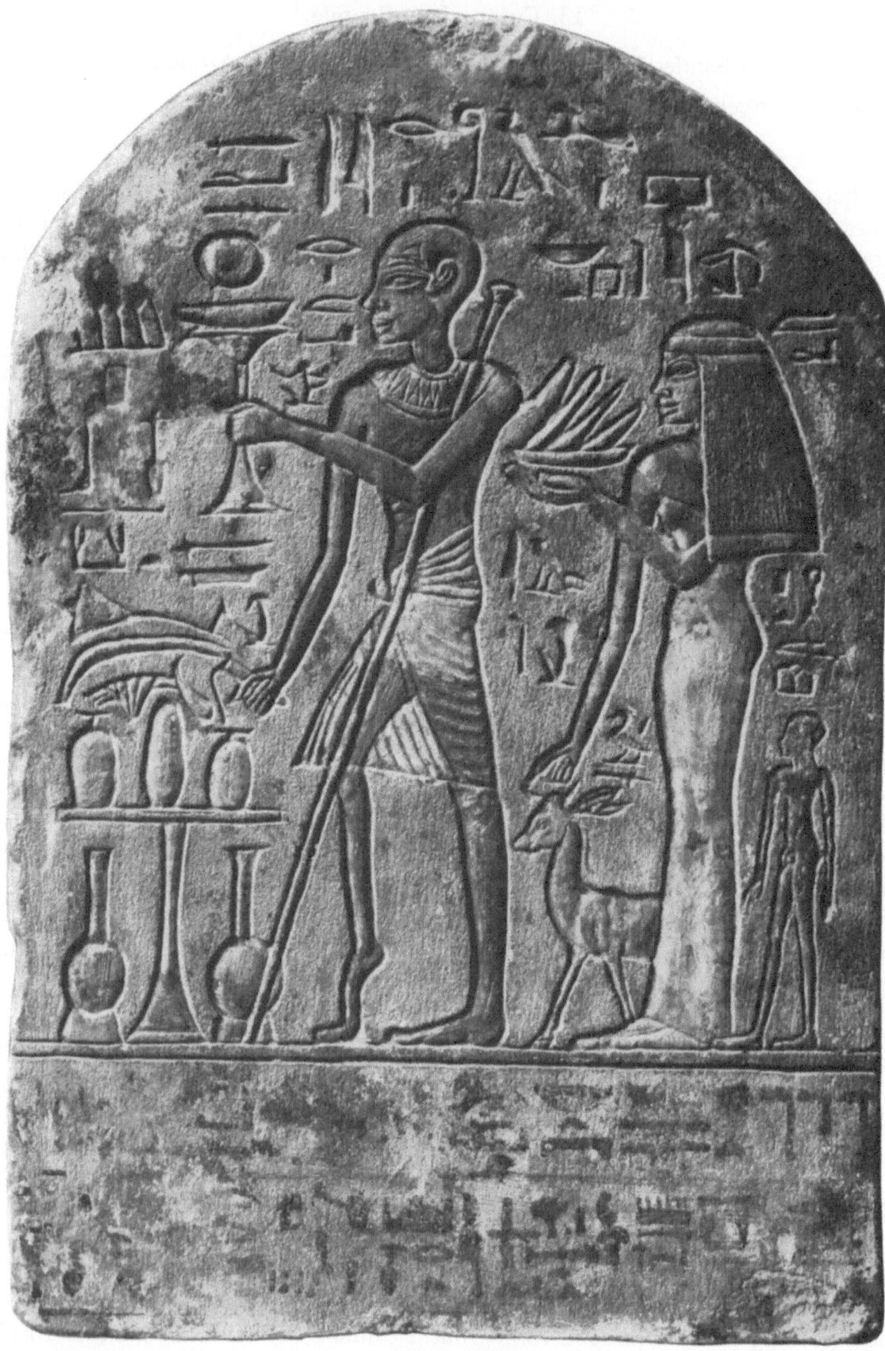

Abb. 15. Erste Abbildung eines Falles von Poliomyelitis auf einer Stele in der Kopenhagener Glyptothek. Ein Priester aus der 18. Dynastie bringt zusammen mit seiner Frau dem Gott der Gesundheit Opfergaben. Sein rechtes Bein ist verkürzt und atrophisch als Folge einer in der Kindheit durchgemachten Poliomyelitis

entstand 1945 bis 1946 eine große Epidemie mit 1095 Fällen; darunter waren 95% Kinder unter 10 Jahren. Bei Epidemien in der Südafrikanischen Union war die Empfindlichkeit für das Virus etwa zehnmal so groß bei den Weißen wie bei den Farbigen mit ihrem primitiveren Leben. Die bedeutende Morbidität der englischen und amerikanischen Truppen bei Kontakten mit den unter schlechter

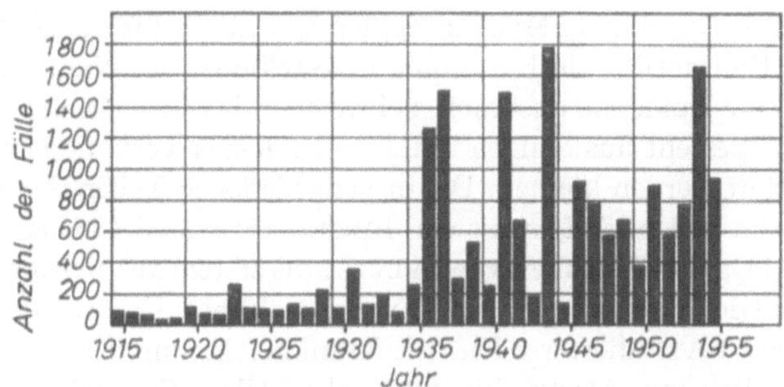

Abb. 16. Zahl der gemeldeten Poliomyelitisfälle in der Schweiz. Poliomyelitis ist in der Schweiz seit 1914 meldepflichtig. Die Zunahme der gemeldeten Fälle im Laufe der Jahre beruht zum Teil darauf, daß erst seit Mitte der 30er Jahre in zunehmendem Maße einerseits auch die aparalytischen, andererseits die bulbären und encephalitischen Fälle gemeldet wurden. Während bis 1945 Epidemiejahre mit Nicht-Epidemiejahren wechselten, schwankt die Zahl der gemeldeten Fälle in den Jahren 1946 bis 1957 zwischen 400 bis 1600. Die Poliomyelitis war in gewissem Maße endemisch geworden. Seit 1957 ist die Zahl stark zurückgegangen als Folge der im Winter 1956/57 einsetzenden Salk-Impfung. 1960/61 wurde systematisch oral nach Sabin geimpft. Die Poliomyelitis wurde dadurch in der Schweiz praktisch ausgerottet. 1962 acht Lähmungsfälle, wovon sechs nicht geimpft, 1965 kein einziger Krankheitsfall. (Aus: Fanconi: Lehrb. d. Kinderheilk., 7. Aufl., 1963)

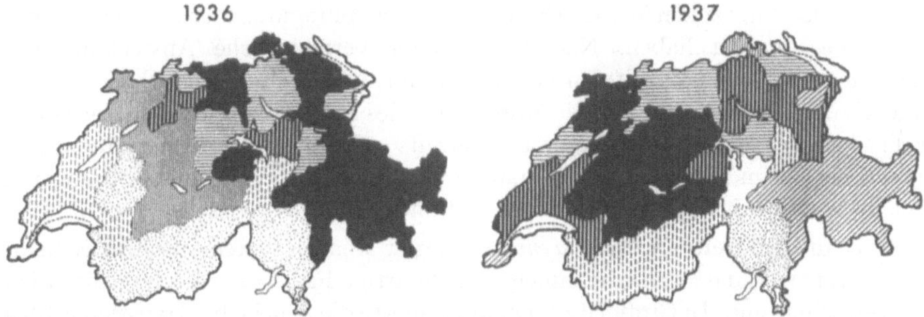

Abb. 17. Geographische Verteilung der Poliomyelitis in der Schweiz in den Jahren 1936 u. 1937. In der Schweiz traten größere Epidemien von Poliomyelitis zum ersten Mal im Jahre 1936 auf, und zwar hauptsächlich in den östlichen Landesteilen, in den folgenden Jahren aber auch in den westlichen Landesteilen. Die Stärke der Schattierungen gibt die Intensität der Epidemie an. (Nach Fanconi u. Mitarb. 1945)

Hygiene lebenden, aber poliomyelitisfreien primitiveren Bevölkerungsgruppen Nordafrikas ist lehrreich. Über die geographische Verbreitung der Poliomyelitis in Rußland fehlen genaue Angaben (Brandt). Die sehr günstigen Erfolge der Massenimpfung führten Cumakov 1963 u. a. zu der optimistischen Äußerung, daß die Krankheit in einer nicht fernen Zeit endgültig besiegt sein wird.

b) ECHO-Virus-Gruppe

Eine in den letzten Jahren untersuchte Virusgruppe, die mit Poliomyelitis und Coxsackievirosen verwandt ist, trägt in den USA den Namen ECHO = **E**nteric **C**ytopathogenic **H**uman **O**rphan. Das Wort „orphan" ist hinzugefügt, weil die

Krankheit vor allem bei Säuglingen und bei „orphans" (elternlosen Kindern) in Kinderheimen vorkommen dürfte. Diese Virosen sind ubiquitär, eine spezielle Geographie ist unbekannt. Im Laufe der letzten Jahre sind verschiedene Typen vor allem in Verbindung mit aseptischen Meningitiden isoliert worden.

c) Coxsackievirus-Gruppe

D. Bornholm-Krankheit, Myalgia epidemica, E. Pleurodynia, I. Malattia di Bornholm. S. Enfermedad de Bornholm. Coxsackie ist der Name eines Dorfes in den USA, wo eine Epidemie ausbrach, bei welcher das Virus zuerst isoliert wurde.

Die Gruppe besteht aus einigen miteinander locker verbundenen Virosen, die nur kurz erwähnt werden können. Die in verschiedenen Teilen der Welt vorkommende Bornholm-Seuche soll zuerst von Finsen auf Island 1856 entdeckt worden sein (Sylvest). Da die Krankheit von Sylvest als erstem auf *Bornholm* beobachtet wurde, entstand der meistens gebrauchte Name. Zahlreiche, abtrennbare Typen sind vor allem in den USA studiert worden. Die Krankheit kommt in allen Teilen der Welt vor, vom nördlichsten Alaska bis Südafrika. Über Coxsackie-Infektionen in Rußland und Bulgarien gibt Brandts Referat eine gute Übersicht.

14. Maul- und Klauenseuche — *Stomatitis aphthosa epizootica — Foot and mouth disease*

F. Fièvre aphtheuse, I. Febbre aftosa, S. Fiebre aftosa.

Historisches — Geographisches

Die älteste, als Maul- und Klauenseuche zu deutende Beschreibung scheint Fracastorius in seinem Werk „De contagione et contagiosis morbis et curatione" (1514) gegeben zu haben. Nachrichten über vermeintliche Ansteckung von Menschen sind schon aus älteren Zeiten bekannt, jedoch sind Verwechslungen mit anderen Blasenbildungen in der Mundhöhle des Menschen während Epizootien wahrscheinlich sehr oft vorgekommen. Betreffs experimenteller und unfreiwilliger Infektionen beim Menschen sei in erster Linie auf das Kapitel von Röhrer und Pyl im Handbuch der Virusforschung, 4. Band, S. 379, verwiesen.

Über die Verbreitung beim *Menschen* liegen wenige systematische Beobachtungen vor; man darf wohl annehmen, daß derartige Fälle bei größeren Epizootien nicht so selten sind. In Großbritannien kulminierte die Seuche bei Haustieren 1923 mit 1854 separaten Ausbrüchen, wobei 125098 Tiere getötet wurden. Im Laufe der Epizootien in tropischen Ländern wie Burma und Thailand scheinen auch Menschen angesteckt zu werden.

15. Ägyptische Augenkrankheit — *Trachoma — Granular conjunctivitis*

E. Egyptian conjunctivitis, F. Conjonctivite granuleuse, I. Tracoma, S. Conjuntivitis egipcia.

α) Historisches

Das Trachom ist schon in den ältesten ägyptischen und chinesischen medizinischen Dokumenten beschrieben. In den Hippokratischen Schriften findet man geographische und therapeutische Notizen. Galenos beschrieb die Stadien der Krankheit, viele historische Persönlichkeiten waren erkrankt. Die Verbreitung in Europa wurde vor allem durch die Kreuzzüge und Napoleons Kriege begünstigt.

Die charakteristischen Zelleinschlüsse wurden von HALBERSTÄDTER und PROWAZEK nachgewiesen.

β) Geographisches

Trachomkranke finden sich fast überall in der Welt. Am häufigsten scheint die Krankheit in Nordafrika zu sein. In Algerien und Tunesien waren vor kurzem 40 bis 100% der Araber und Berber befallen, 50 bis 75% werden schon als Kinder infiziert. In Ägypten waren 1942 98,5% der Schulkinder trachomatös, in Khartum waren 1947 93% der einheimischen Bevölkerung angegriffen. Auch die übrigen Mittelmeerländer, Balkan und Südrußland hatten noch vor kurzem viele Kranke. In Israel war in den Jahren 1952 bis 1962 1% der aus Europa stammenden Kinder trachomatös, von den asiatischen Kindern waren 4 bis 9% angesteckt und von den arabischen Kindern 17 bis 19% trachomatös. Schweden war frei, aber nach dem zweiten Weltkrieg kam eine Anzahl Fälle aus dem Baltikum herüber. — In China gab es vor kurzem etwa 15000000 fast völlig Erblindete, hauptsächlich infolge von Trachom. Auch in Japan ist die Krankheit häufig. In den USA und Kanada sind vor allem Indianer betroffen. Die hauptsächliche Verbreitung soll im Südwesten der USA sein, wo auch viele Weiße erkrankt sind. Im brasilianischen Urwald soll Trachom sehr häufig sein. Nach den neuesten Berichten haben rund 500 Millionen Menschen Trachom, oft mit stark herabgesetztem Sehvermögen.

Die *Einschlußconjunctivitis* (Epitheliosis desquamativa, Schwimmbadconjunctivitis) deren Erreger morphologisch nicht vom Trachomerreger zu unterscheiden ist, wurde vor etwa 70 Jahren von verschiedenen Autoren beschrieben. Die Krankheit kommt in vielen Teilen der Welt vor, wo das echte Trachom völlig unbekannt ist.

16. Papageienkrankheit — *Ornithosis* — *Psittacosis* — *Parrot fever*

F. Ornithose, Psittacose, I. Ornitosi, S. Ornitosis, Psitacosis.

Der *Erreger* Miyagawanella psittaci lebt bei verschiedenen Vogelarten.

α) Historisches

Die Krankheit ist wahrscheinlich seit uralter Zeit bei südamerikanischen Vögeln, vor allem Papageien enzootisch, auch Fälle bei Menschen kamen wohl vor, ohne besondere Aufmerksamkeit zu erregen. Nunmehr sind auch die australischen Papageien infiziert. Durch Fälle von einer eigenartigen Lungenkrankheit bei Besitzern von größeren Papageien und anderen Vögeln wurde das Interesse 1929 und 1930 plötzlich rege, und viele Fälle wurden in verschiedenen Ländern veröffentlicht. Jetzt weiß man, daß auch scheinbar gesunde Vögel verschiedener Arten Virusträger sein können: Außer Papageien (verschiedene Arten), Fasane, Hühner, Puten, Tauben, Enten, Möwen, Finke, Kanarienvögel und andere. Das Virus, Miyagawanella psittaci, wurde 1930 gleichzeitig von LEVINTHAL, COLES und LILLIE nachgewiesen.

β) Geographisches

In den USA und Kanada sind kleinere und größere Epidemien beschrieben worden, ebenso epizootisches und enzootisches Auftreten bei Vögeln mit oder ohne Tod. Wie wichtig Infektionen von Menschen durch andere Vögel als Papageien sind, zeigen neue Angaben aus den USA: 1954 wurden unter 563 Fällen fast

60% durch andere Vögel angesteckt, in den Jahren 1952 bis 1959 wurden unter 808 Menschen 55% durch Papageien und 45% durch andere Vögel, meistens Puten, infiziert.

17. Nicolas-Favresche Krankheit — *Lymphogranuloma inguinale venereum — Climatic bubo*

F. Esthiomène, I. Malattia di Nicolas-Favre, S. Bubón tropical.

Der *Erreger*, Miyagawanella lymphogranulomatis, ist mit dem Ornithosevirus verwandt.

Historisches — Geographisches

Nach R. MÜLLER wurde der erste Fall schon im Jahre 1111 von ADELARD VON BATH beobachtet. Fälle von Lymphogranuloma inguinale wurden wahrscheinlich im Jahre 1786 von HUNTER als inguinale Bubonen erkannt und beschrieben. Der französische Name esthiomène wurde von HUGIER wegen der charakteristischen Induration benutzt. Die FREI-Reaktion hat den ätiologischen Zusammenhang der typischen Veränderungen beim Mann mit den seit fast 100 Jahren bekannten Veränderungen der äußeren Genitalien und des Mastdarms bei der Frau bewiesen.

Die Krankheit ist wahrscheinlich ubiquitär (FAVRE und HELLERSTRÖM), jedoch sind Berichte über die wirkliche Frequenz spärlich. Daß sie vor allem im Mittelmeergebiet, in den Tropen und in südlichen und östlichen Häfen vorkommt, hängt mit den schlechten sozialen Verhältnissen zusammen. In den USA ist sie häufiger östlich vom Mississippi. Im Norden Europas ist sie selten.

18. Pfeiffersches Drüsenfieber — *Mononucleosis infectiosa — Monocytic angina*

F. Mononucléose infectieuse, I. Malattia di Pfeiffer, S. Angina monocitaria.

Historisches — Geographisches

Die Krankheit wurde wahrscheinlich zuerst in Deutschland von PFEIFFER 1889 unter dem Namen Drüsenfieber beschrieben, eine ähnliche Krankheit wurde von WEST in Ohio, USA, 1896 beobachtet. Der Name infektiöse Mononucleose wurde um 1915 vorgeschlagen, aber erst SPRUNT und EVANS (1920) benutzten die Bezeichnung konsequent.

Mit verbesserter Diagnostik hat es sich herausgestellt, daß die Krankheit eine weite Verbreitung auf dem europäischen Kontinent, in Großbritannien und den USA hat. Die meisten Fälle fallen auf das Alter zwischen 16 bis 25 Jahre. Da man sie häufig bei amerikanischen Studenten gesehen hat, wird sie bisweilen Studentenangina genannt. Junge Männer sollen mehr als junge Mädchen angegriffen werden.

19. Katzenkratzkrankheit *Lymphoreticulosis benigna — Cat-scratch disease*

F. Maladie des griffes de chat, I. Linforeticulosi benigna, S. D:o.

Nach DANIELS und MCMURRAY kann die Geschichte der Krankheit bis 1932, bzw. 1945 zurückverfolgt werden, als die Amerikaner FOSHAY und HANGER unabhängig voneinander die ersten Beobachtungen machten. Ähnliche Fälle wurden schon in den 20er Jahren von DEBRÉ beobachtet, jedoch ohne Veröffentlichung. Die tuberkulinähnliche Hautreaktion wurde 1945 von HANGER und ROSE ausgearbeitet und auch bei FOSHAYS Patienten geprüft. Die Krankheit ist nunmehr in vielen Ländern der ganzen Welt bekannt.

20. Kyasanur Waldseuche

Eine neue, in gewissen Landgebieten des Staates Mysore, Indien, auftretende Anthropozoonose, deren Virus sowohl bei zwei Affenarten als bei kranken Menschen isoliert worden ist. Beim Menschen sind Fieber, Toxämie, parenchymatöse Entartung der Leber und Nieren und bisweilen hämorrhagische Pneumonie vorherrschende Symptome (IYER, 1966).

21. Schweißfrieseln — *Sudor anglicus — Febris miliaris — Prickly heat*

F. Suette miliaire, I. Febbre miliare, S. Sudor miliar.

Diese akut-exanthematische Krankheit, die auch Encephalitissymptome zeigen kann, dürfte eine Virose sein und gehört heute hauptsächlich der Geschichte an. Die Seuche wurde zuerst in England 1486 beobachtet und trat in den folgenden Jahrhunderten in Form von kleineren und größeren Epidemien auf. Am meisten bekannt sind die Ausbrüche 1507, 1518, 1529 und 1551. Schottland war meistens verschont. Im Sommer 1529 wurde die Seuche nach Hamburg verschleppt und verbreitete sich schnell nach Lübeck, Köln, Frankfurt und Nürnberg. Große Teile des Kontinents, Rußland und Skandinavien wurden heimgesucht, überall war die Sterblichkeit sehr groß. Südeuropa blieb verschont.

Im 18. Jahrhundert traten Schweißfrieseln epidemisch in Italien und Frankreich auf, die Mortalität war sehr groß, bis 20%. Auch Spanien und Belgien wurden heimgesucht. Die letzte größere Epidemie trat 1844 in Italien auf, in Deutschland sind Epidemien aus den Jahren 1801 und 1844 bekannt, in Österreich trat die Seuche 1835 auf. In Süddeutschland und Frankreich soll die Krankheit noch heute sporadisch vorkommen (BIELING). In Bukarest wurden Ausbrüche einer Seuche mit ähnlichen Symptomen in den Jahren 1923 und 1930 beobachtet. Tierversuche sprachen entschieden für die Virusnatur des Erregers.

22. Virustumoren

Das große Kapitel der virusbedingten Tumoren kann hier nicht abgehandelt werden. Die wenigen Formen, die von geographischem Interesse sind, werden im Kapitel Tumoren erwähnt. Im Literaturverzeichnis (S. 375) finden sich Arbeiten und Referate aus den letzten Jahren.

Literatur

Gürtelrose (und Herpes simplex)

CARTER, C. H.: An epidemic of herpes simplex in an institution. Western Med. 3, 332 (1962).
GRUTER: Zit. nach LÖWENSTEIN.
KOEPPE, H.-W.: Durch Herpesviren bedingte Krankheiten. Dtsch. med. J. 13, 259 (1962).
LEHMANN, W.: Windpocken und Zoster. GILDEMEISTER-HAAGEN-WALDMANNS Handb. d. Viruskrankh. Jena 1939 I, 351.

LEIBRAND, W.: Der Herpes zoster als Geburtstagskind. Med. Klin. **56**, 233 (1961).
LÖWENSTEIN, A.: Ätiologische Untersuchungen über den fieberhaften Herpes. Münch. med. Wschr. **66**, 769 (1919).
McNAIR SCOTT, T. F.: The herpes virus group. RIVERS & HORSFALLS Viral and rickettsial infections in man, 3. ed., p. **757**. Philadelphia 1959.
NAMIKI, S.: Statistical observations of Herpes zoster and Varicella. Acta derm. (Kyoto) **59**, 31 (1964).

Windpocken

LEHMANN, W.: Windpocken und Zoster. GILDEMEISTER-HAAGEN-WALDMANNS Handb. d. Viruskrankh. Jena 1939 I, 351 (viel Lit.).
RHODES, A. J., and C. E. VAN ROOYEN: Chickenpox (Varicella). RHODES & VAN ROOYENS Textbook of virology. Baltimore 1962, 446.
TEZNER, O.: Varicellen. Ergebn. inn. Med. Kinderheilk. **41**, 363 (1931).

Pocken

ACKERKNECHT, E. W.: Geschichte und Geographie der wichtigsten Krankheiten. Stuttgart 1963, 183.
BOWLES, C.: Smallpox research in India. Amer. J. Nurs. **61**, 92 (1961).
DELAS, A., et J. ROGUET: A propos d'une épidémie de variole au Karméroun. Méd. trop. **23**, 112 (1963).
DIXON, C. W.: Smallpox, London 1962, 512 S. (viel Lit.).
DOERR, W.: Gestaltwandel klassischer Krankheitsbilder. Berlin-Göttingen-Heidelberg: Springer 1957.
DUFFY, J.: Smallpox and the Indians in the American colonies. Bull. Med. Hist. **25**, 324 (1951).
EBERBECK, E.: Pocken der Säugetiere. In GILDEMEISTER-HAAGEN-WALDMANNS Handb. d. Viruskrankh. Jena 1939 I, 297.
ELLIOT SMITH, G.: The royal mummies. Cairo 1912.
—, and W. R. DAWSON: Egyptian mummies. London 1924.
FRIEDMAN-KIEN, A. E.: Milker's nodules. Isolation of a poxvirus from a human case. Science **140**, 1335 (1963).
J. Amer. med. Ass. **177**, 446 (1961): Cowpox and smallpox.
KLEBS, A. C.: Die Variolation im achtzehnten Jahrhundert. Histor. Biol. d. Krankheitserreger. H. 7, Gießen 1914.
LEHMANN, W.: Pocken des Menschen. In GILDEMEISTER-HAAGEN-WALDMANNS Handb. d. Viruskrankh. Jena 1939 I, 259 (viel Lit.).
MAHNKE, P.-F.: Zur Pathologie und Ätiologie der Melkerknoten. Zbl. Path. **100**, 128 (1959).
RHODES, A. J., and C. E. VAN ROOYEN: Smallpox (Variola). In Textbook of virology, Baltimore 1962. Vaccinia 173; andere Pockenvira 189.
RICHTER, P.: Beiträge zur Geschichte der Pocken bei den Arabern. Arch. Gesch. Med. **5**, 311 (1911—12).
ROSENTHAL, R.: The history and nature of smallpox. Lancet **79**, 498 (1959).
RUFFER, M. A.: Studies in paleopathology of Egypt. Chicago 1921.
SEIFFERT, G., and DU DSCHUNG-HSING: Zur Geschichte der Pocken und Pockenimpfung. Arch. Gesch. Med. **30**, 26 (1937).
SMADEL, J. E.: Smallpox and vaccinia. In RIVERS & HORSFALL: Viral and Rickettsial infections of man. 3 Edition, Philadelphia 1959.
SOMOLINOS, G.: Smallpox in Mexico. Gaz. méd. mex. **91**, 1015 (1961) (span.).
UTTLEY, K. H.: Smallpox mortality in Negroes of Antigua. W. Indian med. J. **9**, 169 (1960).
WILLIAMS, H. U.: The epidemic of the Indians of New England, 1616—1620. With some remarks on native American infections. Bull. Johns-Hopk. Hosp. **20**, 340 (1909).
Wld Hlth Org. Chronicle 1960—1963: Smallpox. **17**, 284 (1963).

Molluscum contagiosum

EYER, H.: Molluscum contagiosum. GILDEMEISTER-HAAGEN-WALDMANNS Handb. d. Viruskrankh. II. Jena 1939, 440.
WARREN, J.: Molluscum contagiosum. RIVERS & HORSFALLS Viral and rickettsial infections in man. 3. ed. Philadelphia 1959, 908.

Masern

ACKERKNECHT, E. H.: Geschichte und Geographie der wichtigsten Krankheiten, S. 60. Stuttgart 1962.

BIELING, R.: Masern. GILDEMEISTER-HAAGEN-WALDMANNS Handb. d. Viruskrankh. I, Jena 1939, 444.

MAJ, H.: Masern im Urwald Zentralafrikas. Münch. med. Wschr. **103**, 1293 (1961).

MORLEY, D.: Measles in Nigerian children. A study of the disease in West Africa and its manifestations in England and other countries during different epocha. J. Hyg. Cambr. **61**, 115 (1963).

RAKE, G.: Measles. In RIVERS & HORSFALL, Viral and rickettsial infections in man. 3. ed. p. 741. Philadelphia 1959.

WATERSON, A. P., and R. ROTT: The components of measles virus and their relation to rinderpest and distemper. Z. Naturforsch. **18**, 377 (1963).

Röteln

RIELING, R.: Röteln. GILDEMEISTER-HAAGEN-WALDMANNS Handb. d. Viruskrankh. I. Jena 1939, 445.

RAKE, G.: Rubella. RIVERS & HORSFALLS Viral and rickettsial infections in man. 3. ed. Philadelphia 1959.

Grippe

ACKERKNECHT, E. H.: Geschichte und Geographie der wichtigsten Krankheiten. Stuttgart 1963.

BONTSCHEFF, N.: Ätiologische Forschungen der Virus-Pneumonie bei Ferkeln. Z. Bakt. I. Abt. Orig. **181**, 417 (1961).

DOERR, W.: Gestaltwandel klassischer Krankheitsbilder. Berlin-Göttingen-Heidelberg: Springer 1957.

DOLL, E. R., and J. T. BRYANTS: Epizootology of equine viral rhino-pneumonitis. J. Amer. vet. med. Ass. **142**, 31 (1963).

DOMRACHEVA, Z. V.: An outbreak of A2 influenza among human subjects and horses (preliminary communication). Z. Mikrobiol. **32**, 1214 (1961) russ.

EICKHOFF, T. C.: Observations on excess mortality associated with Asian influenza. J. Amer. med. Ass. **176**, 776 (1961).

ESPMARK, J. Å., and C.-R. SALENSTEDT: Outbreaks of equine influenza A in Sweden in 1960. Nord. Vet.-Med. **16**, 910 (1964).

FRANCIS, T.: Influenza. RIVERS, and HORSFALLS Viral and rickettsial infections in man. 3. ed. p. 633. Philadelphia 1959.

HAAGEN, E., u. G. MAUER: Epidemische Influenza des Menschen. GILDEMEISTER-HAAGEN-WALDMANN: Handb. d. Viruskrankh. Jena 1939, II, 25 (viel Lit.).

HARBOE, A.: Influenza B und A2-Epidemien in Norwegen während der ersten Monate von 1961. Nord. Med. **68**, 1493 (1962) (norweg.).

HELLER, L.: Immunological relationship between infectious cough in horses and human influenza A. Arch. Virusforsch. **7**, 120 (1957).

HJÄRRE, A.: Vergleichende Untersuchungen über Shopes Schweineinfluenza und eine in Schweden bei Ferkeln vorkommende enzootische Viruspneumonie. Arch. exp. Vet.-Med. **6** (Beiheft), 82 (1952).

HORSFALL, F. L.: Influenza. RIVERS: Viral and rickettsial infections in man. Philadelphia 1948.

KRAMER, L. L.: Epizootology of bovine myxovirus parainfluenza 3 (SF-4) in Nebraska cattle as determined by antibody titers. J. Amer. vet. med. Ass. **142**, 375 (1963).

KUSNEZOW, A. C., u. F. L. HERRMANN: Influenza. Übersetzt aus dem Russischen. Wien 1890.

MEENAN, P. N., and M. R. BOYD: Effect of an influenza epidemic on a city population. Lancet **I**, 96 (1962).

— Human influenza viruses in domesticated animals. Brit. med. J. **5297**, 86 (1962).

OBELA, K., u. W. J. KAIPAINEN: Influenza-Sterblichkeit in Finnland 1957. Nord. Med. **60**, 1701 (1958) (schwed.).

OTAKU, I.: Epidemiology of Asian influenza. J. Ther. (Tokyo) **44**, 163 (1962).

SCHOLTENS, R. G.: US epizootic of equine influenza 1963. Publ. Health Rep. **79**, 993 (1964).

SIEGERT, R.: Parainfluenza-Infektionen in Westdeutschland. Dtsch. med. Wschr. **86**, 893 (1961).
SIURIN, V. N.: Propagation of A2 influenza virus in porcine embryo kidney cell cultures. Acta virol. **7**, 378 (1963).
SOVINOVA, O.: Isolation of a virus causing respiratory disease in horses. Acta virol. **2**, 52 (1958).
STEELE, J. H.: Animal influenza. Amer. Rev. resp. Dis. **83**, 41 (1961).
TOWNSEND, J. F.: History of influenza epidemics. Ann. Med. Hist. **5**, 533 (1933).

Mumps

ENDERS, J. F.: Mumps. RIVERS, and HORSFALL: Viral and rickettsial infections in man. 3. ed., p. 780. Philadelphia 1959.
EYER, H.: Mumps (Parotitis epidemica). GILDEMEISTER-HAAGEN-WALDMANN: Handb. d. Viruskrankh. II, S. 447. Jena 1939.
ADAMS, O.: The genuine work of Hippokrates. New York 1891.
PHILIP, R. N.: Observations on a mumps epidemic in a "virgin" population. Amer. J. Hyg. **68**, 91 (1959).

Adenovirus-Infektionen

BELL, J. A.: Acute respiratory diseases of viral etiology. II Adenoviruses. Amer. J. Publ. Health **52**, 902 (1962).
DINGLE, J. H., and H. S. GINSBERG: The adenovirus group. In RIVERS, and HORSFALL: Viral and rickettsial infections. Philadelphia 1959, 613.
HAAGEN, E., u. G. MAUER: Erkältungskrankheit des Menschen. In GILDEMEISTER-HAAGEN-WALDMANN: Handb. d. Viruskrankh. Jena 1939, II, 62.
HOBSON, D., and C. C. SCHILD: Virological studies in common colds in Sheffield in 1960. Brit. med. J. **II**, 1414 (1960).
HORSFALL, F. L.: Common cold. In RIVERS, and HORSFALL: Viral and rickettsial infections in man, p. 529. Philadelphia 1959.
JORDAN, W. S.: Occurrence of adenovirus infections in civilian populations. Arch. intern. Med. **101**, 54 (1958).
STERNER, G.: Adenovirus infection in childhood. An epidemiological and clinical survey among Swedish children. Acta paediat. (Uppsala) Suppl. **142**, 1 (1962).

Hepatitis

AMANO, S., and H. YAMAMOTO: Infectious hepatitis and cirrhosis as its sequela in Japan. Ann. Rep. Inst. Virus Res. Kyoto Univ. **3**, 185 (1960).
BANSI, H. W., u. L. BÖDKER: Wien. med. Wschr. **105**, 445 (1955).
BEARCROFT, W. G.: Hepatitis in African monkeys. Nature (Lond.) **197**, 806 (1963).
BRANDT, M.: Geopathologische Forschungen in der Sowjetunion, Heft 61, Berlin 1964.
BHATTACHARJI, L. M.: Investigation on an outbreak of infectious hepatitis in a small town in West Bengal 1960. Indian J. med. Res. **51**, 550 (1963).
BURGMANN, W.: Das erste Jahr der Meldepflicht für Hepatitis infectiosa (epidemica). Med. Welt **29**, 1498 (1963).
CHRISTENSON, I.: Über die Kontrolle mit von Schaltieren überführten Infektionen. Nord. Vet. Med. **17**, 406 (1965).
DEPARIS, M.: Remarques épidémiologiques sur un foyer d'hépatite infectieuse. Bull. Acad. Nat. Méd. **145**, 641 (1961).
— Epidemiology of infectious hepatitis. Brit. med. J. **5401**, 69 (1964).
DUBIN, I. N.: Statistical studies on cases of viral hepatitis in registry of hepatic pathology. Armed Forces Inst. of Path. Schweiz. Z. Path. Bakt. **16**, 392 (1953).
FINDLAY, G. M.: Hepatitis after yellow fever inoculation. Lancet **II**, 307, 340, 365 (1944).
GLYNN, L. E.: Nutritional factors in the aetiology of hepatic diseases. Schweiz. Z. Path. Microbiol. **16**, 312 (1953).
HAAGEN, E., u. G. MAUER: Epidemische Gelbsucht. GILDEMEISTER-HAAGEN-WALDMANN: Handb. d. Viruskrankh. **II**, S. 733. Jena 1939.
HEMMES, G. D.: Epidemiology of infectious hepatitis and serum hepatitis. Geneesk. Gids **39**, 422 (1961).

HAFEMANN, G.: Zur Epidemiologie der Hepatitis epidemica. Öff. Gesundh.-Dienst. **23**, 10 (1961).

HAVENS, W. P., and J. R. PAUL: Infectious hepatitis and serum hepatitis. RIVERS, and HORSFALL: Viral and rickettsial infections in man, 3. ed. 570. Philadelphia 1959.

HILLIS, W. D.: An outbreak of infectious hepatitis among chimpanzee handlers at a U.S. air force basis. Amer. J. Hyg. **73**, 316 (1961).

HUGONOT, R.: L'ictère grave de l'hépatite épidémique au Maroc. Bull. Soc. méd. Hôp. Paris **77**, 215 (1961).

JUBB, K. V. F., and P. C. KENNEDY: Pathology of domestic animals. New York and London 1963.

KERSHAW, W.: Vector-borne diseases in man: A general review. Bull. WHO 29, Suppl. 13 (1963).

MACARTHUR, W.: Historical notes on some epidemic diseases associated with jaundice. Brit. med. Bull. **13**, 146 (1957).

MCCALLUM, F. O.: A brief summary of the epidemiology of virus hepatitis, Liége 1952. Schweiz. Z. Path. Bakt. **16**, 274 (1953).

MADSEN, S.: The frequency of hepatitis in doctors. Schweiz. Z. Path. Bakt. **16**, 302 (1953).

PATEL, T. B., and V. N. RAO: Infectious hepatitis outbreak in Bombay. Epidem. Rep. Indian J. med. Sci. **14**, 29 (1960).

PELLISSIER, A.: L'ictère épidémique de l'Afrique équatorielle francaise. Liége 1952. Schweiz. Z. Path. Bakt. **16**, 483 (1953).

POSKANZER, B.: Waterborne infectious hepatitis epidemica from a chlorinated municipial supply. Publ. Health Rep. **76**, 745 (1961).

RHODES, K.: Serous hepatitis in Jamaican children. Schweiz. Z. Path. Bakt. **16**, 493 (1953).

ROOS, B.: Austern-Hepatitis. Svenska Läk.-Tidn. **53**, 989 (1956) (schwed.).

SCHWARZ, K.: Viral hepatitis. Brit. J. clin. Pract. **18**, 221 (1964).

Arborvirus-Gruppe

BABESCO, L. V.: Epizootological and epidemical analysis of data from a focus of tick-borne encephalitis. Med. Parazit. (Mosk.) **31**, 584 (1962).

BAQUERIZO, A. L.: St. Louis encephalitis in Ecuador. Rev. ecuat. Hig. **16**, 249 (1960) (span.).

BIELING, R.: Springkrankheit oder Drehkrankheit des Schafes. GILDEMEISTER-HAAGEN-WALDMANN: Handb. d. Viruskrankh. Jena 1939, II, 380.

BRANDT, M.: Geopathologische Forschungen in der Sowjetunion. Heft 61, Berlin 1964.

BRENNAES, O., and S. RAEDER: Meningo-encephalo-myelo-radiculitis in Sunnhordland. An epidemiologic virus-caused disease transmitted by a bush tick? T. norske Laegeforen. **87**, 739 (1962).

BYRNE, R. J.: Eastern equine encephalitis in Maryland. J. Amer. vet. med. Ass. **139**, 661 (1961).

DOWNS, W. G.: Arthropode borne encephalitis viruses in the West Indies. W. Indian med. J. **11**, 117 (1962).

DOHERTY, R. L.: Studies of arthropode-borne virus infections in Queensland IV. Further serological investigations of antibodies to group B arborviruses in man and animals. Aust. J. exp. Biol. med. Sci. **42**, 149 (1964).

EKLUND, C. M.: Mosquito and tick-transmitted virus disease and Q-fever. Amer. Med. J. Techn. **28**, 14 (1962).

FREUNDT, B. A.: The incidence of antibodies to the Russian spring-summer encephalitis complex of viruses in man and animals on Bornholm. Acta path. microbiol. scand. Suppl. **154**, 334 (1962).

GILLESPIE, J. H.: The virus of canine distemper. Ann. N.Y. Acad. Sci. **101**, 540 (1962).

GEIGER, W.: Hundestaupe. GILDEMEISTER-HAAGEN-WALDMANN: Viruskrankheiten II, Jena 1939, 365.

GORALSKY, H.: Epidemic of tick-borne encephalitis in Poland. Wld. Neurol. **2**, 336 (1961).

GOTO, A.: A long duration follow up study of Japanese encephalitis. Psychiat. Neurol. jap. **64**, 236 (1962).

GREEN, I. J.: The epidemiology of Japanese encephalitis virus of Taiwan in 1961. U.S. Nav. Med. Res. Unit, 2 Report M.R.O. 05:09—1201. (1962).

GRESIKOVA, M.: Comparison of an attenuated and virulent louping ill strain. Nature (Lond.) **190**, 508 (1961).

HAAGEN, E.: Viruskrankheiten des Menschen. Dresden und Leipzig 1941. Encephalitisformen beim Menschen, S. 60.

HIRAFUKU, I.: Viral encephalitis in Japan. Pathology of Japanese encephalitis. J. Showa Med. Ass. 23, 23 (1963).

HOLMGREN, B., J. LINDAHL, A. SVEDMYR und G. VON ZEIPEL: Meningoenzephalomyelitis übertragen durch Holzböcke in Schweden. Nord. Med. **60**, 1055 (1958) (schwed.).

KANDLE, R. P.: Eastern encephalitis in New Yersey 1959. N.Y. J. Med. **61**, 726 (1961).

KREMERS, M. Y.: Arthropode-borne viral hemorrhagic fevers. II. Internat. Path. **6**, 99 (1965).

LEPOW, M. L.: A clinical, epidemiological and laboratory investigation of aseptic meningitis during the four year period 1955, 1958. New Engl. J. Med. **266**, 1181 (1962).

LIKAR, M.: Infections with arthropode borne viruses in wild birds in an area with endemic central European tick borne encephalitis. Path. et Mikrobiol. **26**, 285 (1963) (Basel).

McLEAN, D. M.: The Arbor virus group. In RHODES, and VAN ROOYEN: Textbook of virology, 4 Edit., p. 290. Baltimore 1962.

MATHUR, T. N.: Viral encephalitis in Karnal. J. Indian med. Ass. **24**, 370 (1955).

MATSEGORA, N. P.: Ixodes ticks in the Alma Ata focus of tick encephalitis. Med. Parazit. (Mosk.) **31**, 746 (1962).

MOLNAR, E.: A serological study of the incidence of tick-borne encephalitis in Hungary. Acta microbiol. Acad. Sci. hung. **10**, 365 (1963—64).

NOSEK, J.: The role of birds in a natural focus of tick-borne encephalitis. IV Experimental infection of pheasant. J. Hyg. Epidem. (Praha) **6**, 478 (1962).

OKER-BLOM, N., E. I. WALLGREN und C. ÖHMAN: Die durch Holzböcke übertragene Virusenzephalitis und ihr Vorkommen in Finnland. Finska Läk.-Sällsk. Handl. **100**, 146 (1957) (schwed.).

— Die Kumlinge-Krankheit und ihr Virus aus ekologischem Gesichtspunkte. Finska Läk.-Sällsk. Handl. **104**, 105 (1960) (schwed.).

OLITSKY, P. K., and J. CASALS: Arthropode-borne group virus infections of man. RIVERS, and HORSFALL: Viral and rickettsial infections of man. 3. ed., 286. Philadelphia 1959.

—, and D. H. CLARKE: Arthropode-borne group B-virus infections of man. 3. ed. 305. Philadelphia 1959.

PEDERSEN, E.: Epidemic encephalitis in Jutland 1952—1954. Dan. Med. Bull. 3, 65 (1956).

— Epidemic vertigo. Clinical picture, epidemiology, relation to encephalitis. Brain **82**, 566 (1959).

PORTERFIELD, J. S.: Arthropodeborne viruses. Nature (Lond.) **188**, 252 (1960).

PSHENICHNOV, A. V.: On the epidemiology of tick-borne encephalitis in the Urals. Vop. Virus. **7**, 661 (1962).

RHODES, A. J., and C. E. VAN ROOYEN: Text book of virology. 4. ed. Baltimore 1962.

ROKUTANDA, T.: Japanese B encephalitis. J. Kumamoto Med. Soc. **35**, 818 (1961).

ROSS, C. A.: Louping ill in the West of Scotland. Lancet **II**, 527 (1961).

SEITELBERGER, F., u. K. JELLINGER: Frühjahr-Sommer-Encephalitis in Mitteleuropa. Nervenarzt **34**, 49 (1960).

SINNECKER, H.: Zeckenencephalitis in Deutschland. Z. Bakt. I. Abt. Orig. **180**, 12 (1960).

SMITH GORDON, G. E.: Isolation of louping ill virus from small animals in Ayshire in Scotland. Nature (Lond.) **203**, 992 (1964).

SVEDMYR, A.: Meningoencephalomyelitiden, verursacht durch Enterovirus und von Arthropoden getragenes Virus. Nord. Med. **66**, 1704 (1961) (schwed.).

— Holzbockgetragenes Enzephalitisvirus in Schweden. Nord. Med. **73**, 188 (1965) (schwed.).

Symposium über Zeckenencephalitis in Europa 1956. Abh. Deutsch. Akad. Wissensch. Berlin 1960.

WAHLBERG, P.: Diphasic tick-borne meningo-encephalitis, Kumlinge disease, in the Åland Islands. Acta med. scand. Suppl. **412**, 275 (1964).

ZWICK, W.: Bornasche Krankheit und Encephalomyelitis der Tiere. GILDEMEISTER-HAAGEN-WALDMANN: Viruskrankheiten II, Jena 1939, 254.

Dengue-Fieber

Dengue-like disease in Tanganyika. E. Afr. med. J. **38**, 590 (1961).

JEN, C. G.: Some infectious diseases seldom observed: Dengue. Korea Med. J. **7**, 597 (1962).

SABIN, A. B.: Dengue. In RIVERS, and HORSFALL: Viral and rickettsial infections in man. 3. ed., p. 361. Philadelphia 1959.

SCHILLING, C.: Denguefieber. GILDEMEISTER-HAAGEN-WALDMANN: Handb. d. Viruskrankh. II. Jena 1939, 488.

Pappataci-Fieber

SABIN, A. B.: Phlebotomus fever. In RIVERS, and HORSFALL: Viral and rickettsial infections in man. Philadelphia 1959, 569.

SCHILLING, C.: Phlebotomus-(Pappataci-)fieber. In GILDEMEISTER-HAAGEN-WALDMANN: Handb. d. Viruskrankh. I. Jena 1939, 499.

WETTINGHAM, H. W.: Observations on the life history and bionomics of Phlebotomus pappatasii. Brit. med. J. **II**, 1144 (1923).

Economosche Krankheit

HALL, A. J.: The Sheffield outbreak of epidemic encephalitis in 1924. Memor. med. Res. Counc. (Lond.) Ser. 108, 1926.

JAHNEL, F.: Enzephalitis des Menschen. — Epidemische Enzephalitis (Economo'sche Krankheit). GILDEMEISTER-HAAGEN-WALDMANN: Handb. d. Viruskrankh. Jena 1939, II, 177.

WARREN, J.: Encephalitis lethargica. In RIVERS, and HORSFALL: Viral and rickettsial infections in man. Philadelphia 1959, 914.

Tollwut

BENDIXEN, H. C.: Über das Auftreten der Aujeszkyschen Krankheit beim Rind in Dänemark. Nord. Vet. Med. **17**, 249 (1965) (dän.).

BLATTNER, R. J.: Rabies transmitted by insectivorous bats: Human case with virus isolation. J. Pediat. **58**, 433 (1961).

BOECKER, E.: Tollwut. GILDEMEISTER-HAAGEN-WALDMANN: Viruskrankheiten, II, Jena 1939, 217 (viel Lit.).

BOULGER, L. R., and J. HARDY: Rabies in Nigeria. W. Afr. med. J. **9**, 223 (1960).

BUSH, D. L.: Epizootic bat rabies in Surinam. Amer. vet. med. Ass. J. **138**, 363 (1961).

EICHWALD, C.: Betrachtungen über die gegenwärtige Tollwutlage in der DDR. Deutsch. Gesundh.-Wesen **16**, 615 (1961).

FINKE, L. L.: Versuch einer allgemeinen medicinisch-praktischen Geographie. Leipzig 1792 bis 1795.

FRANZEN, J.: Jetzt auch Gas gegen Reineke Fuchs. Die Welt **15**, 2 (1952).

VON HAGEN, B.: Lyssa. Eine medizingeschichtliche Interpretation. Jena 1940.

HELD, J. R.: Epidemiological analysis of rabies in man and animals in the USA. Bol. Ofic. sanit. panamer. **49**, 456 (1960).

HOWELL, I. L.: Bat rabies. Rocky Mtn. med. J. **60**, 25 (1963).

HUMBERTO DIAZ, M. V.: Data on the status of rabies in Guatemala. Salud públ. Méx. **4**, 247 (1962).

JOHNSON, H. N.: Rabies. RIVERS and HORSFALL: Viral and rickettsial infections in man and animals. Philadelphia 1959, 405.

JUNK, F.: Die Verbreitung der Tollwut in der Bundesrepublik seit der Nachkriegszeit. Ärztl. Wschr. **11**, 621 (1956).

MÜLLER, J.: Rabies in Dänemark. Medlemsbl. Dansk Dyrlaegeforen. **1964**, 719 (dän.).

OLSEN, C. D.: Rabies epidemiology of animal exposures in Nebraska. Neb. St. med. J. **46**, 143 (1961).

SCHNURRENBERGER, P. R.: Bat rabies. A discussion of problems existing in Ohio. Ohio St. med. J. **60**, 361 (1964).

ROY, K. B.: Problem of stray dogs in India. Indian J. publ. Hlth. **6**, 141 (1962).

SCHNEIDER, R.: Recherche épidémiologique de la rage dans la ville de Tunis. Arch. Inst. Pasteur Tunis **40**, 371 (1963).

SIMS, R. A.: Study on the pathogenesis of rabies in insectivorous bats. J. infect. Dis. **112**, 317 (1963).

Wld Hlth Org. Chronicle **15**, 26—28 July 1961; **17**, 17—18 March 1963.

Gelbfieber

Ackerknecht, E. H.: Geschichte und Geographie der wichtigsten Krankheiten. Stuttgart 1963.

Baer, K. A.: The first description of yellow fever: Joam Ferreira da Rosa: Trattado unico da constituciam pestilencial de Pernambuco. Lisboa 1694.

Berdonneau, R.: Sur l'épidemie de fièvre jaune de l'année 1959 en Ethiopie. Bull. Soc. Path. Exot. **54**, 276 (1961).

Boroian, O. V.: On yellow fever in Africa. Zh. Mikrobiol. **33**, 6 (1962) russ.

Carter, H. R.: Yellow fever, an epidemiological and historical study of its place of origin. Baltimore 1931.

Haagen, E.: Gelbfieber. Gildemeister-Haagen-Waldmann: Handb. d. Viruskrankh. **I**, 454. Jena 1939.

Hoffmann, W. H.: Carlos J. Finlay: El mosquito hipoteticamente considerade como agente transmisor de la fiebre amarillo. Trabajo leido en la R. Academia de Ciencias Médicas de la Habana 14 Agosto de 1881. Arch. Gesch. Med. **32**, 278 (1939).

Jones, G. W.: The year Virginia mourned: the sources for a catastrophe (Gelbfieber). Bull. Hist. Med. **35**, 257 (1961).

Lebrun, A. J.: Jungle yellow fever and its control in Gemena, Belgian Congo. Amer. J. trop. Med. **12**, 398 (1963).

Lopez Sanchez, J.: Thomas Romay and the yellow fever. J. Hist. Med. **6**, 195 (1951).

Serie, C.: Epidemic of yellow fever in Ethiopia (1960—62). Preliminary study. WHO Bull. **30**, 299 (1964).

Soper, F. L.: The elimination of urban yellow fever in the Americas through the eradication of Aedes aegypti. Amer. J. Publ. Hlth. **53**, 7 (1963).

Sorre, M.: Les fondements de la géographie humaine I, Paris 1943.

Sticker, C.: Die Bedeutung der Geschichte der Epidemien für die heutige Epidemiologie. Zur historischen Biologie der Krankheitserreger. Gelbfieber S. 39. Gießen 1910.

Taylor, R. M., and J. Fonseca da Cunha: Yungle yellow fever in endemic area in Brasil. Amer. J. trop. Med. (Suppl.) **26**, 1 (1946).

Theiler, K. H.: Yellow fever. Rivers, and Horsfall: Viral and rickettsial infections of man. 3. ed., p. 343. Philadelphia 1959.

Uttley, K. H.: Jungle yellow fever in Antigua, West Indies. W. Indian Med. J. **9**, 185 (1960).

Wld Hlth Org. Chron. Notifiable diseases in the Americas Jungle yellow fever. **18**, 155 (1964).

Kinderlähmung

Alexander, E. R.: The extent of the polio problem. J. Amer. med. Ass. **175**, 837 (1961).

Aycock, W. L.: Behavior of polio in warmer climates. Hawaii Med. J. **7**, 461 (1948).

Balice, A.: Polio in the province of Ancona 1940—59. Ann. Sanità Pubbl. **22**, 603 (1961).

Beale, A. J.: Poliomyelitis. Rhodes and van Rooyen: Textbook of virology, Baltimore 1962, S. 441 (viel Lit.).

Benjamin, B., and W. P. D. Logan: Geographic and costal variations of incidence of polio. Brit. J. prevent. soc. Med. **7**, 131 (1953).

Bosch-Marin, J.: Poliomyelitis in 1961. Med. trop. (Madr.) **38**, 409 (1962) (span.).

Bustamente, M. E., and C. Calderon: Epidemiology of poliomyelitis in Mexico. Gaz. med. mex. **91**, 1054 (1961) (span.).

Chang, W. K., and H. Shum: Poliomyelitis. Faecal and serological surveys in Chinese population in Hong-Kong in 1960. Amer. J. trop. Med. **11**, 122 (1962).

Charles, E. D., and L. S. Grant: Polio in Jamaica. W. Indian. med. J. **11**, 202 (1962).

Collins, S. D.: Geography of poliomyelitis. Publ. Health Rep. **61**, 327 (1946).

Collis, W. R.: Poliomyelitis in Nigeria. W. Afr. med. J. **10**, 217 (1961).

Davies, A. M.: Epidemiology of poliomyelitis in Israel 1952—59. Bull. WHO **23**, 53 (1960).

Dauer, C. C.: Poliomyelitis in USA. Publ. Health Rep. **67**, 524 (1952); **68**, 1033 (1953).

Depoux, R., et J. Chambron: Enquête sérologique sur l'incidence de la poliomyélite chez les singes sauvages du Congo. Bull. Soc. Path. Exot. **53**, 781 (1960).

de Mattia, R.: Present aspects on the epidemiology of polio. Minerva Med. **52**, 978 (1961).

Divani, M.: Poliomyelitis in Egypt up to 1959. J. trop. Med. Hyg. **66**, 29 (1963).

Doerr, W.: Gestaltwandel klassischer Krankheitsbilder. 1957.

DONLE, W.: Poliomyelitis-Epidemien auf Inseln. Ergebn. inn. Med. Kinderheilk. 13, 175 (1960).
FANCONI, G.: The changing epidemiology of poliomyelitis. Triangle 2, 249 (1956).
GALE, A. H.: History of polio in Great Britain. Brit. med. J. I, 511 (1951);
— Discussion on the geographical distribution of poliomyelitis. Proc. Roy. Soc. Med. 48, 931 (1955).
GERFELDT, E.: Vom Erscheinungswandel der Poliomyelitis. Arch. Hyg. Bakt. 144, 442 (1960).
GILDEMEISTER, E.: Poliomyelitis. GILDEMEISTER-HAAGEN-WALDMANN: Handb. d. Viruskrankh. II, 133. Jena 1938.
GONZALEZ RODRIGUEZ, P., and J. BOSCH MARIN: Infantile Polio in Spain. 1952. Rev. San. Hig. Publ. 27, 613 (1953).
HATEM, J., and A. FAKHOURY: Polio in Lebanon 1940—58. Rev. Med. Moyen Orient. 16, 581 (1959).
HOWE, E., and J. L. WILSON: Poliomyelitis. RIVERS, and HORSFALL: Viral and rickettsial infections of man and animals, p. 438. Philadelphia 1969.
KERR, W. G., and N. J. PEASE: Severe localized polio in tropics. Brit. med. J. I, 1337 (1956).
KUKOWKA, A.: Die neue Situation auf dem Gebiet der Poliomyelitis und die sich ergebenden Fragen und Folgerungen. Dtsch. Gesundh.-Wesen 16, 1008 (1961).
LANG, W. R.: Poliomyelitis in Auckland: A report of the 1961 epidemic. N. Z. med. J. 60, 450 (1961).
LEONARDI, L., and G. GRELLO: Analysis of the periodicity of the paralytic form of polio in Italy and several other European Nations. Nouve. Ann. Ig. 13, 103 (1962).
LOGAN, W. P. D.: Distribution of poliomyelitis by sex, age and geographical area. Mth. Bull. Medist. Hlth. Lab. Serv. 11, 147 (1952).
VAN LOGHEM, J. J.: Seasonal epidemiology and focus formation in polio. Ned. T. Geneesk. 100, 1627 (1956).
— Tropical polio statistik. Ned. T. Geneesk. 104, 2294 (1960).
MACNALTY, A. S.: Epidemic poliomyelitis. Brit. med. J. II, 57 (1936).
MARTINI, R.: Wetterabhängigkeit von Kinderlähmungsepidemien. Umschau 57, 490 (1957).
PAUL, J. P.: Geography and antibodies in polio. Trans. Acad. Ma. Physic. 65, 184 (1952).
PEREZ GALLARDO, F.: Epidemiology of polio in Spain. Isolation of polio viruses and other enteroviruses. Rev. Sanid. Hig. Publ. 36, 605 (1962).
REINHARD, K. R.: Ecology of enteroviruses in the Western American Arctic. Acta path. microbiol. scand. Suppl. 154, 332 (1962). — J. Amer. med. Ass. 183, 410 (1963).
RHODES, A. J.: Geography of polio, especially in the tropics. Proc. int. Congr. Trop. Med. 1, 536 (1948).
SABIN, A. B.: Poliomyelitis in the Tropics. Increasing incidence and prospects for control. Trop. geogr. Med. 15, 38 (1963).
SCHLOSSBERGER, H.: Geschichte und geographische Verbreitung der epidemischen Kinderlähmung. Umschau 51, 180 (1951).
SCHÄR, M.: Epidemiologie der Poliomyelitis in der Schweiz im Jahre 1958. Schweiz. med. Wschr. 89, 699 (1959).
SEAL, S. C., and P. V. CHARPURE: Polio in the Andaman Islands. Bull. WHO 24, 123 (1961).
STRÖM, J.: Polio in Stockholm 1953. Nord. Med. 54, 1071 (1955) (schwed.).
TAMALET, J.: Contribution á l'étude du rôle du terrain dans l'épidémiologie de la poliomyélite. Pathet. Biol. 9, 1301 (1963).
TAMBS-LYCHE, H.: Ixodes ricinus als möglicher Vektor bei Krankheiten der Menschen in Norwegen. Nord. Med. 62, 1217 (1959) (norweg.).
TIMOTHEE, R. A.: Epidemic of poliomyelitis in Puerto Rico. Publ. Health Rep. 78, 65 (1963).
VITAL Statist. Rep. 8, 336 (1955); 9, 148 (1956).
Wld Hlth Org. Techn. Rep. Ser. 203, 1 (1960).
WELLS, C.: Bones, bodies and disease. London 1964.

ECHO-Virus-Gruppe

MELNICK, J. L., and A. B. SABIN: The ECHO virus group. RIVERS, and HORSFALL: Viral and rickettsial infections in man. p. 547. Philadelphia 1959.
SABIN, A. B.: The role of ECHO viruses in human diseases. Symposium no. 10 of the Section of Microbiology. N.Y. Acad. med. Sci. 1960, 78.

Coxsackievirus-Gruppe

DALLDORF, G.: The Coxsackie virus group. RIVERS, and HORSFALL: Viral and rickettsial infections in man. Philadelphia **1959**, **519**.
FOX, J. P.: Epidemiological aspects of Coxsackie and ECHO virus infections in tropical areas. Amer. J. publ. Hlth. **54**, 1134 (1964).
GEAR, J.: Coxsackie virus in South Africa. Yale J. Biol. Med. **34**, 289 (1962).
HEIDE, E. A.: Die Bornholmer Krankheit. Veröff. Volksgesund.-Dienst. Berlin 1937.
SYLVEST, E.: Die Bornholmsche Krankheit. Kopenhagen 1933 (mit engl. Zusammenfass.).
WILLIAMS, M. O.: The Bornholm disease 1956—58. J. Coll. gen. Practit. **4**, 181 (1961).

Maul- und Klauenseuche

ALSOP, J.: "Hand and mouth disease" in Birmingham 1959. Brit. med. J. **5214**, 1708 (1960).
Foot and mouth disease. Lancet **II**, 1317 (1962).
MELENDEZ, L.: Isolation and identification of foot-and-mouth disease virus from vesicles of the skin of a human. Bol. Ofic. sanit. panamer. **50**, 135 (1961) (span.).
RÖHRER, H.u. G. PYL: Das Maul- und Klauenseuche-Virus. Handbuch der Virusforschung, 4. Bd. S. 379. Wien 1958.
VERGE, J.: La fièvre aphtheuse, est-elle transmissible á l'homme? Concours méd. **83**, 3611 (1961).
WALDMANN, O., u. H. C. NAGEL: Die Maul- und Klauenseuche. GILDEMEISTER-HAAGEN-WALDMANN: Handb. d. Viruskrankh. Jena 1939, I, 385.
WARREN, J.: Foot-and-Mouth disease. RIVERS, and HORSFALL: Viral and rickettsial infections in man. 3. ed. p. 896. Philadelphia 1959.

Ägyptische Augenkrankheit

ATTIAH, M. A.: Epidemiological pattern of the initial trachoma infection in a rural community in the UAR. J. Egypt. med. Ass. **45**, 623 (1962).
BIETTI, G. B.: The current distribution of trachoma throughout the world. Rev. Int. Trachom. **39**, 113 (1962).
EYER, H.: Trachoma. GILDEMEISTER-HAAGEN-WALDMANN: Handb. d. Viruskrankh. Jena 1939, II, 624.
GEAR, J.: Trachoma. A review of recent studies in South Africa. Med. Monde **37**, 86 (1961).
GUPKA, S. P.: The problem of trachoma in India. J. Indian med. Ass. **36**, 463 (1961).
LOPEZ QUINONES, E. G.: Characteristics of trachoma in the Mexican Republic. Pren. méd. méx. **27**, 291 (1962) (span.).
MANN, IDA, and O. LOSCHDORFER: Ophthalmic survey of territories of Papua and New Guinea. J. Ophthal. soc. **20**, 19 (1957).
—, and D. PERRET: The trachoma situation in western Australia. Rev. Int. Trachom. **38**, 399 (1961).
POLYCHRONAKOS, D.: Résultats statistiques de vingt ans de certains affections oculaires Arch. Ophthal. (Paris) **24**, 19 (1964).
ROHRSCHNEIDER, W.: Die derzeitige Verbreitung des Trachoms in Deutschland. Münch. med. Wschr. **100**, 713 (1958).
SACHS, W.: A campain against trachoma in the North of Israel. Dapim Refuiim **1964**, **13**.
TORGERSRUUD, T.: Ocular findings by blindness in Ethiopia. J. Ophthal. soc. **20**, 12 (1957).
VANNAS, M.: Disappearance of trachoma in Finland. Acta Ophthal. **39**, 327 (1961).
Trachoma. Wld Hlth Org. Chron. **16**, 364 (1962).

Papageienkrankheit

DALGAARD, J. B.: Ornithose. Familienepidemie mit interhumaner Ansteckung. T. norske Laegeforen. **77**, 47 (1957) (dän.).
GERNEZ-RIEUX, C.: Ornithosis infection among coal miners of the North of France. Ned. T. Geneesk. **105**, 396 (1961).
GRANTOVA, H., u. E. MILKEK: Ornithoseepidemie in einem Geflügelschlachthof. Z. ärztl. Fortbild. **56**, 897 (1962).
GRIST, N. R.: Infections by organisms of psittacosis / Lymphogranuloma venereum group in the West of Scotland. Brit. med. J. **5400**, 2 (1964).

HAAGEN, E.: Die Papageïenkrankheit (Psittacosis). GILDEMEISTER-HAAGEN-WALDMANN: Handb. d. Viruskrankh. Jena 1939, II, 1.

KIELSTEIN, P.: Epidemiologie und Bekämpfung der Ornithose. Sammelref. Tierseuchenforsch. Berlin-Münch. tierärztl. Wschr. **74**, 440 (1961).

KUKOWKA, A., u. H. STEPHAN: Über 23 im Jahre 1959 in der Infektionsabteilung des Krankenhauses Greiz (Thüringen) beobachtete Fälle von Ornithose. Z. ärztl. Fortbild. **55**, 584 (1961).

MEYER, K. F.: Psittacosis. RIVERS, and HORSFALL: Viral and rickettsial infections in man. 2. ed. p. 701. Philadelphia 1959.

ORTEL, S.: Serologische und epidemiologische Untersuchungen während einer Ornithose-Epidemie bei Angestellten eines Geflügel-Schlachthofes. Z. Bakt. I. Abt. Orig. **180**, 441 (1960).

SIEGMUND, I.: Die wachsende klinische und epidemiologische Bedeutung der Ornithose in der DDR. Z. ges. inn. Med. **15**, 622 (1960).

SÖRENSEN, P. M.: Interhumane Transmission? (von Psittakose). Eine Epidemie in Landpraxis. Ugeskr. Laeg. **117**, 1152 (1955) (dän.).

TRUB, C. L., u. J. POSCH: Zur Epidemiologie der Ornithose-Psittakose im Land Nordrhein-Westfalen von 1950 bis 1960. Arch. Hyg. Bakt. **146**, 607 (1962).

VANELLA, J. M.: Laboratory studies of the outbreak of psittacosis in Cordoba in the autumn of 1959. Sem. med. (B. Aires) **117**, 563 (1960) (span.).

WENNER, H. A.: Psittacosis. Advanc. Virus Res. **5**, 40 (1958).

Nicolas-Favresche Krankheit

FAVRE, M., and S. HELLERSTRÖM: The epidemiology, aetiology, and prophylaxis of lymphogranuloma inguinale. Acta Derm. Venereol. (Stockh.) **34**, Suppl. 30, 1 (1954).

MEYER, K. F.: Lymphogranuloma venereum. RIVERS, and HORSFALL: Viral and rickettsial infections in man. 3. ed., p. 716. Philadelphia 1959.

MÜLLER, R.: Medizinische Mikrobiologie, 3. Aufl. Berlin-München-Wien 1964, S. 323.

SCHLOSSBERGER, H.: Lymphogranuloma inguinale. GILDEMEISTER-HAAGEN-WALDMANN: Handb. d. Viruskrankh. Jena 1939, 418 (viel Lit.).

SOUSA, C. P., and F. N. BRANDAO: Lymphogranuloma venereum, a study of a group of prostitutes. Epidemiological aspects of Vener. Dis. Inform. **37**, 179 (1961).

WOZONIG, H.: Das Lymphogranuloma inguinale in Äthiopien. Wien. Z. inn. Med. **36**, 273 (1955).

Pfeiffersches Drüsenfieber

BELFRAGE, S.: Infectious mononucleosis. An epidemiological and clinical study. Acta med. scand. **171**, 531 (1962).

EVANS, A. S.: Infectious mononucleosis in University of Wisconsin students. Amer. J. Hyg. **71**, 342 (1960).

FÜHNER, F.: Epidemisches Auftreten der infektiösen Mononukleose. Münch. med. Wschr. **104**, 1879 (1962).

GIACARDY, R., et P. GIACARDY: Des cas très nombreux de monocytose sevère observés à l'hopital et dans la population de Tarbes. Nouv. Rev. franç. hémat. **1**, 349 (1961).

LEPINE, P.: Epidémiologie de la mononucléose infectieuse. Nouv. Rev. franc. hémat. **1**, 305 (1961).

PAUL, J. R.: Infectious mononucleosis. RIVERS, and HORSFALL: Viral and rickettsial infections in man. 3. ed., p. 790. Philadelphia 1959.

PFEIFFER, E.: Drüsenfieber. Jb. Kinderkrankh. **29**, 257 (1889).

WEST, J. P.: An epidemic of glandular fever. Arch. Pediat. **13**, 889 (1896).

Katzenkratzkrankheit

Brit. med. J. **5220**, 189 (1961).

DANIELS, W. B., and F. G. MACMURRAY: Cat scratch disease; non-bacterial regional lymphoadenitis. Arch. intern. Med. **88**, 736 (1951).

— — Cat scrach disease. J. Amer. med. Ass. **154**, 1247 (1954).

SEMELAIGNE et al.: Maladie des greffes du chat. Epidémie familiale; coincidence avec épizootie à virus. Arch. franç. pédiat. **13**, 67 (1956).

WARREN, J.: Cat scratch disease. RIVERS, and HORSFALL: Viral and rickettsial infections in man. 3. ed., p. 899. Philadelphia 1959.

Kyasanur Waldseuche

IYER, C. G. S.: The pathology of Kyasanur forest disease. Internat. Path. 7, 12 (1966).

Schweißfrieseln

ACKERKNECHT, E. H.: Geschichte und Geographie der wichtigsten Krankheiten. Stuttgart 1963.

BIELING, R.: Schweißfrieseln. GILDEMEISTER-HAAGEN-WALDMANN: Handb. d. Viruskrankh. Jena 1939, 452.

CORCELLE, A., et L. CORCELLE: A propos de deux épidémies de suette miliaire (1782—1907). Concours méd. 82, 203 (1960).

ILMONI, L.: Beitrag zur Krankheitsgeschichte des Nordens. Helsingfors 1846—53 (schwed.).

RENBOURN, E. T.: The history of sweat and the sweat rash from earliest times to the end of the 18th century. J. Hist. Med. 14, 202 (1959).

SHAW, M. B.: A short history of the sweating sickness. Ann. Med. Hist. 5, 246 (1933).

Virustumoren

Literatur über die Virologie der Geschwülste am Ende des Literaturverzeichnisses S. 375.

II. Rikettsiosen

Der im RHODES und VAN ROOYENS Lehrbuch angegebenen Einteilung der Rickettsiosen wird hier in der Hauptsache gefolgt.

1. Fleckfieber — *Typhus exanthematicus classicus — Epidemic typhus*

F. Typhus exanthématique, I. Febbre essentematica, S. Tifus exantemático, Tabardillo.

Eine mitigierte Form ist der Morbus Brill, D. Europäisches Fleckfieber, E. Relapsing or sporadic fever, Brill's disease, F. Maladie de Brill.

Erreger Rickettsia prowazeki (DA ROCHA LIMA 1916). *Vektor* die Kleiderlaus, Pediculus hominis.

α) Historisches

„Auf den dunklen Blättern der Weltgeschichte, welche von den schweren Heimsuchungen der Menschheit durch Krieg, Hungersnot und allgemeines Elend Kunde geben, ist auch die Geschichte des Typhus verzeichnet", mit diesen Worten leitet HIRSCH 1881 seine Darstellung der Geschichte des Fleckfiebers ein. Kriegs-, Hunger- und Kerkertyphus waren seine bezeichnenden Namen. Das Fleckfieber ist eine Krankheit, deren Geschichte wahrscheinlich ebenso weit zurückreicht wie die der Menschheit, aber die ersten Berichte über Seuchen, die Typhus exanthematicus sein könnten, sind allzu unklar, um sichere Schlüsse zu erlauben.

Die „Pest", die Athen und Attika im Jahre 430 v. Chr. heimsuchte und von THUKYDIDES in seiner „Geschichte des peloponnesischen Krieges" geschildert wird, hat verschiedene Diagnosen erhalten: Beulenpest, Pocken, Masern und Fleckfieber. Wahrscheinlich hat es sich doch vor allem um Fleckfieber gehandelt. Die Gegner dieser Meinung haben u. a. angeführt, daß das Vorkommen von Kleiderläusen unter den Bürgern Athens mit ihrer bekannten Reinlichkeit und Körperpflege sehr unwahrscheinlich sei. Wie KEIL bemerkt, scheint man aber dabei vergessen zu haben, daß auch die Bevölkerung Attikas, darunter schmutzige Bauern, Landarbeiter und Sklaven während des Krieges um Athen und am Piräus konzentriert waren, und daß die Seuche, die in der Hafenstadt begann, wo die Flotte lag, sehr gut durch Kriegsgefangene eingeführt worden sein kann. Daß Kleiderläuse der armen Provinzbevölkerung und der Kriegsgefangenen schnell auf die Bevölkerung Athens übergingen, kann wohl nicht bewiesen werden, scheint aber recht wahrscheinlich (KEIL). Es ist übrigens sehr gut möglich, daß auch andere Epidemien, z. B. schwarze Pocken, zu derselben Zeit in Athen herrschten. Dafür könnten die geschilderten Symptome bis zu einem gewissen Grade sprechen. Die Seuche soll aus Afrika über die ägäischen Inseln eingeschleppt worden sein (SIEGEL). Es mag hinzugefügt werden, daß FRACASTORO der Meinung war, daß die Pest in Athen mit der von ihm selbst erlebten Exanthematicusepidemie identisch war.

Im alten Rom rasten von Zeit zu Zeit Pestilenzen, unter denen gewiß auch das Fleckfieber war. Gute Beschreibungen von typhusähnlichen Seuchen im 10. und 11. Jahrhundert hat man aus Italien und Böhmen; daß es sich hier um Beulenpest gehandelt hat, scheint sehr unwahrscheinlich. Im Jahre 1501 wurde die Krankheit von Zypern nach Italien gebracht. Besondere Verbreitung fand die Seuche am Ende des 15. und Anfang des 16. Jahrhunderts, vor allem bei der häufigen Hungersnot; große Teile von Deutschland, Österreich, Frankreich und Spanien wurden heimgesucht; durch Truppen kam das Fleckfieber nach Zypern. Es entstand allmählich eine umfangreiche Literatur, die auch die vielen Ausbrüche im 17. und 18. Jahrhundert umfaßte. Im 30jährigen Kriege litten sowohl die Heere als die Zivilbevölkerung schwer unter Seuchen, die gewiß zum großen Teil Flecktyphusepidemien waren. Kein Teil von Europa wurde verschont. Auch auf den Britischen Inseln wütete die Seuche, vor allem in den Jahren 1688 und 1740 bis 1741. Auf dem armen Irland hielt sie sich besonders lange. Schweden und Finnland wurden 1695 bis 1697 schwer heimgesucht.

Bei NAPOLEONS Rückzug aus Moskau 1812 und bei der Auflösung der großen Armee wurden Läuse und Fleckfieber aus Rußland mitgebracht, und es kam zu einer kolossalen Verbreitung der Krankheit. In Deutschland ging die Seuche nach 1820 stark zurück, aber Herde blieben in Rußland, Polen, Baltikum, Italien und auf Irland zurück, aus denen kleinere Epidemien bisweilen in angrenzenden Ländern, z. B. in Schlesien aufloderten.

Nach einer ziemlich ruhigen Periode folgte während des ersten Weltkrieges eine neue furchtbare Verbreitung der Seuche, vor allem im Osten, wo die vom Balkan und aus Rußland zurückkehrenden Truppen Läuse und Kranke mit sich brachten. Rußland soll 1918 bis 1922 30 Millionen Kranke und 3 Millionen Tote gehabt haben. In Serbien starben 1915 im Laufe von 6 Monaten 150000 Menschen an Fleckfieber. Durch NICOLLEs Entdeckung der Rolle der Kleiderlaus hat das Fleckfieber seine Macht endgültig verloren, aber auch im zweiten Weltkrieg hatte man an verschiedenen Fronten viel mit der Seuche zu schaffen, besonders in Nordafrika, wo ernste Epidemien auftraten. Im Jahre 1942 wurden zusammen 84000 Fälle in Marokko, Algier und Tunis beobachtet. In Jugoslawien waren sowohl die Truppen als auch die Zivilbevölkerung angesteckt, schließlich traten auch in deutschen Konzentrationslagern zahlreiche Fälle auf. In Korea und Japan loderte nach dem Waffenstillstand eine ernste Epidemie auf.

β) *Geographisches*

In Europa und Nordamerika ist das Fleckfieber vorläufig ausgerottet; in anderen Weltteilen scheint das epidemische Fleckfieber noch vor ein paar Jahren nicht selten gewesen zu sein, obgleich es sich überall im Rückgang befindet. In Ägypten hatte man noch **1943 8252** Todesfälle, aber **5** Jahre später nur noch **325** Tote. Im Kongo treten dann und wann kleinere Epidemien auf, daneben hat man dort die endemische murine Form und eine von Acariden übertragene Rickettsiose. In mehreren anderen Ländern Afrikas, wie Somaliland und Nyassa, kommen andere Formen vor, aber kaum die von Läusen übertragene.

Brills Krankheit ist eine meistens sporadisch auftretende Form von Fleckfieber mit milden, oft subklinischen Verlaufsformen, speziell bei Kindern. Sie fand eine größere Verbreitung nach dem zweiten Weltkriege in Europa, vor allem in Polen, trat aber auch in Ägypten und den Vereinigten Staaten auf.

Kleinere Epidemien vom klassischen Fleckfieber werden noch in Kleinasien, Iran, Indochina, Korea und China beobachtet.

2. Fünftagefieber — *Rickettsiosis quintana — Wolhynian fever*

F. Fièvre des tranchés, I. Febbre quintana, S. Fiebre de las trincheras.

Erreger: Rickettsia quintana. *Vektor:* Pediculus hominis.

Historisches — Geographisches

Das 5-Tagefieber scheint schon im klassischen Altertum und im Mittelalter bekannt gewesen zu sein. In den Hippokratischen Schriften, bei GALENOS, RHAZES und AVICENNA findet man Textstellen, die für das Vertrautsein mit dieser Krankheit sprechen. GILBERT von England scheint die Krankheit gekannt zu haben. — Im russisch-türkischen Kriege des vorigen Jahrhunderts hieß die Krankheit wallachisches Fieber. Im ersten Weltkrieg wurde sie auf der deutschen und englischen Seite in Flandern und Mazedonien gesehen (HIS, WERNER, MCNEE). Auf beiden Seiten wurden große Mengen von Kämpfenden infiziert, ganze Heeresteile wurden durchseucht mit hunderttausenden von Fällen. Zusammen erkrankten über 1 Million Mann an sämtlichen Fronten; die Mortalität war gering. Nach dem Kriege schwand die Seuche schnell. In Polen wurden indessen Fälle noch bis 1938 gemeldet, ebenso in Japan. Auch im zweiten Weltkrieg kam es zu einer gewissen Verbreitung, besonders auf dem Balkan und in der Ukraine. An den Küsten des Schwarzen und Kaspischen Meeres finden sich noch Herde.

In Mexiko hat man bei Läusen eine sehr ähnliche Rickettsiaform gefunden.

3. Endemisches Fleckfieber — *Typhus exanthematicus endemicus — Murine typhus*

F. Typhus murin, I. Tifo endemico, S. Fiebre tifoidea Tabardillo.

Erreger: Rickettsia typhi s. Mooseri. *Vektoren* sind Rattenflöhe, vor allem Xenopsylla cheopis. *Reservoire* Ratten und Hunde (?).

Diese Krankheit hat, wie das eigentliche Fleckfieber, sicher seit uralter Zeit existiert, und es gibt Autoren, welche die endemische, murine Form als die geschichtlich ältere der beiden Formen auffassen (SHNYDER); der wirkliche Zusammenhang mit dem epidemischen Fleckfieber ist jedoch unklar. Die endemische Form wurde erst relativ spät von der klassischen, epidemischen abgetrennt, als man sporadische Fälle in Europa, Nordamerika, Mexiko und Australien näher untersuchte.

Der murine Flecktyphus kommt in sehr großen Teilen der Welt vor, besonders wo Ratten häufig sind. Er tritt in Rußland, Sibirien und bis Japan auf, in Japan sah man 1941 900 Fälle. Auch in Afrika ist das murine Fleckfieber sehr verbreitet,

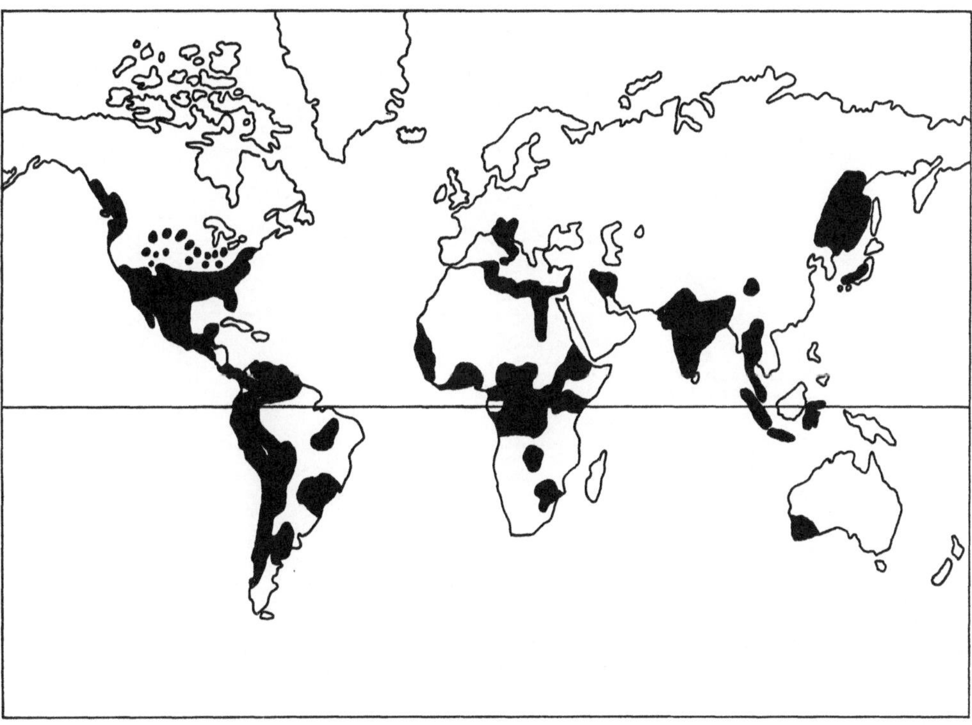

Abb. 18. Verbreitung des endemischen Rattenflohtyphus. [Nach Chron. Wld Hlth Org. 17, 268 (1963)]

im Kongo hatte man vor etwa 10 Jahren 100 bis 500 Fälle jährlich, meistens mit niedriger Sterblichkeit. In den USA kamen zwischen 1931 und 1946 etwa 42000 Fälle vor. In gewissen Jahren war die Sterblichkeit ziemlich hoch, beispielsweise 1945 214 Tote unter 5193 Kranken.

4. Japanisches Flußfieber — *Febris tsutsugamushi* — *Scrub typhus*

F. Fièvre fluvial de Japon, I. Febbre fluviale del Giappone, S. Enfermedad de tsutsugamushi.

Erreger: Rickettsia tsutsugamushi. *Vektor* eine Milbe, Trombicula akamushi. *Reservoire:* Ratten und Mäuse.

Die Krankheit soll schon im 16. Jahrhundert von Chinesen und vor etwa 150 Jahren in Japan beschrieben worden sein; wissenschaftlich wurde sie erst in den letzten Dezennien des vorigen Jahrhunderts aufgeklärt. Sie wurde an verschiedenen Stellen in japanischen Flußtälern nachgewiesen, und holländische und englische

Forscher erweiterten die Kenntnis von der Pathogenese und Geographie. Es sind vor allem Arbeiter an den Flüssen, die befallen werden. Es handelt sich also gewissermaßen um eine Gewerbekrankheit. Während des zweiten Weltkrieges wurden Fälle in verschiedenen Teilen von China, Korea, Formosa, Burma, Indien und Indonesien beobachtet. In Hongkong wurde der scrub typhus 1961 beobachtet. Die Sterblichkeit kann sehr hoch werden, 50 bis 68%. Über die Verbreitung während des zweiten Weltkrieges gibt die Karte eine Vorstellung.

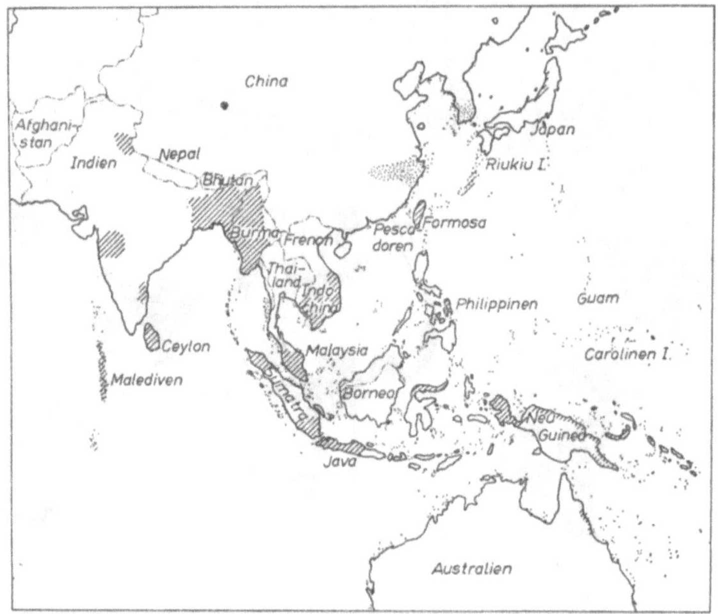

Abb. 19. Verbreitung des japanischen Flußfiebers (Tsutsugamushikrankheit) 1945. [Nach BLAKE u. Mitarb. Amer. J. Hyg. 41, 243 (1945)]

5. Felsengebirgsfieber — *Febris Rocky Mountain — Rocky mountain spotted fever*

F. Fièvre pourprée des Montagnes Rocheuses, I. Febbre delle Montagne Rocciose, S. Fiebre manchada, fiebre pinta.

Erreger: Rickettsia rickettsi. *Vektor:* Eine Ixodidenart, Dermatocentroxenus. *Reservoire:* Nager, Schafe, Hunde.

α) *Historisches*

Diese Rickettsiose wurde 1899 in den Rocky Mountains der USA beschrieben. Bis 1930 glaubte man, daß sie nur in den nordwestlichen felsigen Teilen der Staaten vorkäme, nunmehr ist sie in 44 Staaten der USA bekannt, Ausnahmen sind vor allem die Staaten von New England. Auch in Kanada, Mexiko und verschiedenen Teilen von Zentral- und Südamerika sind kleine Epidemien beschrieben worden. Das Felsengebirgsfieber gilt in mancher Hinsicht als eine der schwersten Infektionskrankheiten, die Sterblichkeit ist sehr hoch.

β) Geographisches

Über das Vorkommen dieser Krankheit in der westlichen Hemisphäre geben folgende Zahlen eine gewisse Vorstellung (aus CRAWLEY und WHEELER: Statistics for US und PUFFER: Statistics for countries other than US, beide 1957):

Vereinigte Staaten	1947—1954	4614 Fälle
Kanada	1947—1956	3 Fälle
Mexiko	1947—1956	75 Fälle
Panama................	1950—1956	4 Fälle
Kolombien	1950—1956	362 Fälle
Brasilien	1948—1954	41 Fälle

6. Afrikanisches Zeckenbißfieber — *Febris mediterranea — Boutonneuse fever*

F. Fièvre boutonneuse, I. Febbre bottonosa, S. Fiebre exantemática mediterránea.

Erreger: Rickettsia conorii. *Vektoren:* verschiedene Zeckenformen. *Reservoire:* Hund, Esel und Maulesel.

Diese Rickettsiose wurde 1910 als klinische Entität beschrieben, sie ist endemisch in Tunesien und anderen Mittelmeerländern, wie Südfrankreich, Italien und Griechenland. Sie kommt auch in Nord-, Zentral- und Südafrika vor.

7. Queensland-Zeckenbißfieber — *Typhus australis — Queensland tick typhus*

Erreger: Rickettsia australis. *Vektoren:* wahrscheinlich Zecken.

Diese serologisch charakteristische, ziemlich milde Krankheit scheint auf das nördliche Queensland begrenzt zu sein.

8. Rickettsienpocken — *Rickettsiosis vesiculosa — Rickettsial pox*

F. Rickettsiose varicelliforme.

Erreger: Rickettsia acari. *Vektoren:* Zecken. *Reservoire:* wahrscheinlich Ratten und Mäuse. Diese Rickettsiose ist eine milde Krankheit, die eine gewisse Ähnlichkeit mit dem Mittelmeerfieber zeigt. Sie scheint bisher nur in New York und seinen Vorstädten bekannt zu sein.

9. Febris sennetsu

Diese in Japan vorkommende Krankheit ähnelt klinisch der infektiösen Mononucleose. Sie ist seit 1955 bekannt, der *Erreger* ist Rickettsia sennetsu, deren elektronenmikroskopische Struktur von TANAKA und HANAOKA untersucht wurde.

10. Q-Fieber — *Febris Q — Q fever*

(Q nicht von Queensland, sondern von query — fraglich, zweifelhaft), F. Fièvre Q, I. und S. ähnlich.

Erreger: Coxiella burnetii. *Vektoren:* Verschiedene Zecken, Dermacentor andersoni u. a. *Reservoire:* Verschiedene wilde und zahme Warmblüter, auch Menschen.

Die Krankheit wurde fast gleichzeitig 1935 in Queensland und im Westen von USA entdeckt. In den Jahren 1944 und 1945 hatte sie eine große Verbreitung unter den alliierten Truppen im Mittelmeergebiet. Heutzutage hat sie eine fast universelle Verbreitung, bisher scheinen nur Holland und die vier Nordischen Staaten sowie Neuseeland frei zu sein. In Europa sind in den letzten 2 bis 3 Jahren Berichte aus Portugal, Frankreich und vor allem Rußland veröffentlicht worden. Bei den Studierenden am Technologischen Institut für Milch- und Fleischwirtschaft in Moskau wurde Q-Fieber bei 354 Personen festgestellt. Aus der Türkei, Kirgisistan und Vorderasien stammen Berichte. Eine große Verbreitung besitzt der Erreger

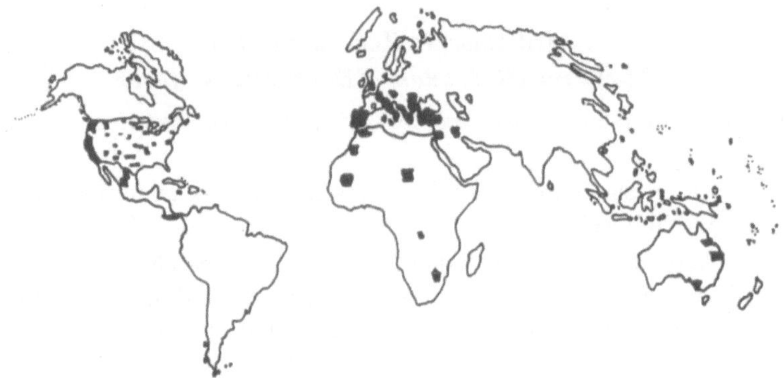

Abb. 20. Verbreitung des Q-Fiebers 1951. [Nach BERGE und LENNETTE, World distribution of Q-fever. Amer. J. Hyg. 57, 125 (1953)]

der Krankheit unter den Milchkühen in allen nordamerikanischen Staaten; Fälle bei Menschen scheinen relativ selten und milde zu sein, jedoch hat man Antikörper im Blute bei bis zu 20% der Bevölkerung in den am meisten infizierten Gegenden gefunden. Auch in Argentinien und Australien kommt das Q-Fieber jetzt vor.

11. Neorickettsiosen

Als Neorickettsiosen werden von französischen Forschern (GIROUD et al.) eine Gruppe von Infektionskrankheiten bezeichnet, deren Bedeutung für den Menschen gering ist, aber für Rind und Schwein wichtig sein soll. Der Erreger soll eine Stellung zwischen den echten Rickettsien und dem Virus der Ornithose einnehmen; seine Isolierung ist technisch schwierig.

Literatur

Fleckfieber

BETTOLO. A.: The nosocomial panorama of rickettsial diseases. Cult. med. (Roma) **21**, 205 (1961).

BRANDT, M.: Rickettsiosen. In Geopathologische Forschungen in der Sowjetunion, Berlin 1964.

EBY, C. H., and H. D. EVJEN: The plague of Athens: A new oar in mudded waters. J. Hist. Med. allied Sci. **17**, 258 (1962).

KEIL, H.: The louse in Greek antiquity, with comment on the diagnosis of the Athenian plague as recorded by Thukydides. Bull. Hist. Med. **25**, 305 (1951).

KERSHAW, W.: Vector-borne diseases in man: A general review. WHO chron. Bull. **29**, Suppl. 13—17 (1963).

KOSTRZEWSKI, J.: Investigations on the epidemiology of typhus recrudescences in Poland. J. Hyg. Epidem. (Praha) **1**, 237 (1957).

LAWY, H. S.: Brill-Zinsser disease; the possibility of its occurrence in Britain. J. Hyg. (Lond.) **56**, 355 (1958).

MACARTHUR, W.: The plague of Athens. Bull. Hist. Med. 32, 242 (1958).

OTTO, H., u. R. WOHLRAB: Fleckfiebergruppe. GILDEMEISTER-HAAGEN-WALDMANN: Handb. d. Viruskrankh. **II**, 529. Jena 1939.

RHODES, A. J. and C. E. VAN ROOYEN: Textbook of virology. S. 499. Baltimore 1962.

SIEGEL, R. E.: Epidemics and infectious diseases at the time of Hippocrates. Their relation to modern accounts. Gesnerus (Aarau) **17**, 77 (1960).

SNYDER, J. C.: The typhus fevers. RIVERS, and HORSFALL: Viral and rickettsial infections of man. 3. ed., 799. Philadelphia 1959.

WEYER, F.: Ätiologie und Epidemiologie der Rickettsiosen des Menschen. Ergebn. Mikrobiol. **32**, 73 (1959).

WHO Chron. **14**, 288 (1960), Louse-borne typhus in 1959.

Fünftagefieber

KULAGIN, S. M.: 3 years experience in the eradication of Marseilles fever in Sevastopol. Zh. Mikrobiol. (Mosk.) **33**, 7 (1962).

MOHR, W., u. W. HIRTE: Das Wolhynische Fieber. Ergeb. inn. Med. Kinderheilk. N.F. **5**, 97 (1954).

MOOSER, H.: Beobachtungen an Fünftagfieber; Hautläsionen nach kutaner und intrakutaner Inokulation von Rickettsia quintana. Schweiz. Z. Path. **12**, 476 (1949).

WARREN, J.: Trench fever. RIVERS and HORSFALL: Viral and rickettsial infections of man. 3. ed., S. 918. Philadelphia 1959.

WERNER, H.: Fünftagefieber. GILDEMEISTER-HAAGEN-WALDMANN: Handb. d. Viruskrankh. **II**, 598. Jena 1939.

Endemisches Fleckfieber

SNYDER, J. C.: Murine typhus (flea borne). RIVERS and HORSFALL: Viral and rickettsial infections in man. 819. Philadelphia 1959.

Japanisches Flußfieber

BARROW, C. J.: Rocky Creek, an outlining focus of scrub typhus in North Queensland. Clin. Med. **12**, 166 (1963).

SCHMADEL, J. E.: Scrub typhus. RIVERS and HORSFALL: Viral and rickettsial infections in man. S. 86. Philadelphia 1959.

Felsengebirgsfieber

BURGDORFER, W.: Ecology of Rocky Mountain spotted fever in Western Montana I. Isolation of Rickettsia rickettsii in wild animals. Amer. J. Hyg. **76**, 293 (1962).

COX, H. R.: The spotted fever group. RIVERS and HORSFALL: Viral and rickettsial infections in man, S. 828. Philadelphia 1959.

Afrikanisches Zeckenbißfieber

LOUCHET, E.: La fièvre boutonneuse méditerranéenne. Méd. infant. **71**, 137 (1964).

PEREPEREZ, F.: Exanthematic Mediterranean fever. Rev. Sanid. Hig. publ. (Madr.) **25**, 472 (1951) (span.).

Rickettsienpocken

COX, R. H.: Rickettsiosis vesiculosa. RIVERS and HORSFALL: Viral and rickettsial infections in man. S. 629. Philadelphia 1959.

LACKMAN, D. B.: A review of information on rickettsialpox in the United States. Clin. pediat. (Bologna) **2**, 296 (1963).

Febris sennetsu

BABUDIERI, B.: Rapports sérologiques entre Rickettsia sennetsui (de Misao & Kobeyashi) et l'agent étiologique de la mononucléose.

Q-Fieber

LANZARINI, C.: On the incidence of antibodies against C. burneti in cattle of the province of Piacenza. Igiene. mod. **55**, 146 (1962) (ital.).
LENNETTE, E. H.: Q-fever. RIVERS, and HORSFALL: Viral and rickettsial infections in man, S. 889. Philadelphia 1959.
LUOTO, L., and E. PICKENS: A resumé of recent research to define the Q-fever problem. Amer. J. Hyg. **74**, 43 (1961).
ROMANA, C.: Current epidemiological data on the "Q"-fever in Argentina. Rev. Asoc. méd. argent. **76**, 497 (1962) (span.).
STOENNER, H. G.: Occupational hazards of Q-fever. Industr. Med. Surg. **33**, 296 (1964).
STRAUSS, E., and S. E. SULKIN: Q-fever antibodies in various geographical areas of USA. Amer. J. publ. Hlth. **39**, 492 (1949).
PAUL TRUB, C. L.: Die Q-Fieber-Epidemie am Niederrhein 1958, Land Nordrhein-Westfalen. Arch. Hyg. (Berl.) **144**, 48 (1960).

Neorickettsiosen

GIROUD, P.: Les zoonoses rickettsiennes et néorickettsiennes. Concours méd. **83**, 2707 (1961).

Rickettsiosen, ohne nähere Angaben

FOLIGUET, J. M.: Maladies rickettsiennes dans un milieu rural. Gaz. méd. Fr. **71**, 651 (1964).
PRORESHNAIA, T. L.: Data on the study of natural foci of tick-borne rickettsial diseases in southwestern Kirghizia. Zh. Mikrobiol. (Mosk.) **40**, 56 (1963).
Wld Hlth Org.Chron. **14**, 288 (1960): Louse-borne typhus in 1959.

III. Bakteriosen

Pseudomonaden

Zu dieser Gruppe gehören Infektionen mit *Pseudomonas aeruginosa*, Bacillus pyocyaneus, der unter Umständen pathogen wird. Geographisches Interesse haben sie wohl nicht. In Indien, Malaya und Indochina kann *Pseudomonas pseudomallei* rotzähnliche Infektionen bei Menschen und Tieren hervorrufen.

Spirillen

Die wichtigsten Vertreter dieser Gruppe sind Vibrio cholerae und Vibrio minus.

1. Cholera — *Cholera asiatica* — *Cholera*

F. Choléra, I. Colera, S. Cólera.

Erreger: Vibrio cholerae (KOCH 1883).

Die Heimat der Cholera ist Indien, vor allem das an Morasten reiche Bengalen und das Gangesdelta. Daneben waren früher andere Gegenden in Vorder- und Hinterindien endemische Herde. Große indische Epidemien kennt man seit Anfang des 15. Jahrhunderts. VASCO DA GAMAS Heer wurde 1490 von einer Seuche befallen, wahrscheinlich war es Cholera. Die schwere Seuche, die auf Java 1629 hauste, war vermutlich Cholera. Seit Ende des 18. Jahrhunderts wurden Tausende von Soldaten der englischen Besatzungen in Indien von Cholera hingerafft. Auch Pilger starben zu Zehntausenden seit Ende des 18. und Anfang des 19. Jahrhunderts an Cholera.

In der Geschichte der Cholera ist das Jahr 1817 von historischer Bedeutung. Man hatte allgemein geglaubt, daß die Krankheit an Indien gebunden wäre, aber zwischen 1817 und 1823 verbreitete sich die Seuche über andere Teile von Asien. Mit einem Schiff kam die Cholera nach Arabien, 2 Jahre später erreichte sie Persien, etwas später die Türkei und Astrachan; gleichzeitig verbreitete sie sich östlich nach Malakka, Siam und Japan.

Man rechnet mit einer etwas wechselnden Anzahl von größeren Epidemien. ACKERKNECHT nennt vier Epidemien: erstens von 1826 bis 1837, zweitens von 1840 bis 1862, drittens von 1863 bis 1875 und viertens von 1883 bis 1894.

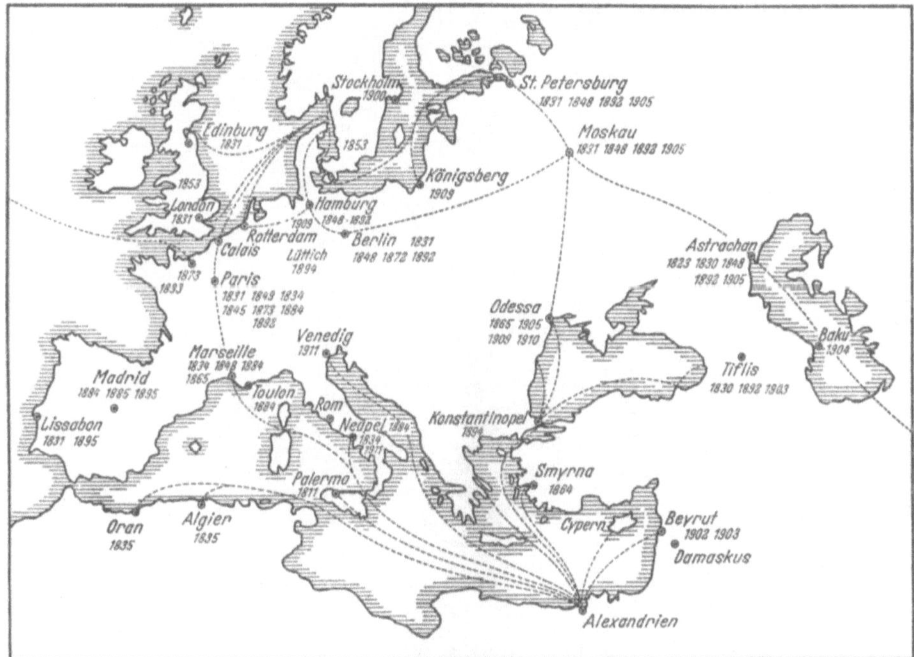

Abb. 21. Verbreitungswege der Cholera in den großen Epi- und Pandemien des 19. Jahrhunderts. [Nach Chron. Org. mond. Santé 15, 3 (1961)]

Eine noch größere Pandemie als die oben erwähnte des Jahres 1817 verbreitete sich anno 1826 aus Indien allmählich über Persien, Arabien, Bukhara, Wolga und das europäische Rußland. 1829 und 1830 wurden Polen, Deutschland, Österreich und Schweden befallen, etwas später Frankreich und Großbritannien und 1832 bis 1833 das übrige Europa. 1832 kam die Cholera nach Quebec und New York, auch Kuba und Mexiko wurden verseucht.

Es dauerte jetzt etwa 8 Jahre, bis ein neuer Ausbruch kam: 1840 wurde Malakka ergriffen, 1841 bis 1843 China, 1844 Yarkand, Afghanistan und Persien, 1846 Mesopotamien und Arabien, 1847 Kleinasien, Konstantinopel und Südrußland. Im Jahre 1847 verbreitete sich die Cholera über das übrige Rußland, Finnland und Schweden, ein Jahr später war fast ganz Europa verseucht. Während der Londoner Epidemie 1848 stellte ein Dr. J. SNOW fest, daß die zahlreichen Fälle im Soho-Distrikt vor allem in der Umgebung einer lokalen Handpumpe auftraten.

Nachdem die Pumpe auf SNOWS Verlangen gesperrt wurde, traten neue Cholerafälle „wie durch ein Wunder“ nicht mehr auf (Karte bei STAMP). Fast gleichzeitig wurden USA, Kanada und Nordafrika verseucht.

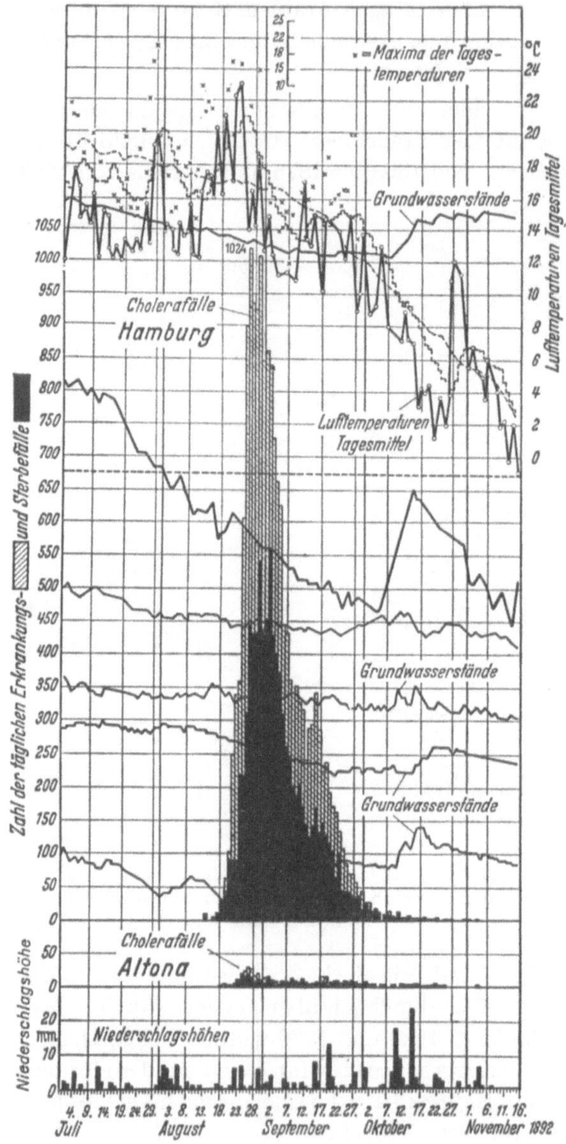

Abb. 22. Die Cholera in Hamburg und Altona 1892. Tägliche Erkrankungsfälle (schraffiert) und Sterbefälle (schwarz) in absoluten Zahlen. (Nach DENEKE, aus: Schlossberger und Eckart, Hdb. inn. Med., 4. Aufl.)

Die Mittelmeerländer wurden 1850 erneut heimgesucht, 1851 Polen und Deutschland, 1852 wieder Rußland, 1853 wieder Skandinavien, vor allem Schweden, in den folgenden 2 Jahren wieder das übrige Europa. In Großbritannien starben 20000, in Frankreich nicht weniger als 140000, in Italien 24000 Menschen. Diese große Pandemie erlosch erst im Laufe der Jahre 1856 bis 1858 in Europa.

Eine vierte große Epidemie begann 1860 bis 1862 in China, erreichte 1865 die Türkei, Rußland und Teile von Europa, in den folgenden 3 Jahren fast ganz Europa, 1867 bis 1868 große Teile von Amerika.

Im Jahre 1870 raste eine Pandemie in Asien; im folgenden Jahre wurde Rußland angesteckt, 1872 das übrige Europa und 1873 Nordamerika. Eine Epidemie von begrenzter Verbreitung wütete 1881 bis 1882 in Ägypten und Südeuropa.

Die letzte große Pandemie begann 1891 in Indien, wie es scheint unter den großen Pilgermassen, die von dem rituellen Bad in Hardivar in Nordindien

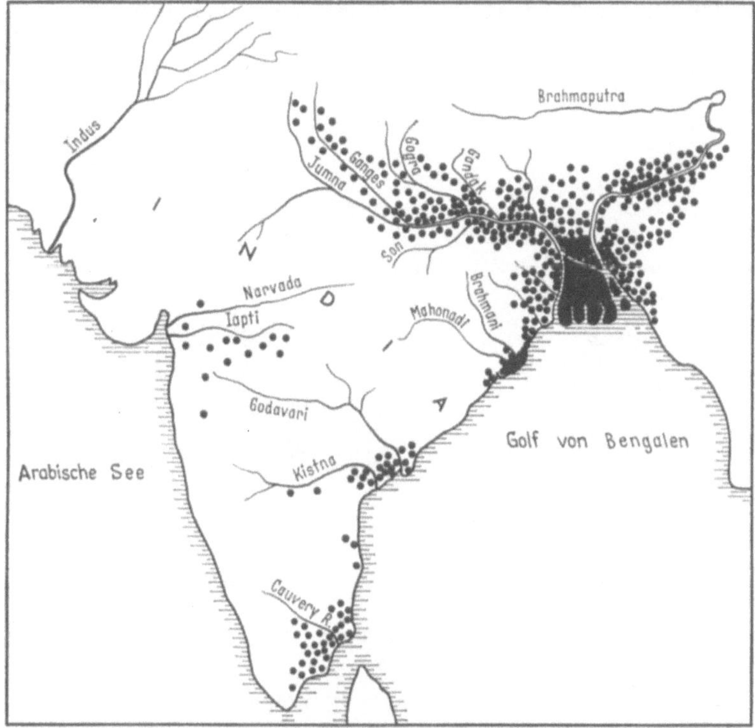

Abb. 23. Verbreitung der Cholera in Indien, vor allem längs der Flüsse und in der Umgebung der Flußmündungen. [Nach Chron. Org. mond. Santé 15, 9 (1961)]

zurückkehrten. Die Seuche verbreitete sich östlich des Kaspischen Meeres, über Westsibirien nach Rußland, wo sie im August 1892 St. Petersburg erreichte. Ende August trat die Cholera unvermutet im Hamburger Hafen auf. Die ganze Stadt Hamburg wurde verseucht; aber Altona mit seinem guten Trinkwasser blieb frei. Die Seuche erreichte Berlin und verbreitete sich auch in einigen Häfen von England, Frankreich, Spanien und Italien. Aus Rußland verschwand sie erst 1896.

Eine verhältnismäßig kleine Epidemie begann 1902 und hielt sich in Teilen von Asien, Ägypten sowie Ländern von Südeuropa auf.

Die Zahl der größeren Epidemien wird etwas wechselnd angegeben. Wir haben hier mit acht gerechnet; andere, wie TOPLEY und WILSON rechnen mit sechs.

In Europa und Nordamerika hat die Cholera, dank verbesserter hygienischer Verhältnisse seit 1874 nur ausnahmsweise festen Fuß gefaßt. Aber in Asien hat die Seuche, selbst in den letzten Jahren, von Zeit zu Zeit in verschiedenen Ländern große Verbreitung gefunden. So hatte Afghanistan 1938 bis 1939 eine ernste Epidemie. Im fernen Osten und Südasien sind die Epidemien, wenn man von Indien und China absieht, seltener geworden. China hatte größere Epidemien 1909, 1919, 1926 und 1932; in letzterem Jahre wurden 100000 Fälle mit 34000 Toten gemeldet. Eine Sonderstellung nahm noch vor kurzem Indien ein. Zwischen 1927 und 1930 starben jährlich durchschnittlich 313000 Menschen, später sank die jährliche Mortalität auf etwas über 100000, um 1934 wieder auf 236143 anzusteigen. Zwischen 1945 und 1949 wurden 824000 Todesfälle gemeldet, zwischen 1950 bis 1954 385000. Ein gewisser Fortschritt scheint sich anzubahnen.

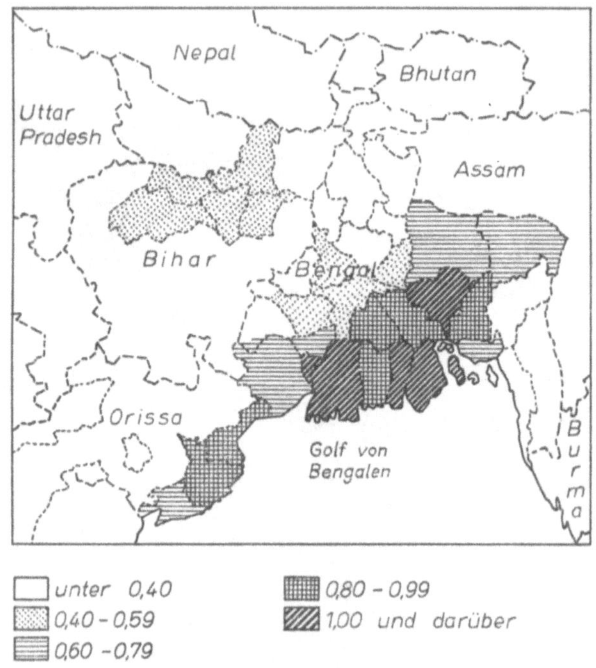

Abb. 24. Gebiete mit starken Cholera-Endemien in Indien 1901 bis 1945. [Nach Chron. Org. mond. Santé 15, 145 (1961)]

In Afrika sind viele Länder seit Anfang des Jahrhunderts frei von Cholera, einige Länder wie Uganda, Somalia, Französisch Westafrika und Kongo sollen nie Cholera gehabt haben. Eine Ausnahme bildet Ägypten, wo aus Mekka zurückkehrende Pilger wiederholt die Cholera mitbrachten; eine schwere Epidemie mit angeblich 35000 Toten war im Jahre 1902 die Folge. Auch 1947 machte Ägypten eine schwere Epidemie durch; von den 25000 Kranken starben 45 bis 60%. Tunis hatte seine letzte Epidemie 1911 mit 733 Fällen. Die geringe Verbreitung und die angeblich völlige Freiheit vieler afrikanischer Länder ist bemerkenswert.

Bengalen, Kalkutta und Westpakistan hatten in den ersten 60er Jahren wieder Choleraseuchenzüge. Eine biologische Vibriovariante, Vibrio paracholerae, rief im Sommer 1961 eine große Epidemie in Hongkong, Makao, auf Formosa und den Philippinen und später in Indonesien hervor. Über 20000 Menschen, meistens arme und unterernährte, erkrankten, die Sterblichkeit war hoch, besonders auf den Inseln.

2. Rattenbißfieber — *Febris morsus muris* — *Sodoku*

I. Febbre da morso di topo, J. Sodoku, S. Sodoku.

Erreger: Vibrio minor (FUTAKI 1916). *Reservoir:* Ratten.

Rattenbißfieber soll nach COHEN schon Jahrhunderte v. Chr. in Indien bekannt gewesen sein; es wurde dort etwa im Jahre 635 beschrieben. Aus Indien soll die Krankheit nach Japan gekommen sein, auch dort scheint sie ziemlich oft aufzutreten. Die Krankheit hat nunmehr fast universelle Verbreitung, meistens aber nur in Form von sporadischen Fällen. Katzen können durch Krallenwunden die Infektion auf Menschen übertragen, wie ein Fall in Stockholm zeigte.

Eubacteriales

Die Ordnung umfaßt die Familien Enterobacteriaceae, Brucellaceae, Bacterioidaceae, Micrococcaceae, Neisseriaceae, Lactobacillaceae, Corynebacteriaceae und Bacillaceae.

1. Rhinosklerom — *Rhinoscleroma*

Erreger: Klebsiella rhinoscleromatis (FRITSCH 1882).

Das Rhinosklerom ist eine im ganzen seltene Krankheit, die teils sporadisch, teils endemisch auftritt und dann nach SNIJDERS bisweilen geographisch mit der Lepra zusammenfällt. In Europa sollen früher vor allem Slaven und Ostjuden befallen gewesen sein. Gehäufte Fälle traten früher im damaligen Österreich-Ungarn, in Bessarabien, Rumänien und Rußland auf. Auch in Ostpreußen sowie in Italien (Reggio Emilia) war die Krankheit nicht selten. In Zentraleuropa kommen vereinzelte Fälle noch vor, auch in Schweden sind Fälle bekannt. In Rußland bestehen noch viele Herde, so im Smolensker Gebiet, in der Westukraine und in Weißrußland. Auch in den Gebieten von Kiew, Rovno, Lvov, Minsk und anderswo ist das Rhinosklerom endemisch (BRANDT). Besonders gut kennt man die Verbreitung auf den ostindischen Inseln, wo ein dichter Herd auf Sumatra von besonderem Interesse war (SNIJDERS).

Klebsiella inguinale s. granulomatis ist nach MANSON eine in den Tropen sehr verbreitete Form, die man bei Granuloma venereum finden kann.

2. Typhus abdominalis und Paratyphus

D. Unterleibstyphus, E. Abdominal typhus, typhoid fever, F. Fièvre typhoide, I. Febbre tifoideo, S. Fiebre tifoidea.

Erreger: Salmonella typhi (EBERTH 1880, GAFFKY 1884), S. paratyphi (SCHOTTMÜLLER et al. 1900), S. enteritidis (GÄRTNER 1888), S. typhi murium (LÖFFLER 1892).

Die Geschichte dieser Krankheiten beginnt eigentlich erst mit der Entdeckung der Krankheitserreger. Aber wenn man zu den Hippokratischen Schriften und anderen klassischen Schriften des Altertums, ja zu den ägyptischen Papyri zurückgeht, so findet man dort Beschreibungen, die sehr gut Salmonellainfektionen entsprechen könnten. Es dauerte lange, bis diese Gruppe von Krankheiten vom Fleckfieber getrennt wurde, obgleich schon WILLIS (1659), SYDENHAM und HUXHAM (1739) das verschiedene Verhalten der beiden Typhusformen gesehen und eine Reihe von französischen Klinikern gute Beschreibungen über die Darmveränderungen beim Abdominaltyphus gegeben hatten. Die endgültige Trennung wurde erst von SCHÖNLEIN 1839 durchgeführt. Ein großes Verdienst gebührt W. BUDD, der bald nach der Mitte des vorigen Jahrhunderts die Epidemiologie des Typhus und die Verbreitung durch Darmentleerungen, Wasser und Milch studierte.

Durch seine Häufigkeit und Verbreitung nahm der Abdominaltyphus in Europa früher eine der ersten Stellen unter den akuten Infektionskrankheiten ein. Großbritannien machte, wie viele andere Länder in den Jahren 1869 bis 1877 und später, schwere Epidemien durch. Über asiatische Epidemien fehlen zu der Zeit genaue Angaben, ebenso über die Verhältnisse in Afrika. Besonders scheint die Kapkolonie befallen gewesen zu sein, was sich vielleicht auch im Auftreten des Abdominaltyphus im Burenkriege spiegelte; nicht weniger als 31000 englische Soldaten wurden wegen „typhoid fever“ nach Großbritannien zurückgeschickt. Zum Vergleich sei erwähnt, daß im russisch-japanischen Kriege 3 Jahre später nur 133 japanische Soldaten wegen Unterleibstyphus zurückgesandt wurden. In Nordamerika war die Krankheit schon stark verbreitet als der Bürgerkrieg ausbrach, was besonders für die Südstaatenarmee verhängnisvoll wurde.

Die Schutzimpfung hat zu einem schnellen Rückgang der Krankheit beigetragen, es bleiben aber verschiedene Fragen, die mit dem Gestaltwandel der Krankheit zusammenhängen (KÖHN und JANSEN in DOERRS Monographie). Wenn Typhusfälle in großer Anzahl in ein Land plötzlich eingeschleppt werden, wie mit dem Strom der Ostflüchtlinge Anfang 1945, wird die nicht geimpfte Bevölkerung in großem Umfang angesteckt.

Über das Auftreten des Abdominaltyphus im Laufe der letzten drei Dezennien gibt die „Global Epidemiology“ eine gewisse Vorstellung. In Vorderasien hatte Zypern 1940 bis 1946 jährlich 800 Fälle, 1950 nur 500 Fälle. Bemerkenswert ist, daß 90% der Erkrankten Kinder unter 12 Jahren waren, was auf eine Autoimmunisierung der Erwachsenen deutet. Irak hatte zu derselben Zeit jährlich 700 bis 1000 Fälle von schwerer Darmerkrankung, von denen 70 bis 80% Typhus waren. In Israel, mit den vielen in Lagern lebenden Immigranten, erkrankten 1938 bis 1947 jährlich 1000 bis 3900. In den übrigen Ländern war Abdominaltyphus endemisch mit wiederholten größeren Ausbrüchen; in der Türkei war die Sterblichkeit 7,5 bis 11%. In Indien lagen 102000 Kranke mit Typhus in den Krankenhäusern; in einigen Provinzen war die Sterblichkeit sehr hoch (etwa 82,5%), was darauf hindeutet, daß nur die schwersten Fälle aufgenommen wurden. Im fernen Osten waren Typhus und Paratyphus überall stark verbreitet, auch in Japan. In Korea, wo der Abdominaltyphus außerordentlich häufig war, belief sich die Mortalität auf 17%. Besonders schwer war die Krankheit auf den Philippinen 1937 bis 1938, es erkrankten fast 4400, von denen 50% starben.

Ähnliche Verhältnisse findet man in Afrika. In Ägypten waren die Dörfer in der Umgebung von Kairo stark befallen, die Mortalität war 16,8%. Auch in Kairo selbst vermehrten sich die Fälle infolge starker Einwanderung von Bacillenträgern aus der Provinz. In den meisten Ländern haben die angegebenen Zahlen nur begrenztes Interesse, da nur eine geringe Anzahl der Kranken registriert wurde. Die Sterblichkeit verhielt sich etwa wie in Ägypten. Wo Angaben vorhanden sind, überwogen die Fälle von Typhus stark über die Paratyphusfälle. Marokko hatte vor dem Weltkrieg durchschnittlich 600 Fälle jährlich, in den Jahren 1943 bis 1947 stieg die Anzahl behandelter Fälle auf über 1400 jährlich. In Algier rechnete man mit 1000 bis 2500 Fällen jährlich.

3. Bacilläre Ruhr — *Dysenteria bacillaris* — *Bacillary dysentery*

F. Dysentérie bacillaire, I. D. bacillare, S. Disentería bacilar.

Erreger: Bacterium Shigae (SHIGA 1898), andere Formen (KRUSE 1900, FLEXNER 1900, SONNE 1915, etc.).

Die bacilläre Dysenterie gehörte früher zu den furchtbarsten Seuchen der Menschheit und spielt noch in vielen Ländern mit schlechter Hygiene eine Rolle, die man sich kaum vorstellen kann. Daß die Dysenterie keine ätiologisch einheitliche Krankheit ist, hat man erst 1875 verstanden, als LOESCH die Amöben im Stuhl fand, und KOCH 1883 Amöben in der Darmwand Verstorbener nachwies.

Obgleich Dysenterie schon im 7. Abschnitt des Papyrus Ebers beschrieben ist, waren es erst die Hippokratischen Schriften, die sich eingehend mit Diarrhoe (*διάῤῥοια*) und Dysenterie (*δυσεντερία*) beschäftigten. Gute Schilderungen stammen von ARETAIOS, CELSUS, GALENOS, AVICENNA et al. Berichte über Kriegsseuchen im Altertum und Mittelalter lassen sich oft als Dysenterieepidemien deuten, in anderen Fällen ist eine ätiologische Diagnose kaum möglich. Überall, wo große Menschenmassen gehäuft waren und besonders in Hungerzeiten, in Kasernen und auf Schiffen, drohten Ausbrüche der Seuche. Die Sterblichkeit wechselte sehr, oft war sie außerordentlich hoch. Feldzüge mußten eingestellt werden, Flottenexpeditionen konnten nicht durchgeführt werden.

Es würde zu weit führen, alle Pandemien, großen Epidemien und lokalen Ausbrüche der Dysenterie hier zu erwähnen. Eine der größten war die Pandemie, die 1538 ganz Europa verheerte (FERNEL). Die Sterblichkeit war nicht selten größer als bei Pest-, Pocken- und Choleraepidemien. Im volkarmen Schweden starben 1851 bis 1860 etwa 25000 Menschen an Dysenterie, 15000 an Pocken und 12000 an Cholera. In den meisten europäischen Ländern nahm die Krankheit gegen Mitte oder Ende des vorigen Jahrhunderts erheblich ab. Über das Vorkommen von Abdominaltyphus, Paratyphus und Dysenterie in der Sowjetunion teilt BRANDT eine Übersicht mit. Ein ähnliches Abklingen fand in Nordamerika statt, wo Dysenterieepidemien wohl niemals dieselbe enorme Verbreitung gehabt haben wie in Europa. In subtropischen und tropischen Ländern hat die Dysenterie seit alters her ihren Hauptsitz gehabt. In dicht besiedelten Ländern wie Indien und China nahm diese Krankheit zeitweise die erste Stelle unter den Todesursachen ein, wenn man nämlich akut verlaufende Fälle und chronische Fälle mit zunehmendem Marasmus zusammenrechnet.

Die Berichte der „Global Epidemiology" geben eine recht gute Vorstellung von den Verhältnissen in Asien und Afrika während der letzten drei Dezennien. Auf Zypern wechselte die Zahl der Kranken zwischen 30 und 250 jährlich, die Amöbendysenterien stiegen in gewissen Jahren auf 50% der Fälle. Im Irak erkrankten 1944 bis 1949 jährlich 17000 bis 30000 Menschen an Amöbendysenterie, aber angeblich nur etwa 1000 an bacillärer Dysenterie. Im Libanon waren Amöbendysenterien sehr häufig, nicht weniger als 50 bis 70% der Bevölkerung waren Mikrobenträger. Die Amöbenfälle machten 10 bis 16%, in Saudi-Arabien dagegen etwa 25% aus. Sehr hohe Zahlen zeigte Burma: Im Jahre 1939 über 24000 Fälle von Amöben- und über 13000 von bacillärer Dysenterie. Auf Ceylon starben in den Jahren 1938 bis 1942 jährlich etwas über 2000 Menschen an Dysenterie, in etwa 40% der Fälle handelte es sich um Amöbeninfektionen. Im damaligen Indien betrugen die registrierten Fälle von Dysenterie in *einem* Jahr 1334178! Etwa $^2/_3$ aller Fälle waren durch Amöben hervorgerufen. Auch in Strait Settlements, Indochina und Korea waren die Amöbeninfektionen häufiger als die bacillären. In Thailand waren Dysenterien damals die wichtigste Todesursache nach Malaria und Tuberkulose.

Ähnliche Verhältnisse wurden in Afrika registriert, jedoch scheinen diese Krankheiten nie dieselbe Ausbreitung wie in manchen Ländern Asiens gehabt zu haben. In vielen Ländern wie Sudan, Erythrea, Uganda, Nyassa, Westafrika und Gambia dominierten Amöbendysenterien. Aus anderen Ländern liegen keine sicheren Nachrichten vor. Über die große Häufigkeit der Ruhr in Ägypten im Jahre 1951 habe ich selbst während eines 5monatigen Aufenthaltes Erfahrungen sammeln können.

4. Pest — *Pestis* — *Plague*

F., I., S. Peste (P. bubonica, pneumonica).

Erreger: Pasteurella pestis (Kitasato 1894, Yersin 1894). *Vektor*: In gewissen Fällen Flöhe. *Reservoire* sind manchmal Nagetiere, vor allem Ratten, aber auch Flöhe.

Historisches

Die Pest ist eine der schwersten Geißeln der Menschheit gewesen. Seit Jahrtausenden hat sie sich von Zeit zu Zeit in gewaltigen Wellen über die Erde verbreitet und Todesopfer in weit größerem Ausmaß als jede andere Seuche gefordert. Die älteste sichere Nachricht über Beulenpest findet sich im ersten Buch Samuelis, Kap. 5 und 6, wo man liest, wie die Hand des Herrn die Philister „mit schweren Beulen" schlug, weil sie die Bundeslade genommen hatten. Um von der Seuche frei zu werden, brachten die fünf Fürsten der Philister dem Herrn als Schuldopfer „fünf güldne Beulen und fünf güldne Mäuse" (es sei bemerkt, daß das hebräische Wort ebenso gut mit „Ratten oder Erdratten" übersetzt werden kann). Schon bei dieser Gelegenheit, etwa 1000 bis 900 v. Chr., wurde also die Beulenpest mit Nagern in Verbindung gesetzt.

Eine andere frühe Erwähnung von Ratten und Pest findet man in Sanheribs Annalen (er lebte 705 bis 681), in der Bibel und bei Herodotos. Sanherib hatte Jerusalem belagert, zog sich aber zurück, ohne die Stadt einzunehmen. Die Bibel berichtet, daß der Engel Gottes im Lager der assyrischen Belagerungsarmee in einer Nacht 185000 Mann umbrachte. Bei Herodotos aber wird erzählt, daß der Einbruch unzähliger Ratten, die das assyrische Lederzeug zerfressen hatten, Sanheribs Umkehr veranlaßt hätte. Zusammengezogen ergeben die Berichte nach v. Soden mit großer Wahrscheinlichkeit, daß eine durch Mäuse und Ratten eingeschleppte Pestepidemie im Lager der Assyrier so viele Opfer forderte, daß SANHERIB das verseuchte Gebiet schleunigst aufgeben mußte.

Auch in der Bhagavata Purana, einer alten heiligen indischen Schrift, werden Ratten in Verbindung mit der Pest erwähnt, ebenso in alten chinesischen Annalen. Über Beulenpest in Libyen, Ägypten und Syrien am Ende des 2. oder Anfang des 3. Jahrhunderts v. Chr. berichteten nach RUFUS von Ephesos, Zeitgenossen des DIONYSIOS KYRTOS und später, zur Zeit von Christi Geburt, alexandrinische Ärzte. Im ganzen kennt man etwa 40 vorchristliche Pestausbrüche.

Die erste große, historisch genauer bekannte Pandemie ist die sog. Justinianische Pest, die im Jahre 542 wahrscheinlich von Unterägypten teils über die Nordküste Afrikas, teils über Palästina und Syrien Europa erreichte, die ganze damals bekannte Welt heimsuchte und zum Untergang des Römischen Reiches beigetragen hat. Es ist indessen nicht ausgeschlossen, daß diese „Pest" auch andere schwere Seuchen umfaßte. Daß es sich indessen vor allem um Beulenpest gehandelt hat, geht aus den zeitgenössischen Beschreibungen deutlich hervor. Außer dieser großen Pandemie, die etwa ein halbes Jahrhundert dauerte, da sie an vielen Orten wiederholt auftrat, und Tote in Millionen zurückließ, sind während der ersten 1500 Jahre unserer Zeitrechnung über 100 größere Pestepidemien bekannt.

Am meisten bekannt ist die furchtbare Pandemie, die unter den Namen Schwarzer Tod, the Black Death, la peste noire, peste nera, la mortalega grande, la muerte negra, digerdöden ganz Europa im 14. Jahrhundert verheerte. Diese Seuche, „ein wahrhaft weltgeschichtliches Ereignis" (HIRSCH), war wohl nur zum kleinsten Teil eine Beulenpest, und Ratten, die sonst fast immer bei Pestepidemien eine wichtige Rolle spielen, scheinen diesmal von geringer Bedeutung gewesen zu sein. Einige Autoren meinen, daß es sich um Lungenpest durch Tröpfcheninfektion gehandelt hat, andere, wie RODENWALDT, sind der Auffassung, daß es sich um eine mikrobielle Pest gehandelt hat, wobei Menschenflöhe als Überträger dienten und der Mensch das Reservoir darstellte. Auf die von ihm angeführten zum Teil sehr überzeugenden Gründe kann hier nicht näher eingegangen werden. Ausgeschlossen ist wohl auch nicht, daß es sich beim Schwarzen Tod noch um andere, gleichzeitige Seuchen gehandelt hat, und daß die schwarzen Flecken in der Haut, von denen der Name herzuleiten ist, „schwarze Pocken" gewesen waren. Jedenfalls bleiben noch verschiedene ungelöste Probleme, die mit dieser Pandemie zusammenhängen.

Über den Ursprung dieser großen Pandemie herrscht keine Einigkeit, aber alle verlegen ihn entweder nach China oder Indien. Indische Annalen berichten über eine lange dauernde Epidemie zwischen 1325 und 1351, was mit dem Einbruch der Seuche in Europa gut übereinstimmen würde. Nach byzantinischen und russischen Chroniken wütete die Pest in Armenien, auf der Krim und an den Ufern der großen südrussischen Flüsse von 1344 bis 1346. Auch eine Verbreitung der Seuche über Mesopotamien nach Ägypten fand zu derselben Zeit statt. Vom Orient kam die Pest nach Konstantinopel und vor allem direkt nach Genua; in diesen beiden Hafenstädten traten die ersten Fälle 1347 auf.

JOHANNES IV. KANTAKUZENOS, byzantinischer Kaiser als die Pest Konstantinopel verheerte, hat eine ausgezeichnete Schilderung der ersten Verbreitung der Seuche gegeben; andere übereinstimmende Berichte haben griechische und russische Gelehrte abgegeben. In Italien sahen BOCCACCIO und PETRARCA mit eigenen Augen die Verheerungen. Aus den Mittelmeerländern zog die Pest nach Deutschland und dann in andere Länder Europas. Skandinavien wurde wahrscheinlich durch kranke Schiffsbesatzungen angesteckt. Sogar nach dem fernen Grönland kam die Seuche und spielte dort eine verhängnisvolle Rolle beim Aussterben der blühenden nordischen Kolonie.

Die große Pandemie erlosch erst allmählich. Vom Ende des 14. Jahrhunderts an traten kleinere Epidemien hier und dort auf. Erst im 17. Jahrhundert starb sie allmählich aus, zuerst im Norden, später im westlichen Deutschland, in Frankreich und Spanien. In London raste 1665 eine furchtbare Epidemie, die von HODGES, DE FOE u. a. geschildert ist. Auf dem Balkan und in Rußland hielt sie sich noch

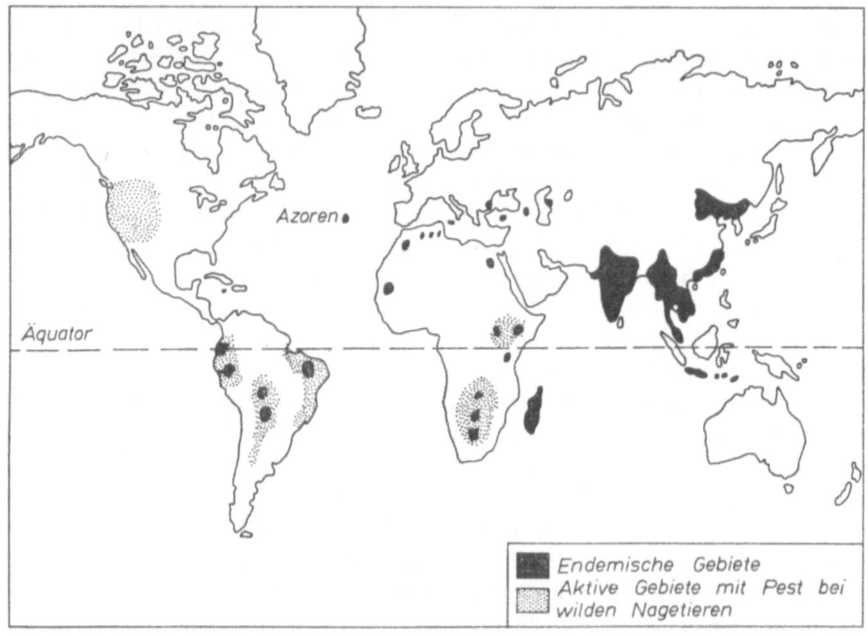

Abb. 25. Geographische Verbreitung der Menschen- und Nagetierpest im Jahre 1959. [Nach Manson's Tropical Diseases London (1960)]

länger, und als PETER DER GROSSE Riga angriff, starben Tausende von seinen Soldaten an der Pest. Von den baltischen Provinzen kam die Pest wieder nach Dänemark und Schweden, die 1710 bis 1712 ihre letzte große Epidemie durchmachten. Eine furchtbare Pestepidemie raste in Rußland vor allem in Moskau 1770 bis 1772.

Über das Verhalten der Pest in Südasien während der letzten Jahrhunderte ist wenig Sicheres bekannt, viele Ausbrüche scheinen dort, wie in Europa, einen mehr gutartigen Charakter gehabt zu haben. Dies war wohl der Fall bei der außerordentlich stark verbreiteten Pandemie, die 1893 im Inneren Chinas begann und 1894 in Kanton grassierte. Von dort verbreitete sie sich nach Bombay und dem übrigen Indien, 1898 nach Arabien, Turkestan und Madagaskar. Im folgenden Jahre drang sie zum ersten Mal in die südliche Hemisphäre ein. Transvaal und das übrige Südafrika wurden befallen und im folgenden Jahr kam plötzlich die Nachricht, daß Paraguay und andere südamerikanische Staaten angesteckt seien.

Im selben Jahre trat die Pest in Alexandrien, Oporto und Wien auf, wieder 1 Jahr später wurden Glasgow und die Chinesenstadt San Franziscos angesteckt, etwas später Italien und 1902 die Ostküste Afrikas. Große Teile der Welt hatten also die Pest miterlebt, aber diesmal relativ gelinde.

Nach dem ersten Weltkrieg ist die Pest überall zurückgegangen, aber in den Jahren 1927 bis 1930 starben in Argentinien noch jährlich durchschnittlich 60 Personen, in Afrika 5000 bis 10000, in Holländisch Indien etwa 30000 und in Indien 30000 bis 136000 Menschen an Pest. Seit der Zeit ist die Zahl der Pestkranken dauernd gesunken. In Afrika ist ein fast allgemeiner Rückzug zu verzeichnen, so erkrankten in Kenia 1925 1100 Menschen, aber 10 bis 15 Jahre später nur etwas über 30. In Uganda hatte man 1929 5000 Fälle, aber in den Jahren 1944 bis 1947 nur einzelne Fälle. Ausnahmen bildeten zu der Zeit Madagaskar, wo ein großer zentraler Herd existierte, und das damalige Französisch Westafrika, wo in den Jahren 1912 bis 1946 über 45000 Menschen erkrankten, von denen 70% starben. Im Inneren des Kongo und von Südwestafrika spricht man vielfach von einer „sylvatic pest".

Wenn man heutzutage in den „Pestkomplex" (SORRE) eindringt, so zeigt es sich bald, wie kompliziert das ganze Problem ist, wie viele Ansteckungsformen es gibt, wie viele Vektoren die Infektion von Mensch zu Mensch und von den vielen denkbaren Reservoiren übertragen können. SORRE rechnet nicht nur mit den gewöhnlichen Ratten, sondern mit mindestens 40 anderen Nagetieren, die ihrerseits verschiedene Floharten beherbergen. In Steppen- und Wüstengebieten wie in den argentinischen Pampas leben Nager, die durch ihre Flöhe leichtere Formen von Pest übertragen können. Als mehr passagere Wirte der Mikroben sollen auch Rind, Schaf, Kamel, Hund, Katze und Fledermaus erwähnt werden. Man kommt hier zu den interessanten, noch unklaren Grenzgebieten zwischen der echten Pest, der sog. mandschurischen und südrussischen Steppenpest und der Tularämie. TSCHERNOBAJEV beobachtete 1825 eine kleine pestähnliche Epidemie, die wahrscheinlich nichts anderes als eine Tularämie war, und ZEISS meint, daß eine gelinde pestähnliche Epidemie in Astrachan und Umgebung, eine „Pestis minor", ebenfalls Tularämie gewesen sei. Somit wäre die Tularämie eine in Europa schon längst vorkommende Krankheit, ehe sie in Amerika als eine neue Krankheit beschrieben wurde. In der Sowjetunion ist die Pest nunmehr ausgerottet, aber nach KUCERUK (zit. nach BRANDT) gibt es potentielle Pestherde in vielen Gegenden, die er näher angibt: a) Zieselherde in Steppenzonen in den Wolga-Don-Ural-Kaukasusgebieten, b) Murmeltierherde der Steppen im Pamirgebiet und ostmongolischen Plateau, c) sandige Herde in den Wüsten von Gobi bis Irak und zur Türkei. In sämtlichen Gebieten könnten Flöhe als Vektoren dienen.

5. Tularämie — *Tularaemia* — *Tularemia*

F. Tularémie, I. u. S. Tularemia.

Erreger: Pasteurella tularensis (McCOY und CHAPIN 1912).

Diese verhältnismäßig spät identifizierte, aber weit verbreitete Krankheit, die mit Pest verwandt ist und von Nagetieren direkt oder indirekt durch Insekten auf Menschen übertragen wird, wurde zuerst von McCOY 1911 in Tulare county, Kalifornien, bei einem Nager, Citellus beschrieben. Die ersten Fälle beim Menschen wurden 1914 in USA beschrieben, bis 1930 wurden dort 420 Fälle aus 43 Staaten registriert, wahrscheinlich wurden viele Fälle nie diagnostiziert. Die Krankheit kommt auch in Japan vor, trägt dort oft den Namen OHARAS Krankheit. Auch in verschiedenen Gegenden von Sowjetrußland kommt sie vor. In Nordeuropa sind Fälle vor allem in den nördlicheren Teilen von Norwegen und Schweden beschrieben worden, die Reservoirtiere sind hier Hasen und Lemminge (OLIN 1938),

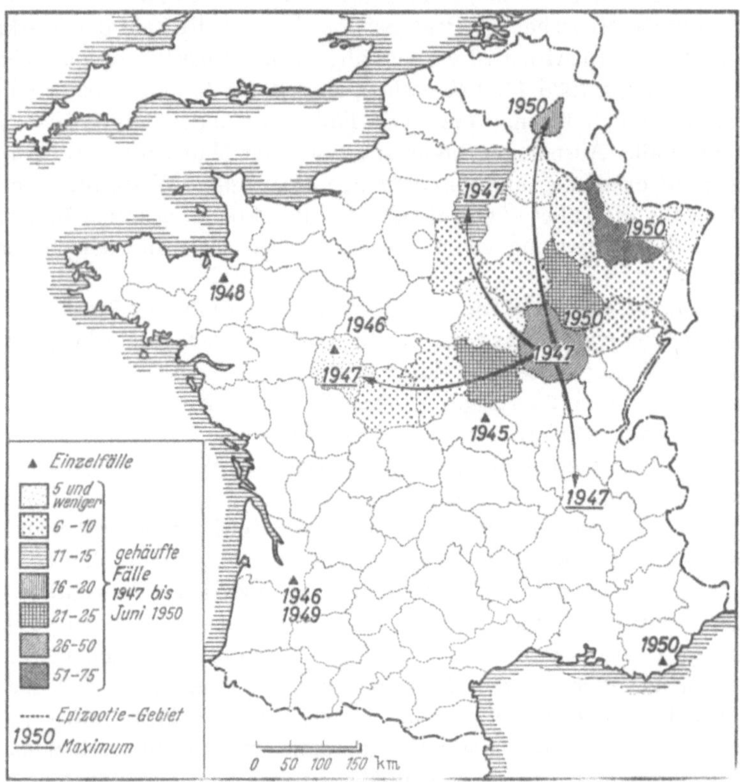

Abb. 26. Ausbreitung der Tularämie in Frankreich und Belgien in den Jahren 1945 bis 1950. (Nach JUSATZ 1952)

Vektoren sind Mücken und Ixodes ricinus (TAMBS-LYCKE 1959). Neuere Untersuchungen von JUSATZ et al. haben gezeigt, daß die Tularämieinfektion unter den Nagetieren Europas eine außerordentliche Verbreitung gefunden hat, die mit der damaligen Verbreitung der Pest unter den Menschen vergleichbar ist.

Nach JUSATZ hat sich die Tularämie im Laufe der letzten 3 bis 4 Jahrzehnte aus Westsibirien über Rußland nach Zentral- und Westeuropa verbreitet, auch die Türkei und Thrazien wurden angesteckt.

Die Übertragung auf Menschen wird nicht nur durch lebende Vektoren, sondern auch durch Berührung der kranken Tiere mit den Händen ermöglicht. Es werden deshalb vor allem Jäger und andere Tierfänger, Pelztierkäufer und Verkäufer und Leute, die Hasen verkaufen oder in der Küche zubereiten, angesteckt. Die Tularämie hat also gewissermaßen den Charakter einer Berufskrankheit.

Tularämie tritt in Form von größeren und kleineren Herden in fast allen Teilen

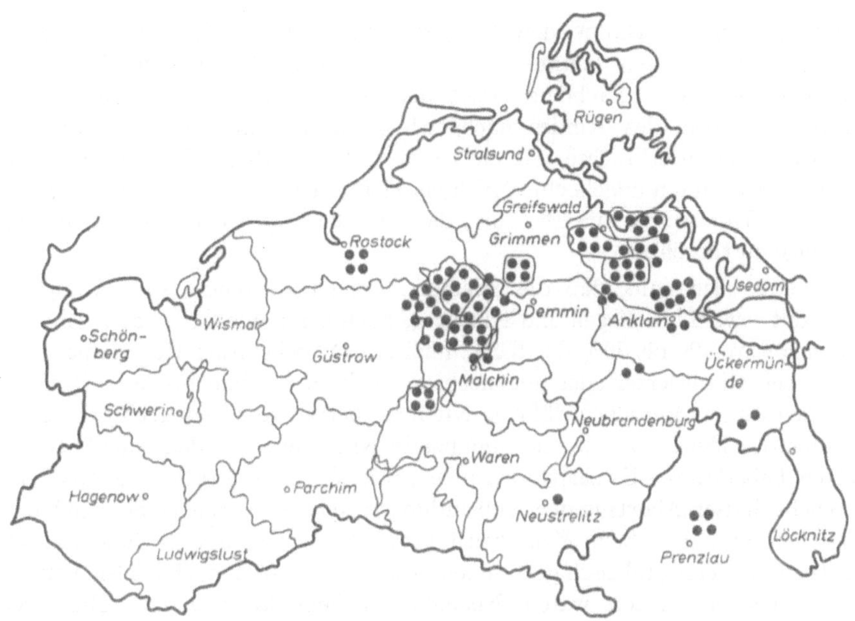

Abb. 27. Verbreitung der Tularämie im Raume Mecklenburg 1952 bis 1955. (Nach MOCHMANN, 1955)

der Sowjetunion auf, von Karelien bis zum Stillen Ozean und nördlich bis zur Kola-Halbinsel. Die Bekämpfung dieser Anthropozoonose hat manchmal Erfolg gehabt, aber dann und wann wird von neuen Ausbrüchen berichtet. Im Jahre 1949 wurden 13 Millionen Landarbeiter geimpft. Näheres ist bei BRANDT nachzulesen.

6. Pseudotuberkulose — *Pseudotuberculosis* — *Pasteurellosis*

Erreger: Pasteurella pseudotuberculosis (MALASSEZ und VIGNAL 1884). *Reservoire:* Säugetier- und Vogelarten.

Die Krankheit ist vor allem eine nicht seltene Zoonose, speziell bei Hasen, sie kommt auch bei Haustieren (Katze, HENSCHEN 1918) vor. Vor allem sind es Kinder, die befallen werden und eine abszedierende mesenteriale Lymphadenitis bekommen (KNAPP und MASSOFF et al.). Über die Zoonose siehe MCDIARMID 1960 und BORG und THAL 1961.

7. Brucellosen

D. Maltafieber, Bangs Krankheit, infektiöser Abort des Rindes, undulierendes Fieber, E. Mediterranean fever, contagious abortion in cattle, undulant fever, F. Fièvre méditerranée, I. Febbre de Malta, S. Fiebre mediterraneo.

Erreger: Brucella melitensis (BRUCE 1887), Br. abortus (BANG 1897), Br. suis (TRAUM 1914).

Die Krankheit ist beim Menschen wahrscheinlich schon in den Hippokratischen Schriften als eine an den Mittelmeerküsten verbreitete fieberhafte Seuche erwähnt. Endemisch soll sie seit uralter Zeit auf Thasos im ägäischen Meer vorkommen. Auch in Kleinasien, Indien und China soll eine ähnliche Ziegen- und Menschenkrankheit auftreten. Nachdem Bruce den Erreger entdeckt hatte, dauerte es 18 Jahre, bis Zammit u. a. zeigen konnten, daß die Ziege das Wirtstier für die menschliche Krankheit war. Nachdem Bang den Erreger des weit verbreiteten ansteckenden Aborts des Rindes nachgewiesen hatte, dauerte es bis 1921, bis Bevan den Beweis erbrachte, daß ein bei Menschen in Rhodesien vorkommendes Undulantfieber durch ungekochte Milch verdächtigter Kühe hervorgerufen wurde. Weniger bedeutsam ist die Br. suis, die vor allem Menschen befällt, die mit Schweinen zu tun haben.

Es zeigte sich bald, daß die Krankheit eine bedeutende Ausbreitung und Häufigkeit sowohl bei Ziegen und Kühen als auch beim Menschen hatte. In vielen Gegenden waren 20 bis 30% der Kühe infiziert, was bei starker Konsumption von ungenügend sterilisierter oder ungekochter Milch zu erheblicher Verbreitung der Krankheit unter Menschen führte. Nicolle betrachtete seinerzeit die Febris undulans des Menschen als eine kommende Krankheit, als den Nachfolger der bovinen Tuberkulose. Es zeigte sich indessen bald, daß die rationelle Austilgung des seuchenhaften Aborts in den Kuhstallungen zu einem schnellen Schwinden der Bangschen Krankheit beim Menschen führte, so beispielsweise in Dänemark und Schweden, die jetzt praktisch genommen brucellosefrei sind, nachdem sie vor etwa 25 Jahren stark infiziert waren. Nebenbei sei bemerkt, daß auch Hasen von Brucellosen befallen sein können, wie Christiansen und Thomsen für Dänemark gezeigt haben. In der Sowjetunion sind Brucellosen bei Tieren sehr häufig, sowohl bei den drei klassischen Krankheitsträgern Rind, Ziege und Schwein, als beim Rentier, Pferd, Esel und Kamel. Auch bei wild lebenden Tieren wie Antilopen wurde Brucellose festgestellt. Trotzdem sind Infektionen bei Menschen nicht sehr häufig. Die russische Literatur ist sehr umfangreich (Brandt).

Über das Vorkommen der beiden Hauptformen der Brucellose bei der Ziege und bei der Kuh liegen in der „Global Epidemiology" zahlreiche, aber leider nur wenig exakte Angaben vor, und es läßt sich meistens nicht feststellen, wo diese beiden Krankheiten seltener oder häufiger sind. In vielen asiatischen und afrikanischen Ländern sind beide Formen, besonders aber die Ziegenkrankheit, seit uralten Zeiten endemisch. Fälle bei Menschen scheinen relativ selten zu sein, da hier wenig und fast nur gekochte Milch konsumiert wird. Auf Ceylon kamen 1938 beim Menschen 190 Fälle mit 28 Todesfällen vor. — Auf Neu Seeland waren nicht weniger als 30% der Kühe infiziert.

8. Keuchhusten — *Pertussis* — *Whooping cough*

F. Coqueluche, I. Tosse convulsiva, S. Tos ferina.

Erreger: Haemophilus pertussis.

Die Geschichte dieser Krankheit kann nur bis zum 16. Jahrhundert zurückverfolgt werden, obgleich alles dafür spricht, daß es sich um eine sehr alte epidemische Krankheit handelt. Als erste unzweideutige Nachricht gilt ein Bericht von Baillou aus dem Jahre 1578 über eine Epidemie in Paris. Die Krankheit ist nach ihm jedoch damals keineswegs zum ersten Mal aufgetreten. Aus dem 17. und 18. Jahrhundert stammen Mitteilungen von Schenk von Grafenberg, Ettmüller, Willis, Sydenham, Rosén u. Rosenstein et al.

Der Keuchhusten erlangte eine immer größere Verbreitung. Schon im 18. Jahrhundert traten schwere Epidemien in Skandinavien auf. In Schweden sollen in den Jahren 1749 bis 1764 43000 Kinder an Keuchhusten gestorben sein. Ob es sich freilich nicht gleichzeitig um Lungentuberkulose gehandelt hat, muß dahingestellt bleiben. Jedenfalls machte Schweden zu derselben Zeit eine schwere Tuberkuloseendemie durch. Die Kindertuberkulose soll noch in gewissen südamerikanischen Ländern offiziell als Keuchhusten angesprochen werden. Nach den Färöern kam die Krankheit das erste Mal im Jahre 1778, nach Island 1826, nach Grönland 1838. Die Epidemie wurde jedesmal vom Festland eingeschleppt.

Im vorigen Jahrhundert hatte die Krankheit eine sehr große Verbreitung in Zentraleuropa und auf den Britischen Inseln. Die Sterblichkeit war fast überall sehr groß. Weniger befallen waren die Mittelmeerländer, wo auch die Sterblichkeit niedriger lag. Die Krankheit war überall in Süd- und Ostasien häufig, nach Australien kam sie erst in den 40er Jahren des vorigen Jahrhunderts. Die Verhältnisse in Nordamerika erinnern vielfach an die europäischen; auch in Südamerika kamen im vorigen Jahrhundert zahlreiche Epidemien vor.

Nach der „Global Epidemiology" hatte die Krankheit 1944 bis 1954 eine allgemeine Verbreitung mit größeren und kleineren Epidemien und einer oft sehr großen Mortalität. Dies gilt auch für Asien, Afrika und Australien. Nach neueren Berichten (Courier 1959) ist die Sterblichkeit in 28 Ländern von 26325 (1950) auf 10376 (1955) gesunken. Besonders ungünstig sind die Berichte über die Sterblichkeit bei Kindern unter einem Jahr: 1950 starben 7874, 1955 1623 Säuglinge an Keuchhusten.

9. Influenza mit Haemophilus influenzae

Das von Pfeiffer 1892 isolierte Bakterium wurde früher als Erreger der Influenza betrachtet. In der großen Influenzapandemie von 1918 war der „Influenzabacillus" indessen meistens nicht nachweisbar; bei anderen Epidemien kommt er im Nasopharynx der Kranken oft vor.

10. Weicher Schanker — *Ulcus molle — Soft chancre*

F. Chancre (ulcère) mou, I. Ulcera molle, S. Chancro blando.

Erreger: Haemophilus ducreyi (Ducrey, Unna 1889).

Die Krankheit, die früher mit anderen Geschwüren der Genitalien verwechselt wurde, ist in der ganzen Welt mehr oder weniger häufig gewesen, vor allem in Hafenstädten. In vielen Gebieten mit besserer Kontrolle ist sie so gut wie verschwunden.

11. Rotz — *Malleus — Glanders*

F. Morve, I. Morva, S. Muermo.

Erreger: Actinobacillus mallei (Pfeifferella).

Diese Anthropozoonose hatte früher eine große Verbreitung in Europa und anderen Weltteilen, besonders bei Pferd und Esel. Menschen wurden nicht selten angesteckt. Im ersten Weltkrieg wurden viele Menschen, die ungenügend gekochtes Pferdefleisch aßen, infiziert, vor allem in Rußland, aber auch in Deutschland. Pferdemetzger wurden durch Hautläsionen angesteckt. Während des finnischen Winterkrieges 1940 wurden einige rotzige Pferde nach Schweden geschmuggelt (ENEQUIST, persönl. Mitt.) und hier seziert.

Als *Melioidosis* wird eine rotzähnliche Krankheit der Nagetiere bezeichnet, die in Indien, Malaya, Indochina und Madagaskar auf Menschen übertragen wird. Der *Erreger* ist Malleomyces pseudomallei.

12. Gonorrhoe — *Gonococcosis* — *Gonorrhea*

F. Blenorrhée etc., I. Blenorragia etc., S. Gonorrea.

Erreger: Neisseria gonorrhoeae (NEISSER 1879).

Es gibt wenige Infektionskrankheiten, deren Geschichte so weit zurück verfolgt werden kann wie die der Gonorrhoe. Diese Krankheit hat im Gegensatz zu vielen anderen, soweit man sehen kann, ihren Charakter im Laufe der Jahrtausende nicht verändert, was wohl mit dem Fehlen einer sowohl angeborenen als auch erworbenen Immunität zusammenhängen dürfte (TOPLEY und WILSON). Schon im Papyrus Ebers, der wahrscheinlich mindestens 3000 Jahre v. Chr. verfaßt wurde, werden die Urethritis und ihre Heilmittel beschrieben. Die alten Juden wußten, daß der eitrige Ausfluß aus der Urethra die Folge eines Geschlechtsverkehrs mit einer kranken Frau war, eine Vorstellung, die, wie es scheint, anderen zeitgenössischen Völkern unbekannt war (E. W. HIRSCH). In Hellas und Rom scheint die Infektion sehr verbreitet gewesen zu sein, auch der Infektionsmodus war allgemein bekannt. Im Mittelalter wurden alle venerischen Krankheiten als „unsauber" betrachtet, die Ärzte befaßten sich nicht gerne damit.

Die über die ganze Welt verbreitete Gonorrhoe scheint mit dem weißen Mann nach Amerika gebracht worden zu sein.

Über die heutige Verbreitung enthält die „Global Epidemiology" Angaben aus den letzten Jahrzehnten; meistens fehlen aber absolute Zahlen. In Israel hat die Gonorrhoe stark zugenommen, wahrscheinlich wegen der starken Immigration. In Saudiarabien tragen die Pilgerfahrten zur Verbreitung bei. In Asien sowohl als in Afrika sind die Städte, so wie in Europa, Hauptsitz der Infektionskrankheit. Oft wird eine deutliche Zunahme der Anzahl der Behandelten angegeben. In gewissen Ländern Afrikas sind gonorrhoische Augenkrankheiten häufig.

13. Epidemische Hirnhautentzündung — *Meningitis cerebrospinalis epidemica* — *Cerebrospinal meningitis*

F. Méningite cérébrospinale, I. Meningite epidemica, S. Meningitis cerebroespinal·

Erreger: Neisseria meningitidis (WEICHSELBAUM 1887).

Die Geschichte der epidemischen Meningitis reicht nicht sehr weit zurück, die ersten sicheren Nachrichten stammen aus dem Jahre 1805. VIEUSSEUX hatte damals eine Epidemie in Genf und Umgebung Ende des Winters und im Frühjahr beobachtet. Schon im folgenden Jahr wird über Epidemien in der preußischen Armee und in den New England Staaten berichtet. Im Laufe der folgenden Jahrzehnte traten Epidemien in großer Anzahl in Deutschland, Frankreich, Italien und Großbritannien sowie in den verschiedenen Staaten Nordamerikas auf, vor allem in Garnisonen und überhaupt dort, wo Truppen konzentriert waren. 1840 trat die erste sichere Epidemie in Nordafrika, in Algier auf. Sie wurde wahrscheinlich durch französische Truppen vermittelt. In den 40er Jahren machte Dänemark eine Reihe von Epidemien an verschiedenen Orten durch, dagegen blieb Schweden bis 1854 verschont. Die Krankheit trat zuerst in den westlichen und südlichen Teilen auf, verbreitete sich dann nordwärts fast über die ganze südliche Hälfte des Landes.

In der Geschichte der Krankheit von 1805 bis 1885 unterscheidet HIRSCH vier Perioden, die indessen kaum biologisch begründbar sind und deshalb hier nicht angeführt werden sollen.

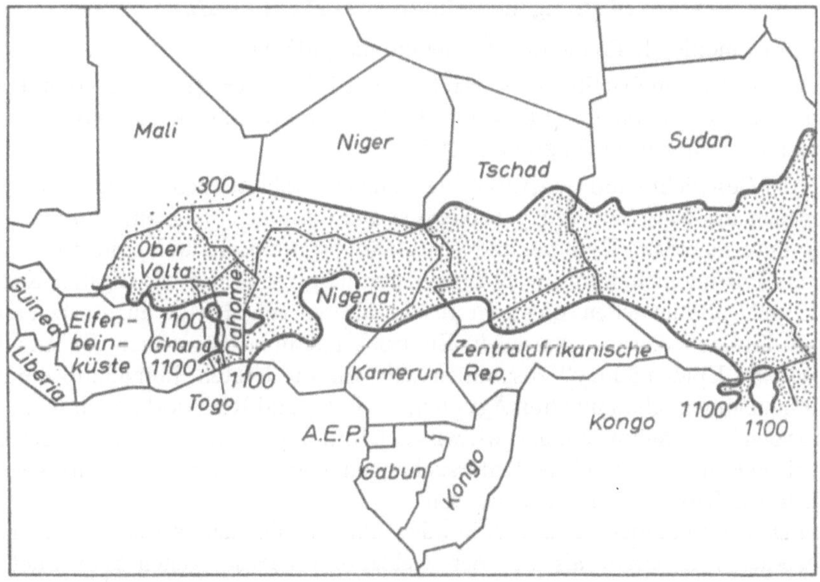

Abb. 28. Geographische Verbreitung der Meningitis im nördlichen Zentralafrika (Meningitiszone). [Nach Wld. Hlth. Org. Chron. 17, 260 (1963) u. Bull. Wld. Hlth. Org. 28, Suppl. 39 (1963)]

Die epidemische Hirnhautentzündung ist in vielen Ländern mehr oder wenig vollständig verschwunden, andererseits tritt die Krankheit nach der amerikanischen „Global Epidemiology" (1944 bis 1954) in vielen außereuropäischen Ländern endemisch oder in Form von Epidemien mit wechselnder, oft sehr hoher Mortalität auf. Cypern machte 1936 bis 1938 eine schwere Epidemie durch. Im Irak wurden in den Jahren 1939 bis 1950 jährlich 112 bis 489 Fälle mit einer Mortalität von 8 bis 35% beobachtet. Im Libanon, wo diese Form von Meningitis endemisch ist, wurden 1944 bis 1945 über 350 Fälle, in der Türkei in den 40er Jahren 720 Fälle jährlich mit einer Mortalität von 30 bis 40% festgestellt. China und die Mongolei hatten von 1935 bis 1940 zahlreiche große Epidemien mit wechselnder Sterblichkeit zwischen 20 und 45%. In Indochina, Korea und auf Formosa war die Krankheit häufig, in Japan verhielt sie sich etwa wie in den USA. Niederländisch-Indien verzeichnete nur sehr wenige Fälle, dagegen machte die Bevölkerung von Neuseeland 1942 eine schwere Epidemie durch; die Mortalität war vor allem unter den Maoris sehr hoch.

Noch stärkere Verbreitung und oft besonders hohe Mortalität zeigten viele afrikanische Länder. Die ägyptische Epidemie von 1932, die über 4500 Fälle umfaßte, zeigte eine Sterblichkeit von 28 bis 75%, einige Jahre später, 1936, machte der Sudan eine schwere Epidemie mit über 13000 Fällen durch, 1940 und 1945 erkrankten über 4000 bzw. über 6000 Menschen. In Uganda trat 1946 und 1947 je eine Epidemie mit 9000 Fällen und etwa 15% Toten auf. Besonders hohe Mortalität zeigte die Meningitis in Rhodesien und Mozambique mit 65 bis 69% Todesfällen. In Französisch Äquatorialafrika kamen 1938 5000 Fälle vor; die Sterblichkeit soll an manchen Stellen bis auf 100% gestiegen sein.

14. Lungenentzündung — *Pneumonia*

F. Pneumonie, I. Polmonite, S. Neumonia, pulmonia.

Erreger: Pneumobacillus oder Bacterium friedlaenderi (FRIEDLÄNDER 1883), Diplococcus pneumoniae (FRÄNKEL 1885), Streptokokken, Staphylokokken, Haemophilus influenzae (PFEIFFER 1892).

In der Geschichte und Geographie der Lungenentzündungen lassen sich die verschiedenen ätiologischen und pathologisch-anatomischen Formen kaum voneinander unterscheiden. Primäre und sekundäre, sporadisch und epidemisch auftretende Pneumonien waren wohl immer überhaupt eine der wichtigsten Krankheiten und Todesursachen; dies geht aus der älteren von HIRSCH ausführlich angeführten Literatur hervor; denselben Eindruck hat man, wenn man die Angaben der „Global Epidemiology" zusammenstellt, die die letzten Jahrzehnte umfaßt. Daß Pneumonien schon im alten Ägypten, in Hellas und Rom vorkamen, schließen wir aus den Beschreibungen, und wir wissen es durch pathologisch-anatomisch und bakteriologisch durchgeführte Untersuchungen von Mumien, in denen es sogar möglich war Diplokokken nachzuweisen.

Lungenentzündungen kommen in allen Ländern des nahen Ostens häufig vor und werden manchmal als eine der wichtigsten Todesursachen bezeichnet. In Indien berechnete man, daß 1938 etwa 260000 Todesfälle durch Pneumonie verursacht waren. Auffallend ist die hohe Mortalität, in Indochina starben 1936 von 2508 Pneumoniekranken 972, in Burma waren Pneumonien und andere Krankheiten der Atmungsorgane sehr häufig; bei nicht weniger als 347245 Patienten wurden neben anderen Affektionen Pneumonien in den Krankenhäusern behandelt. In Malaya wurden 1936 und 1937 6532 Pneumoniefälle behandelt, von denen 2981 starben. Im damaligen Holländisch Indien machten Pneumonien 11,5% der gesamten Sterblichkeit aus. Diese Fälle waren häufiger als die Todesfälle an Typhus abdominalis, bacillärer und Amöbenruhr zusammen. Noch höhere Mortalitätszahlen wurden von den Philippinen gemeldet:

Tabelle 4

		1937	1938
Lobäre Pneumonien ...	Kranke	8759	9977
	Tote	8037	8758
Bronchopneumonien ...	Kranke	25391	26743
	Tote	22564	24134

Eine Ausnahme bildete Japan, wo die Verhältnisse wie in abseits gelegenen Teilen der USA lagen.

In Afrika spielten Lungenentzündungen eine fast ebenso große Rolle. In Ägypten war die Sterblichkeit 1933 bis 1935 70,8%, in Französisch Westafrika 70 bis 80%, in Äthiopien 30 bis 40%; in Kenia und Uganda wurde die Mortalität als viel niedriger geschätzt, in Kenia sank sie von 1937 bis 1947 von 27,5% auf 9%, in Uganda war die Mortalität 8 bis 10%, im Kongo 8 bis 18%. Überall wurde betont, daß Lungenentzündungen mit zu den wichtigsten Krankheiten und hauptsächlichen Todesursachen zählen. Auch die prozentuale Verteilung der Typen wird dann und wann angegeben: in Englisch Somaliland sind 50 bis 70% der Fälle Lobärpneumonien, in Kenia zwei Drittel der Fälle.

15. Wochenbettfieber — *Febris puerperalis* — *Puerperal fever*

F. Fièvre puerpérale, I. Febbre puerperale, S. Fiebre puerperal.

Erreger: Streptokokken.

Die Geschichte des Wochenbettfiebers verliert sich im Dunkel der Geschichte. Gute Beschreibungen findet man in den Hippokratischen Schriften, in denen sogar über epidemisches Auftreten berichtet wird. Spätere Autoren bis Avicenna

Tabelle 5

Berlin	Dublin	Kopenhagen	London	Paris	Stockholm
		1672		1664	
				1736—1737	
				1746	
			1760		
			1761		
	1767—1768	1765—1766	1769—1770		
	↑		1771	1774—1775	
1778		1778		1778	17777
1780	Angaben	1782		1781	
↑	fehlen	1786	1787—1788	↑	
	↓	1791—1792			1793—1794
Angaben	1810—1811	↑	1811—1812		1811
fehlen	1812—1813			Angaben	1817
	1815	Angaben	1818	fehlen	1819—1820
	1819—1820	fehlen	1823		
↓	1823		1824		
1825	1826		1825		1825—1826
1826	1828	↓		↓	
↑	1829	1829	1828—1829	1829	
fehlen	1834			1830—1831	1831
	1836	1837		1834	
↓	1837	1839—1840	1838	1838	
1840—1841			↑	1840—1841	1840—1841
				1842—1843	1844
	1845	1844		1844	1846
1846—1847				1845—1846	1849
1853		1850	weiteres	1852	1850—1851
	1854—1855		fehlt	1854	
1857—1858				1856	
				1858	
1859—1860	1861—1862	1859—1860	↓	1861	1859—1860

wiederholten im ganzen nur ältere Angaben, und erst im 16. und 17. Jahrhundert findet man einen bestimmten Fortschritt auf dem Gebiete, wobei vor allem WILLIS eine Schilderung der Zusammenhänge und des Verlaufes gegeben hat (1682). Auch die Bezeichnung „Febris puerperalis" stammt von ihm.

In der Geschichte des Puerperalfiebers spielen zahlreiche, furchtbare Epidemien eine große Rolle. Aus HIRSCHS Zusammenstellung gibt die folgende Tabelle eine Vorstellung von der Häufigkeit der epidemischen Ausbrüche.

In der Geschichte des Puerperalfiebers soll noch ein Punkt kurz erörtert werden, das Verhältnis dieser Krankheit zum Erysipel. Das relativ häufige Zusammentreffen von Puerperalsepsis und Erysipel führte schon am Ende des 18. Jahrhunderts schottische und englische Ärzte zur Annahme einer engen pathogenetischen Verwandtschaft, und POUTEAU nannte sogar das Puerperalfieber 1760 „erysipelatöse Entzündung des Peritoneums".

Auf die spätere geschichtliche Entwicklung der Lehre vom Puerperalfieber wollen wir hier verzichten.

16. Wundrose — *Erysipelas*

F. Erysipèle, I. Erisipela, S. Erisipela.

Erreger: Streptococcus erysipelatos (FEHLEISEN 1883).

Das Wort Erysipelas kommt schon in den Hippokratischen Schriften vor, und zwar als Bezeichnung verschiedener eitriger und gangränöser Prozesse der Haut und des Unterhautgewebes. HIPPOKRATES unterscheidet eine „idiopathische" und eine traumatische Form, eine Einteilung, die sich zum Teil bei CELSUS, GALENOS und AVICENNA und bis in unsere Zeit erhalten hat. Die Krankheit trat früher auch in Europa sporadisch oder epidemisch auf. Auch Endemien werden in der älteren Literatur sehr oft beschrieben, vor allem in Krankenhäusern, Irrenanstalten, Gebär- und Findelhäusern und auf Schiffen. Näheres über die Verhältnisse in vergangenen Zeiten und Literaturhinweise findet man bei HIRSCH.

Die geographische Verbreitung ist wohl ohne größeres Interesse; die frühere Annahme, daß das Erysipel vor allem zu den nördlichen und gemäßigten Breiten gehöre und die Tropen verhältnismäßig verschont blieben, hat sich als falsch erwiesen.

17. Scharlach — *Scarlatina* — *Scarlet fever*

F. Fièvre scarlatine, I. Scarlattina, S. Escarlatina.

Erreger: Scharlach-Streptokokken.

In den Schriften von RHAZES, AVICENNA und anderen arabischen Ärzten wird neben Pocken eine andere akut-exanthematische Krankheit erwähnt, die sie „hasbah" nennen. Dieser Bezeichnung entspricht wohl die große Gruppe der akuten fieberhaften Hautausschläge, Masern, Scharlach und Röteln. In den folgenden Jahrhunderten bis ins 17. Jahrhundert blieb die Differentialdiagnose gegenüber Masern noch sehr unklar, erst die Schriften von DÖRING, SENNERT (1627), WINSLER und FEHR in Deutschland und vor allem die Arbeiten von SYDENHAM (1675) brachten größere Klarheit. Weitere Beiträge erschienen nun aus England, Holland, Frankreich und Schweden. Der Name Scarlatina stammt aus Italien.

Scharlach scheint in früheren Zeiten eine Krankheit der alten Welt gewesen zu sein, sie hatte ihre hauptsächliche Ausbreitung im nahen Orient und in Süd- und Zentraleuropa. Auf Sizilien trat schon 1543 eine Seuche auf, die als Scharlach aufgefaßt wird. Nach den britischen Inseln scheint die Krankheit erst 1661 gekommen zu sein, nach Skandinavien erst 1740, aber alle diese Angaben werden nur mit Vorbehalt angeführt. Island soll wahrscheinlich schon ein paar Mal im 17. und 18. Jahrhundert heimgesucht worden sein. Dagegen blieben die Faröer angeblich bis 1847 ganz verschont.

Mitteilungen über die Verbreitung des Scharlachs in Nordafrika sind spärlich und manchmal einander widersprechend, nur in Algier trat die Krankheit während des 19. Jahrhunderts mehrfach in Form von bösartigen Epidemien auf. Aus den Angaben der Literatur hat man den Eindruck, daß Scharlach sowohl in Zentral- und Südafrika als in den südlicheren Teilen von Asien lange relativ selten war oder sogar, wie in Japan, lange unbekannt blieb. Das erste Auftreten der Krankheit in Nordamerika fand 1735 in New England statt. Nach Südamerika scheint Scharlach erst etwa 100 Jahre später gekommen zu sein, obgleich die Krankheit schon 1796 in den La Plata-Staaten aufgetaucht sein soll. Nach Australien scheint die Krankheit um die Mitte des vorigen Jahrhunderts gekommen zu sein.

Heutzutage ist Scharlach auf Grund der lebhaften Verkehrsentwicklung eine globale Krankheit geworden. Japan, wo die Krankheit noch 1871 unbekannt war, hat eine Scharlachfrequenz, die mit der nordamerikanischen vergleichbar ist. In China wechseln Epidemien und freie Intervalle miteinander ab; in Korea ist die Krankheit „häufig", aber genauere Angaben fehlen.

18. Schweinerotlauf — *Erysipeloides* — *Erysipeloid*

F. Erysipéloide.

Erreger: Erysipelothrix rhusiopathiae (Löffler 1882, Rosenbach 1884).

Infektionen mit diesem Bacillus kommen nicht nur bei Berührung mit Schweinefleisch vor, sondern auch beim Umgang mit Wild, Fisch, Krebstieren und anderen tierischen Produkten. Es handelt sich also gewissermaßen um eine Gewerbekrankheit. Im Laufe der letzten Jahre sind verschiedene Mitteilungen aus Rußland gekommen, sonst scheint keine besondere geographische Verbreitung bekannt zu sein.

19. Diphtherie — *Diphtheria*

F. Diphthérie, I. Difterite, S. Difteria, Garrotillo.

Erreger: Corynebacterium diphtheriae (Loeffler 1884).

Die moderne Auffassung von der Diphtherie als einer klinischen Einheit scheint auf Bretonneau 1828 zurückzugehen. Es herrschte lange große Unklarheit betreffs der klinischen Bezeichnung Angina maligna, Croup und Diphtherie; erst Loefflers Arbeit aus dem Jahre 1884 schuf Klarheit über die Ätiologie. Eine Krankheit, die sehr gut Diphtherie sein könnte, wird schon im Abschnitt 12 des Papyrus Ebers geschildert (von Oefele). Das ägyptische Wort wurde mit dem griechischen Wort Synanche, Entzündung im Inneren des Halses übersetzt. In den Hippokratischen Schriften werden verschiedene Formen von Krankheiten des Halses mit Atem- oder Schlingbeschwerden als *κυναγχη*,

Cynanche (von κυον Hund und ἀγχι, dasselbe wie in Angina, also etwa Hundehalsband) zusammengefaßt. Auf die weitere historische Entwicklung der Begriffe Synanche, Cynanche und Angina kann hier nicht eingegangen werden. Die Namen wurden von griechisch-römischen und mittelalterlichen Ärzten für schwere Halsentzündungen benutzt. Das viel später vorkommende Wort Croup wird angeblich aus dem angelsächsischen Wort hropan (bellen, schreien), schottisch roup, croup (rauh, heiser, wegen des heiser-bellenden Hustens) hergeleitet und soll mit dem deutschen Wort Kropf verwandt sein.

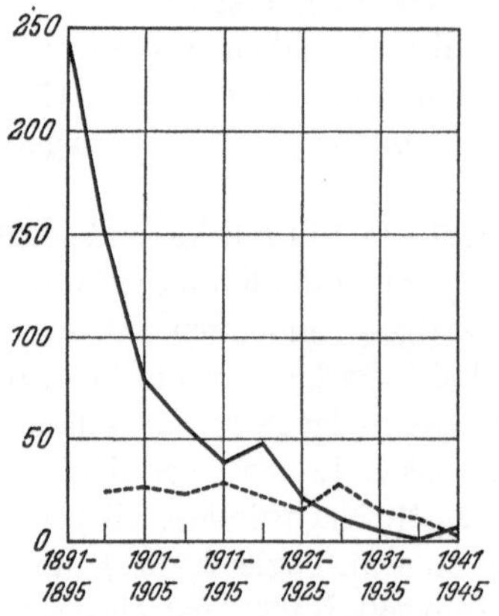

Abb. 29. Epidemiologie der Diphtherie und des Erysipels. Rückgang von Diphtherie und Erysipel in Stockholm 1891 bis 1945. Die Durchschnittszahlen entsprechen Fünfjahresperioden. Grobe Linie = Diphtherie. Gestrichelte Linie = Erysipel. (Nach HENSCHEN, 1934)

Die erste klare Beschreibung von Croup soll bei BAILLOU **1576** nachweisbar sein, der die Pseudomembranen erwähnt; ob es sich dabei wirklich um Diphtherie gehandelt hat, ist jedoch nicht sicher. Die Bezeichnung Croup blieb bis zu LOEFFLERS Entdeckung hauptsächlich ein pathologisch-anatomischer Begriff.

Die Krankheit hatte vor der Einführung der Serumbehandlung und der modernen prophylaktischen Methoden eine kolossale Verbreitung mit oft sehr hoher Mortalität. Vor allem waren die nördlichen und gemäßigten Zonen der alten und neuen Welt befallen, aber die warmen Länder blieben keineswegs verschont. HIRSCHS Handbuch enthält detaillierte Berichte darüber; da sie aber aus der

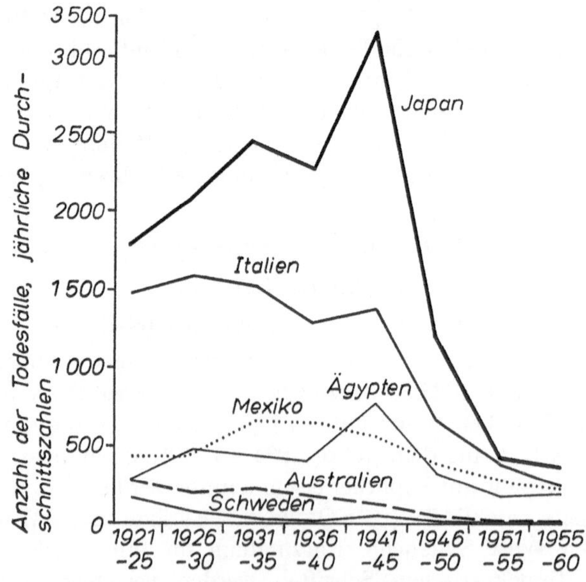

Abb. 30. Sterblichkeit an Diphtherie während der letzten 40 Jahre (1921 bis 1960). [Nach Chron. Org. mond. Santé **18**, 63 (1964)]

vorbakteriologischen Ära stammen, ist die wirkliche Natur der endemisch und vor allem epidemisch auftretenden Seuchen etwas unsicher. Über die Verbreitung der Diphtherie in Asien und Afrika innerhalb der letzten Jahrzehnte gibt die „Global Epidemiology" eine gute Vorstellung. Im nahen Osten war Diphtherie in einigen Ländern wie Saudi-Arabien, Iran und Afghanistan offenbar selten. In Libanon und Syrien fiel der hohe Prozentsatz Schick-negativer Individuen — bis 91% — auf, was auf frühzeitige subklinische Infektionen zurückgeführt werden könnte. Eine auffallend hohe Mortalität zeigten die Türkei und Jordanien (10 bis 30%), wo die Krankheit häufig vorkam. In der Türkei ist die aktive Immunisierung seit 1951 obligatorisch. In vielen Ländern des fernen Ostens kann man keinen sicheren Begriff von der Frequenz der Diphtheriefälle bekommen. Die Krankheit trat meist endemisch auf mit häufigem Wiederaufflackern, wie in Indien, China, Formosa. In Indochina bildete Diphtherie kein ernstes Problem, die Fälle waren leicht, die Eingeborenen erkrankten angeblich weniger häufig als die Franzosen. In Korea wurden auffallend viele Fälle registriert, die Mortalität wechselte im Laufe der letzten 12 Jahre zwischen 21 und 29%. Japan verhielt sich wie weniger fortgeschrittene nordamerikanische Staaten, Neuseeland hatte meistens weniger Diphtherie als USA, während die Krankheit in Australien eins der größten medizinischen Probleme bildete und eine drei- bis viermal so hohe Sterblichkeit wie in den USA zeigte.

In vielen afrikanischen Ländern, wie Äthiopien, Somalia, Kenia, Uganda, Tanganjika, Nyassa, Madagaskar, Mozambique und Kongo soll die Krankheit selten sein, in anderen wurden sporadische Epidemien registriert. Auffallend war ferner die sehr hohe Mortalität in Ägypten (32 bis 48%) und die „natürliche Immunität" der Eingeborenen in Algier.

Unter den englischen Namen *Veld sore* und *Desert sore* ist eine in tropischen und subtropischen Ländern sehr verbreitete cutane Geschwürbildung bekannt, in der Diphtheriebacillen reichlich vorkommen. Sie wird mit Antidiphtherieserum erfolgreich behandelt (Manson).

20. Milzbrand — *Pustula maligna* — *Anthrax* — *Malignant pustule*

F. Charbon, pustule maligne, I. Pustola maligna, S. Antrax maligna.

Erreger: Bacillus anthracis (Rayer 1850, Koch 1876).

Die älteste Geschichte des Milzbrandes liegt im Dunkeln. Richter meint, daß die Krankheit schon von Hippokrates beschrieben worden sei. Jedenfalls erwähnt er eine Brandbeule, ein brandiges Geschwür mit großer Entzündung der umgebenden Teile. Galenos gibt eine etwas ausführlichere Beschreibung. Auch Plinius scheint die Krankheit zu kennen. Maret (1752) und Fournier (1769) beschrieben menschlichen Milzbrand. Chabret gab eine Beschreibung der Krankheit bei Tieren. Bekannt ist ein schwerer Ausbruch der Krankheit auf San Domingo 1770, als schwarze und weiße Kolonisten während einer Hungersnot eingesalzenes und geräuchertes Fleisch von an Milzbrand verendeten Tieren aßen und nicht weniger als 15000 Menschen zugrunde gingen. Finke erwähnt das Auftreten von „charbon provençal" in der Languedoc.

Die Häufigkeit des Milzbrands wechselt offenbar stark von Land zu Land und von Zeit zu Zeit. In vielen Ländern scheint er sogar sehr oft aufzutreten, wie in der Türkei, wo angeblich fast 1500 Fälle jährlich während der Jahre 1946 bis 1950 beobachtet wurden und die Mortalität zwischen 2,5 und 5,8% schwankte. Auch im Irak ist die Krankheit häufig, jährlich werden 130 bis 225 Fälle beim Menschen behandelt. Im fernen Osten scheinen Thailand und Annam besonders befallen zu sein, auch in Nordchina ist Milzbrand in vielen Gegenden häufig. Dagegen sind wenige Fälle in Japan und Korea bekannt. In Afrika scheint die Krankheit besonders in Tanganjika vorzukommen, obgleich Herde auch in vielen anderen Ländern bekannt sind. Überall spielen neben lebenden Tieren ihre Häute, ihre Wolle sowie Tierhaare eine große Rolle bei der Verbreitung; bezeichnend ist der Name „Hadernkrankheit". Im ehemaligen holländischen Indien wurden epidemische Ausbrüche in Verbindung mit Epizootien beschrieben. Große Gebiete mit enzootischem Milzbrand finden sich in Asien, Afrika, Australien und Amerika. Während des ersten Weltkrieges wurden Menschen durch sporenführende Rasierpinsel (aus Pferdehaar) angesteckt. Der Milzbrand scheint jetzt auf dem Rückzug zu sein: 1914 bis 1938 wurden nach KLEMM und KLEMM 1683 Fälle bei Menschen registriert, in den Jahren 1945 bis 1954 483 Fälle; es handelte sich meistens um gewerbliche Infektionen. Diese Zahlen scheinen jedoch gegenüber anderen Angaben zu niedrig zu sein.

21. Wundstarrkrampf — *Tetanus*

F. Tétanos, I. Tetano, S. Tétano.

Erreger: Clostridium tetani (NICOLAIER 1884).

Die Krankheit wird schon in den Hippokratischen Schriften, bei GALENOS und ARETAIOS sowie bei AVICENNA geschildert. Auch mittelalterliche Schriftsteller kannten die Krankheit. CARLE und RATTONE bewiesen experimentell ihre infektiöse Natur.

Über die Verbreitung des Tetanus in älteren Zeiten fehlen genaue Angaben. HIRSCH, der der älteren Geschichte 14 Seiten gewidmet hat, ist der Meinung, daß die Krankheit in kalten und gemäßigten Zonen viel seltener ist als in heißen. Am häufigsten scheint Tetanus in den Tropen zu sein. Wie die klassischen Autoren meint HIRSCH, daß starke Witterungswechsel die wichtigste Ursache wären: „Daß Bodenverhältnisse an sich ... einen Einfluß auf das Vorkommen von Tetanus ausüben, entbehrt jeder Begründung". Doch die Erfahrungen im ersten Weltkrieg sprachen ihre deutliche Sprache. In Rußlands Wäldern und Sümpfen waren Todesfälle an Tetanus selten, an der Westfront aber mit hochkultiviertem, gedüngtem Acker- und Gartenboden waren die Fälle zahlreich.

Es ist eine alte Erfahrung, daß es Gebiete oder Zonen gibt, wo Tetanusfälle häufig auftreten. Als solche „tetanogene" Zonen in Frankreich gibt CHAVANNEZ eine Reihe von Gegenden an: Saint-Denis, bestimmte Gebiete in der Dordogne und Normandie, Täler in der Auvergne, die Umgebung von Tours usw. — Die hohe Sterblichkeit in der Steiermark hat MÖSE näher untersucht. Die starke Häufung der Fälle in gewissen Gegenden steht nach ihm in keinem Verhältnis zur Anzahl der Pferde, wie vielfach behauptet worden ist. Dagegen findet MÖSE einen gewissen Zusammenhang mit den Bodenverhältnissen, indem Braunlehme und sog. Obok oft mit hoher Frequenz von Tetanus zusammenfallen. Die tetanusreichen Gebiete in der Ost-Steiermark zählen zu den niederschlagsärmsten des Landes, wodurch die Tetanussporen wahrscheinlich länger an der Bodenoberfläche haften.

Über die Verbreitung und Häufigkeit der verschiedenen Formen von Tetanus, insbesondere bei Wöchnerinnen und Neugeborenen, ist es nicht möglich, vergleichbare statistische Angaben anzuführen. In Ländern mit guter Hygiene und Prophylaxe sind solche Fälle nunmehr selten, während sie in primitiven Ländern noch sehr häufig sind, wie früher in Dänemark, auf Island und in Schweden.

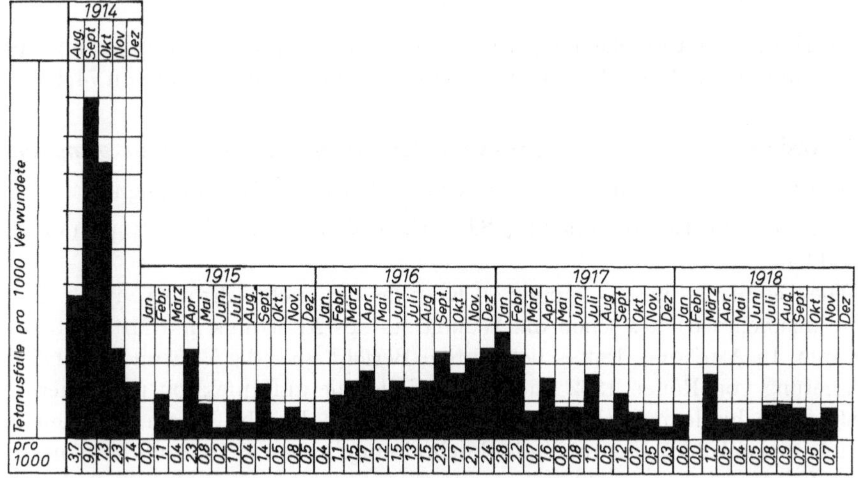

Abb. 31. Zahl der Tetanusfälle im Verhältnis zur Zahl der Verwundeten im 1. Weltkriege. (Nach BRUCE, 1918)

Eine gewisse Vorstellung von der Häufigkeit des Tetanus in Europa nach dem zweiten Weltkrieg geben die Zahlen von ANDERS. Erkrankungsfälle pro 1 Million Einwohner und pro Jahr:

England	1,7	Österreich	20,0
Norwegen und Schweden	3,5	Frankreich	22,0
Dänemark	5,0	Spanien, Jugoslawien	22,0
Deutschland	9,2	Ungarn (nach Möse)	50,0

Auffallend sind die starken Schwankungen bezüglich der Angaben zur Sterblichkeit in den verschiedenen Teilen der deutschen Bundesrepublik 1949 bis 1950 (berechnet auf je 1000000 Menschen; HUBNER und FREUDENBERG):

Bremen	2	Schleswig-Holstein	7
Hamburg	3	Baden-Württemberg	9
Nordrhein-Westfalen	4	Rheinland-Pfalz	10
Hessen, Niedersachsen	6	Bayern	16
		Bundesgebiet insgesamt	8

In Europa waren die jährlichen Todeszahlen am höchsten in Jugoslawien, Frankreich und Italien mit 334, 542 und 627 Todesfällen.

Viel höhere Zahlen findet man in heißeren Ländern, z. B. in Brasilien von 1949 bis 1950 jährlich 178 pro 1000000 Einwohner und auf San Domingo nicht weniger als 475. In den letzten 6 Jahren starben an Tetanus jährlich durchschnittlich

in Afrika:	Kap Verdische Inseln	223	in Amerika:	Kanada	12
	Ägypten	426		USA	330
	Französisch Westafrika	650		Kolumbien	452
in Asien:	Ceylon	339		Mexiko	1934
	Japan	1161			

In Haute-Volta im ehemaligen Französisch Westafrika sah PIRAME im Laufe der Jahre 1960 bis 1962 211 Fälle von Tetanus mit einer Mortalität von 74,4%.

22. Gasbrand — *Oedema emphysematosum malignum* — *Gas gangrene*

F. Charbon symptomatique, I. Edema maligna, S. Edema maligno.

Erreger: Clostridium welchii (1892), Cl. oedematiens, Cl. septique (Vibrion septique).

Die Geschichte dieser Gruppe von Krankheiten reicht sehr weit zurück. Es ist wohl anzunehmen, daß schon die Wundärzte des Altertums und Mittelalters sie kannten. In AMBROISE PARÉS bekanntem Bericht über die Verwundeten bei der Belagerung von Rouen 1562 finden sich Fälle, die auf Infektion mit anaëroben Gasbildnern hindeuten. HILDANUS sah 1593 einen Fall bei einem Mädchen mit Variola und gab 1607 eine treffende Beschreibung. Aber erst 1853, als MAISONEUVE einen Fall von „gangrène foudroyante" mit „circulation de gaz putride dans les veins" beschrieb, kann man von einer genaueren Kenntnis der Krankheit reden.

Außer den bei Rind, Schaf und wohl seltener beim Schwein vorkommenden Infektionskrankheiten ähnlicher Art sei hier aus historischen Gründen an die beim Wal vorkommende, mit Gasbildung verbundene Septikämie erinnert, die man wenigstens seit dem 12. Jahrhundert zum Töten der Wale benutzt hat. Die Jagd wurde in einem der Fjorde an der norwegischen Westküste betrieben. Die hereingekommenen Wale konnten wegen der flachen Mündung des Fjords bei Ebbe nicht hinaus und wurden dann mit sog. Todespfeilen beschossen, deren Spitzen ins sporenführende Blut getöteter Wale eingetaucht und bis zum folgenden Jahr aufbewahrt worden waren. Sobald die sporenreichen Pfeilspitzen in die Haut der Tiere eingedrungen waren, entwickelte sich eine Septikämie mit starker Gasbildung, woran die Wale bald zugrunde gingen (CHRISTIANSEN).

23. Listeriose — *Listeriosis* — *Listerellosis*

F. Listériose, I. und S. ähnlich.

Erreger: Listeria monocytogenes (HÜLPHERS 1911, MURRAY et al.). *Reservoire:* verschiedene Haustiere.

Die Infektionskrankheit ist eigentlich erst seit 1936 beim Menschen näher bekannt (BURN). Es handelt sich um eine Anthropozoonose, die mit Tularämie sowie mit Brucellose und Tuberkulose gewisse Ähnlichkeiten hat. Epidemien wurden in Halle und Jena beschrieben, auch in vielen anderen Ländern Europas, in den USA und Israel sind einzelne Fälle oder kleine Epidemien bekannt.

24. Oroya-Fieber — *Verruga peruviana — Carrion's disease*

F. Bartonellose, I. Verruca peruviana, S. Verruga peruana.

Erreger: Bartonella bacilliformis. *Vektor:* Phlebotomus verrucarum.

Die Stellung des Erregers im System der Mikroben war lange zweifelhaft, jetzt scheinen WIGANDs Untersuchungen die Bakteriennatur der Bartonella festgestellt zu haben.

Die Krankheit ist seit der Eroberung der Westküste Südamerikas durch die Spanier bekannt, wurde aber erst Anfang des 19. Jahrhunderts näher erforscht. Die Verruga kommt nur in den feuchten, waldigen, hochgelegenen Tälern von Peru vor und hat bei gewissen Gelegenheiten viele Todesopfer gefordert. Den Namen Carrions Krankheit trägt die Verruga als Erinnerung an einen peruanischen Studenten mit diesem Namen, der nach freiwilliger Impfung mit Verrugasaft starb.

25. Fleischvergiftung — *Botulismus — Botulism*

F., I., S. ähnlich.

Erreger der Intoxikation: Clostridium botulinum (VAN ERMENGEM 1896).

Die bakterielle Lebensmittelvergiftung Botulismus wurde nach JORDAN zuerst von dem Dichter und medizinischen Schriftsteller J. KERNER beschrieben. VAN ERMENGEM fand den Erreger in einem Stück rohen gepökelten Schinkens, nach dessen Genuß viele Krankheitsfälle und drei Todesfälle beobachtet worden waren. In den Vereinigten Staaten und in Kanada wurden in den Jahren 1899 bis 1925 nicht weniger als 146 Herde von Botulismus mit 504 Kranken und 337 Toten registriert, aber die Zahlen sind sicher zu niedrig. In den Jahren 1918 bis 1925 beobachtete man durchschnittlich 13 Ausbrüche jährlich. Die Fälle traten vor allem im Winter auf, wenn größere Mengen von Konserven gegessen wurden. — In Deutschland wurden zwischen 1907 und 1923 24 Herde registriert, jedoch wurde der Erreger nur in einem von diesen rein gezüchtet. In Großbritannien war der Botulismus viel seltener, nur drei Ausbrüche wurden vor 1935 registriert. Seit dieser Zeit ist der Botulismus dank besserer Hygiene sehr stark zurückgegangen. Sporadische Fälle kommen jedoch ab und zu vor, auch in Schweden.

Literatur

Cholera

ABOU-GAREB, A. H.: Cholera in Nepal 1958—60. Bull. Wld Hlth Org. 25, 130 (1961).

AHMUD, N.: Epidemiological observations based on cholera outbreaks in recent years in West Pakistan. Pak. J. Hlth 12, 59 (1962).

CHANG, U. C.: History of epidemic disease of cholera and its prevention. Kor. Med. 7, 631 (1962).

Cholera again in Calcutta. Indian Med. J. 56, 168 (1962).

HSU, T. C.: The epidemic of El Tor vibrio paracholerae in Taiwan. I. Introduction and epidemiological study. Jap. Arch. Int. Med. 10, 258 (1963).

JUSATZ, H. J.: Die gegenwärtige Verbreitung der indischen Cholera in der Welt. Med. Welt (Stuttg.) 14, 994 (1940).

KAMAL, A. M.: Endemicity and epidemicity of cholera. Wld Hlth Org. Chron. 28, 277 (1963).

Paracholera on the march, New outbreaks etc. Med. J. Malaya. 16, 323 (1962).

PETERMANN, A.: Text to "Cholera map of the British Isles." London 1848.

ROSS, J. A.: Cholera in New York in 1832. Ann. med. Hist. 9, 18 (1937).

SIMMONS, J. S.: Global epidemiology. London 1944 etc.

WALLACE, C. K.: Therapeutic aspects of the 1961—62 cholera epidemic in the Philippine islands. U.S. nav. Med. Res. Unit 2 Rep. 62 — 3, 1 (1962).
Wld Hlth Org. Chron. **15**, 3 (1961): Past and present distribution of cholera.
WOLFF, H. L.: Choléra endémique au Bengale. Ann. Soc. belge Méd. trop. **42**, 903 (1962).
YEOH, G. E., and T. M. TEOH: Cholera in Hongkong 1961. Trans. Roy. Soc. Trop. Med. Hyg. **57**, 46 (1963).

Rattenbißfieber

COHEN, H. G.: Rat-bite fever. Bull. Hist. Med. **16**, 108 (1944).
HOLDEN, F. A.: Rat bite-fever — an occupational hazard. Canad. med. Ass. J. **91**, 78 (1964).
KOWAL, J.: Spirillum fever. New Engl. J. Med. **264**, 123 (1961) (Viel Lit.).
SIMMONS, J. S.: Global epidemiology, London 1944.

Rhinosklerom

BRANDT, M.: Geopathologische Forschungen in der Sowjetunion. Berlin 1964, 95.
CONVIT, J.: Rhinoscleroma, a review. Arch. Derm. Syph. (Chicago) **84**, 55 (1961).
FAINSHTEIN, B. A., and R. J. LEVINA: Observations on endemic foci of scleroma in the Polesc lowlands. Zdravookhr Beloruss. **8**, 55 (1962).
SERGENT, H.: Rhinosclérome au Maroc 1959. Sem. Hôp. Paris **37**, 135 (1961).
SNIJDERS, E. P.: An endemic focus of rhinoscleroma in Sumatra (Dutch East Indies). Proc. Akad. Wetensch. **34**, 1426 (1931).
WAHI, A. L.: A note on the geographical distribution of scleroma. J. Laryng. **78**, 373 (1964).

Typhus abdominalis und Paratyphus

BRANDT, M.: Geopathologische Forschungen in der Sowjetunion. Berlin 1964, 112.
CHEVREL, M., et J. LARRIBAUD: Les fièvres typho-paratyphoidiques dans l'Armée en Algérie. Rev. Prat. (Paris) **11**, 3482 (1961).
DEPARIS, M.: Epidemiological data on typhoparatyphoid infections in metropolitan France. Maroc. Méd. **40**, 917 (1961).
DOERR, W.: Gestaltwandel klassischer Krankheitsbilder. Berlin-Göttingen-Heidelberg: Springer 1957.
FELSENFELD, O., and V. M. YOUNG: Geography of Salmonella. Am. J. dig. Dis. **14**, 47 (1947).
GAMET, A., et H. BROTTES: Importance de l'épidémie typhoidique au Centre-Cameroun. Bull. Soc. Path. Exot. **55**, 63 (1962).
JAFFE, R.: Sobre la geografia de la fiebre tifoidea. Rev. Policlin. Caracas **11**, 63 (1932).
LEVIN, S.: Moses, physician for typhoid. Practitioner **186**, 758 (1961).
NEWELL, K. W.: Paratyphoid B. fever possibly associated with frozen Chinese egg. Mth. Bull. Min. Hlth **14**, 146 (1955).
SAKAZAKI, T.: On the spread of Salmonella and their pathogenicity as seen in Japan during the last 15 years. J. Jap. Ass. Inf. Dis. **36**, 242 (1962).
VILDOSOLA MORENO, J.: Distribución geográfica de los casos de fiebre tifoidea y paratifoidea en communas chilenas. Rev. chil. Hig. **8**, 261 (1946).
WHO: Typhoid-Paratyphoid 1950—54. Bull. Wld Hlth Org. **13**, 173 (1955).
WINKLE, S., u. R. RODHE: Über das häufigere Auftreten von Paratyphus in Deutschland, etz. Arch. Hyg. (Berl.) **139**, 65 (1955).

Bacilliäre Ruhr

BOVRE, K.: Rev. int. Serv. Santé Armées. Suppl. **36**, 53 (1963).
CASTELLANI, A., e I. JACONO: Manuale di clinica tropicale. Torino 1937, 322.
HENZE, B.: Öff. Gesundheitsamt **21**, 139 (1959).
LOMBARD, H.-C.: Traité de climatologie médicale. **1**, 79 (1877).
RANIASALO, I.: Dysentery in Finland. Duodecim (Helsinki) **76**, 620 (1960).
SIMMONS, J. S.: Global epidemiology. London 1944.
THABAUT, A.: Les shigelloses dans l'est Algérien. Presse méd. **71**, 1123 (1963).
TOPLEY, W. W. C., and G. S. WILSON: The principles of bacteriology and immunity. London 1937, 1231 (Viel Lit.).
YOUNG, V. M.: Distribution of Shigella. Amer. J. trop. Med. **27**, 293 (1947).

Pest

ACKERKNECHT, E. H.: Geschichte und Geographie der wichtigsten Krankheiten. Stuttgart 1963.

BALTAZARD, M.: Étude systématique d'un «mesofoyer» de peste sauvage au Kurdistan iranien. Bull. Soc. Path. exot. **56**, 1129 (1963).

Black death. J. Amer. med. Ass. **175**, 1176 (1961).

BLANC, G.: La disparition de la peste et ses causes épidémiologiques. Sem. Hôp. Paris **37**, 105 (1961).

BLONDHEIM, S. H.: The first recorded epidemic of pneumonic plague: The Bible, I Sam. VI. Bull. Hist. Med. **29**, 337 (1955).

BRUGSCH, T.: A medical-historical evaluation of writings on plague in the 3 books of Georgius Agricola and Froben in the year **1554**. Z. Gesch. inn. Med. **15**, **7** (1961).

CAMUS, A.: La peste. Paris 1947.

CHAULIAC, GUY DE: La grande chirurgie. Paris 1890, CIV--CV; 167—173: La grande mortalité de 1348 3t 1360.

DEFOE, D.: A journal of the plague year. Nei TATE, W. J. Brit. Med. Quart. **12**, 61 (1961).

DEVIGNAT, R.: Répartition géographique des trois variétés de pasteurella pestis. Liége 1952.

DIAZ, R. I.: Problem and destiny of the plague. Gac. méd. Caracas **69**, 73 (1961).

FENYUK, B. K.: Enzootic plague in Nord-East Caspian Region. Wld Hlth Org. Bull. **23**, 263 (1960).

HAGEN, B. VON: Die Pest im Altertum. Jena 1939, 26.

HECKER, J. F. C.: Der schwarze Tod im vierzehnten Jahrhundert. Berlin 1832, 102.

HODGES, N.: Loimologia or an historical account of the plague in London in 1665, etc. Lateinisches Original **1672**, Translation von J. QUINCY **1720**.

HULT, O. T.: Die Pest in Schweden 1710. Stockholm 1926, 119 (schwed.).

HUSSEIN, A. G.: The plague in Egypt 1899—1951. Bull. Wld Hlth Org. **13**, 27 (1955).

HWASSER, I.: Der schwarze Tod, dessen Zeit und Folgen. Upsala 1815 (schwed.).

ILMONI, I.: Beitrag zur Krankheitsgeschichte des Nordens. Helsingfors 1846, 53 (schwed.).

MATUMOTO, O.: Pasteurella pestis strains geographically. Jap. J. Exp. Med. **20**, 285 (1949).

MOURANGES, P.: Problèmes médico-sociaux d'outre-mer (Hauptsächlich Pest). Sem. Med. (Paris) **36**, 1250 (1960).

NEUSTÄTTER, O.: Where did the identification of the Philistine plague (Samuel **5** and 6) as bubonic plague originate. Bull. Hist. Med. **11**, 36 (1942).

POLLITZER, R.: The present state of plague in the Sovjet Union (bis Okt. 1960). I. Inst. Contemp. Russ. Stud. 1960.

RUFFER, M. A.: Studies in the palaeopathology of Egypt. Chicago: Univ. Press 1921.

SCHULTHEISS, E.: Beitrag zur Pestliteratur des Spätmittelalters. Centaurus (Kbh.) **7**, 213 (1961).

SEAL, S. C.: The plague in Calcutta. II. The role of domestic and peridomestic rodents in the maintenance of plague infection and variation in virulence. Indian J. med. Res. **49**, 1819 (1961).

—, and L. M. BHATTACHARJI: Epidemiological study of plague in Calcutta. Two species of ratlice in the distribution. Indian J. med. Sci. **49**, 974 (1961).

— — The plague in Calcutta. Movement of rats in the spread of plague. Indian J. med. Sci. **49**, 1008 (1961).

SODEN, W. VON: Herrscher im alten Orient. Berlin-Göttingen-Heidelberg: Springer 1954.

SORRE, M.: Les fondements de la géographie humaine. I. Paris 1943.

STICKER, G.: Die Pest. Gießen 1908—10.

TATE, W. J.: The great plague in London 1665. Brit. med. Quart. **12**, 61 (1961).

WHO: Plague in 1959. Wld Hlth Org. Chron. **14**, 154 (1960).

Tularämie

BJÖRKENHEIM, G.: Tularaemia in Finland. Acta med. scand. **175**, Suppl. 412, 268 (1964).

BORG, K., u. K. G. NYSTRÖM: Tularämie wieder aktuell. Sv. Vet. Förb. **12**, 349 (1963) (schwed.).

BRANDT, M.: Geopathologische Forschungen in der Sowjetunion. Berlin 1964, 90.

JUSATZ, H. J.: Zweiter Bericht über das Vordringen der Tularämie nach Mittel- und West-Europa. Geomedizinische Untersuchungen und Prognose. Z. Hyg. Infekt.-Kr. **134**, 350 (1952).

— Tularämie. Arch. Hyg. (Berl.) **139**, 189 (1955).

— Tularämie in Europa 1926—1951. Weltseuchenatlas I.

— Dritter Bericht über das Vordringen der Tularämie nach Mittel- und Westeuropa über den Zeitraum von 1950—1960. Z. Hyg. Infekt.-Kr. **148**, 69 (1961).

MOSOLOV, L. P.: The incidence of the tick Ixodes sprenophorus in the Moskow region and some observations on the natural focus of tularemia. I. Med. Parazit (Mosk.) **30**, 304 (1961).

KLEIBL, K.: Clinical studies in cutaneous manifestations in an extensive epidemic of tularemia. Ces. Derm. **37**, 83 (1962).

LUKJANCHENKO, A. A.: On the effect of southwestern winds in the appearance and spreading of tularemia in the focus of the Don Delta. Zh. Mikrobiol. (Mosk.) **32**, 55 (1961).

McDIARMID, A.: Diseases of free-living wild animals. FAO Working Docum. Animal Health Branch. Monograph I (1960).

MILLER, J. K.: Human tularemia in the New York State. N.Y. St. J. Med. **61**, 652 (1961).

MOCHMANN, H.: Tularämiefälle im Raume Mecklenburg. Zbl. Bakt. (Abt. 1) **164**, 106 (1955).

OLIN, G.: Une nouvelle épidémie de tularémie en Suède. Bull. Off. Internat. Hyg. Publ. **30**, 2230 (1938).

SORRE, M.: Les fondements de la géographie humaine I. Paris 1943.

SPENCER, F. J.: Tick-borne tularemia in Virginia. Amer. J. trop. Med. **10**, 220 (1961).

Pseudotuberkulose

BORG, K., and E. TAL: Die Pseudotuberkulose (Pasteurella pseudotuberculosis) als Zoonose. Svenska Läk.-Tidn. **58**, 1923 (1961) (schwed.).

HENSCHEN, F.: Zur Kenntnis der bazillären Pseudotuberkulose der Haustiere. Svenska Vet. T. **1918**, 37, 79, 95, 135, 165 (schwed.).

KNOPP, W.: Pasteurella pseudotuberculosis; humanmedizinische Bedeutung. Ergebn. Mikrobiol. **32**, 196 (1959).

MOLLARET, H. H.: La forme pseudo-tumorale de l'adénite mésentérique due au bacille de Malassez-Vignal. Arch. franç. Pédiat. **21**, 521 (1964).

SCHMIDT, J.: Durchseuchung der Bevölkerung mit Pasteurella pseudotuberculosis. Zbl. Bakt., I. Abt. Orig. **180**, 530 (1960).

STRÖMBECK, J. P.: Mesenteric lymphadenitis. Acta chir. scand. Suppl. **20**, 70 (1932).

Keuchhusten

LANTROP, H.: Observations on parapertussis in Denmark. Diss. in honorem M. Kristenson. Kopenhagen 1958.

UTTLEY, K. H.: Epidemiological mortality in Negroes in Antigua during the last 100 years. W. Indian med. J. **9**, 77 (1960).

WHO: Whooping cough. Epid. Vital Statist. Rep. **8**, 194 (1955); **9**, 134 (1956).

Brucellosen

AMUCHASTEGUI, S. R.: Endemo-geografía humana y animal de las brucelosis. Rev. méd. Córdoba **35**, 523 (1947).

BOTHWELL, P. W.: Epidemiology of human brucellosis in the United Kingdom. Brit. J. prev. soc. Med. **17**, 90 (1963).

BRANDT, M.: Geopathologische Forschungen in der Sowjetunion. Hft. 6, Berlin 1961, 96.

BRODIGAN, M.: Brucellosis — An island epidemiological study (Isle of Wight). Brit. med. J. **5264**, 1393 (1961).

CHERCHENKO, I. I., and N. SAMSONOVA: Brucella infections in far northern regions: "reindeer" brucellosis in man. Zh. Mikrobiol. (Mosk.) **32**, 51 (1961).

CHRISTIANSEN, M., and A. THOMSEN: A contribution to surveying the spread of brucellosis in hares in Denmark. Nord. Vet.-Med. **8**, 841 (1956).

COLLARD, P.: Antibodies against brucellae in the sera of healthy persons in various parts of Nigeria. W. Afr. med. J. **11**, 172 (1962).

DE VILLAFANE LASTRA, T.: Epidemiology and neurologic manifestations of brucellosis. Rev. méd. Córdoba **50**, 5 (1962) (span.).

DALRYMPLE-CHAMPNEYS, W.: The future of brucella infections in animals and man. Roy. Soc. Hlth. J. **80**, 366 (1960).

FARID, Z., and M. A. OMAR: Brucellosis in Egypt. A neglected problem. J. Egypt. med. Ass. **45**, 361 (1962).

FERRIS, D. H.: Bacteriological and serological investigations of brucellosis and leptospirosis in Illinois deer. J. Amer. vet. med. Ass. **139**, 822 (1961).

GARGANI, C., and M. GUERRA: Brucellar endemia in Tuscany in post-war period. Sperimentale **105**, 99 (1956).

GLASS, W. J.: Brucellosis as an occupational disease in New Zealand. N.Z. med. J. **63**, 301 (1964).

HÄBERLI, R.: Über die Häufigkeit von Brucellosen bei den Schweizern des Jahrganges 1943. Schweiz. med. Wschr. **93**, 911 (1963).

HEISCH, R. B.: The isolation of Brucella suis from rodents in Kenya. E. Afr. Med. J. **40**, 132 (1963).

JOGARAO, T.: Incidence of human brucellosis in a rikakulam district Andhra Pradesh. Indian J. med. Sci. **17**, 416 (1963).

KRISTENSEN, M.: II Human brucellosis. Dan. med. Bull. **2**, 65 (1955).

LINSERT, H., u. J. KLÄHN: Beitrag zur Epidemiologie des Morbus Bang. Z. ärztl. Fortbild. **56**, 711 (1962).

MOORE, T.: Contribution á l'étude des brucelloses en tant que maladies professionelles en Suisse. Praxis **51**, 1339 (1962).

NOUVEL, J., et J. RINJARD: Epidémiologie de la brucellose des mammifères sauvages. Rev. Path. gén. **61**, 535 (1961).

OLIN, G.: Studien über das Undulantfieber in Schweden. Svenska Läk.-Sällsk. Handl. **61**, 1 (1953).

OSSOLA, A. L.: Natural infection of sheep by Brucella melitensis in Argentina. Amer. J. vet. Res. **24**, 446 (1963).

OZSAN, K.: Isolement de Brucella melitensis de puces Xenophylla conformis récoltées dans les terriers de rongeurs sauvages. Ann. Inst. Pasteur **104**, 90 (1962).

PILET, C., et P. GORET: L'infection brucellique chez les vétérinaires francais. Étude épidémiologique et statistique. Concours méd. **84**, 5855 (1962).

SHIBATA, S.: A survey of bovine brucellosis in Japan. J. Jap. Ass. Inf. Dis. **36**, 197 (1962).

SIEGEL, R. E.: Epidemics and infectious diseases at the time of Hippocrates. Gesnerus (Aarau) **17**, 77 (1960).

SORRE, M.: Les fondements de la géographie humaine I. Paris 1943.

THOMSEN, A., and M. KRISTENSEN: Trends in brucellosis in Denmark. Dan. med. Bull. **2**, 65 (1955).

— Occurrence of brucella infection in swine and hares, with special regard to the European countries. Nord. Vet.-Med. **11**, 709 (1959).

TSURUMI, H.: Epidemiology and clinical aspects of brucellosis II Human brucellosis in Japan. J. Jap. Ass. Inf. Dis. **36**, 201 (1962).

WILDE, H.: Brucellosis, occupational and medicolegal considerations. Rev. méd. Córdoba **50**, 139 (1962).

Rotz

FOURNIER, J.: A zoonosis gaining ground: Meliodosis. Méd. d'Egypte **9**, 23 (1960).

Gonorrhoe

BEVERIDGE, M. M.: Source of infection with gonorrhaea in various ethnic groups. Brit. J. vener. Dis. **38**, 154 (1962).

EGGERTSEN, N.: Die Gonorrhoefälle werden immer zahlreicher. Svenska Läk.-Tidn. **58**, 3799 (1961) (schwed.).

FISHBEIN, M.: Return of the veneral diseases. Postgrad. Med. **32**, 294 (1962).

NIELSEN, B. M.: Gonorrhoe und Syphilis nehmen zu. Ugeskr. Laeg. **123**, 1331 (1961) (dän.).

RAHBEK, M.: Eine Gonorrhoe-Epidemie in Umanak (Grönland) Ende 1960. Ugeskr. Laeg. **124**, 722 (1962) (dän.).

TEXIER, L., et J. MALEVILLE: Panorama de l'actualité dermato-vénérologique. J. Méd. Bordeaux **139**, 1431 (1962).

WILLOX, R. R.: Gonorrhoea today. Wld Hlth Org. Chron. **15**, 289 (1961); Wld Hlth Org. Bull. **24**, 357 (1961).

Epidemische Hirnhautentzündung

ACKERKNECHT, E. H.: Geschichte und Geographie der wichtigsten Krankheiten. Stuttgart 1963.

BOUDIN, J.-C.-M.: Histoire du typhus cérébro-spinal ou- Méningite cérébrospinale épidémique. Paris 1854, 171.

ESRACHOWITZ, S. R.: Pyogenic meningitis, 303 cases. S. Afr. med. J. **35**, 101 (1961).

GOVER, MARY, and GLEE JACKSON: Cerebrospinal meningitis. Publ. Hlth Rep. (Wash.) **61**, 433 (1946).

GREENE, J. D., and B. B. WADDY: Cycle of cerebro-spinal meningitis in the Gold Coast. Trans. roy. Soc. trop. Med. Hyg. **48**, 64 (1954).

HUSS, M.: Über Schwedens endemische Krankheiten. Stockholm 1852 (schwed.).

Wld Hlth Org. Chron.: Cerebrospinal meningitis in Africa. **17**, 256 (1963).

Schweinerotlauf

MIASNIKOV, J. A., and A. V. NABOKOVA: Erysipeloid morbidity in Tula, an occupational disease. Zh. Mikrobiol. (Mosk.) **33**, 31 (1962).

Diphtherie

AGRIFOGLIO, L.: Historical delineation of diphtheria. Riv. ital. Igiene **21**, 205 (1961).

BAROCCI, C., e G. BERARDINELLI: Considerazioni — su di una epidemia difterica in una colonia permanente di Senigallia. Minerva med. (Torino) **52**, 2385 (1961).

BOKKENHEUSER, V.: Geographical and racial distrinution of diphtheria in South Africa. S. Afr. med. J. **35**, 711 (1961).

DOERR, W.: Gestaltwandel klassischer Krankheitsbilder. Berlin-Göttingen-Heidelberg: Springer 1957.

GOTTSTEIN, A.: Epidemiologische Studien über Diphtherie und Scharlach. Berlin 1895.

HOTTINGER, A.: Die Diphtherie. v. Bergmanns Handb. Inn. Med., 4. Aufl. I, 1. Berlin-Göttingen-Heidelberg: Springer 1952.

HUSS, M.: Über Schwedens endemische Krankheiten. Stockholm 1852 (schwed.).

DOEGE, T. C.: Diphtheria in the United States 1959—60. Pediatrics **30**, 194 (1962).

MADSEN, S.: Diphtheria in Denmark, from 23.695 cases to 1 case. Dan. med. Bull. **3**, 112 (1956).

MONTOYA, C.: Diphtheria in Santiago. Rev. chil. Pediat. **31**, 535 (1960).

PRINZING, F.: Zit. nach DOERR.

RAMON, G.: La diphthérie. Sa disparition dans le monde par la vaccination etc. Sem. méd. (Paris) 32, 67 (1956).

ROSENTHAL, R.: The story of diphtheria. Minn. Med. **43**, 627 (1960).

UTTLEY, K. H.: Mortality and epidemiology of diphtheria among Negroes in Antigua, British West Indies since 1857. W. Indian med. J. **9**, 156 (1960).

Wld Hlth Org. Chron. **18**, 61 (1961). Diphtheria in the last forty years.

Milzbrand

KHALENQUE, K. A.: Anthrax in East Pakistan. J. trop. Med. Hyg. **64**, 118 (1961).

KLEMM, DORIS W., and W. R. KLEMM: A history of anthrax. J. Amer. vet. med. Ass. **35**, 458 (1959).

KOHOUT, E.: Anthrax: a continous problem in southwestern Iran. Amer. J. med. Sci. **247**, 585 (1964).

RICHTER, P.: Die Bedeutung des Milzbrandes für die Geschichte der Epidemien. Arch. Gesch. Med. **6**, 286 (1913).

TASELLI, E.: Hematic carbuncle in the province of Foggia. Sanit. Pub. **23**, 33 (1962).

ZAPOROZHCHENKO, A. Y.: The epidemiology and clinical course of intestinal anthrax. Zh. Mikrobiol. (Mosk.) **32**, 1226 (1962).

Wundstarrkrampf

ANDERS, W.: Epidemiologie des Tetanus in Berlin. Ärztl. Wschr. **7**, 1112 (1952).
ANGELO, T. L., and J. R. DONALDSON: Tetanus in India. J. Christ. med. Ass. India **36**, 345 (1961).
ANIBAL OSUNA: Morbidity and mortality from tetanus in Venezuela 1955—59. Rev. venez. Sanid. **27**, 236 (1962).
BAKER, W. DE C.: A note on the epidemiology of tetanus in Kenya. E. Afr. med. J. **40**, 127 (1963).
CHAVENNAZ, J.: Les zones tétanigènes en France. Mém. Acad. Chir. **79**, 46 (1953).
GOSH, A.: Tetanus. Indian J. Child Hlth. **10**, 440 (1961).
GORDON, J. E.: Tetanus in villages of the Punjab. An epidemiological study. Indian Med. Ass. J. **37**, 157 (1961).
MATHES, C. J.: Tetanus in Dade County. J. Fla. med. Ass. **41**, 847 (1955).
MELNOTTE, P., et J. M. FOLIGUET: Tétanos en Lorraine de 1941 á 1960. Étude statistique et épidémiologique. Rev. Hyg. Méd. soc. **11**, 51 (1963).
MÖSE, J. R.: Zur Epidemiologie des Tetanus. Arch. Hyg. (Berl.) **139**, 137 (1955).
OROPEZA, P.: Tetanus neonatorum in Venezuela and the unprovement of the midwifery profession. **27**, 226 (1962).
OTTEN, G. H.: Tetanus. Ned. T. Geneesk **105**, 2428 (1961).
PIRAME, Y.: Aspects du tétanos en Haute-Volta. Presse méd. **71**, 1043 (1963).
REUS, T. DE: Aspects of navel tetanus in Deli (Indonesia). Ned. T. Geneesk **107**, 1265 (1963).
SLOME, R.: Tetanus in South Africa. S. Afr. med. J. **28**, 473 (1954).
UTTLEY, K. H.: Epidemiology of tetanus in the Negro race over the last 100 years in Antigua. Brit. West Indian Med. J. **8**, 41 (1959).
WAINÖ, H., u. E. ANDERSEN: Tetanus auf Ceylon. Nord. Med.

Gasbrand

CHRISTIANSEN, M.: Der Walfischseptikämiebazillus. Norsk Mag. Laegevidensk. **80**, 1000 (1919) (norweg.).
KELLETT, C. E.: The early history of gas gangrene. Ann. Med. Hist. **1**, 452 (1939).

Listeriose

ANDERSSON, E.: Listeriose bei Tieren. Svenska Vet. Förb. **13**, 175 (1961) (schwed.).
HULPHERS, G.: Lebernekrose beim Kaninchen durch eine bisher nicht beschriebene Bakterie. Svenska Vet. Tid. **16**, 265 (1911) (schwed.).
KAMPELMACHER, E. H.: Listeriosis in man and animals in the Netherlands 1956—60. Ned. T. Geneesk **105**, 1317 (1961).
KREPLER, P., u. H. FLAMM: Listeriose. Ergebn. inn. Med. Kinderheilk. **7**, 64 (1956).
PAUL TRUB, C. L.: Ätiologisch-diagnostische Untersuchungen und epidemiologische Erhebungen über das Vorkommen von Listeriose im niederrheinischen Gebiet des Landes Nordrhein-Westfalen. Arch. Hyg. (Berl.) **147**, 495 (1963).
SEELIGER, H. P. R.: Listeriosis, Epidemiology. Kargers Gazette **1962**, 2.
URBACH, H., u. G. SCHABINSKY: Zschr. Hyg. (Berl.) **141**, 239 (1955).
WIESMANN, E.: Listeriose. Schweiz. med. Wschr. **86**, 161 (1956).

Oroya-Fieber

KIKUTH, W.: Bartonellenkrankheiten des Menschen und der Tiere. GILDEMEISTER-HAAGEN-WALDMANN: Handb. d. Viruskrankh. Jena 1939, II, 639.
WIGAND, R.: Morphologische, biologische und serologische Eigenschaften der Bartonellen. Stuttgart 1958.

Fleischvergiftung

BARNA, K., et M. TIMAFFY: Etude d'un foyer de botulisme en Hongrie. Concours méd. **83**, 3046 (1961).
DOLMAN, C. E.: Further outbreaks of botulism in Canada. Canad. med. Ass. J. **84**, 191 (1961).
JOHANNSEN, A.: Ein Ausbruch von Botulismus bei Pferden. Svenska Vet. Förb. **14**, 157 (1962) (schwed.).
MÜLLER, J.: Typus C-Botulismus bei Menschen und Tieren (mit besonderer Rücksicht auf dessen Vorkommen beim Rind und Pferd). Medlemsbl. danske Dyrlaegeforen. **44**, 547 (1961) (dän.).

VI. Mykobakteriosen

(Die in ätiologischer Hinsicht unklare Sarkoidose und Lymphogranulomatose werden in einem Anhang kurz abgehandelt.)

1. Tuberkulose — *Tuberculosis*

Erreger: Mycobacterium tuberculosis (Koch 1882) hominis, bovis, avium.

α) Historisches

Das Vorkommen von frei in der Natur lebenden säurefesten Stäbchen, die dem Tuberkelbakterium ähneln, und von tuberkuloseähnlichen Affektionen mit säurefesten Mikroben bei Kaltblütern spricht dafür, daß die Tuberkulose der warm-

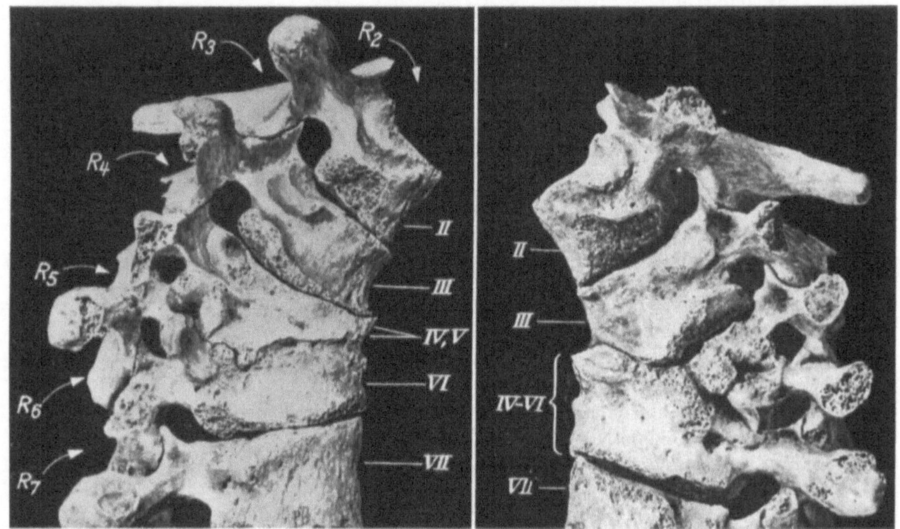

Abb. 32. Cranialer Teil der Brustwirbelsäule eines etwa 20jährigen Mannes aus der Steinzeit. Fundort Nähe Heidelberg. Die Körper des 4. und 5. Brustwirbels sind keilförmig zusammengepreßt und anscheinend sklerosiert. Nach Bartels soll die Deformität des 4. und 5. Brustwirbels eine ausgeheilte tuberkulöse Spondylitis darstellen

blütigen Tiere und des Menschen durch Anpassung derartiger Stäbchen an die Gewebe der höheren Tiere und Menschen in prähistorischer Zeit entstanden ist.

Die älteste Geschichte der menschlichen Tuberkulose ist arm und hauptsächlich auf spärliche Fälle von Knochentuberkulose gegründet. Als erstes Dokument gelten vielfach Skeletfunde aus dem französischen und deutschen Neolithicum, vor allem bei einem jüngeren Individuum, wahrscheinlich einem Manne aus dieser Zeit etwa 5000 Jahre v. Chr., in der Nähe von Heidelberg. Seine Brustwirbelsäule (III bis IV) zeigt Veränderungen, die von Bartels et al. als ausgeheilte tuberkulöse Spondylitis, von anderen wie Williams, als ausgeheilte Fraktur, von wieder anderen als Mißbildung gedeutet werden. Persönlich bin ich von der Diagnose Tuberkulose nicht ganz überzeugt.

Auf festerem Boden steht man erst im alten Ägypten. In einer alten Begräbnisstätte aus prädynastischer Zeit wurden 1909 zehn Skelete gefunden, darunter in zwei Gräbern vier Fälle von tuberkulöser Spondylitis (SUDHOFF). WOOD-JONES hat eine Mumie mit Tuberkulose des einen Iliosakralgelenks und der beiden untersten Lumbalwirbel und im Ellenbogengelenk eine Veränderung mit Fistel zur Haut beschrieben. DERRY hat eine Reihe von kranken Wirbelsäulen aus der Zeit um 2000 bis 3000 v. Chr. und noch früher als Tuberkulose diagnostiziert. Am meisten bekannt ist die von ELLIOT-SMITH und RUFFER untersuchte Mumie eines Ammonspriesters aus der 21. Dynastie mit Gibbus und Senkungsabsceß in der Psoasmuskulatur rechts. Säurefeste Bakterien scheinen bisher nicht nachge-

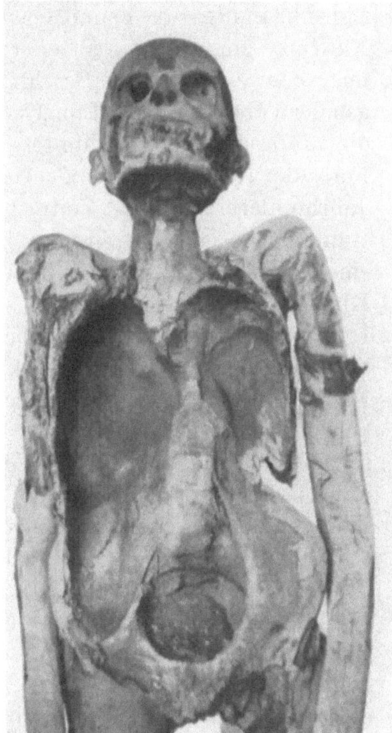

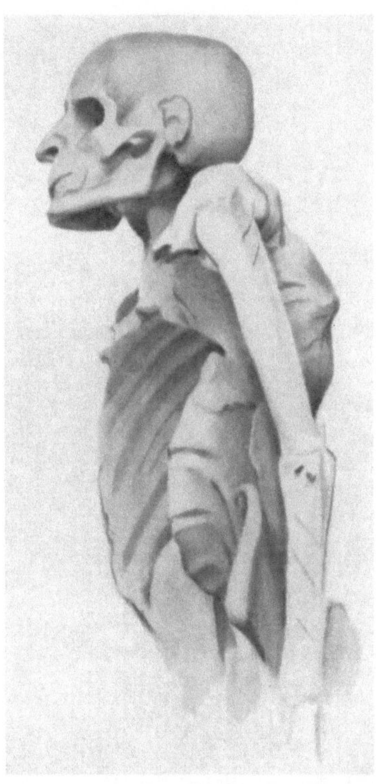

Abb. 33. Mumie eines Ammon-Priesters aus der XXI. Dynastie, etwa 1000 Jahre v. Chr. Gibbusbildung bei Spondylitis tuberculosa und Psoassenkungsabsceß rechts. Das Profilbild ist gezeichnet, die Abbildung links eine unretouchierte Photographie. (Nach ELLIOT SMITH und RUFFER, 1910)

wiesen zu sein, obwohl Mikroben in histologischen Schnitten von Mumien sonst nicht ganz selten beobachtet werden. Diese Fälle von Knochentuberkulose sagen uns leider nichts über die Häufigkeit der Tuberkulose im alten Ägypten und man ist auch nicht berechtigt, daraus irgendwelche Schlüsse über das Vorkommen der Krankheit in den verschiedenen sozialen Schichten der Bevölkerung zu ziehen. Tuberkulose der Weichteile, vor allem der Lungen, scheint bisher nur ausnahmsweise nachgewiesen zu sein (LONG), was wohl zum Teil mit der Eviszeration bei der Balsamierung zusammenhängt.

In HAMMURABIS Gesetzen findet man Vorschriften, die auf eine Kenntnis der Tuberkulose schon 2000 Jahre v. Chr. hindeuten könnten, und in Indien soll in MANUS Gesetzen (1000 v. Chr.) die Tuberkulose als eine unreine und unheilbare und für die Ehe hinderliche Krankheit bezeichnet worden sei. Zu HIPPOKRATES Zeit wurde die Phthise als eine meistens ererbte Dyskrasie aufgefaßt. Die damals beschriebenen anatomischen Veränderungen der Lungen, Geschwüre, Eiterungen und Phymata oder Knoten sind vielleicht auf Beobachtungen beim Rind zurückzuführen. Auch die von ARISTOTELES erwähnten Scrofula der Schweine könnten tuberkulösen Veränderungen entsprechen. Bei den griechisch-römischen Autoren CAELIUS AURELIANUS, CELSUS, PLINIUS d. Ä. und vor allem ARETAIOS und GALENOS findet man mehr oder weniger klare Beschreibungen der Tuberkulose der Lungen. Auch die arabischen Ärzte kannten diese Form der Krankheit. Aus dem ersten Jahrhundert unserer Zeitrechnung stammt eine Stele aus Smyrna, in der eine tuberkulöse Peritonitis bei einem Kind geschildert wird (WELLS).

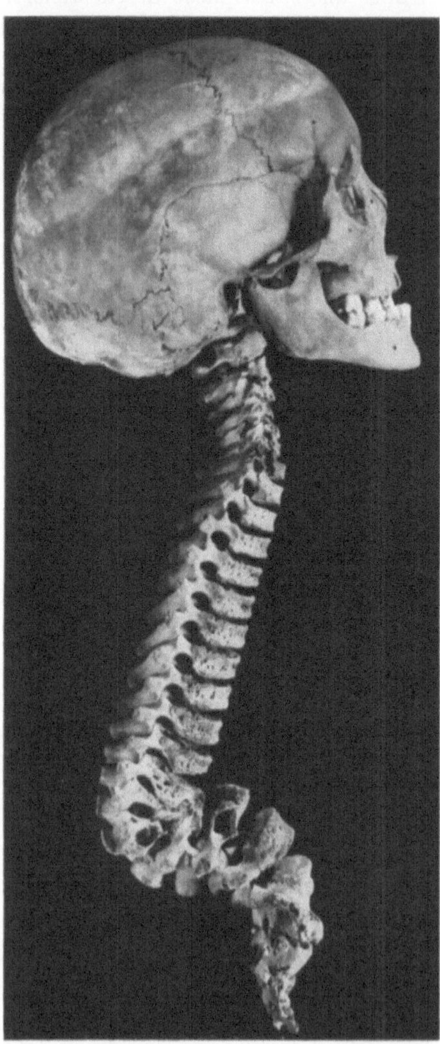

Abb. 34. Kopf und Wirbelsäule eines 8jährigen Kindes aus der ältesten schwedischen königlichen Familie mit schwerer tuberkulöser Spondylitis und Gibbus. Aus einem Grabe im Vreta-Kloster, Anfang des XII. Jahrhunderts. (Nach FÜRST, 1920)

Über die erste Verbreitung der Tuberkulose in Europa ist wenig bekannt. Nach dem Norden kam sie wahrscheinlich relativ spät, erst als die wirtschaftlichen und kriegerischen Verbindungen lebhafter wurden. Ein dänischer Geistlicher, der mit einer „geschädigten Lunge“ starb und der norwegische König INGE KROKRYGG (Krummrücken) könnten die ersten geschichtlichen Fälle sein. Aber das erste sichere Dokument ist das Skelet eines 8jährigen Königskindes in einer Gruft im Vreta-Kloster, Mittelschweden, aus dem Anfang des 12. Jahrhunderts mit einem ausgebildeten Gibbus. Auch Gotland hatte als Handelszentrum früh Tuberkulose.

Über die erste Verbreitung der Tuberkulose in Asien ist fast nichts bekannt. Als man die Gruft von TAMERLAN (1336 bis 1406) in Samarkand untersuchte, fand man große, wahrscheinlich tuberkulöse Abscesse in seinem rechten Schenkel und ein unbewegliches Kniegelenk, was mit seinem bekannten Hinken gut übereinstimmen würde (WELLS).

In der Neuen Welt gab es schon vor COLUMBUS Tuberkulose. Ob sie autochthon war oder bei der Einwanderung der Vorfahren der Indianer eingeschleppt wurde, läßt sich nicht entscheiden. HRDLIČKA fand tuberkulöse Spondylitis im Skelet eines Indianers aus dem nördlichen Louisiana, MEANS fand zwei Fälle unter 500 Skeleten in Ohio. GARCIA FRIAS fand in einer altperuanischen Mumie verkalkte Herde in der linken Lunge und eine Kette von Kalkherden in der Nähe des Ileo-Cöcalwinkels mit säurefesten Bakterien. In einer anderen Mumie mit tuberkulöser Spondylitis konnte er einen typischen tuberkulösen Primärkomplex der

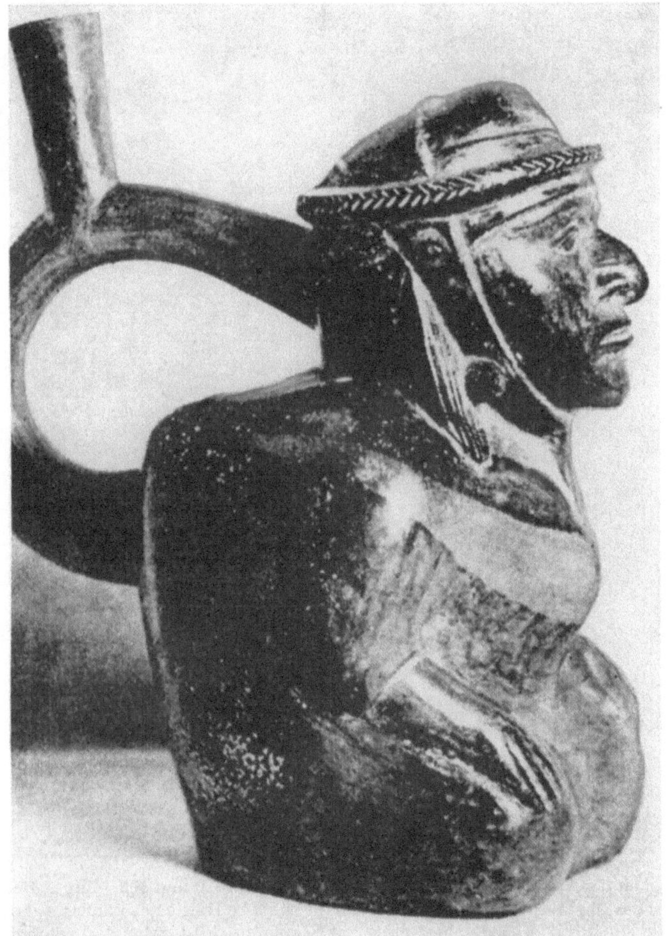

Abb. 35. Tuberkulöser Gibbus mit entsprechender schwerer Thoraxdeformität auf einer altperuanischen Keramik in Rot und Grauweiß. Höhe 17,5 cm. (Nach LASTRES u. Mitarb., 1943)

linken Lunge mit dazugehörigem Lymphknoten nachweisen. Aus dem alten Peru stammen Tonfiguren mit charakteristischem Gibbus. Mit dem weißen Mann kamen neue Ansteckungsmöglichkeiten in diese Länder.

Über die älteste Geschichte der *Rindertuberkulose* ist sehr wenig bekannt. Wie oben angedeutet, wäre es denkbar, daß die Lungen- und Pleuratuberkulose des Rindes auf die medizinischen Vorstellungen über Menschentuberkulose übertragen wurden. MAIMONIDES, der jüdische Arzt aus dem 12. Jahrhundert, scheint die Rindertuberkulose gekannt zu haben. Primitive Rinderrassen waren im Norden und wohl auch in anderen Ländern frei von Tuberkulose, aber durch Import von edleren Tieren wurden viele Besitzungen angesteckt. Die Rindertuberkulose hat noch immer eine nicht geringe Verbreitung in vielen europäischen Ländern, sogar hochstehenden. In den drei skandinavischen Ländern ist sie so gut wie vollständig ausgerottet.

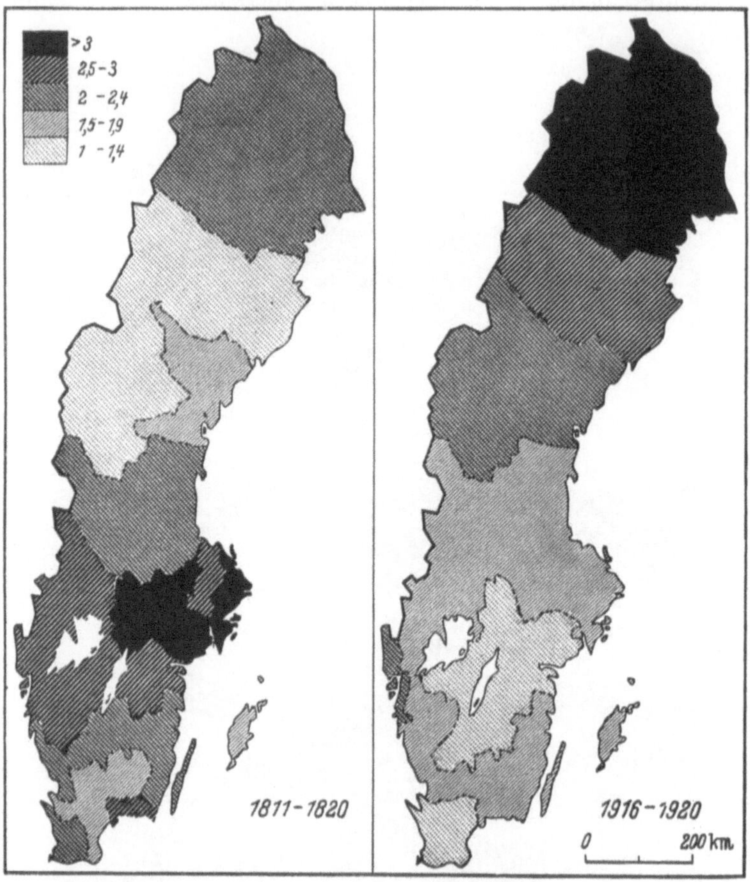

Abb. 36. Häufigkeit der Tuberkulose in Schweden von 1811 bis 1820 und 100 Jahre später von 1916 bis 1920. Zu Beginn des 19. Jahrhunderts war vor allem die südliche Hälfte des Landes und der nördlichste Teil von Tuberkulose ergriffen, 100 Jahre später, zu Beginn des 20. Jahrhunderts, vor allem die nördliche Landeshälfte. (Nach NERANDER, 1924 und 1927)

Im Mittelalter und im Anfang der Neueren Zeit war die Menschentuberkulose ziemlich stark verbreitet in Italien, Spanien und Frankreich; auch Deutschland war, nach allem zu urteilen, befallen.

Die Geschichte der Tuberkulose der letzten 200 Jahre ist ein sehr großes und interessantes Kapitel, das hier nur in aller Kürze abgehandelt werden kann. In einigen Ländern hat die Tuberkulose Jahrhunderte hindurch den Charakter einer Volkskrankheit gehabt, um dann erst in unseren Tagen fast ausgerottet zu werden. In anderen Ländern behält sie ihren festen Griff. In wieder anderen ist die Krankheit im Vormarsch. Viele exogene und endogene Faktoren scheinen hier zusammenzuwirken. Wirtschaftliche und soziale Verhältnisse, vor allem Nahrungsmangel, spielen dabei eine entscheidende Rolle; natürliche, vielleicht auch angeborene und künstliche Immunität und andere vorbeugende Maßnahmen sind von größter Bedeutung. Ein sehr wichtiger Faktor ist die Rindertuberkulose, natürlich auch die Milch- und Fleischkontrolle. Die Häufigkeit der Tuberkulose in der Geschichte einer Bevölkerung zeigt deshalb Wandlungen. Mit einem vollständigen Verschwinden der Krankheit innerhalb eines Landes ist nicht zu rechnen, selbst

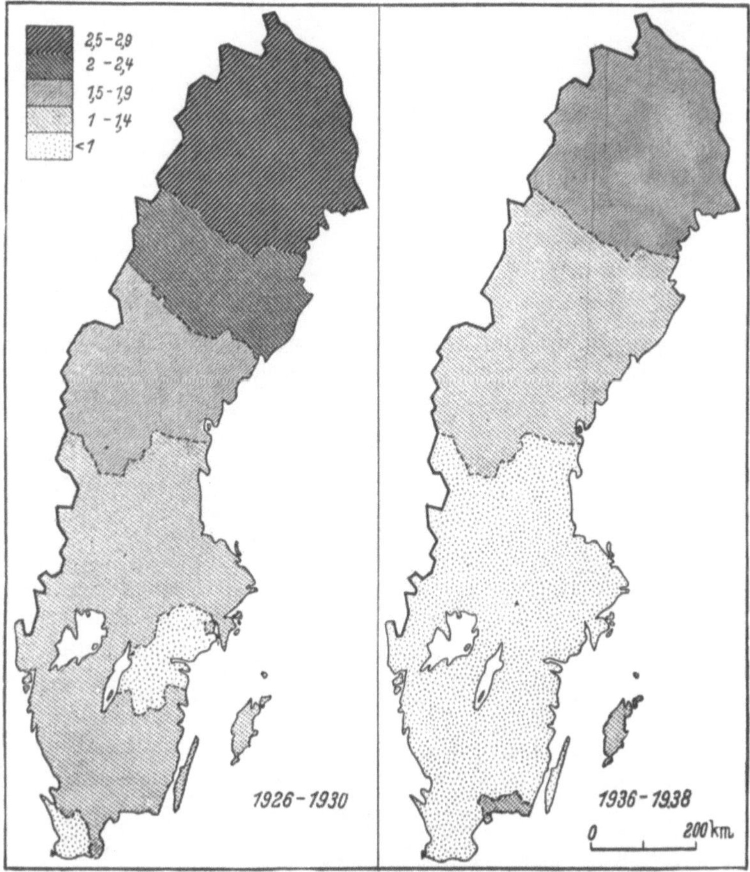

Abb. 37. Häufigkeit der Tuberkulose in Schweden von 1926 bis 1930 und von 1936 bis 1938. Rascher Rückgang der Tuberkulose in Norrland und im übrigen Lande. (Nach HENSCHEN, 1941)

nicht in Ländern mit sehr geringer Tuberkulosehäufigkeit, da die Landesgrenzen offen stehen und eingeschleppte Krankheitsfälle immer wieder vorkommen.

Da es nicht möglich ist, den Verlauf der Tuberkulose in allen Ländern Europas zu behandeln, werden hier nur ein paar Beispiele angeführt. Schweden bietet in dieser Hinsicht interessante und typische Verhältnisse. Die ersten Fälle waren wahrscheinilch reisende Schweden oder ausländische Kaufleute, die das ferne Land besuchten oder ausländische Frauen und Sklaven, die nach Norden gebracht wurden. Im Anfang war die Verbreitung der Tuberkulose sehr gering und geographisch stark beschränkt, es waren vor allem die größeren Städte, wie Stockholm und Wisby auf Gotland mit ihren lebhafteren Verbindungen mit dem Ausland, die gehäuft Fälle zeigten. Ausgrabungen in der Umgebung von Wisby haben die relative Häufigkeit der Knochentuberkulose im 14. Jahrhundert gezeigt. Die Zahl der Fälle wurde allmählich größer, Herde traten in verschiedenen Städten auf,

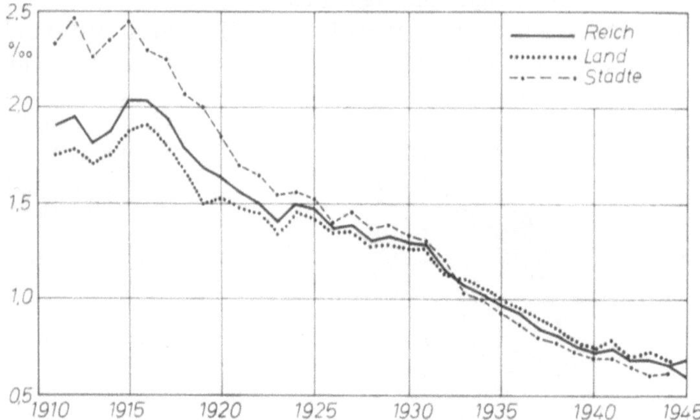

Abb. 38. Die 1945 gespaltene Reichskurve zeigt im oberen Schenkel die Morbidität der eingewanderten Ausländer, im unteren Schenkel die Morbidität der Schweden

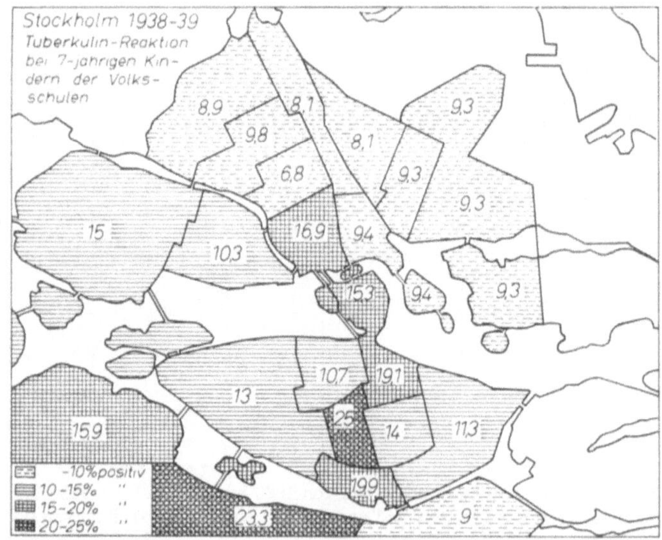

Abb. 39. Prozentuale Häufigkeit der positiven Tuberkulinreaktion bei 7jährigen Kindern in den verschiedenen Schuldistrikten Stockholms 1938 bis 1939. Die Zahlen spiegeln die damaligen sozial-ökonomischen Unterschiede ziemlich gut wider. (Nach Henschen, 1940)

vor allem in der Marinestation Karlskrona in Südschweden. Im 18. Jahrhundert waren die südlicheren Teile des Landes, insbesondere die Städte stark durchseucht, das Land litt lange unter einer schweren tuberkulösen Endemie mit sehr hoher Morbidität und furchtbarer Mortalität. Zu dieser Zeit waren die nördlichen Teile des Landes wenn nicht frei, so doch nur wenig infiziert. Am Ende des 19. Jahrhunderts nahm die Tuberkulose in Südschweden trotz der Armut und Rückständigkeit des Landes allmählich ab, loderte aber in den nördlicheren und nördlichsten Teilen des Landes heftig auf, und zwar als man um die Jahrhundertwende begann, die großen Wälder und reichen Gruben auszunutzen. Dann kamen Arbeiter mit Tuberkulose aus Südschweden, sie fanden in Norrland eine fast tuberkulosefreie Bevölkerung ohne Immunität; dazu kamen die im Anfang schlechten hygienischen Verhältnisse. So entstand eine sehr ausgedehnte akute tuberkulöse Epidemie mit großer Mortalität, die ihren Höhepunkt um 1925 bis 1930 erreichte. Energische Maßnahmen und steigender Wohlstand brachten aber die Seuche zum Stillstand und Rückzug. Im Laufe der letzten 30 Jahre ist die Tuberkulose sehr stark zurückgegangen, die Morbidität und vor allem die Mortalität sehr stark gesunken und Schweden gehört nunmehr zu den Ländern mit den niedrigsten Tuberkulosezahlen der Welt; dazu hat auch die Ausrottung der Rindertuberkulose wesentlich beigetragen. Gleichzeitig ist eine Verschiebung der Tuberkulose zu höheren Altersgruppen eingetreten.

Besonders niedrig war die Sterblichkeit in Dänemark und in Holland (5,1 resp. 5,4 pro 100000 1956). Etwas höher lag sie in den USA und Großbritannien, während Irland mit einer Mortalität von 25,1 pro 100000 kontrastierte. PRESS fand in der romanischen Schweiz eine gleichmäßig sinkende Mortalitätskurve von 3,5 (1951) auf 1,2 (1960) pro 10000 Lebenden. Der Tuberkulinindex sank in derselben Zeit von 13,6% (1951/52) auf 5,0% (1960/61).

Tabelle 6

Land	Jahr	Morbidität	Mortalität
Dänemark.........	1956	28,6	5,1
USA..............	1956	54,1	8,4
Holland	1956	68,5	5,4
England und Wales	1957	74,0	10,7
Schweiz	1958	151,4	15,0
Deutschland	1957	210,9	18,3

Tuberkulose-Morbidität und Mortalität pro 100000 Lebende. Nach A. OTT, 1962.

In Israel war die Sterblichkeit unter den Juden sehr niedrig (nur 5,9), auf Ceylon mittelhoch (15,6) und in Japan sehr hoch, nicht weniger als 121,8 (1950) und 42,4 (1956).

Die Tuberkulose ist in ganz Afrika ein großes Problem geworden, seitdem die Tuberkulinreaktion und die Schirmbilder ihre große Verbreitung zeigten. Die Resistenz wird vielfach als schwach bezeichnet, akute Formen überwiegen, die Sterblichkeit ist fast überall sehr hoch, in vielen Ländern wird über eine Verbreitung von den Städten und von der Küste aus ins Innere und nach bisher gesunden Landesteilen und Stämmen berichtet. Fast überall wird eine Zunahme der Krankheit angegeben. Bei Grubenarbeitern ist Silikotuberkulose mit akutem Verlauf häufig.

Australien und Neuseeland hatten in den Jahren 1950 bis 1956 niedrige Mortalitätszahlen, 7,3 bzw. 9,7 pro 100000.

In viele außereuropäische Länder, die vor dem ersten Weltkrieg sehr wenig Tuberkulose hatten, wurde die Krankheit durch Berührung mit dem weißen Mann eingeführt, entweder direkt oder durch farbige Soldaten, die in Europa infiziert worden waren und dann die Tuberkulose in ihre Heimat brachten. Dies gilt vor allem für die ehemaligen Kolonialgebiete Afrikas.

β) *Geographisches*

Über die Verbreitung und Häufigkeit der Lungentuberkulose und der extrapulmonalen Tuberkulose während des letzten Dezenniums geben die Veröffent-

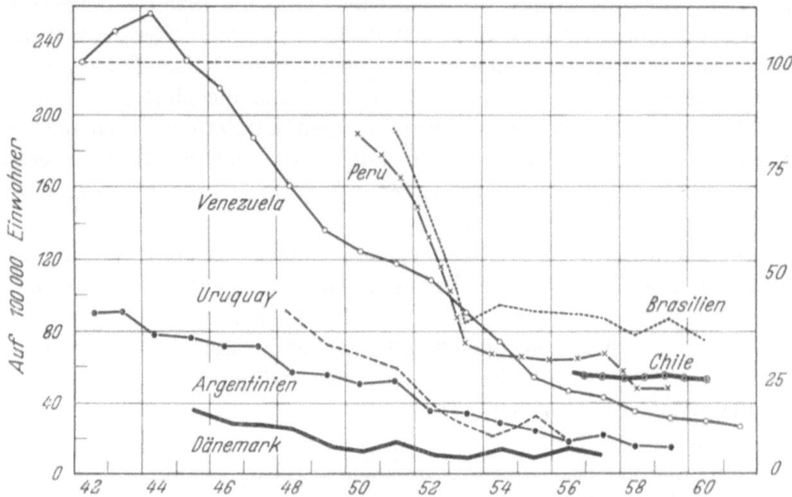

Abb. 40. Sterblichkeit an Tuberkulose in den letzten 20 Jahren in fünf südamerikanischen Ländern verglichen mit Dänemark. (Nach SILVEIRA, 1963)

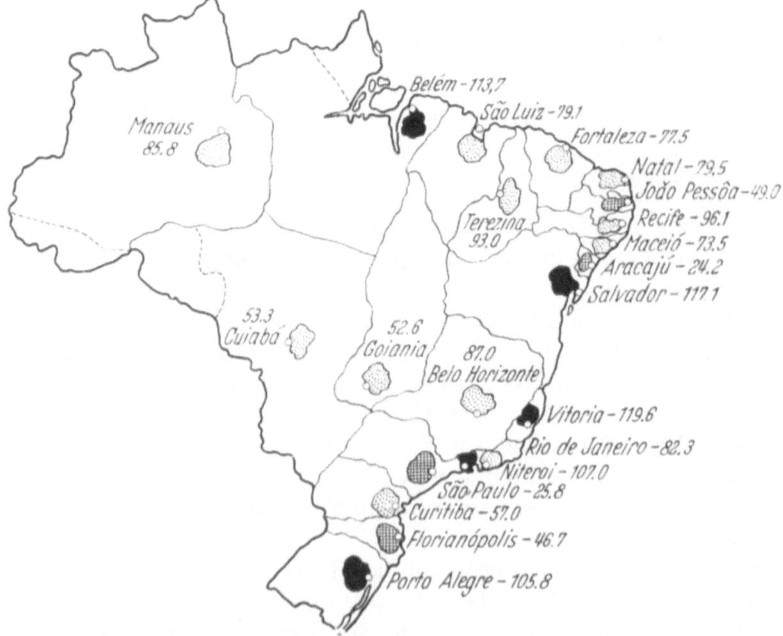

Abb. 41. Sterblichkeit an Tuberkulose in den wichtigsten brasilianischen Städten im Jahre 1960 auf 100000 Einwohner. ■ über 100 Todesfälle, ▤ über 50 Todesfälle, ▦ unter 50 Todesfälle. (Nach SILVEIRA, 1963)

lichungen der WHO eine gewisse Vorstellung, obgleich hervorgehoben werden muß, daß die Angaben aus vielen Ländern noch sehr unsicher sind. So z. B. ist es vorgekommen, daß die Lungentuberkulose der Kinder als Keuchhusten registriert worden ist.

Die Sterblichkeit an Lungentuberkulose wechselt schon in den europäischen Ländern. In Dänemark starben in den Jahren 1921 bis 1930 von 100000 84 Men-

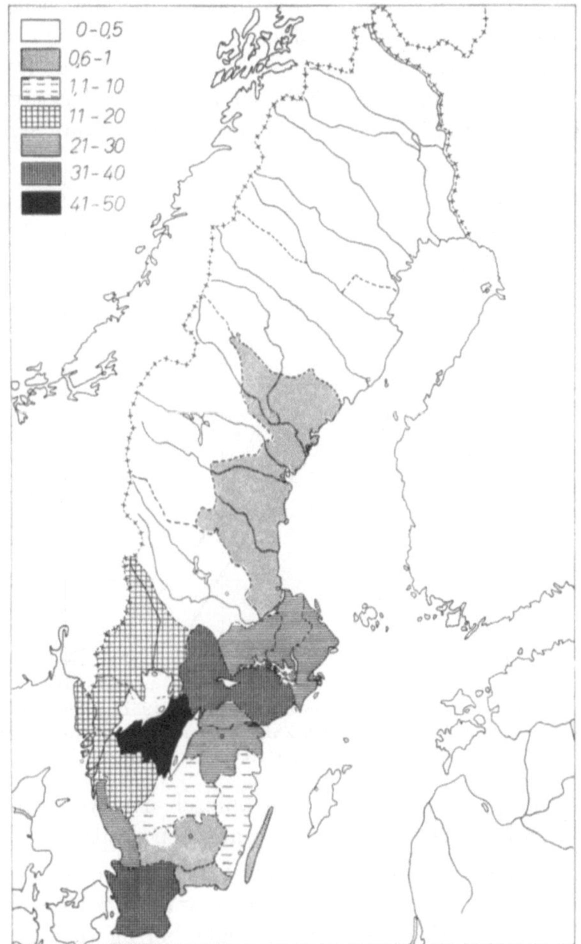

Abb. 42. Die prozentuale Häufigkeit der Rindertuberkulose in Schweden 1938. Dalekarlien und die nördliche Hälfte des Landes mit der nordschwedischen Gebirgsrasse waren schon damals fast tuberkulosefrei. (Nach Kgl. Veterinärdirektion, 1953)

schen an Tuberkulose, nunmehr ist die Zahl auf weniger als 5 gesunken, und Dänemark gehört zusammen mit Holland zu den am günstigsten gestellten europäischen Ländern. Schweden zeigte gleichzeitig etwa das Doppelte, 9,5, und Norwegen 10,1 Todesfälle (auf 100000). Finnland, das vor 60 Jahren eine etwa doppelt so große Tuberkulosesterblichkeit wie Schweden hatte, wurde in der ersten Zeit nach der Befreiung gut saniert, aber nach dem zweiten Weltkrieg und dem Krieg gegen Rußland stieg die Zahl der tödlichen Fälle wieder an. Sie ist jetzt erneut abgesunken. Viele europäische Länder zeigen eine hohe Mortalität: Irland 25,1, Frankreich und Österreich je etwa 27, Westberlin 31,7 pro 100000. In Portugal betrug die Sterblichkeit 1956 nach WHO-Berichten nicht weniger als 54,2.

Nordamerika ist günstig gestellt. Kanada hatte 1956 nur 6,7, die weiße Bevölkerung der USA 1955 7,1, die farbige 8,6 Todesfälle. Übrige Teile von Amerika hatten eine viel höhere Mortalität. Die Kurven und die Karte geben eine gewisse Vorstellung von der sinkenden Mortalität in fünf südamerikanischen Staaten und von der wechselnden Mortalität in Brasiliens verschiedenen Städten. Unter den wenigen asiatischen Ländern, deren Statistik man kennt, hatte Japan 1950 nicht weniger als 121,8 pro 100000. Diese Zahl ist aber schnell gesunken. In China schien die Tuberkulose, wenigstens vor 15 bis 20 Jahren im Steigen begriffen.

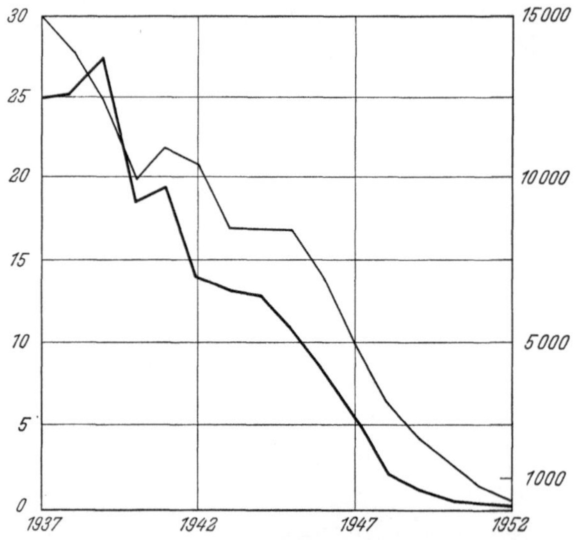

Abb. 43. Rückgang der Rindertuberkulose in Schweden 1937 bis 1952. Grobe Linie – klinisch und bakteriologisch infektiöse Tuberkulose in absoluten Zahlen. Feine Linie – prozentuale Häufigkeit der Tuberkulose bei geschlachteten Tieren. (Nach JERLOV, 1957)

Damals hatten 35 Millionen Menschen eine klinisch nachweisbare Tuberkulose; unter den 20jährigen reagierten 92% bei Cutanproben positiv.

In Afrika ist die Tuberkulose ein erstrangiges Problem, die Ansteckung verbreitet sich wie gesagt von der Küste und den Städten zu bisher unberührten Siedelungen und Stämmen im Inneren. In Marokko betrug die Sterblichkeit unter den Europäern 59, unter Juden 130 und unter Muselmanen 222 von 100000. Ähnliche Verhältnisse zeigt die Südafrikanische Union, wo vor kurzem die Weißen 7,2, die Asiaten 21,8 und die Schwarzen 1950 nicht weniger als 324,3 und 1955 angeblich 176,1 Todesfälle pro 100000 zu verzeichnen hatten.

Die Mortalität an *extrapulmonaler Tuberkulose* zeigte ähnliche Schwankungen und fast immer parallel mit der pulmonalen. Auch hier zeigten Österreich, Irland (5,5) und Frankreich hohe Ziffern. Auch in der Schweiz war diese Tuberkuloseform recht häufig (4,0 pro 100000). Sehr zahlreich waren auch diese Formen von Tuberkulose in Portugal mit 10,5 1955. Unter den außereuropäischen Ländern seien nur Japan mit 7,4 und Südafrikas schwarze Bevölkerung mit nicht weniger als 40,8 pro

100000 angeführt. Nach MANSON soll Darm- und Bauchfelltuberkulose in China häufig sein.

Zuverlässige Angaben über die *Tuberkulose-Morbidität* liegen nur aus wenigen Ländern vor. Als Beispiel sei hier Dänemark angeführt, wo die Anzahl der registrierten Fälle von Tuberkulose der Respirationsorgane (auf 100000 Menschen) stark gesunken ist: 1950 — 58,7, 1955 — 27,85, 1960 — 20,95, 1962 — 17,70.

2. Aussatz — *Lepra* — *Leprosy*

F. Lèpre, I. Lebbra, S. Lepra.

Erreger: Mycobacterium leprae (ARMAUER HANSEN 1873).

α) Historisches

Lepra war früher wie Pest ein Kollektivbegriff, der die verschiedenartigsten chronischen Hautaffektionen umfaßte, neben dem eigentlichen Aussatz skrofulöse, tuberkulöse Veränderungen, Lupus, Skabies, Ekzeme, Favus, Psoriasis und Hautkrebse. Lepra bedeutet nach KRAUS Schuppen- oder Krustenkrankheit, das hebräische Wort Saraat oder Tsaraat, das mit Lepra übersetzt worden ist, soll ebenfalls Ausschlag bedeuten. Andere Namen mit ebensowenig fixierter ätiologischer Bedeutung sind wohl Elephantiasis graecorum und Lepra arabum oder judaeorum, was nicht mit den durch Filarien hervorgerufenen Formen von Elephantiasis verwechselt werden darf. Da die Lepra also in früheren Zeiten ätiologisch nicht einheitlich determiniert war, sind alle Angaben aus älteren Zeiten mit Kritik aufzunehmen, was auch aus ACKERKNECHTS Darstellung deutlich hervorgeht. In der großen, 1964 erschienenen Monographie von COCHRANE et al. werden die ältere Geschichte der „Lepra" und die großen Schwierigkeiten, die damit verbunden sind, kritisch beleuchtet. Die skandinavischen Namen der Krankheit „spedalskhed" und „spetälska" sind aus „hospital" hergeleitet.

Die Lepra ist eine der historisch-geographisch interessantesten Krankheiten. Obgleich das Wort Lepra ursprünglich keiner ätiologischen Einheit entsprach, hat die „Lepra" im Leben der Völker, wie in der Volksphantasie und Kunst eine außerordentlich große Rolle gespielt und noch besitzen die Worte Lepra, Aussatz, spetälska ihre unheimliche, abschreckende Kraft.

Über die älteste Geschichte der Lepra liegen nur schriftliche Dokumente vor, die aber, wie oben betont, nur mit wacher Kritik zu benutzen sind. Knochenveränderungen, die die älteste Geschichte der Tuberkulose erhellen, scheinen bei der Lepra bisher gänzlich zu fehlen. Erst MØLLER-CHRISTENSENS Untersuchungen eines großen Skeletmaterials aus einem mittelalterlichen dänischen Lepraspital geben gute Möglichkeiten, auch in anderen Teilen der Welt die spezifischen und nichtspezifischen, aber wie es scheint, charakteristischen Veränderungen des Schädels und der Extremitäten festzustellen. Man kann hoffen, daß der Nachweis lepröser Skeletveränderungen aus viel älteren Perioden nicht mehr allzu lange ausbleiben wird. Der einzige bisherige Fall ist wohl ein Skelet aus der koptischen Zeit in Nubien mit starken Hand- und Fußveränderungen, das ROWLING untersucht hat.

Die Lepra ist ohne Zweifel eine sehr alte Krankheit, deren Ursprung unbekannt ist. Wie es sich mit der Lepra im alten Ägypten verhielt, ist schwer zu sagen, jedenfalls dürfte sie nach ROWLING dort nicht häufig gewesen sein. Nach älteren Autoren soll sie dort doch endemisch gewesen sein, aber sichere Hinweise fehlen. Beim Auszug der Israeliten aus Ägypten wird eine Hautkrankheit erwähnt, die vielleicht Lepra gewesen ist. Ob die „phönizische Krankheit" Lepra war, ist ebenfalls unklar. In der Bibel finden sich ausführliche Berichte über Saraat und die Behandlung der Kranken, aber inwieweit es sich um echte Lepra gehandelt hat, ist schwer zu entscheiden (COCHRANE).

Über das Alter der Lepra in Persien, Indien und China sind die Meinungen sehr geteilt, manche messen der Krankheit ein sehr hohes Alter bei, über 2500 Jahre, andere behaupten, daß sie erst nach unserer Zeitrechnung dort aufgetreten sei.

Wie das Alter, so ist auch der Ursprungsort der Lepra unbekannt. Ob es Indien und China oder Zentralafrika ist, kann wohl heute nur Gegenstand von Vermutungen sein. Vom Orient oder Afrika kam die Lepra frühzeitig nach Griechenland und Rom; es ist möglich, daß heimkehrende Soldaten die Krankheit mit sich brachten. Von den Mittelmeerländern verbreitete sich die Krankheit im Laufe der ersten Jahrhunderte nach Mitteleuropa. Die römische Invasion kann die Lepra nach den Britischen Inseln gebracht haben (BROTHWELL). WELLS hat einen Schädel aus dem 6. Jahrhundert beschrieben, der nach ihm wahrscheinlich den frühesten Fall von Lepra in Großbritannien darstellt. Die Krankheit des schottischen Königs ROBERT BRUCE (1274 bis 1329), die während seines Lebens als Lepra diagnostiziert wurde, ist wohl etwas zweifelhaft. Es könnte sich vielleicht ebensogut um ein Carcinom gehandelt haben.

Im 9. und 10. Jahrhundert war die Krankheit sehr weit verbreitet und man baute überall Heime für die Armen, die die furchtbare Diagnose Lepra zuerkannt erhielten. Solche Leprosorien kennt man schon aus dem 4. Jahrhundert. Schon 580 n. Chr. gab es ein Lepraheim in Châlons, 1067 ein ähnliches in Spanien. In Venedig wurde ein Lepralazarett auf der Insel San Lazaro eingerichtet. In vielen Ländern war St. Georg (im Norden St. Göran) der Schutzheilige der Leprösen. Eine größere Verbreitung bekam die Krankheit nach der Ansicht mancher Autoren erst mit den Kreuzzügen. Man kann annehmen, daß heimkehrende Krieger die Lepra mitbrachten. Einen Begriff von der Häufigkeit der sog. Lepra bekommt man, wenn man hört, daß es allein in Frankreich um das Jahr 1200 nicht weniger als 2000 Leprahäuser gab; meistens waren sie wohl ziemlich klein. Die Zahl der Leprosorien in ganz Europa wird auf etwa 19000 geschätzt.

Auf die rigorose Isolierung der Leprösen, auf die religiösen Formalitäten bei ihrer Absonderung aus der bürgerlichen Gemeinschaft und auf die Fürsorge für die Kranken kann hier nicht eingegangen werden. Dank der strengen Isolierung nahm die Zahl der Kranken in Europa allmählich ab. Es ist denkbar, daß auch die große Pestpandemie, der schwarze Tod, die Zahl der Unglücklichen reduzierte.

Über die *Knochen- und Gelenkveränderungen bei leprösen Individuen* des Mittelalters haben wir dank der Arbeiten von MØLLER-CHRISTENSEN gute Kenntnisse. Da es sich um altes Knochenmaterial handelt, läßt es sich wohl nicht feststellen, ob die sehr charakteristischen Veränderungen spezifisch lepröser Natur sind oder zum großen Teil als Folgezustände vorwiegend chronisch-septischer Art gelten dürfen. Persönlich halten wir letztere Möglichkeit für mehr wahrscheinlich, jedoch mit der Ausnahme, daß die von MØLLER-CHRISTENSEN nachgewiesenen Veränderungen in der Umgebung der Nase, der Apertura piriformis mit der

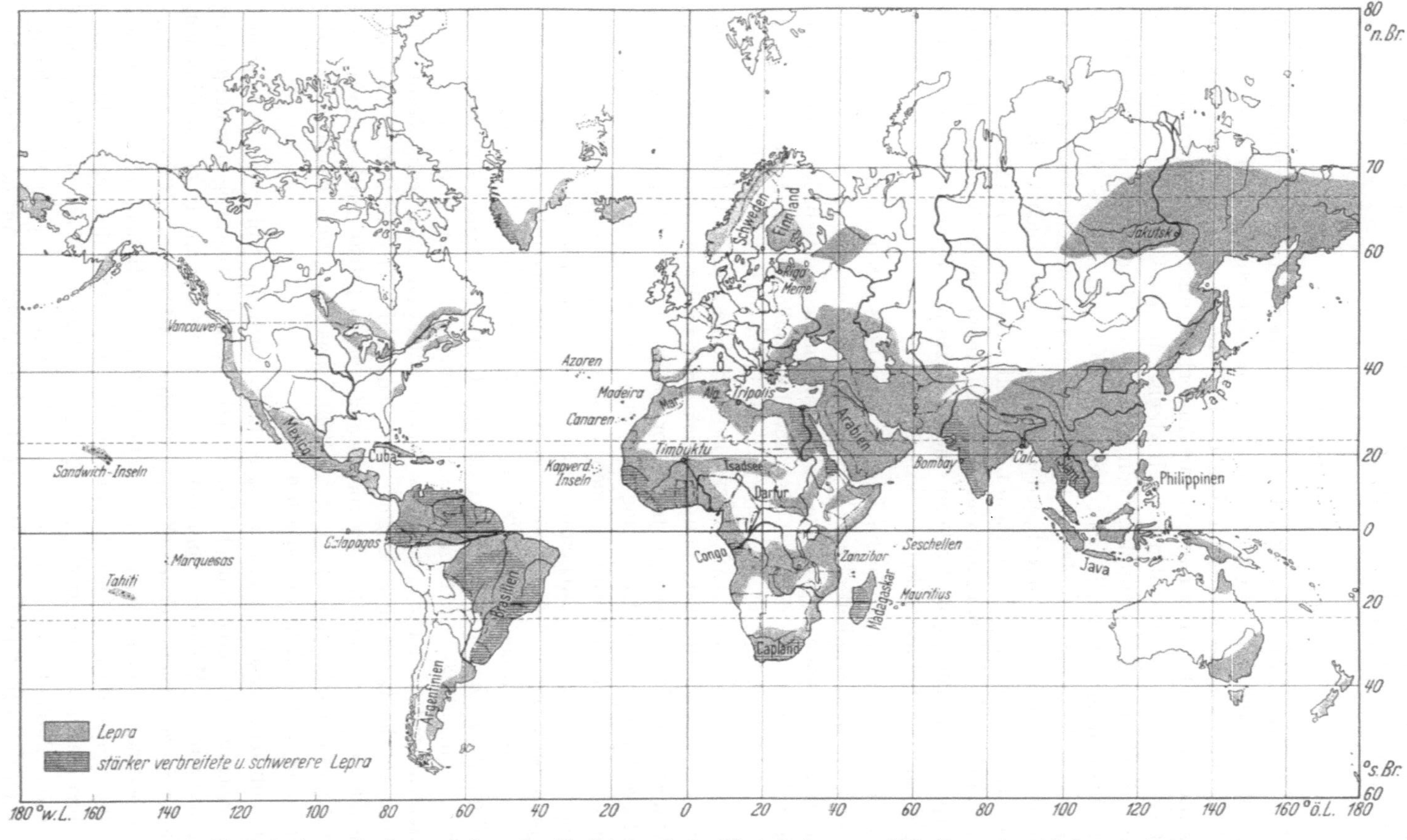

Abb. 44. Verbreitung der Lepra Anfang des 20. Jahrhunderts. (Nach G. STICKER, Hdb. Tropenkrankheiten, 2. Aufl., Bd. III)

charakteristischen Atrophie der Spina nasalis anterior, des harten Gaumens und der Conchae spezifisch leprös sein dürften.

β) Geographisches

Da die Art der Ansteckung und die geographische Verbreitung nahe zusammenhängen, sollen sie zuerst kurz erwähnt werden. Als man nach der Entdeckung des Leprabacillus durch HANSEN 1873 die Mikroben in großer Menge im Nasenschleim fand, meinte man, daß die Ansteckung durch die Respirationsorgane stattfände. Nunmehr scheint man vielfach eher an eine Übertragung der Erreger durch die Haut unter Vermittlung von Arthropoden, in erster Linie Flöhe, Läuse und Akariden zu glauben. Es gibt hierfür gute Gründe (MUNOS RIVAS, DUNGAL, ÖKLAND, MCFADJEAN und MCDONALD). Die Lepra ist an keine klimatischen oder sonstigen Verhältnisse gebunden, jedoch scheinen warme feuchte Klimata (wie im Kongo nach DUBOIS) und vor allem mangelhafte Hygiene, Unsauberkeit, soziales Elend, allzu starke Anhäufung von Menschen, mangelhafte Nahrung und Ungezieferplage eine sehr große Rolle zu spielen. Ärzte und Personal in Lepraheimen werden nur selten angesteckt.

In Großbritannien starb die Lepra schon 1798 aus (COCHRANE et al.). In Italien ging die Krankheit schon am Ende des 15. Jahrhunderts zurück, während sie in Frankreich noch gegen Ende des 18. Jahrhunderts eine bedeutende Ausbreitung erfuhr. Sogar in unseren Tagen sind Leprafälle dort nicht sehr selten. In Spanien gibt es noch 8000 bis 10000 Kranke, in Portugal 3000 bis 4000. Deutschland hatte nach VORTISCH-VAN VLOTEN 1914 33 Fälle, davon fünf in Hamburg und Lübeck und 28 in Preußen, hauptsächlich im Memelgebiet. Dänemark war seit Dezennien ganz frei, Norwegen hatte vor 100 Jahren 2858 Lepröse oder 1,9‰ der Bevölkerung. In der Umgebung von Bergen, wo HANSEN wirkte, lebten lange viele Lepröse, aber 1950 waren nurmehr zwölf Fälle bekannt, jetzt leben nur noch ein paar alte Kranke. Schweden hatte im 13. bis 15. Jahrhundert 20 Leprosorien; im Jahre 1873 waren 120 Kranke registriert, davon 103 in der Provinz Helsingland, wo das letzte Lepraheim lag; 1923 gab es elf Kranke, heute gibt es nur noch zwei bis drei alte Patienten. Auf Island war die Lepra früher sehr verbreitet: 1768 rechnete man mit 280 Aussätzigen oder 7,4‰ der Bevölkerung, vor 100 Jahren ist der Prozentsatz auf etwa 1,6‰ gesunken, heute gibt es nur noch sechs Kranke. Die Gesamtzahl der Leprösen in Europa wird heute auf höchstens 20000 berechnet. In Rußland lebten nach BRANDT vor etwa 50 Jahren 10000 Lepröse, davon etwa $^1/_3$ in Leprosorien. Im Jahre 1941 waren 4099 Kranke registriert, davon 62% in der nicht weniger als 12,7% im Baltikum.

In außereuropäischen Ländern hat die Lepra noch eine sehr große Ausbreitung. Nach einer älteren Berechnung beläuft sich die Zahl der Aussätzigen in der ganzen Welt auf 5 bis 10 Millionen, nunmehr rechnet man sogar mit 12 bis 15 Millionen, wobei auch ganz leichte Fälle mitgerechnet sind. In Indien und China scheint die Krankheit sogar zuzunehmen. Man rechnet, daß es in Indien, vor allem in den östlichen Teilen über 1000000 Kranke gibt. In Burma ist die Lepra sehr häufig. In China lebten vor kurzem ein Viertel aller Leprösen der Welt, in Korea gibt es mindestens 25000 Kranke, auf Formosa und in Japan ist Lepra noch sehr häufig, ebenso entdeckt man jährlich viele neue Fälle in Vietnam. Auf den Ostindischen

Inseln entdeckten holländische Ärzte jährlich Zehntausende von neuen Fällen. Wie es jetzt dort aussieht, weiß man nicht genau.

In Afrika rechnet man mit 1,6 bis 1,7 Millionen Leprösen, d. h. 7,7 bis 7,8‰ der gesamten Bevölkerung sind oder waren leprakrank. In Äthiopien berechnet man die Zahl der Kranken auf mindestens 200000, in Nigeria auf mindestens das Doppelte, im ehemaligen Französisch-Westafrika rechnete man mit 112000 Leprösen. In West- und Zentralafrika findet man wahrscheinlich die stärkste Anhäufung von Leprösen in der ganzen Welt, aber es soll dort verhältnismäßig wenig Tuberkulose geben. Es soll sogar ein gewisser Gegensatz zwischen den beiden

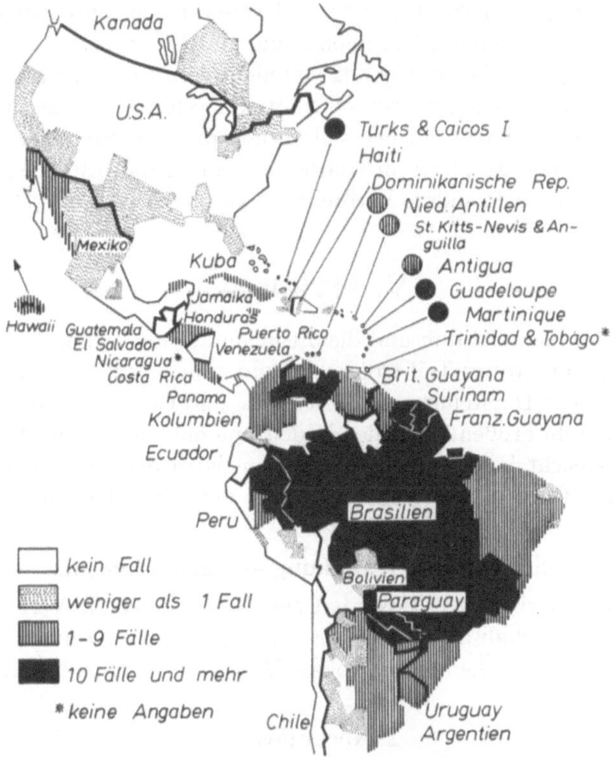

Abb. 45. Angemeldete Fälle von Lepra in Nord-, Zentral- und Südamerika pro 100000 Einwohner. [Nach Chron. Wld Hlth Org. **18**, 158 (1964)]

Krankheiten existieren. Manche meinen, daß Tuberkulose eine gewisse Immunität gegen Lepra verleiht. Jedenfalls spielen Umweltfaktoren eine bestimmte Rolle. Wie oben erwähnt, begünstigt warmes, feuchtes Klima die Lepra. Auch Hautläsionen tun das. Dagegen soll Lepra innerhalb trockener Steppen- und Wüstengebiete weniger häufig sein. Es ist eben die große Häufigkeit der Lepra in Zentralafrika, die viele Autoren zu der Annahme geführt hat, daß die Urheimat der Krankheit hier zu suchen wäre.

Nach Amerika kam die Lepra wahrscheinlich mit Kranken aus der alten Welt, jedenfalls hat die Diskussion über eine eventuelle präkolumbische Lepra bisher keine positiven Resultate ergeben (Pesce). Viel wichtiger als die Ansteckung durch einwandernde Europäer ist gewiß der große Import von Negersklaven aus Afrika im 17. und 18. Jahrhundert gewesen. Nunmehr ist die Lepra in ganz Südamerika überall endemisch, obgleich ihre Häufigkeit sehr wechselt. — Nach Nordamerika kamen Fälle aus Europa, aber in geringem Umfang. Vor allem fürchtete man skandinavische Immigranten. — Auch Australien und die Inselwelt ist in wechselndem Umfang zeitweise sehr stark infiziert, wie man in SIMMONS' „Global Epidemiology" nachlesen kann.

3. Atypische Formen

Unter dem Namen *Mycobacterium ulcerans* haben MAC CALLUM et al. in Australien und CONNOR und FLETCHER LUNN in Uganda einen säurefesten Bacillus beschrieben, der nekrotisierende Granulome und Geschwüre in der Haut hervorruft. Die Krankheit ist besonders in Uganda von nicht geringer Bedeutung. BROWN hat vor kurzem eine Übersicht der atypischen Mykobakteriosen in den USA gegeben. Von den vier verschiedenen Formen soll M. non-photochromatogenes in den südöstlichen Staaten und M. photochromatogenes in den südwestlichen vorkommen. Die Tuberkulose hat eine andere Verbreitung, vor allem in „poverty pockets".

V. Mykosen

Der große Formenreichtum und die oft ungenügende botanische Diagnose der verschiedenen, zum großen Teil tropischen und subtropischen Mykosen gestatten keine systematische Darstellung der Geschichte und Geographie dieser Krankheiten. Trotz ihrer sehr großen klinischen Bedeutung müssen wir uns deshalb hier auf eine kurze Übersicht beschränken. Wir folgen dabei der Einteilung in CONANT-SMITH-BAKER-CALLAWAY-MARTINS Handbuch der klinischen Mykologie (1954).

1. Strahlenpilzerkrankung — *Actinomycosis*

Der anaerobe Actinomyces bovis hat eine weltumfassende Verbreitung; Fälle mit verschiedener Lokalisation sind aus allen Teilen der Welt bekannt, jedoch fehlen Untersuchungen, die auf eine lokale Häufung schließen lassen.

2. Nocardiosen

Unter den Nocardien gibt es mindestens zehn menschenpathogene Arten. Hier sei nur eine wichtige Form erwähnt: Nocardia citrea, die zusammen mit verschiedenen anderen Pilzarten wie Madurella mycetomi, Aspergillus- und Torulaarten bei dem Madurafuß gefunden wird.

Madurafuß — *Mycetoma* — *Madura foot*

Der sog. Madurafuß gehört neben der Drakunkulose zu den ältesten, schriftlich dokumentierten Krankheiten der Menschheit.

Medizinische Keilschrifttexte besprechen 19mal hintereinander die Kabartu-Krankheit und an einer anderen Stelle 17mal die Sagalla-Krankheit, die wahrscheinlich nichts anderem als dem Madurafuß und der Drakunkulose entsprechen. Sagalla soll „große Sehne" bedeuten, was dem langen Wurm entsprechen dürfte.

Den ersten europäischen Hinweis auf den Madurafuß findet man bei W. SCHOUTEN, der die Malabarküste 1661 besuchte.

Die Krankheit, die ihren Namen von Madura, einer Stadt in Südindien hat, kommt auch in verschiedenen anderen Teilen von Indien vor, wie bei Delhi, in Punjab, Rajputana und Kaschmir. Man findet sie auch auf Ceylon, wie in Südostasien und, obgleich selten,in China. In Afrika sind Fälle in Somalia, auf Madagasklar, im ehemaligen Französisch-Westafrika und im Sudan bekannt. Auch in Amerika, sowohl in verschiedenen Staaten der USA, in Kanada, in Mexiko und Südamerika kommen gelegentlich Fälle vor (CASTELLANI et al.). Landarbeiter und andere Leute mit Wunden an den Füßen sind besonders befallen. Aus dem Eiter und den Granulationen der Madurafüße hat man eine ganze Reihe von verschiedenen Pilzarten gezüchtet, teils Askomyceten wie Allescheria boydii und Aspergillus, teils Fungi imperfecti, vor allem Madurella (Monosporium), zehn verschiedene Arten, drei Arten von Indiella und drei von Cephalosporium. Mikroskopisch soll der Unterschied zwischen der von diesen Pilzarten hervorgerufenen Fußveränderung und dem echten Madurafuß nicht schwer feststellbar sein. BRANDT erwähnt eine in der Sowjetunion vorkommende ulceröse Hautblastomykose. SCHMINCKE sah einen Fall von Madurafuß in Franken.

3. Nordamerikanische Blastomykose

Der *Erreger* dieser suppurativen Granulome mit Lokalisation in der Haut, den Lungen und den Knochen trägt den Namen Blastomyces dermatitidis. Die Krankheit, die auch GILCHRISTS disease heißt, scheint auf USA und Kanada begrenzt zu sein.

4. Südamerikanische Blastomykose

Diese mit der vorigen verwandte Krankheit wird durch Blastomyces brasiliensis hervorgerufen. Synonyme sind Paracoccidioidosis und *Lutz Splendore de Almeidas* Krankheit. Die Krankheit ist in ganz Südamerika verbreitet, es sind etwa 1000 Fälle beschrieben worden, vor allem in den brasilianischen Gebieten Sao Paulo, Rio de Janeiro und Minas Geraes. Die Granulome entwickeln sich in der Haut, in Schleimhäuten und inneren Organen. Männer sind besonders befallen.

5. Coccidioidomykose — *Coccidioidomycosis*

Erreger: Coccidioides immitis, Familie Endomycetales.

Über die geographische Verbreitung dieser Pilzkrankheit, die durch Coccidioides immitis hervorgerufen wird, sind wir noch unvollkommen unterrichtet. Sie kommt endemisch in trockenen Gegenden im Südwesten von USA, speziell im San Joaquin-Tal und anderen Teilen von Kalifornien, an der mexikanischen Grenze und im nördlichen Mexiko vor, vielleicht auch im Chaco-Gebiet von Bolivien, Argentinien und Paraguay.

Nach den vorliegenden Berichten handelt es sich vorwiegend um eine in Nord- und Südamerika auftretende Krankheit. HUNTINGTON, der im Laufe von 10 Jahren 4989 Sektionen, davon 3383 Männer, durchführte, gibt unter den Sezierten 3558 „Kaukasier", 629 „Mexikaner", 667 „Neger", 58 „Philippinen" und 77 von unbestimmbarer „Rasse" an. Es wurden 63 tödliche Fälle von Coccidioidomykose gefunden, darunter bei „Kaukasiern" 17 (0,48%), bei „Mexikanern" 5 (0,8%), bei Negern 35 (5,34%), bei Philippinen 4 (6,9%). Aus der Verteilung der tödlichen Fälle schließt er, vielleicht etwas unkritisch, daß, obgleich die äußeren Verhältnisse bei den „Philippinen" sehr schlecht waren, eine echte rassische Verschiedenheit vorzuliegen scheint. NIÑO und FERRADA URZÚA untersuchten das Vorkommen in Argentinien; eine Karte zeigt drei Herde, einen im Norden (Chaco), einen größeren in der Mitte (Tucumán, Córdoba usw.) und einen im Süden bei Rio Negro.

6. Histoplasmose — *Cytomycosis* — *Darling's disease*

Diese interessante Mykose wird durch Histoplasma capsulatum hervorgerufen. Das Mississippibecken und Ohio scheinen das Zentrum der Krankheit in den USA zu bilden, hier zeigen 80% der Bevölkerung die charakteristische Hautreaktion. In den angrenzenden Teilen der USA reagieren sehr viele Menschen positiv. Der Prozentsatz der positiven Reaktionen ist auch in Mexiko und Panama hoch, niedriger dagegen in Honduras, Venezuela und Uruguay. In Europa werden in Holland, Irland, Norwegen und der Schweiz nur selten positive Hautreaktionen gefunden. Ähnlich liegen die Verhältnisse in Australien. Die Krankheit ist stark infektiös und sporadische klinische Fälle sind aus der ganzen Welt bekannt. Es besteht eine deutliche Korrelation zwischen der Histoplasminreaktion und den Lungenverkalkungen nichttuberkulöser Art, die wahrscheinlich abgelaufene histoplasmatische Infiltrate sind. In den Provinzen von Venezuela fanden ALEJANDRO PRINCIPE et al. wechselnde Prozentzahlen von positiven Reaktionen gegen Tuberkulin, Histoplasmin und Coccidioidin, die z. T. von der Menge des benutzten Tuberkulins abhingen:

Tabelle 7

	Yumare	Chivacoa (5 bzw. 10 Einh. Tuberkulin	
Tuberkulin	52,5	33,8	43,3
Histoplasmin	69,1	45,0	53,0
Coccidioidin	4,7	3,3	6,3

7. Torulose — *Cryptococcosis* — *Torulosis*

Cryptococcus neoformans ruft eine Krankheit hervor, die auch europäische *Blastomykose* genannt wird. Die Krankheit scheint weltweite Verbreitung zu haben; befallen sind vor allem das Gehirn und die Meningen.

8. Candidiasis — *Moniliasis*

Candidiasis (Moniliasis), *Geotrichosis*, *Aspergillosis*, *Mucormycosis* und *Penicilliosis* sind ohne besonderes geographisches Interesse, da sie gelegentlich überall beobachtet werden.

9. Streptotrichose — *Streptotrichosis* — *Strepthotricosis*

Fälle von Infektion mit Sporotrichum schenckii sind aus Europa, vor allem Frankreich, und aus Nordamerika bekannt. Unter Arbeitern der südafrikanischen Goldgruben kommt sie epidemisch vor.

10. Rhinosporidiose — *Rhinosporidiosis*

Die durch Rhinosporidium seeberi hervorgerufenen Granulome der Nase und Lippen sind vor allem aus Indien und Ceylon bekannt. Die Krankheit kommt indessen auch in Persien, auf Malaya und den Philippinen, in Südamerika, auf Kuba und in den USA vor. Fälle sind auch aus Südafrika, Italien, England und Schottland bekannt. Eine ähnliche Krankheit kommt spontan beim Pferd, Maulesel und Rind vor, eine Ansteckung von Tier zu Mensch ist jedoch nicht bekannt.

11. Verruköse Dermatitis — *Chromocytoblastosis*

Eine besondere geographische Verbreitung scheint nicht bekannt zu sein.

12. Tinea nigra palmaris

Diese von Cladosporium wernecki hervorgerufene Hautkrankheit ist über große Teile der tropischen und subtropischen Alten und Neuen Welt verbreitet.

13. Dermatomykosen

Unter diesen von Epidermophyton, Trichophyton und Mikrosporon hervorgerufenen Hautkrankheiten verdient eigentlich nur eine einzige, die Tinea imbricata besondere Erwähnung. Der *Erreger* ist Trichophyton concentricum. Die Krankheit kommt auf den Inseln des Stillen Ozeans, auf Ceylon, in Südchina, Südafrika sowie Süd- und Zentralamerika vor.

14. Piedra — *Nodular trichomycosis*

Im nördlichen Südamerika kommt eine Hautkrankheit, die sog. Piedra vor, die durch Piedraia hortai hervorgerufen ist. — Der auch in Südasien verbreitete Cryptococcus epidermicus erzeugt schwere Hautveränderungen. Die Trichophytose Tokelau (Tinea imbricata) wird auch in Südamerika beobachtet. Das gilt auch für Blastomykosen, Acladiose, Cladosporiose und Rhinosporidiose.

α) Ozeanien

Auf den Inseln des Stillen Ozeans sind Hautmykosen verschiedener Typen oft sehr häufig, nicht selten sind sie mit phagedänischen Geschwüren verbunden. Die Tonga-Inseln sollen besonders stark verseucht sein. Ein großer Teil der Bevölkerung hat Dermatomykosen. Phagedänische Geschwüre sind häufig.

β) Asien

In Südjapan sind Dermatomykosen und tropische Geschwüre häufig, dagegen scheint die Aktinomykose dort selten zu sein, es werden nur acht bis zwölf Fälle jährlich beobachtet. — In China, vor allem im Süden, sind Hautmykosen häufig. Eine besondere Form ist der sog. Hongkong-Fuß, der Erreger ist Trichophyton interdigitale, eine andere die oben erwähnte sog. Tokelau, in China La-Li-Tu. — Auf Formosa und in Korea sind Dermatomykosen sehr häufig, ebenso in Thailand, Malaya, Insulinde und Burma. Nicht selten sind sie mit tropischen Geschwüren kombiniert. Cladosporium mansoni ruft nach Castellani im tropischen Asien und auf Insulinde eine schwere Pityriasis hervor. Besonders schwer heimgesucht soll Neuguinea werden, wo man tropische Geschwüre bei 24% der Eingeborenen findet. — Sehr verbreitet sind Dermatomykosen in Indien und auf Ceylon. Wie in ganz Südasien kommt auch hier die eben besprochene Hautkrankheit Tokelau vor. Cryptococcus epidermicus erzeugt schwere Hautveränderungen.

γ) Afrika

Dermatomykosen der verschiedensten Art sind sehr häufig; sie stellen sehr ernste medizinische und soziale Probleme dar. Schon in Nordafrika begegnet man oft großen Epidemien, wie in Marokko und Algier in der 40er Jahren. In den ausgesprochen tropischen Teilen der Welt nehmen die Hautpilzkrankheiten an Zahl zu, die Komplikationen werden häufiger. Es werden jährlich etwa 150000 bis 200000 Fälle vor allem in Form von tropischen und phagedänischen Geschwüren (1946 86000 Fälle von Tropengeschwüren) gemeldet, die zu Amputationen führen können (Somali, Kongo, Französisch-Westafrika, Liberien, Madagaskar, Südrhodesien [unter Grubenarbeitern] und in der Südafrikanischen Union). — Trichophytiasis decalvans ist eine durch T. violaceum hervorgerufene Haarkrankheit, die im fernen Osten beheimatet zu sein scheint.

Die große Verbreitung und der Formenreichtum der Pilzkrankheiten der Haut und Haare in tropischen Ländern geht auch aus der Darstellung in MANSONS Handbuch hervor, wo denselben nicht weniger als 16 Seiten gewidmet werden.

Literatur

Tuberkulose

Die Literatur ist sehr umfangreich und kann nur teilweise aufgeführt werden.

ACKERKNECHT, E. H.: Geschichte und Geographie der wichtigsten Krankheiten. Stuttgart 1963.

ANDERSEN, S., and A. GESER: Distribution of tuberculosis among households in African communities. Wld Hlth Org. Bull. **22**, 39 (1960).

ARONSON, J. D.: Fluctuation of tuberculin reaction in different geographical areas and resistance. Amer. Rev. Tuberc. **63**, 121 (1951).

BARTELS, P.: Tuberkulose (Wirbelkaries) aus der jüngeren Steinzeit. Arch. Anthropol. N. F. **6**, 243 (1907).

BOFFI, L. L., and L. M. DOTTI: Epidemiology of tuberculosis in the city of Buenos Aires. Rev. esp. Tuberc. **31**, 818 (1963).

BOSZORMENYI, M.: Data on changes in tuberculous epidemiology in our country (Ungarn). Arv. Hetil. **103**, 1633 (1962).

BROCARD, H.: La sensibilité des bacilles tuberculeux au cours du dépistage systématique de la tuberculose dans l'industrie parisienne. Rev. Tuberc. (Paris) **26**, 1193 (1962).

CARDES, F.: Rev. méd. Suisse rom. **83**, 65 (1963).

CHALKE, H. D.: The impact of tuberculosis on history, literature, and art. Med. Hist. **4**, 301 (1962).

COMSTOCK, G. W., and R. N. PHILIP: Decline of tuberculosis in Alaska. Publ. Hlth Rep. **76**, 19 (1961).

CUMMINS, S. L.: Phthisis in the seventeenth century. Proc. Roy. Soc. Med. **39**, 629 (1946).

DANIELS, M.: Tuberculosis in Europe during and after second world war. Brit. med. J. **II**, 1065 (1949).

DERRY, D. E.: zit. nach ELLIOT SMITH and RUFFER. Bull. Archeopatholog. Survey of Nubia. **3**, 32 (1908); **4**, 20 (1909); **5**, 21 (1910).

DE VEGA, G.: Observaciones sobra tuberculosis endémica en España. Bol. Cons. Gen. Col. Med. Esp. **26**, 43 (1963).

DREYER, KAREN: Medicostatistical information from Denmark for the years 1961 and 1962. Dan. med. Bull. **11**, 98 (1962).

EDENS, J. D.: The problem of relapse in the totality of tuberculosis control. Belg. T. Geneesk. **18**, 972 (1962).

ELLIOT-SMITH, G., and M. A. RUFFER: Pottsche Krankheit an einer ägyptischen Mumie aus der Zeit der 21. Dynastie (1000 v. Chr.). Zur histor. Biol. d. Krankheitserreg. Hft. 3, Gießen 1910.

EDWARDS, L. B., and C. B. PALMER: Geographical variability in naturally acquired tuberculin sensitivity. Lancet **I**, 53 (1953).

ENGBAEK, H. C.: Bacteriologically verefied bovine tuberculosis in Denmark 1935—1961. Acta tuberc. scand. **44**, 108 (1964).

FRANCIS, J.: Tuberculosis in animals and man. London 1958.

FREOUR, P.: Tuberculose en Afrique noire et les problèmes courants. Méd. trop. **23**, 309 (1963); Sem. Hôp. Paris **40**, 1203 (1964).

FRIMODT-MÖLLER, J.: Tuberculosis in a South Indian rural population 1950—1955. Bull. Wld Hlth Org. **22**, 61 (1960).

GARCIA FRIAS, J. E.: La tuberculosis en los antiguos Peruvianos. Actualid. méd. peru. **6**, 1 (1940).

GAREGG, S.: Tuberculosis in Oslo during the last 10 years (—1955). Acta tuberc. scand. **32** (1956).

GREATHEAD, M. M.: A. review of bovine tuberuclosis in South Africa with special reference to human infection. Publ. Health (Johannesburg) **64**, 27 (1964).

GUILLERMAND, J.: Les aspects particuliers de la tuberculose pulmonaire dans la population musulmane d'Algérie. Rev. Prat. (Paris) **10**, 393 (1960).

HANSEN, H.-J.: Über Rindertuberkulose in Schweden. Medd. Svenska Vet. Förb. **15**, 529 (1963) (schwed.).

HARO, A. S.: Tuberkulosestatistik in Finnland. Suom. Lääk. L. **15**, 1365 (1960) (finn.).

HART, J. T.: Tuberculin sensitivity in coal worker's pneumoconiosis. Tubercle (Edinb.) **44**, 141 (1963).

HEDVALL, E., u. HILLERDAL, O.: Die Besiegung der Tuberkulose in Schweden bald bevorstehend. Z. Tuberk. **101**, 1 (1952).

HICKLING, S.: Tuberculosis in New Zealand: past, present and future. N. Z. med. J. **62**, 221 (1963).

HOLM, J.: Die heutige Tuberkulosesituation in der Welt. Beitr. Klin. Tuberk. **121**, 3 (1959).

HOPPE, R.: Die heutige Tuberkulosesituation in Deutschland. **121**, 8 (1959).

HORNUNG, S., u. S. JANCZY: Tuberkulosesterblichkeit in Krakau. Z. Tuberk. **118**, 218 (1962).

HORWITZ, O., and J. KNUDSEN: A follow-up study of tuberculosis incidence and general mortality in various occupational-social groups of the Danish population. Bull. Wld Hlth Org. **24**, 793 (1961).

HRDLIČKA, A.: Pathology of the ancient Peruvians. Smithson. Coll. **61**, 57 (1914).

IZAGUIRRE MERCADO, A., and R. R. BLANCARTE: Some studies on the prevalence of pulmonary tuberculosis in Mexico. Salud públ. Méx. **4**, 567 (1962) (span.).

JENTGENS, H.: Über die Tuberkulosebekämpfung in afrikanischen Ländern. Beitr. Klin. Tuberk. **127**, 22 (1963).

JERLOV, S.: Die Rindertuberkulose in Schweden. Norrtälje 1957. (schwed.)

JOHNE, A.: Geschichte der Tuberkulose. Leipzig 1883.

KARNS, J. R.: Tuberculin sensitivity and tuberculosis in nursing and medical students. Dis. Chest. **40**, 291 (1961).

KREBS-LANGE, P.: Tuberkulose auf Grönland, status den 31, XII 1960. Ugeskr. Laeger **123**, 1222 (1961) (dän.).

KREUSER, F.: Avium-Tuberkulose eines Tierarztes als Berufskrankheit. Tuberk. Arzt. **14**, 381 (1960).

LARSSON, J., and F. LINELL: Tuberculosis and mortality in Sweden. Acta tuberc. scand. **39**, 231 (1960).

LINNÉ, S.: Humpbacks in ancient America. Ethnos, México **8**, 161 (1943).

LÖFFLER, W.: Geschichte der Tuberkulose. Handb. d. Tuberkulose Bd. I, **1**, 1, Stuttgart 1958.

LONG, A. R.: Cardiovascular and renal disease. Arch. Path. **12**, 92 (1931).

LOTTE, A.: Remarques à propos de l'épidémiologie de la tuberculose en France comparativement aux autres pays européens. Gaz. méd. Fr. **70**, 1763 (1963).

MEANS, H. J.: Roentgenological study of skeletal remains of prehistoric mound builder Indians of Ohio. Amer. J. Roentgenol. **12**, 354 (1925).

MELIS, A., and A. MONACO: Research in infantile tubercular morbidity in Sardinia. Lotta c. Tuberc. **32**, 640 (1962).

MOODIE, R. L.: Paleopathology, Urbana (Ill.). University ill. Press 1923.

MORSE, D.: Prehistoric tuberculosis in America. Amer. Rev. resp. Dis. **83**, 489 (1961).

MÜLLER, R. W.: Bovine Tuberkulosekontrolle in Europa, Afrika, Nordamerika. Tuberk. Arzt. **10**, 701 (1956).

— Tuberkulose und Lepra. Tuberk. Arzt. **16**, 595 (1962).

NAGAISHI, C.: Die Tuberkulose in Japan. Beitr. Klin. Tuberk. **127**, 49 (1963).

— The status of tuberculosis in Japan. Tuberculosis **16**, 29 (1963).

NASSAL, J.: Die ätiologische und epidemiologische Rolle der bovinen und aviären Tuberkulose des Menschen. Dtsch. med. Wschr. **86**, 1855 (1961).

NAVIA MONEDERO, A.: Antituberculosis campaign. Rev. colomb. Pediat. **20**, 244 (1962).

NEUBAUER, R.: Der Stand der Tuberkulose in asiatischen Ländern. Beitr. Klin. Tuberk. **127**, 8 (1963).

OTT, A.: Vergleichende Epidemiologie der Tuberkulose. Beitr. Klin. Tuberk. **125**, 211 (1962).

PALES, L.: Paléopathologie et Pathologie comparative. Paris 1930.

PIERY, M., et J. ROSHAM: Histoire de la tuberculose. Paris 1931.

PRASAD, B. G.: Pulmonar tuberculosis in India. Brit. J. Dis. Chest. **55**, 169 (1961).

PRESS, P.: Quelques aspects de l'évolution épidémiologique de la tuberculose en Suisse au cours des dix dernières années (1951—1961). Praxis **51**, 857 (1962).

PETIT, M. Present status of tuberculosis and tuberculosis control in Hungary. Rev. Hyg. Méd. soc. **10**, 683 (1962).

RANDONE, M., e C. ALBERT: Tuberculosi en la storia. Minerva med. (Torino) **54**, 1997 (1961).

— Aretaeus of Cappadocia, the earliest phthisiologist. Minerva med. (Torino) **54**, 358 (1963) (ital.).

RIISKJAER, A. H.: Aus der Geschichte der Tuberkulose, Altertum, Mittelalter, Neuere Zeit, insbesondere im Norden. Kopenhagen 1948 (dän.).

RITCHIE, W. A.: Paleopathological evidence suggesting precolumbian tuberculosis in New York State. Amer. J. Phys. Anthropol. **10**, 305 (1952).

RODRIGUEZ, C. N.: Epidemiology of tuberculosis in northern Argentina. Bol. Ofic. sanit. panamer. **51**, 34 (1961) (span.).

RONEY, J. G.: Paleopathology of a Californian archeological site. Bull. Hist. Med. **33**, 97 (1959).

ROWLING, J. T.: Pathological changes in mummies. Proc. roy. Soc. Med. **54**, 409 (1961).

RUFFER, M. A.: Remarks on the histology and pathological anatomy of Egyptian mummies. Cairo Sci. J. **4**, 1 (1910).

SAKULA, A.: Tuberculosis in the Tristan da Cunha community. Tubercle (Edinb.) **44**, 225 (1963).

SAMPSON, B. F.: Research aspects of tuberculosis in South Africa. S. Afr. J. Lab. clin. Med. **6**, 180 (1960).

SCHWARZENBERG-LOBECK, J.: Das Tuberkuloseproblem in Chile. Beitr. Klin. Tuberk. **127**, 43 (1963).

SERGIO SERGARRA: Evolución de la tuberculosis en Espana. Rev. Sanid. Hig. publ. (Madr.) **38**, 1 (1964).

SHAKER, Y.: The incidence of pulmonary tuberculosis in schools of Kuwait. Tubercle (Edinb.) **43**, 392 (1962).

SHENNAN, D. H.: Evolution of tuberculosis in South Rhodesia. Cent. Afr. J. Med. **6**, 395 (1960).

SICAND, B. K.: Tuberculous problems in Delhi. Indian. publ. Hlth **6**, 193 (1962).

SILVEIRA, J.: Die Bekämpfung der Tuberkulose in Südamerika. Beitr. Klin. Tuberk. **127**, 35 (1963).

SIMEONOV, L. A.: The result of two mass radiography surveys in a small urban population in Yugoslavia. Tubercle (Edinb.) **43**, 386 (1962).

SJÖVALL, E.: Die Bedeutung der Skeletanalyse bei Grabuntersuchungen. Kungl. Fysiograf. Sällsk. Lund. Förhandl. N. S. **2**, Nr. 10.

STAHLE, I.: What role does tuberculosis play in our country (Sweden) today? A study of the incidence of tuberculosis 1948—1959. Svenska Läk.-Tidn. **59**, 961 (1962). (schwed.)

STROHL, E. L.: The current status of tuberculosis in Chicago (Ill.). Med. J. **118**, 71 (1960).

Toboko-Metzger, A. F.: Pulmonary tuberculosis in Sierra Leone. Tubercle (Edinb.) **43**, 445 (1962).

Uttley, K. H.: Tuberculous mortality in the Negro population of Antigua, British West Indies over the last 100 years. Tubercle. (Edinb.) **42**, 444 (1961).

Weil, G.: Controle de la tuberculose en Scandinavie (Danemark, Suède). Strasbourg méd. **15**, 288 (1964).

Wells, C.: Bones, bodies and disease. London 1964.

Whitney: Diseases of the bones of North American Indians. Rep. Peabody Mus. **3**, 433 (1884).

WHO: Tuberculosis in Kenya. Wld Hlth Org. Chron. **16**, 121 (1962).

Williams, H. U.: Human paleopathology. Arch. Path. **7**, 839 (1929).

Wöldike Nielsen, F., and N. Plum: The last phase of tuberculosis control in Denmark. Rep. II. Sympos. Eradicat. Bovine Tbc. Roma-Pisa 1960.

Wood-Jones, F.: zit. n. Elliot Smith and Ruffer. Archeologic. Survey of Nubia **2**, 26 (1907—1908).

Yang, W. T.: Pulmonary tuberculosis in the Armed Forces, the Republic of China. Rev. Int. Serv. Santé Armées **35**, 197 (1962).

Yelton, S. E.: Prewar distribution of tuberculosis throughout the world .Publ. Hlth Rep. **61**, 1144 (1946).

Yerushalmy, J., and I. M. Moriyama: Tuberculosis mortality in USA and in each State. Publ. Hlth Rep. **61**, 487 (1946).

Ynigo Soto, A.: Certain social considerations on a group of patients in Tijuana, B. C. Salud públ. Méx. **4**, 593 (1962).

Aussatz

(Nur ein geringer Teil der sehr umfangreichen Literatur)

Ackerknecht, E. H.: Geschichte und Geographie der wichtigsten Krankheiten. Stuttgart 1963.

Andersen, W. T.: Impressions from a stay in Malaya (Lepra). Medd. Sundh. Styr. **5**, 933 (1963) (dän.).

Benediktsson, G., and O. Bjarnason: Lepra auf Island. Nord. Med. **62**, 1225 (1959) (dän.).

Bible Society, The United: Leprosy and the Bible. London 1961.

Brandt, M.: Geopathologische Forschungen in der Sowjetunion. Heft 61, Berlin 1964 **94**.

Brothwell, D. R.: Evidence of leprosy in British archeological material. Med. Hist. **2**, 287 (1958).

Cochrane, R. G.: Biblical leprosy. Tyndale Press 1961.

— Leprosy in theory and practice. Bristol 1964.

Cohn, E.: Leprosy as a social problem in Latin America. Med. Rév. Méx. **40**, 27 (1960).

Dubois, A.: Un essai de pathologie géographique de la lèpre au Congo belge. Bull. Acad. roy. Méd. Belg. **8**, **78** (1943).

Doull, J. A.: The epidemiology of leprosy: present status and problems. Int. J. Leprosy **30**, 48 (1962).

Dungal, N.: Is leprosy transmitted by insects? Leprosy Rev. **1960**, 25.

Enemann, M.: Reise im Orient 1711—12. Herausgeb. K. U. Nylander, Upsala 1889 (schwed.).

Finke, L. L.: Versuch einer allgemeinen medicinisch-praktischen Geographie etc., 3 Vol. Leipzig 1792—95.

Fraser, N. D.: Leprosy in Bali. Leprosy Rev. **32**, 203 (1961).

Gay Prieto, J.: New aspects on the epidemiology of leprosy. An. Acad. nac. med. esp. **79**, 169 (1962).

Gluckman, L.: Leprosy in New Zealand before the 20th century. N. Z. med. J. **61**, 404 (1962).

Gonzales, Prendez, M. A., y R. Ibarra Perez: Distribución geográfica y epidemiológica de la lepra en Cuba. Rev. Sif. Leprol. **6**, **7** (1949).

Grön, K.: Lepra in Literatur und Kunst. Handb. Haut. Geschlechtskrh. **X**, 2, 806, Berlin 1930.

Harter, P.: Quelques aperçus géographiques sur la maladie de Hansen. Bull. Soc. Path. exot. **53**, 841 (1960).

Hensler, P.: Vom abendländischen Aussatze im Mittelalter. Hamburg 1790.

Herrera, G.: Leprosy in Dominican Republic. Rev. méd. dominic. **5**, 268 (1950) (span.).

HOLMES, W. J.: Leprosy in the eye. HOLMES' Geographic ophthalmology. Springfield 1959.
HRDLICKA, A.: Pathology of the ancient Peruvians. Smithson. Coll. **61**, 57 (1914).
HULT, O.: Über die Lepra in Schweden im Mittelalter. Atti Congr. Stor. Med. **1930**. Pisa 1931 (schwed.).
JOPLING, W. H.: Leprosy and its management in Britain. Lond. Clin. med. J. **4**, 47 (1963).
KALKOFF, K. W.: Lepra in Deutschland. Dtsch. med. Wschr. **89**, 1057 (1964).
KLINGMÜLLER, V.: Die Lepra. Handb. d. Haut- u. Geschlechtskrankh. **X**, 2, 1, Berlin 1930.
KRAUS, L. A.: Kritisch-etymologisches medicinisches Lexikon. Göttingen 1844.
LEIKER, L.: Leprosy situation in the Netherlands. Ned. T. Geneesk. **105**, 567 (1961).
LEJMAN, K.: Leprosy or syphilis? Attempt at a differential diagnosis of pathological changes shown in a Cracow sculpture from the 14th century. Hausarzt **15**, 89 (1964).
LENGAUER, L.: Leprosy in Benin and Nigeria. Leprosy Rev. **19**, 14 (1948).
MCFADJEAN, J. A., and W.W. MAC DONALD: An investigation of the possible role of mosquitoes and bed bugs in the transmission of leprosy. Trans. Roy. Soc. trop. Med. Hyg. **55**, 232 (1961).
MARTIN, A.: Beiträge zur Geschichte des Aussatzes, der Syphilis, des Antoniusfeuers, der Pest in Deutschland. Arch. Gesch. Med. **11**, 189 (1919).
MATILIA, V.: Evolución de la lepraendemia en España tropical. Arch. Med. exp. (Madr.) **23**, 45 (1960).
MERKLEN, F. P.: Multiples cas de lèpre chez les travailleurs noirs africains, récemment transportés en France métropolitaine. Bull. Soc. franc. Derm. Syph. **70**, 819 (1963).
MÖLLER-CHRISTENSEN, V.: Züge aus der Geschichte des Aussatzes in Dänemarks Mittelalter Med. Forum **4**, 278 (1951) (dän.).
— Ten lepers from Naestved in Denmark. Kopenhagen 1953.
— Bone changes in Leprosy, Copenhagen 1961.
— Evidence of tuberculosis, leprosy and syphilis in antiquity and the Middle ages. Karger Gazette Nr. 12, 1965.
MUNOS RIVAS, G.: Algunas observaciones relacionadas con las pulgas y la transmisión de la lepra. Rev. Fac. Méd. (Bogotà) **10**, 635 (1942).
GEHR, E.: Ist die Reinigung des Brotgetreides von Kornradesamen mitbeteiligt am Erlöschen der mittelaltrigen Lepra? Z. Ges. Hyg. **122**, 238 (1939, 40).
ÖKLAND, F.: Aussatz und Flöhe in Norwegen. Nord. Med. **57**, 751 (1957) (norweg.).
PESCE, H.: La lepra en el Perú precolombino. Ref. Bol. Bibliograf. Antropol. Am. II. **18**, 40 (1955).
RICHARDS, P.: Leprosy in Scandinavia: Origin, survival, effect in Scandinavian life during 900 years. Centaurus (Kbh.) **7**, 101 (1960).
RISI, J. B.: Clinical types of leprosy according to the regions in Brasil. Int. J. Leprosy **15**, 346 (1947); Leprosy Rev. **19**, 23 (1948).
ROSS, C. M.: Leprosy of Gambia different to the Nigerian. Leprosy Rev. **19**, 12 (1948).
RUSCIANI, A.: Hansen's disease (lepra) in Calabria. Riv. ital. Igiene **19**, 417 (1959).
SCHALLER, K. F.: Seuchen im Wandel der Zeiten. Die Lepra und ihre Bekämpfung. Z. Haut- u. Gschl.-Kr. **33**, 166 (1962).
SKINSNES, O. K.: Leprosy in society II. The pattern of concept and reaction to leprosy in Oriental antiquity. Leprosy Rev. **35**, 106 (1964).
SIMMONS, J. S.: Global epidemiology, Vol. I, London 1944.
SPICKETT, S. G.: Genetics and the epidemiology of leprosy II. The form of leprosy. Leprosy Rev. **33**, 173 (1962).
STEVENSON, C. J.: Leprosy, A review of 79 patients seen in London. Brit. med. J. **5230**, 925 (1961).
STICKER, G.: Die Bedeutung der Geschichte der Epidemien für die heutige Epidemiologie. Zur histor. Biologie der Krankheitserreger, 2. Gießen 1910.
SUSMAN, J. A.: The pattern of leprosy in the Gambia, West Africa. Leprosy Rev. **34**, 83 (1963).
VOGELSANG, T. M.: Lepra in Norwegen. Nord. Med. **57**, 743 (1957) (norweg.).
VORTISCH-VAN VLOTENH: Die Aussätzigen in China. Arch. Schiffs- u. Tropenhyg. **20**, 141 (1916).
WELLS, C.: A possible case of leprosy from a cemetery at Beckford. Med. Hist. **6**, 383 (1962).
WILCOCKS, C.: Leprosy. Summary of recent abstracts. Trop. Dis. Bull. **57**, 1129 (1960).
WILSON, G. K.: Leprosy in Korea, Leprosy Rev. **32**, 208 (1961).
Wld Hlth Org. Chron.: Notifiable diseases in the Americas. Leprosy **18**, 155 (1964).

Atypische Formen

Brown, R. C.: Atypical mycobacteria and human disease. Internat. Path. **6**, 86 (1965).

Connor, D. H., and Fletcher Lunnh.: Buruli ulcers — Mycobacterial ulceration in Uganda. Int. Path. **6**, 1 (1965).

Mac Callum, P.: A new mycobacterial infection in man. J. Path. **60**, 93 (1948).

Mykosen

Castellani, A., e I. Jacono: Manuale di clinica tropica. Torino 1937.

Conant, N. F.: Manual of clinical mycology. Philadelphia and London 1954.

Emmons, C. W.: Mycoses in Africa. Int. Path. **6**, 33 (1965).

Manson's Manual of tropical dieseases, London 1960.

Mayer, M.: Exotische Krankheiten. Berlin 1924.

Symmers, W. G.: The occurrence of deep-seated fungal infections in general hospitals in Britain today. Proc. roy. Soc. Med. **57**, 405 (1964).

Mycetoma-Formen

Achoa, A. G.: Mycetomas caused by Nocardia brasiliensis with a note on the isolation of the causative organism from soil. Lab. Invest. **11**, 1118 (1962).

Feiger, J. W.: Mycetoma: Review of the literature. Milit. Med. **128**, 762 (1963).

Nino, F. L.: Maduromycotic mycetoma in the province of Chaco. Rev. Asoc. méd. argent. **76**, 511 (1962) (span.).

Rey, M.: Current data on mycetoma. Apropos 214 cases in Africans. Ann. Derm. Syphil. **89**, 511 (1962).

Zeisler, E. B.: Maduromycosis. A case from Sophocles. Arch. Derm. Syph. (Berl.) **84**, 136 (1961).

Blastomykosen

Carneiro, J. T.: Pulmonar blastomycosis in Brasil. Rev. bras. Med. **17**, 216 (1960).

Fialho, A.: Die pathologische Anatomie der südamerikanischen Blastomykose (Lutzsche Krankheit). Ergebn. allg. Path. path. Anat. **40**, 99 (1960).

Kletter, G.: Contribution to the geographical pathology of Surinam. South American blastomycosis. Docum. Med. Geograph. Trop. **5**, 25 (1953).

Machado Filho, J.: Southamerican blastomycosis. Hospital (Rio de J.) **60**, 811 (1961) (port.).

Mackinnon, J. E.: Pathogenesis of South American blastomycosis. Trans. Roy. Soc. trop. Med. **53**, 487 (1959).

Martinez, J.: Southamerican blastomycosis with pulmonar localisation. Arch. argent. Tisiol. **35**, 101 (1959).

Moraes, M. A.: Jorge Loco type of blastomycosis. 6 new cases discovered in the State of Amazonas, Brasil. Rev. Inst. Med. trop. S. Paulo **4**, 187 (1962).

Salman, L., and S. M. Sheppard: South American blastomycosis. Oral Surg. **15**, 671 (1962).

Schwarz, J., and G. L. Baum: North American blastomycosis, distribution, pathology, pathogenesis. Docum. Med. Geograph. Trop. **5**, 29 (1953).

Zawirska, B.: Südamerikanische Blastomykose des Wurmfortsatzes. Zbl. Path. **99**, 593 (1959).

Zerega, F.: Blastomycosis and its incidence in 1300 autopsies. Rev. ecuat. Hig. **18**, 53 (1961).

Coccidioidomykosen

Campins, H.: Coccidioidomycosis in Venezuela. Mycopathologia (Den Haag) **15**, 306 (1961).

Fuentes, A., and O. Madeido: Coccidioido-Histo-Blastomicosis in Cuba. Arch. Hosp. univ. (Habana) **12**, 301 (1960).

Huntington, R. W. jr.: Morphology and racial distribution of fatal coccidioidomycosis. Report of a ten-year autopsy series in an endemic area. J. Amer. med. Ass. **169**, 115 (1959).

Kessel, J. F.: Coccidioidomycosis in Southern California. Calif. Med. **73**, 317 (1950).

Negronip: Coccidioides immitis? Rev. Inst. bact. Malbrán **15**, 373 (1950—53).

Nino, F. L., y L. Ferrada Urzua: Contribución al estudio de la endemia de coccidioidomicosis en la República Argentina. Pren. méd. argent. **37**, 2920 (1950).

POTENZA, L.: Paracoccidioidomycosis infantil en Venezuela. Arch. venez. Pueric. **16**, 7 (1953).
— Infantile paracoccioidosis with special reference to the aspect of parasite in polarized light. Docum. Med. Geograph. Trop. **7**, 16 (1955).

Histoplasmoses

AJELLO, L.: Observations on the epidemiology of histoplasmosis. Mycopathologia **15**, 231 (1961).
ALECRIM, I.: First cases of histoplasmosis diagnosed in Recife (Brasil). Mycopathologia **21**, 204 (1963).
ALEJANDRO PRINCIPE, M.: Resultados de las encuestas epidemiológicas sobre histoplásmosis, coccidioidomicosis y tuberculosis en Venezuela. Mycopathologia **15**, 11 (1961).
ARONSON, J. D., and H. C. TAYLOR: Histoplasmin sensitivity in Pennsylvania. Penn. med. J. **56**, 543 (1953).
BROWN, E. L.: Histoplasmosis in Southern Ontario. A further report. Canad. med. Ass. J. **87**, 545 (1962).
COLLIER, W. A., u. W. E. F. WINCKEL: Beiträge zur geographischen Pathologie von Surinam. Vögel als Träger von histoplasma-artigen Mikroorganismen. Z. ges. Hyg. **135**, 338 (1952).
DITCHFIELD, J.: Man, dogs and histoplasmosis. Canad. J. Publ. Hlth. **55**, 163 (1964).
DROUHET, E., and J. SCHWARZ: Comparative studies with 18 strains of histoplasma; morphology in tissues and virulence in African and American. J. Lab. clin. Med. **47**, 128 (1956).
EDWARDS, P. Q., and J. H. KIAER: Histoplasmosis. World wide distribution. Amer. J. trop. Med. **15**, 235 (1956).
ELLIS, H. R.: Histoplasmosis in Arkansas. J. Ark. med. Soc. **59**, 105 (1962).
FURCOLOW, M. L.: Histoplasmosis in Mexico, Missouri, New England. New Engl. J. Med. **264**, 1226 (1961).
GRELLA, G.: Incidence of histoplasmosis in the city of Naples; research on cutaneous reactivity to histoplasmin. Arch. Tisiol. **17**, 686 (1962) (span.).
MANOS, N. E.: Geographic variation in prevalence of histoplasmin sensitivity. Dis. Chest. **29**, 649 (1956).
MOCHI, A., and P. Q. EDWARDS: Distribution of histoplasmosis and histoplasmin sensitivity. Bull. Wld Hlth Org. **5**, 259 (1952).
OCHOA MARTINEZ, I.: Pulmonary histoplasmosis. Report of the endemic in the municipality of Cuauthmoc Colonia Neamonol. Cir. Tórax **23**, 217 (1962) (span.).
PACINI, I., and A. SALIBA: Orientation on infections caused by Histoplasma capsulatum. Historical notes, geographic distribution, etiology, epidemiology, immunology. Minerva med. (Torino) **52**, 529 (1961).
RESSLER, J. J. C.: Deux nouveau cas congolais d'histoplasmose par Histoplasma duboisii. Ann. Soc. belge Méd. trop. **42**, 801 (1962).
RILEY, H. D.: Histoplasmin sensitivity and epidemiology in US Armed Forces. Med. J. **7**, 817 (1956).
SCHWARZ, J., and G. L. BAUM: The history of histoplasmosis 1906—1956. New Engl. J. Med. **265**, 253 (1957).
SPITZ, J. L., and B. SCHWARTZ: Histoplasmosis in non-endemic regions. Amer. J. Med. **15**, 624 (1953).
TUCKER, H. A., and O. KVISSELGAARDN: Histoplasmin and tuberculin sensitivity in Burma, tests on 3558 subjects. Bull. Wld Hlth Org. **7**, 189 (1952).
ZEIDBERG, L. D.: Theory to ex-lain geographic variations in prevalence of histoplasmin sensitivity. Science **119**, 654 (1954).

Torulose

LINELL, F.: Cryptococcosis. Acta derm.-venereol. (Stockh.) **33**, 103 (1953).
MUCHMARE, H. G.: Occurrence of Cryptococcus neoformans in the environment of three geographically associated cases of cryptococcal meningitis. New Engl. J. Med. **268**, 1112 (1963).
WEN, S. F.: Cryptococcosis. A report of 4 additional cases with review of 11 cases found in Taiwan. J. Formosa Med. Ass. **60**, 867 (1961).

Rhinosporidiose

SHARMA, K. D.: Rhinosporidiosis. J. Indian med. Ass. **38**, 640 (1962).

Verruköse Dermatitis

AJELLO, L.: Geographic distribution and prevalence of the dermatophytes. Ann. N.Y. Acad. Sci. **89**, 30 (1960).

BISPING, W.: Dermatomykosen und deren Bedeutung als Zooanthroponosen. Dtsch. med. Wschr. **88**, 584 (1962).

BLANK, FL.: Human favus in Quebec. Dermatologia (Basel) **125**, 369 (1962).

BRETT, H.: Geomedizinischer Beitrag zur Therapie der Pilzkrankheiten (Persien, Afghanistan). Z. Haut- u. Geschl.-Kr. **33**, 401 (1962).

DEMBOVICH, A. S.: Mycological flora in the Ternopol region and measures for liquidation of dermatomycoses. Vestn. Vener. Derm. **36**, 71 (1962).

GERLACH, F.: Durch Hefepilze verursachte cutano-muköse Krankheiten und Pneumopathien in Angola. Dtsch. med. J. **11**, 402 (1960).

GRIMMER, R.: Die Epidemiologie der Berliner Epidermophytosis in den Jahren 1952—59. Z. Haut- u. Geschl.-Kr. **27**, 33 (1959).

KLOCKE, A. H.: Tinea capitis in Kashmir. Arch. Derm. Syph. (Berl.) **90**, 295 (1964).

MARCHIONINI, A., u. H. GÖRTZ: Pilzkrankheiten der Haut durch Hefen, Schimmel, Aktinomyzeten und verwandte Erreger. Berlin-Göttingen-Heidelberg: Springer 1963.

MAYER, M.: Exotische Krankheiten. Berlin 1924.

NAMIKI, S., and H. TAKAHASHI: Statistics on dermatomycoses in the Horuriku district. Iryo **16**, 396 (1962).

VI. Sarcoidosis

Morbus Besnier-Boeck-Schaumann — Lymphogranulomatosis benigna.

Diese Infektionskrankheit, deren Ätiologie bisher nicht geklärt ist, bietet auch geographisch viel Interessantes. Es handelt sich offenbar um eine Krankheit

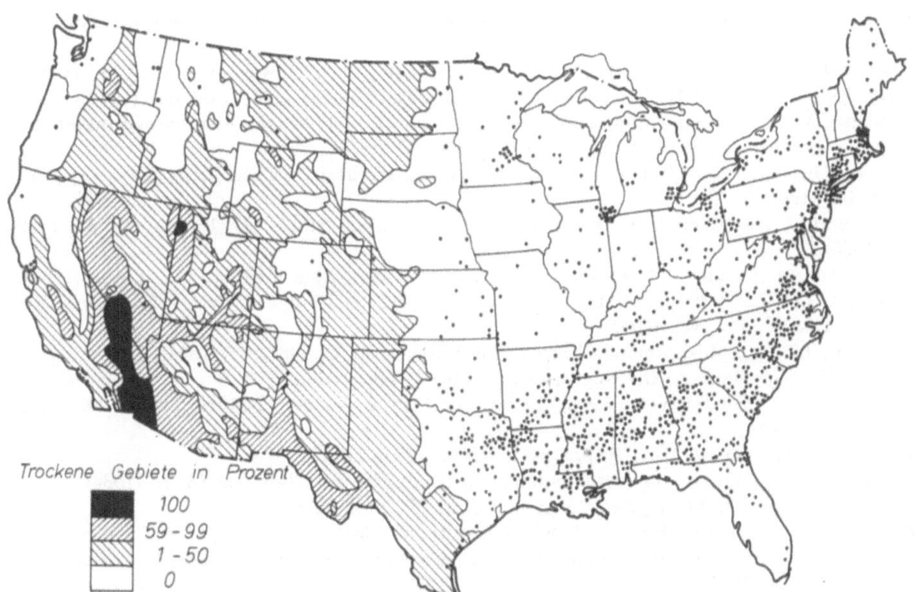

Abb. 46. Geographische Verteilung der Geburtsorte von 1194 USA-Veteranen mit Sarcoidose in bezug auf feuchte und trockene Gebiete in USA. [Aus CUMMINGS: und Mitarb.: Concepts of epidemiology of sarcoidosis, Postgraduate Med. 19, 437 (1956)]

mit universeller Verbreitung, aber über ihre Häufigkeit in verschiedenen Ländern läßt sich bis jetzt nichts Genaueres sagen, da die bisher beobachtete Frequenz allzusehr von dem Interesse abhängt, das man der Krankheit gewidmet hat. Nach den bisher vorliegenden Untersuchungen wäre Sarcoidosis besonders häufig in Schweden mit 1197 Fällen in den Jahren 1950 bis 1957, d. h. 42 Fälle auf 100000 Einwohner, während das angrenzende Norwegen 1952 erst elf Fälle hatte. In der Schweiz wurden 1943 bis 1944 517 Fälle entdeckt, entsprechend 13 auf 100000 Einwohner. In Amsterdam wurden 1954 bis 1957 401 Fälle beobachtet, d. h. 9 auf 100000 Einwohner. In den USA wurden 1940 bis 1946 14200 Fälle beobachtet, d. h. 2,1 auf 100000 Einwohner. Auffallend ist hier der Unterschied zwischen verschiedenen Teilen des Kontinents; die südöstlichen Teile (Südatlantik und Golfstaaten) zeigten die höchsten Zahlen 6,3 auf 100000, während nördlichere und innere Teile (Nordatlantik und Randstaaten) nur 1,5 auf 100000 aufwiesen. Ländliche Gebiete mit sandigem Boden scheinen einen höheren Prozentsatz als Städte zu zeigen, ebenso dürften Farbige häufiger erkranken als Weiße. Auf Neuseeland wurden 1952 bis 1957 134 Fälle gesehen, d. h. 19 auf 100000. Ob die Krankheit einen wirklich endemischen Charakter hat, oder ob auch andere Faktoren mitwirken, läßt sich vorläufig nicht entscheiden.

Nach JÖRGENSEN und WURM besteht für Menschen mit der Blutgruppe A ein um 14,2% größeres Risiko, sich Sarkoidose zuzuziehen, als für diejenigen mit der Blutgruppe 0.

Literatur

Sarcoidosis

BERARDINELLI TARANTINI, A.: Sarcoidosis. Tórax 13, 33 (1964).
BOCK, A. A.: Epidemiological investigations of sarcoidosis. Discussion and summary. Amer. J. Hyg. 74, 189 (1961).
BROWN, D. W.: Sarcoidosis in Hawaii. Why doesn't it occur? Hawaii Med. J. 21, 33 (1961).
CHAKRAVORTY, R., and K. J. LUOMANEN: Sarcoidosis. N.Y. St. J. Med. 60, 657 (1960).
CUMMINS, M. M.: Concepts of epidemiology of sarcoidosis; 1.149 cases reviewed with reference to geographical ecology. Postgrad. med. J. 19, 437 (1956).
DUNNER, E., and J. H. WILLIAMS: Epidemiology of sarcoidosis in USA. Amer. Rev. resp. Dis. 2, 163 (1961).
GENTRY, J. T.: Epidemiology of sarcoidosis in the United States. J. clin. Invest. 34, 1939 (1955).
HAGERSTRAND, J., and F. LINELL: Sarcoidosis and pollen. Acta med. scand. 42, 194 (1962).
HORWITZ, O.: Geographical epidemiology of sarcoidosis in Denmark 1954—57. Amer. Rev. resp. Dis. 84 (5) 2, 135 (1961).
HSING, C. T.: Sarcoidosis among Chinese. Amer. Rev. resp. Dis. 89, 917 (1964).
IRGANG, S.: Sarcoidosis in the Negro. Skin 2, 110; 3, 110 (1964).
JÖRGENSEN, G., and K. WURM: ABO blood groups in sarcoidosis. Nature (Lond.) 203, 1095 (1964), (4949).
KMITAURA, K.: Sarcoidosis. J. Japan med. Ass. 47, 1218 (1962).
— Sarcoidosis in Japan vom Gesichtspunkt der Dermatologie. Hausarzt 15, 16 (1964).
KOOIJ, R.: Sarcoidosis or leprosy? Brit. J. Derm. 76, 203 (1964).
LÖFGREN, S.: Concepto sobre sarcoidosis. Tórax 10, 1 (1961).
MCCUSTON, C. F.: Geographic epidemiology of sarcoidosis in Florida. Amer. Rev. resp. Dis. 84 (5) 2, 124 (1961).
MICHAEL, M.: Sarcoidosis. Med. Sci. 11, 652 (1962).
MORIYAMA, I. M.: Mortality from sarcoidosis in US. Tórax 9, 210 (1960).
NOBECHI, K.: Epidemiology of sarcoidosis in Japan. Amer. Rev. resp. Dis. 84 (5) 2, 148 (1961).

Ogunlesi, T. O., and T. S. Rankin: Sarcoidosis in West Africa. J. trop. Med. Hyg. **64**, 318 (1961).

Purriel, P., and E. Navarrette, E.: Epidemiology of sarcoidosis in Uruguay and other countries of Latin America. Amer. Rev. resp. Dis. 84 (5) **2**, 155 (1961).

Riska, N.: Clinically diagnosed sarcoidosis in Finland in 1960. Acta tuberc. scand. **44**, 267 (1964).

Seiler, Elisab.: Zur Epidemiologie der Sarcoidose (Mb. Boeck) in der Schweiz. Schweiz. Z. Tuberk. **17**, 205 (1960).

Selroos, O.: Sarkoidosis. Finska. Läk. Sällsk. Handl. **107**, 74 (1963) Engl. summary.

Siltzbach, L. E.: Sarcoidosis. Tórax **9**, 155 (1960).

Tokoro, Y.: Sarcoidosis. Clin. Surg. (Tokyo) **17**, 42 (1962).

Uehlinger, E. A.: Epidemiology of sarcoidosis in Switzerland. Amer. Rev. resp. Dis. 84 (5) **2**, 153 (1961).

Wallgren, S.: Pulmonary sarcoidosis detected by photofluorographic surveys in Sweden 1950 bis 1957. Nord. Med. **60**, 1194 (1958).

Zoeren, M. van: Besnier-Boeck-Schaumann disease in soldiers. Ned. milit. geneesk. T. **15**, 243 (1962).

VII. Lymphogranulomatosis maligna

Hodgkinsche Krankheit — Morbus Paltauf-Sternberg

Diese Krankheit wird in vielen Ländern und in der Internationalen Klassifikation der Krankheiten unter den Hämablastosen aufgeführt, jedoch ziehen wir es mit Sternberg, Gräff, Nicod, Fresen und Rüttner hier vor, sie als eine *Infektionskrankheit*, ein *Granulom* aufzufassen. Über die geographische Verbreitung ist wenig bekannt, und die offiziellen Todeszahlen sind wegen der diagnostischen Schwierigkeiten mit Vorsicht zu beurteilen. In Europa scheinen gewisse Länder wie Belgien, Dänemark, Italien, Norwegen, Schottland und Österreich etwas höhere Ziffern als Finnland und Frankreich zu zeigen. Relativ niedrige Zahlen findet man in Nord- und Südamerika, Australien und Neuseeland, besonders niedrig sind die Zahlen für Ceylon und Japan. Eine Untersuchung über die Geographie der Krankheit in Schweden wurde von Uddströmer, 1934 ausgeführt. Irgend eine charakteristische Beziehung zur Tuberkulose, weder im positiven noch im negativen Sinne, konnte nicht nachgewiesen werden.

Literatur

Lymphogranulomatosis maligna

Banfi, C.: The radiological picture of the pulmonary manifestations of lymphogranuloma. Radiol. med. **46**, 654 (1960).

Gelmore, H. R., and G. Zelesnick: Environmental. Penn. med. J. **65**, 1047 (1962).

Kujumgiev, I.: Ätiologischer Zusammenhang zwischen Lymphogranulomatose (Mb. Hodgkin) und Ornithose-Psittacose. Z. ges. inn. Med. **15**, 265 (1960).

Meighan, S. S.: Incidence of Hodgkin's disease in Saskatchevan 1946—59. Canad. med. Ass. J. **84**, 631 (1961).

Milder, R.: Hodgkin's disease. Observations on incidence and survival. Sangre (Barcelona) **7**, 177 (1962) (span.).

Rüttner, J. R.: Zur pathologischen Anatomie der Lymphogranulomatose, mit besonderer Berücksichtigung ihrer nosologischen Stellung. Schweiz. Z. Path. **16**, 1 (1953).

Schinz, H. R., and T. Reich: Hodgkin's lymphogranulomatosis as death cause in Switzerland and its changes since 1931. Oncologia (Basel) **14**, 1 (1961).

SHIMKIN, M. B.: Hodgkin's disease, epidemiology, mortality in USA 1921—61, etc. Blood **10**, 1214 (1955).

UDDSTRÖMER, M.: On the occurrence of lymphogranulomatosis (Sternberg) in Sweden. Acta tuberc. scand. Suppl. 1, Kopenhagen 1934.

VIII. Spirochaetosen

1. Borreliosen

a) Rückfallfieber — *Febris recurrens* — *Relapsing fever*

F. Fièvre à rechute, I. Febbre ricorrente.

Erreger: Borrelia recurrentis (Spirochaeta obermeieri). *Vektoren:* Blutsaugende Insekten, teils Läuse wie Pediculus corporis und Phthirus inguinalis, teils Ixodiden.

SIEGEL und MACARTHUR sind der Meinung, daß HIPPOKRATES das Rückfallfieber auf Thasos beobachtet hat.

Das Rückfallfieber läßt sich nach HIRSCH epidemiographisch nur bis zum Anfang des 18. Jahrhunderts zurückverfolgen, jedoch handelt es sich hier ohne Zweifel um eine viel ältere Krankheit. Die erste sichere Epidemie trat 1739 bis 1741 in Dublin auf. Später wurden ähnliche Epidemien in Schottland 1741 und dann öfters auf Irland, in Schottland und England erwähnt. Im Laufe des 18. Jahrhunderts wurden Epidemien in verschiedenen europäischen Ländern beobachtet. Nach Schweden soll die Seuche mit einer gefangenen russischen Schiffsbesatzung 1788 gekommen sein. Neben der Bevölkerung auf den Britischen Inseln litt wohl die in Deutschland am meisten unter der Seuche. Mit steigender Hygiene und Verschwinden der Vektoren des Erregers, Läuse wie Pediculus corporis und Phthirus inguinalis, nahm das Rückfallfieber fast überall in Europa ab, es hielt sich jedoch noch lange in abseits gelegenen und armen Ländern mit schlechter Hygiene, wie Irland und Rußland. Berlin hatte noch 1867 bis 1868 eine schwere Epidemie, Irlands letzte größere Epidemie war 1868 bis 1871. Wie lange das Rückfallfieber in außereuropäischen Ländern existiert hat, und wie verbreitet es früher war, läßt sich nicht sagen. In Rußland war es noch nach dem zweiten Weltkrieg häufig (SCHLOSSMANN, persönl. Mitt.). In der deutschen Armee wurde es praktisch nicht beobachtet.

Das Rückfallfieber hat noch heute eine sehr große Verbreitung in Ländern mit schlechter Allgemeinhygiene. Manchmal sind Läuse die hauptsächlichen Vektoren, in Afrika spielen Ixodesarten die wichtigste Rolle, in Indien sind es sowohl Holzböcke als auch Läuse. In China und auf Formosa sollen Läuse die wichtigsten Überträger sein. In Ägypten wurden 1945 über 18000 Fälle, im Jahre 1946 über 100000 registriert, die meisten unter Vermittlung von Läusen. In Algerien sollen 1947 bis 1948 400000 Fälle vorgekommen sein, in anderen nordafrikanischen Ländern wurden jährlich Zehntausende von Fällen gemeldet. In Liberia war zu dieser Zeit gut die halbe Bevölkerung infiziert.

Nach NICOLLE wäre das menschliche Rückfallfieber ursprünglich eine Krankheit der Nagetiere, deren spirochätenführende Zecken auf den Menschen übergegangen wären.

Borrelia recurrentis tritt in vielen biologischen Formen auf. Ihre Geographie und die betreffenden Vektoren gehen aus einer von BRUMPT übernommenen Tabelle hervor.

Tabelle 8

Heimat	Rekurrensformen						Ornithodorus-Vektoren
	babylonensis	persica	hispanica	venezolensis	duttoni	turicata	
Irak	+	—	—	—	—	—	asperus
Zentralasien	—	+	—	—	—	—	tholozani
Afrika, Tunis, Zentral-A.	—	—	+	—	+	—	savignyi
Äquatorialafrika	—	+	+	—	+	—	moubata
Kalifornien, Mexiko	—	+	—	—	—	—	coriaceus
Texas, Mexiko	+	+	—	—	—	+	turicata
Mexiko	—	+	—	—	+	—	nicollei
Panama, Kolumbien, Venezuela	—	—	—	+	—	—	venezolensis
Südbrasilien	+	—	—	—	—	—	rostratus

b) Hospitalbrand — *Stomatitis gangraenosa* — *Noma* — *Hospital gangrene*

Gangrenous stomatitis, F. Stomatite gangréneuse, I., S. Gangrena hospitaliaria.

Erreger: Borrelia vincentii.

Was wir heute Hospitalsbrand und Noma nennen, entspricht wohl einem Teil der gangränösen Krankheiten der Mundhöhle und Wangen in den Hippokratischen Schriften, bei CELSUS, GALENOS, AVICENNA und anderen klassischen Autoren während des ganzen Mittelalters. Bei PARACELSUS und anderen medizinischen Autoren der letzten 4 Jahrhunderte findet man Beschreibungen, die zum Teil der spirochäto-fusiformen Gangrän entsprechen. Mit verbesserter Krankenpflege und Hygiene in den Krankenhäusern sind schwere Formen von Noma zum größten Teil verschwunden, aber bei schlechter, einseitiger Nahrung, besonders während der Wintermonate gehören gangränöse Tonsillitiden nicht zu den Seltenheiten. Vor 20 Jahren sah man leichte Formen sogar in Schweden, wo isolierte Fischerbevölkerungen im Frühjahr nach einem schweren Winter darunter litten. Unter den Kindern im Inneren von Madagaskar sollen schwere Fälle häufig sein, die Mortalität kann dabei bis zu 80% steigen.

c) Ulcus tropicum — *Tropical phagedaena*

In vielen tropischen Ländern mit heißem, feuchtem Klima, vor allem in Dschungeln, kommt eine mit der vorigen verwandte ulceröse Hautaffektion vor, bei der Spirochäten und fusiforme Bacillen nachweisbar sind. Es handelt sich meistens um Patienten mit chronischer Malaria oder Individuen mit schwerem Proteinmangel (MANSON).

2. Treponematosen

Unter den menschlichen Treponematosen können vier Formen unterschieden werden: *Frambösia* (Treponema pertenue), *Syphilis* (T. pallidum), *Bejel* (T. pallidum) und *Pinta* (T. carateum).

Die Erreger der Treponematosen brauchen im Gegensatz zu den meisten anderen tier- und menschenpathogenen Spirochäten keinen Zwischenwirt oder Vektor. Der Gedanke liegt deshalb nahe, daß vielleicht auch die Mikroben dieser

Gruppe von Spirochäten ursprünglich durch Vermittlung von Vektoren übertragen wurden, und daß die Emanzipation vom etwaigen Zwischenwirt die große, globale Verbreitung der Frambösie und Syphilis ermöglicht hat.

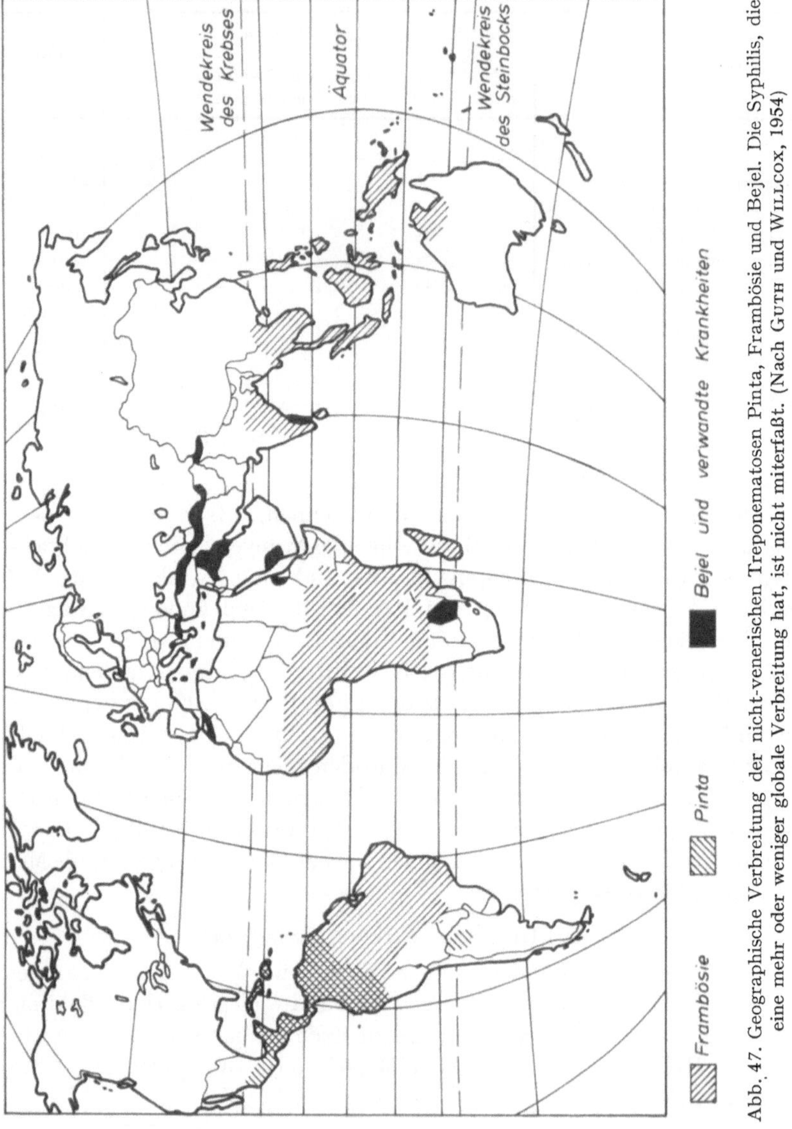

Abb. 47. Geographische Verbreitung der nicht-venerischen Treponematosen Pinta, Frambösie und Bejel. Die Syphilis, die eine mehr oder weniger globale Verbreitung hat, ist nicht miterfaßt. (Nach GUTH und WILLCOX, 1954)

Die vier unten aufgeführten Treponematosen sind serologisch und klinisch so nahe verwandt, daß man berechtigt ist, eine ursprüngliche prähistorische Stammform zu vermuten. Neben den menschlichen Treponematosen ist vorläufig nur eine spontan auftretende, nicht experimentelle Form bekannt. Sie wird hervorgerufen durch Treponema cuniculi, den Erreger einer venerischen Krankheit des Kaninchens. Der in Südamerika geläufige Glaube, daß der Syphiliserreger ein

Saprophyt der Lamatiere war oder wäre, der beim Geschlechtsverkehr der Indianer mit diesen Tieren menschenpathogen wurde, soll in diesem Zusammenhang nur als Kuriosität erwähnt werden. Jedenfalls soll das Lama für die Infektion mit Treponema pallidum sehr empfänglich sein (JAUREGUY und LANCELOTTI).

HACKETT, der vor kurzem einen Versuch gemacht hat, die interessanten Fragen der Verwandtschaft und des Ursprungs der menschenpathogenen Trepone-

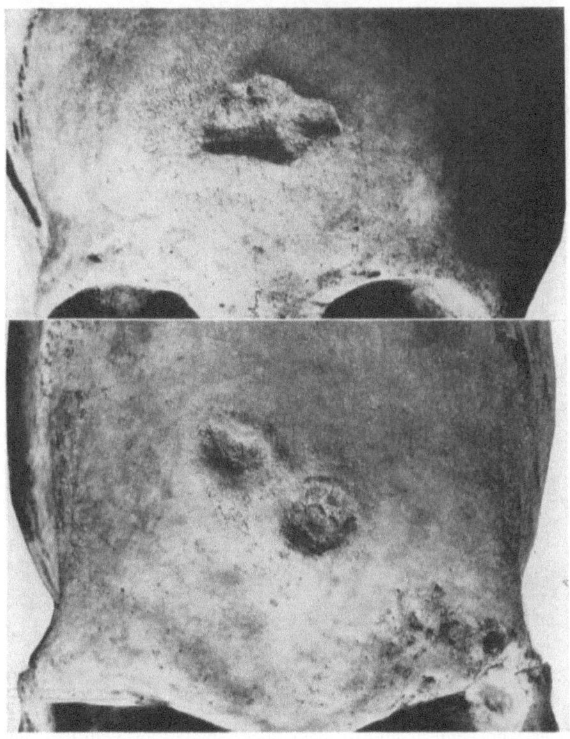

Abb. 48. Oben: Schädel aus einem alten Grabe auf der Insel Tinian in den Marianen mit kraterähnlicher Knochenusur im Stirnbein. Die Altersbestimmung des Schädels mit C^{14}— ergibt 854 ± 145 n. Chr. Unten: Ähnliche Veränderungen im Stirnbein eines Australiers aus Arnhem Land. (Nach STEWART und SPOEHR, 1952)

matosen zu beantworten, meint, daß die *Pinta* die primäre Form darstellt, die sich in der alten Welt aus einer Treponematose eines Tieres etwa 15000 v. Chr. entwickelt hat und sich bis Amerika verbreitete, wo man sie jetzt findet. Durch Mutation des Treponema carateum sei um 10000 v. Chr. der Erreger der *Framboesia*, T. pertenue entstanden, der sich ebenfalls weit verbreitete und über Berings „highway" (COON) nach Amerika kam. Später entstand der *Bejel*, die nichtvenerische Form der Syphilis und schließlich aus dieser endemischen Treponematose die echte *Syphilis* ungefähr um das Jahr 3000 v. Chr., als im südwestlichen Asien größere Städte entstanden. Wir kommen unten auf diese Frage zurück.

a) Frambösie — *Framboesia* — *Yaws*

F. Framboisie, Pian, I. Framboesia tropicale, S. Frambesia, Bubas.

Erreger: Treponema pertenue.

α) Historisches

Diese in tropischen Ländern verbreitete Krankheit kann sehr weit zurück verfolgt werden. STEWART und SPOEHR haben auf der Insel Tinian unter den Marianen im westlichen Stillen Ozean menschliche Knochenreste gefunden, deren Alter mit Hilfe der C^{14}-Methode auf 854 $\pm$ 145 n. Chr. bestimmt wurde. Ein der-

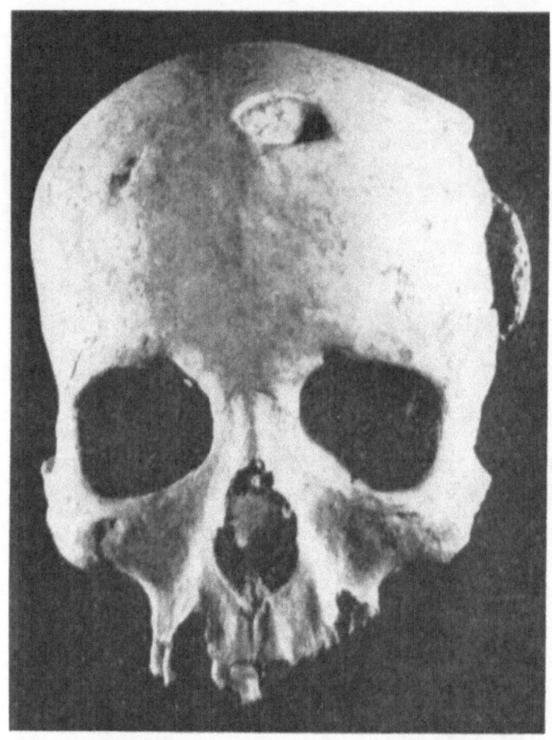

Abb. 49. Kraterähnliche Knochenusur im Stirnbein eines Schädels aus dem Irak, gefunden 1939, wahrscheinlich aus dem ersten halben Jahrtausend n. Chr. [Nach Chron. Wld Hlth Org. 8, 37 (1954)]

art hohes Alter dürfte bei syphilitischen Knochenveränderungen nicht bekannt sein. Der Schädel zeigte eine Periostitis mit Usuren, die etwas an die tertiäre Knochensyphilis erinnerten, aber der endgültige Beweis, daß es sich nicht um Syphilis gehandelt hat, fehlt wohl. Zum Vergleich werden zwei Schädel von australischen Ureinwohnern, wahrscheinlich aus der voreuropäischen Zeit aus HACKETTS Arbeit (1936) wiedergegeben. Die Ähnlichkeit mit der Lues ist nicht groß.

Die sehr nahe Verwandtschaft der Frambösie mit der Syphilis ist offenbar. Auch hier ist die Wassermannsche Reaktion positiv. Die Frambösie besitzt eine gekreuzte Immunität mit der Syphilis. Es handelt sich offenbar um zwei getrennte Krankheiten, vielleicht mit gemeinsamer Abstammung in prähistorischer Zeit (TURNER 1937, HACKETT).

Es ist gut denkbar, daß eine von AVICENNA und ALI ABBAS in Vorderasien und Afrika beschriebene Krankheit Frambösie gewesen ist. Es ist in diesem Zusammenhang von großem Interesse, daß man im Irak einen Schädel mit Veränderungen des Stirnbeins gefunden hat, die mit den eben erwähnten aus einer Insel des Stillen Ozeans fast identisch sind. Der Schädel soll etwa 1500 Jahre alt sein (GUTHE und

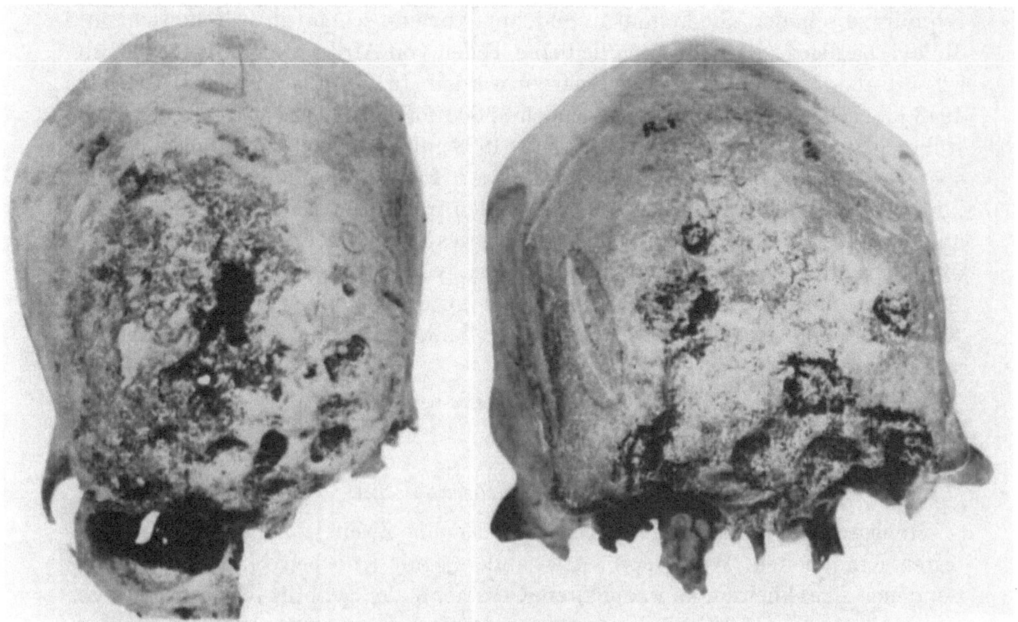

Abb. 50. Zwei Schädel von Australiern mit multiplen kleineren und größeren Knochenusuren. Die Differentialdiagnose Frambösie—Syphilis ist hier unsicher. Nach HACKETT lautet die Wahrscheinlichkeitsdiagnose auf Frambösie, da diese vor Ankunft der Europäer in Australien vorkam, während die Syphilis zu diesem Zeitpunkt noch unbekannt gewesen sein soll

459 Dominicanische Rep.
4 Antigua
2 Montserrat
Jamaica 528
358 Haiti
125 St. Lucia
197 Venezuela
Panama 4
Kolumbien 327
Peru 74
Brasilien

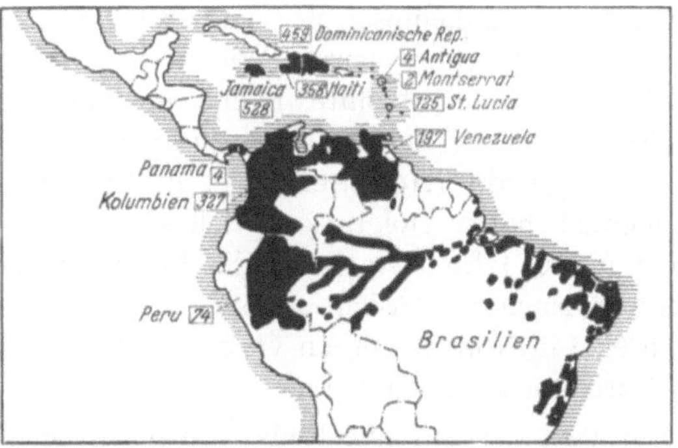

Abb. 51. Angemeldete Fälle von Frambösie in Südamerika und auf den Westindischen Inseln 1961. [Nach Chron. Wld Hlth Org. **18**, 158 (1964)]

WILLCOX). Die Krankheit existierte in Mittel- und Südamerika schon vor KOLUMBUS Ankunft in der westindischen Inselwelt. OVIEDO lernte sie auf Hispaniola (S. Domingo) kennen. Später folgten Mitteilungen aus anderen Teilen der Tropen der Neuen und Alten Welt, FINKE erwähnt sie im 18. Jahrhundert in Arabien,

β) *Geographisches*

Die typische Frambösie scheint nur bei den farbigen Menschenrassen vorzukommen, ihre Verbreitung ist in den Tropen fast universell. Die Ansteckung erfolgt meistens in der Kindheit, nicht ganz selten absichtlich, um Immunität gegen Syphilis zu schaffen. Sie kommt in Südchina vor und scheint in Kambodscha und Malaya häufiger zu sein. In den heißeren Teilen von Afrika war sie früher häufig, scheint aber jetzt allmählich seltener zu werden. In Uganda hatte man 1934 bis 1943 jährlich 47741 Fälle, 1947 nur noch 37803 Fälle. Im Tanganjikagebiet waren früher 90% der Eingeborenen angesteckt, 1938 gab es noch 132469 Fälle, 10 Jahre später nur 51259 Fälle. Auf Madagaskar, wo Frambösie endemisch ist, werden jährlich etwa 20000 Fälle behandelt. — In den tropischen Teilen von Südamerika, auf den Westindischen Inseln und den Inseln des Stillen Ozeans wird die Krankheit oft beobachtet. Die beiden großen Arbeiten von HACKETT über Frambösie in Australien und in Uganda geben eine sehr gute Vorstellung von den schweren Knochenveränderungen, die wohl nunmehr dank wirksamer Therapie allmählich verschwinden.

b) Syphilis — *Lues venerea*

Erreger: Treponema pallidum.

Historisches — Geographisches

In historischer Hinsicht gehört die Syphilis ohne Zweifel zu den allerinteressantesten Krankheiten. Wie bei so vielen anderen mit Knochenveränderungen verbundenen Krankheiten, kann die ältere Geschichte der Syphilis teils mit Hilfe von Beschreibungen und Abbildungen, teils an den Dokumenten der Natur selbst, d. h. an Knochenveränderungen vermeintlich syphilitischer Art studiert werden.

Seit Jahrhunderten sind die Forscher in zwei verschiedene Lager geteilt, Europäisten und Amerikanisten. Die Europäisten meinen, daß die Krankheit seit uralter Zeit in der Alten Welt existiert hat, während die Amerikanisten behaupten, daß sie in Amerika einheimisch war und erst bei der Entdeckung der Neuen Welt nach Europa überführt wurde. Wie lange die Krankheit bei den Indianern endemisch gewesen sein könnte, hängt offenbar mit der Frage der Abstammung und Einwanderung der Indianer zusammen. Die Einwanderung mongoloider oder prämongoloider (HORKHEIMER et al.) Stämme, die wahrscheinlich in Form von kleineren Scharen erfolgte, fand vielleicht schon vor 20000 Jahren, jedenfalls vor 15 bis 10000 Jahren statt, als die Bering-Straße entweder sehr schmal oder trocken war. Nach der Ansicht gewisser russischer Gelehrter wäre die Syphilis ursprünglich eine in Nordostsibirien vorkommende Krankheit, die dann über Amerika nach Europa gekommen wäre.

Die Europäisten stützen sich auf eine Reihe von schriftlichen Urkunden aus Frankreich, Deutschland und Dänemark, nach denen die Krankheit schon vor 1492 in verschiedenen Ländern bekannt gewesen sei. Da es nicht möglich ist, auf diese an sich interessanten Dokumente einzugehen, verweisen wir auf ACKERKNECHTS Darstellung. Auch Skeletveränderungen aus prähistorischer und vorchristlicher Zeit wurden als Beweise herangezogen. Es handelt sich aber dabei meist um Veränderungen der langen Röhrenknochen, deren Deutung sehr unsicher ist, und bisher scheint kein einziger Schädel mit den höchst charakteristischen tertiärsyphilitischen Veränderungen gefunden worden zu sein, weder im alten Ägypten, wo ELLIOT SMITH et al. über 25000 Schädel untersucht haben, noch in Mesopotamien und Palästina (KURTH, persönl. Mitteilung), noch unter den zahllosen Schädeln aus alten europäischen Grabstätten vor 1492. HACKETTs oben erwähnte Hypothese, daß die Syphilis in den großen Städten Südwestasiens (und wohl auch Ägyptens?) aus der nicht venerischen, endemischen Form Bejel sich entwickelt habe, findet also vorläufig keine Stütze im archäologischen Knochenmaterial. Die ersten sicheren und sicher datierbaren syphilitischen Knochenveränderungen Europas stam-

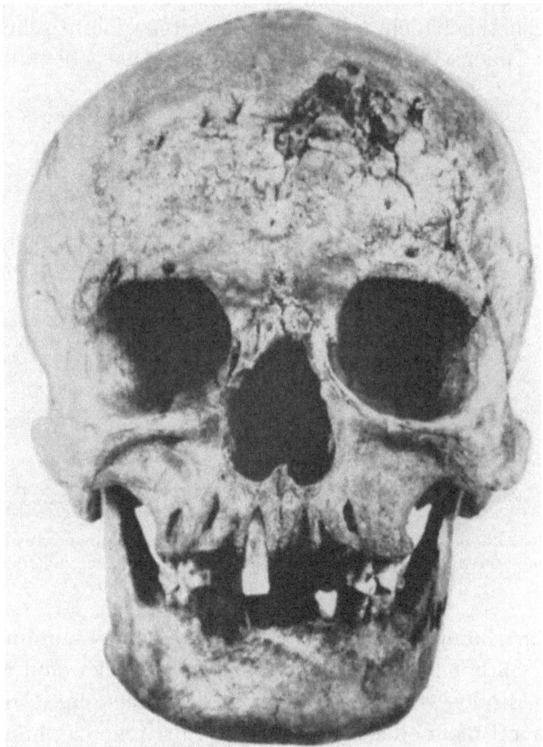

Abb. 52. Schädel einer Indianerfrau im mittleren Alter aus Pecos, New Mexico. Große, typische Knochenusur. (Nach WILLIAMS, 1932)

men alle aus den letzten Jahren des 15. und den ersten des 16. Jahrhunderts. Solche findet man in nicht geringer Anzahl in vielen Ländern.

Zusammenfassend kann man also sagen, daß die Europäisten bisher keine entscheidenden Beweise — und das sind nur die charakteristischen Schädelveränderungen — für die Existenz einer präkolumbischen Syphilis in der Alten Welt, insbesondere in Europa, vorgebracht haben.

Die Amerikanisten berufen sich auf Berichte über das Auftreten von einzelnen Fällen und über die akute seuchenhafte Verbreitung einer neuen unbekannten Krankheit, die nach KOLUMBUS Rückkehr sehr schnell in Spanien und Portugal auftrat. Vor allem ist das explosive Auftreten der Krankheit bei der Belagerung Neapels im Jahre 1494 bis 1495 durch den französischen König Karl VIII. sehr bekannt. Sein Heer war aus französischen, spanischen und anderen europäischen Truppen zusammengesetzt, auch in der neapolitanischen Verteidigungsarmee fanden sich spanische Soldaten. Die furchtbare akute Seuche zwang den König, die Belagerung aufzuheben, die Armee löste sich auf, die kranken Soldaten wurden über fast ganz Europa zerstreut und steckten sehr bald die Bevölkerungen der verschiedenen Länder an. Sogar nach dem fernen Norden kam die neue Krankheit schon am Ende des 15. Jahrhunderts, wie man durch typische Schädelveränderungen festgestellt hat.

Allmählich ist es auch den Paläopathologen gelungen, eine beträchtliche Anzahl von präkolumbischen Schädeln mit typischen tertiärsyphilitischen Veränderungen in verschiedenen Teilen von Amerika nachzuweisen, was ebenfalls eine sehr starke

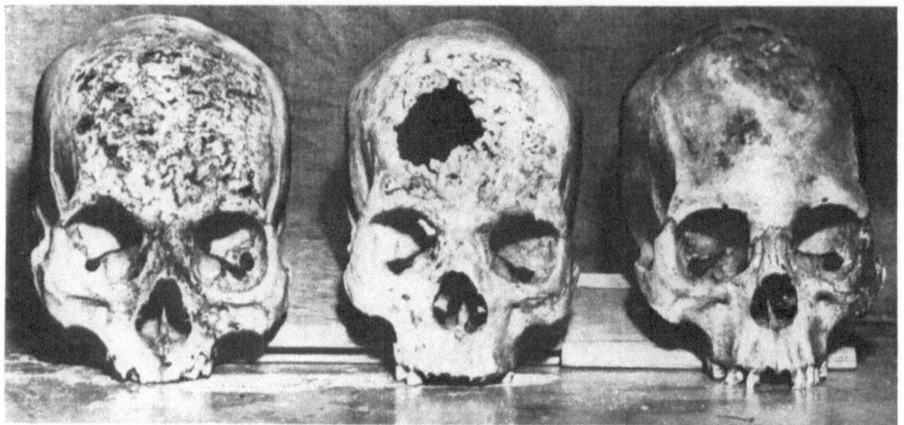

Abb. 53. Drei Schädel mit schweren syphilitischen Knochenveränderungen aus der Candelaria-Grotte in Valle de las delicias, Mexiko, gefunden 1952. Links ein männlicher Schädel, die beiden anderen weiblich. (Nach ARTURO ROMANO, 1953)

Stütze für die Amerikanisten gewesen ist. Diese Schädel stammen hauptsächlich aus Zentral- und Südamerika, aber auch in Nordamerika sind ähnliche Schädelveränderungen gefunden worden. Wir haben persönlich eine Anzahl Schädel aus Peru und Mexiko mit mehr oder weniger fortgeschrittener syphilitischer Periostitis und Osteitis untersucht. Schädel aus den von KOLUMBUS besuchten Westindischen Inseln sind bisher nicht bekannt, was sowohl durch die mangelnde archäologische Forschung als durch die für Skeletreste außerordentlich ungünstigen klimatischen Verhältnisse erklärlich ist.

Über die erste Verbreitung der neuen amerikanischen Krankheit nach Asien und Afrika ist sehr wenig bekannt. Schon 1497 trat sie in Ägypten auf. Es wird vielfach angenommen, daß VASCO DA GAMAS Truppen die Krankheit 1498 nach Indien gebracht haben. Von dort kam sie nach Malakka und in den ersten Jahren des 16. Jahrhunderts durch Vermittlung von arabischen, indischen und chinesischen Seeleuten nach Kanton. Die Opfer der neuen Krankheit sollen in China sehr zahlreich gewesen sein. Als die Krankheit einige Jahre später nach Japan kam, wurde sie chinesische Lustseuche genannt.

Daß die Krankheit hauptsächlich durch Geschlechtsverkehr übertragen wurde, hat man nicht unmittelbar verstanden. Statt dessen suchte man verschiedene andere Erklärungen. Die akademisch gebildeten Doktoren weigerten sich anfangs, die neue Krankheit zu behandeln, da sie nirgends bei GALENOS und AVICENNA beschrieben war. So übernahmen Feldscherer, Bader und Barbiere die Behandlung der Kranken, wobei sie ihre alte Grausalbe als wirksames Therapeutikum benutzten.

In Europa scheint die Syphilis anfänglich vor allem eine Krankheit der Soldaten, aber auch der vornehmen Gesellschaft und der Wohlhabenden gewesen zu sein. Das ging bisweilen so weit, daß ein Mann, der diese neue Krankheit nicht hatte, als „rusticus" angesehen wurde. Eine große Zahl von historischen Persönlichkeiten war mehr oder weniger sicher überliefert, davon befallen.

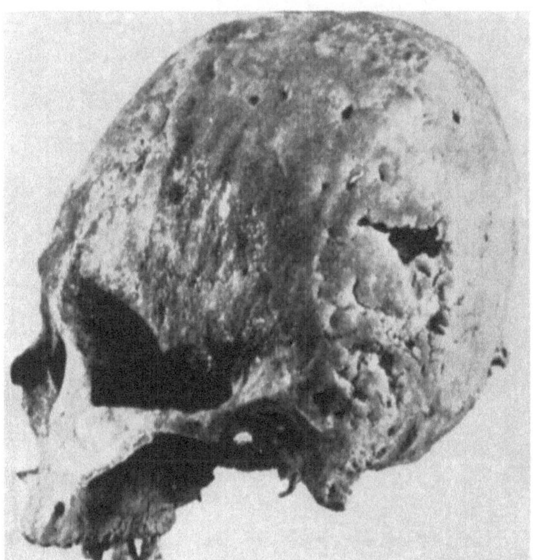

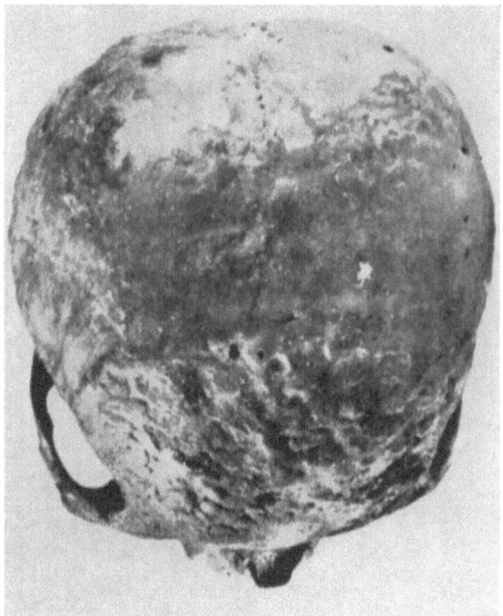

Abb. 54. Präkolumbischer Indianerschädel aus Paracas, Peru, von der linken Seite und von oben gesehen. Der künstlich deformierte Schädel zeigt starke periostale Veränderungen. (Nach WILLIAMS, 1932)

Es würde zu weit führen, die wechselnde gefühlsmäßige und moralische Reaktion der Gesellschaft gegenüber der bald als Geschlechtskrankheit aufgefaßten Seuche im Laufe der folgenden Jahrhunderte zu schildern. Aus prophylaktischen Gründen wurden die öffentlichen Bäder in vielen Städten geschlossen. Die Ansteckungsgefahr übte auch einen deutlichen Einfluß auf die moralischen Prinzipien und die Auffassung von der ehelichen Treue aus.

Die anfänglich hochvirulente Krankheit war lange mit schweren allgemeinen und lokalen Veränderungen verbunden, vor allem wurden die Haut und oberflächlich gelegene Skeletteile angegriffen. Im Laufe der Jahrhunderte nahm die Krankheit mildere Formen an. Auf die Verschiebung der relativen Häufigkeit der verschiedenen Lokalisationen der Syphilis kann hier nicht eingegangen werden.

Die Krankheit gewann bald eine allgemeine Verbreitung in Europa, jedoch blieben gewisse entfernte Gebiete fast verschont, wie z. B. die Faröer, Island und Grönland. Seeleute und andere Reisende verschleppten die Krankheit immer mehr nach asiatischen und afrikanischen Hafenstädten, von denen aus die inneren

Landesteile infiziert wurden. Die Syphilis bekam allmählich eine fast globale Verbreitung. Wie HIRSCH betont, sind ziffernmäßige Angaben über die Häufigkeit nur äußerst selten vorhanden. Berichte aus den letzten Jahrzehnten gestatten keine genaueren vergleichenden geographischen Angaben über die Frequenz. Unter dem Einfluß der erfolgreichen Behandlung ist die Krankheit seit mindestens einem Jahrhundert oder seit mehreren Dezennien stark zurückgegangen. In Europa sind wohl nunmehr hauptsächlich die Hafenstädte, vor allem im Süden, Herde mit starker Verbreitung der Syphilis. In vielen Ländern galten frische Fälle von Syphilis vor ein paar Dezennien als Seltenheiten, dasselbe gilt von der angeborenen Form,

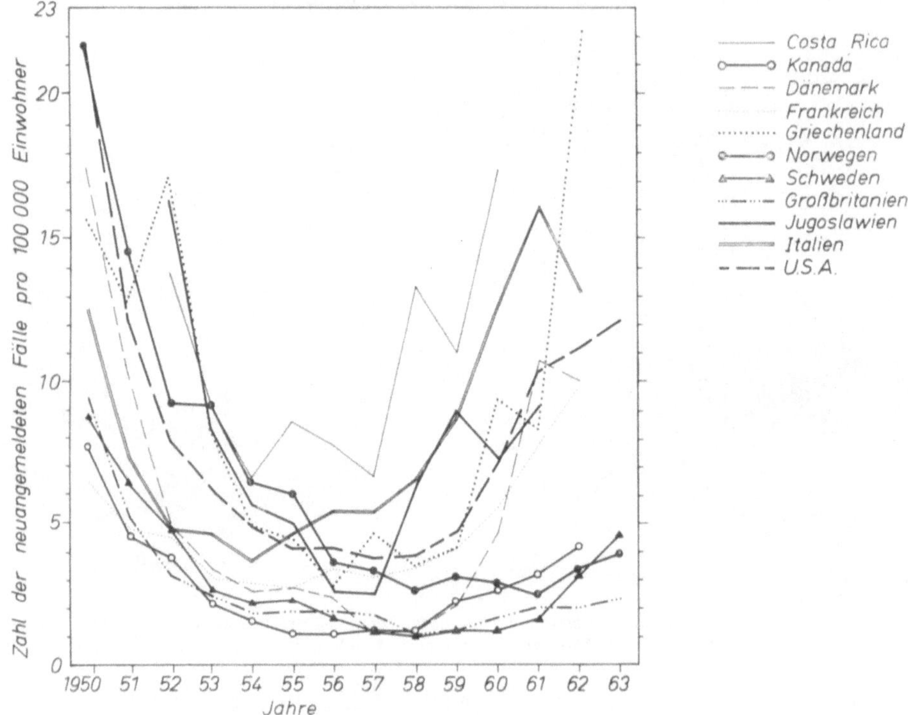

Abb. 55. Häufigkeit der syphilitischen Infektion in gewissen Ländern von 1950 bis 1963. [Nach Chron. Wld Hlth Org. **18**, 481 (1964)]

die z. B. in Schweden vor 60 Jahren ziemlich häufig war, aber jetzt fast verschwunden ist. Gegenwärtig ist die Frequenz in der ganzen Welt wieder stark gestiegen. In Schweden beträgt sie seit 1960 das dreifache. In den USA findet man 50 bis 90% der zahlreichen frischen Fälle bei Homosexuellen.

Die meisten Länder Asiens und Afrikas sowie Südamerikas zeigen heutzutage eine starke Durchseuchung. Berichte aus den 40er Jahren geben eine erschreckend hohe Frequenz der jährlich behandelten Fälle von Syphilis bei Erwachsenen und von angeborener Syphilis an. In Algerien wurden 1947 40000 Fälle von Syphilis behandelt, in Ägypten 1942 30700 Fälle. Im Sudan waren zu der Zeit gewisse Stämme zu 40% infiziert. In Äthiopien ist die Syphilis ein großes Problem, 30 bis 50% der gesamten Bevölkerung sollen infiziert sein. Auf Madagaskar gab es damals jährlich etwa 160000 Fälle von Syphilis. Hafenstädte in ganz Afrika und Asien waren vor 20 Jahren besonders stark befallen, die Verhältnisse haben sich seit der Zeit etwas gebessert. In vielen Häfen und Ländern werden sämtliche venerischen Krankheiten zusammengerechnet, man kommt dabei zu viel höheren Zahlen. Der Anteil der Syphilisfälle wechselt: In den Küstenstädten von Englisch und Französisch Somalia war die Hälfte der Geschlechtskranken mit Syphilis behaftet, 25 bis 40% hatten gonorrhoische Infektionen, die übrigen Kranken Lymphogranuloma inguinale oder weichen Schanker. Exakte Zahlen lassen sich manchmal nicht angeben, vor allem scheint die Differentialdiagnose zwischen Syphilis und Frambösie vielfach zweifelhaft.

c) „Nicht-venerische, endemische Syphilis" — *Bejel*

Die „endemische, nichtvenerische" Form der Treponematose, die einige Autoren als Syphilis, andere als eine Zwischenform zwischen dieser Krankheit und Frambösie, wieder andere, wie vor allem HUDSON, als eine spezielle Form von Treponematose betrachten, kommt besonders in trockenen Gegenden vor. Sie hat eine weite Verbreitung in rückständigen Teilen von Jugoslawien, Bulgarien, der Türkei, Syrien, im Irak, in Arabien und gewissen Teilen von Rußland gefunden. Man findet sie auch in Indien, in Nordafrika und, obgleich seltener, in Westafrika, Rhodesien und im Betschuanaland. Auch in Nord- und Südamerika hat man Fälle beschrieben. In späteren Stadien der Krankheit kommen Veränderungen der langen Röhrenknochen nicht selten vor, was für die Archäologie der Krankheit von Bedeutung sein könnte.

Die sog. *Radesyke (Radeseuche)*, die im 17. und 18. Jahrhundert im westlichen Norwegen bei der armen Bevölkerung endemisch auftrat, scheint vor allem eine mitigierte Form von Syphilis, „eine Lues insontium, eine nicht-venerische Syphilis mit extragenitaler Infektion" gewesen zu sein (ERICHSEN, reichhaltige Literatur).

d) „Fleckseuche" — *Pinta* — *Spotted sickness*

F. Pinta, carate, I. Pinta, S. Pinta, pinto, carate.

Erreger: Treponema carateum.

Die Namen Pinta und Pinto beziehen sich auf die charakteristischen fleckförmigen Hautveränderungen. Die Krankheit war nach BERLINGHOFF schon in präkolumbischer Zeit in Südamerika bekannt und kommt vor allem in den nordwestlichen Teilen des Kontinents vor, also in Kolumbien, Ecuador, Peru und Venezuela. Fälle werden auch in Brasilien, Guyana, Zentralamerika, auf Kuba und in Mexiko sogar in großer Zahl gesehen. In Mexiko soll nach BERLINGHOFF eine halbe Million Menschen angesteckt sein, in Küstengegenden können 50 bis 90% der Bevölkerung Pinta haben. Man behauptet vielfach, daß die Treponemen durch Fliegen der Familie Halmfliegen übertragen werden können. CASTELLANI und JACONO widmen der südamerikanischen Pinta sechs Seiten und eine Karte, aber sie setzten die Krankheit mit Hautpilzen und nicht mit Treponemen in Verbindung. Auch in Indien, auf Ceylon und in Südafrika sind Fälle von sog. Pinta beschrieben, aber ob es sich wirklich um die Treponematose handelt, ist unsicher. Sichere Fälle von der Treponematose Pinta scheinen in der Alten Welt nicht bekannt zu sein, aber für HACKETTs oben angeführte Hypothese wäre der Nachweis von Pintaherden in der Alten Welt eine gewisse Stütze.

3. Weilsche Krankheit — *Leptospirosis ictero-haemorrhagica — Weil's disease*

F. Maladie de Weil, I. Morbo di Weil, S. Enfermedad de Weil. (ADOLF WEIL, Kliniker in Heidelberg, 1886.)

Erreger: Leptospira ictero-haemorrhagiae, Leptospira canicola, L. pomona. *Reservoire:* Ratte, Hund.

Während des amerikanischen Bürgerkrieges 1861 bis 1865 erkrankten mehr als 70000 Soldaten mit Fieber und Ikterus; ob es sich aber dabei wirklich um die Weilsche Krankheit gehandelt hat, läßt sich wohl kaum sicher sagen, jedenfalls wird es von UHLENHUTH und FROMME wie von TOPLEY und WILSON behauptet. Im ersten Weltkrieg kam diese Leptospirose nach den eben genannten Autoren auf beiden Seiten der Westfront häufig vor. Epidemien sind in den 20er und 30er Jahren in verschiedenen Teilen der Welt beschrieben worden.

Geographisches

Die Leptospirose hat eine sehr weite Verbreitung. Unter europäischen Ländern waren in den 30er Jahren vor allem Frankreich und Holland Sitz der Krankheit. In Großbritannien war sie damals endemisch bei den Kanalisationsarbeitern und Fischhändlern. Besonders häufig war die Leptospirose vor einigen Jahren in Japan und in China. In Korea ist sie endemisch. In Indonesien und auf Sumatra kommt auch die Canicolaform vor. In Indien mit der dortigen Rattenplage ist die Leptospirose an vielen Orten häufig. Es handelt sich oft um eine ausgesprochene Gewerbekrankheit; besonders kommt sie dort vor, wo es Ratten und schmutziges Wasser gibt. Die Infektion erfolgt offenbar durch das Wasser. Bei einer Epidemie in Lissabon mit etwa 130 Kranken und nicht weniger als 24,6% Toten war Schmutzwasser aus einer von Ratten bewohnten Kloake die Quelle der Infektion. — In den USA ist in den letzten Jahren eine Form von Leptospirose mit überwiegend neurologischen Erscheinungen beschrieben worden (SASLAW und SWISS).

Literatur

Rückfallfieber

BRUMPT, E.: Etude du Spirochaeta turicatae n.sp. agent de la fièvre récurrente sporadique des Etats-Unis transmise par Ornithodorus turicata. C. R. Soc. Biol. (Paris) **113**, 1369 (1933).

— Hôtes variantes des fièvres récurrentes. C. R. Sommaire des séances Soc. Bio-géograph. 144, Paris 1940.

DUTTA, R. N.: A study of Indian tick-borne relapsing fever. J. Ass. Physic. India **12**, 341 (1964).

MAC ARTHUR, W.: Historical notes on some epidemic diseases associated with jaundice. Brit. med. Bull. 13, 146 (1957/58) und in EDWARDS and WILLIAMS: The great famine, S. 263. New York 1957.

ROSS, P. H., and A. P. MILNE: Tick fever. Brit. med. J. **II**, 1453 (1904).

SORRE, M.: Géographie humaine **I**, 314 (1943).

WENYON, C. M.: Protozoology II, London 1926.

Treponematosen, Allgemeines

BASSET, A.: Tréponématoses et maladies vénériennes dans l'ouest africain. Proph. saint. morale **36**, 111 (1964).

COON, C. S.: Origin of races. New York 1963.

HACKETT, C. J.: On the origin of human treponematoses. Bull. Wld Hlth Org. **29**, 7 (1963).
HAMLIN, H.: The geograpgy of treponematoses. Yale J. Biol. Med. **12**, 29 (1939) (viel Lit.).
COCKBURN, T. A.: Treponematoses. Wld Hlth Org. Bull. **24**, 221 (1961).
GUTHE, T., and R. R. WILLCOX: Treponematoses. A world problem. Wld Hlth Org. Chron. **8**, 37 (1954).

Frambösie

AIKAWA, S.: Beiträge zur experimentellen Kaninchenframbösie. Jap. J. Exp. Med. **14**, 535 (1936).
BARRAK, B. B.: Syphilis and yaws. Arch. Derm. Syph. (Chicago) **73**, 510 (1956).
BRAUNERT: Reisebericht über einen Besuch verschiedener Atolle der Marshallinseln. Arch. Schiffs- u. Trophyg. **17**, 1 (1913).
DALY, J. J., and R. S. MORTON: Clinically active yaws in Sheffield. Brit. J. vener. Dis. **39**, 98 (1963).
HACKETT, C. J.: Boomerang legs and yaws in Australian aborigines. Roy. Soc. Trop. Med. Hyg. Monograph I, London 1936.
— Bone lesions of yaws in Uganda. Oxford 1951.
— Natural history of frambesia. Trans. roy. Soc. trop. Med. Hyg. **47**, 318 (1953).
HASSELMANN, C. M.: Frambösie und Syphilis. Haut- u. Geschl.-Krankh. 33, 273 (1930).
— Einflüsse von Klima und Umwelt auf die klinischen Morphen von Syphilis und Framboesia tropica. Tropenmed. Parasitol. **13**, 281 (1962).
LAUGHLIN, W. S., and W. G. SPOEHR: Revision of Aleutian prehistory. Science **137**, 856 (1962).
SIMMONS, J. S.: Global epidemiology I, London 1944.
STEWART, T. D., and A. SPOEHR: Evidence of the paleopathology of yaws. Bull. Hist. Med. **26**, 538 (1952).
TURNER, T. B.: Studies on the relationship between yaws and syphilis. Amer. J. Hyg. **25**, 477 (1937).
WILLIAMS, H. U.: Pathology of yaws, especially the relation to syphilis. Wld. Hlth. Org. Chron Notifiable diseases in the Americans. Yaws. **18**, 155 (1964).

Syphilis

ACKERKNECHT, E. H.: Geschichte und Geographie der wichtigsten Krankheiten. Stuttgart 1963.
DEGROS, R.: Acceleration of the resurgence of syphilis morbidity. Rev. Hyg. Méd. Soc. **10**, 434 (1962).
DU BOIS, C.: Les trépanations de la syphilis et celles des crânes préhistoriques. Rev. méd. suisse rom. **62**, 1 (1942).
DUCREY, C.: La diffusione della sifilide e un problema internazionale. Minerva derm. (Torino) **37**, 346 (1962).
ELLIOT SMITH, G.: The alleged discovery of syphilis in prehistoric Egyptians. Lancet **II**, 521 (1908).
HACKETT, C. J.: On the origin of the human treponematoses. Bull. Wld Hlth Org. **29**, 7 (1963).
HENSCHEN, F.: Syphilis, Ursprung und älteste Geschichte. Medicinhistor. Årsbok 1965 (schwed.).
HUARD, P.: La syphilis vue par les médecins arabo-persians, indiens et chino-japonais. Hist. Méd. **6**, 9 (1956).
JAREGUY, F., et L. LANCELOTTI: Recherches expérimentales sur la syphilis. Bull. Acad. Méd. Paris **92**, 1295 (1924).
KATNER, W.: Der Ursprung der Syphilis. Dtsch. med. J. **6**, 286 (1955).
MILLER, J. L.: History of syphilis. Ann. med. Hist. **2**, 394 (1930).
PUSEY, W. A.: The beginning of syphilis. J. Amer. med. Ass. **44**, 1961 (1915).
RANQUE, J.: Sérologie siphiligraphique des autochtones du Borkou-Tibesti. Bull. Soc. Path. exot. **53**, 650 (1960).
ROMANO, A.: La cueva de la Candelaria en el Valle de las Delicias. Tlatoani **2**, 5 (1953).
ROMERO, J.: Mutilaciones dentarias prehispanicas. Mexico 1958, 98.
SHATTUCK, G. C.: Lesions of syphilis in American Indians. Amer. J. trop. Med. **18**, 577 (1938).
SIMMONS, J. S.: Global epidemiology. London 1944.
SPITZER, L.: The etymology of the term „Syphilis". Bull. Hist. Med. **29**, 269 (1955).

STILLIAMS, A. W.: The introduction and spread of syphilis in Europe. J. Int. Coll. Surg. **37**, 594 (1962).
TEMKIN, O.: Zur Geschichte von „Moral und Syphilis". Arch. Gesch. Med. **19**, 331 (1927).
WILLIAMS, H. U.: The American origin of syphilis. Arch. Derm. Syph. (Chicago) **16**, 683 (1927).
— Human paleopathology. Arch. Path. **7**, 839 (1929).
— The origin and antiquity of syphilis: the evidence from diseased bones. Arch. Path. **13**, 783, 931 (1932).
— The origin of syphilis: evidence from diseased bones, a supplementary report. Arch. Derm. Syph. (Chicago) **33**, 783 (1936).
VAN WULFFTEN PALTHE, P. M.: Tabes dorsalis as a problem of geographical pathology. Docum. neerl. indones. Morb. trop. **2**, 299 (1950).
WHO: Venereal syphilis. Wld Hlt Org. Chron. **18**, 451 (1964).

Nicht-venerische, endemische Syphilis

DURING, E. VON: Erfahrungen in Kleinasien über endemische Syphilis. Münch. med. Wschr. **65**, 1000 (1918).
ERICHSEN, S. W.: Radesyken. Tidskr. Norsk Laegeforen. **84**, 1 (1964) (norweg.).
HUDSON, E. H.: La syphilis non vénérienne des Bédouins. Brux. méd. **1937**, 1360.
— Non-venereal syphilis. A sociological and medical study of Bejel. London 1958.
— Endemic syphilis — heir of the sypheloids. Arch. intern. Med. **108**, 1 (1961).
HASSELMANN, C. M.: Zur Geomedizin der nicht-venerischen Syphilis in warmen Ländern. Zbl. Bakt. I. Abt. Orig. **164**, 289 (1955).
WHO: Endemic treponematosis of childhood. Wld Hlth Org. Chron. **18**, 403 (1964).

Fleckseuche

ARIAS, O.: Historical aspects of pinta. Gaz. med. méx. **94**, 235 (1964).
BERLINGHOFF, W.: Lues und Pinta. Z. ärztl. Fortbild. **55**, 282 (1961).
CASTELLANI, A., e I. JACONO: Manuale di clinica tropica. Torino 1937, 918.
CHIRIBOGA, J.: Mal del pinto in eastern andes of Peru. Rev. argent. Derm. to syf. **34**, 116 (1950) (span.).
HASSELMANN, C. M.: Studien über die Histopathologie von Pinta, Frambösie und Syphilis. Arch. klin. exp. Derm. **201**, 1 (1955).
LEON, y BLANCO, F., y SANCHEZ GARCIA: Distribuciôn de pinta. Rev. Sif. Leprol. **2**, 233 (1945).
—, y A. OTEIZA: Sobre la transmisioón experimental de la pinta, Mal del pinto o carate al cone jo. Trop. Dis. Bull. **42**, 585 (1945). Referat.
MARQUEZ, F.: Mal del pinto in Mexico. Bull. Wld. Hlth. Org. **13**, 299 (1955).
PARDO-COSTELLO, V.: Dermatoses of the Americas. Derm. Trop. **2**, 232 (1963).
SOSA-MARTINEZ, J., and S. PERALTA: An epidemiologic study of pinta in Mexico. Amer. J. trop. Med. **10**, 556 (1961).

Weilsche Krankheit

KARENBERG, E. I.: On the epizootology and epidemiology of leptospirosis in the Jaroslavski region. Zh. Mikrobiol. (Mosk.) **33**, 36 (1962).
KUNERT, W.: Die Epidemiologie der Leptospirose. Öffentl. Gesundh. Dienst **23**, 579 (1961).
MAC ARTHUR, W.: Historical notes on some epidemic diseases associated with jaundice. Brit. med. Bull. **13/14**, 146 (1957/58).
MAILLOUX, M., et BERTHE KOLOCHINE ERBER: Les leptospiroses a L. pomona et L. mitis chez le porc et l'homme en France. Ergebn. Mikrobiol. **34**, 363 (1961).
MOCHMANN, H.: Zur Epidemiologie des Morbus Weil in einer Großstadt. Zbl. Bakt. I. Abt. Orig. **180**, 537 (1960).
RIMPAU, W.: Die Leptospirose als Problem der Geo-Epidemiologie. Grenzgeb. Med. **2**, 380 (1949).
TOPLEY, W. W. C., and G. S. WILSON: The principles of bacteriology and immunity 2 Ed. London 1936, 1445.
WEIL, A.: Über eine eigenthümliche mit Milztumor, Icterus und Nephritis einhergehende acute Infektionskrankheit. Dtsch. Arch. klin. Med. **39**, 209 (1886).

IX. Protozoosen

Der Stamm der Protozoen wird hier in vier Klassen unterteilt, die im folgenden *Rhizopoda* (Sarcodina), *Flagellata* (Mastigophora), *Sporozoa* und *Ciliophora* (Infusoria) genannt werden. Die Nomenklatur der Parasitologen wechselt sehr.

1. Rhizopoda

a) Amöbenruhr — *Amoebiasis* — *Amebic dysentery*

F. Dysentérie amibienne, I. und S. D. amebica.

Erreger: Entamoeba histolytica.

Die Amöbenruhr hat in subtropischen und tropischen Ländern eine enorme Verbreitung, während sie in temperierten Zonen selten ist. In den Skandinavischen Staaten handelt es sich wohl immer um zufällig importierte Fälle. In Deutschland war die Amöbenruhr nach dem ersten Weltkrieg nicht selten. Nach W. FISCHER (1929) fand man Entamoeba histolytica in Dysenteriestühlen in Bonn in 1,4 bis 3,9%, in Göttingen in 2%, in Hamburg in 9% der Fälle. Bei englischen Soldaten fand man Amöben in 5,3%, bei anderen Soldaten in 3,3 bis 6,6% der Untersuchten. In den USA schwankte der Prozentsatz zwischen 8 und 10%.

Die Verteilung der Dysenteriefälle auf die bacilläre und Amöbenform wechselt geographisch ziemlich stark. In den tropischen Teilen von Asien ist die Amöbenruhr oft die häufigste, jedoch sind die Angaben nicht immer zuverlässig. In Indien wurden 1938 1500000 Fälle von Dysenterie behandelt, darunter rund $^2/_3$ Amöbenruhr. Unter den behandelten starben rund 300000, rund 11000 hatten Leberabscesse. In Südchina war zu der Zeit etwa ein Drittel der Dysenteriefälle durch Amöben hervorgerufen, in Nordchina war die Amöbenform nicht so häufig. Sehr häufig war die Amoebiasis in Korea und Malaya, auf Formosa und Java, eine gewisse Ausnahme bildete Japan, wo die bacilläre Form stark überwog.

In fast allen Ländern Afrikas ist die Amöbenform viel häufiger als die bacilläre. An vielen Stellen ist sie endemisch und zeigt wie im Kongo, wenigstens scheinbar, eine steigende Frequenz, die vielleicht nur auf verbesserte Diagnostik zurückgeht. Die Bösartigkeit wechselt sehr, in Ägypten betrug die Sterblichkeit 1940 bis 1948 nicht weniger als 15 bis 32% der behandelten Fälle, dagegen war die Krankheit der Eingeborenen auf Madagaskar, wo damals jährlich 3500 bis 5500 Fälle behandelt wurden, ziemlich milde.

In Zentral- und Südamerika soll etwa die Hälfte der Dysenteriefälle durch Amöben hervorgerufen sein, so z. B. im Panamagebiet 40,5 bis 53,7%.

2. Flagellata

Hauptvertreter: Trypanosomen, Leishmanien, Lamblien (Giardia) und Trichomonas. Daneben gibt es viele tierpathogene Flagellatenformen.

a) Afrikanische Schlafkrankheit — *Trypanosomiasis africana* — *Sleeping sickness*

F. Maladie du sommeil, I. Malattia del sonno, S. Enfermedad del sueño.

Erreger: Trypanosoma gambiense und T. rhodesiense. *Vektoren:* Verschiedene Arten von Glossina, die Tsetsefliege (Belzebub, der Fliegendämon?), von welcher verschiedene geographische Rassen unten erwähnt werden.

Neben den menschenpathogenen Trypanosomen gibt es 40 bis 50 andere, tierpathogene Arten, unter denen die folgenden erwähnt seien: T. brucei, Erreger der *Naganakrankheit* beim Pferd, Kamel und Rind, und T. congolese, Erreger der *Gambia-Krankheit* des Pferdes, beide in Zentralafrika. Bei der Ankunft der Europäer existierten keine Pferde in Nordamerika, sie waren am Ende der Tertiärzeit ausgestorben. Da man nunmehr fossile Tsetsefliegen in Colorados Oligozän gefunden hat, wäre es denkbar, daß Glossina morsitans, der Vektor der Naganatrypanosomen beim Verschwinden der Pferde mitgewirkt haben kann (WELLS). Andere T. sind für Kamel, Rind, Schaf und Ziege pathogen. Eine Art T. lewisi lebt im Blut der Ratten, z. B. in großen Mengen bei den wilden Ratten Stockholms.

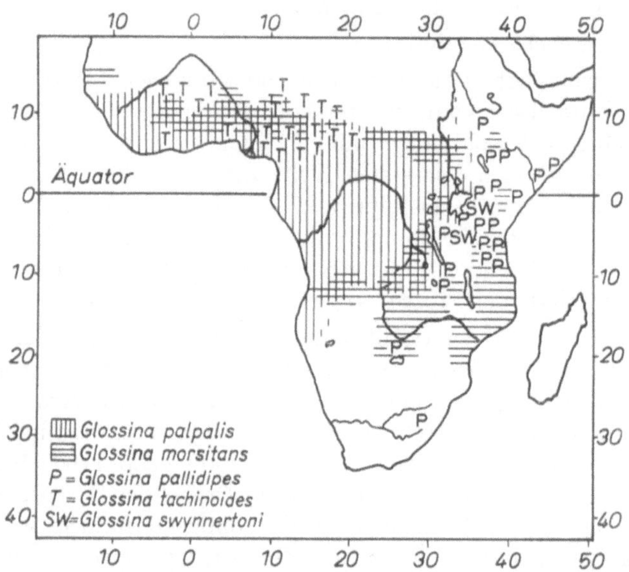

Abb. 56. Verbreitung der wichtigsten Arten von Tse-Tse-Fliegen in Zentralafrika: Glossina palpalis, Glossina morsitans, P-Glossina pallidipes, T-Glossina tachinoides, SW-Glossina swynnertoni. [Nach Wld Hlth Org. Chron. **17**, 443 (1963)]

α) Historisches

Wie lange die afrikanischen Trypanosomenkrankheiten des Menschen existieren, ist unbekannt, ebenso wenig sicheres wissen wir über die geographische Verbreitung dieser Krankheiten in älteren und prähistorischen Zeiten; SUMMERS, HORNBY und neuerdings GLASGOW haben sich mit diesen Fragen beschäftigt. Jedenfalls ist die geographische Verbreitung der Schlafkrankheit viel geringer als die der Tsetsefliegen. Die afrikanische Schlafkrankheit soll schon im Mittelalter im Sudan bekannt gewesen sein. Sie wurde angeblich nicht in Afrika, sondern bei afrikanischen Negersklaven auf Kuba von WINTHERBOTTOM als erstem **1803** beschrieben. Genauere Nachrichten über die Krankheit in Afrika stammen erst aus dem Jahre 1840 (CLARKE). Mit dem lebhafteren Verkehr scheint eine starke Vermehrung der Fälle Ende des vorigen und Anfang des jetzigen Jahrhunderts stattgefunden zu haben. Im Kongo rechnete man 1900 mit 500000 Todesfällen und in Uganda mit 20000 Toten.

β) Geographisches

Alle Glossinen lieben Schatten und Feuchtigkeit, jedoch in sehr verschiedenem Grade. Besonders ausgeprägt ist dies bei G. palpalis und G. fusca. An weniger

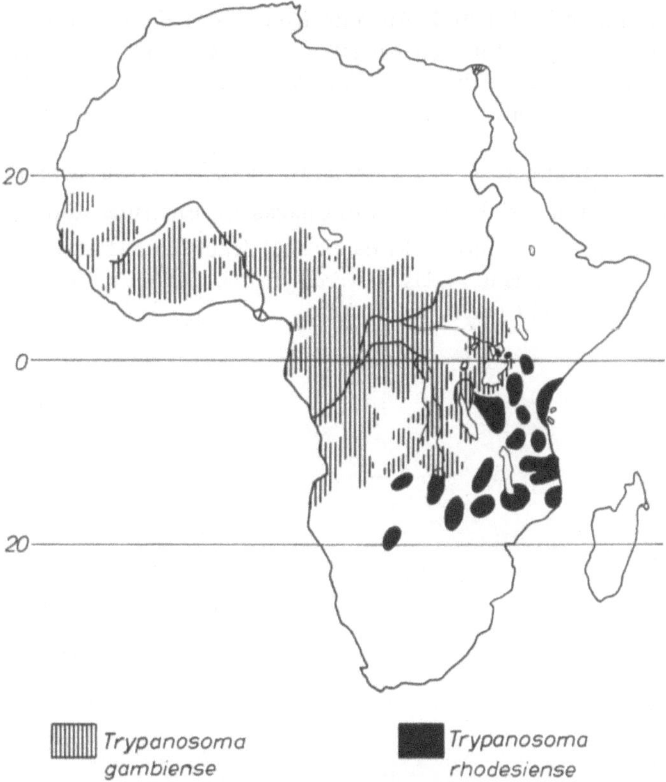

Abb. 57. Verbreitung der Trypanosomiasis in Afrika. [Nach Chron. Org. mond. Santé 17, 486 (1963)]

feuchten und schattigen Stellen übernimmt G. tachinoides die Rolle des Vektors, noch weniger hygrophil und schattenliebend sind G. morsitans und G. rhodesiensis, die bis zu einer Höhe von 1000 bis 1500 m leben können. G. palpalis lebt vor allem im Schatten der feuchten tropischen Ufervegetation der Flüsse. Leute, die sich hier bewegen und Wasser holen sowie Karawanen werden befallen; Bewegungen ziehen offenbar die Tsetsefliegen an. Farbige werden mehr gestochen als Weiße (Geruch?). Glossinen können Trypanosomen direkt von Mensch zu Mensch übertragen, meistens bleiben jedoch die Mikroben in den Fliegen, wo sie sich entwickeln und vermehren. Die Fliegen können sich an Boviden, Antilopen und Schweine anpassen. Die beiden Trypanosomenformen kommen manchmal in derselben Region gleichzeitig vor.

Die afrikanische Schlafkrankheit ist in den letzten Jahren dank Bekämpfung der Fliegen in vielen Gegenden des Erdteils stark zurückgegangen. Andererseits gibt es Gegenden wo man, wie es scheint, vorübergehend eine nicht geringe Vermehrung der Fälle feststellen mußte, beispielsweise in Kenia, wo man **1937** nur **133** Fälle sah, **1944** hingegen **1168** Fälle. Auch in Tanganjika und Moçambique haben beide Formen, T. gambiensis und rhodesiensis, vorübergehend zugenommen. In Uganda wurden **1902** bis **1905** nicht weniger als **200000** Fälle von T. gambiensis behandelt, **1940** noch **425** Fälle und **1947** nur **100** Fälle. Gleichzeitig sank die Anzahl der Fälle von T. rhodesiensis von **2432** Fällen **1940** bis **1943** auf **148** Fällen **1944** und auf nur **34** Fällen **1947**. Auch im Kongo sind die Resultate sehr günstig: **1928** fand man unter **2** Millionen Eingeborenen **3,3** bis **30%** Infizierte, **1948** nur noch **0,77%**. Die Karten geben eine gute Vorstellung von der Verbreitung und Häufigkeit der Krankheit.

b) Chagaskrankheit — *Trypanosomiasis americana* — *Chagas disease*

F. Maladie de Chagas, I. Malattia di Chagas, S. Enfermedad de Chagas.

Erreger: Trypanosoma cruzi. *Vektoren* sind Raubläuse, Panstrongylus (Triatoma) megistus, infestans u. a. Als *Reservoir* dienen ein Beuteltier, der Armadillo (Dasypus) und vielleicht auch Fledermäuse.

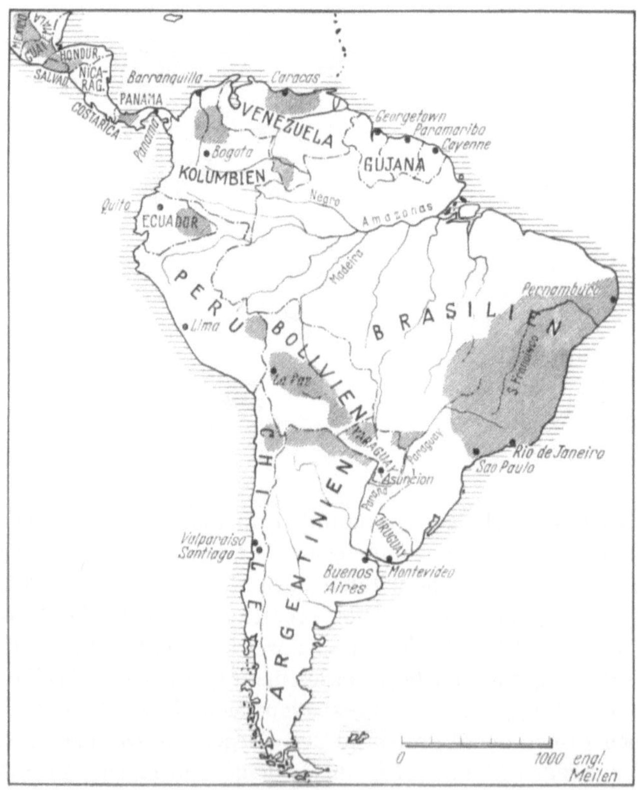

Abb. 58. Verbreitung der südamerikanischen Trypanosomiasis (Chagas-Krankheit) in Süd- und Zentralamerika. [Nach Chron. Wld Hlth Org. **14**, 469 (1960)]

Die Krankheit kommt vor allem im Inneren von Brasilien vor, ist aber auch in anderen Ländern wie Venezuela und Argentinien und sogar in Mexiko bekannt. In Venezuela kommt übrigens auch eine andere Trypanosomenkrankheit vor, die durch Infektion mit T. rangeli entsteht und durch eine Wanze, Rhodnius prolixus, vermittelt wird. Diese Wanze kann übrigens auch die Chagaskrankheit übertragen.

Neben den menschenpathogenen südamerikanischen Trypanosomen kommen auch für Südamerika charakteristische tierpathogene Arten vor, unter denen nur T. equinum erwähnt wird, der Erreger der *Mal de caderas* der Pferde in den zentralen Teilen des Kontinents.

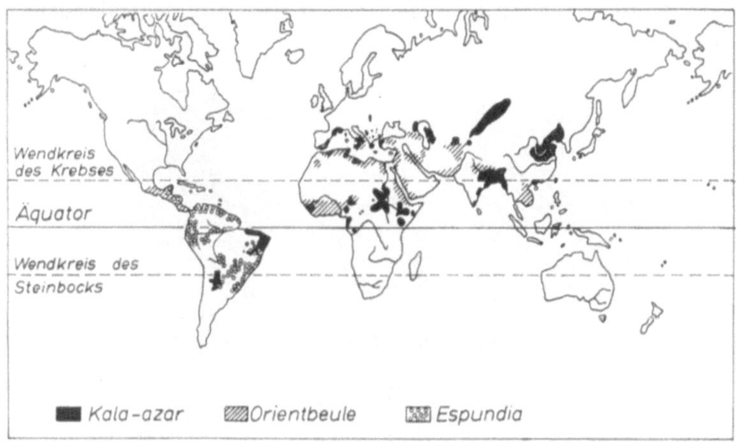

Abb. 59. Geographische Verbreitung der drei Formen von Leishmaniasis. [Nach Chron. Wld Hlth Org. 17, (1963)]

c) Leishmaniasen

Von Leishmaniasen gibt es mindestens vier klinisch getrennte Formen, die wenigstens früher eine gewisse charakteristische geographische Verbreitung hatten. Der Parasit ist bei allen vier Formen morphologisch identisch.

Die cutane Form

Orientbeule — *Leishmaniasis tropica* — *Aleppo button*

F. Bouton d'orient, I. Bottone orientale, di Aleppo, S. Botón oriental.

Erreger: Leishmania tropica. *Vektor:* eine Sandfliege, Phlebotomus.

Die Krankheit war früher sehr verbreitet und häufig. In gewissen Gegenden Syriens waren die meisten Eingeborenen infiziert, in der Umgebung von Aleppo errechnete man die Zahl der Kranken auf 70% der Bevölkerung; auch Kinder waren befallen. Die Krankheit kommt in den Mittelmeerländern, Südrußland, Teilen von Asien, in der Sahara und anderen Teilen von Afrika sowie in Teilen von Südamerika vor.

Die viscerale Form

Kala-Azar — *Leishmaniasis donovani* — *Tropical splenomegaly*

Erreger: Leishmania donovani. *Vektor* wahrscheinlich auch hier eine Sandfliegenart.

Die Krankheit hat eine sehr weite Verbreitung längs der Mittelmeerküste und in Portugal. Auch in Westafrika, Mesopotamien, Südrußland, Indien, China und Brasilien kommt sie vor. Nach LUNDBAEK schätzte man die Anzahl der Fälle von Kala-Azar in China 1949 auf eine halbe Million.

Die kindliche Form

Leishmaniasis infantum, s. canina, s. mediterranea

Erreger: Leishmania infantum.

Diese Form kommt vor allem rings um das Mittelmeer vor und befällt hauptsächlich Kinder, aber auch Hunde. Der Parasit wird nunmehr als identisch mit den obigen angesehen.

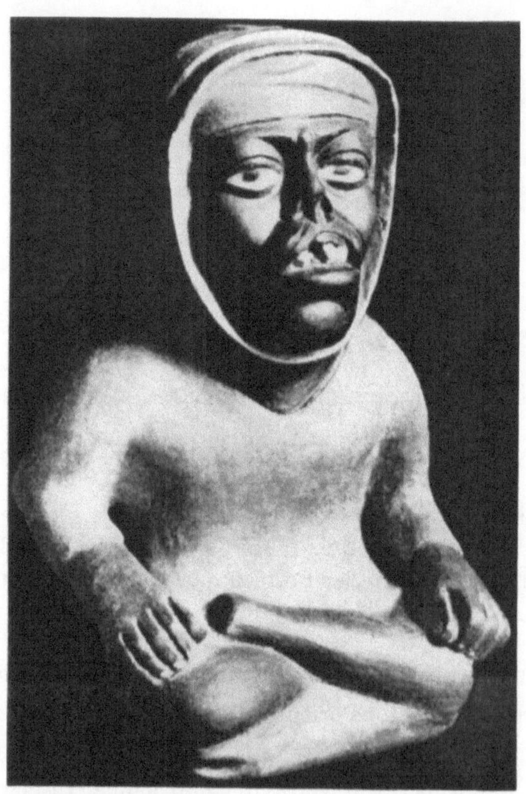

Abb. 60. Leishmaniasis? Ausgeheilte Frambösie? Altperuanische Keramik in Rot und Weiß, Höhe 15 cm. Narbige Schrumpfung der Oberlippe und der Nasenöffnungen. Befund nach Amputation des linken Unterschenkels mit Prothese?

Die mucocutane Form

Bahiabeule — *Leishmaniasis brasiliensis* — *Forest yaws*

F. Leishmaniose forestière, P. Buba braziliera, S. Espundia, Uta.

Erreger: Leishmania brasiliensis. *Vektor:* eine Phlebotomus-Art.

Die Krankheit hat eine weite Verbreitung in Süd- und Zentralamerika. Sie tritt in zwei Formen auf, einer mehr produktiven tuberkuloseähnlichen und einer mehr ulcerösen. In Brasilien nennt man sie espundia, in Peru uta. In der prähispanischen Kunst Perus kommen Terracottafiguren vor, die eine Verstümmelung der Oberlippe und des Naseneingangs zeigen und vielleicht die ulceröse Form von uta wiedergeben.

MANSONS Manual unterscheidet sieben geographische Formen mit etwas verschiedener Symptomatologie: 1. die indische, 2. die akute in Nigeria, 3. die Mittelmeerform, 4. die chinesische, 5. die russische, 6. die sudanesische, 7. die südamerikanische Form.

d) Lambliasis

Der früher Lamblia intestinalis, nunmehr Giardia lamblia genannte Erreger ruft eine nicht selten symptomlos verlaufende Darminfektion hervor. Es ist deshalb nicht möglich, die Verbreitung und Häufigkeit derselben festzustellen. Eine ältere Untersuchung von Stuhlproben in Deutschland zeigte in Göttingen 2,5%, in Südbayern 3,4%, in Hamburg 7%, in Bonn 23%. In England fand man fast 40%, meistens bei Kindern, in den USA bei Kindern 48%. In Ägypten waren nur 4 bis 16% befallen, in China und Indochina war die Lambliainfektion damals sehr häufig. Auf Jamaika und Puerto Rico hatte fast die Hälfte der Untersuchten Parasiten im Darm. In den Skandinavischen Ländern fand man vor 20 bis 30 Jahren Lamblia bei 3 bis 7,7% der Kinder.

e) Trichomoniasis

Da die Infektion mit Trichomonas intestinalis (bzw. vaginalis, pulmonalis) sehr oft keine klinischen Symptome hervorruft, ist es auch hier schwer, eine sichere Vorstellung von der Verbreitung und Häufigkeit zu gewinnen. Trichomonas kommt fast überall in der Welt vor, die Häufigkeit wechselt zwischen 2 bis 3 % (Texas), 20% (Mittelamerika), 30% (Nordamerika). In einer Dysenterieepidemie auf den Andamanen fand man Trichomonas in 80% der Stühle.

3. Sporozoa

Die wichtigsten Vertreter der Gruppe sind die Malariaplasmodien. Daneben werden die Erreger der Toxoplasmose, Coccidiose und Piroplasmose kurz erwähnt.

a) Sumpffieber — *Malaria* — *Ague*

F. Fièvre intermittente, paludisme, I. Febbre palustre, S. Fiebre palúdica, paludismo.

Erreger: Plasmodiumarten, P. vivax (M. tertiana), P. malariae (M. quartana), P. falciparum (M. tropica, aestivoautumnalis), P. ovale (M. afro-americana): P. knowlesi (und andere Arten) bei Affen, aber menschenpathogen. Bei niederen Säugetieren und Vögeln gibt es verschiedene nicht menschenpathogene Formen.

Als *Überträger des Plasmodium* dienen, so viel man weiß, nur Anophelesarten. Es steht nunmehr fest, daß nicht weniger als etwa 70 verschiedene Arten dieser Mücke imstande sind, den Erreger ins Menschenblut einzuimpfen. Unter diesen soll nach CHEONG et al. Anopheles balabacensis balabacensis (also zweimal!) die einzige sein, die sowohl Menschen- als Affenmalaria unter natürlichen Verhältnissen überführen kann. Die Verbreitung der Anopheliden ist viel größer als die der Malaria, dies bedeutet ohne Zweifel eine gewisse potentielle Gefahr für Ansteckung in malariafreien Zonen.

α) *Historisches*

Die Malariaplasmodien gehören seit vorgeschichtlicher Zeit zu den gefährlichsten Feinden der Menschheit, ihr Einfluß auf die geschichtliche und kulturelle Entwicklung und Gestaltung kann schwerlich überschätzt werden. Ihre älteste Geschichte ist unbekannt, wahrscheinlich hat die Malaria schon vor dem Auftreten der ersten Hominiden in den tropischen Teilen von Afrika und Asien existiert. Dafür spricht u. a., daß es in Afrika wenigstens eine Plasmodiumart, P. knowlesi, gibt, die sowohl affen- als menschenpathogen ist; in Afrika lebt auch einer der gefährlichsten Vektoren der Plasmodien, Anopheles gambiae. Auch die Immunität der sichelzellentragenden Neger könnte dafür angeführt werden, daß es sich um eine ursprünglich afrikanische Seuche handelt, und Afrika wird ja immer einstimmiger als Urheimat der Menschen betrachtet. Von verschiedener Seite wird behauptet, daß große Völkerwanderungen zum Teil durch schwere, den Bestand des Stammes bedrohende Malariaendemien zustande gekommen sind.

Die Malaria hatte schon sehr früh eine große Verbreitung in Asien, Babylonien, Indien und China, die Ärzte dieser Länder kannten sie gut. Auch in Palästina und Kleinasien trat sie sehr früh auf, während sie im alten Ägypten und im prähistorischen Hellas unbekannt oder bedeutungslos war. Es gibt aber Autoren, die meinen, daß die in der Ilias erwähnte Seuche der Griechen bei der Belagerung von Troja Malaria war. Jedenfalls war die Krankheit in Asia Minor und auf einigen Inseln frühzeitig verbreitet, die Hippokratischen Schriften enthalten Beobachtungen über eine mit Milzschwellung verbundene Fieberkrankheit und ihren Zusammenhang mit den Jahreszeiten. Es ist anzunehmen, daß ALEXANDERS Feldzüge, wie Kriege auch sonst zur Verbreitung der Malaria beigetragen haben. Nach SORRE et al. soll ALEXANDER selbst einem Malariaanfall zum Opfer gefallen sein.

Die lebhafteren Verbindungen mit dem Orient führten zu einer zunehmenden Durchseuchung von Griechenland, mit chronischen Fällen und Kachexien; die Krankheit kam auch früh nach Graecia Magna. Nach JONES (1907) wäre es nicht ganz unwahrscheinlich, daß die Seuche zu geringerer körperlicher und intellektueller Leistungsfähigkeit, zu einer mehr pessimistischen Lebensanschauung und zu einer Resignation geführt hat, die den älteren griechischen Generationen fremd waren und schließlich politische Dekadenz und Niedergang der blühenden Städte in Hellas und Süditalien mit sich brachten. Die Seuche verbreitete sich in Italien, wo die Sümpfe einen guten Boden für die Mücken darboten. Drainierung der Sumpfgegenden und Ackerbau hielten die Malaria einigermaßen zurück, aber mit dem Verfall der Kultur nach der Kaiserzeit und bei der Invasion der Goten nahm die Malaria stark zu. Noch im Anfang des 19. Jahrhunderts waren die Verhältnisse an Italiens Küsten sehr schlecht. Dann und wann drang die Malaria sogar nach Rom selbst vor.

Durch die Kreuzzüge wurde die Seuche mit heimkehrenden Teilnehmern in fast ganz Europa verbreitet, auch entfernte Gegenden wie Schweden waren im Mittelalter befallen, wie die Klosterdiarien belegen. Unter friedlicheren Verhältnissen ging die Seuche zurück. Reisende nach Italien, wie ALBRECHT DÜRER, wurden angesteckt. Eine große europäische Epidemie verheerte **1557** Teile der Kulturländer. Im Anfang des vorigen Jahrhunderts hatte die Malaria wieder eine große Verbreitung, sowohl der Norden, wie Schweden und Finnland, als die Mittelmeerländer waren stark durchseucht. Im Ersten Weltkrieg wurde das fast malariafreie Großbritannien angesteckt, der Balkan und Rußland waren stark befallen, besonders schwer waren die Hungerjahre in großen Teilen von Rußland, wo die Seuche bis nördlich des Polarkreises auftrat. Auch im Zweiten Weltkrieg spielte die Malaria eine gewisse Rolle, sie trat wieder in Rußland auf, sogar die in Karelien kämpfenden finnländischen Truppen wurden befallen.

Als Ursache der Malaria hatten schon ältere, vorchristliche Autoren wie Varro an Parasiten aus den Sümpfen gedacht: „Vielleicht leben hier kleine Tiere, die

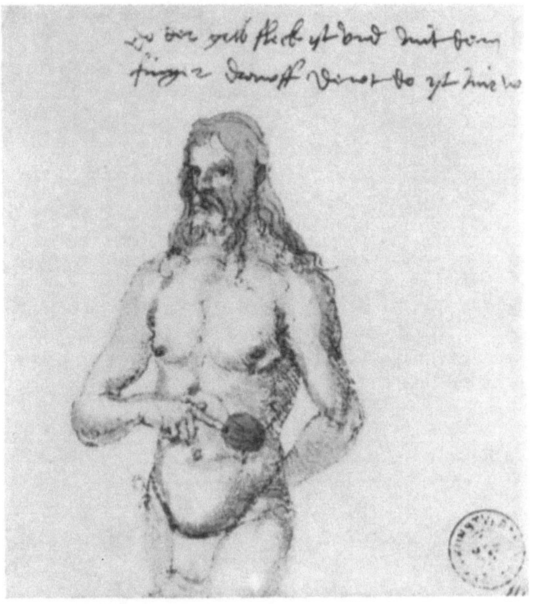

Abb. 61. Aus einem Briefe Albrecht Dürers an seinen Arzt. Man liest: „Do der gelb Fleck ist und mit dem Finger drauf deut, do ist mir weh“

wir mit den Augen nicht sehen können und die in unseren Körper eindringen und Krankheiten verursachen“. Lancisi (1717) betonte die Rolle der Mücken, die „nicht allein durch Stechen und Beißen, sondern hauptsächlich durch Einimpfen ihrer bösen Säfte in unser Blut ihren schädlichen Einfluß verbreiten.“ Dann setzt er fort: „Ich wäre ein Dichter und Weissager und kein Forscher, wenn ich ohne experimentelle Basis annehmen würde, daß bestimmte Lebewesen in das Blut der Malariakranken eindringen und dort zirkulieren“. Deshalb sollten mikroskopische Untersuchungen des Blutes der Malariakranken ausgeführt werden. Lancisis prophetische Worte wurden vergessen, und erst am 6. November 1880 wurde der Parasit von Laveran entdeckt.

Ob es in Amerika eine präkolumbische Malaria gegeben hat, ist wohl noch nicht entschieden. Nach der europäischen Eroberung verbreitete sich die Seuche sehr schnell nach allen Teilen des Kontinents, wo Temperatur und Feuchtigkeit

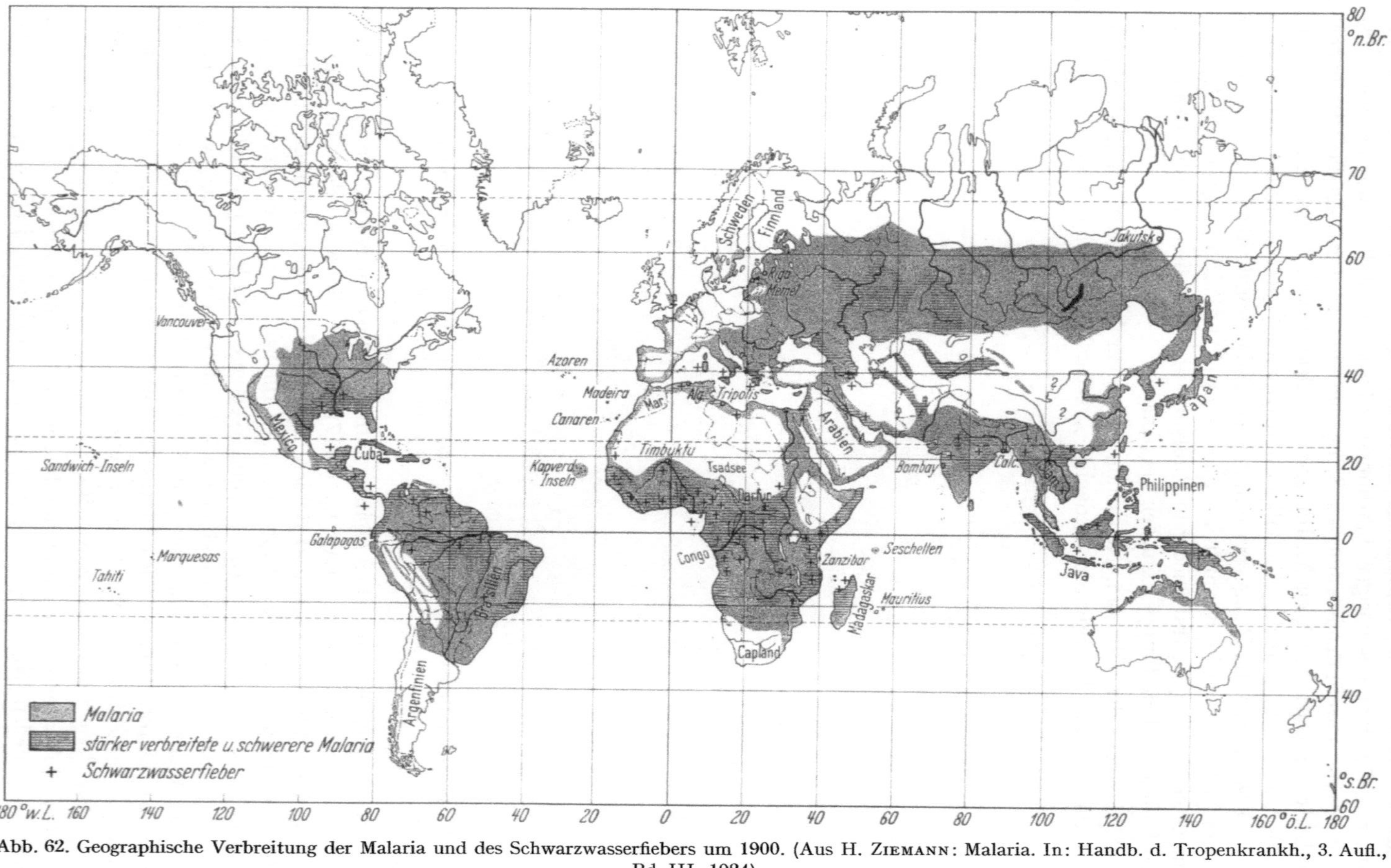

Abb. 62. Geographische Verbreitung der Malaria und des Schwarzwasserfiebers um 1900. (Aus H. Ziemann: Malaria. In: Handb. d. Tropenkrankh., 3. Aufl., Bd. III, 1924)

das Gedeihen der Mücken gestatteten. Besonders stark wurden die zentralen heißen und feuchten Teile betroffen.

β) Geographisches

Die Malaria hat zu den am weitesten verbreiteten und gefährlichsten Seuchen gehört. Auf die geographische Verbreitung der verschiedenen Malariaformen kann hier nicht eingegangen werden. In temperierten Zonen hat es sich fast ausschließlich um Tertiana und Quartana gehandelt. Schwerere Formen und Schwarzwasser-

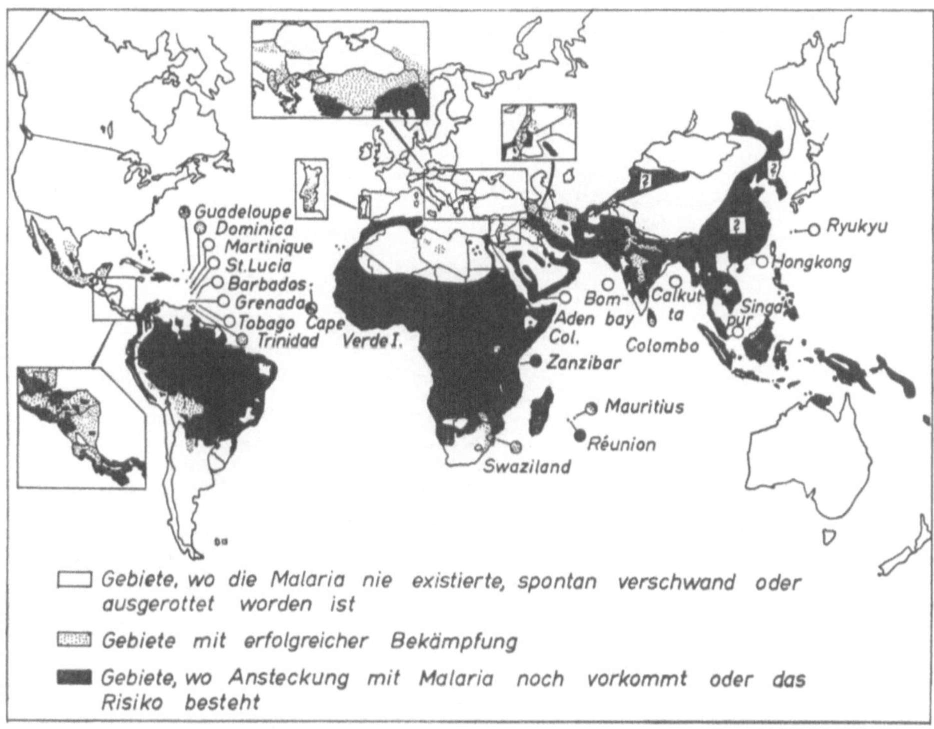

Abb. 63. Geographische Verbreitung der Malaria am 30. Juni 1963. [Aus Chron. Wld Hlth Org. **18**, 219 (1964)]

fieber nach intensiver Chininbehandlung sah man vor allem in Äquatorialafrika, aber auch in Teilen von Persien, Indien, Indochina und den Ostindischen Inseln.

Für das Gedeihen der Mücken muß ein gewisses Minimum an Wärme und Wasser erfüllt sein. Anopheliden leben am besten in flachen Gegenden in der Nähe von Flüssen und Süßwasserseen, aber selbst ganz kleine Wasseransammlungen genügen für die Entwicklung der Larven. Viele Anophelesearten können ziemlich hoch in den Bergen leben, so z. B. in den französischen Alpen bis 1650 m, in den marokkanischen Bergen bis 2000 m und in den Bergen von Guatemala sogar bis 3500 m. Die kälteren Teile der Erde eignen sich nicht für die Mücken, und wenn diese doch dort leben können, so kommt es zu keiner Entwicklung der in ihrem Körper lebenden Plasmodien. Es ist bemerkenswert, daß in sonst zu kalten Regionen warme Sommer zu einer mehr zufälligen Verbreitung der Malaria beitragen können. Bisweilen ist das Auftreten von Malariaherden in sonst lange malariafreien

Gegenden schwer zu verstehen. In Frankreich sah man 1914 und 1918 ein Auflodern alter Herde. Im ganzen leben drei Viertel der Bevölkerung der Erde in malariagefährdeten Zonen.

Die Malaria hatte früher eine Verbreitung, von der man sich heute fast keine Vorstellung mehr machen kann. Man berechnet, daß bis etwa 1948 rund 300 Millionen Menschen jedes Jahr von Malaria befallen wurden, von denen etwa 30 Millionen starben. Länder, die jetzt seit mehreren Generationen frei sind, hatten jedes

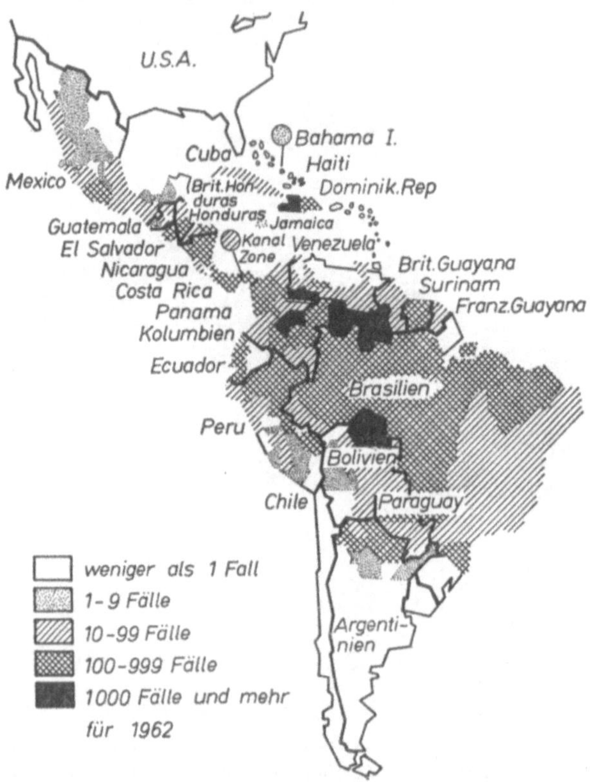

Abb. 64. Geographische Verbreitung der Malaria in Zentral- und Südamerika 1961 pro 100000 Einwohner. [Nach Chron. Wld Hlth Org. 17, 414 (1963)]

Jahr Malaria, oft mit mehr oder weniger deutlichen Maxima und Minima. Ehe die systematische Bekämpfung der Seuche überall in der Welt begonnen hatte, waren Kleinasien, der vordere Orient und Persien stark verseucht. Malaria war Indiens Hauptkrankheit, und man berechnete Ende der 30er Jahre die Zahl der Kranken auf etwa 13 Millionen und die der Toten auf 4 Millionen jährlich. Auf Ceylon gab es 1942 2900000 Malariapatienten, in Burma berechnete man die Kranken 1939 auf 675000. In Indochina hatte etwa ein Fünftel der Bevölkerung Malaria, jeder Eingeborene hatte mit 25 Jahren die Infektion einmal oder mehrere Male durchgemacht. Auch China, Korea und Formosa sowie die Ostindischen Inseln waren sehr stark durchseucht. Japan hatte Malaria besonders in den tiefer gelegenen Landesteilen. Ähnliche Verhältnisse herrschten in allen Teilen von Afrika, besonders in Zentralafrika.

Eine systematische Bekämpfung der Malaria wurde im Frühjahr 1955 von der WHO organisiert. Man berechnete damals die Malariakranken auf rund 250 Millionen. Die Resultate sind überall ermutigend und regen an zu weiteren Anstrengungen. Von den damals rund 2800 Millionen Menschen der Welt lebten etwa 1071 Millionen in Gegenden wo Malaria nie endemisch war oder wo die Krankheit schon früher ohne spezifische Bekämpfung verschwunden ist. Etwa 1052 Millionen lebten damals in Malariagegenden und etwa 645 Millionen in Ländern, aus denen genauere Nachrichten fehlen (China, Nordkorea, Nordvietnam). Teile der Welt mit 300 Millionen Einwohnern, die früher durchseucht waren, sind jetzt malariafrei, und man plant nun eine Ausrottung der Seuche in Ländern mit 700 bis 800 Millionen Menschen. Es bleibt aber trotzdem eine Bevölkerung von rund 140 bis 150 Millionen in Gegenden, die noch unter Malaria leiden. Die Schwierigkeiten, die man überwinden muß, sind groß, nicht nur alle Formen von passivem Widerstand unaufgeklärter Bevölkerungsschichten, sondern auch, und manchmal vor allem, die schnell zunehmende Resistenz der Mücken gegen die Insektizide.

Hier soll auch die Bedeutung des abnormen Hämoglobins Hb S kurz erwähnt werden. Die Homocygoten dieses Gens leiden an Sichelzellenanämie und sterben häufig noch vor der Pubertät. Andererseits sind sie der Malaria tropica gegenüber weniger anfällig und haben in Malariagebieten einen beträchtlichen Selektionsvorteil, was zu einer Vermehrung des Sichelzellengens in einzelnen Negerstämmen bis auf 40%, entsprechend 16% Homozygoten führen kann. — Auch bei Thalassämien scheint eine ähnliche Beziehung zur Malaria zu bestehen (Vogel).

b) Toxoplasmose — *Toxoplasmosis*

Das bei Säugetieren und Vögeln seit mehr als 50 Jahren beschriebene Toxoplasma gondii (Nicolle und Manceaux) wurde von Wolf et al. und etwas später von Pinkerton et al. als menschenpathogenes Sporozoon festgestellt. Seitdem ist eine große Literatur über die verschiedenen klinischen Formen der Toxoplasmose entstanden. Es stellte sich bald heraus, daß die Krankheit und serologische Toxoplasmareaktionen in den verschiedensten Teilen der Erde vorkommen. Von einer speziellen Geographie der Toxoplasmose ist bisher nichts näheres bekannt. Nach Manson kommen Fälle sowohl in Europa, als im Nahen Osten, auf Ceylon, in Nord- und Südamerika, in Australien und auf Hawaii vor. In Großbritannien rechnet man mit einem Fall auf 35000 Menschen.

c) Coccidiose — *Coccidiosis*

Bei Tieren sind schon längst verschiedene Formen von pathogenen Coccidien bekannt. Vor allem hat man die nunmehr als Eimeria stiedae bezeichnete, beim Kaninchen häufige Form studiert, andere Formen sind bei verschiedenen Tieren, Hunden, Katzen, Hühnern und anderen Vögeln bekannt. In den letzten Jahren hat es sich herausgestellt, daß eine wenig pathogene Form, Isospora hominis, und eine andere, Isospora belli, die Durchfälle verursacht, beim Menschen wenn auch selten vorkommt. Larman und v. d. Veen haben Fälle in Holland beobachtet, Rifaat und Salem sahen einen Fall in Ägypten. In Natal soll eine Form, Isospora natalensis besonders häufig sein (Manson). Fanta und Jarpa und Ferreira haben Fälle in Südamerika beschrieben.

d) Piroplasmose — *Piroplasmosis*

Zu den Hämosporidiosen gehören auch die wirtschaftlich sehr bedeutungsvollen Piroplasmosen der Haustiere, die vor allem beim Rind, aber auch beim Pferd, Schaf und Hund vorkommen. Die Parasiten werden gewöhnlich durch Zecken in die Körpersäfte der Tiere eingeimpft, wo sie in rote Blutkörperchen eindringen und deren Zerstörung herbeiführen. Die Erforschung der Ätiologie der Piroplasmosen wurde von BABES 1888 angebahnt.

In Europa ist die *Rinderpiroplasmose*, die enzootische Hämoglobinurie die wichtigste Form, die vor allem auf sumpfigen und Waldweiden in Deutschland, in den Nordischen Ländern und in vielen anderen Ländern auftritt.

Eine verwandte Form ist das in subtropischen und tropischen Gebieten einheimische sog. *Texasfieber* der Boviden, dessen Ätiologie 1889 zuerst von TH. SMITH erforscht wurde. Eine dritte Form ist das sog. *ostafrikanische Küstenfieber* der Rinder.

Die *Piroplasmose des Pferdes* kommt in Italien, auf dem Balkan und in Südrußland, außerdem in Indien und Afrika vor. — Die beim *Schaf* und bei der *Ziege* vorkommende Piroplasmose tritt im Donaubecken und in vielen subtropischen und tropischen Ländern, vor allem in Überschwemmungsgebieten auf. — Die Piroplasmose der *Hunde* ist in tropischen Ländern, namentlich in Indien häufig.

4. Ciliophora (Infusoria)

Balantidienruhr — *Balantidiasis*

Erreger: Balantidium coli (MALMSTEN 1857).

Der Parasit lebt im Dickdarm von Schwein, Affe und Mensch. Er hatte früher eine sehr weite Verbreitung, scheint aber in Europa fast ausgerottet zu sein. In den letzten Jahren scheinen fast keine Fälle in Deutschland, den Skandinavischen Ländern, Großbritannien und Holland bekannt geworden zu sein. In Italien ist der Parasit sehr selten, auf dem Balkan etwas häufiger. In Tiflis wurden im Laufe von 4 Jahren 22 Fälle registriert. Auf den Philippinen und in Japan ist der Parasit endemisch, häufiger ist er auf den Samoainseln und besonders auf den Marianen. Auf Kuba und in Panama werden ab und zu Fälle beobachtet.

Literatur

Amöbenruhr

AMIN, S. P.: Non-symptomatic intestinal parasitism (amebiasis) in Baroda. A survey with particular reference to E. histolytica. J. Indian med. Res. **50**, 348 (1962).

BLANC, F.: L'hépatite amibienne. Schweiz. Z. Path. **16**, 559 (1953).

BROOKE, M. M.: Epidemiology of amebiasis in US. J. Amer. med. Ass. **188**, 59 (1964).

BURROWS, R. B.: Amebiasis in US and Canada. Amer. J. trop. Med. **10**, 172 (1961).

CORNEJO DONAYRE, A., y E. CUBAS NUNEZ: Amebic dysentery in Iquitos. An. Fac. Med. (Lima) **43**, 492 (1960) (span.).

ESPINOZA, L.: Incidence of amebic dysentery in 2-population groups of Ecuador. Bull. Soc. Path. exot. **54**, 700 (1961).

FAUST, E. C.: Amebiasis. Americ. Lecture Ser. Springfield 1954.

FERRIOLLI FILHO, F.: Prevalence of entamoeba histolytica and Entamoeba hartmanni in the municipality of Ribeirao Preta, Sao Paulo. Rev. Inst. Med. trop. S. Paulo **4**, 305 (1962) (port.).

FISCHER, W.: Entamoeba histolytica. Henke-Lubarschs Handbuch IV, 3, 1, 929.
HUGONOT, R.: Données récentes sur l'épidemiologie et la prophylaxie de l'amibiase. Maroc méd. **40**, 984 (1961).
LEON, L. A.: Cutaneous amebiasis. Medicina (Méx.) **42**, **375** (1962).
MAZZITELLI, L.: On the incidence of infestation with E. histolytica. Acta med. ital. Mal. infett. **14**, 295 (1959).
MELENEY, H. E.: Some unsolved problems in amebiasis. Amer. J. trop. Med. **6**, 487 (1957).
MOAN, JEANNE C.: The serological diagnosis of amebiasis by means of the precipitin test. Amer. J. trop. Med. **6**, 499 (1957).
PIETKARSKI, G.: Lehrbuch der Parasitologie. Berlin-Göttingen-Heidelberg: Springer 1954.
RAJASURIYA, A., and N. NAGARATNAM: Hepatic amoebiasis in Ceylon. J. Trop. Med. Hyg. **65**, 165 (1962).
SADUN, E. H., and S. VAJRASTHIRO: Intestinal parasitic infections in Cholburi, Thailand. Amer. J. trop. Med. **2**, 286 (1953).
SITSEN, A. E.: Beitrag zur geographischen Pathologie. Virchows-Arch. path. Anat. **285**, 506 (1932).
STECK, F.: Amoebendysenterie bei Reptilien. Zbl. Bakt. I. Abt. Orig. **181**, **551** (1961).
YOUNG, V. M.: Intestinal protozoa in Jamaica. W. Indian Amer. J. Digest. Dis. **22**, 279 (1955).
MANSON, P.: Discussion on tropical abscess of the liver. Lancet **II**, 484 (1908).

Trypanosomenkrankheiten

ACKERKNECHT, E. H.: Geschichte und Geographie der wichtigsten Krankheiten. Stuttgart 1963.
AGUIRRE PEQUENO, E.: Trypanosoma cruzi. Triatoma infection Mexico. Arch. méd. mex. **5**, 350 (1947).
APTED, F. I.: A comparative study of the epidemiology of endemian Rhodesian sleeping sickness in different parts of Africa. J. trop. Med. Hyg. **66**, 1 (1963).
ARAGO, M. B.: Climatic aspects of Chagas disease II. Area of occurrence of Panstrongylus megistus. Rev. bras. Malar. **13**, 179 (1961) (port.).
AYALA, F. M.: Findings of Trypanosoma cruzi (Chagas 1909) in the monkey Saimiri bolivensis from Amazonian Peru. Rev. bras. Malar. **13**, 99 (1961) (port.).
BENJARANO, J. F. R.: Health of people and Chagas disease. Rev. Sanid. milit. argent. **52**, 629 (1953).
BETTINOTTI, C. M.: Chagas disease in Córdoba. Sem. méd. **104**, 98 (1954) (span.).
BOLANOS DE MEZA, H.: Chagas disease in the States bordering on the Mexican Republic. Salud públ. Méx. **4**, 209 (1962) (span.).
— Current status of American trypanosomiasis in Guatemala. Salud públ. Méx. **4**, 211 (1962) (span.).
CORNEJO, A.: Chagas disease in Lima, Perú. Amer. J. trop. Med. **11**, 610 (1962).
DIAS, V. S.: As tripanosomiases em Angola. Ann. Inst. Med. Trop. **9**, 765 (1952).
DRUGGAN, A. J.: A survey of sleeping sickness in Northern Nigeria from the earliest times to the present day. Trans. roy. Soc. trop. Med. Hyg. **56**, 439 (1962).
FISTEIN, B., and R. N. SUTTON: Chagas disease in the West Indies. Lancet **I**, 330 (1963).
FREITAS, J. L.: Epidemiology of Chagas disease. Hospital (Rio d. Je) **60**, 323 (1961) (port.).
GALLAIS, P., et M. BADIER: Recherches sur l'encéphalite de la trypanosomiase humaine africaine. Méd. trop. **12**, 633 (1952).
GLASGOW, J. P.: Tsetse in the environment of ancient man in Southern Rhodesia. Nature (Lond.) **197**, 414 (1963).
HERRER, A.: Geography of Chagas disease and vectors in Perú. Bol. Ofic. sanit. panamer. **49**, 572 (1960) (span.).
HORNBY, H. E.: Zit. nach GLASGOW.
JACKSON, C. H. N.: The natural reservoir of Trypanosoma rhodesiense. Trans. roy. Soc. trop. Med. Hyg. **49**, **582** (1955).
LEON, L. A.: Chagas disease. 3 aspects on the problem in the Republic of Ecuador. Medicina (Méx.) **42**, 404 (1962).
LUCENA, D. T.: Epidemiology of Chagas disease in Alagoas III. Triatoma fauna. Rev. bras. Malar. **13**, 77 (1961) (port.).

MAILLOT, L.: Distribution of Glossina and sleeping disease. Geographical races. Bull. Soc. Path. exot. **54**, 856 (1961).
MENSE, C.: Die afrikanische menschliche Trypanosomenkrankheit (Schlafkrankheit). Handb. d. Tropenkrankheiten. 3. Aufl., Leipzig 1930, V, 1, 1190.
MORRIS, K. R.: The epidemiology of sleeping sickness in East Africa. Trans. roy. Soc. trop. Med. Hyg. **56**, 316 (1962).
PIETKARSKI, G.: Lehrbuch der Parasitologie. Berlin-Göttingen-Heidelberg: Springer 1954.
PIRES, F. A.: Trypanosomes in animals. An. Inst. Med. Trop. **9**, 825 (1952).
RODRIGUEZ, J. D.: New data on Chagas disease in Guayaquil (1959—61). Rev. ecuad. Hig. **18**, 49 (1961) (span.).
ROMANA, C.: Epidemiological and geographic distribution of Chagas disease. Bol. Ofic. sanit. panamer. **51**, 429 (1961) (span.).
SALES, J. B. DE: Medical geography of the State of Ceará, Chagas disease. Rev. bras. Med. **9**, 788 (1952) (port.).
SILVA, M. A. DE A.: Epidemiologic aspects of Trypanosoma rhodesiense in Mozambique. An. Inst. Med. Trop. **9**, 691 (1952).
SUMMERS, R.: Zit. nach GLASGOW.
WELLS, C.: Bones, bodies and disease. London 1964 (fossile Tsetse-Fliegen).
WOODY, H. B.: American trypanosomiasis. Chagas disease in USA. J. Pediat. **58**, 568 (1961).
Wld Hlth Org. Chron. **14**, 469 (1960): Chagas disease.
— **17**, 43, 443 (1963): Trypanosomiasis control in Africa, bzw. Recent advances in African trypanosomiasis.

Leishmaniasen

BRANDT, M.: Geopathologische Forschungen in Sowjetrußland. Berlin 1964. Leishmaniosis, S. 102.
CACHIA, E. A.: A review of kala-azar in Malta from 1947—1962. Trans. roy. Soc. trop. Med. Hyg. **67**, **79** (1964).
CANAAN, T.: Leishmaniasis in Palestine. J. Palest. Arab. med. Ass. **1**, 4 (1963).
CORRADETTI, A.: Italian foci of kala-azar and problem of Leishmaniasis in Southern Europe. RC. Ist. sup. Sanita **24**, 281 (1961) (ital.).
DEANE, L. M., and M. P.: Visceral leishmaniasis in Brasil: geographical distribution and transmission. Rev. Inst. Med. trop. S. Paulo **4**, 198 (1962).
DOLMATOVA, A. V.: On the epidemiology and epizootology of cutaneous leishmaniasis in Karashi Oasis in the Uzbek SSR. Rev. Inst. Med. trop. S. Paulo **4**, 65 (1962).
FORATTINI, O. P.: Cutaneous leishmaniasis in the southern part of the State Matto Grosso Brazil. Rev. bras. Malar. **12**, 69 (1960) (port.).
GIRAUD, P.: Arch. franç. Pédiat. **11**, 337 (1954).
HERTWIG, F., u. F. OBERDOERSTER: Kala-Azar. Beitrag zu einigen Problemen der parasitären Krankheiten in China. Z. Tropenmed. Parasit. **11**, 401 (1960).
HEYNEMAN, D.: Visceral leishmaniasis in the Sudan Republic. E. Aft. med. J. **38**, 196 (1961).
HOOGSTRAAL, H.: Leishmaniasis in the Sudan Republic. 9. Ecological relationship of sandly species and leishmanian infections. Amer. trop. Med. **12**, 165 (1963).
— 10. Natural infections in rodents. Amer. J. trop. Med. **12**, 175 (1963).
JACKSON, R.: Cutaneous leishmaniasis in Canada. Canad. med. Ass. J. **85**, 85 (1961).
LUNDBAEK, K.: Eindrücke aus einer China-Reise. Dialog **7**, 3 (1960) (dän.).
MANSON-BAHR, P. E.: Recent research in kala-azar in East Africa. J. trop. Med. Hyg. **67**, 79 (1964).
MORRIS, R. C.: Kala-azar. Amer. J. Med. **30**, 624 (1961).
NEVES, J.: Leishmaniasis in Belo Horizonte, Kala-azar. Hospital (Rio de J.) **59**, 1165 (1961).
OUGIER, J.: Le Kala-Azar de l'adulte en France. Presse méd. **70**, 2638 (1962).
PIFANO, F.: Algunos aspectos de la patologia comparada geografica de la leishmaniasis tegumentaria en el trópico americano. Bull. Soc. Path. exot. **53**, 510 (1960).
PIREDDA, A., and G. GASPARRI: Observations and considerations on cutaneous leishmaniasis in the province of Forlì. Arcisped. S. Anna Ferrara **14**, 139 (1961).
RAMOS, A., and A. A. C. FARINHOTE: Kala-azar in Portugal. An. Inst. Med. Trop. **9**, 1485 (1952).
SALES, J. B. DE: Leishmaniasis in Ceará. Rev. bras. Med. **9**, 469 (1952).

SCHNEIDER, J.: Les leishmanioses rencontrées en France. Aspects cliniques et thérapeutiques. Rev. Prat. **14**, 1149 (1964).

SIDEROVA, G. A.: On the epidemiology and epizootology of cutaneous leishmaniasis of the rural type in the Karashi Oasis in the Uzbek SSR. Med. Parazit. (Mosk.) **31**, 412 (1962).

TARTAGAGLIA, P.: Die Ausrottung der Kala-Azar und Haut-Leishmaniose auf den Dalmatinischen Inseln. Z. Tropenmed. Parasit. **13**, 450 (1962).

VAN PEENEN, P. T., and T. P. REID: Leishmaniasis in the Sudan Republic: Kala-azar in patients from Upper Nile Province. Am. J. trop. Med. **11**, 123 (1962).

—, and D. R. DITLEIN: Leishmaniasis in the Sudan Republic 14. Leishmania skin testing in Upper Nile Province. J. trop. Med. Hyg. **66**, 171 (1963).

WILCOCKS, C.: Leishmaniasis. Summary of recent abstracts. Trop. Dis. Bull. **59**, 509 (1962).

WINCKEL, W. E. F., and M. AALSTEIN: Geographical pathology of Surinam: first case of Kala-azar. Docum. Med. Geograph. **5**, 339 (1953).

Lambliasis

D'ARCANGELO, D.: Contributo allo studio della lambliasi intestinale in Addis Abeba. Boll. Soc. med. Trop. **4**, 445 (1944).

WESTER, P. O.: Giardiasis in Schweden. Nord. Med. **69**, 70 (1963) (viel Lit.) (schwed.).

Sumpffieber

ABHAYARATNE, O. E. R.: Malaria and infant mortality in Ceylon. J. med. Sci. **7**, 35 (1950).

ANDERSON, G. A.: Die Malaria im Hochgebirgsklima. Acta trop. (Basel) **2**, 22 (1945).

BELLIOS, G. D.: Was ancient Greece vanquised by malaria? (Ein Referat). Courrier **13**, 14 (1960).

BEUTLER, E.: Sickle cell trait and resistance to malaria. Brit. med. J. **I**, 1189 (1955).

BEYE, H. K.: Simian malaria in man. Amer. J. trop. Med. Hyg. **10**, 3 (1961).

BROUWER, R.: Variations in human body odour as a cause of individual differences in attracion for malaria mosquitoes. Trop. Geogr. Med. **12**, 186 (1960).

BRUCE-CHWATT, L. J.: Paleogenesis and paleo-epidemiology of primate malaria. Bull. Wld Hlth Org. **32**, 363 (1965).

CALLOT, J.: Condition de la régression du paludisme. Paris **1954**.

CHEONG, W. H.: Anopheles balabacensis balabacensis identified as vector of simian malaria in Malaysia. Science **150**, 1314 (1965).

CLYDE, D. F., and A. S. MSANGI: Malaria distribution in Tanganyika. E. Afr. med. J. **39**, 528 (1962); **40**, 71 (1963).

COATNEY, G. R.: Simian malaria. Its importance to world-wide eradication of malaria. J. Amer. med. Ass. **184**, 876 (1963).

CONTACOS, P. G.: Man to man transfer of two strains of Plasmodium cynomolgi by mosquito bite. Amer. J. trop. Med. **11**, 186 (1962).

COUTINHO, J. O.: Geographical distribution of anophelines of Brasil. Rev. Clin. S. Paulo. **21**, 28 (1947) (port.).

COVA-GARCIA, P.: Geographical distribution of Anopheles in Venezuela. Arch. venez. Pat. trop. **1**, 73 (1948) (span.).

DESCHWANDEN, J. v.: High mountain and malaria pathology. Acta trop. (Basel) **4**, 335 (1947).

DURICH ESPUNEZ, J.: Review with preventive emphasis on the endemic conditions of malaria, leptospirosis and anchylostomiasis in some eastern regions. Med. esp. **48**, 97 (1962) (span.).

ESCUDIE, A., and J. HAMON: Malaria in French West Africa. Méd. trop. **21**, 661 (1961).

GARLICK, J. P.: Sickling and malaria in South-Western Nigeria. Trans. roy. Soc. trop. Med. Hyg. **54**, 146 (1960).

GARNHAM, P. C.: Incidence of malaria in high altitude. J. nat. Malar. Soc. **7**, 275 (1948).

— Malaria and schistosomiasis in the Mali Republic. Dapim Refuiim **1962**, 21.

HO, C.: The Anopheles hyrcanus group and its relation to malaria in East China. China med. J. **81**, 71 (1962).

HOWARD, L. M., and B. D. CABRERA: Simian malaria in the Philippines. Science **134**, 555 (1961).

JONES, W. H. S.: Malaria, a neglected factor in the history of Greece and Rome (mit introduction von R. Ross). Cambridge 1907.

KUVIN, S. F.: Malaria in man. Infection by Plasmodium vivax and B strain of Pl. cynomolgi. J. Amer. med. Ass. **184**, 20, 1018 (1963).

LANCICI, G. M.: De noxiis paludum effluviis eorumque remedio. 1717.

LANNON, M.: Le rôle géographique de la malaria. Ann. Géogr. **45**, 113 (1936).

MCLEOD, J. A., and J. MCLINTOCK: Anophelism and malaria in Manitoba. Canad. J. Res. E. **25**, 33 (1947).

MANSON, P.: Discussion on latent malaria. Lancet **II**, 741 (1908).

MANSON-BAHR, R.: The story of malaria: The drama and actors. Int. Rev. trop. Med. **2**, 329 (1963).

MEYUS, H.: L'état actuel du problème du paludisme d'altitude au Ruanda-Urundi. Ann. Soc. belg. Méd. trop. **42**, 771 (1962).

NEGHME, A.: Accidental transmission of malaria by blood transmission. Bol. chil. Parasit. **16**, 44 (1961).

RAMAKRISHNAN, S. P., and B. N. MOHAN: An enzootic focus of simisn malaria in Macaca radiata of Nilgiris, Madras Staate, India. Indian J. Malar. **16**, 87 (1962).

RAPER, A. B.: Malaria and sickle cell. Brit. med. J. **I**, 1186 (1955).

RUFFER, M. A.: Studies in the paleopathology of Egypt., edit. by R. L. MOODIE. Chicago 1923.

RUSSEL, P. F.: Malaria. Basic principle briefly stated. Oxford 1952, 210.

— Malaria in Kigezi. Uganda J. trop. Med. **51**, 156 (1948).

SALES, J. B.: Malaria in Cearà. Rev. bras. Med. **9**, 564 (1952).

SALITERNIK, Z.: Le problème du paludisme in Israel. Dapim Refuiim **1962**, 21.

SANDOSHAM, A. A.: Vectors of malaria in Malaya. Med. J. Malaya **17**, 101 (1962).

ST. ARNAUD, L., et E. MORIN: La malaria á Québec. Laval méd. **20**, 1197 (1955).

SCHÖNE, W.: Erfahrungsbericht über die Verbreitung und Bekämpfung der wichtigsten Infektionskrankheiten in der Volksrepublik China. Z. Ges. Inn. Med. **15**, 363 (1960).

SCHWEIZ, J.: Limit of altitude for malaria in Central Africa. Trop. Dis. Bull. **44**, 786 (1947).

SCHMIDT, L. H.: Malaria in Rhesus monkeys. Science **133**, 753 (1961).

SINISCALCO, M.: Favism, thalassemia, malaria in Sardinia. Nature (Lond.) **190**, 1179 (1961).

SMITH, W. D. L.: Malaria and the Thames. Lancet **I**, 433 (1956).

SORRE, M.: Géographie humaine, **I**, 397. Paris 1943.

STICKER, G.: Die Bedeutung der Geschichte der Epidemien für die heutige Epidemiologie. SUDHOFF-STICKER: Zur historischen Biologie der Krankheitserreger. 2 Hft. Gießen 1910.

VOGEL, F.: Ein Beitrag der Forschungen am Hämoglobin des Menschen zur Lösung einiger Grundprobleme der Genetik. Blut **8**, 449 (1962). (viel Lit.).

WHARTON, R. H.: Anopheles leucophyrus identified as a vector of monkey malaria in Malaya. Science **137**, 758 (1962).

— Studies to dertermine the vectors of monkey malaria in Malaya. Ann. trop. Med. Parasit. **53**, 56 (1964).

Wld Hlth Org.: Malaria 1959. — The Magazine of the Wld Hlth Org. World Health 1962: Malaria.

Wld Hlth Org. Chron. **17**, 180 (1963): Long distance migration of mosquitos.

— **17**, 335 (1963): Malaria eradication in 1962. — **18**, 155 (1964) Malaria.

— **18**, 199 (1964): Malaria eradication in 1963.

YOUNG, M. D.: Drug resistance in Plasmodium falciparum in Thailand. Amer. J. trop. Med. **12**, 305 (1963).

Toxoplasmose

ANDERSSON, P.: Toxoplasmosis in Finnland. Duodecim (Helsinki) **79**, 587 (1963) (schwed.).

AVLAVIDOV, T. P.: On toxoplasmosis among some populations groups in the Varna region. Suvr. Med. **3** (**4**), 18 (1962).

BORG, K.: Toxoplasmosis in wildlife in Sweden. Trans. 26 N. Am. Wildlife Conf. **2**, 9 (1961).

BRANDT, M.: Geopathologische Forschungen in der Sowjetunion, Berlin 1964: Toxoplasmose in Rußland.

DESMONTS, C.: Epidémiologie de la toxoplasmose. Rev. Hyg. Méd. soc. **10**, 201 (1962).

FLECK, D. G.: Epidemiology of toxoplasmosis. J. Hyg. (Lond.) **61**, 61 (1963).

FRENCH, G. E., and A. F. NORMAN: A survey of toxoplasmosis in an Ontario community. Canad. med. Ass. J. **84**, 757 (1961).

— Human toxoplasmosis in Ghana. W. Afr. med. J. **11**, 191 (1962).

HEDENSTRÖM, GRETA, and G. HULDT: Positive Toxoplasmosetiter bei Frauen im fertilen Alter. Nord. Med. **61**, 112 (1959) (schwed.).
JIROVEC, O.: Toxoplasmosis and pneumocystosis as anthropozoonoses. Zh. Mikrobiol. (Mosk.) **32**, 1890 (1961).
LANGUIER, M., et H. GIRAUD: Diagnostic et épidémiologie de la toxoplasmose dans la région provençale. Arch. franç. Pédiat. **20**, 353 (1963).
PANDE, P. G.: Toxoplasmosis from the woodpecker, a natural host. Trans. roy. Soc. trop. Med. **55**, 277 (1961).
SIIM, J. C.: Toxoplasmosis acquisita lymphonodosa. I-D. Köbenhavn 1961.
THALHAMMER, O.: Toxoplasmose bei Mensch und Tier. Wien-Bonn **1957**, 307.
THRACKER, C. K.: A clinical and parasitological survey of the Tristan da Cunha islanders (Toxoplasmosis). Trans. roy. Soc. trop. Med. **57**, 10 (1963).
UNSELD, D. W.: Toxoplasmose als Berufskrankheit. Med. Welt. **2**, 2564 (1962).
WRIGHT, W. H.: Toxoplasmosis. Amer. J. clin. Path. **28**, 1 (1957).

Coccidiose

DAVIES, S. F. M.: Coccidiosis. Edinburgh 1963.
LARMAN, J. J., and J. V. SILO VAN DEN VEEN: Coccidiosis in man in the Netherlands. Ned. T. Geneesk. **105**, 1731 (1961).
FANTA, A., and A. JARPA: Human isosporosis. Pediatria (Santiago) **5**, 314 (1962).
FAUST, E. C.: Protozoan infections of the human digestive tract. Wld-Wide Abstr. gen. Med. **7**, 8 (1964).
FERREIRA, L. F.: Coccidiosis. Hospital (Rio de J.) **62**, 795 (1962).
RIFAAT, M. A., and S. A. SALEM: A case of human infection with Isospora belli in Egypt. Trans. roy. Soc. trop. Med. Hyg. **57**, 213 (1963).

Piroplasmose

CONDORET, A.: La piroplasmose canine dans le sud-ouest de la France. Ann. Parasit. hum. comp. **37**, 483 (1962).
JUBB, K. V. F., and P. C. KENNEDY: Pathology of domestic animals. Vol. 1. New York and London 1963.

Balantidienruhr

BREDE, H. D., and M. E. VAN NIEUWENHUYSEN: Balantidium coli. S. Afr. med. J. **36**, 397 (1962).
VURAL, S.: Apropos of the epidemiology of human balantidiasis. Türk. Tip. Cem. Mec. **28**, 175 (1962).

X. Helminthosen

α) Historisches

Daß Würmer Krankheiten verursachen können, gehört zu den allerältesten medizinischen Erfahrungen der Menschheit. In der alten babylonischen, ägyptischen und indischen Medizin, in Ländern, wo tierische Parasiten zu den häufigsten Krankheitserregern gehören, wurden Würmer bisweilen als fast alleinige Ursachen der Krankheiten aufgefaßt, und der Wurm wurde Jahrtausende vor unserer Zeitrechnung zum Symbol der Krankheit; vom Wurm zur Schlange war der Schritt in der Kindheit des Menschengeschlechts nicht weit.

Wie der wurm- oder schlangenumwundene Stab zum *Symbol der Ärztekunst* wurde, fällt außerhalb dieser Darstellung. Als Symbol ist die Schlange viel älter als Asklepios, der griechische Heilgott, und aus dem Orient herzuleiten, wo Wurmkrankheiten und makroskopisch erkennbare parasitierende Würmer so häufig waren. Nach NEUBURGER wäre der Asklepiosstab der Ärzte ursprünglich nichts anderes als der auf einem Stäbchen aufgewickelte Medinawurm, Dracunculus, was nicht unwahrscheinlich ist. Andere meinen, daß das Symbol aus der bei vielen Völkern bekannten Schlangenmystik hervorgegangen sei. Im Literaturverzeichnis finden sich mehrere Arbeiten über das Schlangensymbol.

Jedenfalls spielen Wurmkrankheiten schon in der alten babylonischen und ägyptischen Medizin eine sehr große Rolle. Aber die Erforschung der Biologie der Würmer, insbesondere ihrer mikroskopischen Entwicklungs- und Zwischenformen und ihrer pathogenen Bedeutung fällt vor allem in die letzten 100 Jahre.

β) Geographisches

Von einem „globalen Gesichtspunkt" aus gesehen ist die pathogene Bedeutung der Würmer sehr viel größer als man sich das in wohl temperierten und kalten Regionen vorstellt. Innerhalb gemäßigter Zonen und unter guten hygienischen Umständen rangieren die Würmer als Krankheitserreger weit hinter den Mikroben. In den Tropen dagegen ist die Ordnung nicht selten umgekehrt. Hier finden parasitäre Würmer und Wurmkrankheiten manchmal eine enorme Verbreitung. In vielen tropischen Ländern sind 50 bis 100% der Bevölkerung von einer oder mehreren Wurmarten befallen. Hier erfolgt die Infestation zum großen Teil perkutan, in temperierten Zonen dürfte der Mund die wichtigste Eingangspforte sein.

Über die verschiedenen Formen von Helminthose in Rußland und ihre Geographie gibt Brandt eine gute Übersicht. Die sehr großen klimatischen Unterschiede geben der Verbreitung der Formen das Gepräge.

Auf eine nähere zoologische Systematik der Würmer wird hier verzichtet.

1. Nematoden (Rund- und Fadenwürmer)

a) Filariasis

Wuchereria (Filaria) *bancrofti* und *W. malayi*, die den Indern schon Jahrhunderte vor unserer Zeitrechnung bekannt waren, bewohnen als reife Würmer die Lymphbahnen und Lymphknoten der unteren Körperhälfte und verursachen nach Jahren die bekannte Elephantiasis der Beine, des Skrotum und der Labia. Die Larvenform, Microfilaria, lebt im Blute und wird von Stechmücken, Mansonia-Arten aufgenommen und auf andere Menschen übertragen. In Ägypten war die Bevölkerung gewisser Gebiete früher bis zu 25% befallen, im Sudan wurden vor kurzem jährlich 2500 bis 3000 Fälle behandelt, im Tanganjika-Gebiete haben etwa 25% der Eingeborenen Filariose. Ähnliche Verhältnisse findet man an anderen Stellen in Afrika. Auch in Südindien, Thailand, Südchina, Korea und auf Formosa und Samoa sind diese Filarien sehr häufig. In China schätzte man 1949 die Zahl der Filariainfizierten auf 40 Millionen (Lundbaek).

Loa Loa ist eine Filariaart, die bei den Einwohnern der feuchten Waldregionen Äquatorialafrikas lebt; manchmal ist die Zahl der Kranken sehr groß. Der Wurm verursacht Knötchen im subcutanen Bindegewebe, sog. Calabar swellings, auch in der Conjunctiva kommt er vor. Die Loa-Infestation ist bisweilen mit einer Infestation der Mikrofilaria *Acanthocheilonema perstans* verbunden. Eine kleine Fliegenart dient als Vektor. In Zentral- und Südamerika kommt eine andere kleine Filaria-Art, *Mansonella*, in der Haut vor.

Wichtig ist die *Onchocerca volvulus*, die in den tropischen Teilen von Afrika und Südamerika vorkommt. Der Wurm, dessen Weibchen über 30 cm lang werden kann, verursacht subcutane und subconjunctivale Beulen. Nicht selten wird er in der vorderen Augenkammer gesehen. Die Larven werden von einer Mücke, Simulium, übertragen. Millionen von Eingeborenen sind Opfer der Krankheit. Näheres bei BUDDEN.

In den letzten Jahren haben holländische und norwegische Autoren, VAN THIEL et al., BRINKMANN, die Aufmerksamkeit auf einen bisher unbeachteten menschenpathogenen Rundwurm, *Eustoma rotundatum*, gerichtet, der als Larve in Heringen der Nordsee lebt. Nicht genügend sterilisierte Heringsgerichte können also eine Infestation vermitteln.

Dracunculus medinensis, der Medinawurm, ist der längste von allen Filarien. Das Weibchen kann über 1 m lang werden, das Männchen nur 4 cm; ein einziger Mensch kann vier bis fünf Würmer beherbergen. Dieser Wurm ist in gewissen Teilen von Afrika sehr häufig, im Sudan behandelte man vor kurzem etwa 2500 Fälle jährlich. Auch in Arabien, Persien, östlich vom Kaspischen Meer und in Indien kommt er vor. Fälle werden auch in Südamerika beobachtet. Wenn das Weibchen beim Absetzen der Eier die Hautoberfläche perforiert, wird der Wurm mit einem gespaltenen Stäbchen festgehalten und dann allmählich auf diesem aufgerollt. Es wurde oben angedeutet, daß dies das Vorbild des Asklepios-Stabes sein könnte. — Man schätzt die Anzahl der Medinawurmträger auf Millionen.

b) Trichocephaliasis — *Trichuriasis*

Trichocephalus trichuris war nach dem ersten Weltkrieg in Deutschland ziemlich häufig. Die Zahl der Wurmträger wechselte zwischen 2 und 40%. Unter russischen Kriegsgefangenen waren 43 bis 65% infiziert, unter Rumänen 72%. In Paris fand man Würmer bei 30 bis 38% der Einwohner, in Baku stieg der Prozentsatz auf über 95%. Auch in Amerika ist der Wurm ziemlich häufig, in den USA waren 11% der Kinder infiziert.

c) Trichinose — *Trichinellosis* — *Trichinosis*

Beim Menschen war die Trichinose Anfang des Jahrhunderts nicht sehr selten. Im Leichenmaterial wurde in Posen 6,9%, in Berlin 5,6%, in Dänemark 3% Trichinenträger gefunden. Eine spätere dänische Untersuchung aus den Jahren 1913 bis 1915 fiel indessen negativ aus. In den USA, wo Schweinefleisch nicht regelmäßig kontrolliert wird, ist die Trichinose der Schweine nicht selten (8 bis 27%); beim Menschen fand man 1894 nicht weniger als 14% und 1901 5,3% Trichinenträger. Über die Häufigkeit der Trichinose in den außereuropäischen Ländern, wo Schweinefleisch gegessen wird, sind wir schlecht unterrichtet.

Man war bis vor kurzem vielfach der Ansicht, daß die Trichinella in den meisten Ländern mit obligatorischer Schweinefleischkontrolle so gut wie ausgerottet wäre. Es hat sich aber gezeigt, daß der Wurm innerhalb großer Teile der Erde fast ebenso oft wie früher auftritt und deshalb ein medizinisches Problem bleibt. Dänemark soll das einzige Land sein, das frei ist. Neben dem Schwein spielen andere Tiere als Ansteckungsquellen eine untergeordnete Rolle. Wildschweine sind bisweilen Wurmträger. In Ländern, wo das Fleisch von Bär, Hund und Dachs gegessen wird, stellt dies eine nicht geringe Quelle dar. Bärenschinken hat in Schweden kleine Epidemien sogar mit tödlichem Ausgang verursacht; auch Eisbären, die in vielen zoologischen Gärten gehalten werden, sind nicht selten trichinös. Während des Zweiten Weltkrieges, als man in Schweden das Fleisch von Pelzfüchsen aß, entstanden kleinere Epidemien. In Norwegen, wo man während der Besetzung den Schweinen Fuchskadaver gab, entstand eine Epidemie mit nicht weniger als 680 Fällen. In Deutschland sollen Hunde sogar häufiger als Schweine infiziert sein. Ratten sind nicht selten Wurmträger und können andere Tiere infizieren. Auf Grönland sind Trichinoseepidemien nicht selten, da nicht nur Hunde, sondern andere Tiere wie Seehunde und Walrosse infiziert sein können. Seit 1947 sind sechs solche Epidemien bekannt, in der ersten, die 300 Eskimos umfaßte, starben 33 Menschen. Unter den Eisbären sollen 28% aller Tiere trichinös sein, unter den Eskimohunden, die allerdings nicht vom Menschen gegessen werden, nicht weniger als 71%, im Nordwesten von Grönland nicht weniger als 94% (MADSEN, zit. nach EKSTAM).

Die Trichinose der Schweine wechselt sehr stark von Zeit zu Zeit und von Land zu Land. In Griechenland und auf Sizilien waren über 2% der Schweine infiziert. In Bukarest sind 10% der wilden Hunde infiziert, im Libanon sollen 25 bis 30% der Schweine trichinös sein, auch Indien, Burma, die Inseln des Stillen Ozeans und Indonesien sind in wechselndem Grade infiziert. In Japan, wo Schweinefleisch kontrolliert wird, sollen seit 1953 keine Fälle mehr vorkommen. Auch in Afrika, z. B. in Kenia kennt man Epidemien beim Menschen.

d) Hakenwurmkrankheit — *Ancylostomiasis* — *Tunnel anemia*

Die beiden Hakenwürmer, *Ancylostomum duodenale* und *Necator americanus* gehören zu den häufigsten und bedeutsamsten parasitären Würmern des Menschen. Es ist gut denkbar, daß die durch Ancylostomum hervorgerufenen Störungen schon im alten Ägypten in Papyrus Ebers erwähnt sind. Auch HIPPOKRATES soll die Krankheit gekannt haben. Man rechnet, daß heutzutage nicht weniger als rund 50 Millionen Menschen den einen oder anderen von diesen Würmern beherbergen, was indessen nicht bedeuten muß, daß alle diese Wurmträger krank sind. Da die Würmer für ihr freies Leben in der Natur Wärme und Feuchtigkeit brauchen, ist ihre geographische Verbreitung ziemlich streng begrenzt und außerhalb der regenreichen subtropischen und tropischen Regionen kommen sie nur unter für sie besonders günstigen Bedingungen vor. Unter den Arbeitern in dem heißen und feuchten St. Gotthardtunnel brach 1880 eine furchtbare Epidemie aus (malattia dei minatori), so daß die Arbeiten abgebrochen wurden. Ähnliche Erfahrungen hatte man in den Gruben des Ruhrgebiets gemacht, wo 1903 23000 Arbeiter, d. h. 13% der Belegschaft, erkrankten. Der Kampf war erfolgreich und 1914 waren nurmehr 0,14% befallen. In den Gruben um Lüttich waren einst 25 bis 50% der Arbeiter krank, im Jahre 1923 nur noch 0,3%.

Es wird vielfach angenommen, daß Necator americanus ursprünglich ein Parasit der Alten Welt war, der mit Negern nach Süd- und Nordamerika eingeführt wurde. Die gegenseitige Beteiligung der beiden Hakenwürmer an der Ancylostomiasis wechselt sehr, an vielen Stellen kommt nur der eine Wurm vor, an anderen beide. In Madras fand man über 90% Necator, in China soll Ancylostomum 80%

und Necator 20% ausmachen. In Nordrhodesien ist Necator mit 44% vertreten, in anderen Gegenden Afrikas findet man fast nur Necator.

Die Häufigkeit der Krankheit wechselt außerordentlich. In China sollen 30% der Bevölkerung befallen sein, in Hainan 80 bis 95%. Nach LUNDBAEK rechnet man in China 1949 mit 100 Millionen Ancylostomumträgern. Ganz Afrika ist verseucht, in Ägypten, wo nur Ancylostomum vorkommen soll, waren vor kurzem etwa 50% der Bevölkerung infiziert, aber im Gebiet um Heluan stieg der Prozentsatz auf 90. In gewissen Teilen der ehemaligen oder jetzigen europäischen Kolonien in Afrika ist die ganze Bevölkerung Wurmträger. Hier und da hat man energische Versuche gemacht, die Würmer auszurotten, wie in den südafrikanischen Gold-

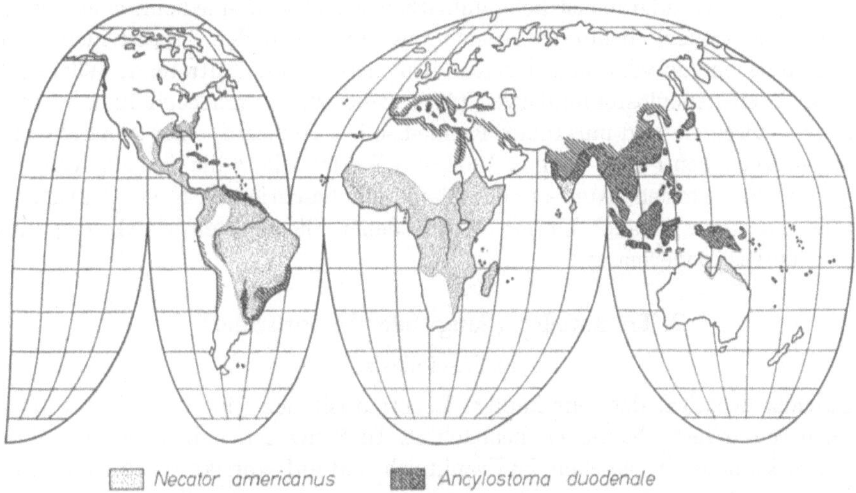

Abb. 65. Geographische Verbreitung der Hakenwurminfektion des Menschen. Dunkle Gebiete = Ancylostomum duodenale. Helle Gebiete = Necator americanus. [Nach Chron. Wld Hlth Org. **18**, 270 (1964)]

gruben. Hier waren die Arbeiter noch 1925 bis 1936 stark infiziert, jetzt sind die Würmer fast vollständig ausgerottet.

e) Ascaridiasis

Der relativ harmlose Ascaris lumbricoides hat eine weltweite Verbreitung. Nach STOLL war 1947 ein Drittel der gesamten Menschheit, also etwa 644 Millionen Menschen, infiziert. In Ländern mit besserer Hygiene ist der Wurm seit Anfang des Jahrhunderts stark zurückgegangen. Während und nach dem Ersten Weltkrieg fand man jedoch Ascaris bei 12 bis 63% der Kämpfenden, in Wien waren damals 35 bis 50% der Untersuchten Wurmträger, in Bonn früher 20%, aber 1921 40% infiziert. Tübingen hatte 1947 22% Wurmträger. In Zürich fand man 1929 48%, in Norditalien 1947 etwa dieselbe Prozentzahl, während auf Sizilien nur 24% befallen waren. In Afrika, Asien und Ozeanien sind Askarisinfektionen sehr häufig, die Angaben wechseln zwischen 40 und 100%. In vielen Ländern Amerikas ist der Wurm sehr häufig, eine Ausnahme scheint Kalifornien zu bilden, dort fand man ihn nur bei 0,2% der Untersuchten.

In seltenen Fällen findet man Hunde-, Katzen- oder Schweineaskariden beim Menschen, sie scheinen indessen nur als Larven, nicht als reife Würmer bekannt zu sein.

f) Madenwurmkrankheit — *Oxyuriasis*

Die Häufigkeit des überall in der Welt vorkommenden *Oxyuris vermicularis* wechselt stark. Der Wurm war früher viel häufiger in Hamburg und Rostock als in Leipzig, Nürnberg und St. Gallen. In Rußland fand man ihn bei 28 bis 60% der Untersuchten. Ähnliche Angaben liegen aus anderen zentraleuropäischen Staaten und aus den USA vor.

g) Die sog. Larva migrans

Die sog. Larva migrans ist kein einheitlicher zoologisch-medizinischer Begriff, sondern eine vielfach benutzte Bezeichnung für die in den Tropen nicht ganz seltene Invasion von verschiedenen Rundwürmern. Cutan auftretende Würmchen sollen meistens Ancylostomumlarven (A. brasiliense, A. stenocephalum, A. caninum) sein, viscerale und muskuläre Formen sollen Toxocara, einer Askaride, entsprechen. In einigen Fällen soll eine Ixodesart Vektor sein. Fälle sind aus Rußland, Südafrika, Südostasien, Nord- und Südamerika beschrieben. Nach CASTELLANI und JACONO kommen auch Larven verschiedener Fliegenarten wie Gastrophilus, Oestrus und Hypoderma in Frage.

2. Trematoden (Saug- oder Plattwürmer)

a) Fascioliasis

Fasciola hepatica, der sehr häufige Leberparasit des Rindes wird in Europa ziemlich selten beim Menschen beobachtet. In Schweden haben wir nur einen Fall, eine Estländerin, gesehen. In Frankreich und auf Korsika scheinen Infestationen recht oft vorzukommen. DESCHIENS et al. sahen 200 Fälle im Garonnetal.

Paragonimus westermani, ist ein in gewissen Gegenden im fernen Orient häufiger Lungenparasit. Im Inneren von Formosa gibt es Gegenden, wo bis 50% der Einwohner infiziert sind. Der Parasit kommt auch im Kongo und im tropischen Amerika vor.

Ein verwandter Saugwurm, *Metagonimus yokogawei,* kommt in Ostasien vor. Er wurde auch in Palästina und auf dem Balkan beobachtet.

Opisthorchis felineus, der in Asien und Rußland ziemlich verbreitete Katzenparasit infiziert in seltenen Fällen auch Menschen, jedoch waren in Tomsk nicht weniger als 6% der Untersuchten Wurmträger. Die Westgrenze des Parasiten war früher die Königsberger Gegend (Kreis Heydekrug), wo während 10 Jahren vor dem Ersten Weltkrieg im ganzen 40 Fälle beim Menschen beobachtet wurden.

Clonorchis sinensis, hat besonders in China eine sehr große Verbreitung. In Kanton waren 80% der Untersuchten Wurmträger; Südchina ist überhaupt viel stärker infiziert als Mittel- und Nordchina. In Kwantung waren 25 bis fast 100% der Untersuchten positiv. In Hongkong fanden HOU und PANG Clonorchis in der Leber in 65,6% ihrer 1925 Sektionsfälle, in Tonking 50%. Auch in manchen Teilen von Japan ist Clonorchiasis sehr häufig, 56 bis 72% der Untersuchten können befallen sein. Ähnliche Verhältnisse findet man in Korea, auf Formosa und in

Indochina. Der Wurm kommt auch auf Madagaskar vor. Nach GIBSON und SUN gibt der Wurm eine gelinde, rezidivierende Cholangitis.

Fasciolopsis buski, der größte der Trematoden bewohnt Dudenum und Gallenblase. Er kommt vor allem in Ostasien vor; es gibt Dörfer, in denen fast alle Einwohner infiziert sind. Man hat den Wurm auch in Ägypten beobachtet.

b) Bilharziose — *Bilharziasis*

Bilharziasis ist die gemeinsame Bezeichnung für die Krankheiten, die von den beiden *Schistosomumarten, S. haematobium* und *S. mansoni* hervorgerufen werden.

α) *Historisches*

Die Bilharziakrankheit war schon im alten Ägypten sehr häufig und Parasiteneier sind in Mumien, auch in denen der Pharaonen, nachgewiesen worden, zuerst von RUFFER (1910), der Eier in den Nieren von zwei Mumien aus der 20. Dynastie fand. Hämaturie wird in den Papyri oft erwähnt, aber ohne Einzelheiten, die eine sichere Diagnose gestatteten. STEUER und SAUNDERS meinen, daß die Krankheit AAA der Papyri der Hämaturie entspricht, die mit dem Parasit Hrr. in Verbindung gesetzt wird. Papyrus EBERS kennt ein Mittel, das die Würmer im Körper tötet. Nach ROWLING (1961) ist es jedoch nicht bewiesen, daß die alten Ägypter den Wurm als Ursache der Hämaturie erkannt haben, obgleich er an sich makroskopisch gut sichtbar ist. Der Wurm wurde 1852 von dem deutschen, in Ägypten tätig gewesenen Arzt T. M. BILHARZ entdeckt. Später, 1907, zeigte es sich, daß ein nahe verwandter Wurm, S. mansoni, ähnliche Veränderungen hervorruft.

β) *Geographisches*

Heutzutage gehört die Bilharziasis zu den allerwichtigsten Krankheiten Ägyptens. Im Jahre 1949 berechnete man, daß 14000000 Ägypter oder zwei Drittel der gesamten Bevölkerung infiziert waren und daß 5 bis 10% aller Todesfälle auf Schistosomiasis zurückzuführen waren. AFIFI meint sogar, daß 90% der Bevölkerung infiziert wären. Die schweren Fälle, die oft auf wiederholte neue Infestationen zurückzuführen sind, ergeben einen niedrigeren Prozentsatz. Wie der Verfasser persönlich 1951 während 5 Monaten als Pathologe in Kairo feststellen konnte, war die Schistosomiasis noch damals die dominierende Veränderung auf dem Sektionstisch. Ganz Afrika ist schwer infiziert. In Zentralafrika sind mindestens 80%, in Mozambique 82% und in Johannesburg 20% der Bantuneger Wurmträger. Wie bei Ancylostomiasis gibt es Gegenden, wo nur die eine Art von Bilharzia vorkommt, aber sehr oft sind beide, obgleich in wechselnden Proportionen, vertreten. Sch. haematobium ist im ganzen auf die Alte Welt beschränkt, Sch. mansoni kommt sowohl in der Alten Welt, vor allem Afrika, als auch in der Neuen in Zentral- und Südamerika vor.

In Ägypten ist S. mansoni auf begrenzte Gebiete beschränkt, während S. haematobium außerordentlich häufig und verbreitet ist. Im Sudan, wo beide Formen vorkommen, wechselte die Zahl der Wurmträger zwischen 1,1 und 18,4% der Untersuchten. Im übrigen Nordafrika scheint nur S. haematobium vorzukommen; 1941 fand man in Tunesien Eier im Harn bei 20 bis 86% der Männer und bei 0 bis 72% der Frauen, Kinder inbegriffen. In Algerien hatten 43% der untersuchten Männer Wurmeier im Harn. Das ganze Zentral- und Südafrika ist mehr oder weniger infiziert; die Zahl der Wurmträger kann nach Harnuntersuchungen auf Eier bis 60% steigen. S. mansoni hat etwa dieselbe Verbreitung im Nordosten des Kongo: 45% der Männer, 39% der Frauen, 14% der Kinder. In Brasilien rechnet Menezes mit 5 Millionen Trägern von Schistosomum mansoni.

c) Schistosomiasis japonica — *Katayama disease*

In großen Teilen von Ostasien ist *Schistosomum japonicum* ein häufiger Parasit. In Südchina, an der Küste und in den Flußtälern, vor allem im Jangtsegebiet, sind nach W. Fischer über 11000000 Menschen infiziert, der Prozentsatz der Wurmträger schwankt zwischen 10 und 70%. Auch in Japan, Korea und auf den Philippinen ist der Wurm häufig.

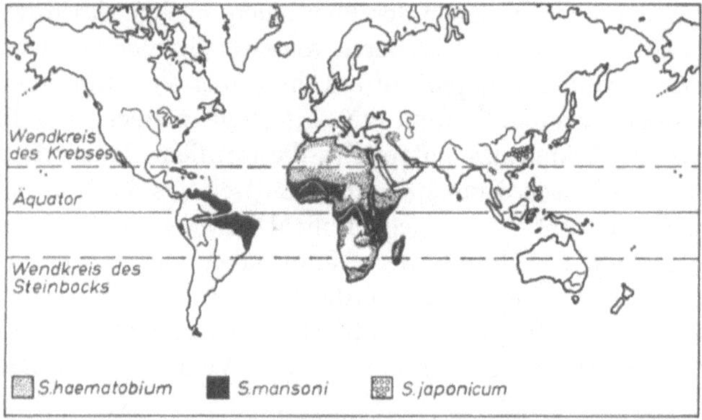

Abb. 66. Geographische Verbreitung der Schistosomiasis, aufgegliedert nach den drei Arten von Schistosomum. Bei dem Endemieherd in Indien handelt es sich wahrscheinlich um Schistosoma haematobium. (Nach Manson's Tropical Diseases, London 1960)

d) Hundsblattern — *Schistosomiasis cutanea* — *Swimmer's itch*

Schweizerdeutsch Aarekrankheit, französisch gale des nageurs, japanisch kabure.

Diese weit verbreitete Invasion von Cerkarien verschiedener Schistosomumarten, Trichobilharzia ocellata, Bilharziella polonica und Schistosomatidium pathlocopticum, die eigentlich Schwimmvogel- und Nagerparasiten sind, können als Cerkarien in die Haut von Badenden eindringen, wo sie Ausschläge hervorrufen, aber bald sterben. Diese Krankheiten sind vor allem aus Florida, England und Hamburg bekannt, aber auch in Dänemark und sogar in Finnland sind Fälle beschrieben worden.

3. Cestodenkrankheiten (Bandwürmer)

a) Bothryocephalosis

Dibothryocephalus (Diphyllobothryum) *latus* ist fast über die ganze Welt verbreitet, in vielen Ländern ist er sehr häufig. In Finnland hat etwa ein Fünftel der Bevölkerung den Bandwurm; etwa 0,5 bis 1‰ der Wurmträger bekommen eine perniciöse Anämie. Auch in Nordschweden ist der Wurm recht häufig. Im alten St. Petersburg waren früher 8% der Einwohner Wurmträger, in Dorpat 10%, in Archangelsk sogar über 40% der Einwohner. In der Westschweiz war der breite

Bandwurm früher sehr häufig, ist aber nunmehr viel seltener geworden. In den USA kommt er vor allem rings um die großen Seen vor, wahrscheinlich waren es finnische und schwedische Immigranten, die den Wurm mit sich brachten.

b) Hymenolepiasis

Der kleine Darmparasit *Hymenolepis nana* ist der einzige Cestode, der subtropische und tropische Teile der Welt bevorzugt. Er ist viel häufiger als man früher vermutete. In Südeuropa ist er recht häufig, auf Sizilien waren 10% der Kinder befallen, in Portugal 6,5%, in Rumänien ist er häufig. In Algerien war ein Fünftel der untersuchten Kinder Wurmträger. Auch in Japan, in Südamerika und in Florida kommt er vor, dort waren sogar 39% der Untersuchten positiv.

c) Taeniasis

Die beiden Hauptvertreter der Tänien *T. solium* und *T. saginata* haben eine weltweite Verbreitung. In Ländern mit guter Hygiene ist ihre Häufigkeit, dank der Fleischbeschau, stark zurückgegangen und die eine Art, T. solium, fast vollständig verschwunden. In Berlin, wo man noch vor 100 Jahren bei Sektionen die Blasenform in 2% der Leichen fand, waren 1916 nunmehr 0,16% der Sektionen positiv. Im ganzen ist T. solium fast immer seltener als T. saginata gewesen, eine Ausnahme soll Portugal bilden.

Über die Verbreitung der beiden Arten in Afrika liegen große Untersuchungen vor. Meistens ist T. saginata auch hier häufiger als T. solium, vor allem selbstverständlich in Ländern mit muselmanischen Einwohnern, bei denen das Schwein als unrein gilt. In der übrigen Welt wechselt die Häufigkeit der beiden Arten stark, nach älteren Angaben zwischen 0,2 und 3,2%.

Gelegentlich wird über einen dritten Bandwurm beim Menschen, *Dipylidium caninum*, berichtet. Der Wurm ist bei Hunden häufig, beim Menschen sind Fälle in Europa, den USA, auf den Philippinen und vor allem in Kenia in Afrika beschrieben.

d) Echinococcosis (Hydatidosis)

Man unterscheidet nunmehr zwei Formen, *Echinococcus granulosus* und *E. multilocularis* (alveolaris). Die erste Form kommt überall in der Welt vor, wo große Herbivoren und größere Karnivoren leben; letztere werden durch Fressen infizierten Fleisches Wurmträger. E. multilocularis hat eine mehr beschränkte Verbreitung und kommt vor allem in den Alpenländern Europas, in Rußland, im Nordosten von Asien und Alaska vor. Da man die Trennung der beiden Formen nicht konsequent genug durchgeführt hat, ist es nicht möglich, die gegenseitige Häufigkeit anzugeben. In allen Ländern mit guter Fleischkontrolle ist die Echinokokkenkrankheit bei Menschen stark zurückgegangen, so z. B. auf Island, wo sie früher sehr häufig war. Auch in den verschiedenen Prosekturen Deutschlands ist der Blasenwurm viel seltener geworden; in vielen Prosekturen hat man seit Jahren keinen einzigen Fall mehr gesehen. In Lappland, wo die Rentiere vor einigen Jahren nicht selten infiziert waren, kamen auch bei Menschen dann und wann Fälle vor. Persönlich habe ich unter etwa 15000 schwedischen Sektionen der Jahre 1920 bis 1946 nur zwei bis drei Fälle gesehen. In Transkaukasien, in großen Teilen von Südamerika und in Australien, wo Schafzucht in großem Maßstab betrieben wird, sind Echinokokken auch bei Menschen ziemlich häufig. In Ländern mit geringerer Hygiene wie in Nordchina und Teilen von Afrika sind Fälle bei Menschen, vor allem bei Nomaden, häufig.

Literatur

Historisches — Geographisches

Aesculape **23**, 281 (1933). Le serpent d'Esculape d'après Aldrovandi.

Backer, K. H.: Asklepios sein Schlangenstab und seine Tempel. Nord. Med. **67**, 854 (1962) (norweg.).

Borodulin: Origin of the medical emblem. Sovjetsk. Zdravookh. **20** (4), 36 (1961).

Brandt, M.: Helminthosen in Rußland. Geopathologische Forschungen in der Sowjetunion, Osteuropa-Institut 1964.

Bremer, J. L.: The Caduceus again. New Engl. J. Med. **256**, 334 (1958).

Busse-Grawitz, P.: Parasitäre Darmkrankheiten in Argentinien. Z. „Südamerika" **1953**, 597.

Castellani, A., e I. Jacono: Manuale di clinica tropicale. Torino 1937.

Ehrström, R.: Zur Kenntnis der Darmparasiten Finnlands. Finska Läk.-Sällsk. Handl. **68**, 685 (1926) (schwed.).

Fiebiger, J.: Die tierischen Parasiten der Haus- und Nutztiere. Wien-Leipzig 1912.

Fons, J. W.: The serpent as a medical emblem. Marquette med. Rev. **26**, 13 (1960).

Forthinham, A. L.: Babylonian origin of Hermes, the snake-god. J. Archaeol. **20**, 175 (1916).

Garrison, F. H.: The Babylonian Caduceus. Milit. Surg. **44**, 633 (1958).

Graupner, H.: Die Schlange des Aeskulap. Dtsch. allg. Ztg. **5**, 1 (1942).

Hoeppli, R.: Parasites and parasitic infections in early man and science. Singapore: Univ. Malaya Press 1959.

Holländer, E.: Plastik und Medizin. Stuttgart 1912.

Huss, M.: Über Schwedens endemische Krankheiten. Stockholm 1852 (schwed.).

Lifkowitz, M.: The serpent of Asclepios as a symbol of healing. Hebrew Med. J. **2**, 232 (1963).

Lundbaek, K.: Eindrücke aus einer Reise nach China. Dialog **7—8**, 3 (1960) (dän.).

Macfarlane, L. R. S.: Human protozoology and helminthology. Edinburgh 1960.

Manson's Manual of tropical diseases. London 1960.

Neuburger, M.: Geschichte der Medizin I. Stuttgart 1906.

Piekarski, G.: Lehrbuch der Parasitologie. Berlin-Göttingen-Heidelberg: Springer 1954.

Segal, B.: Serpent-staffs of antiquity. Hebrew med. J. **2**, 229 (1963).

Shauer, A. L.: The origin of the Aesculapian staff and its introduction as a medical symbol. Bull. Univ. Miami School Med. **18**, 15 (1964).

Simmons, T. F.: Global epidemiology, Vol. 1—3, London.

Sorre, M.: Les fondements de la géographie humaine I. Paris 1943.

Vogel, H.: Worms as cause of disease in temperate climates. Triangle (En.) **3**, 174 (1958).

— Worms as cause of disease in tropical climates. Triangle (En.) **3**, 223 (1958).

Filarien

Abdulcader, M. H.: Introduction of filariasis into Ceylon. J. trop. Med. Hyg. **65**, 298 (1962).

Ahmed, S.: Filariasis. Brit. J. clin. Pract. **14**, 697 (1960).

Al-Saffar, A. S.: The zoonosis of animal parasites in Iraq III. The dog as a reservoir for human nematode infections. Bull. endem. Dis. **4**, 1 (1962).

Becquet, R.: Contribution á l'étude de loa loa filariasis. Ann. Biol. clin. **18**, 392 (1960).

Budden, F. H. Onchocerciasis. Holmes, J. H.: Geographic ophthalmology. Springfield 1962.

Cakvo Pico, J. L.: Study of ocular onchocerciasis in Guinea. Rev. Sanid. Hig. publ. (Madr.) **36**, 157 (1962) (span.).

Carayon, A., et A. Datchary: Aspects chirurgicales sur l'helminthiase de l'Afrique occidentale. Ann. Chir. **16**, 1471 (1962).

— — Social aspects of helminthiasis in West Africa. Méd. Trop. (Marseilles) **22**, 215 (1962).

Castellani, A.: Elephantiasis nostra ethiopica. J. trop. Med. Hyg. **63**, 216 (1960).

Duke, B. O. L.: Symposium on loiasis. Development of Loa in flies, etc. Trans. roy. Soc. trop. Med. **49**, 115 (1955).

DUKE, R. H.: Studies on factors influencing the transmission of onchocerciasis II. The intake of Onchocerca volvulus microfilariae by Simulium damnosum and the survival of the parasite in the fly under laboratory conditions. Ann. trop. Med. Parasit. **56**, 255 (1962).

Filariasis in the Netherlands. Ned. T. Geneesk. **107**, 557 (1963).

HAAN, A. B.: Toxocariasis. Ned. T. Geneesk. **108**, 398 (1964).

HAWKING, F.: A review of progress in the chemotherapy and control of filariasis since 1955. Bull. Wld Hlth Org. **27**, 555 (1962).

HAYASHI, S.: A mathematical analysis on the epidemiology of Bancroftian and Malayan filariasis in Japan. Jap. J. exp. Med. **32**, 13 (1962).

HOCKING, B., an J. M.: Entomological aspects on African onchocerciasis and observations on Simulium in the Sudan. Bull. Wld Hlth Org. **27**, 465 (1962).

JUNG, R. C., and F. H. HARRIS: Human filarial infection in Louisiana. Arch. Path. **69**, 371 (1960).

KERSHAW, W. E.: Studies on epidemiology of filariosis in West Africa etc. Ann. trop. Med. **49**, 66 (1955). — Trans. Roy. Soc. trop. Med. **49**, 143 (1955).

KESSEL, J. F.: Disabling effects and control of filariasis. Amer. J. trop. Med. **6**, 402 (1957).

—, and E. MASSAL: Control of bancroftian filariasis in the Pacific. Bull. Wld Hlth Org. **27**, 543 (1962).

LEEUWIN, R. S.: Microfilariaemia in Surinamese living in Amsterdam. Trop. Geogr. Med. **14**, 355 (1962).

LEWIS, D. J., and R. IBANEZ DE ALDECCA: Simulidae and their relation to human onchocerciasis in northern Venezuela. Bull. Wld Hlth Org. **27**, 449 (1962).

LOPEZ QUIMONES, E. C.: Ocular onchocerciasis in Mexico. Study of 64 cases. Rev. Inst. Salubr. Enfern. trop. (Mex.) **22**, 3 (1962).

MANSON-BAHR, P.: Symposium on Loiasis. Pacific loiasis. Trans. roy. Soc. trop. Med. **49**, 127 (1955).

MEIER, K.: Medina-Wurm. Arch. Gesch. Med. **30**, 69 (1937).

NELSON, G. S.: Studies on filariasis in East Africa II. Filarial infections in man, animals and mosquitos in the Kenya coast. Trans. roy. Soc. trop. Med. **56**, 202 (1962).

PENCLAVER, L. M.: Study of a focus of onchocerciasis in the central region of Venezuela. Determination of Simulium as vector of the disease in Venezuela. Rev. venez. Sanid. **26**, 898 (1961) (span.).

WINCKEL, W. E. F., and J. FROS: Contribution to geographical pathology of Surinam. Acute lymphadenitis caused by Wuchereria bancrofti. Docum. Med. geogr. trop. (Amst.) **4**, 361 (1952).

Trichinose

EKSTAM, M.: Trichinose. Svenska Vet. Tidn. **16**, 11 (1964) (schwed.).

HOLCK, S.: Über Trichinose, Ansteckungsquellen und Verbreitung in Südostasien. Nord. Vet. Med. **14**, 851 (1963).

HOLGESEN, P. B.: Trichinose in Upernavik (Grönland) im Winter 1959—60. Nord. Med. **66**, 1089 (1961) (dän.).

MADSEN, H.: Neues Licht über die Ökologie (Epidemiologie) der Trichinella. Nord. Med. **65**, 342 (1961) (dän.).

OBER, W. B.: Acute trichinosis. Virchow Med. Soc. New York: Karger 1960.

PHILLIPSON, R. F., and W. E. KERSHAW: Production, deposition and growth of the larvae of Trichinella spiralis etc. Ann. trop. Med. Parasit. **54**, 250 (1960).

ROBINSON, E. J.: Role of mice and rats in the transmission of porkworm. J. Parasit. **46**, 589 (1960).

SCHWARZ, B.: Trichinosis in US. Wiad. Parazyt. **6**, 303 (1960).

SHIELDS, L. H.: A local outbreak of trichinosis. Ann. Intern. Med. **54**, 734 (1961).

SUGGAVANICH, Y.: First occurrence of trichinosis in Thailand. Bull. int. Acad. Path. **5**, 11 (1964).

VIRCHOW, R.: Die Lehre von den Trichinen. 3. Aufl. Berlin 1866.

ZIMMERMANN, W. J.: Incidence of trichinosis in swine and wild life in Jowa. Amer. J. Publ. Hlth **46**, 313 (1956).

Hakenwurmkrankheit

BANARROCH, E. I.: Infection indices for intestinal helminthiasis in Venezuela (hookworm). Rev. venez. Sanid. **1** (Suppl.), 226 (1961) (span.).

Fog, K., and A. Kondi: Incidence of anemias, iron deficiency, ancylostomiasis. Ann. trop. Med. Parasit. **55**, 25 (1961).

Giglioli, G.: Trends in the incidence of hookworm and ascaris infestation in British Huiana. W. Indian. J. Med. **11**, 30 (1962).

Manson, P.: Sanitation in reference to ankylostomiasis in the tropics. Lancet **II**, 739 (1908).

Mongelli-Scannambo, N.: La Basilicata e la diffusione della infestione ancilostomiasica tra lavoratori agricoli. Folia med. (Napoli) **43**, 637 (1960).

Previterra, L.: The distribution of ancylostomiasis in the region of Barcellona (Messina). Nuovi Ann. Ig. **11**, 221 (1960).

Prieto Lorenzo, A.: Estudio parasitológico de la uncinariasis. Med. colon. **16**, 190 (1950).

Sadun, E. J.: Hookworm, Ascaris, Trichuris in Thailand. Amer. J. Hyg. **62**, 116 (1955).

Sardou, R.: Contribution á l'étude de l'ancylostomose au Sénégal. Bull. Soc. Path. exot. **55**, 45 (1962).

Stoll, N. R.: On the epidemic hookworm: where do we stand today? Exp. Parasit. **12**, 24 (1962).

Tursi, L.: Ancylostomiasis in Calabria. Ann. Sanit. Pubbl. **21**, 721 (1960).

Voelckel, I.: Investigation d'ancylostomose parasitaire á Douala (Cameroun). Méd. trop. **22**, 590 (1962).

WHO: Soil-transmitted helminths. Wld Hlth Org. Chron. **18**, 369 (1964).

Ascaridiasis

Ben-Ari, J.: The incidence of Ascaris lumbricoides and Trichuris trichura in Jerusalem during the period 1934—60. Am. J. trop. Med. **11**, 366 (1962).

Blinow, V. D.: On the problem of the epidemiology of ascariasis in the Kola peninsula. Med. Parazit. (Mosk.) **31**, 308 (1962).

Llerenas, J. R., and E. Calderon: Hepatic ascariasis. Clinical case report. Rev. Sanid. milit. (Méx.) **16**, 46 (1962).

Shevshenko, A. K.: On some problems in the epidemiology of ascariasis and methods on its liquidation in the Kharkov region. Med. Parazit. (Mosk.) **31**, 688 (1962).

Larva migrans

Beaver, P. C.: Cutaneous larva migrans. Industr. Med. Surg. **33**, 319 (1964).

Brinkmann, A.: Fischrundwurm als gefährlicher Parasit beim Mensch. Nord. Med. **68**, 1039 (1962) (norweg.).

Dent, J. H.: Visceral Larva migrans; with a case report. Amer. J. Path. **32**, 777 (1956).

Falconer, H. S., and W. A. Lea: Cutaneous Larva migrans associated with Loeffler's syndrome. Texas J. Med. **57**, 37376 (1961).

Keng, C. B., and K. O. Teik: Creeping eruptions (Larva migrans). Singapore med. J. **4**, 38 (1961).

Kuipers, F. C.: Pathogenese van de haringwormflegmone bij de mens. Ned. T. Geneesk. **108**, 304 (1964).

— Eosinophilic phlegmonous inflammation of the alimentary canal caused by a parasite from the herring. Path. et Microbiol. (Basel) **27**, 925 (1964).

Leitao Filho, O.: Local treatment of „Larva migrans" with piperazine oinment. Hospital (Rio de J.) **59**, 623 (1961) (port.).

O'Brian, D. D.: Larva migrans. Tropical pyomyositis. J. Roy. Arm. Med. Corps **109**, 43 (1963).

Tagle, I.: Importance of the genus Toxocara in the production of the „visceral larva migrans" syndrome. Bol. chil. Parasit. **17**, 77 (1962) (span.).

Thiel, P. H. van: A nematode parasite in herring, causing acute abdominal syndromes in man. Trop. geogr. Med. **12**, 97 (1960).

Trematoden

Abdallah, A.: The fight against schistosomiasis in Egypt. Ciba Sympos. **9**, 102 (1961).

Abdel Azim, M., and A. Gismann: Bilharziasis survey in south-western Asia, covering Iraq. Israel, Jordan, Leban, Saudi Arabia, and Syria. Bull. Wld Hlth Org. **14**, 403 (1955).

AFIFI, M. A.: Bilharzial cancer. London 1958.
ANDERSEN, R. I., and D. H. NAIMARK: Serological diagnosis of Schistosoma mansoni infections, Amer. J. trop. Med. **9**, 600 (1960).
AZAR, J. A.: Schistosomiasis in Lebanon. A new health problem. J. méd. liban. **15**, 181 (1962).
BATISTA, D.: Epidemiology of Schistosoma mansoni in the interior of Amazonas. Rev. Ass. méd. brasil. **6**, 174 (1960).
BERG, K., and H. F. REITER: Observations on Schistosome dermatitis in Denmark. Acta derm.-venereol. (Stockh.) **40**, 369 (1960).
BRINKMANN, A.: "Swimmer's itch", "Bather's eruption", "Sea sting". Nord. Med. **67**, 134 (1962) (norw.).
CAMBOURNAC, F. J. C.: Inquérito sobre bilharziosis vesical e parasitoses intestinas áreas de Cuchi, Menonque e Longa (Angola). Ann. Inst. méd. trop. **12**, 549 (1956).
CH'EN, H. T.: The etiologic agent of human paragonimiasis in China. Chin. Med. J. **81**, 345 (1962).
COUMBARAS, A.: La bilharziose en Tunisie septentrionale. Arch. Inst. Pasteur Tunis **18**, 255 (1961).
— Devenir et avenir de la bilharziose en Tunisie. Ann. Parasit. hum. comp. 37, 276 (1962).
COWPER, S. G.: Schistosomiasis in Mauritius. Trans. Roy. Soc. trop. Med. **47**, 564 (1953).
DESCHIENS, R.: Enquète sur les foyers de distomatose hépatique de la vallée du Lot. Bull. Soc. Path. exot. **46**, 810 (1953).
— Sur les foyers de distomatose hépatique de la Vallée du Lot. Ann. Inst. Pasteur **101**, 5 (1961).
EL-AZZAWI, J.-A.: Epidemical bilharziasis in the vicinity of Basra. Human epidemics. Snail investigations. Environmental factors. Bull. endem. Dis. (1964).
ERHARDT, A.: Die Opisthorchiasis hervorgerufen durch den Katzenleberegel, Opisthorchis felineus. Jena 1962, 171.
EWERS, B.: Swimmer's itch (schistosome dermatitis). Bull. post-grad. Comm. Med. Univ. Sydney **18** (3) Suppl. 80 (1963).
FAROOQ, M.: Medical and economic importance of schistosomiasis. J. trop. Med. Hyg. **67**, 105 (1961).
FISCHER, W.: Die Medizin im alten und neuen China. Münch. med. Wschr. **100**, 1597 (1959).
GERNER-SMIDT, M.: Schistosomiasis, eine Übersicht. Nord. Med. **60**, 720 (1958) (dän.).
GELFAND, M.: Schistosomiasis in South Central Africa. Cape Town 1950.
GIBSON, J. B., and T. SUN: Chinese liver fluke — Clonorchis sinensis — its occurrence in Hongkong. Internat. Path. **6**, 94 (1965).
GRIFFITHS, B. B.: A review of parasitism of the liver in domestic animals in the British Isles. Schweiz. Z. Path. Bakt. **16**, 603 (1953).
GURALP, N.: Present situation of schistosomiasis in Turkey. Acta trop. (Basel) **17**, 261 (1960).
HIGGINSON, J., and B. DE MEILLON: Schistosoma haematobium infestation and hepatic disease in man. Arch. Path. **60**, 341 (1955).
HORES-BARROETA, L., and R. OLEA-CASTANYERA: Investigations on schistosome dermatitis in the Lake of Patzcuaro, Mexico III. Cercaria brevicaeca n. sp. Rev. Inst. Salubr. Enferm. trop. (Méx.) **22**, 79 (1962) (span.).
HOU, P. C., and S. C. PANG: Clonorchis sinensis infestation in man in Hong-Kong. J. Path. Bact. **87**, 245 (1964).
HSU, H. F., and LI HSU SY: Schistosoma japonicum in Formosa. A critical review. Exp. Parasit. **12**, 459 (1962).
HSU, J. K.: Preliminary trials with F 30066 and F 30069 in Schistosoma japonicum infections in man. China Med. J. **82**, 92 (1963).
JAFFÉ, R.: Hepatitis parasitaria. Schweiz. Z. Path. Bakt. **16**, 537 (1953).
JORDAN, P.: A note on medical research in East Africa etc. Bull. int. Acad. Path. **4**, 25 (1963).
LEITE, G.: Current status of schistosomiasis in Bahia and in Brazil. Rev. bras. Med. **17**, 705 (1960) (port.).
MAZZOTTI, L.: Comment on the geographic distribution of some of the species of Tristomidae in Mexico. Rev. Inst. Salubr. Enferm. trop. (Méx.) **22**, **75** (1962) (span.).
MEIRA, J. A.: Schistosoma mansoni in Brasil. Arq. Fac. Hig. Sao Paulo **1**, **5** (1947).
MENEZES, H.: Schistosomiasis in Brasil. Bull. int. Acad. Path. **5**, 7 (1964).

MOUSA, A. H.: Epidemiology of schistosomiasis in Egypt. Acta Un. Int. Ca. **18**, 616 (1962).
— Bilharziasis. Ciba Found. Sympos. **72**, 18 (1962).
NAGATY, H. F.: Parasitological aspects of urinary bilharziasis in Egypt. Acta Un. Int. C. **18**, 618 (1962).
VON OEFELE, F.: Studien über die altägyptische Parasitologie. Arch. Parasit. **5**, 499 (1902).
PAYET, M.: Mortalité et morbidité par cancer de la vessie dans l'ouest africain. Acta Un. int. Cancr. **18**, 639 (1962).
PEREIRA, O. A.: Manson's schistosomiasis II. The problem of the etiopathogenesis of hepatic lesions. Hepatic tests. Rev. Brazil. Gastroent. **14**, 109 (1962).
PINTO FIRMATO, C., and A. F. DE ALMEIDA: Schistosoma mansoni in Brasil. Rev. bras. Med. **2**, 1000 (1946).
RUFFER, M. A.: Note on the presence of "Bilharzia haematobia" in Egyptian mummies of the twentieth dynasty. Brit. med. J. **I**, 16 (1910).
SADUN, E. H.: Fasciolopsiasis and opistorchiasis as components of tropical public health Amer. J. trop. Med. **6**, 416 (1957).
—, and A. A. BUCK: Paragonimiasis in South Korea. Amer. J. trop. Med. **9**, 564 (1963).
SALITERNIK, Z.: Le paludisme et la bilharziose dans la république du Mali. Dapim Refuiim **21**, XXI (1962).
SARDOU, R.: Contribution à l'étude de la bilharziose vésicale en Sénégal. Bull. Soc. Path. exot. **55**, 39 (1962).
SATO, H.: Paragonimiasis (Pulmonary distomatosis). Naika **11**, 1235 (1963).
SCHÖNE, W.: Infektionskrankheiten in der Volksrepublik China. Z. ges. inn. Med. **15**, 363 (1960).
SOTOLONGO, F.: Fasciola hepatica. The contributions of the Inst. Med. Tropical Cuba to the knowledge of fascioliasis, its diagnosis, epidemiology and treatment. Rev. cuba Med. **1**, 100 (1962).
ZUBOV, N. A.: Liver cirrhosis. A rare complication of opistorchosis. Med. Parazit. (Mosk.) **31**, 559 (1962).

Cestoden

AGRANOVSKJ, E. M., and N. M. ZEUKOVA: Some problems in the pathogenesis in diphyllobothriasis. Tr. Leningrad. Samtarnogig. Med. Inst. **67**, 259, 309 (1962).
VON BONSDORFF, B.: Der breite Bandwurm als Ursache des B^{12}-Mangels. Nord. Med. **61**, 980 (1959) (schwed.).
— The fish tapeworm, Diphyllobothrium latum, a major health problem in Finland. World. Med. J. **11**, 170 (1964).
BUSINCO, A.: Cause di malattie e di morte nell' echinococcosi umana. Arch. De Vecchi Anat. pat. **32**, 241 (1960).
DARDEL, G.: A propósito de equinococosis alveolaris en el Uruguay. Arch. urug. Med. **46**, **25** (1955).
DESCHIENS, R.: Considérations épidémiologiques et sanitaires sur l'hydatidose humaine dans le bassin méditerranéen et en Corse. Bull. Soc. Path. exot. **53**, 971 (1960).
DUNGAL, N.: Eradication of hydatid disease in Iceland. Nord. Med. **59**, 460 (1958) (dän.).
EUZEBY, J.: Apropos of larval echinococcosis. New data concerning the alveolar form. Existence of a focus of the disease in Savoy. Rev. Hyg. Med. Soc. **8**, 428 (1960).
FERRO, A.: Present status of hydatidosis in the Argentine Republic. Sem. méd. **119**, 448 (1961).
FERRARI, J. M.: Hydatidosis in the Guichon area. Various reflexions. Arch. Pediat. Urug. **34**, 234 (1963) (span.).
GARCIA PORTELA, A., et E. PARDO GOMEZ: La hidatidosis en Galizia. Cirug. Gynec. Urol. **10**, 149 (1956).
GERMER, W. D.: Infektionskrankheiten. Echinokokkose-Trichinose-Täniasis. Münch. med. Wschr. **103**, 2555 (1961).
GURKAN, K. I.: L'hydatidose en Turquie. Rev. Méd. Moy. Or. **18**, 248 (1961).
GUTHERT, H., u. I. GIEGLER: Neue Beobachtungen von alveolärem Echinokokkus in Thüringen. Z. Path. **99**, **5** (1959).
HEMMES, G. D.: Tapeworm infestation among population of Netherlands. Ned. T. Geneesk. **99**, 2244 (1955).
— Echinokokkosis in Holland. Geneesk. Bl. **49**, 1 (1961).

HUTCHINSON, W. T., and MILDRED W. BRYAN: Studies on the hydatid worm, Echinococcus granulosus. I Species identification. II Prevalence in Mississippi. Amer. J. trop. Med. **9**, 606, 612 (1960).

IMARI, A. J.: Pulmonary hydatid disease in Iraq. Amer. J. trop. Med. **11**, 48 (1962).

KHURY, M. B.: Hydatid cysts in Libanon. J. med. liban. **15**, 377 (1962).

KUDLICH, H., u. W. DICK: Der Echinokokkus alveolaris in Württemberg. Med. Welt. **40**, 2093 (1960).

LE HIR, M.: A propos of pulmonary hydatidosis. Maroc. méd. **40**, 188 (1961).

LUKAC, F.: Über einige Besonderheiten der Echinokokkuskrankheit in Jugoslawien. Wien. klin. Wschr. **73**, 534 (1961).

LUTTERMOSER, G. W., and M. KOUSSA: Epidemiology of echinococcosis in the Middle East II. Incidence of hydatide infection in swine in Lebanon and its significance. Amer. J. trop. Med. **12**, 22 (1963).

MARKKANEN, T.: Tapeworm anaemia and economy of vitamins B in man. Ann. Med. Int. Fenn. **51**, 229 (1962).

MARTIKIAN, E. S.: Problems of echinococcosis in the Armenian SSR. Med. Parazit. (Mosk.) **32**, 184 (1963).

MELTZER, H.: Echinococcosis in American Indians and Eskimos. Canad. med. Ass. J. **75**, 121 (1956).

MOORE, D. V., and F. H. CONNELL: Additional records of Dipylidium caninum infections in children in the US. Amer. J. trop. Med. **9**, 604 (1960).

NAVLET RODRIGUEZ, J.: Contribución al estudio de la endemia de hidatidosis en España, etc. Med. Clin. **24**, 176 (1955).

NEGHME, A., y R. SILVA: Revisión de los datos sobre epidemiologia de la hidatidosis en los años 1958 y 1959. Bol. chil. Parasit. **16**, 27 (1961).

PURRIEL, P. et al.: Hidatidosis en el Uruguay. Radiografia de un problema. El Torax **14**, 149 (1965).

REIN, K.: Echinokokkuskrankheit in Nordnorwegen. Nord. Med. **58**, 853 (1957) (norweg.).

SCHWABE, C. W., and KAMAL ABOU DAVOUD: Epidemiology of echinococcosis in the Middle East. Amer. J. trop. Med. **10**, 374 (1961).

WEST, R. R.: Hydatid disease in South Wales. Proc. Roy. Soc. Med. **53**, 1056 (1960).

WOLFGAN, R. W., and J. B. POOLE: Echinococcosis in Northwestern Canada. Amer. J. trop. Med. **5**, 869 (1956).

XI. Arthropodosen

Arthropoden können selbst Krankheiten hervorrufen, aber ihre weitaus größte Bedeutung liegt darin, daß sie als Überträger, Vektoren für pathogene Mikroben und andere mikroskopische Organismen dienen. In dieser Hinsicht haben sie in der Geschichte der Menschheit seit prähistorischen Zeiten eine Rolle gespielt, die nicht überschätzt werden kann und einer besonderen, modernen Darstellung wert wäre.

Nach einer kurzen Übersicht der Arthropodosen folgt hier eine schematische Zusammenstellung der Geographie der Arthropoden, die als Vektoren für pathogene Organismen dienen. Auf eine nähere zoologische Systematik wird hier verzichtet.

1. Arachnoiden (Spinnentiere)

Unter den Spinnentieren gibt es viele, die zwar menschenpathogen, aber *nicht parasitär* sind und deshalb hier nur ganz kurz erwähnt werden. Zu diesen gehören verschiedene Arten von giftigen Spinnen, die durch ihre Stiche sogar den Tod verursachen können. Sie leben alle in wärmeren Ländern.

Die artenreiche Gattung *Latrodectus* umfaßt Formen in Südeuropa, Asien, Südafrika, in den südlichen Teilen der USA, in Mexiko, Brasilien, Argentinien und Neuseeland. Zu den *Taranteln* gehören die europäische, eigentliche Tarantel Lycosa tarentula und amerikanische Formen.

Zu den Arachnoiden werden auch vielfach die *Skorpione* gerechnet. Zu diesen gehören der schwarze Skorpion der Mittelmeerländer, Euscorpius italicus, der in Ägypten vorkommende Buthus und verschiedene in Mittel- und Südamerika lebende Formen.

Zu den *parasitären Arachnoiden* gehören die vier Familien: Ixodiden, Trombididen, Sarcoptiden und Demodiciden.

a) Ixodiden

Ixodiden, Zecken, Holzböcke haben an sich relativ geringe pathogene Bedeutung, sind aber als Vektoren verschiedener menschen- und tierpathogener Mikroben außerordentlich bedeutungsvoll, wie aus dem Schema hervorgeht.

b) Trombididen

Trombididen sind Laufmilben, unter denen die Herbstmilben eine sehr große Verbreitung haben. Eine von Herbstmilben hervorgerufene Dermatitis ist nach Aagaard Poulsen seit etwa 200 Jahren bekannt. Sie kommen vor allem in wärmeren Ländern Ost- und Südasiens und den Inseln des Stillen Ozeans vor, wo sie die Rickettsia des Tsutsugamushi-Fiebers übertragen. Die Nordgrenze der Herbstmilbe scheint in Dänemark zu liegen, wo jährlich 8000 bis 10000 Menschen durch eindringende Milben von Hautaffektionen befallen werden.

c) Sarkoptiden

Sarkoptiden haben wohl als Vektoren eine untergeordnete Bedeutung, sind aber pathogenetisch um so wichtiger. Der Hauptvertreter ist der Skabies-Erreger *Sarcoptes scabiei.*

Krätze — *Scabies* — *Norway itch*

F. Gale norvégienne, I. Scabbia, S. Sarna de Noruega.

α) Historisches

Nach Hebra (1860) reicht die Geschichte dieser Krankheit so weit zurück wie die der Menschheit. Unter schlechten hygienischen Verhältnissen, in Kriegen und wo Menschen eng zusammenleben, ist es oft zu epidemischen Ausbrüchen von Skabies gekommen, so z. B. in den Armeen Napoleons, wo krätzige Soldaten zu Hunderttausenden vorkamen. Auch in unseren Tagen hat man unter Flüchtlingen, in Lagern und bei anderen Menschenansammlungen Massenansteckungen gesehen.

β) Geographisches

Sarcoptes scabiei hat eine weltweite Verbreitung, aber die Häufigkeit wechselt sehr mit den Verhältnissen, welche die Ansteckung begünstigen oder verhindern. Als Beispiel können folgende Zahlen aus Stockholm dienen, wo kurz vor dem Zweiten Weltkriege, während desselben und in den Nachkriegsjahren viele Ausländer wechselnder Herkunft sich aufhielten (Hellerström 1955).

Skabies war in Europa früher außerordentlich häufig, ist jetzt seltener geworden, kommt aber, soviel man weiß, in allen asiatischen Ländern, in Sibirien, Kamschatka, China, Korea, Japan, Indien, Persien, Israel und Arabien häufig vor.

Tabelle 9. *Skabiesfälle in der Hautklinik St Göran, Stockholm 1935 bis 1953*

Jahr	Männer	Frauen	Beide
1935	448	390	838
1936	401	462	863
1937	555	489	1044
1938	512	714	1226
1939	693	960	1653
1940	781	983	1764
1941	1486	2296	3782
1942	2534	3691	6225
1943	3981	3683	7664
1944	2190	2832	5022
1945	1484	2079	3463
1946	1310	1595	2905
1947	754	973	1727
1948	465	707	1172
1949	480	471	951
1950	300	376	676
1951	237	197	434
1952	265	180	429
1953	265	302	567

Aus Afrika liegen ähnliche Angaben vor. In Ägypten ist Skabies sehr häufig, in Somalia ist sie eine der wichtigsten Hautkrankheiten, ebenso im Kongo. In Südafrika wechselt die Häufigkeit der Angesteckten zwischen 5,8 und 13,2% der Bevölkerung. In der Neuen Welt sollen Peru und Brasilien die Hauptsitze der Krankheit sein.

Kopraräude — *Copra-Scabies* — *Copra itch*

Erreger: Nach CASTELLANI (1937) Tyroglyphus longior, var. castellani, nach LAARMAN (1952) Cosmoglyphus krameri.

Diese Hautkrankheit wurde zuerst von CASTELLANI auf Ceylon 1911 bei Kopraarbeitern beobachtet. Eine Untersuchung über das Vorkommen und die Pathogenese der Krankheit in Europa verdanken wir DITLEVSEN.

Bei den Hafenarbeitern in Kopenhagen waren die Symptome sehr heftig. Die von LAARMAN 1952 beschriebene Epidemie unter den mit der Löschung von Kopraladungen beschäftigten Dockarbeitern Rotterdams war viel milder.

d) Demodiciden

Der meistens harmlose *Demodex folliculorum* kann ausnahmsweise Hautveränderungen im Gesicht hervorrufen, die an Lepra erinnern (HENSCHEN). Seine Verbreitung ist universell.

2. Dipteren (Fliegen)

Fliegen können direkt pathogen sein, wenn sie in den Organismus eindringen. In subtropischen und tropischen Teilen der Erde kommen verschiedene Formen

Tabelle 10 *Die Rolle der Arthropoden als Vektoren von Krankheitserregern*

Vektoren	Geographie	Virosen	Rickettsiosen	Bakteriosen Spirochätosen	Protozoosen Helminthosen
Milben					
Allodermanyssus	New York		Rickettsial pox		
Zecken					
Ixodesarten	östl. USA	equin. Encephalitis			
	Asien, Europa	Meningoencephalitis			
	Australien		austral. Rickettsiose		
	universell			Tularämie	Rinder-Piroplasmose
				Febris Recurrens	
Dermacentor	USA	Colorado Tick Fever			
Dermatocentroxenus	ganz Amerika		Rocky Mountain		
			spotted fever		
	sehr verbreitet		Q-Fieber		
	USA			Tularämie	
Hämophysalis	sehr verbreitet		Q-Fieber		
Ornithodorus	Afrika			Febris Recurrens	
Herbstmilben					
Trombicula	Ostasien		jap. Flußfieber		
Läuse					
Pediculus hominis,	universell		Fleckfieber	Febris Recurrens	
Kleiderlaus	Balkan usw.		Schützengrabenfieber		
Phthirus pubis	Balkan usw.				
	universell			Febris Recurrens	
Panstrongylus	Südamerika				Trypanosomiasis
Rhodnius	Südamerika				Chagas-Krankheit
Mücken					
Phlebotomusarten	Alte Welt	Pappataci-Fieber			
	Südamerika, Peru,			Bartonella ?	Verruga peruviana ?
	südöstl. Mittelmeerl.,				Orientbeule
	Asien, Südamerika,				cutan. Leishmaniase

	Mittelmeerländer,				Kala Azar
	Afrika, Asien				viscerale Leishmaniase
	Zentral- u. Südamerika				amerik. Leishmaniase
Culexähnl. Mücken	mehrmals	Encephalitiden			
	Afrika, Südamerika				Acanthocheilonema
Anophelesarten	USA	St. Louis-Encephalitis			Acanthocheilonema
80 Arten, 25 wichtige	universell				Malaria
	Afrika, Asien, Ozeanien				Wuchereria bancrofti
Aedes aegypti	östl. USA, Venezuela	equin.Encephalomyelitis			
	Afrika, Amerika,	Gelbfieber			
	Mittelmeer, Asien, USA	Denguefieber			
Haemagogus	trop. Südamerika	Dschungelgelbfieber			
Sabethoides	Brasilien				
Culex-Arten	westl. USA	equin. Encephalomyelit.			
	USA, Japan,	Meningoencephalitis			
	Australien,				
	Nördl. Europa usw.			Tularämie	
Mansonia	Tropen				Wuchereria
Simulium-Arten	trop. Afrika, Amerika,				Onchocerca volvulus.
	USA			Tularämie	
Mücke ?	Zentralafrika	malignes Kinder-			
		lymphom,			
Fliegen					
Tabanus	feuchtige Tropen			Pestis, Anthrax	
Chrysops	Westafrika, Kongo				Loa-loa-Wurm
Musca domestica	universell	Trachom		Pest, Ruhr, Tbc.,	Entamoeba
				Frambösie ?	
Glossina-Arten	tropisch. Afrika				afrik. Schlafkrankheit
Flöhe					
Pulex irritans	universell			Pest, Lepra (?)	
(Menschen)					
Xenopsylla	Afrika, Asien ,				
(Ratten)	Amerika		murin., endem.	Pest	
	sehr verbreitet		Fleckfieber		

von Myiasis vor. Eine Reihe von Lokalisationen sind bekannt. In Indien kommt eine urogenitale Form vor, bei welcher Larven von *Sarcophaga carnaria* gefunden werden. In China kommen *Oestruslarven* im Darm vor. In den bergigen Teilen von Nordafrika werden Larven einer *Sarcophaga*-Art gefunden. Larven einer anderen Fliege, *Cordylobia anthropophaga*, leben im cutanen und subcutanen Gewebe der Eingeborenen im tropischen Afrika. Auch eine oculo-nasale Form von Myiasis, durch Larven der Bremse *Oestrus ovis* hervorgerufen, sei erwähnt. Im Süden der USA und in Zentral- und Südamerika kommen verschiedene andere Formen von Myiasis vor. *Cochliomyia*-Arten können Schleimhäute perforieren und die großen Körperhöhlen bewohnen. Eine Art von Bremsen, *Dermatobia hominis*, kommt als Larvenform im Unterhautgewebe vor. — Auch in Europa sind Fälle von intestinaler Myiasis beschrieben.

Phlebotomus papatasii, eine Mücke, die vor allem als Vektor der Virose Pappataci-Fieber bekannt ist, kann auch eine endemische Urtikaria hervorrufen. Sie kommt in den Mittelmeerländern und im Nahen Osten vor.

3. Siphonapteren, Flöhe

Unter den *Puliciden*, Flöhen, gibt es verschiedene Formen, die direkt menschenpathogen sind. Zu diesen gehören die *Sandflöhe*, die vor allem in tropischen und subtropischen Tiefebenen, an Fluß- und Meeresufern leben. Ein Sandfloh, *Tunga penetrans*, kommt oft in Somalia und Kongo vor, andere Formen wie *Sarcopsylla* und *Pulex penetrans*, sind sowohl in Afrika als Amerika bekannt. Die letztere soll nach einigen Autoren in Afrika einheimisch sein, nach anderen, wie MANSON, soll sie 1872 aus tropischen Teilen von Amerika und Westindien nach der afrikanischen Westküste überführt worden sein.

Die Sandflöhe haben nunmehr eine große Verbreitung in der Alten Welt und kommen von Afrikas West- bis Ostküste, auf Madagaskar und in Indien zwischen 30 Grad nördlich und südlich vom Äquator vor.

Floharten spielen in verschiedenen Ländern eine bedeutende Rolle in der Dermatologie. In großen Teilen von Europa und Nordamerika ist der gewöhnliche Floh, Pulex irritans, nunmehr fast vollständig verschwunden. Er hat früher eine große Rolle als Überträger von Mikroben, vor allem von Rickettsien und vom Pestbacillus gespielt. Nach der Ansicht mehrerer Autoren sind Flöhe auch bei der Verbreitung der Lepra von einer bestimmten Bedeutung (DUNGAL, ÖKLAND, Literatur dort). In Ländern mit schlechter Hygiene ist die Rolle der Flöhe keineswegs beendet.

Literatur

Arthropodosen

AAGAARD PAULSEN, P.: Untersuchungen über Trombicula autumnalis *(Shaw)* und Trombidiosis in Dänemark. I.-D. Kopenhagen 1957 (dän.).

BATES, M.: Human destiny influenced by insects. Rev. Sanid. Hig. públ. (Madr.) **30**, 506 (1936).

BRAVO-BECHERERELLE, M. A., and L. MAZZOTTI: Geographic distribution and mortality from scorpion stings in México. Rev. Inst. Salubr. Enferm. trop. (Méx.) **21**, 129 (1961) (span.).

BURKS, J. W.: Norwegian scabies. Arch. Derm. Syph. (Berl.) **74**, 131 (1956).

BURTON, G. J.: Bedbugs in relation to transmission of human diseases. Review of literature. Publ. Hlth Rep. **78**, 513 (1963).

CASTELLANI, A., e I. JACONO: Manuale di clinica tropicale. Torino 1927.

DITLEVSEN, C.: Acarodermatitis e copra. Arch. Schiffs- u. Tropenhyg. **20**, 503 (1916).
DUNGAL, N.: Is leprosy transmitted by insects? Leprosy Rev. **1960**, 25.
— Is leprosy transmitted by arthropods? Leprosy Rev. **1961**, 28.
DUNHAM, M. C.: Swimmer's itch. J. Maine med. Ass. **54**, 180 (1963).
DURET, J. P.: Geographical distribution of Argentine culicidae. Rev. Sanid. milit. argent. **50**, 64 (1951) (span.).
FORD, J.: The distribution of the vectors of African pathogenic trypanosomes. Bull. Wld Hlth Org. **28**, 653 (1963).
FRASER, J. H., and A. LYELL: Dogger Bank itch. Lancet **I**, 61 (1963).
HOEPPLI, R.: Early references to the occurrence of Tunga penetrans in tropical Africa. Acta trop. (Basel) **20**, 143 (1963).
LAARMAN, J. J.: Copra itch in the Netherlands. Docum. Med. geogr. trop. (Amst.) **4**, 268 (1952).
LEWIS, D. J.: Stegomyia mosquitos of Anglo-Egyptian Sudan. Ann. trop. Med. Parasit. **47**, 51 (1953).
MANSON's Manual, London 1960. Medical entomology p. 1024.
MICKS, D. W.: An outbreak of dermatitis due to grain itch mite, Puemotes ventricosus. Tex. Rep. Biol. Med. **20**, 221 (1962).
MINTER, D. M.: Studies on the vector of Kala-azar in Kenya. Ann. trop. Med. Parasit. **57**, 19 (1963).
— Phlebotomus martini — a probable vector of Kala-azar in Kenya. Brit. med. J. **5308**, 835 (1962).
ÖKLAND, F.: Lepra und Flöhe in Norwegen. Nord. Med. **57**, 751 (1957) (norweg.).
OMORI, N.: A review of the role of mosquitoes in the transmission of Malayan and bancroftian filariosis in Japan. Bull. Wld Hlth Org. **27**, 585 (1962).
PEIPER, E.: Fliegenlarven als gelegentliche Parasiten des Menschen. Berlin 1900.
PIEKARSKI, G.: Lehrbuch der Parasitologie. Berlin-Göttingen-Heidelberg: Springer 1954.
SALMON, M. J.: Gale norvégienne et épidémie d'hôpital. Bull. Soc. franç. Derm. Syphil. **67**, 1039 (1960).
SERGENT, E.: Répartition géographique de la «thimni», myiase oculo-nasale de l'homme, due à l'oestre du mouton. Bull. Acad. nat. Méd. (Paris) **136**, 519 (1952).
— Le pou inoculateur des maladies humaines. Arch. Inst. Pasteur Algér. **37**, 551 (1959).
TAMBS-LYCHE, H.: Ixodes ricinus als möglicher Vektor für Krankheiten bei Menschen in Norwegen. Nord. Med. **62**, 1217 (1959) (norweg.).
VARGAS, L.: Notas sobre la oncocerciasis. Consideraciones sobre la biologia de las larvas de simulidos. Rev. Inst. Salubr. Enferm. trop. (Méx.) **10**, 327 (1949).
—, y A. MARTINEZ PALACIOS: Anophelines of Southern Chiapas. Rev. Inst. Salubr. Enferm. trop. (Méx.) **10**, 253 (1949).
VENKATACHALAM, P. S., and B. BELAVADY: Loss of hemoglobin iron due to excessive biting by bed bugs. A possible aetiological factor in the iron deficiency anaemia of infants and children. Trans. Roy. Soc. trop. Med. Hyg. **56**, 218 (1962).
WALDROP, R. H.: Problems of vector insects, vectors along the North America — Mexico border. Salud. públ. Méx. **4**, 646 (1962) (span.).
WEISER, J.: Diseases of insects of medical importance in Europe. Bull. Wld Hlth Org. **28**, 121 (1963).
WHO: Filariosis. Entomological investigations. Wld Hlth Org. Chron. **16**, 422 (1962)

B. Organ- und Systemkrankheiten

I. Quantitative und qualitative Ernährungsstörungen

1. Nahrungsmangel

α) Historisches

Kürzere und längere Hungerperioden mit mehr oder weniger schweren Avitaminosen kamen noch vor ein paar Generationen in Europa vor, und zwar sogar in Ländern, die nunmehr zu den hochentwickelten gerechnet werden. Die Ursachen waren verschieden: Kriege mit mangelhafter Zufuhr oder schlecht organisierter Verteilung der Lebensmittel, Mißernten, Überbevölkerung. Moderne Transportmittel und Ernährungsforschung haben diese Zustände zum Teil aus der Welt geschafft. Unter den europäischen Ländern, die im 19. Jahrhundert sehr schwer unter wiederholten Mißernten gelitten haben, sei in erster Linie Irland genannt, wo Hungersnot und hohe Mortalität besonders in den Jahren 1800, 1817, 1821 und 1845 bis 1847 herrschten. In den Jahren 1845 bis 1846 starben weit über 100000 Irländer wegen der Kartoffelmißernte den Hungertod. In den 90er Jahren trat auch in Teilen von Rußland schwere Hungersnot auf.

Während und nach den beiden Weltkriegen litten Deutschland und andere Länder unter sehr großen Ernährungsschwierigkeiten, die tiefe Spuren in der Volksgesundheit setzten. Über die Verhältnisse nach dem ersten Kriege haben objektive Beobachter wie JOHANSSON berichtet. Am Ende und nach dem zweiten Kriege hatte die chronische Unterernährung in Deutschland einen „weit fortgeschrittenen körperlichen Verfall des Volkes" verursacht. „Die Mehrheit der Bevölkerung lebte von Rationen, die nur ein Drittel des international anerkannten Mindestbedarfes ausmachten", was die körperliche und geistige Leistungsfähigkeit stark herabsetzte und zu einer starken Steigerung der Morbidität vor allem an Tuberkulose führte (Ärztekammertagung, Bad Nauheim, Ernährungsrat der deutschen Ärzte, Brüggen, Juni und Juli 1947). Ähnliche, sehr schwere Hungerzustände kamen auch in Rußland nach der Revolution vor, die mit Hypoproteinämie und Avitaminosen verbunden waren (HAMPERL) und in extremen Fällen zu Anthropophagie führten (ROSENSTEIN).

β) Geographisches

In den großen volkreichen oder überbevölkerten Ländern Asiens gehören Nahrungsmangel und ausgesprochene Hungersnot zu den immer wiederkehrenden Übeln. Vor allem gilt dies für Indien und China, aber auch andere Länder wie Korea und Formosa können angeführt werden. Auch große Gebiete von Afrika leiden heutzutage unter Nahrungsmangel, die Bevölkerung ist zum großen Teil dauernd unterernährt, Hungersnot und Avitaminosen sind während der Trockenzeiten besonders ausgeprägt. In Somaliland und Kenia, im ehemaligen Französisch

Westafrika und Mozambique sind Hungerödeme keine Seltenheit. HIGGINSON et al. haben über Herzaffektionen infolge chronischer Unterernährung bei der urbanisierten Bantubevölkerung Südafrikas berichtet. Auch in gewissen Teilen von Südamerika sind Hungerperioden unter den Indianern keine Seltenheit. Unterernährung ist in gewissen Teilen von Brasilien das wichtigste sozialmedizinische Problem. Über die Verhältnisse in Mexiko in vergangenen Zeiten und heutzutage hat DÁVALOS HURTADO berichtet. Die Volksernährung kann nunmehr hier im ganzen als ziemlich befriedigend angesehen werden.

Über die Verhältnisse in japanischen Gefangenenlagern nach dem zweiten Weltkrieg haben SMITH und WOODRUFF berichtet. Hungerödeme und Avitaminosen verschiedener Typen bildeten einen charakteristischen Teil der schweren Ernährungsstörungen.

Neben diesen sehr schweren Hungerzuständen und ihren üblen Folgen sei hier an die häufigen chronischen aber leichteren Ernährungsstörungen erinnert, die auch in gut organisierten Ländern vorgekommen sind und noch vorkommen, vor allem in Gebieten mit Isolierung, Transportschwierigkeiten und hartem Klima. Als Beispiel könnte Nordschweden dienen, wo man noch in den 20er und 30er Jahren dieses Jahrhunderts öfters leichte C-Hypovitaminosen, leichte Anämien, Achylien und abnorme Magerkeit feststellten konnte (ODIN, WESTIN et al.). Nach HALLBERG ist Eisenmangel die ohne Vergleich häufigste Mangelkrankheit in vielen Ländern, darunter Schweden, und zwar vor allem bei Frauen und schnell wachsenden Kindern.

Die Anämie bei Ancylostomiasis ist im Kapitel Helminthosen erwähnt.

Eine Vorstellung von der Größe der Ernährungsprobleme der kommenden Jahre bei den schnell wachsenden Bevölkerungen der volkreichsten Länder der Erde gibt ein Redaktionsartikel in der Zeitschrift *Nature* (1962), der hier wiedergegeben wird:

„The greatest challenge that faces mankind to-day and in the coming decades is the problem of feeding the growing population of the world. While the world population is increasing at an unprecedented rate, food production in the areas of the world where most people do not have enough to eat is lagging. Thus, to-day, mankind as a whole is not being adequately fed, and there is a population increase of such dimensions, that by the end of this century — possibly earlier — the number of mouths to be fed will be more than double.

In other words, improvements in diets which could have been expected as a result of increases in food production have, in fact, been largely nullified by population increase."

Eine Untersuchung über die Ernährungsverhältnisse 1962, die der *Unesco Courier* bringt, hat gezeigt „that the gap of 11 per cent between the caloric supplies and the caloric requirement in the Far East is shared by one-fifth to one-fourth of the population of the region. Since this region comprises half the total world population, it is clear that a conservative estimate of the proportion of undernourished in the world is between 10 and 15 per cent. In actual numbers this means that between 300 and 500 million go hungry for part of their lives, even in normal times."

2. Avitaminosen

a) A-Avitaminose

Diese Form soll schon in ägyptischen Papyri beschrieben worden sein. Auch in den Hippokratischen Schriften soll sie vorkommen. In Indien, China und Japan scheint sie schon längst bekannt gewesen zu sein, und über das Auftreten von Nachtblindheit in China hat FINKE berichtet, er referiert dabei HALLERS Physiologie von 1772. HAUBOLD erwähnt eine Arbeit von VALENTIN aus dem Jahre 1789, in welcher geschildert wird, wie ein früher gesundes Regiment aus der Normandie nach 5 Jahren Aufenthalt in Lothringen starke Verkropfung und Nachtblindheit zeigte. Nur die Mannschaften erkrankten, die Offiziere blieben gesund. In einer deutschen und einer schwedischen Festung (Ehrenbreitstein und Karlsten) litten die Besatzungen Anfang des 19. Jahrhunderts an Nachtblindheit (HUSS).

Xerophthalmie und Keratomalacie sind in Europa und Nordamerika selten, aber in China und Indien ziemlich häufig. Nach RANGACHARI wird Blindheit in Madras und Kalkutta in 8% durch Keratomalacie verursacht.

b) B-Avitaminose

Beri-Beri ist eine der am längsten bekannten Avitaminosen, HIRSCH widmet derselben nicht weniger als 25 Seiten. Nach ihm und SCHEUBE kann die Geschichte dieser Krankheit bis ins 2. vorchristliche Jahrhundert zurückverfolgt werden. In einer chinesischen Schrift aus dieser Zeit kommt das Wort Kak-ke vor; in einer etwas jüngeren Handschrift findet man eine unzweideutige Schilderung des Zustandes. In Japan scheint die Krankheit seit dem 9. Jahrhundert bekannt zu sein. In einem Werke aus dem 10. Jahrhundert wird zwischen einer trockenen, paralytischen Form und einer feuchten, ödematösen Form unterschieden. LATHAM hat ein in Paraguay vorkommendes ataktisches Syndrom beschrieben, das wahrscheinlich hierher gehört. Im 17. Jahrhundert wird sie von PONTIUS Beri-Beri genannt. Er sah die Krankheit im indischen Archipel. TULP sah Beri-Beri an der Koromandelküste im 17. Jahrhundert. — Auf der westlichen Hemisphäre wurde die Krankheit viel später beobachtet, wahrscheinlich das erste Mal in Guayana. Diese Avitaminose war früher gar nicht selten auf Segelschiffen, die lange unterwegs waren.

Auf die verschiedenen Formen von Beri-Beri kann hier nicht eingegangen werden, auch nicht auf Fragen, die mit den verschiedenen Komponenten des B-Komplexes zusammenhängen. Beri-Beri ist endemisch in Indien, Malaya, Indochina, China, Japan und auf den Philippinen. In Ägypten ist sie ziemlich selten, dagegen mehr oder weniger häufig in Zentralafrika.

Pellagra. Die Avitaminose, die wir jetzt Pellagra nennen, wurde wahrscheinlich zuerst von CASAL im Jahre 1755 in Asturien unter dem Namen Mal de la rosa beschrieben. FRAPOLLI beobachtete die Krankheit im Jahre 1771 in der nördlichen Lombardei, wo man sie pell'agra (rauhe, saure Haut) nannte. Sie wurde danach an verschiedenen Stellen in Norditalien, Frankreich, Portugal, Tirol, Dalmatien und auf dem Balkan, in Bessarabien und Polen beschrieben.

In Rußland trat Pellagra nach dem Ersten Weltkrieg auf. HAMPERL erwähnte eine Epidemie in Georgien, die 30000 Menschen erfaßte.

Pellagra kommt auch im fernen Osten vor, scheint aber dort nicht sehr häufig zu sein. Fälle kommen in ganz Afrika vor, in Ägypten ist die Krankheit sehr verbreitet, es gibt dort Dörfer wo sie sehr häufig ist. In Zentral- und Südafrika scheint sie an gewisse Gegenden oder Negerstämme gebunden zu sein. Auch in Argentinien, Brasilien und Mexiko kommen Fälle vor. Seit 1902 kennt man auch in Nordamerika Fälle von Pellagra (THAYER).

c) C-Avitaminose

D. Scharbock, Skorbut, E. Scurvey, F. Scorbut, I. Scorbuto, S. Escorbuto.

Der Skorbut hat sehr alte Ahnen, nach SWANSON gab es Skorbut schon bei den alten Hebräern. Die Krankheit war früher sehr häufig auf Schiffen, in Festungen, in Klöstern und wo Truppen zusammengezogen waren und keine genügende Nahrung hatten. In der alten schwedischen Festung Landskron, wo jetzt Leningrad liegt, starb im Jahre 1300 fast die ganze Besatzung durch Skorbut aus. Von VASCO DA GAMAS Besatzung starb ein Drittel 1497 an Skorbut. Im Winter 1759 wütete der Skorbut furchtbar unter den in Kanada stationierten englischen Soldaten und 1782 auf dem englischen Kriegsschiff Magnificent. Die dem Skorbut vorbeugenden Pflanzen scheinen jedoch sehr früh bekannt gewesen zu sein, obgleich sie nicht regelmäßig verwandt wurden. Der britische Marinechirurg LIND zeigte 1753 die prophylaktische und therapeutische Wirkung von Apfelsinen und Citronen. Bei einer seiner Weltumsegelungen hatte COOK Sauerkohl, Citronen, Apfelsinen und Rübensaft mit und konnte zum Teil dadurch die Expedition glücklich durchführen. LINNÉ fragt in seiner Antrittsvorlesung in Upsala im Jahre 1741: „Weshalb haben die Lappländer keinen Skorbut, wie die dort ansässigen schwedischen Siedler?“ — Noch in den letzten Jahrzehnten des vorigen Jahrhunderts litten wissenschaftliche Polarexpeditionen an Skorbut.

Skorbut hat eine ziemlich große Verbreitung in vielen unterentwickelten Ländern, vor allem scheint er in Zentral- und Südamerika öfters vorzukommen. In Südrhodesien war er früher vor allem unter Grubenarbeitern häufig.

d) D-Avitaminose

D. Englische Krankheit, Rachitis, E. Rickets, F. Rachitisme, I. Rachitide, S. Raquitis.

Sichere rachitische Skeletveränderungen sind bei Ausgrabungen im alten Ägypten sowie im präkolumbischen Peru selten gefunden worden. Dasselbe gilt für alte europäische Grabstätten. Der sog. Bürstenschädel bei Kindern, der früher als typisch rachitisch galt, ist auch aus alten Gräbern bekannt, aber seine Beweiskraft dürfte heute nicht mehr so groß wie früher sein, da man sehr ähnliche Schädelveränderungen auch bei besonderen Anämieformen gefunden hat (s. S. 281). Die ersten sicheren schriftlichen Nachrichten über Rachitis stammen aus der Mitte des 18. Jahrhunderts, als WHISTLER und etwas später GLISSON in England die charakteristischen Skeletveränderungen erkannten.

Nach dem ersten Weltkriege trat Rachitis in Zentralasien auf. Nach dem zweiten Kriege war die Rachitis in Deutschland in starker Zunahme begriffen.

Rachitis ist in sonnenarmen Ländern häufiger als in sonnenreichen, wo vor allem diejenigen Kinder erkranken, die wenig im Freien leben können. Die Berichte über das heutige Vorkommen der Rachitis in außereuropäischen Ländern sind oft widersprechend, z. B. über das Vorkommen in Nordafrika. In Indien, Südchina, Japan und auf den ostasiatischen Inseln scheint Rachitis selten oder unbekannt zu sein, ebenso verhält es sich in Zentral- und Südamerika. In Nordamerika kam Rachitis noch vor einigen Jahrzehnten vor.

3. Das infantile Plurikarenzsyndrom Kwashiorkor

In den letzten Jahren ist über eine chronische Ernährungsstörung bei Kindern viel geschrieben worden, die den Namen Kwashiorkor trägt. Diese erst 1933 observierte Störung wurde bisher vor allem in tropischen und subtropischen afrikanischen, asiatischen Ländern, Indien, Ceylon, Indonesien, China und Japan beobachtet. Auch aus Zentral- und Südamerika stammen Berichte, wo die Krankheit den Namen síndrome pluricarencial infantil trägt. Es fehlt indessen nicht an Beobachtungen aus Sizilien, Griechenland, Spanien und Frankreich. Dagegen sind keine Fälle aus den Nordischen Ländern, Großbritannien, Belgien, Kanada, Neuseeland und Australien bekannt. Die Krankheit, die wahrscheinlich mit dem Mehlnährschaden in Zentraleuropa im Anfang des Jahrhunderts identisch ist, hat in Zentral- und Südafrika eine sehr hohe Sterblichkeit zur Folge gehabt, in Johannesburg und Pretoria 30 bis 40%, im belgischen Kongo fast 100%. Bei BERMAN findet man eine gute Karte über die Verbreitung von Kwashiorkor.

4. Andere Mangelkrankheiten

Kobaltmangel in der Erde kann bei weidenden Tieren Krankheiten verursachen, z. B. beim Vieh in Jütland und bei Schafen in Australien, bei denen die sog. bushdisease auftritt (CLEMEDSON).

Cribra cranii, eine Veränderung des Schädeldaches und Orbitaldaches, die vielfach als eine geographische oder rassische Angelegenheit aufgefaßt wurde, ist offenbar die Folge einer bisher ungeklärten Ernährungsstörung. Näheres S. 278.

Psilosis (Sprue) wird im Kapitel Verdauungsstörungen kurz erwähnt.

Literatur

Nahrungsmangel

Ärztekammertagung, Bad Nauheim Juni 1947. Ernährungsrat der deutschen Ärzte, Brüggen Juli 1947.

BAILEY, K. V.: Nutritional oedema in the Chimbu (New Guinea highlands). Trop. geogr. Med. **16**, 33 (1964).

BOTHWELL, T. H., and B. A. BRADLOW: Siderosis in Bantu. Combined histopathological and chemical study. Arch. Path. **70**, 279 (1960).

BRAVO OLIVA, J.: Alimentación en el trópico. Enfermedades más frequentes. Med. colon. **27**, 511 (1956).

BRUGEL, H., u. H. PIETZONKA: Mangelernährung und Eisenablagerung in der Leber. Dtsch. med. Wschr. **80**, 1002 (1955).

BURGESS, H. J.: Protein — caloric malnutrition in Uganda. E. Afr. med. J. **39**, 362 (1962).

DE CASTRO, J.: Geografia da fame; introduçáo. Rev. med.-cirurg. Brasil **54**, 1 (1946).

COLLIS, W. R.: On the ecology of child health and nutrition in Nigerian villages. I. Environment, population and resources. Trop. geogr. Med. **14**, 140 (1962).

DA COSTA, A. B. S.: Deficient diet in African workers. Ann. Inst. med. Trop. **11**, 581 (1954).

DAVALOS HURTADO, E.: La alimentación entre los Méxicas. Rev. mex. Estud. Antropol. **14**, 103 (1954/55).

DACIES, J. N. P.: Nutrition and nutritional diseases. Ann. Rev. Med. **3**, 99 (1952) (Viel Lit.).

EDWARDS, R. D., and T. D. WILLIAMS: The great famine: studies in Irish history, S. 1845. New York 1957.

DEAN, R. F.: Health education and protein — caloric malnutrition. J. trop. Med. Hyg. **65**, 302 (1962).

FRAZER, A. C.: Pathogenetic concepts on the malabsorption syndrome (Sprue). Gastroenterology **38**, 389 (1960).

GERBASI, M.: Alcuni cenni sulla patologia carenziale in Sicilia. Minerva pediat. **8**, 409 (1956).

GLANZMANN, E.: Maladies de carence chez l'animal et chez l'homme dans les montagnes. Bull. schweiz. Akad. med. Wiss. **1**, 381 (1946).

GOPALAN, C.: Nutrition in India. — Protein malnutrition, Vitamin A deficiency, Anemia. Wld med. J. **9**, 400, 430, 455 (1962).

HALLBERG, L.: Eisenmangel und Ernährung. Näringsforskning **8**, 1 (1964) (schwed.).

—, and L. NILSSON: Scand. J. clin. Lab. Invest. (Im Druck).

HAMPERL, H.: Beiträge zur geographischen Pathologie unter besonderer Berücksichtigung der Verhältnisse in Rußland. Ergebn. allg. Path. path. Anat. **26**, 353 (1932).

HAUBOLD, H.: Der Einfluß des Carotinoidmangels auf die Nachkriegsstrumen der Erwachsenen. Verh. dtsch. Ges. inn. Med. **57**, 112 (1951).

HENRIQUEZ INCLAN, E.: Signos avitaminósicos en enfermos mexicanos. Medicina (Méx.) **35**, 146 (1955).

HIGGINSON, J.: The heart in chronic malnutrition. Brit. Heart J. **14**, 213 (1952).

— Siderosis in the Bantu in Southern Africa. Amer. J. Path. **29**, 779 (1953).

JOHANSSON, J. E.: Deutschlands Volksnahrung während des Krieges und gegenwärtig (Neujahr 1919), S. 40. Stockholm 1919 (schwed.).

JOOSTEN, J. H.: Figures and the world's hunger. Indian med. J. **56**, 153 (1962).

IVANOVSKY, A.: Physical modifications of the population of Russia under famine. Amer. J. phys. Anthropol. **6**, 331 (1923).

KLAUSEWITZ, W.: Medizinische Probleme auf Grönland. Roche-Kurier **3**, 29 (1963).

KUEHL, P.: Gewichtsschwankungen lebenswichtiger Organe infolge Mangelernährung in den Kriegsjahren. I.-D. Kiel 1950.

LINZBACH, A. J.: Mikrometrische und histologische Analyse menschlicher Hungerherzen. Virchows Arch. path. Anat. **314**, 600 (1947).

LOUGHLINE, H., and W. G. MULLIN: Deficiency diseases and infections in Tropics. Ann. N.Y. Acad. Sci. **63**, 276 (1955).

Nature (Redaktionsartikel): The challenge of hunger. Nature (Lond.) **196**, 227 (1962).

ODIN, M.: Krankheiten und Häufigkeit von Krankheiten im oberen Norrland. Sozialhygieinische Untersuchung in Nordschweden. Lund 1934 (schwed.).

PARSONS, P. J.: Some causes of malnutrition. Proc. Roy. Austral. Coll. Phycns. **3**, 107 (1948).

PLICHET, A.: Extrème Orient: riz et famine. Presse méd. **60**, 19 (1952).

RAJASURIYA, K.: The aetiology of anemia in Ceylon with special reference to proteine malnutrition. J. trop. Med. Hyg. **65**, 219 (1962).

ROSENSTEIN, L. M.: Zur Psychopathologie des extremen Hungers. Krankheitsforsch. **3**, 118 (1926).

SCRIMSHAW, N. S.: Contributions of biochemistry to understanding and solving the world problem of protein malnutrition in children. Amer. J. clin. Nutr. **11**, 593 (1962).

SMITH, D. A., and M. F. WOODRUFF: Deficiency diseases in Japanese prison camps. Spec. Rep. Ser. med. Res. Coun. (Lond.) 1951.

STEWART, H. L.: Geography in medicine. Nat. Cancer Inst. Monogr. **14**, 303 (1964).

Unesco Courier, July-August 1962: Study conducted by the Food and Agriculture Organisation.

UTTLEY, K. H.: The death rate in the age group 1—4 as an index of malnutrition in tropical countries. Trans. roy. Soc. trop. Med. Hyg. **57**, 41 (1963).

VAHLQUIST, B.: Geographic distribution of iron-deficiency in childhood. Acta paediat. (Uppsala) **45**, 467 (1956).

WHO: Malnutrition and disease. Wld Hlth Org. Chron. **17**, 161 (1963).

Avitaminosen

BACHSTROM, J. F.: Observationes circa scorbutum etc. Leydae 1734.
BELOGORSKII, V. I., u. S. M. GERSHKOVICH: Röntgenologische Beobachtungen über rachitische Knochenveränderungen bei Kindern in der transpolaren Region. Pediatria 41, 46 (1962).
BENSON, P. F.: Rickets in immigrant children in London. Brit. med. J. 5340, 1054 (1963).
BETOUX, L.: Le rachitisme en Dauphiné, à Grenoble et dans les cantons limitrophes de plaine et d'altidude. Bull. Acad. nat. Méd. (Paris) 132, 258 (1948).
BOLOKONOVA, G. A.: Vorkommen von Rachitis bei Kindern in einem Internat in Alma Ata. Zdravorkhr Kazakhst. 23 (2), 55 (1963).
CARTER, F. S.: Rickets in immigrant children in London. Brit. med. J. I, 5340 (1963).
COSTEFF, H., and Z. BRESLAW: Rickets in southern Isreal. Some epidemiological observations. J. Pediat. 1, 919 (1962).
GLISSON: Rachitis, zit. nach HIRSCH.
DI GUGLIELMI, G.: La malattia dei naviganti del XV secolo. Minerva med. (Torino) 2, 1979 (1955).
HALLER, A. VON: Anfangsgründe der Physiologie. Berlin 1772.
HAMPERL, H.: Beiträge zur geographischen Pathologie unter besonderer Berücksichtigung der Verhältnisse in Rußland. Ergebn. allg. Path. path. Anat. 26, 353 (1932).
HIRVENSALO, M.: Rachitis in Helsingfors, 1947—1956. Suom. Lääk.-L. 16, 51 (1961).
HUSS, M.: Über Schwedens endemische Krankheiten. Stockholm 1852 (schwed.).
ILMONI, I.: Beitrag zur Krankheitsgeschichte des Nordens. Vol. 1—3. Helsingfors 1846—53 (schwed.).
KU CHING CHI: Infantile rickets. Ref. Chinese M.S. 76, 512 (1958).
LLOYD, C.: Introduction of lemon juice as a cure for scurvey. Bull. Hist. Med. 123, 32 (1961).
LAMY, M., et M. L. JAMMET: La fréquence actuelle du rachitisme en France. France Pédiat. 18, 229 (1963).
RANGACHARI, V.: Xerophthalmia and keratomalacia. W. J. HOLMES Geographic Ophthalmology. Springfield 1959, S. 153 (Literatur).
ROMINGER, E., u. H. ROEMER: Ermittlungen der Rachitishäufigkeit in einer norddeutschen Großstadt (Kiel 1953). Ärztl. Wschr. 10, 578 (1955).
SANO, T.: Rickets in Japan. J. exp. Med. Suppl. 4,(64), 1 (1956).
STRANSKY, E., and P. O. DIZON: Rickets in the Tropics. J. Trop. Pediat. 1, 232 (1956).
SUSMAN, E., and D. J. DELLER: Scurvey in the navy. Med. J. Aust. 2, 965 (1955).
SWANSON, J. H.: Evidence of scurvey among ancient Hebrews. Bull. Hist. Med. 15, 352 (1944).
THAYER, W. S.: Note on Pellagra in Maryland. Bull. Johns Hopk. Hosp. 20, 193 (1909).
TULP: Beriberi, zit. nach HIRSCH.
WHISTLER: Rachitis, zit. nach HIRSCH.
WINBERG, J.: Le rachitisme en Suède. Sem. Hôp. Paris 32, 1437 (1956).

Kwashiorkor

AZEVEDO, R.: Kwashiorkor und dessen Beziehung zur Pathologie erwachsener Afrikaner. J. Med. Porto. 50, 783 (1963).
BHATTACHARYYA, A. K., and R. N. CHANDURY: Aetiological investigations in kwashiorkor and marasmus. II Study in socio-economic aspects. Bull. Calcutta Sch. trop. Med. 10, 100 (1962).
BROCK, J. F.: Kwashiorkor and protein malnutrition. Lancet II, 355 (1955).
DAVIDSON, S., Sir, et al.: Human nutrition and dietics. Edinburgh 1959. Kwashiorkor von C. WILLIAMS als erstem in Ghana beschrieben (S. 399).
DEAN, R. F.: Kwashiorkor in Malaya. Bull. Wld Hlth Org. 20, 727 (1950).
GERBASI, M.: Ariboflavinosis and kwashiorkor in Sicily. Arch. Pediat. 77, 137 (1960).
LÖWENSTEIN, F. W.: An epidemic of kwashiorkor in the South Kasai, Congo. Bull. Wld Hlth Org. 27, 751 (1962).
TROWELL, H. C.: World distribution of kwashiorkor. Acta Un. int. Cancr. 13, 562 (1957).
TUSHNET, L.: Health conditions in the ghetto of Lodz. J. Hist. Med. 18, 64 (1963).

II. Intoxikationen und Gewerbekrankheiten

1. Verunreinigung der Luft

Mit der zunehmenden Industrialisierung, Urbanisierung und Verwendung von Explosionsmotoren im Verkehr und in Fabriken ist die Verunreinigung der Luft ein schnell wachsendes Problem geworden, obgleich es in gewissen Gegenden schon lange existierte. Wenn der Wind die sich anhäufenden schädlichen Stoffe nicht genügend entfernt, kann es zu einer solchen Konzentration dieser Stoffe kommen, daß Menschen und Tiere daran schwer erkranken oder sterben. Die

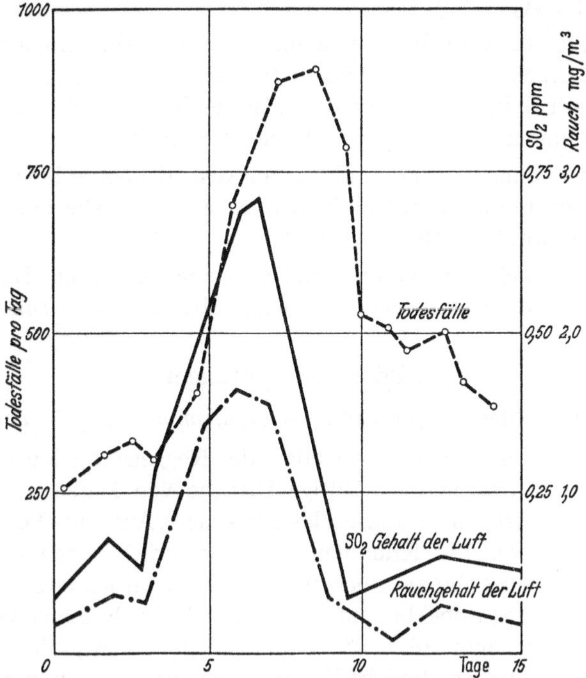

Abb. 67. Die Nebelkatastrophe in London im Dezember 1959. Die Mortalität verlief — gemessen am SO_2- und Rauchgehalt der Luft — nahezu parallel mit den Verunreinigungen der Außenluft (nach GRANDJEAN 1959, umgezeichnet)

erste große Katastrophe dieser Art war wohl die im Meusetal in der Umgebung von Lüttich im Dezember 1930. Die Gase der Eisenwerke, Zink- und Glashütten und anderen chemischen Industrien häuften sich in der stillstehenden Luft zu einem 5tägigen giftigen Nebel, der hunderte von schweren Erkrankungen und 63 Todesfälle hervorrief. Viele Tiere mußten geschlachtet werden. — In Denora in der Nähe der Industriestadt Pittsburg, USA, starben im November 1945 19 Personen unter ähnlichen Umständen. — Noch viel schlimmer war der „London fog", der „smog" während 4 Tagen im Dezember 1952, als nicht weniger als 4000 Personen, zum Teil mit vorbestehenden Herz- und Lungenkrankheiten, starben und mehrere Tausende schwer erkrankten. Nur während der Influenza im November 1918 waren so viele Londoner Einwohner in so kurzer Zeit gestorben. Nicht ganz so schwer war der Londoner Nebel einmal 1956, jedoch starben auch bei dieser Gelegenheit 1000 Personen in Groß-London.

Andere bekannte Städte und Gegenden mit ähnlicher Anhäufung von giftigen Gasen sind z. B. Los Angeles, aber nur bei gewissen Witterungsverhältnissen und Poz Rico in Mexiko, wo Schwefelwasserstoff sich in giftiger Konzentration anhäufen kann.

In vielen europäischen Ländern, wie Deutschland, Rußland, Holland, Finnland, Schweden und der Schweiz, sind ähnliche, wenn auch nicht so akute Probleme entstanden. Man fragt sich überall, ob die Großstädter allmählich vergiftet werden müssen. Aus einem Briefe eines Bekannten im Ruhrgebiet entnehme ich: „In diesen Monaten, wo hier alles unter einer Dunstglocke von Abgasen, Staub und Schwefeldioxyd liegt....".

Nach HENTSCHEL wäre die Gefahr einer solchen Anhäufung von Giftgasen größer bei Hochdrucklagen, weil in ihnen die Luftmassen horizontal gelagert sind und ihr Austausch dadurch erschwert wird. In Tiefdruckgebieten wirbeln die Luftmassen ständig umher und erneuern sich dadurch ständig.

Eine Verunreinigung der Luft in kleinerem Ausmaß kommt in vielen Gewerben, bei Landarbeitern, in der Industrie, in Gruben usw. vor. Die Folgezustände, die Pneumokoniosen, werden unten abgehandelt.

Auch in Japan spielen Luftverunreinigungen eine große Rolle. BEARD et al. und SMITH et al. veröffentlichten Beobachtungen über das sog. Tokyo-Yokohama-Asthma.

2. Pflanzenvergiftungen

a) Mutterkornvergiftung — *Ergotismus* — *Ergotism*

Verunreinigung des Getreides, vor allem des Roggens mit Mutterkorn *(Claviceps purpurea)* war früher eine wichtige Ursache von Massenvergiftungen, die verschiedene Namen trugen: Brandseuche, Ignis sacer, Antonius-Feuer, schwedisch dragsjuka (Zugseuche). Die Krankheit war vermutlich schon den klassischen Autoren wie PLINIUS und GALENOS bekannt. Sichere Nachrichten stammen aus dem Beginn des Mittelalters, wobei besonders Frankreich eine Reihe von schweren Vergiftungsjahren durchmachte (591, 954, 996, 1085, 1094 usw., alles nach HIRSCH). Auch in Deutschland traten ähnliche Vergiftungen auf, so schon in den Jahren 857 und später 1125 und 1128. Auch in Flandern und Spanien wurden solche Vergiftungen frühzeitig beschrieben, weniger befallen dürfte England gewesen sein. Die Vergiftungen setzten sich durch Jahrhunderte fort, Frankreich war immer das Land, das am meisten darunter litt. Auch in der Schweiz und Rußland traten ähnliche Epidemien auf, in den Baltischen Provinzen kennt man sie seit 1710. In Schweden beschrieb LINNÉ die Vergiftungsjahre 1745 bis 1747 und 1754. Die letzten schwedischen Fälle traten in den Jahren 1867 bis 1868 auf, auch Finnland und Norwegen waren ein paar Mal im 19. Jahrhundert befallen. Die letzte deutsche Epidemie trat im Jahre 1879 auf, Frankreich erlebte eine kleinere Epidemie im Jahre 1855. Schließlich trat noch eine kleine aber schwere Epidemie mit Todesfällen im Jahre 1951 in einer kleinen südfranzösischen Stadt Pont St. Esprit auf (ACKERKNECHT).

b) Bohnenvergiftung — *Favismus* — *Fabism*

Es handelt sich hier um eine mit Hämolyse verbundene Krankheit, die wahrscheinlich allergischer Natur ist, und durch Einatmung von Pollen oder Essen der

Bohnen der Vicia faba entsteht. Sie soll schon im 5. Jahrhundert v. Chr. bekannt gewesen sein. Sie kommt in Italien, auf Sizilien, Korsika und Sardinien, in Süditalien und Griechenland, auf Zypern, in der Türkei und Nordafrika vor. In manchen Gegenden von China, insbesondere in Hang-Chow ist sie auch bekannt. In schweren Fällen mit starker hämolytischer Anämie und Hämoglobinurie führt die Vergiftung in etwa 6,8% der Fälle zum Tode. Die Vergiftung hängt offenbar mit der Abwesenheit des Glukose-6-Phosphat-Dehydrogenaseenzyms zusammen (BERNARD et al., ORSINI et al. und andere) was offenbar eine hereditäre Minderwertigkeit darstellt. Nach MANSON wird Favismus häufig bei asiatischen Juden, vor allem Baghdad-Juden beobachtet, während die Krankheit bei europäischen Juden nur selten vorkommt.

c) Lathyrismus — *Lathyrism*

Nach GOPALAN wird in gewissen Gegenden von Indien sehr viel Lathyrus sativus konsumiert, was bei der sonstigen schlechten Ernährung zu einer spastischen Paralyse der Beine und zu Knochenveränderungen führen soll. Nach SELYE ist Lathyrismus am häufigsten in Indien. Kleine Epidemien sind in Syrien, Algerien, Spanien, Frankreich, Italien und Rußland bekannt. In Nordamerika kommt die Krankheit bei Menschen nicht vor.

Nach BRANDTS Referat kommen in Uzbekistan in der Sowjetunion andere alimentär bedingte Krankheiten vor, wie Heliotropen- und Trichodesma-Toxikosen, die zum Teil mit Hepatitis und Ascites verbunden sein können.

d) Milchkrankheit — *Milk sickness*

E. Milk sickness (beim Menschen), Trembles (bei Tieren).

Diese bisher nur in Nordamerika beobachtete Krankheit wurde zuerst in den 70er Jahren des 18. Jahrhunderts bekannt und 1810 näher beschrieben. Die Ursache, eine Vergiftung mit den Wurzeln des *Eupatorium urticaefolium*, wurde 1810 festgestellt. Das Gift, dessen Menge in den Wurzeln wechselt, wurde erst 1929 von COUCH isoliert und Tremetol genannt. Kühe, die die Pflanze fressen, können sterben, ihre Milch ruft beim Menschen eine oft tödliche Krankheit mit Symptomen hervor, die denen bei den Kühen ähneln. Mit verbesserten Weiden ist die Krankheit zurückgegangen oder verschwunden (ACKERKNECHT).

3. Metall- und Metalloidvergiftungen

a) Quecksilbervergiftungen — *Mercurialism*

Die sehr häufigen Vergiftungen bei therapeutischer Anwendung von Quecksilber können hier nicht abgehandelt werden. In Quecksilbergruben ist die Gefahr noch immer groß.

Eine eigenartige, wahrscheinlich durch organische Quecksilberverbindungen hervorgerufene Krankheit trägt den japanischen Namen *Minamata-Krankheit*. Die für die Vergiftung charakteristischen nervösen und psychischen Symptome treten nach dem Essen von Seetieren und Kochen von Fischen mit Meereswasser in der Nähe von Fabriken auf, die mit Quecksilber arbeiten. Biocide enthalten oft organische Hg-Verbindungen.

b) Arsenvergiftungen — *Arseniasis*

Bei Winzern mit chronischer Arsen-Exposition treten Zeichen einer Vergiftung als Melanose und Keratose der Haut und mitunter Krebse der Haut und inneren Organe auf. Wir verweisen auf die Untersuchungen von ROTH über die Verhältnisse bei den Mosel-Winzern. Nach SHU YEH sind chronische Arsenvergiftungen mit Hautveränderungen, auch Krebs und obliterierende Gefäßveränderungen bisweilen mit Gangrän im südlichen Taiwan recht häufig. Die Ursache ist das arsenhaltige Wasser in den seit 45 Jahren benutzten artesischen Brunnen.

c) Fluorvergiftungen — *Fluorosis*

Das Wasser in fluorreichen Gegenden und Pflanzen, die auf solchem Boden wachsen, können sehr große Mengen von Fluor enthalten, was bei Menschen und Tieren Krankheiten verursacht. Auf Island sind solche Verhältnisse nach Vulkanausbrüchen bekannt. In Frankreich hat man Vergiftungen der Haustiere in der Umgebung von Aluminiumfabriken beschrieben (ISMAILOV u. A.). Eine leichtere Form von menschlicher Fluorose sind die Fleckzähne, die man seit sehr langer Zeit in den verschiedensten Teilen der Erde kennt. Stärkere chronische Fluorose führt zu Osteopetrosis (SINGH et al., PINET et al.). Nach MANSON kommt sehr schwere endemische Fluorose in gewissen Teilen von Indien vor (Madras-Gebiet), auch an den Ufern des Persischen Busens und in Yynnan, in China ist endemische Fluorose bekannt. In Kasakstan in der Sowjetunion spielt Fluorose eine große Rolle. Von den Ortsansässigen 2328 Personen hatten 1653 (71%) braun verfärbte Zähne und oft röntgenologisch erkennbare Skeletveränderungen (BRANDT).

d) Selenvergiftungen — *Selenosis*

Selenose wurde wahrscheinlich schon von MARCO POLO im westlichsten China beobachtet (ÅBERG),

In den USA, vor allem in South Dakota, kommen manchmal sehr schwere Selenvergiftungen durch selenhaltiges Futter bei Pferden und Schweinen vor. Die Krankheit wird „Alkali disease" genannt.

e) Silikatvergiftungen — *Silicatosis*

Der sehr hohe Siliciumgehalt des Trinkwassers in gewissen japanischen Provinzen hat nach AKIYA et al. eine wesentliche pathogene Einwirkung auf das Arteriensystem, vor allem die Hirnarterien, Aorta, Kranzgefäße, Nieren- und Lebergefäße, in denen frühe und hochgradige Atherosklerose festgestellt werden kann.

f) Bleivergiftungen — *Saturnismus* — *Plumbism*

Die Vergiftungen mit Bleisalzen sind zum Teil beruflich bedingt. In den letzten Jahren ist der Zusatz von Tetraäthylblei zum Motorbenzin ein neues gesundheitliches Problem geworden.

g) Vergiftungen mit Insektiziden

Diese Vergiftungen sind beim Menschen selten und treten wohl nur bei sehr konzentriertem und dauerndem Kontakt auf.

4. Berufskrankheiten

Unter den eben erwähnten Vergiftungen haben viele den Charakter von Zivilisations- oder Berufskrankheiten. Das moderne Leben und die zunehmende Industrialisierung haben zu einer starken Zunahme dieser Krankheiten geführt, aber schon in den alten Kulturländern existieren verschiedene Formen. SIGERIST erinnert in einigen dramatischen Sätzen an die zahllosen Opfer infolge von Unglücksfällen, Vergiftungen und Pneumokoniosen, welche die ägyptischen Riesenmonumente und die griechischen Bronzen gekostet haben. Auch die Römer kannten die Gefahren gewisser Gewerbe gut.

Ende des Mittelalters schrieb ELLENBOG in Augsburg 1473 „Von den gifftigen besen Tempffen und Reuchen" gewisser Gewerbe, das nach KURTEN wahrscheinlich das erste gewerbehygienische Merkblatt der Weltliteratur darstellt. Etwas später schrieb PARACELSUS über die Gefährdung der Grubenarbeiter und AGRICOLA sein Werk „De Re Metallica" (1556). In RAMAZZINIS Arbeit „De morbis artificum diatriba" (1700) sind die Grundzüge der modernen Gewerbehygiene klar dargelegt.

Die Gewerbekrankheiten, die einen wichtigen Teil der *demographischen Pathologie* vertreten, können hier nur ganz kurz erwähnt werden, da sie an den verschiedensten Stellen in fast allen Kapiteln dieser Arbeit abgehandelt sind. Es gehören hierzu viele Formen von Infektionskrankheiten, Virosen wie Melkerknoten, Rickettsiosen wie die Tsutsugamushi-Krankheit, Bakteriosen wie Brucellose und Anthrakose (Milzbrand), Mykosen, die Leptospirose, unter den Helminthosen vor allem die Bilharziose und schließlich einige Arthropodosen. Unter den Organkrankheiten gehören gewisse Anämien hierher, gewissermaßen auch viele Fälle von arteriosklerotischer Myokardveränderung, „the doctor's disease", die wichtigen Pneumokoniosen verschiedener Art, Knochen- und Gelenkaffektionen, eine Reihe von Dermatosen und Dermatitiden, Schädigungen der Licht- und Lautperzeption, gewisse Neurosen und Neuritiden und schließlich eine große Zahl von Geschwulstkrankheiten. Alle diese sehr verschiedenartigen Gewerbekrankheiten werden besser an den betreffenden Stellen abgehandelt.

5. Schädigung durch radioaktive Stoffe

Die starke pathogene Wirkung der radioaktiven Stoffe wird in dem schnell wachsenden Schrifttum klargelegt. Weitere Literaturhinweise folgen im Kapitel Geschwulstkrankheiten.

Literatur

Verunreinigung der Luft

Air pollution: International Congress on air pollution. Publ. Hlth Rep. (Wash.) **70**, 633 (1955). Weiteres in Index medicus Febr. u. Sept. 1963.

BEARD, R. R.: Observations on Tokyo-Yokohama asthma and air pollution in Japan. Publ. Hlth Rep. (Wash.) **79**, 439 (1964).

BRANDT, J. W.: Human respiratory diseases and athmospheric air pollution in Los Angeles. Air Water Pollut. **8**, 259 (1964).

BRIGHTMAN, I. J.: Air pollution and health: new facts from New York State. J. Air Pollut Control Ass. **12**, 275 (1962).

CHAMPOLLION, G.: Factors involving air pollution. Presse therm. clim. **99**, 140 (1962).

CLEMEDSON, C.-J.: Our synthetic milieu, a public health problem. Läkartidn. (J. Swed. Med. Ass.) **62**, 2115 (1965) (schwed.).

Drinker, P.: Air pollution. New Engl. J. Med. **264**, 754 (1961).

Faerber, K.-P.: Untersuchungen zum Nachweis schädigender Einflüsse von Luftverunreinigungen. Öff. Gesundh.-Dienst **20**, 493 (1959).

Firket, J.: Pathologie comparée et pollutions atmosphériques. Congrès de pathologie comparée, Lausanne 1955, 1.

Fry, J.: Smog. Lancet **II**, 1326 (1962).

Gafafer, G. M.: Air pollution; some epidemiologic aspects. Hyg. A. Quart. **16**, 196 (1955).

Grollet, L.: La pollution de l'air et le cancer du poumon. Revue de Path. Comp. **65**, 411 (1965).

Greenburg, L.: Air pollution and morbidity in New York. J. Amer. med. Ass. **182**, 161 (1962).

Halliday, E. C., and E. Kemeny: Second report on air pollution measurements in the towns Pretoria, Johannesburg, Durban, East London. Publ. Hlth (Johannesburg) **82**, 7 (1962).

Halter, S.: Problèmes posés par la pollution atmosphérique. Arch. belges Méd. soc. **17**, 388 (1959).

Hechter, H. H., and J. R. Goldsmith: Air pollution and daily mortality. Ass. J. Med. Sci. **241**, 581 (1961).

Ismailov, A. R.: Air pollutîon by fluorine compounds in the vicinity of the Sumgait Aluminium Plant. Azerbaídzh med. Zh. **1964**, 1061.

James, G.: Can we solve our growing problem in urban health? Bull. N.Y. Acad. Med. **40**, 341 (1964).

Katz, M.: The pattern of air pollution and occupational health activities in New South Wales and New Zealand. Occup. Hlth Rev. **14** (3), 418 (1962).

von Knorre, G.: Die Verbreitung und Häufigkeit des Bronchialasthma im Bezirk Magdeburg (mit Karten). Allergie-Asthmaforsch. **4**, 188 (1961).

Kratzer, A.: Das Klima der Städte. Geogr. Z. **41**, 325 (1935).

Lawther, P. W.: Must we use the air in our cities as a sewer? Unesco Courier March 1959.

— Luftverunreinigung als Krankheitsursache. Münch. med. Wschr. **104**, 1446 (1962).

Mills, C. A.: Respiration and hearth deaths in Los Angeles smogs during 1956, 1957, 1958. Amer. J. med. Sci. **239**, 307 (1960).

Miura, T.: Present state and problematic points of air pollution in Japan. J. Sci. Labor. (Tokyo) **38**, 549 (1962).

Möring, G.: Sind die Engländer uns voraus in Forschung, Erkenntnis und Abwehr der Gefahren des Rauchens? Münch. med. Wschr. **104**, 1837 (1962).

Pattle, R. E., and H. Callumbine: Toxicity of athmospheric pollutants. Brit. med. J. **II**, 913 (1956).

Prindle, R. A.: Air pollution problems. Amer. Rev. resp. Dis. **83**, 403 (1961).

Raymond, V.: La pollution athmosphérique. Presse méd. **70**, 1955 (1962).

Ronge, H., and R. Spaak: Air pollution studies in Gothenburg. Nord. hyg. T. **43**, 39 (1962) (schwed.).

Schlipkoeter, H. W.: Das Problem der staubförmigen Luftverunreinigungen in medizinischer Sicht. Med. Welt **17**, 937 (1963).

Smith, B. W.: Tokyo-Yokohama asthma, an area specific air pollution disease. Arch. environm. Hlth **8**, 805 (1964).

UNESCO: Smog. Unesco Courier March 1959.

Spicer, W. S.: Air pollution and health. Maryland med. J. **9**, 688 (1960).

WHO: Air pollution. Wld Hlth Org. Chron. **14**, 426 (1960).

Pflanzenvergiftungen

Ackerknecht, E. H.: Geschichte und Geographie der wichtigsten Krankheiten, „Milk sickness", S. 125. Stuttgart 1963.

Allimant, H.: Favisme. Strasbourg méd. **13**, 277 (1962).

Bernard, J.: Blood diseases in China (Favism). Blood **14**, 605 (1959).

— Les manifestations aiguës du déficit en glucose-6-phosphate-deshydrogénase. Bull. Soc. méd. Hôp. Paris **115**, 439 (1964).

Brandt, M.: Alimentär bedingte Krankheiten in Rußland. Referat in „Geopathologische Forschungen in der Sowjetunion". Hft. 61, Berlin 1964.

Castellani, A., e I. Jacono: Manuale di clinica tropicale. Torino 1937, 520.

DAVIES, P.: Favism: a family study. Quart. J. Med. **31**, 157 (1962).

FREDBÄRJ, T.: Linné und die Kriebelkrankheit. Opusc. med. (Stockh.) **2**, 125 (1957).

GIRAUD, P.: Considérations sur le favisme (à propos de 15 observations). Marseille-méd. **100**, 233 (1963).

GOPALAN, C.: Nutrition in India. Wld med. J. **9**, 400 (1962) (Lathyrismus).

MALLET, R.: Fève calabare et hémolyse. Rev. Prat. **14**, 677 (1964).

ORSINI, A.: Favisme. Méd. infant. **71**, 97 (1964).

POPOV, M.: On the problem of favism in Bulgaria. Suvr. Med. **14**, 19 (1963).

SELYE, H.: Lathyrisme. Rev. canad. Biol. **16**, 1 (1957).

STEENBERGER, E.: Ergot poisoning: a medico-historical study with special reference to Denmark. Bibl. Laeger **155**, 73 (1963).

WICKERSHEIMER, E.: "Ignis sacer". The history of a name. Ciba Sympos. **8**, 160 (1960).

Metall- und Metalloidvergiftungen

ÅBERG, B.: Selen als Spurenelement. Nord. Med. **75**, 589 (1966).

AISO, K., and M. MATSUNO: The outbreaks of enteritis-type food poisoning due to fish in Japan and its causative bacteria. Jap. J. Microbiol. **5**, 557 (1961).

AKIYO, S.: The relationship between silicia in drinks and foods and in human blood vessels. Bull. Tokyo med. dent. Univ. **6**, 383 (1959).

BENSON, P. F.: Influence of climatic factors on blood lead levels in children with pica. Guy's Hosp. Rep. **111**, 306 (1962).

VAN BURKALOW: Fluorine in U.S. water. Geogr. Rev. **36**, 177 (1946).

CACCURI, S., and L. PECORA: The chelating action of porphyrines in lead poisoning. Panminerva med. **4**, 367 (1962).

EL-NABY, A. A.: A critical review of occupational lead poisoning. L. Egypt. Med. Ass. **45**, 456 (1962).

GEDALIA, I., and N. BRAND: The relationship of fluoride and jodine in drinking water in the occurrence of goiter. Arch. int. Pharmacodyn. **143**, 312 (1963).

GRIEVE, W. T., and W. M. WARD: Report on organic mercury hazard to personel involved in the testing and grading of seed grains. Occup. Hlth Rev. **14** (3), 14 (1962).

HEISIG, A.: Gefährlicher Sterilisator. Zbl. Arbeitsmed. **12**, 139 (1962).

IRUKAYAMA, K.: An organomercury compound extracted from sludge at the acetaldehyde plant of the Minamata factory. Jap. J. med. Progr. **49**, 536 (1962).

KAWABATA, T.: Problems involved in the research on fish and shellfish poisonings. Jap. J. med. Sci. Biol. **15**, 141 (1962).

KURLAND, L. T.: Minamata disease. The outbreak of a neurologic disorder in Minamata and its relationship to the ingestion of seafood contaminated by mercuric compounds. Wld Neurol. **1**, 370 (1960).

LARSEN, K. A.: Vergiftung mit Insektiziden (irreversible Esterasehemmer). Nord. Med. **64**, 1415 (1960) (schwed.).

MCNEIL, D. R.: The fight for fluoridation, S. 241. New York: Oxford Univ. Press 1957.

MICHELI, F.: Lead poisoning. Riv. Infort. Mal. prof. **47**, 998 (1960) (ital.).

MUTH, O. H.: White muscle disease, a selenium-responsive myopathy. J. Amer. vet. med. Ass. **142**, 272 (1963).

PINET, F.: Fluorose endémique à Souf (nord-est du Sahara). Ses effets à la vie saharienne. 51 cas de pétrose fluorienne. Arch. Mal. prof. **23**, 297 (1962).

ROSENFELD, IRENE, and O. A. BEATH: Selenium. Geobotany, Biochemistry, Toxicity, and Nutrition. London & New York 1964.

RUSSELL, A. L.: Epidemiological research on fluorides. J. Amer.. dent. Ass. **68**, 820 (1964)

SHU YEH: Some geographic pathology aspects of common diseases in Taiwan. Internat. Path. **6**, 81 (1965).

SINGH, A.: Skeletal changes in endemic fluorosis. J. Bone J. Surg. **44-B**, 806 (1962).

STEYN, D. G.: Chronic fluorine poisoning caused by drinking of subterranean waters containing excessive quantities of fluorine. S. Afr. med. J. **37**, 465 (1963).

TAKEUCHI, T.: Experimental study on the etiology of Minamata disease, especially a pathological investigation of methylmercuric sulfide poisoning in rats and cats. J. Kumamoto med. Soc. **36**, 713 (1962).

WALDBRETT, G. L.: Chronic fluorine poisoning from drinking water. Confin. neurol. (Basel) **156**, 15 (1956).

WHITAKER, J. A.: Lead poisoning — a masquerade. Sth. med. J. (Bgham. Ala.) **55**, 1184 (1962).

Arsenvergiftung

ROTH, F.: Über die chronische Arsenvergiftung der Moselwinzer unter besonderer Berücksichtigung des Arsenkrebses. Z. Krebsforsch. **61**, 287 (1956).

— Über die Spätfolgen des chronischen Arsenismus der Moselwinzer. Dtsch. med. Wschr. **82**, 211, 215 (1957).

— Über den Bronchialkrebs arsenbeschädigter Winzer. Virchows Arch. path. Anat. **331**, 37 (1958).

Berufskrankheiten

ABD-ELAAL, M. S.: Zur Mumienkrankheit („Koptische Krankheit", Allergie ?). Zbl. Arbeitsmed. **12**, 133 (1962).

BARUCH, J. Z.: Paracelsus en tidgenoten over enkeleberoepsziegten. T. soc. Geneesk. **42**, 153 (1964).

CHENEBAULT, J.: Journées françaises de pathologie minière. Maroc méd. **41**, 812 (1962).

DOUVION, J. P., et P. A. GIRAUD: Pneumopathies en milieu agricole. Arch. Mal. prof. 23, 271 (1962).

ELLENBOG, U.: Zit. nach SIGERIST.

FAY, J. W.: Environmental exposure of British coal miners. Arch. environm. Hlth **9**, 145 (1964).

HATCH, T.: The impact of industrialization on health. J. occup. Med. **4**, 569 (1962).

HUNTER, D.: The diseases of occupations. London: Engl. Univ. Press 1957.

JORES, A., u. H. G. PUCHTA: Zivilisationskrankheiten bei den Eingeborenen Französisch-Westafrikas. Med. Klin. **55**, 2145 (1960).

MEHL, J.: The occupational risks of hospital personnel and their compensation. Arch. Mal. prof. 23, 487 (1962).

MEYER, K. F.: Evolution of the problems of occupational diseases acquired from animals. Industr. Med. Surg. 33, 286 (1964).

PARACELSUS: Zit. nach SIGERIST.

RAMAZZINI, B.: Zit. nach SIGERIST.

SCHILLING, R. S.: Recent studies of bussinosis in the Lancashire cotton industry. Med. d. Lavoro **51**, 754 (1960).

SESSA, T.: Le raccomandazioni in materia di medicina del lavoro nelle industrie di una lista delle malattie professionali. Folia med. (Napoli) **45**, 1127 (1962).

SIGERIST, H. E.: On the history of medicine. New York 1959.

SVOBODA, O., and M. CUPAK: Occupational diseases and accidents among veterinarians. Pracov. Lék. **14**, 284 (1962).

THACKRAH, C. T.: The effects of arts, trades, and professions, and of civic state and habits of living, on health and longevity. Leeds 1832. Zit. nach SIGERIST.

Schädigung durch radioaktive Stoffe

COOPER, W. C.: Case study. I. Uranium milling and mining. J. occup. Med. **4**, 614 (1962).

CRAIG, I., and H. SEIDMAN: Leukemia mortality in relation to cosmic radiation. Blood **17**, 319 (1961).

HAYASHI, M.: Acute radiation sickness and the amount of radiation. Based on a study of material from the Hiroshima atomic explosion by the Okyama. Med. Coll. team. J. Jap. Med. Ass. **48**, 11 (1962).

ISHIKABASHI, K.: Radioaktivität. (nur japanisch). Med. Sci. **14**, 163 (1951).

MÜLLER, C.: Studie über die Fertilität der Joachimsthaler Bergleute. Zbl. Gynäk. **84**, 63 (1962).

PALMER, H. E.: Radioactivity in Alaskan Eskimos in 1963. Science **144**, 3620, 1859 (1964).

TURNER, R. C.: Radioactivity and hardness of drinking waters in relation to cancer mortality rates. Brit. J. Cancer **16**, 27 (1962).

III. Endokrine und andere Stoffwechselstörungen

1. Endokrine Stoffwechselstörungen

a) Kropf — *Struma simplex* — *Goiter*

F. Goître, I. Gozzo, S. Bocio.

α) *Historisches*

Die *Geschichte* des Kropfes dürfte bis in die Zeit des Überganges des Menschen von der Jagd zur Viehzucht und des Seßhaftwerdens zurückreichen (HETTCHE). Wie dem auch sei, Kropf und Kretinismus gehören wegen der auffallenden äußeren Veränderungen zu den Krankheiten, die seit Jahrtausenden die Aufmerksamkeit auf sich gezogen haben. In der ägyptischen Kunst spielen Zwerge eine bedeutende Rolle, einige derselben könnten gut Kretins sein. In der chinesischen Literatur kommen Notizen über den Kropf und seine erfolgreiche Behandlung mit Seetang seit mehr als 4000 Jahren auffallend oft vor (LANGER). In Indien ist die Kropfkrankheit angeblich seit etwa 4000 Jahren bekannt.

Römische Autoren, wie PLINIUS, VITRUVIUS, JUVENALIS und ULPIANUS berichten über Kropfendemien in den Alpen. MARCO POLO sah Kropfige auf den Hochplateaus Asiens. Im 15. Jahrhundert berichteten italienische und französische Autoren über Kropf in der Provinz Lucca und der Grafschaft Foix. Besonderes Interesse widmete PARACELSUS dem Vorkommen von Kropf und Kretinismus in der Salzburger Gegend. Im 16. und 17. Jahrhundert häuften sich die Mitteilungen über diese beiden Zustände in den Alpen und Pyrenäen, in den Atlasbergen Nordafrikas, in dem bergigen Peru und Guatemala und auf Sumatra. GMELIN, ein Teilnehmer an Berings Expedition 1736, sah endemischen Kropf im Lena-Tal in Ostsibirien.

Die Geschichte der Kropfforschung ist reich an verfrühten Schlußfolgerungen und Irrungen, aber kritische Stimmen ließen sich früh hören; HALLER gestand dem bekannten schwedischen Reisenden BIÖRNSTÅHL offenherzig, daß er nicht wisse, „welches die wahre Ursache der Kröpfe und der Cretinen sey". Es gibt wohl kaum eine Krankheit, die bezüglich ihrer Ätiologie so viele Diskussionen ausgelöst hat wie der endemische Kropf (GALLI-VALERIO). Die alte Wassertheorie scheint nunmehr am besten fundiert zu sein, sie genügt aber nicht, und über die eigentliche Natur des schädlichen Faktors ist man sich nicht einig. Auch die Jodtheorie hat sich als ungenügend erwiesen, aber es war schon den alten Chinesen bekannt, daß Meerestiere einen kropfschützenden Stoff enthielten. Nach GALLI-VALERIO et al. gibt es offenbar kropferzeugende, unbekannte Agentien (Calcium, Magnesium, tierische Exkrete, Kohlpflanzen) und ein kropfverhinderndes Agens, das Jod.

Während der Hungerjahre nach dem zweiten Weltkrieg sah man in Deutschland Unterfunktionszustände der Schilddrüse. Die in Deutschland nach dem zweiten Weltkriege beobachtete Kropfwelle wird von BUKATSCH, HAUBOLD und LACKNER mit der stark verminderten A-Vitaminversorgung in Verbindung gesetzt. Auch EGGENBERGER ist dieser Meinung.

β) *Geographisches*

Die Erforschung der Geographie dieser ausgesprochen ortsgebundenen Krankheit hat große Hoffnungen einer Lösung der ätiologischen Rätsel erweckt. Heute sind wir über die Verbreitung der Krankheit, über die Geologie, Hydrologie,

Wasserhygiene und allgemeine Hygiene, über die Bedeutung der Volksnahrung, über die Verteilung des Kropfes auf Alter und Geschlecht, über das Vorkommen bei Tieren usw. gut unterrichtet, und doch bleiben viele Fragen offen.

Unter den vier Nordischen Staaten zeigen Finnlands östliche Teile eine mäßige Endemie, vor allem waren die ehemaligen finnischen Gebiete nördlich des Ladogasees mit ihrer Armut und ihrem niedrigen Lebensstandard befallen. In

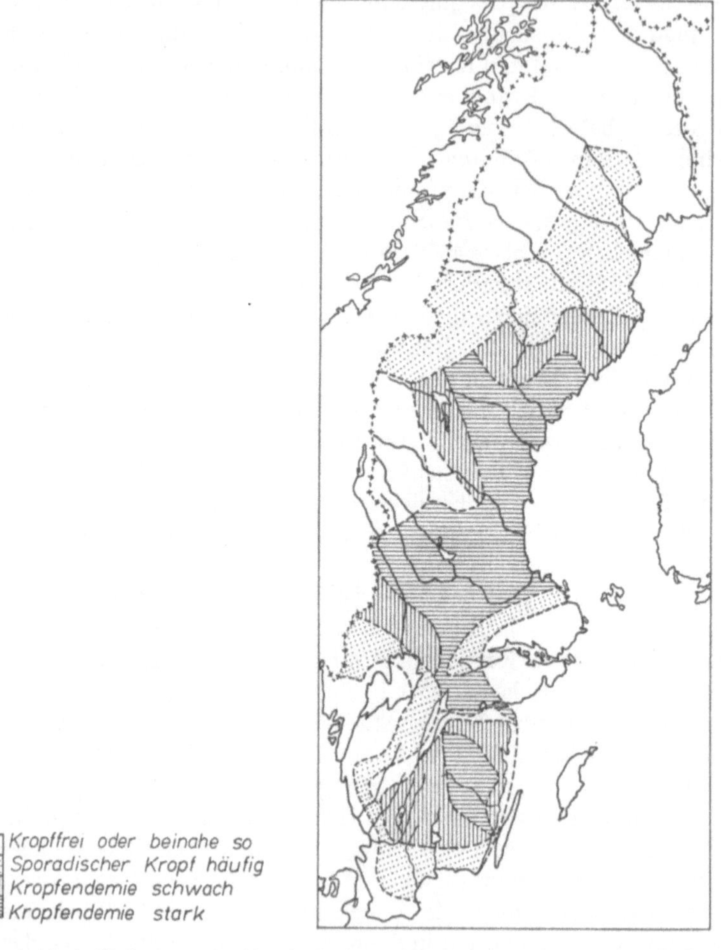

Abb. 68. Geographische Verbreitung des Kropfes in Schweden vor etwa 40 Jahren. (Nach Höjer, 1931)

Norwegen liegt der bekannteste Herd in der Umgebung von Drammen südwestlich von Oslo. Dort war die Häufigkeit des Kropfes bei Schulkindern früher 30 bis 60%, durch 5jährige Jodprophylaxe ist sie auf 3,5 bis 13,3% gesunken. In Schweden sind vor allem die höher gelegenen Teile von Südschweden (Småland) und die Bezirke Kopparberg (Dalekarlien) und Gefleborg in Mittelschweden ziemlich stark verkropft. Höjer untersuchte Ende der 20er Jahre 11800 Personen und fand bei den 10 bis 30jährigen bis 50% Kropf, wobei auch die allerleichtesten Grade mitgerechnet wurden. Innerhalb der Kropfgebiete hatten 5 bis 10% der männlichen und 20 bis 30% der weiblichen Bevölkerung einen ausgesprochenen Kropf, 1‰ waren Kretine. In England gibt es wenige Kröpfe, es sind eigentlich nur die südwestliche Ebene und die Täler von Derbyshire, die eine Häufung der Fälle zeigen.

Von besonderem Interesse sind die Verhältnisse in Holland, wo die Kropfhäufigkeit von 1918 bis 1952 erheblich gestiegen sein soll. Besonders im Gebiet von Utrecht und in Gelderland hatten nicht weniger als 45 bis 50% der Schulkinder vergrößerte Schilddrüsen. Offenbar waren sowohl die Wasserversorgung und die Nahrung als die Jodprophylaxe von Bedeutung, aber HETTCHES Untersuchungen 1952 zeigten, daß dem Jodgehalt des Trinkwassers keine entscheidende Bedeutung zukommen konnte, da viele kropffreie Gebiete sehr wenig Jod hatten, dagegen viele Kropfgebiete reichliche Jodzufuhr. Der Kropf kam nur in Gebieten mit intensiver Weidewirtschaft vor, was nach ihm von großer Bedeutung für die Forschung wäre. — Im südlichen Belgien ist Kropf nicht selten.

In Frankreich gibt es Kropfgebiete vor allem im Zentralmassiv, in Savoyen und in den Vogesen. In der Nähe von Straßburg liegt ein Ort, Robertsau, wo 1927 22,2% der Schulkinder kröpfig waren; hier in der Ill-Ebene befindet sich der Grundwasserspiegel in nur 2,5 m Tiefe, 66% der Schüler tranken Brunnenwasser, 90% hatten Eingeweidewürmer (HETTCHE). — Spanien hat Kropfherde vor allem in den Pyrenäen und Asturien mit vielen Kretins, Galizien ist weniger befallen. MARAÑON erwähnt ein abseits gelegenes Kropfgebiet, Las Jurdes, mit 8000 Einwohnern, von denen 25% schwer Kropfige, Zwerge und Demente waren. — In Italien sind vor allem Teile der Alpen seit PLINIUS' Tagen Sitz der Kropfkrankheit. Piemont, Aosta und Savoyen sind seit Jahrhunderten bekannte Kropfgebiete (KREISSLER 1780), auch die Gegend von Genua und Sardinien haben viel Kropf. — In der Schweiz kommt Kropf trotz Jodprophylaxe besonders im Norden und im Zentrum reichlich vor, dagegen ist er im Nordwesten, im Jura selten und Kretinismus dort unbekannt. — In Österreich gibt es große, stark verkropfte Gebiete, und die Krankheit hat oft den Charakter eines ernsten Volksübels. ZONDEK gibt 1945 an, daß 40 bis 50% der Schulkinder in Tirol und Südbayern damals Kröpfe hatten, und daß man in gewissen Teilen der Steiermark 1 Kretin auf 100 Einwohner findet. — In Deutschland wurden 1927 Untersuchungen über die Häufigkeit des Kropfes durchgeführt. Im Memelgebiet waren 5 bis 10% der Schulkinder kropfig, im Danziger Gebiet 15 bis 19%, im Odergebiet bis zu 25%. In Berlin fand GOEBE unter 27000 Patienten aller Art eine vergrößerte Schilddrüse bei 18,6%, darunter waren sechs Siebtel Frauen. In gewissen gebirgigen Teilen, wie in den Sudeten, waren bis 25% der Bevölkerung kropfig, aber auf der Alb bei Sigmaringen nur 6,6%. GERSBACH stellte in einigen Taunusgebieten vergrößerte Schilddrüsen bei bis 90% der Schulkinder fest. Kretinismus wurde nur in stark verkropften Gebieten gefunden, unabhängig davon, ob es sich um Niederungen oder höher gelegene Ortschaften handelte. — Die Baltischen Staaten gelten als wenig verkropft. — In Polen und Ungarn wechseln die Verhältnisse sehr; im Norden von Ungarn gibt es Herde mit 60% Kropfträgern. — In Rumänien gibt es auf dem Lande sehr viele Kropfträger und Kretins.

In Asien sind seit Jahrhunderten viele Kropfgebiete bekannt, so in Galiläa, Libanon und Oman, im Kaukasus und Altai, im Iran in der Umgebung von Teheran. CHAIA untersuchte 500 Strumafälle aus Libanon, darunter 218 Männer

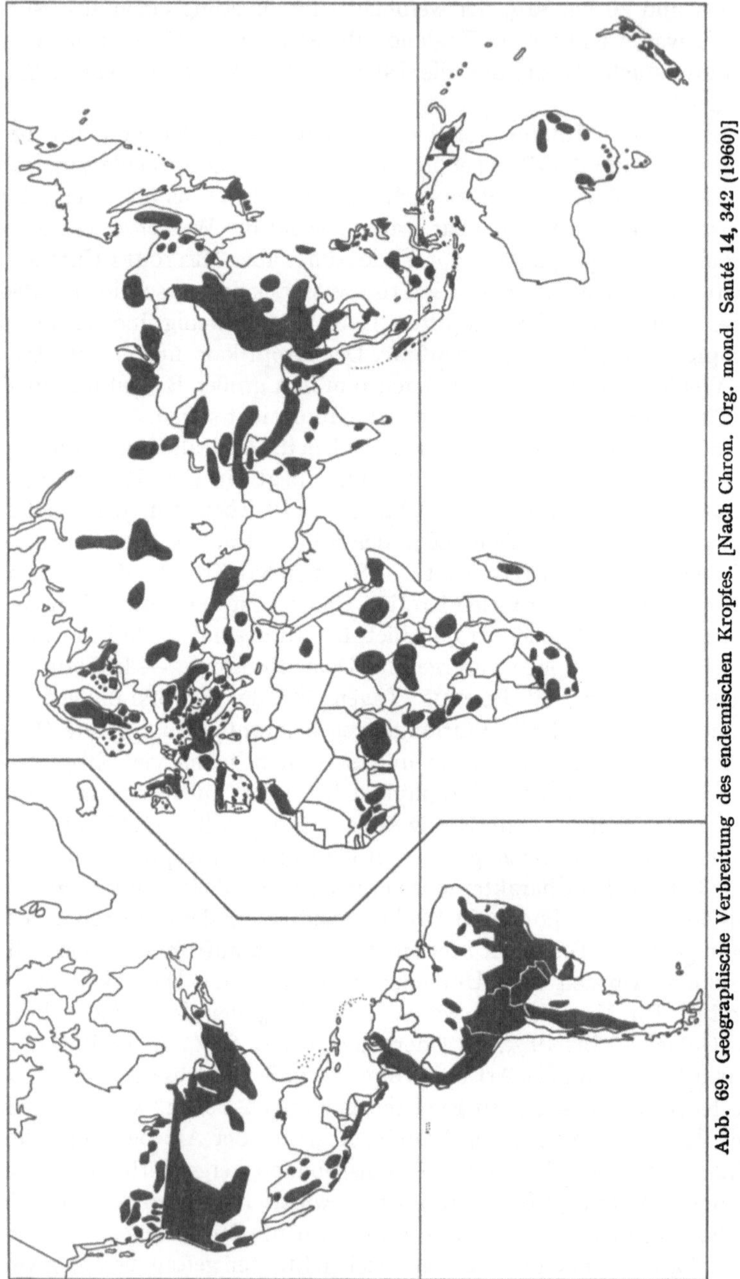

Abb. 69. Geographische Verbreitung des endemischen Kropfes. [Nach Chron. Org. mond. Santé 14, 342 (1960)]

und 282 Frauen. 47,2% der Fälle stammten aus dem Küstengebiet, wo viel Meerestiere gegessen werden. In 5,4% lag Basedow vor, in 1% Myxödem, in 1,2% Krebs. Im nordöstlichen Afghanistan, im Amur Darja-Tal sind 50 bis 60% der Einwohner kropfig. — In Indien findet man Kropfgebiete sowohl in den bergigen Teilen wie Bengalen, als auch in flacheren Teilen wie den Gebieten um Madras und

Bombay. Der Himalaya ist ein sehr bekanntes Kropfgebiet. — Tibet und Sibirien sind typische Kropfgebiete, aber auch die flacheren, nördlichen Teile von Sibirien sind ziemlich stark ergriffen. Auf Ceylon findet man ziemlich viel Kropf im Inneren des Landes, sonst wenig. Burma hat recht viel Kropf.

Über die Verhältnisse in Afrika sind wir ungenügend unterrichtet. Es gibt in Ägypten Oasen, in denen fast sämtliche Einwohner kropfig sind und 10% Kretinis-

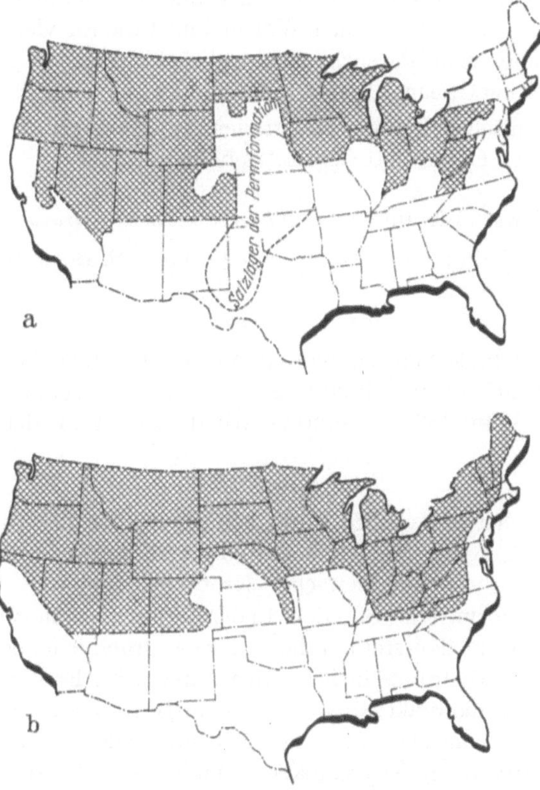

Abb. 70 a u. b. a: Geographische Verbreitung des Kropfes in den USA bei Stellungspflichtigen: Im Bereich der weißen Flächen Kropfhäufigkeit von 0 bis 5%, im Bereich der schraffierten Flächen von 5 bis 11,1%. b: Jodgehalt des Trinkwassers in den USA. Im Bereich der schraffierten Flächen enthält das Wasser 0,01 bis 0,2 γ, im Bereich der weißen Flächen 0,23 bis 184,7 γ Jod pro Liter. (Nach McClendon und Hathaway, 1923)

mus zeigen. In Marokko und Algerien gibt es Kropfherde in den gebirgigen Teilen, ebenso in Äthiopien und Liberia sowie auf Madagaskar. — Im ehemaligen Französischen Äquatorialafrika kommt Kropf in vielen Flußtälern reichlich vor. Im Kongo sollen Gegenden nördlich von Stanleyville kropfig sein. In Nordrhodesien, in der Zone längs der Kongo-Angola-Grenze soll fast die ganze Bevölkerung kropfig sein. Auch in der Südafrikanischen Union gibt es ziemlich viel Kropf.

In Nordamerika kommt Kropf an der Hudson Bay vor. Über die Verhältnisse in den USA liegen große Untersuchungen vor. Zwei oft reproduzierte Karten von McClendon und Hathaway zeigen die Verbreitung des Kropfes und den Jodgehalt des Wassers um 1920. Die auffallende Übereinstimmung der beiden Karten weist auf die Bedeutung des Trinkwassers hin. — In Zentralamerika gibt es viele, wenig erforschte Kropfgebiete. In Guatemala haben die Bergindianer viel Kropf, in El Salvador hatten 119000 Schulkinder unter 673000 untersuchten Kropf. Auch in Südamerika gibt es wenig erforschte Gebiete mit viel Kropf, ein solcher Herd ist von MAZZOCCO in der Umgebung von Salta in Nordargentinien beschrieben worden.

Ein Vergleich zwischen New Orleans, USA, und dem Jodmangelgebiet Cali in Kolombien, Südamerika, zeigte nach WELSH und CORREA viel mehr Kropf im letzteren Gebiet und mehr Parenchymknotenkröpfe in Cali gegenüber Kolloidknotenkröpfen in New Orleans.

Über den endemischen Kropf in Australien, auf Neuseeland, Tasmanien und den Inseln des Stillen Ozeans hat CLEMENTS berichtet.

b) Basedowsche Krankheit — *Thyreotoxicosis* — *Graves' disease*

F. Goître exophthalmique, I. Gozzo basedowiano, S. Bocio tóxico.

α) Historisches

Die neun ersten Fälle von Thyreotoxikose wurden angeblich schon 1796 in einer posthumen Edition von C. PARRYS Schriften beschrieben. GRAVES veröffentlichte drei Fälle 1834 bis 1835, BASEDOWS Arbeit stammt aus dem Jahre 1840.

β) Geographisches

Es existieren bisher nur wenige Untersuchungen über das Auftreten und die Verbreitung und Häufigkeit der Thyreotoxikose und über die interessante Frage, inwieweit Thyreotoxikose und einfacher Kropf geographisch zusammenfallen. HOLST fand latente Formen des Basedow an der kropfreichen norwegischen Küste. SÄLLSTRÖM hat sich wohl als erster mit diesen Fragen gründlicher beschäftigt (1935) und die damaligen Verhältnisse in Schweden untersucht. Er konnte zeigen, daß Gebiete mit hoher Thyreotoxikosefrequenz und ausgesprochener Kropfendemie oft zusammenfallen, daß man aber auch bisweilen innerhalb der Gebiete mit hoher Kropffrequenz relativ wenig Thyreotoxikose findet. Dies letztere ist der Fall in den Bezirken Kopparberg und Gefleborg, welche die höchste Kropffrequenz Schwedens aufweisen. Die geographische Verbreitung der Thyreotoxikose in Südschweden ist sehr bemerkenswert. Die Krankheit war auf die Landschaften östlich des Vetternsees, auf Teile von Wermland und von Skåne (Schonen) streng begrenzt, während die Teile des Landes westlich des Vetternsees und andere Teile von Skåne frei waren. Eine ganze Reihe von geographisch-geologisch-klimatischen Verhältnissen wurde geprüft, um die Ursache dieser geographischen Abgrenzung des Thyreotoxikosegebietes zu finden, aber vergebens. Es konnte aber nachgewiesen werden, daß die Verbreitung von zwei charakteristischen wilden Pflanzen, Sumpfporst (Ledum palustre) und Glockenheidekraut (Erica tetralix) genau und sogar in Details mit dem Vorkommen bzw. mit der Abwesenheit der Schilddrüsenaffektion übereinstimmte. Die Gebiete mit hoher Frequenz von Thyreotoxikose waren dieselben wie die des Ledum palustre, die Gebiete, wo Thyreotoxikose selten war, stimmten mit der Verbreitung der Erica tetralix überein. Die beiden Pflanzen sind wohl als Exponenten gewisser, nicht genauer bekannter pflanzenbiologischer Verhältnisse anzusehen. Innerhalb eines begrenzten Gebietes von Nordschweden (Ångermanland) fand HEIMANN 1942 bis 1961 eine Frequenz der Thyreotoxikose von 4,8% bei allen Frauen und 1,3% bei allen Männern über 20 Jahre.

Nach MEANS (1948) hatte PLUMMER schon am Anfang der 20er Jahre die Geographie der Thyreotoxikose untersucht; da er sich aber hauptsächlich mit den

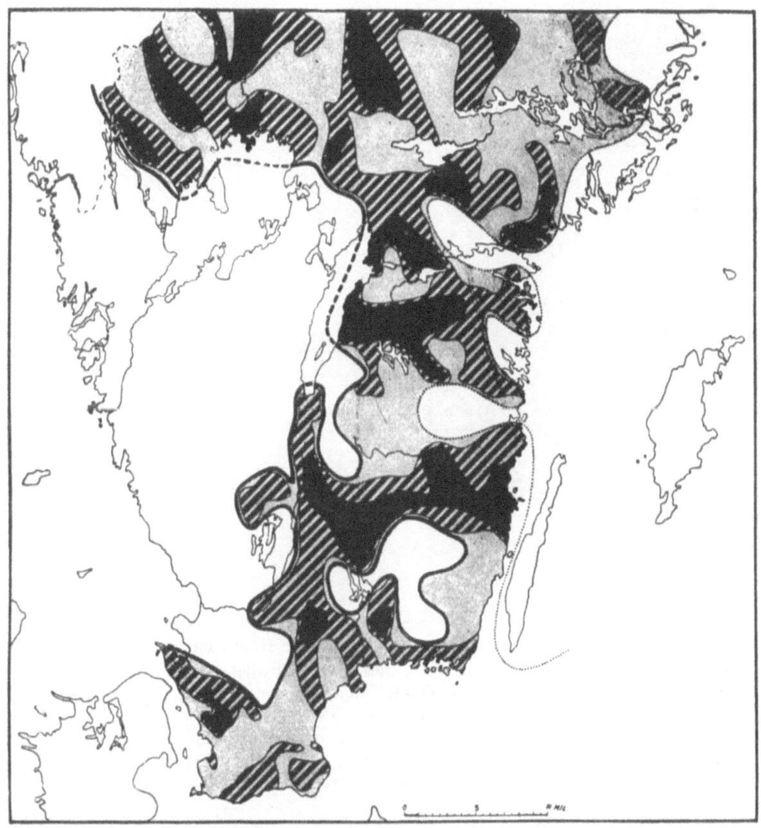

Abb. 71. Geographische Verbreitung der Thyreotoxikose in Südschweden. Die ausgezogene Linie markiert die Grenze, die punktierte Linie trennt Gebiete an der Ostseeküste mit verhältnismäßig wenig Fällen von Thyreotoxikose ab. Der zwischen diesen Linien liegende Teil des Landes entspricht dem eigentlichen Verbreitungsgebiet der Krankheit (Rasterton). Ganz schwarze Partien innerhalb dieses Gebietes weisen eine Krankheitsfrequenz von > 1 ½‰ auf, gestrichelte eine Frequenz zwischen 1 bis 1 ½‰. In Gebieten außerhalb der rationellen Grenze liegt die Frequenz überall unter 1‰. (Nach SÄLLSTRÖM, 1942)

weniger guten Operationsresultaten in den westlichen Staaten der USA im Vergleich mit den besseren Resultaten in den östlichen Staaten beschäftigte, kann die Arbeit hier nur kurz erwähnt werden. MEANS kombinierte das geographische Problem mit erblichen und psychologischen Verhältnissen, wie z. B. die Besatzung von Dänemark und Norwegen mit deutschen Truppen (IVERSEN). Unter den sehr wenigen späteren Untersuchungen ist die von GUDZENT von Interesse, da sie die große Häufigkeit der Krankheit in der Mark Brandenburg betont; es gab dort 1950 Dörfer, in denen fast jedes zweites Mädchen und fast jeder zehnte Jüngling einen

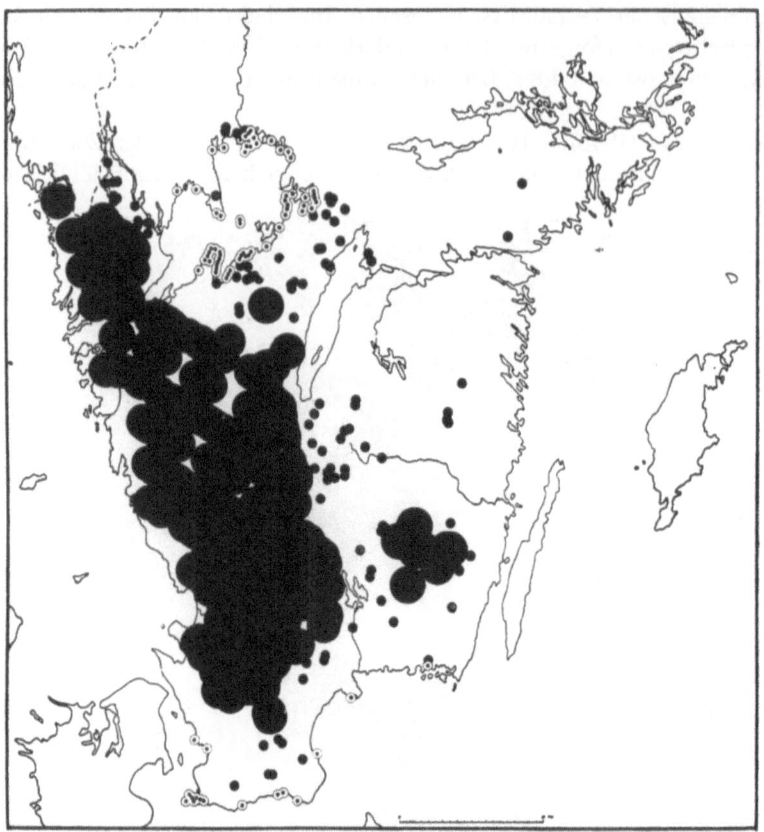

Abb. 72. Verbreitung der Erica tetralix in Südschweden. Die Karte ist auf Grund der Lokale der Linieninventur konstruiert worden, und zwar so, daß jedes von diesen den Mittelpunkt eines später ausgefüllten Kreises mit konstantem Radius bildet. Innerhalb der Gebiete, wo die Linienabschätzung das Nichtvorhandensein der Pflanze, trotz geeigneter Lokale, registriert, ist vereinzeltes Vorkommen in Gestalt kleiner ausgefüllter Kreise eingetragen worden. Kleine offene Kreise mit einem Punkt markieren Strandvorkommen von Erica außerhalb des eigentlichen Verbreitungsgebiets der Pflanze. (Nach SÄLLSTRÖM, 1942)

Basedow hatten, „euthyreote Strumen kommen dort überhaupt nicht vor" (HETTCHE). Daß psychische Momente hier mitgespielt haben, ist nicht ausgeschlossen. Interessant ist in diesem Zusammenhang, daß SPOULDING eine größere Häufigkeit von Thyreotoxikose bei Immigranten nach Kanada gefunden hat.

Während der Hungerjahre in Deutschland nach dem zweiten Weltkriege nahm die Basedowsche Krankheit wie einige andere Stoffwechselstörungen ab.

c) Zuckerkrankheit — *Diabetes mellitus*

α) *Historisches*

Indische, chinesische und japanische Ärzte kannten schon vor etwa 2000 Jahren eine Krankheit mit süßem Harn. CHANG-KE (229 n. Chr.) erzählt, daß der süße Harn den Hunden schmeckte, hinduische medizinische Schriften nennen die Krankheit madhumea, Honigharn. Fliegen liebten den süßen Harn. Auch die bei Diabetes vorkommende Furunkulose war den alten asiatischen Ärzten bekannt;

sie war eine Krankheit der Reichen. Wahrscheinlich kannten auch die alten Ägypter die Krankheit, dagegen kommt eine dem Diabetes mellitus entsprechende Krankheit nicht bei HIPPOKRATES vor. Der Ausdruck Diabetes wurde von ARETAIOS eingeführt, um die großen Harnmengen gewisser Kranken zu bezeichnen, aber weder er noch GALENOS kannten den süßen Geschmack des Harns. Diabetes ist nach GALENOS eine Krankheit mit unstillbarem Durst und großen Harnmengen. Sie ist nach ihm sehr selten, da er bei seiner großen medizinischen Erfahrung nur zwei Fälle gesehen hatte. Da große Harnmengen bei Diabetes mellitus nicht immer so auffallend sind und Diabetes andererseits im alten Rom zu GALENOS Zeit gewiß nicht selten war, wäre es sehr gut möglich, daß seine beiden Fälle von „Diabetes" nicht D. mellitus sondern D. insipidus waren (HENSCHEN).

Nach HIRSCH u. a. gibt es keine sicheren Belege dafür, daß man in Rom, im Mittelalter und im 16. Jahrhundert, den süßen Geschmack des Diabetikerharns festgestellt hatte, obgleich es ja gebräuchlich war, den Harn der Kranken abzuschmecken. In Europa war es WILLIS, der als erster 1673 auf den süßen Geschmack des Diabetikerharns hinwies, aber es dauerte noch etwa 100 Jahre, bis DOBSON 1776 zeigte, daß der Harn der Kranken einen zuckerartigen Stoff enthielt, was er durch Gärungsversuche feststellte; auch das Blutserum der Kranken schmeckte süß. Nach weiteren 20 Jahren kam die grundlegende Arbeit ROLLOS. CLAUDE BERNARDS Entdeckung des Zusammenhanges mit dem Pankreas, MINKOWSKIS Arbeiten und die Entdeckung des Insulins durch BANTING, BEST und MACLEOD bilden die Schlußsteine. Schließlich sei hier an den Rückgang der Diabetesfälle bei großer Lebensmittelknappheit während der Kriegs- und Krisenzeiten erinnert.

β) Geographisches und Demographisches

Bei einer Krankheit, die so viele Beziehungen zu erblichen Anlagen und zur Lebensweise hat, ist es nicht leicht, eine besondere geographische Verbreitung nachzuweisen. Es wäre eher berechtigt, von einer *Demographie des Diabetes* zu reden.

Über die komplizierte und noch sehr unsichere Genetik des Diabetes mellitus haben LAMY et al. 1959 interessante Hypothesen aufgestellt. Als Häufigkeit der Krankheit in Frankreich geben sie 1% an, welche indessen nach HANHARTS Ansicht mindestens fünfmal zu hoch ist. Daß gewisse Rassen, bzw. spezialisierte Populationen mehr Diabetes als andere haben, ist eine alte Vorstellung, aber es wäre immerhin möglich, daß ein gehäuftes Auftreten von Diabetes innerhalb einer Population weniger genetisch als durch Umwelt und Lebensweise bedingt wäre.

Als Beispiel könnten die Ansichten über die besondere Veranlagung der Juden angeführt werden. Nach STRAUSS ist Diabetes sechsmal so häufig bei Juden als bei Nichtjuden. Das ist in Frankfurt a. M. vor dem letzten Kriege der Fall gewesen. In Budapest berechnete man Anfang der 30er Jahre die Sterblichkeit der Katholiken an Diabetes zu 5,9 pro 100000, der Juden aber zu 21,4 pro 100000. In New York soll die Krankheit dreimal so oft bei Juden als bei Nichtjuden auftreten. Nach gewissen Autoren soll die erbliche Belastung für Diabetes bei Juden zwischen 44 und 48% liegen, bei Nichtjuden zwischen 10 und 25%. Ebenso wird behauptet, daß jüdische Kinder und Jugendliche öfter als nichtjüdische Diabetes haben. — Andererseits gibt es Diabetesforscher, welche die besondere

Disposition der Juden verneinen. Bei der armen jüdischen Bevölkerung im ehemaligen Galizien soll Diabetes eine Seltenheit gewesen sein, dagegen hätten die reichen jüdischen Kaufleute und Börsenspekulanten der Großstädte häufig Diabetes. Das auffallende Sinken der Diabeteshäufigkeit bei dauernder knapper Lebensmittelzufuhr wurde schon oben erwähnt.

GÜNTHER und BAUMANN untersuchten das Diabetesvorkommen auf der Insel Rügen und konnten einen Rückgang der Morbidität in den ersten Nachkriegsjahren und einen Wiederanstieg in den letzten Jahren feststellen. Die von PANNHORST ermittelte Heredofamiliarität des Diabetes auf Rügen (4,5%) ist seitdem

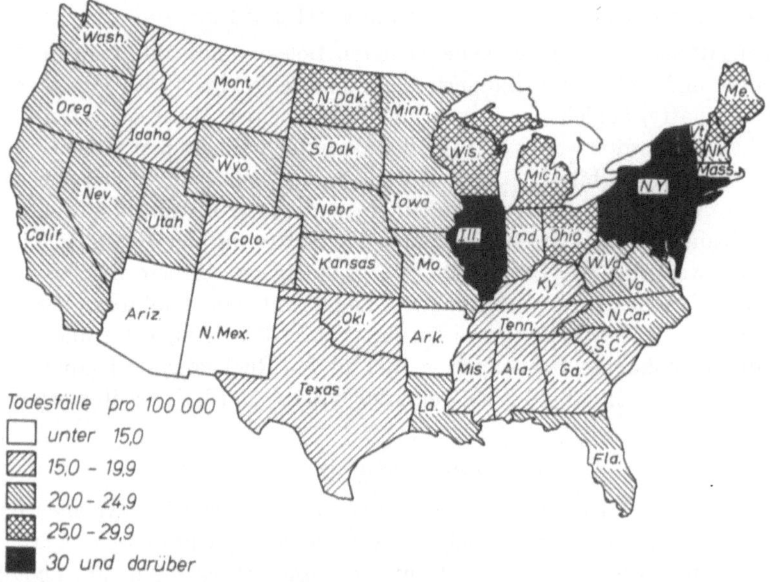

Abb. 73. Die Sterblichkeit an Diabetes mellitus in den USA 1940. Beide Geschlechter, alle Rassen

auf 14,4% angestiegen, liegt aber noch unter dem allgemeinen Durchschnitt von 956 von 7 nichtdiabetischen Angehörigen Rügener Diabetikerfamilien.

Eine umfassende Untersuchung über die Häufigkeit des Diabetes in den verschiedenen Staaten der USA stammt aus dem Jahre 1940. Es zeigte sich, daß die Sterblichkeit in vielen Staaten im Nordosten besonders hoch war, dagegen in gewissen westlichen und südlichen Staaten besonders niedrig. Auch hier spielen Umweltverhältnisse und Lebensgewohnheiten eine entscheidende Rolle.

In Blekinge, einem Regierungsbezirk in Südschweden, wurde 1958 bis 1960 das Vorkommen von Diabetes bei Menschen über 10 Jahren untersucht. Die Frequenz war 1,5% (SCHERSTÉN), was bedeuten würde, daß etwa 110000 Schweden Diabetiker wären.

In Vorderasien und Indien soll Diabetes nach älteren Angaben häufig vorkommen. Diese alten Angaben haben durch Forschungen der letzten Jahre eine gewisse Stütze bekommen. DE ZOYSA fand 1951, daß Diabetes auf Ceylon häufig war, aber meistens einen milden Verlauf zeigte, wobei Ketose und Koma selten waren. Einen ähnlichen Diabetestyp fand HUGH-JONES 1955 auf Jamaika. COSNETT untersuchte die Bevölkerung in Natal und konnte dort die Häufigkeit des Diabetes bei Indern im Gegensatz zu den Bantunegern und Europäern feststellen. Auch er betont, daß der Diabetestyp der Inder nicht mit den beiden Typen in Europa und Nordamerika zusammenfällt, sondern mit dem auf Ceylon und Jamaika nachgewiesenen milden Typ, den HUGH-JONES Typ J nennt. Betreffs der Ursache der auffallenden Häufigkeit des Diabetes bei den Natal-Indern ist COSNETT der Ansicht, daß sie hauptsächlich in Umweltfaktoren zu suchen sei, vor allem in dem übermäßigen Gebrauch von verschiedenen Pflanzen, die als Nahrungs- und Geschmackstoffe verwendet werden. Diese Pflanzen werden von den Bantunegern und Europäern kaum gegessen. Analoge Diabetesverhältnisse wären auf Jamaika vorhanden, obgleich es sich dort um andere Rassen handelt. Nach der Meinung des „British Medical Journal", wo diese Untersuchungen nachzulesen sind, sollte man doch die Verhältnisse auf Trinidad untersuchen, wo ebenfalls zwei Rassen, Indianer und Neger, zusammenleben.

Die Frage nach der rassischen Disposition für Diabetes wartet noch auf eine endgültige Beantwortung.

d) Diabetes insipidus

Die Krankheit wurde schon im 17. Jahrhundert von WILLIS vom Diabetes mellitus abgetrennt. LACOMBE hat sie 1841 als erster als eine familiäre Krankheit erkannt.

Bei einer ausgesprochen genetisch bedingten Krankheit wie dem Diabetes insipidus ist die Erforschung der geographischen Verhältnisse nur dann möglich, wenn es sich um eine relativ stabile Bevölkerung mit guten Archivalien handelt, wo man die Herkunft, d. h. Namen und Wohnort der von der Krankheit betroffenen Vorfahren nachweisen kann. Geographische Isolate sind dabei von besonderem Interesse. Die beiden Hauptformen der Krankheit, die pituitrinresistente, nephrogene und die pituitrinempfindliche, wurden in Schweden von H. FORSSMAN genetisch und klinisch-therapeutisch erforscht. Es gibt in Schweden mindestens sieben große Familien mit verschiedener Herkunft und ohne nachweisbare Blutsverwandtschaft. In drei Familien in Mittelschweden und an der Westküste handelt es sich um ein autosomales dominantes Gen; die Behandlung mit Pituitrin ist hier erfolgreich. In zwei Familien in Dalarne (Dalekarlien) ist

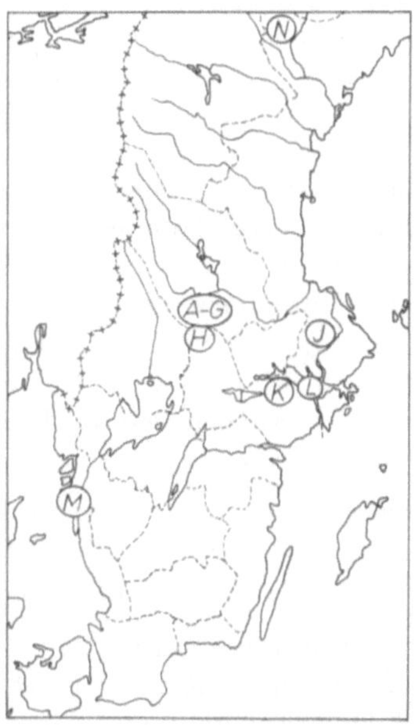

Abb. 74. Geographische Verteilung des Diabetes insipidus in Schweden. (Nach H. FORSSMAN, 1942 und 1955)

Lokal	Erblichkeit	Pituitrin-behandlung
A—H	Geschlechtsgebunden	positiv
I	„	negativ
N	„ ?	negativ
K, L, M	Autosomal, dominant	positiv

das Gen geschlechtsgebunden; Pituitrinbehandlung ist auch hier erfolgreich. Schließlich gibt es zwei Familien mit geschlechtsgebundener Heredität, in denen aber das Pituitrin wirkungslos ist. — Eine geschlechtsgebundene, auf Pituitrin reagierende Form ist auch in Japan nachgewiesen worden.

2. Andere Stoffwechselstörungen

a) Gicht — *Diathesis urica* — *Gout*

F. Goutte, I. Gotta, S. Gota (Cheiragra, Podagra).

Das älteste sichere Dokument dafür, daß Gicht schon vor Jahrtausenden existierte, bilden die Überreste eines älteren Mannes aus der christlichen Frühzeit, die auf der Nilinsel Philae ausgegraben worden sind. Die Gelenke der Füße, Knie, Arme und Hände zeigten typische Veränderungen; daneben bestand eine gewöhnliche Arthrose.

Gicht ist zweifelsohne eine sehr alte Krankheit, es stößt aber auf große Schwierigkeiten, die echte Arthritis urica von anderen chronischen Gelenkveränderungen zu unterscheiden, so lange man sich nur an die alten medizinischen Autoren hält. Nach Hirsch ließe sich die Geschichte der Gicht mit Sicherheit in die Hippokratische Zeit zurückverfolgen. Aus dieser Zeit stammt der Ausdruck Podagra. Die griechisch-römischen Ärzte kannten wahrscheinlich die Krankheit, in Alexandria soll Erasistratos den König Ptolemaios wegen Gicht behandelt haben. Galenos hebt die starke Zunahme der Krankheit seit Hippokrates Tagen hervor und setzt sie mit der üppigen Lebensweise seiner Zeit in Verbindung. Spätere römische, byzantinische und arabische Ärzte haben Schriften über „Gicht" hinterlassen, aber es bleibt doch unklar, um welche Gelenkaffektion es sich gehandelt hat. Im Mittelalter und später bei Paracelsus und Sydenham findet man unzweideutige Beschreibungen der Krankheit in zunehmender Zahl. Schon früh galten Großbritannien und Holland als besondere Gichtländer. Finke erzählt, daß „Newton sich während der ganzen Zeit, da er seine Optik schrieb, des Fleisches gänzlich enthielt und bloß von Vegetabilien lebte." Copeman hat eine Reihe von historischen Persönlichkeiten mit Gicht und Gelenkrheumatismus geschildert.

Nach Manson haben Mohammedaner gelegentlich Gicht, nie aber Hindus.

b) Porphyrie — *Porphyria*

Diese Stoffwechselstörung galt auf dem europäischen Kontinent bis 1937 als eine äußerst seltene Krankheit, während in Schweden allein zu derselben Zeit etwa 150 Fälle bekannt waren. Nunmehr sind über 200 schwedische Fälle registriert, während in Dänemark etwa 30 und in Norwegen etwa 10 Fälle bekannt sind. Von den schwedischen Fällen entstammt etwa die Hälfte einer großen Familie L., die Mitte des 17. Jahrhunderts nach Lappland kam. Auch in zwei Lappenfamilien in derselben Gegend wie die Familie L. treten Fälle von Porphyrie auf. An der Küste von Norrland, in Mittelschweden und an der Westküste des Landes wohnen Familien mit Porphyrie, jedoch ohne nachweisbaren genetischen Zusammenhang mit der Familie L.

Nach MANSON kommt eine leichte Form von familiärer Porphyrie bei Europäern in Südafrika vor. Auch bei der eingeborenen Bevölkerung findet man recht oft Porphyrie (BARNES und später GELFAND und MITCHELL).

c) Amyloidose — *Amyloidosis*

HELLER et al. und BLUM et al. haben über die ethnische Verbreitung der Amyloidosis in Verbindung mit „familiärem Mittelmeerfieber" unter den beiden jüdischen Stämmen in Israel, Askenazim und Sephardim berichtet, die durch Jahrtausende voneinander getrennt gelebt haben. Die Untersuchungen sind von großem genetischem Interesse.

Aus NAKAGAWAS und SUZUES Untersuchungen über die Amyloidose in Japan scheint hervorzugehen, daß sie früher selten war, daß sie aber nach dem zweiten Weltkrieg viel häufiger geworden ist. Nach SUZUES und AKAGIS Untersuchungen über die Amyloidose während der Jahre 1926 bis 1961 und ihren eigenen Untersuchungen, die die Jahre 1957 bis 1961 umfassen, wurde die große Mehrzahl der Fälle, nach ihnen selbst nicht weniger als 80%, in Südjapan, in den Jahresisothermen 14 bis 16° C nachgewiesen. Die Frage ist, ob ähnliche Erfahrungen in anderen Ländern vorliegen.

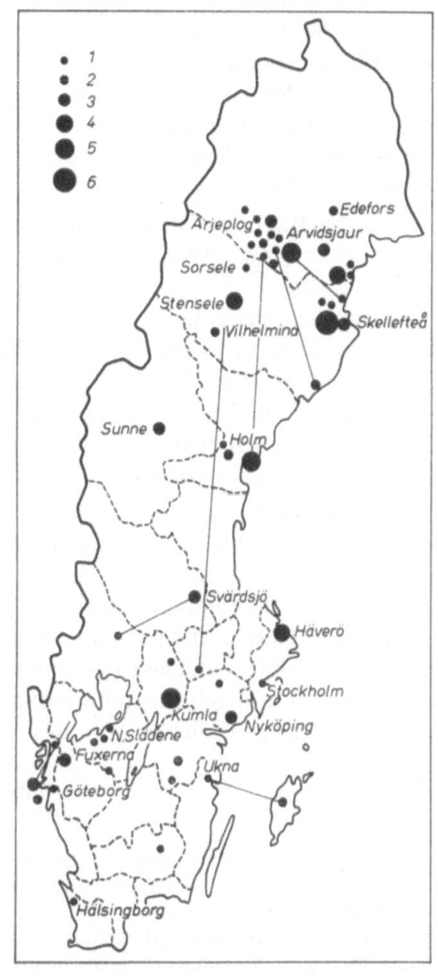

Abb. 75. Die geographische Verteilung der schwedischen Porphyriefälle 1937 (nach WALDENSTRÖM). Die Größe der Punkte gibt Auskunft über die Anzahl der Fälle. Die Pfeile bezeichnen den genetischen Ursprung. In vielen Fällen, vor allem in Nordschweden, ist die Erblichkeit nicht genügend überprüft.

d) Fettsucht — *Adipositas* — *Obesity*

Daß es Tierstämme mit genetisch bedingter Adipositas gibt, steht fest. Bei einem Mäusestamm ist das Gen für Fettsucht mit Gelbfärbung der Behaarung gekoppelt. Daß es auch beim Menschen eine familiäre, bisweilen zu einer bestimmten Population oder Rasse (Buschmänner- und Hottentottenfrauen) gebundene Anlage zu Adipositas gibt, ist wohl als sicher anzunehmen. Schwierig ist es nur zwischen echten Erbfaktoren und milieubedingten Faktoren zu unterscheiden.

e) Sonstige Stoffwechselstörungen

Dauernde Unterernährung, wahrscheinlich mit Avitaminosen verbunden, kann hormonale Anomalien, vor allem hypophysär-genitaler Genese hervorrufen. So sah man während und nach dem zweiten Weltkrieg in Deutschland auffallend viele Fälle von Fettsucht bei jungen Mädchen, die gleichzeitig Amenorrhoe hatten. Kenner der afrikanischen Negerstämme, wie DAVIES (1952) und CAROTHERS (1953) haben den Einfluß der chronischen Unterernährung auf die Sexualsphäre diskutiert. DAVIES berichtet über die außerordentliche Häufigkeit der Gynäkomastie bei afrikanischen Männern und meint, daß ein allgemeiner Mangel an sexueller Balance mit Neigung zu Hyperoestrogenismus vorhanden wäre. Über ähnliche Erfahrungen hat MARGARET MEAD aus dem fernen Osten berichtet, wo Malayen und andere nicht selten feminine Typen vorkommen, jedoch ohne Verbindung mit Homosexualität.

Das von MARGETTS et al. diskutierte Problem der ägyptischen Königin-Pharao HATSHEPSUT (gest. etwa 1470 v. Chr.) kann hier nur kurz und mit Vorbehalt erwähnt werden. Sie wurde als Junge erzogen und ohne Brüste und mit Bart abgebildet, sie zeigte eine ungewöhnliche männliche Willensstärke und Tatkraft und war nach MARGETTS stark vermännlicht. Man denkt vielleicht dabei an Königin CHRISTINA von Schweden, die nach ESSEN-MÖLLER ein mißgebildetes Genitale hatte. Nach einem hervorragenden schwedischen Ägyptologen hat es sich aber bei Königin-Pharao HATSHEPSUT eher um eine rituelle Verkleidung als um eine endokrine Anomalie gehandelt.

Über die Natur der Skeletveränderungen bei Pharao AMENOPHIS IV, ACHNATON genannt (gest. um 1352 v. Chr.), gehen die Meinungen auseinander. Seine Kopfform ist nach GHALIOUNGUL zweifelsohne pathologisch. Auf vielen Bildern hat er ein besonders stark ausgeprägtes Kinn, was SNORRASON und WELLS als Zeichen einer Akromegalie deuten. Andererseits zeigen gewisse Statuen von ihm einen eher weiblichen Körper mit schmalem Leib und breiten Hüften. Eine vom Wasser beschädigte Mumie, die angeblich ACHNATONS ist, zeigt eine Entwicklung des Knochensystems, die dem wirklichen Alter des jungen ACHNATON kaum entsprechen kann.

Literatur

Kropf

(Nur ein kleiner Teil der umfangreichen Literatur folgt hier)

ACKERKNECHT, E. H.: Geschichte und Geographie der wichtigsten Krankheiten. Stuttgart 1963.

ADLERCREUTZ, E.: Orientierende Untersuchung über die Verbreitung des Kropfes in Finnland und über deren Zusammenhang mit dem Jodvorkommen im Wasser. Stockholm **1928**, **148**. Inaugural-Diss. Helsingfors 1928.

ALDUNATE, G.: Enquesta sobre bocio endémico en escolares de Alto Plano. Rev. méd. Chile **87**, 721 (1959).

ANDRÉ, M., et R. HUET: Goîtres endémiques á Tschad. Méd. trop. **20**, 339 (1960).

BALABOLKIN, M. I., and S. A. NABOKOV: Distribution of endemic goiter in women in the Kamchatka. Probl. Endokr. Gormonoter. **9**, 103 (1963).

BARZELLATTO, J., y S. STEVENSON: Bocios eutiroideos. Riv. méd. Chile **87**, 722 (1959).

BISEMBIN, D. D.: Endemic goiter in the Dzhambul region. Zdravookhr. Kazakhst. **22** (11), 35 (1962).

BOUDIN, J. C. M.: Traité de géographie et de statistique medicales, I, Paris **1837**, 82.

BRAND, N.: Comparative study of endemic goitre in man and cattle in Israel. Acta endocr. (Kbh.) **42**, 21 (1963).

— The problem of endemic simple nodular goiter in the upper Galilea. Dapim Refuiim **1959**, 18.

BUKATSCH, F.: Carotinoidmangel als ein ätiologischer Faktor der neuen Kropfwelle in Deutschland. Klin. Wschr. **29**, 450 (1951).

CERLETTI, U.: L'endemiadi gozzo-cretinismo oggi e sessanta anni fa. Rilievi nella Valtellina, nella Valle del Mera e nella Val Bisagno. Ric. Sci. Biol. 3, 5435 (1963).

CHAIA, J.: Les goitres au Liban. A propos 500 cas personels. Rev. méd. Moy. Or. 17, 168 (1960).

CLEMENTS, R. W.: Endemic goiter in Australia, New Zealand and Melanesia. Bull. Wld Hlth Org. **10**, 105 (1954).

— (17 Mitarbeiter): Endemic goitre. Wld Hlth Org. Monograph Ser. 44 Genf 1960.

COSTA, A., and M. MORTARA: Recent studies of goitre in Italy. Bull. Wld Hlth Org. **22**, 493 (1960).

— Comparaison entre le sourd-muet des zones d'endémie goître crétinique et le sourd-muet des zones non endémiques. Ann. Endocr. (Paris) **21**, 791 (1960).

Cretinism: In India. Indian J. Path. Bact. **5**, 1 (1962). In Neu Guinea, Pediatrics **29**, 345, 364 (1962).

DANOVSKII, L. V.: Some problems of the clinical picture of endemic goîter in the Leningorsk region of Tatar ASSR. Kazan. med. Zh. **6**, 17 (1962).

DE VISSCHER, M.: Endemic goiter in the Uele region (Republic of Congo) I. General aspects and functional studies. J. clin. Endocr. **21**, 175 (1961).

DRAZNIN, N. M.: Distribution of endemic goiter in Belorussian SSR. 9. Probl. Endokr. Gormonoter. **9**, 95 (1963).

DURBANOW, I. M.: Epidemic goiter in the village of Novo Michailovsk in the Gulkevich district of the Krasnodarsk region. Sovjetsk. Med. **26**, 91 (1963).

ESER, S., et S. VELINCANGIL: Le goître endémique á Iparta (Turquie) et son étiologie. Schweiz. Z. allg. Path. **21**, 629 (1958).

FELLINGER, K.: Kropfentstehung und Kropftherapie. Wien. med. Wschr. **112**, 393 (1962).

FERRARIS, G. M.: Relation between goiter endemia and iodine content of the drinking water in some zones of Piemont and Sardinia. Folia. endocr. (Roma) **13**, 468 (1960).

FRANCESCHETTI, L.: Variazioni istologiche della tiroide in rapporto alle azioni climatiche. Arch. Sci. Med. **93**, 475 (1952).

GALLI-VALERIO, B.: L'étiologie et l'épidémiologie de l'endémie thyréoidienne. Kropfkonf. **1928**, 336.

GMELIN, J. G.: (zit. nach BRANDT, M.) Geopathologische Forschungen in der Sowjetunion, Hft. 61. Berlin 1964.

GREENWALD, I.: Notes on the history of goiter in Spain and among Jews. Bull. Hist. Med. **32**, 121 (1958).

— Goiter in Central America and Mexico. Tex. Rep. Biol. Med. **17**, 467 (1959).

— Goiter in Michigan. N. Y. St. J. Med. **63**, 312 (1963).

HAUBOLD, H.: Kropfwelle im bayrischen Voralpenland. Milchwissenschaft **6**, 285 (1951).

— Eine deutsche Kropfwelle. Verh. dtsch. Ges. inn. Med. **56** (1950).

HETTCHE, H. O.: Ätiologie, Pathogenese und Prophylaxe der Struma. München **1954**, 103.

— Epidemiology of struma. IVth Internat. Goitre Conf. London 1960.

HOFLUND, S.: Über die Kropffrequenz beim Rind und Schaf in Schweden. Svenska Vet.-T. **14**, 29 (1962) (schwed.).

HÖJER, J. A.: Untersuchungen über den endemischen Kropf in Schweden. Zschr. Hyg. **110**, 239 (1929).

— Kropfstudien. Svenska Läk.-Sällsk. Handl. **57**, 1 (1931).

HOUSTON, W., and J. C. SHEE: Thyroid disease among Caucasians in Central Africa. J. trop. Med. Hyg. **66**, 48 (1963).

Index Med. Sept. 1962: 2718. Kropfstatistik, Pathogenese in Polen, Czekoslowakei, Rußland.

JUSSILA, R.: Die allgemeine Epidemiologie des Kropfes in Finnland. Nord. Med. **57**, 807 (1957).

KELLY, F. C., and U. W. SNEDDEN: Prevalence and geographical distribution of endemic goiter. Wld Hlth Org. Monograph. Ser. **44**, 27 (1960).

KOLOMITSEVA, M. G.: Content of cobalt in the soil, water food, products, pasture plants in the area of endemic goiter. Zdravookhr. Kazakhst. **22** (6), 55 (1962).

KILPATRICK, R.: A. survey of thyroid enlargement in two general practices in Great Britain. Brit. med. J. **5322**, 29 (1963).

LAMBERG, B.-A., u. R. JUSSILA: Der endemische Kropf in Finnland. Finska. Läk.-Sällsk. Handl. **104**, 113 (1960) — Mit Karte und engl. Zusammenfassg.

MCCLENDON, J. F., and J. C. HATHAWAY: Inverse relation between jodine in food and drink and goitre, simple and exophthalmic. J. Amer. med. Ass. **82**, 1668 (1923).

Peltola, P.: Goitrogenic effect of cow's milk from goitre district in Finnland. Acta endocr. (Kbh.) **34**, 121 (1960).

Popovich, P. P.: On the history of the investigations of goiter according to data of the Academy of Chinese Popular Medicine. Probl. Endokr. Gormonoter. **5**, 105 (1959).

Reisenauer, R.: Die kartographische Darstellung der Struma. Endokrinologie **40**, 27 (1960).

Roche, J., and S. Lissitzky: Etiology of endemic goiter. Wld Hlth Org. Monograph. Ser. **44**, 351 (1960).

Roe, T. N.: Thyroid enlargement in Batu Pahat district. Med. J. Malaya **15**, 26 (1960).

Roy, S.: Pathologic features in Himalayan endemic goiter. Amer. J. Path. **44**, 839 (1964).

Saka, O.: Das Bild der normalen Schilddrüse aus den türkischen Küstengebieten. Virchows-Arch. path. Anat. **302**, 228 (1938).

Scrimshaw, N. S.: Endemic goiter in Latin America. Publ. Hlth Rep. (Wash.) **75**, 731 (1960).

Seligmann, C. G.: A cretinous skull of the eighteenth dynasty, Man, London **12**, 17 (1912).

Siddiqui, A. H.: Incidence of simple goitre in areas of endemic fluorosis. J. endocr. **20**, 101 (1960).

Slink, K.: Mapping endemic goiter in Czekoslovakia. Rev. Czeck. Med. **5**, 73 (1959).

Srinivasan, S.: Himalayan endemic deafmutism (bei Kropf). Lancet **II**, 176 (1964).

Stanbury, J. B.: Endemic goiter: The adaptation of man to iodine deficiency. Cambridge (Mass,) **1954**, 209.

Vergoz, et Sicard: Le goître en Algérie. Algérie méd. **63**, 701 (1959).

Walthard, B.: Über den Rückgang der Kropfendemie im Kanton Bern, insbesondere der Struma congenita. Schweiz. med. Wschr. **82**, 423 (1952).

Wegelin, C.: Schilddrüse. Henke-Lubarsch: Handb. d. Spez. Path. Anat. **VIII**, 430 (1926).

Welsh, R. A., and P. Correa: The comparative pathology of goiter in non-endemic and endemic area. Arch. Path. **69**, 694 (1960).

Wildberger, Verena: Über den Kropf im Belgisch Kongo. I-D. Bern 1943.

Wld Hlth Org. Chron. **14**, 339 (1960): World distribution of endemic goitre.

— **14**, 345 (1960): Facts and theories about endemic goitre.

Basedowsche Krankheit

Buer, L.: Thyreotoxikosis in Korea. T. norska Laegeforen. **80**, 126 (1960) (norweg.).

Gelfand, M.: Thyrotoxicosis in the African. Report of a case. Cent. Afr. J. Med. **8**, 123 (1962).

Heimann, P.: Atoxic and toxic goiter. Epidemiology, symptomatology and surgical treatment. Acta chir. scand. Suppl. **289**, 1962.

— Thyreotoxikose im nördlichen Ångermanland (Nordschweden) 1942—1961. Nord. Med. **71**, 341 (1964) (schwed.).

Iversen, K.: Temporary rise in frequency of thyrotoxicosis in Denmark 1941—1945. Kopenhagen 1948.

Means, J. H.: Geographical factors in Basedow's disease. Acta med. scand. Suppl. **213**, 260 (1948).

Parry, C.: Posthume Edition seiner Schriften 1796.

Patel, K. M.: Thyrotoxicosis at Mulage Hospital. E. Afr. med. J. **39**, 600 (1962).

Pendergrast, W. J.: Thyroid cancer and thyrotoxicosis in U.S.; their relation to endemic goiter. J. chron. Dis. **13**, 22 (1961).

Saint-Ives, M. de: Nouveau traité des maladies des yeux. Paris **1702**, 141.

Sällström, T.: Vorkommen und Verbreitung der Thyreotoxicose in Schweden. I-D. Stockholm 1935.

Spoulding, W. B.: The increased incidence of thyrotoxicosis in immigrants. Canad. med. Ass. J. **88**, 287 (1963).

Zuckerkrankheit

Altmann, S.: Diabetes among Yemenite Jews in Israel. Harefuah **59**, 129, 133 (1960).

Andersen, S., and E. Lauritzen: Blood groups and diabetes mellitus. J. Amer. Diab. Ass. **9**, 20 (1960).

Barach, J. H.: Historical facts in diabetes. Ann. Med. Hist. **10**, 387 (1928).

Bourgoignie, J.: Étude clinique du diabète surcé du Bantou de la région de Léopoldville. Ann. Soc. belge Méd. trop. **42**, 261 (1962).

Brekkan, E., and P. R. Olofsson: Diabetes in the main part and rural districts of Nordfjord (Island). Laeknabladid **46**, 197 (1962).

Campbell, G. D.: Incidence of diabetes in Basutoland. S. Afr. med. J. **34**, 332 (1960).

— Some observations 4000 African and Asiatic diabetics collected in Durban between 1958 and 1962. E. Afr. med. J. **40**, 267 (1963).

Cohen, A. M.: Effect of change in environment of the prevalence of diabetes among Yemenite and Kurdish communities. Israel med. J. **19**, 137 (1960).

Committee on Statistics: Diabetes, recent statistics. Diabetes **4**, 49, 227 (1955); **5**, 313 (1956); **9**, 500 (1960); **13**, 312 (1964).

Cosnett, J. E.: Diabetes among Natal Indians. Brit. med. J. **I**, 187 (1959).

— in the Tropics. Brit. med. J. **I**, 219 (1959).

D'Alonzo, C. A.: Diabetes mellitus in an employed population. Delaware med. J. **34**, 284 (1962).

Davidson, J. C.: The incidence of diabetes in Nyassaland. Cent. Afr. J. Med. **9**, 82 (1963).

El-Sherif, A.: The epidemiological features of diabetes mellitus and its complication amongst Egyptians. J. Egypt. Med. Ass. **47**, 103 (1964).

Dildi, H.: Diabetes in Arkansas. J. Ark. med. Soc. **60**, 419 (1964).

Geftel, H. G., and E. Schultz: Diabetes in urbanized Johannesburg Africans. S. Afr. med. J. **35**, 66 (1961).

Gunther, O., u. Gertraude Baumann: Diabetesvorkommen auf der Insel Rügen. Wiss. Z. Univ. Greifswald **1**, 243 (1951/52).

Hsueh-Li, C.: Diabetes mellitus. A clinical analysis of 992 cases. China med. J. **81**, 511 (1962).

Hugh Jones, P.: Diabetes in Jamaica. Lancet **II**, 891 (1955).

Ibrahim, M. B.: Diabetes in East Pakistan. Brit. med. J. **I**, 837 (1962).

Johnson, J. E. F.: Diabetes mellitus in an American Indian population isolate, Tex. Rep. Biol. Med. **22**, 110 (1964).

Kinnear, T. W.: The pattern of diabetes mellitus in a Nigerian teaching hospital. E. Afr. med. J. **40**, 288 (1963).

Lamy, M.: Maladies héréditaires du métabolisme chez l'enfant. Paris 1959.

Levine, Rachmiel: History of etiology of diabetes mellitus. Arch. Path. **78**, 405 (1964).

Lövstad, O.: Diabetes mellitus in Rogaland Bezirk (Norwegen). Nord. Med. **66**, 1483 (1961) (norweg.).

Mazaud, P.: Aspects du diabète sucré au Vietnam. Méd. trop. **23**, 189 (1963).

Meyer, H.: Diabetes in Dresden. Z. Ges. inn. Med. **14**, 575 (1959).

Munck, W.: Diabetes in Dänemark. Festvorlesung 1955 (dän.).

Reed, J. A.: The Cappadocian (Aretaios). Diabetes **3**, 419 (1954).

Remein, Q. R.: Prevalence of diabetes in U.S. Ann. N.Y. Acad. Sci. **82**, 229 (1959).

Scherstén, B.: Zuckerkranken-Statistik. Diabeteskonferenz Hindås 1961. Svensk. Läk.-Tidn. **58**, 2241 (1961) (schwed.).

Seige, K., u. G. Hevelke: Sexualdifferenzen beim Diabetes mellitus als klinisch-statistisches Problem. Dtsch. Z. Verdau.- u. Stoffwechselkr. **20**, 235 (1961).

Sloan, N. R.: Ethnic distribution of diabetes mellitus in Hawaii. J. Amer. med. Ass. **183**, 419 (1963).

Watanabe, G.: Origins of diabetes mellitus as suggested by its epidemiology. Acta med. biol. (Niigata) **10**, 1 (1962).

WHO: Diabetes. Death rates in different countries. Epid. Vital Statist. Rep. **8**, 467, 470 (1955).

Wilson, D.: The considerable increase of non-communicable diseases and causes of death in the city of S. Paulo. Arq. Fac. Hig. S. Paulo **15—16**, 35 (1961—62) (port.).

Wittbrodt, H., u. G. Sange: Beitrag zur Frage der Diabeteshäufigkeit. Deutsch. Gesundh.-wes. **15**, 2510 (1960).

Diabetes insipidus

Forssman, H.: Über den Erblichkeitsgang bei Diabetes insipidus. Nord. Med. **16**, 3211 (1942) (schwed.).

— Two different mutations at X-chromosome causing diabetes insipidus. Amer. J. hum. Genet. **7**, 21 (1955).

Diathesis urica

Copeman, W. S. C.: A short history of the gout and the rheumatic diseases. Los Angeles: Berkeley 1964.

Decker, J. L., and J. J. Lane: Gouty arthritis in Philippinos. New Engl. J. Med.**261**, 805 (1959).

Kellgren, J. H.: Diagnostic criteria for population studies of gout. Bull. rheum. Dis. **13**, 291 (1962).

Nakamura, T.: Gout. Jap. Arch. int. Med. **9**, 408 (1962).

Shepherd-Wilson, W., and M. Gefland: Gout in the African. A case. Cent. Afr. J. Med. **8**, 181 (1962).

Porphyrie

Barnes, H. D.: Porphyria in Bantu races. S. Afr. Med. J. **29**, 781 (1955).

Campbell, J. A. H.: The pathology of South African genetic porphyria. S. Afr. J. Lab. clin. Med. **9**, 197 (1963).

Keeley, K. J.: The incidence of porphyria cutanea tarda in the Bantu. An analysis by sex and age. S. Afr. med. J. **36**, 602 (1962).

Kotanchick, B.: Porphyria in a Negro. J. Amer. Osteopath. Ass. **62**, 230 (1962).

Phano, M.: Porphyria in Israel. Harefuah **63**, 284 (1962).

Porphyria in South Africa. Lancet **II**, 93 (1959).

Waldenström, J.: Neuere Erfahrungen über die Porphyriekrankheiten. Nord. Med. **62**, 1443 (1959) (schwed.).

With, T. K.: Neuere Gesichtspunkte über Porphyrie. Nord. Med. **58**, 1502 (1957) (schwed.).

Amyloidose

Blum, A.: Amyloidosis as the sole manifestation of familial Mediterranean fever. Further evidence of its genetic nature. Ann. intern. Med. **57**, 795 (1962).

Heller, H.: Ethnic distribution of amyloidosis in Mediterranean fever. Pathol. Microbiol. **14**, 718 (1961).

Nakagawa, S., and K. Suzue: Amyloidosis in Japan. Pathol. Microbiol. **27**, 850 (1964).

Sonstige Stoffwechselstörungen

Davies, J. N. P.: Nutrition and nutritional diseases. Ann. Rev. Med. **3**, 99 (1952).

Delay, J.: History of transvestite. J. Amer. med. Ass. **157**, 1292 (1955).

Essen-Möller, E.: La reine Christine. Collection ,,Hippocrate'', Paris 1937.

Ghalioungul, F.: A medical study of Akhnaton. Ann. Serv. Antiquités de l'Égypte **47**, 29 (1947).

Margetts, E. L.: The masculine character of Hatshepsut, queen of Egypt. Bull. Hist. Med. **25**, 559 (1951).

IV. Krankheiten der blutbildenden Organe und des Blutes

Auf die geographische Verbreitung und relative Häufigkeit der verschiedenen *Blutgruppen* des ABO-Systems, des Rh-Faktors usw. kann hier nicht näher eingegangen werden. Ebenso wenig können die vielen abnormen *Varianten des Hämoglobins erwachsener Menschen* hier abgehandelt werden. Nach Hunt et al. kommen drei von diesen Varianten gehäuft in gewissen Teilen der Welt vor, und zwar das *Sichelzellenhämoglobin S, das Hämoglobin C und das Hämoglobin E.* Die Gene der Hämoglobine S und C findet man am häufigsten bei afrikanischen Negern, während das Gen des von Itano et al. entdeckten Hämoglobins E mit höchster Frequenz in Südostasien, in Populationen in Siam und Burma sowie in gewissen Populationen von Malaysia, Ceylon und Indonesien gefunden worden ist. Einzelne Fälle sind auch in den Philippinen, in Indien, Persien und bei den Eti-Türken bekannt; letztere haben auch eine hohe Frequenz des Sichelzellengens.

Die pathogenetische Bedeutung des Sichelzellengens wird unten und bei der Malaria erwähnt.

a) Biermersche Anämie — *Anaemia perniciosa* — *Addison's anemia*

F. Anémie pernicieuse.

α) Historisches

Obgleich schon ältere Autoren wie LEBERT und ADDISON durch ihre Bezeichnungen „essentielle" Anämie bzw. „idiopathische" Anämie die Sonderstellung der perniziösen Anämie geahnt hatten, gilt doch BIERMER mit Recht als der eigentliche Entdecker dieser Krankheit. Zur weiteren Aufklärung der Krankheit haben EICHHORST, QUINCKE, HAYEM, LAACHE und vor allem EHRLICH beigetragen.

β) Geographisches

Die perniziöse Anämie hat ein erhebliches geographisches Interesse. Schon lange wußte man, daß die Häufigkeit von Land zu Land stark wechselte, aber erst die Zusammenstellung von DE LANGEN und ASKANAZY bei der 3. Konferenz f. Geographische Pathologie 1937 zeigte deutlich die großen geographischen Unterschiede der Erkrankungsziffern:

Schweden	9,18	auf 100000 Menschen
Kanada	9,1	
England	8,9	
USA, Nordstaaten	6,9	
Schweiz	6,5	
Norwegen	5,5	
Holland	4,4	
Schweiz 1935	4,1	
Italien	2,3	
Japan	0,6	
Ceylon	0,3	
Java	0,0	in 20 Jahren kein Fall in der Klinik

In Chile sah HERZOG unter 1629 Sektionen nur zwei Fälle = 0,12%, und die Kliniker beobachteten dort unter 15000 Kranken 14 Perniziosafälle.

Ob diese Angaben auch heute gelten, ist schwer zu sagen. Die verfeinerte klinische Diagnostik hat die Zahl der klinischen Fälle scheinbar vergrößert, andererseits hat die moderne Therapie die Zahl der Todesfälle sehr stark reduziert. Auch die Zahl der Krankenhäuser und die Bereitwilligkeit und Möglichkeit der Kranken, sich einer hämatologischen Untersuchung zu unterziehen, beeinflussen die Statistik stark.

Eine Untersuchung über die Morbidität in Schweden, die wir selbst auf Grund der Berichte der vielen Krankenhäuser für die Jahre 1951 bis 1953 durchführten, zeigte gewisse, deutliche Unterschiede, die kaum auf verschiedener Diagnostik und verschiedenen Möglichkeiten zu hämatologischer Untersuchung der Bevölkerung beruhen können.

Folgende Zahlen wurden auf 100000 Einwohner gefunden:

Nordschweden (Norrbotten, Västerbotten, Västernorrland, Dalarne)	350
Fünf nur teilweise zusammenhängende Bezirke in Mittelschweden	308
Stockholm (damals etwa 700000 Einwohner)	241,5
Südschweden (fünf zusammenhängende Bezirke)	231
Gotland (mit einer Bevölkerung von nur 50000 bis 60000 Einwohner)	171

Nach dieser orientierenden Untersuchung wäre die höchste Frequenz in Nordschweden und die niedrigste in Südschweden zu finden, was bei der großen Ausdehnung des Landes in nord-südlicher Richtung mit verschiedenen klimatischen und anderen Verhältnissen zusammenhängen könnte. Die Zahlen Gotlands sind zu klein um Schlüsse zu erlauben.

Ähnliche Untersuchungen in kleinerem Maßstab hat KOLSTAD innerhalb eines einzigen Bezirkes im südlichen Norwegen ausgeführt: die Unterschiede zwischen den verschiedenen Gauen des Bezirkes waren groß. In einem Gau wurden im Laufe der Jahre 1953 bis 1954 über 20 neue Fälle jährlich diagnostiziert, in anderen Gauen 10 bis 15, in anderen nur 5 neue Fälle auf 100000 Einwohner jährlich.

Die Mortalitätsstatistik gibt sehr wechselnde Zahlen, aus denen man wohl nur mit Vorsicht Schlüsse über die wirkliche Frequenz der Perniciosa ziehen darf. In den Jahren 1950 bis 1956 starben jährlich in folgenden Ländern auf 100000 Einwohner:

Irland	4,3
Schottland	3,4
England	2,3
Dänemark	1,8
Italien	1,3
Bundesrep. Deutschland	1,2
Norwegen	1,1
Holland	0,9
Frankreich	0,7

In außereuropäischen Ländern waren die entsprechenden Mortalitätsziffern:

Australien	2,0
Kanada	1,4
USA	1,1
Japan	0,5

b) Bothriocephalusanämie — *Anaemia perniciosiformis bothriocephalica*

Die seit etwa 80 Jahren bekannte Bothriocephalusanämie (ALBRECHT, BOTKIN, REYHER, RUNEBERG) kommt in allen Ländern mit stärkerer Infestation des breiten Bandwurmes vor. Besonders häufig ist sie in Finnland, was mit dem Essen von halbrohem Fisch zusammenhängt; auch in dem angrenzenden Nordschweden ist diese Anämieform gut bekannt. Viele Wurmträger werden nicht anämisch, es kommen bei der Entwicklung der Anämie auch konstitutionelle Faktoren in Betracht, ferner die Lokalisation des Wurms im Darm und die Zahl der Parasiten. Nach SALTZMAN war die Bothriocephalusanämie während der letzten Jahrzehnte des vorigen Jahrhunderts und in den ersten Jahren dieses Jahrhunderts sogar häufiger als die echte „kryptogenetische" Perniciosa. Die Frequenzkurve der Wurmanämie sank dann bis etwa 1920, um dann wieder zu steigen, und 1937 verhielt sich die Zahl der Wurmanämien zu den Perniciosafällen in den Kliniken von Helsingfors wie 2:5. Wie bei der echten Perniciosa waren Frauen immer in der Mehrzahl. Nach VON BONSDORFF et al. wird das gleichzeitige Vorkommen von echter Perniciosa und Wurmanämie in derselben Familie öfters festgestellt, ebenso die Tatsache, daß Personen, die vor vielen Jahren eine Wurmanämie hatten, später an Perniciosa erkranken. Beides deutet auf eine konstitutionelle Veranlagung hin.

Im nördlichsten Bezirk Schwedens, Norbotten, kamen in den Jahren 1931 bis 1935 35 Fälle von Bothriocephalusanämie zur Behandlung, während in den angrenzenden beiden Bezirken zusammen nur zwei Fälle beobachtet wurden. Die Zahl der Fälle sinkt jetzt sowohl in Finnland als Schweden, da der Wurm seltener wird.

c) Bleichsucht — *Anaemia hypochromica achylica* — *Chlorosis*

α) Historisches

Krankhafte Zustände mit Bleichsucht waren schon den Ärzten Griechenlands, Roms und Arabiens bekannt. Die Bezeichnung Chlorose scheint viel später eingeführt worden zu sein, sie wird nach Hirsch erst im Anfang des 17. Jahrhunderts von Sennert, Flacht, Hoffmann et al. für Bleichsucht mit Müdigkeit bei jungen Mädchen benutzt. In der sehr umfangreichen Literatur vor 80 bis 60 Jahren wird die Chlorose als eine wirkliche Volkskrankheit betrachtet, die vor allem in nördlicheren Ländern wie Norwegen und Schweden, aber auch in Kanada und den USA häufig auftrat. Noch im Jahre 1923 widmete Naegeli der Chlorose eine gründliche, 25 Seiten umfassende Darstellung.

β) Geographisches

Die Häufigkeit der hypochromen, bzw. achylischen Anämien (Achylieanämien) in verschiedenen Ländern ist wenig erforscht. Besonders häufig sind diese Anämieformen in Schweden, jedoch sind sie in den letzten Jahren nach Untersuchungen von Lundholm et al. und besonders im Zusammenhang mit verbesserter Volksernährung deutlich zurückgegangen. Nach Lundholm, der vor allem die Verhältnisse im Bezirk Jämtland in Nordschweden untersuchte, zeigt die essentielle hypochrome Anämie, sie mag achylisch oder nicht-achylisch sein, eine deutliche familiäre Häufung, die der Autor in einer großen Reihe von Fällen studieren konnte. Unter den Geschwistern der Kranken fanden sich nicht weniger als 12,4% mit hypochromer Anämie, d. h. etwa zehnmal so viele wie im gesamten Krankenhausgut. Man muß annehmen, daß hier ein idiotypischer Erbfaktor vorliegt. Fast nur Frauen kommen in Frage.

d) Mittelmeeranämie — *Thalassaemia* — *Cooley's anemia*

I. Anemia mediterranea.

Diese erbliche Blutveränderung tritt vor allem im Mittelmeergebiet auf, speziell unter Abkömmlingen von Griechen und Italienern. Man findet sie indessen auch in anderen Populationen. Matoth u. a. fanden sie in Kurdistan bei jüdischen Familien; sie ist nicht selten in Südchina, Tonkin, Thailand und Hinterindien, auf den Philippinen und Java. Ein Herd findet sich im Kongo. Außerhalb der europäisch-asiatischen Gebiete, die zusammen innerhalb einer breiten Zone liegen (Cherhoff 1959) findet man kleine Herde oder verstreute Fälle in Deutschland, England, Frankreich, unter Nordamerikas Negern, in Mexiko und Südamerika und in anderen Ländern. Die größte Häufung von Fällen scheint die Gegend südlich der Pomündung, in der Nähe von Padova, Ferrara und Ravenna zu zeigen (zwischen 10,3 und 9,7 auf 100000 Einwohner), aber auch Sizilien und Sardinien zeigen viele

Fälle. Die Thalassämie tritt in zwei Formen auf, einer schwereren Cooleys Anämie und einer leichteren oft symptomfreien Form; wenn eine Anämie hier überhaupt auftritt, ist sie sehr leicht.

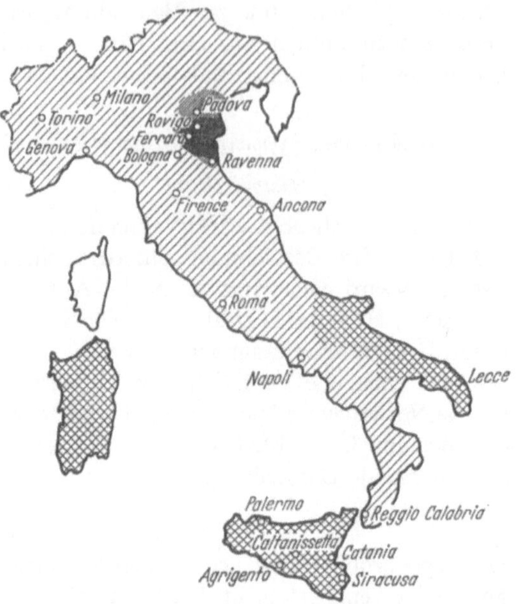

Abb. 76. Approximative Frequenz der Thalassämie in Italien und Corsica. (Nach BIANCO u. Mitarb.)

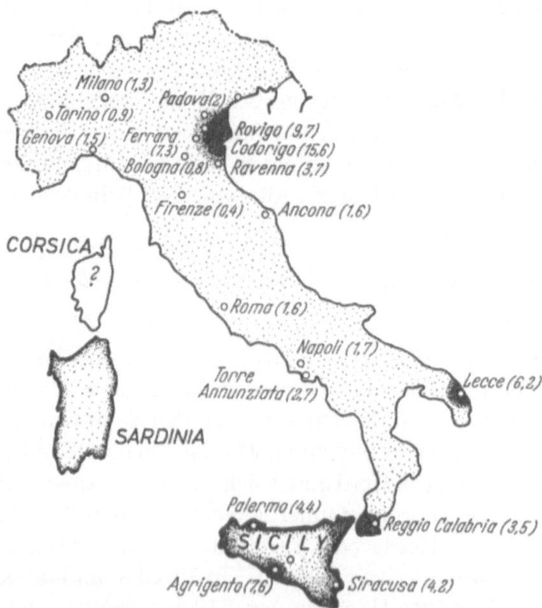

Abb. 77. Die geographische Verbreitung der Thalassämie-Heterozygoten in Italien mit Angaben über das prozentuale Vorkommen derselben in verschiedenen Gegenden. Die höchste Konzentration findet sich in der Nähe der Po-Mündung. (Nach BANNERMANN, 1961)

Es handelt sich offenbar um eine erblich bedingte Blutanomalie, und es ist bisher nicht gelungen, die Streufälle außerhalb der eigentlichen Zone zu erklären; man hat an prähistorische Völkerwanderungen, an Mutationen usw. gedacht.

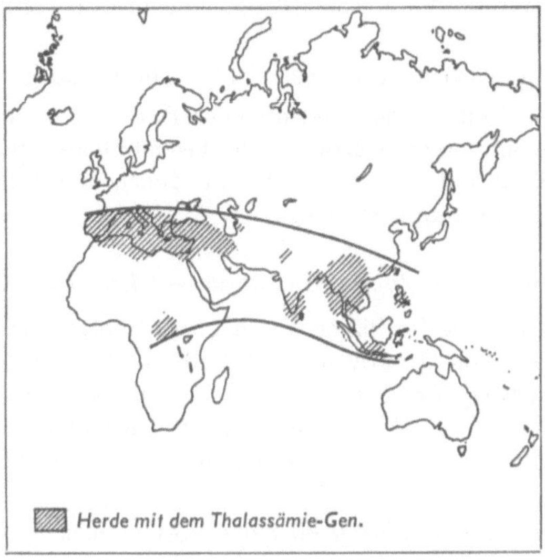

Abb. 78. Geographische Verbreitung der Thalassämie in der Alten Welt. Amerikanische Autoren sprechen von einer gürtelförmigen Verbreitung des Thalassämie-Gens

Sogar das Schwinden der präkolumbischen Mayas und Inkas wurde mit dem Auftreten der Thalassämie in Verbindung gesetzt. Der Teil von Westafrika, aus dem Nordamerikas Neger stammen, soll nach EDINGTON keine Fälle aufweisen.

e) Sichelzellenanämie — *Drepanocytosis* — *Sickle cell anemia*

F. Anémie à cellules falciformes, S. Anemia drepanocitica.

Diese Anomalie, die an das Hämoglobinmolekül gebunden ist, tritt hauptsächlich bei Negern auf, kommt aber auch in Indien und Griechenland vor. Unter vielen afrikanischen Populationen besitzen nicht weniger als 40% der Individuen Sichelzellen. Die höchste Frequenz der Drepanocytose findet man in Ostafrika, aber auch Westafrika zeigt ziemlich viele Fälle. Negerstämme mit hoher und niedriger Frequenz leben Seite an Seite. Ähnliche Verhältnisse findet man unter den Weddas in Südindien. Auch in Arabien bei den Wedda-Zabidis gibt es viele Individuen mit Sichelzellen. Ob die Anomalie von Indien nach Afrika gekommen ist oder umgekehrt, scheint eine noch offene Frage zu sein. In Griechenland kommt die Anomalie rings um den Kopaissee vor. ROPER, BRAIN und ALLISON haben gezeigt, daß die Heterozygoten malariaresistenter sind als normale Individuen, und daß die Resistenz gegen Plasmodium falciparum gerichtet ist; mit Rh-Positivität hat sie nichts zu tun.

f) Agranulocytosis infantilis hereditaria

Eine neue erblich bedingte Blutanomalie mit angeborener Agranulocytose stellt die von KOSTMANN 1951 und 1956 beschriebene Krankheit dar. Sie ist bisher nur in einem geographischen Isolat in Norrbotten, im nördlichsten Teil von

Schweden, nördlich des Bottnischen Meerbusens gefunden worden und beruht wahrscheinlich auf einer primären Knochenmarkinsuffizienz mit stark herabgesetzter Bildung von Granulocyten. Unbehandelte Kinder sterben. Die Ursache scheint ein einfach recessives autosomales Gen, eine recessive Mutation zu sein.

g) Erythroreticulosis benigna hereditaria

In einem Kirchspiel in Nordschweden fanden Bergström und Jacobsson eine erbliche, gutartige aber therapeutisch nicht beeinflußbare, nicht-hämolytische normochrome Anämie mit charakteristischem Knochenmarksbild, sehr ähnlich dem von Di Guglielmo beschriebenen.

h) Anaemia haemolytica hereditaria — *Icterus haemolyticus*

Das Vorkommen einer familiären Form von hämolytischem Ikterus wurde wahrscheinlich zuerst von Minkowski 1900 festgestellt. Es handelt sich hier um eine Mutation (Naegeli). Der Erbgang wurde von Meulengracht in Dänemark eingehend studiert, von der Nachkommenschaft wird in einer Familie durchschnittlich die Hälfte der Kinder krank. Gesunde Kinder haben gesunde Nachkommen.

Die genauesten Untersuchungen über das Vorkommen der Krankheit liegen aus Dänemark vor.

i) Haemophilia hereditaria und Thrombopathien

α) Historisches

Wie lange die essentielle Hämophilia und andere Formen von Bluterkrankheit bekannt sind, läßt sich nicht entscheiden. Rothschild u. a. meinen, daß gewisse Vorschriften im Talmud betreffs Befreiung von der Circumcision bei Knaben, deren ältere Brüder nach der Umschneidung gestorben sind, auf die Kenntnis der Bluterkrankheit und sogar ihres Erbgangs zurückzuführen wären. Es sind dort auch drei Schwestern erwähnt, deren erstgeborene Knaben nach der Beschneidung verbluteten. Griechische und römische Ärzte und Schriftsteller des frühen Mittelalters erwähnen die Hämophilie nicht, dagegen findet man in den Schriften jüdischer und arabischer Ärzte schon im 2. Jahrhundert nach Christus und später im 11. Jahrhundert bei dem arabischen Arzt Alzaharavius Beschreibungen tödlicher Blutungen aus Wunden und Schleimhäuten. Berichte über ähnliche Zustände häufen sich, und am Ende des 18. Jahrhunderts werden Familiengeschichten mit Blutungen bei den männlichen Mitgliedern mitgeteilt. Der erste, der den hereditären Charakter der Hämophilie klar erkannte, ist nach Sköld der amerikanische Arzt Otto am Anfang des 19. Jahrhunderts. Die Bezeichnung Hämophilie wurde von Schönlein 1828 eingeführt.

Von der Haemophilie sensu strictiori mit ihrem charakteristischen Erbgang, bei welchem fast nur Männer betroffen werden, ist im Laufe der Jahre eine Reihe von ähnlichen hämorrhagischen Diathesen mit verschiedener Pathogenese abgetrennt worden. Zu diesen gehören die ursprünglich auf den Åland-Inseln von von Willebrand 1926 beschriebene *erbliche Thrombopathie*, bei welcher beide Geschlechter erkranken, die an die echte Hämophilie erinnernde erbliche Christmas-Krankheit,

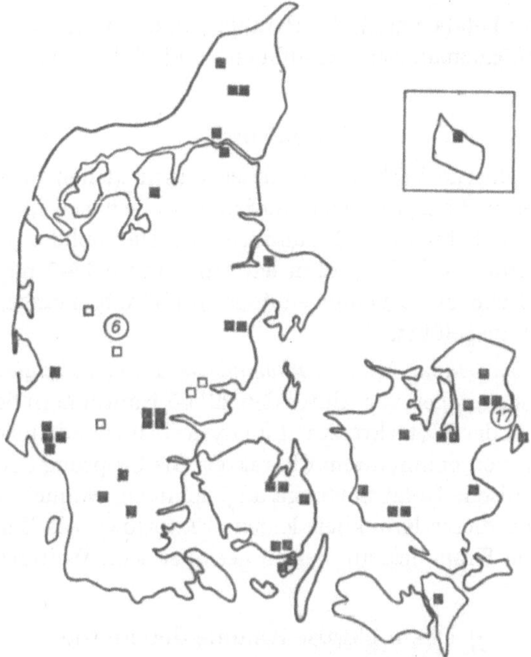

Abb. 79. Die Verbreitung der Hämophilie in Dänemark 1943 auf Grund der Untersuchung von 67 dänischen Familien mit zusammen 81 Blutern. (Nach ANDREASSEN)

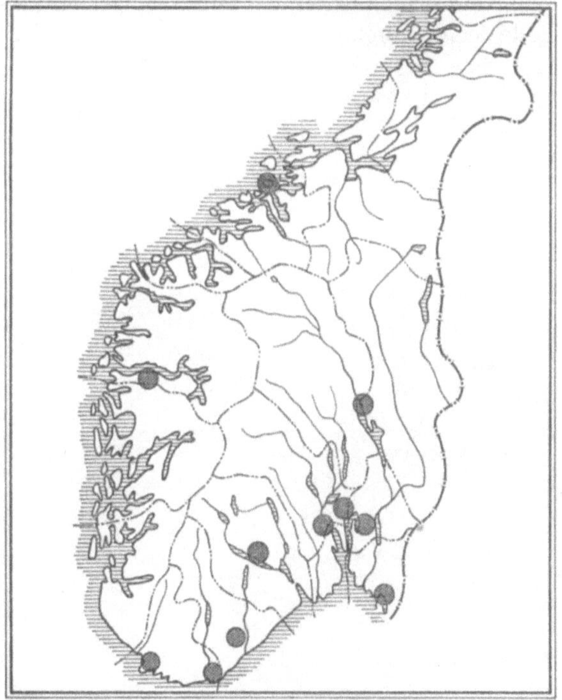

Abb. 80. Geographische Verbreitung der norwegischen familiären Thrombopathie. (Nach OLGA IMERSLUND, 1949)

bei der nur Männer befallen sind, die Parahämophilie (OWREN 1947), die erbliche Thrombasthenie (Glanzmannsche Krankheit) und einige andere hämorrhagische Diathesen.

β) Geographisches

Auf die geographische Verbreitung dieser verschiedenen Formen von Bluterkrankheit kann hier nicht eingegangen werden, vor allem weil sichere Daten fehlen. SKÖLD fand 1944 in Schweden 60 Familien mit Hämophilie, deren Genealogie durchgegangen wurde. — In Norwegen hat IMERSLUND 1947 bis 1949 geographische und genealogische Untersuchungen über familiäre hämorrhagische Diathesen (Thrombopathien) ausgeführt.

Über die *auf den Åland-Inseln vorkommende Thrombopathie* liegen nunmehr sehr genaue Untersuchungen vor. Unter den 22000 Einwohnern der Inseln wurden sieben Familien mit der Bluterkrankheit analysiert. Es handelt sich um eine autosomale Erblichkeit von dominantem Charakter. Als Ursprung der Krankheit wird das kleine geographische Isolat Sottunga angenommen, wo nicht weniger als 20% der Bevölkerung an dieser Krankheit leiden (ERIKSSON). Als Bezeichnung dürfte von Willebrandsche-Krankheit am besten geeignet sein. Weiteres bei BLOMBÄCK, META et al.

j) Die infektiöse Anämie der Pferde

Die Ätiologie der weit verbreiteten infektiösen Anämie der Pferde ist noch unklar. Die Krankheit scheint in der ganzen Welt verbreitet zu sein, nur die britischen Inseln und Neuseeland dürften frei sein. Wahrscheinlich spielen Mücken oder Fliegen die Rolle der Vektoren.

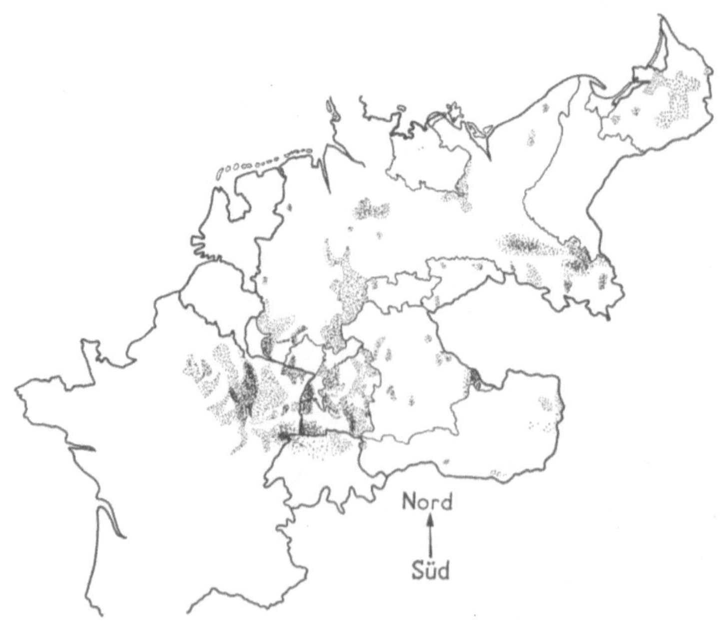

Abb. 81. Geographische Verbreitung der infektiösen Anämie des Pferdes in Mitteleuropa. (Nach DOBBERSTEIN und HEMMERT-HALSWICK, 1940)

Literatur

Krankheiten der blutbildenden Organe

ASKANAZY, M.: Die pathologische Anatomie der Anämien im Lichte der geographischen Pathologie. Folia haemat. (Lpz.) **58**, 289 (1937).

BERNARD, J.: Blood diseases in China. Blood **14**, 605 (1959).

BENHAMOU, E.: Les anémies tropicales. C-R. 3 Conf. Soc. Int. Path. Géogr. Stockholm **1937**, 94. Helsingfors 1937.

FISCHER, W.: Über die Blutkrankheiten in China. C-R. 3 Conf. Soc. Int. Path. Géogr. Stockholm 1937, **255**. Helsingfors 1937.

KONDI, A.: Anemias of marasmus and kwashiorkor in Kenya. Arch. Dis. Child. **38**, 267 (1963).

NAEGELI, O.: Geographisch-medizinische Erforschung der Anaemien. C-R. 3 Conf. Soc. Intern. Path. Géogr. Stockholm 1937, **81**. Helsingfors 1937.

RÖSSLE, R.: Bemerkungen zur vergleichenden Statistik der Blutkrankheiten. C-R. 3 Conf. Soc. Intern. Path. Géogr. Stockholm 1937, **219**. Helsingfors 1937.

Blutgruppen

BUCHWALTER, J. A.: Race and the blood group disease associations. J. nat. Med. Ass. **55**, 295 (1963).

COLLIER, W. A., and A. E. G. ZAAL: Blood groups of Surinam population. Ned. T. Geneesk. **96**, 381 (1952).

McCONNELL, R. B.: Blood groups and disease. Eugen. Quart. **4**, 197 (1957).

MARKS, P. A.: Evidence for heterogenity among subjects with G-6-P-D-deficiency. 2 Int. Conf. Human Genet. Roma 1961. Publ. Experta Med.

MOHN, J. F.: Incidence of the blood group antigen Dia in the Tuscarora Indians of North America. Nature (Lond.) **198**, 697 (1963).

MOURANT, A. E.: Hematology, the basis of modern anthropology. Transfusion (Paris) **5**, 213 (1962).

OTTENSOOKER, F.: Blood groups of a population of Askenazy Jews in Brasil. Amer. J. Phys. Anthropol. **21**, 41 (1963).

RAMOT, B.: Further investigation on erythrocyte G-6-P-D-deficiency subjects. Enzyme levels in other tissues and its genetic implication. 2 Int. Conf. Human Genet. Roma 1961. Pupl. Excerpta Med.

SINISCALCO, M.: Linkage data involving G-6-P-D-deficiency, colour blindness and hemophilia. 2 Int. Conf. Human Genet. Roma 1961. Publ. Excerpta Med.

SUTTON, R. N. P.: Erythrocyte glucose-6-phosphate-dehydrogenase-deficiency in Trinidad. Lancet **II**, 855 (1963).

WALTER, H.: Zum Problem der sozialen Unterschiede in der Verteilung der Blutgruppen. Blut **9**, 1 (1963).

WIENER, A. S.: Blood-groups and disease. A critical review. Lancet **I**, 813 (1962).

HIERNAUD, J.: Données génétiques sur six populations de la République du Congo (groupes sanguins ABO et Rh, et taux de sicklémie. Ann. Soc. belge Méd. trop. **42**, 145 (1962).

Abnorme Hämoglobine

ANDERSON, E. T., and F. E. TROBAUGH: Hemoglobinopathies. Abnormal hemoglobins and their relation to disease. Med. Sci. **13**, 691 (1963).

BARNICOT, N. A.: Hemoglobin types in Greek populations. Ann. hum. Genet. **26**, 229 (1963).

BAUP, H.: Fréquence de l'hémoglobine E au Laos. Méd. trop. **24**, 51 (1964).

COURTIN, C. C.: A structural study of abnormal hemoglobins occurring in New Guinea. Aust. J. exp. Biol. med. Sci. **42**, 89 (1964).

JONXIS, J. H. P.: Abnormal haemoglobins in Africa. Oxford 1965.

HUNT, J. A., and V. M. INGRAM: Abnormal human hemoglobins. Nature (Lond.) **184**, 870 (1959).

INGRAM, V. M.: The hemoglobins in genetics and evolution. New York-London: Columbia Univ. Press 1963.

JIM, R. T.: Haemoglobin H disease in Hawaii. Acta haemat. (Basel) **27**, 274 (1962).

LEHMANN, H., and J. A. M. AGER: The hemoglobinopathies and thalassemia. In STANBURY, WYNGARDEN, FREDRICKSON: The metabolic basis of inherited disease. New York 1960.

— — Some medical problems of immigration to Britain. Haemoglobinopathies. Proc. roy. Soc. Med. **56**, 569 (1963).

MARTI, H. R.: Normale und anormale menschliche Hämoglobine. In Pathologie und Klinik in Einzeldarstellungen. **13**, 1 (1963).

NEEL, J. V.: Abnormal forms of hemoglobin from genetic point of view. Arch. intern. Med. **98**, 555 (1956).

QUATTRIN, N., u. E. DINI: Hämatologische, genetische und klinische Betrachtungen über eine erbliche Hämoglobinopathie. Schweiz. med. Wschr. **92**, 1318 (1962).

SHIBATA, S.: Hemoglobin M-Kurume: its identity with hemoglobin M-Saskatoon. Acta haemat. jap. **25**, 690 (1962).

SUAREZ, R. M.: Distribution of abnormal hemoglobins in Puerto Rico. Blood **14**, 255 (1959).

VOGEL, F.: Ein Beitrag der Forschungen am Hämoglobin des Menschen zur Lösung einiger Grundlagenprobleme der Genetik. Blut **8**, 449 (1962).

WASI, F.: Haemoglobin H disease in Thailand. A genetical study. Nature (Lond.) **204**, 4961; 907 (1964).

Perniciöse und Bothriocephalusanämie

ADAMS, B. B., and W. HIFT: Pernicious anemia among Africans and Indians in Durban. An investigation of 25 patients with megaloblastic anemia and achlorhydria. E. Afr. med. J. **39**, 172 (1962).

v. BONSDORFF, B.: Perniziöse Wurmanämie. Nord. Med. **49**, 633 (1953) (schwed.).

HERRING, B. D.: Pernicious anemia and the American Negro. Amer. Practit. **13**, 544 (1962).

HAMPTON, J. E.: Pernicious anemia in American Indians. J. Okla. med. Ass. **53**, 503 (1960).

Index 1564 1961 ?: Anaemia perniciosa in Formosa. J. Formos. med. Ass. **60**, 739 (1961).

KOLSTAD, P.: Perniziöse Anämie in einem norwegischen Bezirk. Nord. Med. **53**, 597 (1955) (norweg.).

MOSBECH, J.: Incidence of pernicious anemia. Acta med. scand. **141**, 433 (1952).

NYBERG, W.: B 12-Vitaminmangel bei Wurmträgern. Finska Läk.-Sällsk. Handl. **104**, 150 (1960) (schwed.).

WOODS, J. D., and J. J. H. RYMER: Pernicious anemia in African Bantu. Lancet **2**, 1374 (1955).

TURNER, P. P.: Megaloblastic anemia in Africans at the Coast Province Hospital during 1960. Trans. roy. Soc. trop. Med. Hyg. **57**, 34 (1963).

Bleichsucht

HANSEN, A.: Über das Auftreten der Chlorose in Europa im Laufe der Zeiten. Kolding 1927 (dän.).

— Die Chlorose im Altertum. Arch. Gesch. Med. **24**, 175 (1931).

LUNDHOLM, I.: Über den Erbgang bei Anaemia hypochromica essentialis. I-D. Stockholm 1937.

Mittelmeeranämie

AAGAARD, K., and H. LETMAN: Thalassämie in Dänemark. Nord. Med. **58**, 1501 (1957) (dän.).

ACHENBACH, W.: Thalassämie im Raum von Köln. Medizinische **1958**, 1912.

AKSOY, M.: Thalassemia-hemoglobin E disease in Turkey, with hypersplenisation in one case. Amer. J. Med. **34**, 851 (1963).

BANNERMAN, R. M.: Thalassemia. New York 1961.

BELLONI, J., e P. FORNARA: Istogenesi del cranio a spazzola nel morbo di Cooley. Minerva pediat. **7**, 1638 (1955).

BIANCO, IDA: Further data on genetics of microcythemia or thalassemia minor and Cooley's disease or thalassemia major. Ann. Eugen. (Lond.) **16**, 290 (1952).

BRUMPT, L. C.: A propos de l'anémie de Cooley: Thalassémie ou sinémie ? Bull. Acad. nat. Méd. Paris **139**, 333 (1955).

CALLENDER, S.: Thalassemia in Britain. Brit. J. Haemat. **7**, 1 (1961).

CHERNOFF, A. L.: The distribution of the thalassemia gene: A historical review Blood **14**, 899 (1959).

CHUN, S. F., and C. C. CHU: Cooley's anemia in Chinese Children. Pediatriya 1956.

COOLEY, T. B., and P. LEE: Series of cases of splenomegaly in children with anemia and peculiar bone changes. Trans. Amer. pediat. Soc. **37**, 29 (1925).

— Anemia in children with splenomegaly and peculiar changes of the bones. Amer. J. Dis. Child. **34**, 347 (1927).

ENG, L. I. L.: Hemoglobin E thalassemia in Indonesia. Docum. med. geogr. trop. (Amst.) **8**, 135 (1956).

FRONTALI, G.: Vues récentes sur l'anémie méditerranéenne. Sem. Hôp. Paris **195**, 1209 (1951).

INGRAM, V. M., and A. O. W. STRETTON: Genetic basis of the thalassemia diseases. Nature (Lond.) **184**, 1903 (1959).

LAZAR, H. P.: Thalassemia in Hawaiian family of Philippino extraction. Blood **11**, 1019 (1956).

MACIVER, J. E.: Sickle cell-thalassemia in Jamaica. Blood **13**, 359 (1958).

MARTI, H. R., u. K. BETKE: Das Vorkommen der Thalassaemie in der deutschen Schweiz. Schweiz. med. Wschr. **89**, 1079 (1959).

MATHUR, K. S.: Incidence of Hb. E and thalassemia in Uttar Pradesh. J. Indian. J. Med. **255**, 815 (1956).

MATOT, Y.: Thalassemia in Jews from Kurdistan. Blood **10**, 176 (1955).

MIDDLEBROOK, J. E.: Thalassemia in family of pure German extraction. New. Engl. J. Med. **255**, 815 (1956).

NANCE, W. E.: Genetic control of hemoglobin synthesis in thalassemia and related disorders, Science **141**, 123 (1963).

SFIKAKIS, F., and G. STAMATOYANNOPOULOS: Bone changes in thalassemia trait; an X-ray appraisal of 55 cases. Acta haemat. (Basel) **29**, 197 (1963).

WENT, L. N., and J. E. MACIVER: Thalassemia in the West Indies. Blood **17**, 166 (1961).

WILSON, J. G.: Thalassaemia major. Med. J. Aust. **47** (2), 328 (1960).

— Genetic basis of thalassaemia. Med. J. Aust. **47** (2), 345 (1960).

ZUELZER, W. W., and E. KAPLAN: Thalassemia-hemoglobin C disease: a new syndrome presumably due to a combination of genes for thalassemia and hemoglobin C. Blood **9**, 1047 (1954).

Sichelzellenanämie

BUDTZ OLSEN, O. E., and A. C. J. BURGERS: Sickle cell trait in South African Bantu. S. Afr. med. J. **29**, 109 (1955).

BURKS, H.: Unusual bone changes in sicklecell disease in childhood. Radiology **80**, 957 (1963).

CHABEUF, M., and G. ZELDINE: Blood groups and drepanocytosis an Saint Mary's Island (Madagascar). Méd. trop. **22**, 261 (1962).

EDINGTON, G. M.: Expression of sickle-cell gene in Africa. Brit. med. J. **2**, 1328 (1955).

GIRAUD, P.: Drepanocytosis associated with dyshemoglobinosis C. Arch. Pediat. **19**, 1319 (1962).

HIERNAUX, J.: Dates génétiques de 6 populations de la République du Congo. Groupes sanguins AB0 et Rh; drépanocytoses. Ann. Soc. belge. Méd. trop. **42**, 145 (1962).

ISAACS, R.: Sickling: a property of all red blood cells. Science **112**, 2920, 716 (1950).

LEHMANN, H., and A. B. RAPER: High sickling rate in African communities. Brit. med. J. **II**, 333 (1956).

MACHADO, L.: Incidence of drepanocytosis in tuberculosis. Rev. bras. Tuberc. **30**, 299 (1962).

MACIVER, J. E.: Sickle cell-thalassemia in Jamaica. Blood **13**, 359 (1958).

MITAL, M. S.: A focus of sickle cell gene near Bombay. Preliminary communication. Acta haemat. (Basel) **27**, 257 (1962).

MOORE, S.: Bone changes in sickle cell anemia with note on similar change in skulls of ancient Mayan Indians. J. Miss. med. Ass. **26**, 561 (1929).

REYNOLDS, J.: An evaluation of some roentgenologic signs in sickle cell anemia and its variants. Sth. Med. J. **55**, 1123 (1962).

REYNOLDS, W. A.: Benign sickle cell-thalassemia disease and cryptic thalassemia in a Negro family. Ann. intern. Med. **57**, 121 (1962).

RUSSO, G., and F. NOLLICA: Sickle cell haemoglobin and two types of thalassaemia in the same familiy. Acta haemat. (Basel) **28**, 329 (1962).

SCOTT, R. B.: Sickle cell anemia. Pathogenesis and treatment. Pediatr. Clin. N. Amer. **9**, 649 (1962).

SHUKLA, R. N.: Sickle cell disease in India. Blood **13**, 552 (1958).

SINGER, R.: The sickle cell trait in Africa. Amer. Anthropologist **55**, 634 (1953).

VASSALLO, C. L., and A. M. FRUMIN: Further observations on the sickling phenomenon. Amer. J. med. Sci **244**, 442 (1962).

WINTROBE, M. E.: A familial hemopoietic disorder in Italian adolescents resembling Mediterranean disease. J. Amer. med. Ass. **114**, 530 (1940).

Agranulocytosis hereditaria. — Erythroreticulosis hereditaria

BERGSTRÖM, I., and L. JACOBSSON: Hereditary benign erythro-reticulocytosis. Proc. Europ. Soc. Haematol. Wienna **1961**, 285 (1962).
KOSTMANN, R.: Hereditäre kongenitale Retikulose. Nord. Med. **46**, 1113 (1951) (schwed.).
— Infantile genetic agranulocytosis. Acta paediat. (Uppsala) Suppl. **105**, 1 (1956).

Anaemia haemolytica hereditaria

MEULENGRACHT, E.: Studien über den chronischen hämolytischen Ikterus. Thesis. Kopenhagen 1918 (dän.).

Haemophilia hereditaria

ANDREASSEN, M.: Hämophilie in Dänemark. I-D. Kopenhagen 1943 (dän.).
DAUSSET, J.: Acquired hemolytic anemia with polyagglutinability of red blood cells, etc. Blood **14**, 1079 (1959).
BLOMBÄCK, META: v. Willebrand's disease. Amer .J. Med. **34**, 236 (1963).
BRADLOW, B. A.: Fibrinolytic activity in South African Bantu and white male subjects. S. Afr. J. med. Sci. **27**, **25** (1962).
CORNU, P.: Données nouvelles concernant la maladie de Willebrand (Angiohémophilie). Rev. franç. Étud. clin. biol. **5**, 614 (1960).
ERIKSSON, A.: Untersuchungen über die Blutkrankheit auf Åland während der letzten Jahre. Finska Läk.-Sällsk. Handl. **104**, 136 (1960) (schwed.).
— Untersuchungen zur Thrombopathie (v. WILLEBRAND-JÜRGENS). Klin. Wschr. **39**, 32 (1961).
IMERSLUND, OLGA: Familial haemorrhagic diatheses with prolonged bleeding-time (thrombopathias). Acta paediat. (Uppsala) **34**, 315 (1947).
— Familial haemorrhagic diathesis with prolonged bleeding-time (pseudo-haemophilias, thrombopathias). Acta paediat. (Uppsala) **38**, 311, (1949).
KAMEL, K.: A comparison of haptoglobin phenotypes in hemophilics and normals in Scotland. Vox Sang (Basel) **8**, 219 (1963).
KOLLER, F.: Über eine besondere Form hämorrhagischer Diathese. Schweiz. med. Wschr. **80**, 1101 (1950).
LECHLER, E.: Hemophilias. Science **144**, 1043 (1964).
SKÖLD, E.: On haemophilia in Sweden and its treatment by blood transfusion. I-D. Stockholm. Acta med. scand. Suppl. 1944.
VOGEL, F.: Neue Ergebnisse der Hämophilie-Forschung. Blut **1**, 214 (1955).
v. WILLEBRAND, E. A.: Erbliche Pseudohämophilie. Finska Läk.-Sällsk. Handl. **68**, **87** (1926) (schwed.).
YOSHISA, K.: Hemophilia and allied diseases. J. Jap. med. Ass. **51**, 731 (1964).

V. Krankheiten der Kreislauforgane

1. Hochdruck — *Hypertonia — Hypertention*

Da aus den Berichten nicht immer klar hervorgeht, welche Formen von erhöhtem Blutdruck vorliegen, werden alle Formen hier ohne Differenzierung abgehandelt. Die Frage, ob der Blutdruck sich bei den drei großen Rassen verschieden verhält, ist bisher kaum zu beantworten. Primitive Rassen und Populationen, die unter ruhigen Verhältnissen leben, es mögen gelbe, schwarze oder weiße sein, haben eher einen niedrigen Blutdruck, aber Alter, Ernährung und fremde oder ungünstige Umgebung und sog. Stress der verschiedensten Art erzeugen einen erhöhten Blutdruck.

In Nordjapan, wo die Kochsalzkonsumption besonders hoch ist, soll die Anzahl der Hypertoniker prozentual dreimal so groß sein wie in Südjapan und bei Populationen mit niedriger Kochsalzeinnahme

Chinesen haben meistens einen niedrigen Blutdruck, aber Urbanisation und Emigration nach den USA erzeugen Hypertonie. Nach DAVIES ist sowohl die essentielle wie die maligne Hypertonie sehr selten bei afrikanischen Negern, jedoch häufig bei amerikanischen Farbigen. Denselben Eindruck hat MOSER: Die Eingeborenen in Liberia haben einen niedrigeren Blutdruck als Neger in Westindien,

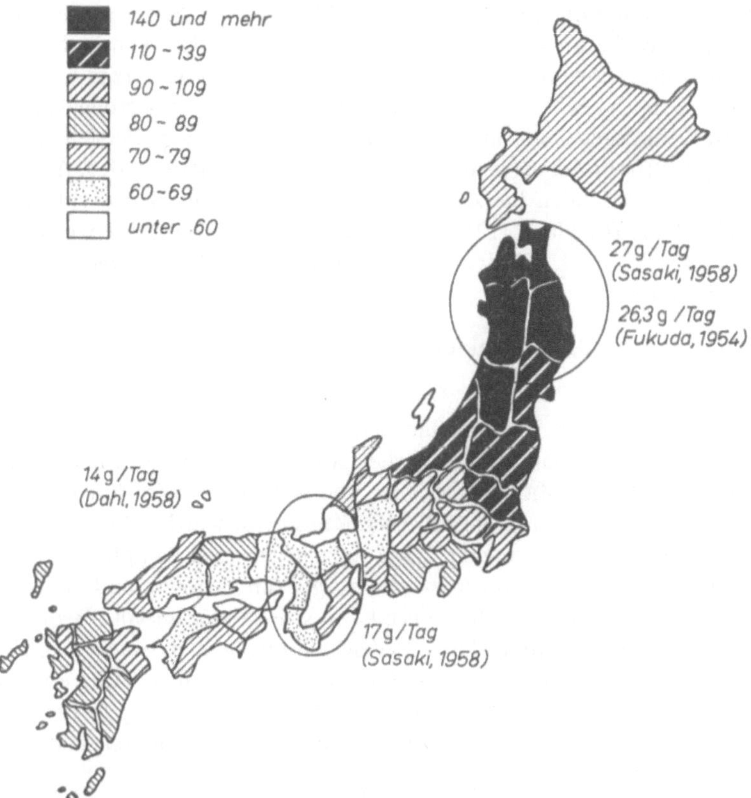

Abb. 82. Die Häufigkeit der Apoplexie pro 100000 Männer zwischen 30 und 59 Jahren in verschiedenen Gegenden Japans. Die Karte zeigt daneben die durchschnittliche tägliche Salzaufnahme der Bauern in drei verschiedenen Gegenden. Die Gegend mit der höchsten Salzaufnahme fällt mit der Gegend der höchsten Frequenz der Apoplexien ziemlich gut zusammen. (Nach MOELLER, 1963)

Südafrika und den USA. MURRILL, der die Verhältnisse bei den verschiedenen, in Puerto Rico lebenden Rassen untersuchte, konnte meistens keine Unterschiede zwischen Schwarzen und Weißen finden, aber physiologische und pathologische Einwirkungen führten zur Hypertonie. Junge Eskimos auf Grönland haben einen niedrigen Blutdruck, aber bei den älteren, schon nach dem 27. Lebensjahr, kommt eine „benigne" Hypertonie von 200 bis 400 mm/Hg oft vor (ABS). Daß die Urbanisation den Blutdruck oft erhöht, ist eine allgemeine Erfahrung. BÜCHNER betont stark „die chronische psychosomatische Überbelastung der Menschen der Großstadt" als Ursache einer genuinen Hypertonie. Fettreiche Mahlzeiten ohne körperliche Bewegung spielen dabei eine unterstützende Rolle (KEYS u. a.).

MOSCHINI-ANTINORI et al. fanden in Tripolitanien einen normal niedrigen Blutdruck und niedrigere Werte bei Hypertension als in westlichen Ländern, was sie mit der Ernährung, dem niedrigen Lebensstandard und dem Fehlen eines neurovegetativen Stress in Verbindung bringen.

2. Herzhypertrophie

Es ist anzunehmen, daß das Herzgewicht bei primitiv lebenden und schwer arbeitenden Populationen durchschnittlich höher ist als bei Menschen, die keine größeren Ansprüche an die Herzleistung stellen. S. E. HENSCHEN fand mit den damals allerdings sehr unvollkommenen Methoden größere Herzen bei den nomadisierenden Lappen als bei den seßhaften Schweden; Lappen werden äußerst selten seziert. In Gebirgsgegenden und auf den Hochplateaus von Persien und Mexiko soll Herzhypertrophie häufig sein, wie ESQUERRA und GOMEZ fanden. ARIAS STELLA und RECAVARREN fanden bei Autopsien eine rechtsseitige Herzhypertrophie bei Kindern in Perus Hochland (12225 bis 14300 Fuß), die Gewichte wurden bis zum 10. Lebensjahr verfolgt. Kinder aus der Küstenregion hatten keine rechtsseitige Herzhypertrophie.

3. Arterioklerose — *Arteriosclerosis*

α) Historisches

Schon bei den alten Kulturvölkern kam Arteriosklerose vor; dies geht vor allem aus Beobachtungen an ägyptischen Mumien hervor. Am bekanntesten ist die Mumie des Pharao MENEPTAH, Sohn und Nachfolger von Ramses II, der ein Alter von 90 bis 100 Jahren erreichte. Auch MENEPTAH wurde sehr alt, seine Mumie zeigt starke Aortenveränderungen. Nach Ansicht gewisser Ägyptologen war er der Pharao, der die Israeliten beim Auszug aus Ägypten verfolgte und im Roten Meer ertrank. Auch im prähispanischen Peru kam Arteriosklerose vor; Beobachtungen an Mumien lassen vermuten, daß die Veränderungen hier weniger stark waren, was man mit dem niedrigeren Lebensalter der verstorbenen Indianer und vielleicht auch mit der mehr vegetarischen Ernährung in Zusammenhang bringen kann. — Vertreter der Anatomie am Ende des 15. Jahrhunderts machten auch Beobach-

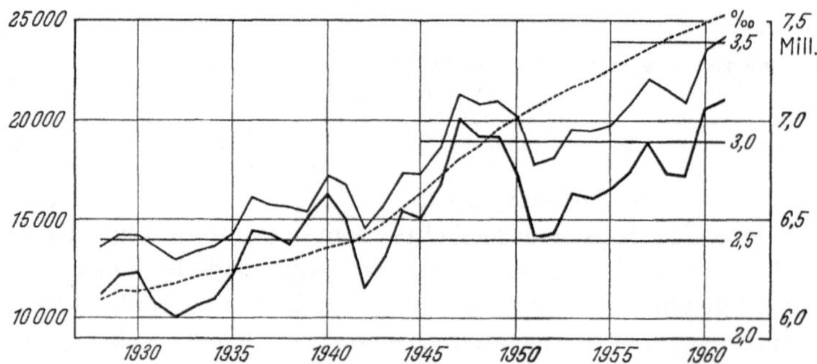

Abb. 83. Sterblichkeit an Coronar- und allgemeiner Arteriosklerose in Schweden 1928 bis 1961 nach den offiziellen statistischen Angaben. Dünne Linie = absolute Zahlen. Dicke Linie = relative Zahlen in ‰ der Bevölkerung. Gestrichelte Linie = Bevölkerungszahlen in Millionen. Die offiziellen Zahlen, die den beiden Kurven zugrunde liegen, sind wissenschaftlich nicht unanfechtbar, geben aber trotzdem eine gewisse Vorstellung von der Bedeutung der Arteriosklerose als Todesursache. Die flache Delle 1930 bis 1935 entspricht der damaligen ökonomischen Krise, danach steigt die Kurve wieder an, um während der schweren Lebensmittelkrise 1941 bis 1944 wieder steil abzufallen. Nach 1945 steigt nach Ansicht der Statistiker die Sterblichkeit an Arteriosklerose wieder an. Der unregelmäßige Kurvenverlauf nach 1957 erlaubt keine sichere Deutung. Vergl. Kurve S. 24

tungen über Arteriosklerose. Hier sei nur LEONARDO DA VINCI erwähnt, der die Wandverdickung und Verengung der Bauchgefäße beschrieben hat („Sie wachsen auch noch in die Länge und krümmen sich wie eine Schlange").

Die *moderne Geschichte der Arteriosklerose* hat beachtenswerte Beiträge zur Pathogenese der Krankheit geliefert. Im Anschluß an die tiefgreifenden Störungen der Volksernährung während der Kriege und der Nachkriegsjahre in Zentraleuropa, aber auch in Finnland, Norwegen und Schweden, die damals eine eingreifende Nahrungskrise durchmachten, gingen die atherosklerotischen Arterienveränderungen deutlich zurück. Am besten sind diese Vorgänge während des zweiten Weltkrieges und in den nächstfolgenden Jahren studiert worden. Besonders ausgesprochen war der Rückgang der Arteriosklerose in Finnland, das am stärksten gelitten hatte, aber auch in Norwegen und Schweden waren die Folgen prinzipiell dieselben. Die Sterblichkeit an Kardiosklerose und anderen atherosklerotischen Krankheiten ging erheblich zurück. Die Menschen magerten ab, aber der Gesundheitszustand blieb vor allem in Schweden sehr gut, wahrscheinlich besser als je in historischer Zeit. Nach dem Aufhören der Restriktionen fingen alle Menschen an, viel zu essen; die Körpergewichte stiegen, und es trat eine erhöhte Sterblichkeit auf: diejenigen, deren Leben durch die Restriktionen, statistisch gesehen, ein paar Jahre verlängert worden war, mußten jetzt sterben. Ähnliche, obgleich nicht so ausgesprochene Verhältnisse mit sinkender Sterblichkeit an Kreislaufstörungen konnten in Schweden während der ökonomischen Krise im Anfang der 30er Jahre festgestellt werden: Die Leute hatten nicht genug Geld, um ihren Luxuskonsum beizubehalten. — Auch andere Stoffwechselstörungen wie Fettsucht, Diabetes,

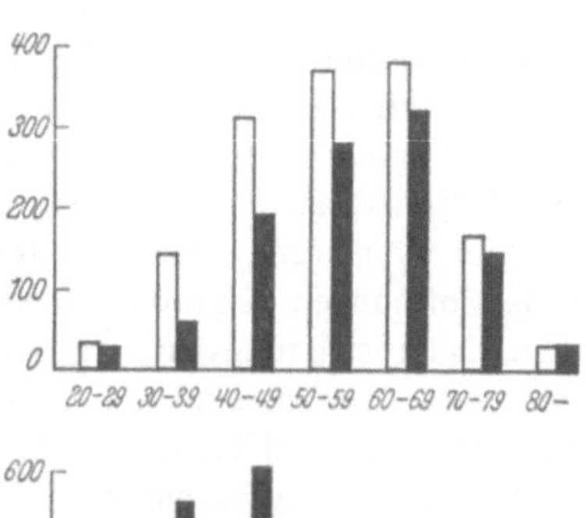

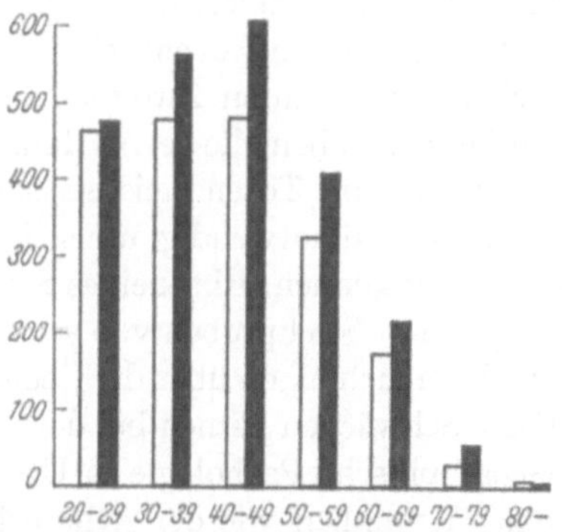

Abb. 84. Rückgang der Arteriosklerose in Finnland während der Kriegsjahre, wie er im Sektionsgut zum Ausdruck kommt. Oben: Weiße Säulen = Sektionsgut aus Friedenszeit; schwarze Säulen = Sektionsgut aus der Kriegszeit. Unten: Fälle ohne nennenswerte Arteriosklerose, weiße Säulen = Untersuchungsgut aus der Friedenszeit; schwarze Säulen = aus der Kriegszeit. (Nach VARTIAINEN, 1947)

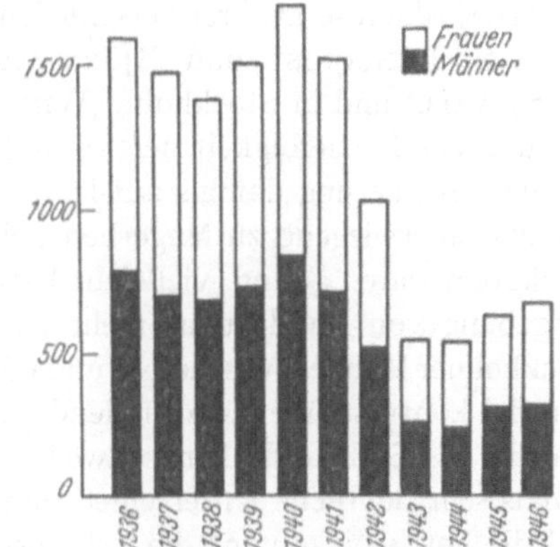

Abb. 85. Sterblichkeit an Arteriosklerose in Finnland 1936 bis 1946 nach der offiziellen Statistik. Der Unterschied zwischen den Friedens- und Kriegsjahren tritt deutlich hervor. (Nach VARTIAINEN, 1947)

Gallensteine und Knochen- und Gelenkkrankheiten gingen unter dem günstigen Einfluß der Restriktionen bzw. der Abmagerung deutlich zurück.

β) Geographisches

HIRSCH widmet der Geographie der Arterienkrankheiten und Aneurysmen zwei Seiten, da man aber zu seiner Zeit den Unterschied zwischen Arteriosklerose und luetischer Aortitis noch nicht genügend kannte, sind seine Mitteilungen nunmehr ohne größeren Wert.

Es gibt wohl wenige Krankheiten, an deren geographische Erforschung man so viele Hoffnungen geknüpft hat, die pathogenetischen Faktoren beleuchten zu können. Es hat sich indessen herausgestellt, daß ihr bedeutende Schwierigkeiten im Wege stehen. Erstens sind die Anfänge der Arteriosklerose und sogar eine fortgeschrittene Atherosklerose der Aorta nur durch sorgfältigste Untersuchungen am Sektionstisch und eventuell im Mikroskop nachweisbar, da sie fast immer klinisch latent verlaufen. Zweitens fordern diese Untersuchungen unbedingt zuverlässige Altersangaben, die bei Analphabeten in großem Umfang fehlen; Schätzungen des Alters sind bei Toten meistens sehr unsicher. Drittens ist ein genügend großes Sektionsmaterial notwendig, um selbst die einfachsten statistischen Berechnungen ausführen zu können. Ein kleines Sektionsmaterial mit Individuen unbestimmten Alters gibt nur Stichproben von sehr begrenztem Wert. Dies ist leider der Fall bei vielen Untersuchungen über die Geographie dieser Krankheit.

Diese Schwächen kamen bei der 2. Konferenz der Internationalen Gesellschaft für Geographische Pathologie in Utrecht 1934 klar zum Vorschein. Zwar wäre es bei einer Krankheit wie der Atherosklerose, bei welcher endogene Momente eine so große Rolle spielen, wenig überraschend, wenn man rassische oder andere Unterschiede nachweisen könnte, aber um von einer Vermutung zu einem Beweis zu gelangen, sind große statistische Untersuchungen nötig. Für die Erforschung der verschiedenen ätiologischen Faktoren, der endogenen und exogenen, ist weitere kritische Arbeit nötig.

In Schweden wurde 1933 bis 1934 eine von E. SJÖVALL und HENSCHEN nach einheitlichen Gründen organisierte pathologisch-anatomische Untersuchung über die Arteriosklerose an drei verschiedenen Stellen durchgeführt (H. SJÖVALL und WIHMAN, LUNDQUIST und BJÖRNWALL), und zwar in Lund in Südschweden (H. SJÖVALL) und in Stockholm (WIHMAN), wo die Bevölkerung sehr gut ernährt war und zur Fettleibigkeit neigte, und in Umeå in Nordschweden an der Küste, wo die Bevölkerung damals auf lactovegetabile Nahrung und Fische angewiesen war und überwiegend zu Magerheit neigte. Die Unterschiede zwischen Lund und Stockholm waren gering, vielleicht hatten die fettleibigen älteren Frauen aus der Umgebung von Lund etwas mehr Atherosklerose der Bauchaorta, dagegen die Stockholmer Männer zwischen 40 und 60 etwas mehr Coronarsklerose, aber im Umeå-Material kontrastierte die auffallend geringe Arteriosklerose stark gegenüber dem Material aus Süd- und Mittelschweden. Von besonderem Interesse ist, daß dieser damals sehr deutliche Unterschied nunmehr verschwunden ist; in Nordschweden sind die Fettleibigkeit und die Arteriosklerose jetzt ebenso häufig wie in anderen Teilen des Landes. Als Folge der sehr guten wirtschaftlichen Verhältnisse wird nun auch in Nordschweden ebenso viel fettreiche Nahrung wie im übrigen Schweden konsumiert.

Dank neuerer Untersuchungen über die Atherosklerose der Aorta und Coronar- und Hirnaterien bei verschiedenen Populationen und Rassen kann man sich heute eine gewisse Vorstellung über die Häufigkeit und Stärke dieser Veränderungen an sich, über das Verhalten der Aorten- und Coronarveränderungen zueinander und über den Einfluß verschiedener Umweltfaktoren auf die Gefäße innerhalb einer bestimmten Rasse bilden.

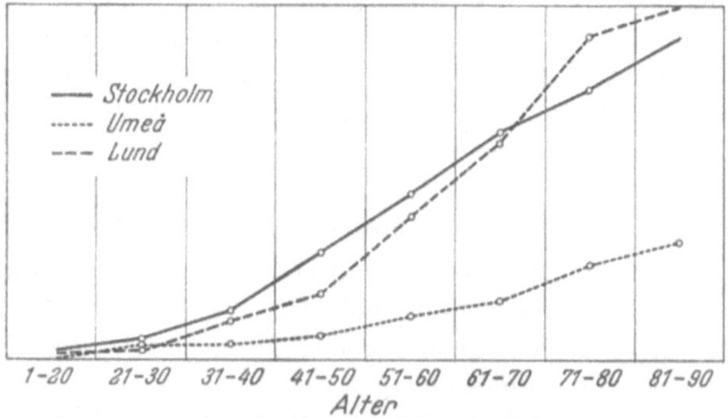

Abb. 86. Häufigkeit und Stärke der Arteriosklerose 1933 im Sektionsgut von Lund (Südschweden, vorwiegend Landbevölkerung mit guter, reichlicher Ernährung), Stockholm (gut lebende Stadtbevölkerung) und Umeå (Landbevölkerung mit damals eher knapper, vorwiegend lacto-vegetabilischer Kost). (Nach HENSCHEN, 1946)

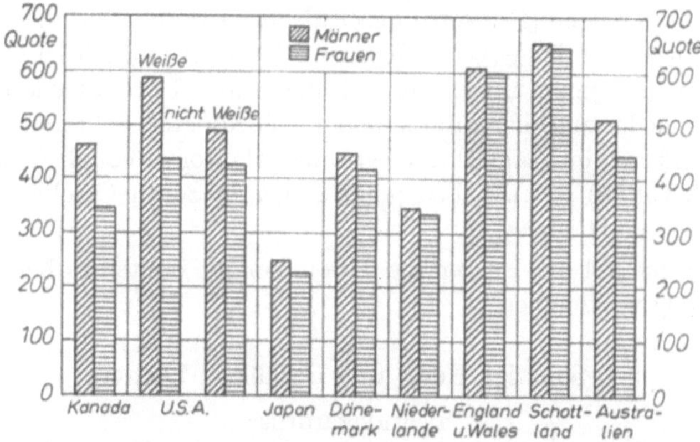

Abb. 87. Sterblichkeit an kardio-vasculären Krankheiten pro 100000 Einwohner in neun verschiedenen Staaten. Die sehr niedrigen Zahlen in Japan sind charakteristisch. Die ebenfalls niedrige Mortalität in Holland erweckt Zweifel an der Zuverlässigkeit der Registrierung und Vergleichbarkeit der hier angegebenen Resultate. [Nach Chron. Org. mond. Santé **14**, 228 (1960)]

Nach DAVIES et al. ist Atheromatose selten und Coronarthrombose äußerst selten bei den von ihnen untersuchten Negern Ugandas. VANDEPUTTE untersuchte Kongoneger und fand, daß Atherosklerose ebenso früh wie bei Weißen auftrat, daß aber schwere Formen mit Nekrose, Verkalkung und Gefäßverschlüsse weniger häufig waren und auch später auftraten als bei Europäern. BLACHE und HANDLERS vergleichende Untersuchungen über die Atherosklerose bei Schwarzen und Weißen zeigten eine niedrigere Frequenz der Coronarthrombose bei Negern als bei Weißen, trotz der größeren Häufigkeit der arteriellen Hypertension bei den Negern. Genauere Angaben über die Ernährung usw. fehlen. Nach HANDLER, BLACHE und

Blumenthal treten Altersveränderungen der Nierenarterien bei Negern früher ein als bei Weißen, was sie mit der Häufigkeit des Hochdrucks bei Negern in Verbindung setzen. Bei armen Negern in New York fand Glotzer eine bemerkenswert niedrige Frequenz von Herzinfarkten, obwohl diese Menschen verhältnismäßig viel Fett konsumieren sollen.

Fejada und Gores vergleichende Untersuchungen über die Atherosklerose in New Orleans und Guatemala City zeigten erhebliche Unterschiede zwischen den beiden Bevölkerungen. Nach dem 30. Lebensjahr entwickelten sich die Veränderungen langsamer und weniger stark in Guatemala. Auch Verkalkungen und Ulcerationen waren dort viel geringer; ebenso waren Herzinfarkte, parietale Aortenthrombosen und Aneurysmen viel seltener in Guatemala als in New Orleans. Ähnliche Verhältnisse fanden sich nach Strong et al. auch in Costa Rica. Über die Bedeutung der Nahrung äußern die Autoren sich nur mit Vorsicht.

Larsen fand unter den Einwohnern von Hawaii viel häufiger Coronarsklerose unter „Kaukasiern" als unter „Orientalen". Da aber die Orientalen immer mehr zur Nahrung der Kaukasier übergehen, scheint dieser Unterschied allmählich ausgeglichen zu werden. Die Untersuchungen von Epstein et al. über die Atherosklerose bei jüdischen und italienischen männlichen und weiblichen Arbeitern in der Bekleidungsindustrie New Yorks ergaben, daß die Juden etwa doppelt so oft wie die Italiener klinische Symptome von Seiten des Herzens aufwiesen, während die Atherosklerose der Brust- und Bauchaorta keine Unterschiede aufwies.

Auch die Untersuchungen von Lee et al. und Goodale et al. an Orientalen und eingeborenen Amerikanern, an Negern in den USA und Afrika und an Orientalen in Korea und Japan zeigen deutlich die großen Unterschiede im Sektionsmaterial. Die Bedeutung hereditärer und rassebedingter Faktoren ist kaum zu überblicken und tritt im Vergleich zu den Umweltfaktoren, vor allem der Nahrung, zurück. Nach Groom et al. haben junge Neger in South Carolina etwas mehr Coronarsklerose als Haiti-Neger.

Nach Manson soll die Bürgersche Thrombangitis obliterans bei Südchinesen besonders häufig vorkommen.

4. Sonstige Herz- und Gefäßkrankheiten

a) Endokarditis

Die Endocarditis lenta ist unter dem Einfluß der modernen Therapie selten geworden. In New York ist sie besonders nach Beginn der Penicillintherapie stark zurückgegangen oder fast verschwunden. Im Sektionsgut von Berlin-Westend stieg die Häufigkeit der Endokarditis nach dem Kriege an und erreichte ihren Höhepunkt 1948, um dann mit Einführung der Antibiotica fast bis Null abzusinken.

b) Myokarditis

Eigenartige Formen von Myokarditis oder Endomyokarditis unklarer Ätiologie wurden in Venezuela und in verschiedenen Teilen von Afrika beobachtet. In Venezuela beschrieben Jaffe im Jahre 1954 und Gould im Jahre 1960 eine schon von Gil Yepez und Brass beobachtete chronische Myokarditis mit Herzschwäche, die Brass bei fast 20% und Jaffe bei 18% der Autopsien feststellen konnte. Die

Ursache ist unbekannt, man hat an eine Virusinfektion gedacht, BRASS denkt an die Möglichkeit einer Chagas-Infektion.

In Uganda fand DAVIES schon im Jahre 1946 sehr oft eine chronische Endomyokarditis unklarer Ätiologie. Ähnliche Veränderungen hat man in Süd- und Nordrhodesien, im Sudan, in West- und Ostafrika gefunden; in Südafrika ist sie angeblich sehr selten, in Europa und Amerika sind nur vereinzelte Fälle bekannt. Den Ausgangspunkt bildet möglicherweise eine subendokardiale Myokarditis.

Die Pathogenese der afrikanischen Kardiopathien wurde neuerdings von DOERR diskutiert.

c) Thromboembolie

Das Auftreten von Thrombosen und Embolien und die Thromboembolien haben großes historisches als auch geographisches Interesse. Wir müssen hier auf vergleichende Untersuchungen über die Häufigkeit solcher Veränderungen in den verschiedenen Abteilungen eines Krankenhauses verzichten, ebensowenig ist es möglich, den eventuellen Zusammenhang mit jährlichen oder zufälligen klimatischen Schwankungen zu diskutieren.

α) Historisches

Über eine Zunahme der Tromboembolien nach dem ersten Weltkrieg liegen nicht wenige Beobachtungen vor; wir weisen hier auf RÖSSLEs Arbeit hin. Ähnliche Resultate ergaben Untersuchungen von ADELSTEN JENSEN 1952 und HAMPERL 1955: Während der Kriegsjahre mit ihren Restriktionen, bzw. ihrer schlechten Ernährung gab es relativ wenige Lungenembolien, ebenso in den Nachkriegsjahren mit Unterernährung (HAMPERL); als die Restriktionen aufgehoben und viele Menschen wieder überernährt wurden, stieg die Häufigkeit der Embolien. Demgegenüber fand BARTOK in Szeged eine Vermehrung der Fälle bei Unterernährten. KAIJ untersuchte die Thromboemboliefrequenz in Malmö, Südschweden, 1927 bis 1928 und 1957 bis 1958 und konnte keinen deutlichen Unterschied feststellen; die Ernährungsverhältnisse waren während dieser beiden Perioden ziemlich dieselben, aber nicht die therapeutischen Maßnahmen.

β) Geographisches

Thromboembolien sind bei primitiv lebenden Völkern selten. STRAUB konnte dies bei den Einwohnern des ehemaligen Insulinde feststellen, was wohl mit der Seltenheit der Beinvaricen zusammenhängt. Ähnliche Erfahrungen haben LETAC, MAWPURE VOVOR und CABAME in verschiedenen Teilen von Afrika gemacht. MAWPURE VOVOR betrachtet die Thrombophlebitis als eine Krankheit der modernen Zivilisation und der Überernährung.

Von dieser gewöhnlichen Form von Thrombose ist die *tropische migrierende Phlebitis* scharf zu trennen (HALSE und QUENNET, MAWPURE VOVOR).

d) Heredofamiliäre Angiomatose — *Teleangiectasia haemorrhagica hereditaria — Osler's disease*

Diese zuerst von SUTTON 1864 beschriebene erbliche Anomalie der kleinen Venen und Capillaren wird bei beiden Geschlechtern dominant vererbt. Über ihr Vorkommen ist bisher nicht viel bekannt, sie ist wahrscheinlich viel häufiger als anfänglich angenommen wurde. Bisher wurde sie vor allem in deutschen, englischen, skandinavischen, romanischen und jüdischen Familien beschrieben, sie kommt aber auch unter Negern vor. Eine besonders lehrreiche Stammtafel wurde aus Utah, USA, veröffentlicht, wo einer der Mormonenpioniere durch seine vier Frauen seine Krankheit an eine große Zahl von Nachkommen bis zur bisher untersuchten sechsten Generation vererbte.

Literatur

Krankheiten der Kreislauforgane

ABS, O.: Frühsterblichkeit, Hypertonie und Arteriosklerose bei den Eskimos. Medizinische **1956**, 116.

BECKER, J. B. F.: Cardiovascular collagenosis with parietal endocardial thrombosis. Circulation **7**, 345 (1953).

COHEN, A. M.: Hypertension effect of environmental change. Lancet **II**, 1050 (1960).

DAHL, L. K.: Salzkonsumption und Hirnblutung in Japan. Ciba Med. Dokument. **1961**, 80.

DAVIES, J. N. P.: Pathology of Central African natives. Mulago Hospital post mortem studies. E. Afr. med. J. **25**, 10, 228 (1948).

DOERR, W.: Über den plötzlichen Tod aus natürlicher Ursache bei der Truppe. Wehrmedizin **4**, 109 (1964).

FATULA, U. I.: Hypertension among rural population in the Carpathian region. Sovetsk. Med. **27**, 104 (1963).

GILLANDERS, A. D.: Nutritional heart disease. Brit. Hearth J. **13**, 177 (1951).

HAYASHI, Y.: Psychosomatic aspects on hypertension 2. J. Therap. Jap. **45**, 1409 (1963).

Hypertension. Epidemiology of cardio-vascular disease. Amer. J. publ. Hlth **50**, Suppl. 1 (1960).

LAMB, L. E.: Elevated blood pressure in the pilot. Amer. J. Cardiol. **6**, 30 (1960).

LEATHER, H. M.: Hypertension in adult Africans in Uganda. Trans. roy. Soc. trop. Med. Hyg. **55**, 89 (1961).

LIN TY: Normal and elevated blood pressure in a Chinese urban population in Taiwan (Formosa). Clin. Sci. **18**, 301 (1959).

LOVE, C. R., and T. MCLEOWN: Arterial pressure in an industrial population; and its bearing on the problem of essential hypertension. Lancet **I**, 1095 (1962).

MCKEON, T.: Population study of arterial pressure. Amer. Heart J. **67**, 596 (1964).

MIALL, W. E.: Factors influencing arterial pressure in the general population in Jamaica. Brit. med. J. **5303**, 497 (1962).

MOELLER, J.: Epidemiologie der essentiellen Hypertonie. Verh. dtsch. Ges. Kreisl.-Forsch. **28**, 90 (1963).

MOSCHIMI-ANTONINI, E. Hypotension and normal blood pressure in Tripolitania. Panminerva med. **4**, 500 (1962).

MOSER, M.: Epidemiology of hypertension with reference to racial susceptibility. Ann. N.Y. Acad. Sci. **84**, 989 (1960).

— Epidemiology of hypertension. II. Studies of blood pressure in Liberia. Amer. J. Cardiol. **10**, 424 (1962).

MURRILL, R. J.: Racial blood pressure studies. Proc. Amer. Philos. Soc. **99**, 277 (1955).

Nutrition Foundation Inc. New York: Cardiac status in a carnivorous tribe. Nutr. Rev. **20**, 262 (1962).

SCOTCH, N.: Blood pressure of urban Zulu adults. Amer. Heart J. **61**, 173 (1961).

TSUJI, T.: Epidemiology of hypertension in a small population — with special reference to water factors. I. etc. Kitakanto med. J. **13**, 388 (1963).

TSUNG-YI LIN: Epidemiological study of hypertension of a Chinese urban population in Taiwan (Formosa). Metods of G. P.: **57**

WHO: Hypertension. Epidemiology. Brit. med. J. **5145**, 182 (1959). — Wld Hlth Org. Rep. Ser. 168 (1959).

Herzhypertrophie

ARIAS-STELLA, A., and S. RECAVARREB: Right ventricle hypertrophy in native children living in high altitudes. Amer. J. Path. **41**, 54 (1962).

ESQUERRA GOMEZ, G.: Cardiac hypertrophy and altitude. J. Amer. med. Ass.

KÖHNEN, I.: Größe und Leistungsfähigkeit des Bergmannsherzens. Arch. Kreisl.-Forsch. **41**, 58 (1963).

RECAVARREN, S., and A. ARIAS-STELLA: Topography of right ventricular hypertrophy in children native to high altitude. Amer. J. Path. **41**, 467 (1962).

Arteriosklerose. Paläopathologie, Geschichte

CZERMAK, J.: Beschreibung und mikroskopische Untersuchung zweier ägyptischer Mumien. S.-B. dtsch. Akad. Wiss. **9**, 427 (1852).

ELLIOT SMITH, G.: Artikel in Bull. Archeolog. Survey Nubia. **1908**, **1**.

LEASON, T. S.: Electron microscopy of mummified material. Stain Technol. **74**, 317 (1959).

LEONARDO DA VINCI, der Denker, Forscher und Poet. Schriftlicher Nachlaß, hrsg. von Maria Herzfeld. Jena 1906, **97**.

LONG, A. R.: Cardiovascular and renal disease (in Mumien). Arch. Path. **12**, 92 (1931).

MOODIE, L. R.: Paleopathology. Urbana Univ. Press **1923**.

REGÖLY-MEREI, G.: Paleopathologia II Medicina. Budapest 1962.

RUFFER, M. A.: On arterial lesions found in Egyptian mummies (1508 BC—525 AD). J. Path. Bact. **10**, 453 (1910/11).

SANDISON, A. T.: The histological examination of mummified material. Stain Technol. **30**, 277 (1955).

— Preparation of large histological sections of mummified tissues. Nature (Lond.) 179, 1309 (1957).

— Degenerative vascular disease in the Egyptian mummies. Med. Hist. **6**, **77** (1962).

SHATTOCK, S. G.: Microscopic sections of the aorta of King Menephtah. Lancet **I**, 318 (1909).

SHAW, A. B.: Histological study of the mummy of Har-mose, the singer of the eighteenth dynasty. J. Path. Bact. **47**, **115** (1938).

WILLIAMS, M. M.: Gross and microscopic anatomy of two Peruvian mummies. Arch. Path. **4**, 26 (1927).

Arteriosklerose

ANAUD, B. R.: Aortic atherosclerosis. An autopsy study of 102 cases from Rajasthan, India. Indian J. med. Sci. **16**, 803 (1962).

ANDERSON, R. S.: Incidence of atherosclerotic heart disease in Negro diabetic patients. Diabetes **10**, 114 (1961).

D'ARCANGELO, D.: Le cardiopatie nei nativi dell Eritrea. Boll. Soc. ital. Med. Trop. **5**, 231 (1945).

ATTINGER, E.: Die maligne Gefäßsklerose in der Morbiditäts- und Mortalitätsstatistik der Schweiz. Praxis (Bern) **36**, 476 (1947).

BEN-ISHAY, Z.: Atherosclerosis and aging of the aorta in the adult Jewish population of Israel. An anatomic study. Amer. J. Cardiol. **10**, 407 (1962).

BINDER, T.: Cardiovascular disease in Ghana (Accra). W. Afr. med. J. **10**, 156 (1963).

BORCHGREVINK, C. F.: Weshalb haben Männer häufiger Arteriosklerose als Frauen? Norsk Laegeforen **82**, 489 (1962) (norweg.).

BROWN, A.: Coronary thrombosis. An environmental study. Brit. med. J. **5304**, 567 (1962).

CHASE, H. C.: Variations in heart disease mortality among counties of New York State. Publ. Hlth Rep. **78**, 525 (1963).

Coronary: Thrombosis in Doctors. Brit. med. J. **I**, 730 (1961). — In Japan Medicine (Tokyo) **19**, 81 (1962). — In Australia, England, Germany, Greece, Malaya, Poland, Soviet Un., USA. Index Med. Sept. **1962**, 2661.

CURRIN, J. F.: Clinical studies of arteriosclerosis in persons living in high altitude. Southwest. Med. **44**, 169 (1963).

DANARAJ, T. J.: Ethnic group differences in coronary heart disease in Singapore. An analysis of necropsy records. Amer. Heart J. **58**, 516 (1959).

DAUBER, T. R.: The epidemiology of coronary heart disease. Proc. roy. Soc. Med. **1962**, **265**.

DAVIES, J. N. P.: Infrequency of atheromatosis and the exceeding rarity of coronary thrombosis in Africans. Amer. Rev. Med. 3, 99 (1952).

DIONISIO, A.: Considerazioni etiopatogenetische sull'infarto miocardico nell'Altoplano Eritreo. Minerva cardioangiol. **10**, 401 (1962).

DOERR, W.: Gangarten der Arteriosklerose. S.-B. Heidelb. Akad. Wissensch. Math.-Naturw. Klasse 1962/64. Heidelberg 1964.

EPSTEIN, F. H.: The epidemiology of atherosclerosis among a random sample of clothing workers of different ethnic origins in New York city I & II. J. chron. Dis. **5**, 300, 329 (1957).

ESKOLA, O.: The occurrence of arteriosclerosis in Finland. Duodecim **64**, 560 (1948).

FEJADA, C., y I. GORE: Estudio comparativo de la prevalencia de aterosclerosis en la ciudad de Guatemala y en Nueva Orleans. Bol. Danit. Panameric. Suppl. **3**, 133 (1959).

FISHBEIN, M.: Statistics and epidemiology of atherosclerosis. Postgrad. Med. **31**, 311 (1962).

FLORENTIN, R. A.: Geographic pathology of arteriosclerosis; a study of the age of onset of significant coronary arteriosclerosis in adult Africans and New Yorkers. Exp. Molec. Path. **2**, 103 (1963).

FOSTER, SCOTT, R.: Comparison of the amount of coronary arteriosclerosis in autopsied East Africans and New Yorkers. Amer. J. Cardiol. **8**, 165 (1961).

GALINDO, A. P.: Atherosclerosis in Puerto Rico. Arch. Path. **72**, 367 (1961).

GILBERT, J.: Abscence of coronary thrombosis in Navajo Indians. Calif. Med. **82**, 114 (1955).

DI GIUSEPPE, F., and M. TODESCO: Results of an inquiry on the distribution of arteriosclerosis and of hypertension in a group of rural inhabitants of Marche. Atti. Soc. ital. Cardiol. **21** (2), 23 (1959).

GLOTZER, S.: Myocardial infarction in the Negro of USA. N. Y. St. J. Med. **59**, 2721 (1959).

GOODALE, F.: Myocardial infarction in women. A study of autopsy populations. Arch. Path. **69**, 599 (1960).

— Geographical pathology of arteriosclerosis. A study of disease patterns in autopsied individuals from Kampala, Uganda, Ibadan, Nigeria, and Albany. N. Y. Exp. Molecul. Path. **3**, 149 (1964).

GORE, I.: Geographical differences in severity of aortic and coronary atherosclerosis in US, Jamaica, South India and Japan. Amer. J. Path. **36**, 559 (1960).

— Myocardial infarction and thromboembolism. A comparative study in Boston and in Kyushu, Japan. Arch. intern. Med. **113**, 323 (1964).

GOVER, M.: Heart disease. Publ. Hlth Rep. **64**, 456 (1949).

GRAY, S. H.: Aging processes of aorta and pulmonary artery in Negro and White races. Arch. Path. **56**, 238 (1953).

GROOM, D.: Coronary and aortic atherosclerosis in Negroes of Haiti and US. Ann. Intern. Med. **51**, 270 (1959).

— Developmental patterns of coronary and aortic atherosclerosis in young Negroes of Haiti and the United States. Ann. Intern. Med. **61**, 900 (1964).

HANDLER, F. P.: Comparison of aging processes in the renal and splenic arteries in the Negro and White races. Arch. Path. **53**, 29 (1952).

HENSCHEN, F.: Die Korrelation der Arteriosklerose zum Alter, Geschlecht, Ernährungszustand, Herzgewicht, Diabetes, Gallensteine, Tuberkulose und malignen Geschwülsten. Svenska Läk.-Tidn. **56**, 1674 (1959) (schwed.).

Heart disease. Changing mortality in the types. Statist. Bull. Metrop. Life Insur. Co. **43**, 5 (1962).

HESSE, MARGARETHA: Zur Statistik der Atherosklerose-Sterblichkeit. Frankfurt. Z. Path. **35**, 477 (1927).

HEYDEN, S.: Zur „Epidemiologie" der Koronargefäß-Erkrankungen. Münch. med. Wschr. **104**, 1438 (1962).

HIRST, A. E.: Gross estimation of atherosclerosis in aorta, coronary, cerebral arteries in Los Angeles and South India. Arch. Path. **69**, 578 (1960).

— A comparison of atherosclerosis of the aorta and coronary arteries in Bangkok and Los Angeles. Amer. J. clin. Path. **38**, 162 (1962).

ISHIKAWA, K.: Arterial disease in Japan. Jap. Heart J. **5**, 199 (1964).

ITO, T.: Untersuchungen über die Atherosclerose der Japaner. I. Transact. Jap. Path. Soc. **20**, 598 (1930).

JAEGERMANN, K.: Sex and atherosclerosis, coronary sclerosis and sudden deaths in medicolegal autopsy material. Acta med. pol. **5**, 15 (1964).

JERVELL, O.: Herzinfarkt und klimatische Verhältnisse. Nord. Med. **63**, 456 (1960) (norweg.).

KANETA, S.: A nutritional study of farming and fishing villages in relation to different mortalities from cerebrovascular lesions. Tohoku Igaku Z. **65**, 418 (1962).

KARVONEN, M. J.: Epidemiological aspects of atheromatosis. Nord. Med. **68**, 953 (1962) (schwed.).

KEYS, A.: Nahrungsfett und Herzinfarkt. Dtsch. med. Wschr. **86**, 2490 (1961).

—, and P. D. WHITE: Cardiovascular epidemiology I. New York 1956, 135.

KIMURA, N.: Atherosclerosis in Japan. Cardiol., prat. **13**, 200 (1962).

KOMMERELL, B.: Epidemiologie der Koronarsklerose und des Myokardinfarktes. Dtsch. med. Wschr. **13**, 403 (1962).

KULANGARA, A. C.: Autopsy study of atherosclerosis at Madras, South India. Circulation **29**, Suppl. 1, 546 (1964).

LARSEN, N. P.: Atherosclerosis in autopsy study. Hawaii med. J. **14**, 129 (1954).

—, and W. M. BORTZ: Atherosclerosis. A comparative study of Caucasian and Japanese citizens in the Hawaiian Islands. J. Amer. Geriat. Soc. **8**, 867 (1960).

LAUFER, A.: A microscopic study of coronary atherosclerosis in Israel. J. Atheroscler. Res. **2**, 270 (1962).

LAUFER, M. Y.: Peculiarities in the geographical distribution of atherosclerosis of the aorta in the hot climate of the Fergana Valley of the Uzbek SSR. Arch. Pat. (Mosk.) **24**, 38 (1962).

LEE, K. T.: Geographic studies pertaining to atherosclerosis. Arch. Path. **74**, 481 (1962).

— Geographic pathology of myocardial infarction: 1. In Orientals and Whites in the US. 2. In Orientals in Korea and Japan. 3. In Africans in Africa and Negroes and Whites in the US. 4. Amount of coronary arteriosclerosis in Africans, Koreans, Japanese and New Yorkers. Amer. J. Cardiol. 13, 30 (1964).

LUPU, N. G.: Incidence of atherosclerosis among fishermen in the Danube delta (Rumän.). Cercet. Med. Intern. **4**, 29 (1963).

MCKNEE, E. E.: Coronary and aortic atherosclerosis in the negroes of Haiti and the United States. Ann. intern. Med. **51**, 270 (1959).

MADDOX, J. K.: Coronary disease in Australia. J. Ass. Phycns India **11**, 31 (1963).

MALHOTRA, A., and S. PADMAVATI: Coronary atherosclerosis in Delhi. An autopsy study. Lancet **II**, 256 (1964).

MASINI, V., and B. CONCINA: Statistical reconstruction of the heart disease population in Italy. Boll. Soc. ital. Cardiol. **7**, 178 (1962).

MATHUR, K. S.: Atherosclerosis in India. An autopsy study of the aorta and the coronary, cerebral, renal and pulmonary arteries. Circulation **24**, 68 (1961).

MOGA, A.: Investigations on the epidemiology of atherosclerosis in the region of Cluj. Med. Int. (Bucur.) **14**, 583 (1962).

MORTON, W. E.: Mortality from heart disease at high altitude. The effect of high altitude on mortality from arteriosclerosis and hypertensive heart disease. Arch. environm. Hlth **9**, 21 (1964).

MURTHY, M. S. N.: Aortic atherosclerosis in North India (Delhi area). J. Path. Bact. **83**, 135 (1962).

— Coronary atherosclerosis in North India (Delhi area). J. Path. Bact. **83**, 93 (1962).

NICHAMAN, M. Z.: Cardiovascular disease mortality by race. Based on a statistical study in Charleston, S. Carolina. Geriatrics **17**, 724 (1962).

Nutrition Foundation Inc. New York: Blood groups and ischemic heart disease. Nutr. Rev. **22**, 113 (1964).

PEPLER, W. J., and B. J. MEYER: Interarterial coronary anastomoses and coronary arterial pattern. A comparative study of South African Bantu and European hearts. Circulation **22**, 14 (1960).

PERALTA VASQUEZ, A.: Aneurisma cardiaco; rol de las grandes altitudos sobre la evolución de los infartos miocárdicos. Rev. Sanid. Polic. **5**, 169 (1945).

PEREZ TANAYO, R.: Pathology of atherosclerosis in Mexico. Arch. Path. **71**, 113 (1961).

RESTERO, C., y H. M. MCGILL: Aterosclerosis aortica en individuos jovenes en Colombia. II Congr. Latino-americano de anat. pat. Sao Paulo 1958, 134. — Arch. Path. **67**, 618 (1959).

ROSE, G.: Cardiovascular mortality among American Negroes. Arch. environm. Hlth **5**, 412 (1962).

SACKS, M. I.: Aortic and coronary atherosclerosis in three racial groups in Cape Town. S. Afr. med. J. **33**, 827 (1959); Circulation **22**, 96 (1960).

SAMSONOW, V. A.: Incidence of atherosclerosis in Petrosavadosk according to autopsy data. Arkh. Pat. (rysk) **24**, 37 (1962).

SANDLER, M., and G. H. BOURNE (Editors): Atherosclerosis and its origin. New York-London 1963, 570.

SCHINZ, H. R., u. T. REICH: Statistische Untersuchungen über die Arteriosklerose im Vergleich zum Karzinom in der schweizerischen Todesstatistik. Oncologia **8**, 348 (1955).

SCHROEDER, H. A.: Relation between mortality from cardiovascular disease and treated water supplies. Variations in States and 163 large municipalities of the United States. J. Amer. med. Ass. **172**, 1902 (1960).

SHNITNIKOVA, Z. Z.: Reply to the article of E. E. KRIST et al.: „Coronary insufficiency in intellectual workers". Klin. Med (Mosk.) **40**, 144 (1962).

SIEW, S.: Comparative study of the autopsy incidence of cardiovascular disease in the Bantu on the Witwatersrand. Leech (Johannesburg) **28**, 61 (1958).

SJÖVALL, H., u. G. WIHMAN: Beobachtungen über die Arteriosklerose in Schweden. Acta path. scand. **1934**, Suppl. 20.

SKULASON, T.: On coronary disease in Iceland. Nord. Med. **68**, 959 (1962) (dän.).

SÖDERSTRÖM, J.: An autopsy study on myocardial infarction in Malmö 1954 to 1959, with some remarks on the difficulties of epidemiological studies of coronary heart diseases. Acta med. scand. **169**, 649 (1961).

STRÖM, A., and R. ADELSTEN JENSEN: Mortality from circulatory diseases in Norway 1940 to 1945. Lancet **I**, 126 (1951).

—, u. A. RYGH: Die Sterblichkeit in Kreislaufkrankheiten in verschiedenen Ländern 1938—47. Nord. Med. **47**, 396 (1952) (norweg.).

STRONG, J. P.: The natural history of atherosclerosis. Comparison of the early aortic lesions in New Orleans, Guatemala and Costa Rica. Amer. J. Path. **34**, 731 (1958).

—, and H. C. MCGILL: The natural history of coronary atherosclerosis. Amer. J. Path. **40**, 37 (1962).

SUZUKI, K.: Epidemiologic studies on hypertension and coronary heart disease in a Japanese rural population. I. A study of blood pressure in Chigoda. Jap. Heart J. **3**, 544 (1962).

TAKAHASHI, E.: On the geographic distribution of death rates from vascular lesions affecting the central nervous system in the United States — an epidemiological hypothesis. Tohoku J. exp. Med. **76**, 244 (1962).

TATSUJI, I.: Untersuchungen über die Atherosklerose. Trans. Jap. path. Ges. **20**, 598 (1930).

THOMAS, W. A.: Incidence of myocardial infarction correlated with venous and pulmonary thrombosis and embolism. A geographic study based on autopsies in Uganda, East Africa and St. Louis, USA. Amer. J. Cardiol. **5**, 41 (1960).

— Geographic pathology of arteriosclerosis. N. Y. med. J. **63**, 1321 (1963).

— Geographic aspects of atherosclerosis. Ann. Rev. Med. **15**, 255 (1964).

UEDA, H., and M. SUGIURA: Causes of death in Japan with special reference to the death of cardiovascular origin. Jap. Heart J. **1**, 129 (1960).

UNGAR, H., and A. LAUFER: Necropsy survey of atherosclerosis in the Jewish population of Israel. Path. et Microbiol. (Basel) **24**, 711 (1961).

VANDEPUTTE, M.: L'athérosclérose coronaire chez les Congolais. Ann. Soc. belge Méd. trop. **38**, 211 (1958).

VARPELA, E.: Die Tödlichkeit an Herz- und Gefäßkrankheiten in Helsingfors. Nord. Med. **63**, 127 (1960).

VARTIAINEN, I., and K. KANERVA: Atherosclerosis and wartime. Ann. Med. intern. Fenn. **36**, 748 (1947).

WALKER, A. R., and H. C. SEFFEL: Coronary heart disease, strokes and diabetes in South African Indians. Lancet **II**, 786 (1962).

WYNDER, E. L.: Cancer and coronary artery disease among seventh-day adventists. Cancer **12**, 1016 (1959).

WHO: Mortality from cardiovascular diseases. Chron. Wld Hlth Org. **14**, 228 (1960)

Endokarditis, Myokarditis

DAVIES, J. N. P.: The pathology of endomyocardial fibrosis in Uganda. Brit. Heart J. **17**, 337 (1955).
— Endomyocardial fibrosis in Uganda. Cent. Afr. J. Med. **2**, 323 (1956).
DAVIES, J. N. P., and RUTH M. COLES: Some considerations regarding obscure diseases affecting the mural endocardium. Amer. Heart J. **59**, 600 (1960).
EDINGTON, G. M., and J. G. JACKSON: The pathology of hearth muscle disease and endomyocardial fibrosis in Nigeria. J. Path. Bact. **86**, 333 (1963).
GARCIA-ALMIERI, M. R.: Rheumatic fever and rheumatic heart disease as seen in the tropics. Amer. Heart J. **64**, 577 (1962).
GOULD, S. E.: Geographic pathology: Chronic myocarditis of Venezuela. Amer. J. Path. **36**, 533 (1960).
JAFFE, R.: Chronic myocarditis in Venezuela. Schweiz. Z. allg. Path. **18**, 942 (1955).
JOHNSON, C. M.: Cardiopathy in Chagas disease. Arch. Med. Panameric. **12**, 254 (1963).
SITSEN, A. E.: Beitrag zur geographischen Pathologie (Ostindien). Virchows Arch. path. Anat. **285**, 506 (1932).
STEWART, K. L., and J. A. HAYES: A cardiac disorder of unknown aetiology in Jamaica. Quart. J. Med. 32, 99 (1963).

Thromboembolie

ADELSTEN JENSEN, R.: Postoperative thrombosis-emboli. Acta chir. scand. **103**, 263 (1952).
BARTOK, J.: Vermehrung der Fälle von Thrombose und Lungenembolie und ihre Ursachen. Virchows. Arch. path. Anat. **333**, 619 (1960).
HALSE, T., u. G. QUENNET: Klimatische Einflüsse in der Thrombogenese. Beitr. klin. Chir. **177**, 287 (1948). — Dtsch. med. Wschr. **73**, 125 (1948)
HAMPERL, H.: Über Veränderungen von Krankheiten im Laufe der Zeiten. Klin. Wschr. **33**, 247 (1955).
HULTQUIST, G.: Lungenembolie und Wetter. Nord. Med. **9**, 1058 (1935) (schwed.).
KAIJ, KERSTIN: Thromboemboliefrequenz in einem Sektionsmaterial. Svenska Läk.-Tidn. **56**, 1437 (1959) (schwed.).
LETAC, R.: De la rareté de la pathologie veineuse des membres inférieurs en Afrique noire. Schweiz. Z. Path. **21**, 567 (1958).
MAWPURE VOVOR, V. K. V.: Contribution á l'étude de la maladie thrombo-embolique en Afrique noire. Lyon 1957, 130.
PRETTIN, J.: Thrombose und tödliche Lungenembolie. Virchows Arch. path. Anat. **297**, 535 (1936).
PUTNOKY, G., u. K. FARKAS: Vergleichende pathologisch-histologische Untersuchungen des Herzmuskels unter besonderer Beachtung der Fälle von Thromben und Embolien. Virchows Arch. path. Anat. **287**, 400 (1933).

VI. Krankheiten der Respirationsorgane

Unter den Erkrankungen der oberen Luftwege sind chronische, mit Knochenveränderungen einhergehende Eiterungen der Nasennebenhöhlen schon von Schädeln alter Ägypter bekannt.

a) Lungenemphysem — *Pulmonary emphysema*

Zu den Lungenveränderungen von bestimmtem geographischem Interesse gehört das *Lungenemphysem* der schwer arbeitenden indianischen Bevölkerung der Anden, die bei 3000 bis 4000 m in den Gruben beschäftigt ist. In einem besonderen Institut in Lima hat man Gelegenheit, diese meistens sehr kleinen Männer und Frauen mit ihren großen faßförmigen Brustkörben zu untersuchen.

b) Lungenentzündung — *Pneumonia*

Die verschiedenen Formen von *akuter Pneumonie* spielen seit Einführung der Sulfonamid- und Penicillintherapie eine viel geringere Rolle als Todesursache als noch vor 30 Jahren. Die Tabelle zeigt den prozentualen Rückgang während einer Periode von etwa 20 Jahren, von Anfang der 30er bis Mitte der 50er Jahre.

Tabelle 11. *Prozentualer Rückgang der Sterblichkeit an Pneumonie während der Jahre 1953 bis 1957 verglichen mit der Periode 1931 bis 1935 (WHO)*

	Männer	Frauen		Männer	Frauen
Amerika			*Europa*		
Kanada	75,1	80,2	Italien	95,8	95,5
USA	81,8	83,4	Schweiz	89,9	90,4
			Norwegen	87,2	85,3
Asien			Dänemark	84,2	82,2
Japan	73,4	71,4	Schottland	79,1	70,5
Australien			Niederlande	72,7	67,2
Australien	59,1	63,5	England und Wales	71,7	65,8
Neuseeland	72,5	67,5			

Wie die Zahl der Todesfälle an Lungenentzündung in England und Wales gesunken ist, geht aus der Kurve hervor.

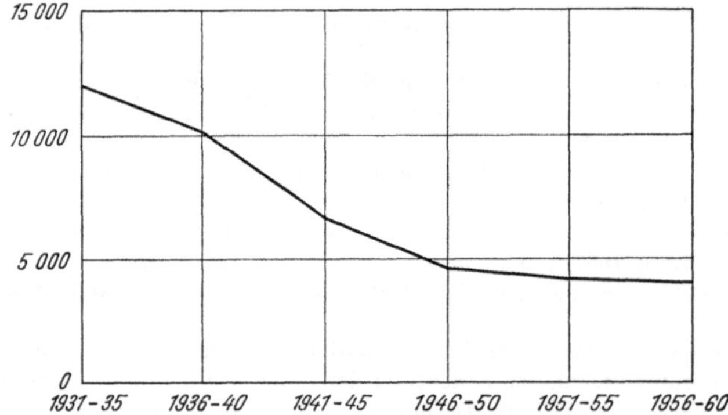

Abb. 88. Zahl der Todesfälle an Lungenentzündung in England und Wales in den Jahren 1931 bis 1960 in Durchschnittszahlen pro Fünfjahresperiode. (Nach Office of Health Economics, London 1963)

c) Staublungenkrankheiten — *Pneumokoniosen* — *Pneumoconiosis*

Die Pneumokoniosen sind schon oben unter Gewerbekrankheiten kurz abgehandelt worden. Mit der zunehmenden Industrialisierung haben die Lungenstaubkrankheiten eine immer größere Bedeutung und Beachtung gefunden. Daß Pneumokoniosen schon in den Bergwerken und Gruben des alten Assyriens, Ägyptens und Griechenlands existierten, wurde schon oben hervorgehoben, ebenso daß die dort erwähnte Schrift Ellenbogs (1473) wahrscheinlich das erste gewerbehygienische Merkblatt der Weltliteratur darstellt.

Die verschiedenen Formen von Pneumokoniose können hier nur ganz kurz abgehandelt werden. Alluminose, Anthrakose, Asbestose, Berylliose, Byssinose und Talkose können nur erwähnt werden. Von großer Bedeutung sind die verschiedenen Formen von Pneumokoniose durch Inhalation von Staub bei Landarbeitern.

Silikose kommt vor allem in Gruben, Schleifereien und Porzellanfabriken vor, aber auch das lebenslange Einatmen von feinem Sandstaub bei Wüstenvölkern gehört hierher. In Schweden war ein Kirchspiel in Dalekarlien, Orsa, mit seinen großen Sandsteinschleifereien seit älterer Zeit wegen der großen Sterblichkeit der jüngeren Männer bekannt, und LINNÉ fragte in seiner Antrittsvorlesung in Upsala 1741, als er Professor für Medizin wurde: „Warum sterben fast alle Männer in Orsa an Phthisis vor ihrem 35. Lebensjahr?" Die Knaben arbeiteten oft schon mit 12 bis 15 Jahren in den sehr primitiven, wegen der Kälte im Winter geschlossenen Werkstätten. Eine ausführliche Schilderung der außerordentlich schlechten hygienischen Verhältnisse findet sich in der schwedischen Ausgabe dieses Werkes.

In Deutschland ist die sog. Schmalkaldener Schieferlunge sehr bekannt (KÜHNE). Als Illustration zur Silikosegefahr kann angeführt werden, daß allein in England fast 2000 Grubenarbeiter jährlich an Pneumokoniose sterben. Schwere Lungensilikose ist sonst vor allem in den südafrikanischen Goldgruben bekannt, wo das Gold in Quarz eingebettet vorkommt.

Literatur

Krankheiten der Respirationsorgane.

AHLMARK, A.: Silicosis and other pneumoconioses in Sweden. Scandinav. Univers. Books, Stockholm 1960.

— Silikose in der schwedischen Steinindustrie. Opusc. med. (Stockh.) **10**, 101 (1965) (schwed.).

BENTZEN, B. G.: Incidence and disability in asthma, bronchitis and emphysema in the population of an eastern district in December 1955. T. norske Laegeforen. **82**, 1027 (1962).

BOHLING, H.: Asbestose der Lungen, Genese, Klinik, Röntgenologie. Nord. Med. **65**, 1214 (1961).

CARPENTER, R. G., and A. L. COCHRANE: Death rates in miners with and without pneumoconiosis. S. Wales. Brit.: J. industr. Med. **13**, 102 (1956).

CHATGIDAKIS, C. B.: An autopsy survey of Bantu South African coal miners. Brit. J. industr. Med. **20**, 236 (1963).

CHENEBAULT, J.: Manifestations respiratoires de collagenose. Maroc. méd. **41**, 812, 979 (1962).

DUVAL, P.: Silicosis and other occupational pulmonary diseases in Canada. Rev. esp. Tuberc. **31**, 617 (1962).

FRANCK, R. C.: Farmer's lung — a form of pneumoconiosis due to organic dusts. Amer. J. Roentgenol. **79**, 189 (1958).

GRECO, M.: Contribution to the etiological study of silicosis in the miners of the Island of Cigkio. Med. d. Lavoro **53**, 465 (1962).

IVANOV, P. N.: Pathogenesis of high altitude emphysema. Fed. Proc. (Translation suppl.) **23**, 417 (1964).

KÜHNE, W.: Morphologie der Schmalkaldener Schleiferlunge. Arch. Gewerbepath. Gewerbehyg. **18**, 37 (1960).

KURTEN, H.: „De phthisi" Ein Consilium des Memminger Stadtarztes Dr. Ulrich Ellenbog von Jahre 1480, etc. Arch. Gesch. Med. **24**, 245 (1931).

MEIKLEJOHN, A.: Byssinosis in Great Britain. Int. Arch. Gewerbepath. **20**, 49 (1963).

NORVITT, L.: Silikose in Laisvall (Nordschweden). Nord. Med. **62**, 1076 (1959) (schwed.).

Office of Health Economics, London 1963: Pneumonia in decline.

PARISH, W. E.: Farmer's lung. An immunological study of some antigenic components of mouldy foodstuffs. Thorax **18**, 83 (1963).

PATERSON, J. F.: Silicosis in hardrock miners in Ontario. J. Canad. med. Ass. **84**, 594 (1961).

PRIOR, J. A.: Geographical distribution of pulmonary calcification among students in Ohio. Publ. Hlth Rep. **65**, 1132 (1950).

RANKIN, J.: Farmer's lung. Physiopathologic features of the acute interstitial granulomatous pneumonitis of agricultural workers. Ann. intern. Med. **57**, 606 (1962).

RETNEV, V. M.: The importance of dust in the etiology of socalled total (nonspecific) morbidity in workers. Gig. i. Sanit. **27**, 82 (1962) (Russ.).

SCHEPERS, G. W. H.: Chest diseases in gold miners in South Africa. Arch industr. Health 12, 33 (1955).
SCHILLING, R. S.: Recent studies of byssinosis in the Lancashire cotton industry. Med. d. Lavoro 51, 754 (1960).
SCHULTZIK, R.: Die Krankheit Spinozas. Ein Beitrag zur Geschichte der Glasschleiferkrankheiten. Arch. Gesch. Med. 26, 84 (1933).
SHARPE, W. D.: Lung disease and the Greco-Roman physician. Amer. Rev. resp. Dis. 86, 178 (1962).
SIGERIST, H. E.: On the history of medicine. New York 1959, 316.
SMITH, E. R.: Chest diseases in Biblian times. Brit. J. Dis. Chest. 54, 226 (1960).
STEINERT, R.: „Silo-filler's disease". Nord. Med. 64, 887 (1960).
THOMSON, J. G.: Asbestosis as a modern urban hazard. S. Afr. med. J. 37, 77 (1963).
TRASCO, V. M.: Prevalence of silicosis in USA. Arch. industr. Health 14, 379 (1963).
TRAUTMANN, H.: Lunge und Berufskrankheiten. Stuttgart 1962.
VIGLIANI, E. C., and B. PERNIS: Studies on the pathogenesis of silicosis. Int. Arch. Gewerbepath. 19, 507 (1962).
WEBSTER, I.: Asbestosis in non-experimental animals in South Africa. Nature 197, 506 (1963).
WHO: Occupational health in agriculture. Chron. Wld Hlth Org. 17, 10 (1963).
WORTH, G.: Die Staublunge des Kohlenbergarbeiters. Dtsch. med. Wschr. 85, 221 (1960).
YAMADA, A.: Late injuries following occupational inhalation of mustard gas, with special reference to carcinoma of the respiratory tract. Acta Path. jap. 13, 131 (1963).

VII. Krankheiten der Verdauungsorgane

1. Mundhöhle und Zähne

α) Historisches

Die Zähne und Kiefer sind dank ihrer Resistenz besonders gute Objekte für paläopathologische Forschung. Zahnveränderungen sind schon in den allerältesten menschlichen Überresten nachweisbar, vor allem in Form von *Abrasion*, Abnutzung durch harte Nahrung. Im alten Ägypten, vor allem in Oberägypten, zeigen viele etwa 6500 Jahre alte Schädel starke Abrasion der Zahnkronen mit offener Pulpa und schweren entzündlichen Veränderungen der Alveolen und der angrenzenden Knochenteile (EL BATRAVI). Auch bei Mumien sind derartige Zeichen starker Abnutzung bisweilen nachweisbar; besonders starke Abrasion zeigen die völlig kariesfreien Zähne des bei hohem Alter gestorbenen Ramses II. Ähnliche Zeichen starker Abrasion sind nicht selten in Schädeln aus der Steinzeit Europas vorhanden; auch in jüngeren Schädeln, wie aus frühchristlicher Zeit, aus dem Mittelalter und den letzten Jahrhunderten sieht man ähnliche Abnutzungserscheinungen.

Sehr alt ist auch die *Zahnsteinbildung*, die besonders im Orient infolge der uralten Sitte Betelnuß zu kauen, bisweilen sehr hochgradig wird. HERODOTOS und PLINIUS erzählen, wie verschiedene orientalische Herrscher und Krieger statt Zähnen eine zusammenhängende Knochenscheibe gehabt hätten; es ist möglich, daß es sich in diesen Fällen um eine besonders starke Zahnsteinbildung gehandelt hat (THOURÉN).

Zahnkaries ist oft und mit Recht als eine Kulturkrankheit bezeichnet worden. Bei primitiven Völkern im Jägerstadium ist Karies selten, aber mit dem Übergang zu seßhaften Verhältnissen mit Ackerbau und gekochter, feinverteilter Nahrung wird sie häufiger, das sieht man schon in den ältesten Kulturen, wie im alten Ägypten, wo Karies innerhalb gewisser Schichten der Bevölkerung fast so häufig war wie in vielen Kulturländern heutzutage.

Ältere Angaben über Karies von Zähnen, die längere Zeit in der Erde gelegen haben, müssen immer mit Kritik beurteilt werden. Neuere Untersuchungen von WERNER, SCHWARTZ und BAY und vor allem SOGNNAES zeigen, wie schwer es bisweilen ist, wirkliche, intravitale Zahnkaries von postmortalen, kariesähnlichen Veränderungen zu unterscheiden. SOGNNAES Untersuchungen basieren auf 209 scheinbar kariösen Zähnen, unter anderem aus dem paläolithischen Palästina, aus dem prädynastischen Ägypten, dem prähistorischen Griechenland, Norwegens Mittelalter und dem präkolumbischen Amerika.

Paläolithische Zähne sind meistens vollständig kariesfrei, aber schon im älteren Neolithicum treten Veränderungen auf. Nach MUMMERY zeigen 2,2% der neolithischen englischen Langschädel Karies, während die gleichzeitigen Kurzschädel nicht weniger als 22,8% Karies aufweisen, was wohl durch die verschiedene Lebensweise erklärlich ist, vorausgesetzt daß es sich nicht um postmortale, sondern um echte intravitale Veränderungen handelt. Im archaischen Ägypten war Karies nach SUDHOFF selten; etwas später, im alten Reich, um 3000 v. Chr., ist Karies bei der Oberschicht der Bevölkerung ebenso häufig gewesen wie bei den heutigen Kulturvölkern. Dagegen sind die Schädel aus den Grabstätten der Armen fast kariesfrei, aber, wie gesagt, stark abgenutzt, wahrscheinlich durch stark sandhaltige Nahrung. In der Ptolemäerzeit wird die Karies noch häufiger, vor allem bei alten Leuten, ebenso in der byzantinischen Zeit.

Ähnliche Verhältnisse findet man in Europa. Neolithische Pyrenäenschädel zeigen wenig Karies, nur 1,5%, französische Höhlenschädel zeigen 1 bis 1,2% Gebisse mit Karies, ebenso mesolithische Zähne aus der älteren Steinzeit, wie in Schweden, wo HOLMER und MAUNSBACH 1956 unter 4187 untersuchten Zähnen nur 49 kariöse fanden (1,17%).

Schädel aus den ersten Jahrhunderten unserer Zeitrechnung zeigen zunehmende Karies (Anglosachsen 15,7%, Romano-Briten 28,6% nach MUMMERY). Von Allemannenschädeln aus der Schweiz (5. bis 10. Jahrhundert) zeigten 15,6% kranke Zähne. In römisch-pannonischen Gräbern aus dem 1. Jahrhundert waren 29,4% der Gebisse kariös, bei sarmatischen Völkern aus dem 4. Jahrhundert sogar 33,4%.

Im präkolumbischen Südamerika war Karies keine Seltenheit. HRDLICKA fand 16 kariöse Zähne unter 708 festsitzenden (2,26%), MAC CURDY fand Karies in mehr als $^2/_3$ von 131 Schädeln oder 194 kariöse Zähne unter 1259 (fast 15,6%). Dagegen war Karies eine Seltenheit bei den weniger zivilisierten indianischen Stämmen in Louisiana und Arkansas.

β) Geographisches

Nach MILLER gab es noch vor kurzem Bevölkerungen mit niedriger Kariesfrequenz bis 6%. Zu diesen gehörten von der Kultur wenig berührte Eskimostämme, nordamerikanische Küsteneinwohner, gewisse Lappensiedelungen, Nordostinder und die Reste der Urbevölkerung Neuseelands und der Fidschiinseln. Andere sog. Naturvölker wie Polynesier, Australier, Südostinder und Kaffern, haben mehr Karies, bis 20%, schließlich findet man bei Tasmaniern, südamerikanischen Indianern von heute, Ost- und Westafrikanern bis 30% Karies. Chinesen sollen nach MILLER durchschnittlich 40,2% Karies haben, aber sicher liegen eben hier große geographische Unterschiede vor.

Eine eingehende Untersuchung über die Zahnkrankheiten im nördlichsten Schweden im Vergleich mit dem südlichsten Teil wurde 1929 bis 1931 von WESTIN, HOLTZ und LINDSTRÖM durchgeführt. Es zeigte sich, daß Frauen viel mehr Karies als Männer hatten; im Alter von 16 bis 45 Jahren war die Kariesfrequenz bei ihnen doppelt so groß wie bei den Männern. Der Unterschied wurde später im Leben noch mehr ausgeprägt, mindestens 95% hatten Karies. Es bestanden deutliche Unterschiede zwischen den verschiedenen, voneinander isolierten Kirchspielen in Nordschweden; ein Kirchspiel, Stensele, hatte aus nicht näher bekannten Gründen wenig Karies (fluorhaltiges Wasser? Nahrung?). In Mittelschweden ist ein Kirchspiel, Surahammar, für relativ kariesfreie Zähne bekannt; auch hier denkt man an das Wasser.

Es würde zu weit führen, die zahlreichen Untersuchungen über Kariesfrequenz der verschiedenen Länder hier anzuführen.

Periodontitis, bzw. Alveolarpyorrhoe

Auch hier muß man mit Verwechslungen mit postmortalen Zerstörungen der Alveolenwände rechnen. Entzündliche alveoläre Zerstörungen sollen schon bei den Riesenreptilien der Kreidezeit nachgewiesen sein (MOODIE). Bei einem fossilen Mastodonten, einem Rhinozeros, und einem dreizehigen primitiven Pferde sollen Kieferveränderungen vorliegen, die an Aktinomykose erinnern. Ein Wolf aus dem Pleistozän zeigte Alveolarpyorrhoe.

Paläolithische Kiefer aus der Weimarer Gegend zeigen nach SCHWALBE und VIRCHOW Zeichen einer Alveolarpyorrhoe, ähnliche Veränderungen zeigen Schädel aus Oberägypten, deren Alter auf 6500 Jahre geschätzt wird; in ein paar Fällen lagen auch Zeichen einer septischen Entzündung um die Zahnhälse infolge sehr starker Abnutzung der Zähne und Eröffnung der Pulpa vor. SUDHOFF erwähnt den Schädel einer jungen Frau aus dem 8. Jahrhundert v. Chr. mit Fehlen sämtlicher Zähne und Atrophie der Alveolarfortsätze. Ähnliche schwere Veränderungen zeigte der Oberkiefer des schwedischen Königs Magnus (gest. 1290), alle Zähne waren wahrscheinlich infolge Periodontitis während des Lebens verloren gegangen. Viele Schädel aus dem präkolumbischen Peru besitzen ähnliche Alveolenveränderungen, MACCURDY fand sie in 13% von 139 untersuchten Schädeln. DAVALOS HURTADO beschreibt das Skelet eines kräftigen, erwachsenen Mannes aus dem präkolumbischen Mexiko mit Arthrosis deformans und wahrscheinlich rheumatoider Arthritis; sein Zahnorgan befand sich in einem sehr schlechten Zustand, er hatte unter anderem einen großen Alveolarabsceß. Ähnliche, mehr oder weniger ausgesprochene Veränderungen des Zahnorgans sind im archäologischen Material aus China, Indien, Palästina, Byzanz und Etrurien bekannt, ebenso aus dem europäischen Mittelalter und aus der Renaissance.

2. Magen und Darm

a) Magen- und Duodenalgeschwür — *Ulcus ventriculi et duodeni — Gastric and duodenal ulcer*

F. Ulcère gastroduodénale, I. Ulcera gastrica, S. ähnlich.

α) Historisches

Das typische chronische Magengeschwür wurde 1821 von CRUVEILHIER als Ulcus rotundum beschrieben, jedoch hatte VETTER schon 1803 in seinen „Aphorismen zur pathologischen Anatomie" als erster das perforierte Magengeschwür erwähnt. Bezüglich der historischen Entwicklung der Ulcuslehre wird auf KONJETZNYS Arbeit aus dem Jahre 1947 verwiesen.

β) Geographisches

Es ist schon längst bekannt, daß das Vorkommen des Gastroduodenalgeschwürs starke geographische Verschiedenheiten aufweist; es fehlten aber systematische vergleichbare Untersuchungen. Zahlen und Statistiken bedeuten hier wenig, wenn man nicht weiß, wie sie entstanden sind. Rein klinisch-symptomatologische Diagnosen, Röntgendiagnosen und Sektionsdiagnosen, die eventuell auch unscheinbare kleine Narben mit einbeziehen, können nicht miteinander verglichen werden.

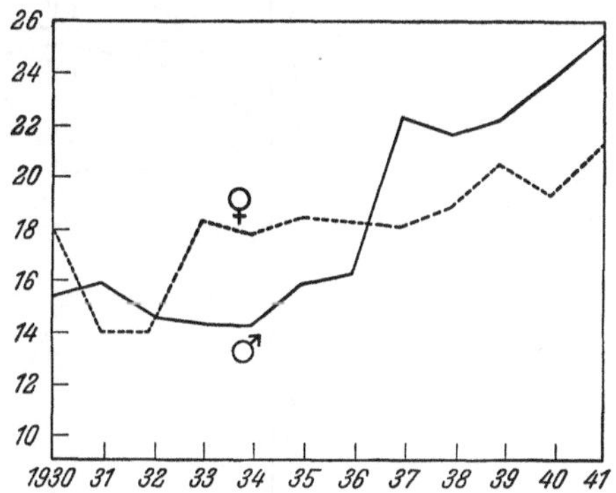

Abb. 89. Häufigkeit von Narbengeschwüren und Ulcusnarben in einem einheitlich untersuchten Stockholmer Sektionsgut 1930 bis 1941. (Nach FALCONER, 1943)

Die meisten Autoren, die sich mit der Statistik des Gastroduodenalgeschwürs und mit der Geschlechtsverteilung der Symptome und der am Sektionstisch nachgewiesenen Geschwüre und Narben beschäftigt haben, sind der Ansicht, daß eine Frequenzsteigerung eingetreten ist und daß das früher allgemein angenommene Überwiegen der Frauen nicht mehr besteht, sondern meistens durch ein Überwiegen der Männer ersetzt ist. In einigen Untersuchungen wie in Stockholm (FALCONER 1943) ist dies allerdings nicht sehr ausgesprochen (18,14% bei Männern, 17,86% bei Frauen), es kommt aber um so deutlicher in Hamburg zum Vorschein (nach KLEIN 1941 19 bis 22% bei Männern, 13 bis 15% bei Frauen). In Japan ist das Überwiegen der Männer nach dem Kriege noch viel stärker ausgeprägt; nach KUROKAWA und MASUDA (1957) hatten Männer drei- bis fünfmal so oft Geschwüre wie Frauen. In Wien setzte eine Frequenzsteigerung mit dem ersten Weltkrieg ein, die seit der Zeit immer mehr zugenommen hat (KUCSKO). Auch in Ungarn hat die Zahl der Ulcuskranken und der Rezidive infolge der Kriege und sozialen Umwälzungen zugenommen. Ähnliche Erfahrungen hat HANSEN in Kopenhagen gemacht.

HAMPERL hat die von vielen behauptete Zunahme der Ulcuskrankheiten in Krisenzeiten und Hungerjahren auf Grund von Erfahrungen aus Rußland diskutiert. Daß eine größere Anzahl von Ulcusfällen behandelt wurde, war nach ihm nicht zu leugnen, jedoch war eine wirkliche Vermehrung der Fälle nicht sicher. Auch in Gebieten, wo kein Hunger geherrscht hatte, konnte man eine langsame Zunahme der Fälle und der Operationen beobachten. Geographische Verschiedenheiten waren in Rußland nach der Revolution kaum feststellbar. Ähnliche

Erfahrungen machte ANDREJEVIC in Jugoslawien: In den Jahren 1946 bis 1950 stieg die Kurve der Geschwüre erheblich, um später, 1950 bis 1956, wieder zu sinken.

Wie oben betont, stößt es auf große Schwierigkeiten, vergleichbare Zahlen über die Ulcushäufigkeit zu bekommen. Von Interesse sind deshalb solche Untersuchungen wie die von STRAUB und SCHORNAGEL aus Indonesien, wo die Chinesen 15mal so oft Geschwüre haben sollen als die eingeborenen Javaner. Ähnliche Verhältnisse stellte KOUVENAAR (nach MANSON) fest: zehnmal so oft Geschwüre bei Chinesen als bei Javanern. KONSTAM untersuchte die Verhältnisse in Südindien und im Süden von Nigeria, Westafrika und fand eine deutliche Neigung der Geschwüre

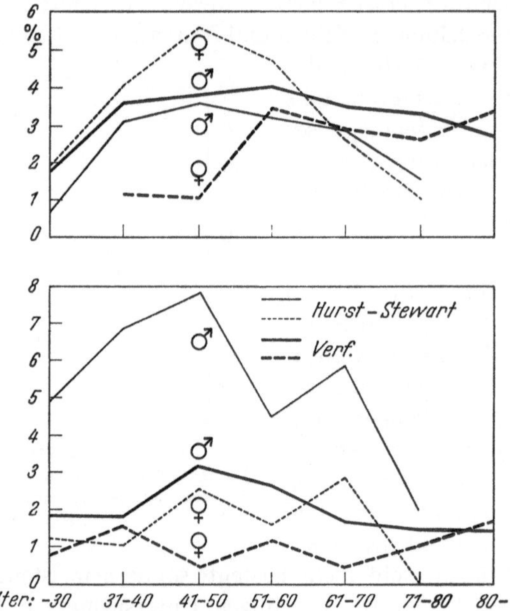

Abb. 90. Oben: Altersverteilung der chronischen Magengeschwüre beider Geschlechter in einem Stockholmer Sektionsgut im Vergleich mit den Hurst-Stewartschen Werten. Unten: Altersverteilung der chronischen Duodenalgeschwüre beider Geschlechter im Vergleich mit den Hurst-Stewartschen Werten. (Nach FALCONER, 1943)

sich im Duodenum zu lokalisieren, während der Magen eher verschont wurde. Auch PAYET fand eine auffallend häufige Lokalisation der Geschwüre im Duodenum (80 bis 90% der Fälle) sowohl in Dakar als auch auf Madagaskar. Die große Rolle psychosomatischer Störungen bei den schwarzen Einwohnern Zentralafrikas und ihre Bedeutung für die Ulcusgenese hat DAVIES stark hervorgehoben.

In England konnte WATKINSON zeigen, daß peptische Geschwüre bei den Sektionen in Leeds deutlich häufiger waren als in neun anderen englischen und schottischen Städten. In England und Schottland litten 8,3% der Männer an peptischen Geschwüren (davon 2,9% Magen- und 5,2% Duodenalgeschwüre). Im Norden stiegen diese Zahlen auf 9,7% bzw. 3,1 und 5,2%, im Süden sanken sie auf 7,3%, 2,6% und 3,1%. Bei Frauen waren die Zahlen durchschnittlich 3,9%, 1,7% und 1,3%, also erheblich niedriger als bei Männern. Die Untersuchungen von SPIRA über das Auftreten von Geschwüren bei Weißen und Farbigen in den USA zeigen nach ihm die Bedeutung der Lebens- und Ernährungsverhältnisse: Die Neger hatten bis vor kurzem seltener Geschwüre als die Weißen, aber mit der Verbesserung des Lebensstandards und des Einkommens (und wahrscheinlich mit dem Auftreten von "stress") sind Geschwüre auch bei Farbigen häufiger geworden. In Äthiopien sollen Magen- und Duodenalgeschwüre sehr häufig sein.

b) Ileitis terminalis und Colitis ulcerosa

Über diese beiden Darmaffektionen ist in den letzten Jahren eine nicht geringe Literatur entstanden, und es hat sich u. a. gezeigt, daß die ulceröse Colitis ein bedeutendes geographisch-demographisches Interesse hat. So fand MELROSE, daß sie statistisch weniger häufig in den Städten der nördlicheren Teile von England und Schottland war. Im gesamten Material der Krankenhäuser war die Frequenz 10,9 auf 10000, aber in London 15,5 und in fünf schottischen Städten nur 6,9 auf 10000. Die Epidemiologie zeigte, daß sie nicht als eine post-dysenterische Affektion aufzufassen ist. In USA hingegen sei die ulceröse Colitis im Süden weniger häufig als im Norden. KIRSNER et al. fanden keine besondere geographische Verteilung, dagegen meinen BIRNBAUM et al., daß gewisse Unterschiede in der Häufigkeit unter den ethnischen Gruppen in Israel beständen; die Zahlen dürften jedoch zu klein sein. — Von großem Interesse sind die von ACHESON ausgeführten Untersuchungen über das Auftreten der ulcerösen Colitis in der nordamerikanischen Armee. Es stellte sich heraus, daß die regionale Enteritis, die ulceröse Colitis und die Mischformen bei jüdischen Soldaten viermal so häufig waren wie bei nichtjüdischen. Auch wenn man das Material auf geographische Regionen verteilte, überwogen die Juden überall, jedoch mit einer Ausnahme.

Nach dem zweiten Kriege traten in Deutschland, vor allem im norddeutschen Küstengebiet gehäuft Fälle von Darmbrand, Enteritis necroticans gravis, auf (JECKELN).

Im Konzentrationslager Stutthof bei Danzig sah STARKUS eine schwere Epidemie von ulceröser Colitis mit massenhaft Spirochaeten und fusiformen Bacillen. Die Behandlung der Colitis mit Neosalvarsan war erfolgreich.

c) Appendicitis

Die Häufigkeit dieser Krankheit scheint gewisse historische und geographische Schwankungen von Interesse darzubieten. Während der Jahre mit beschränkter Nahrungszufuhr sah man in Deutschland und Österreich vielfach einen Rückgang der Appendicitis (oder vielleicht eher der Appendektomien, denn inwieweit die Diagnose Appendicitis immer histologisch sichergestellt wurde, bleibt eine offene Frage). HAMPERL fand einen Unterschied während der Krisenjahre zwischen dem schlecht ernährten Nordrußland mit Abnahme der Fälle, und dem besser ernährten Südrußland, wo keine Abnahme der Fälle zu finden war.

In geographisch-demographischer Hinsicht ist es von Interesse, daß Appendicitis in Persien, Indien und Indonesien selten sein soll, während sie in China und Japan etwa dieselbe Häufigkeit wie in Europa zeigen soll. Aus den USA gibt es Angaben, nach denen die Appendicitis etwa sechsmal so häufig bei Weißen als bei Farbigen auftritt, aber auch hier ist es fraglich, inwieweit es sich immer um echte

Appendicitis und nicht um Appendektomie oder klinisch diagnostizierte „Appendicitis" gehandelt hat. Daß Ernährungsverhältnisse hier eine große Rolle spielen, ist wohl sicher, denn grobe, vegetarische, schlackenreiche Nahrung verändert sowohl die Bakterienflora des Darmes als auch die Darmbewegungen. Über anatomisch-rassische Unterschiede im Bau des Organs ist sehr wenig bekannt.

d) Tropische Sprue

In MANSONS Manual findet man eine Weltkarte, wo Gebiete mit tropischer Sprue angegeben sind. Es sind vor allem Südchina, Japan, die Philippinen, Indien, Ceylon, die Südstaaten von Nordamerika, Westindien, Zentralamerika, Guayana

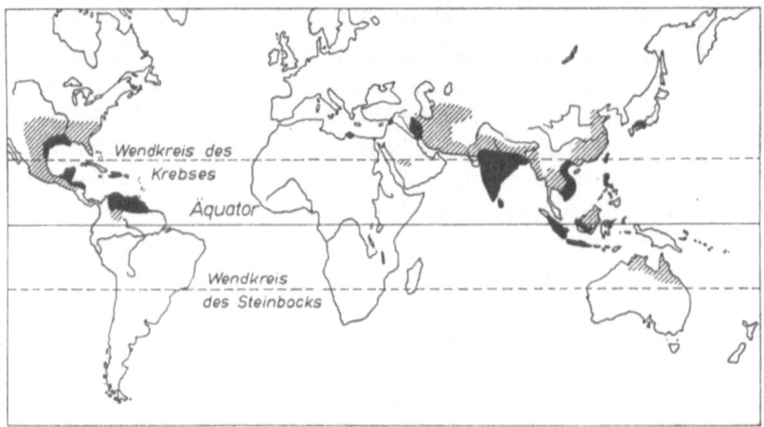

Abb. 91. Geographische Verbreitung der tropischen Sprue. (Nach Manson's Tropical Diseases, London 1960)

und Queensland, die heimgesucht werden. Die neuesten Untersuchungen über tropische Sprue verdanken wir SWANSON.

e) Abscessus et fistula ani — Hämorrhoidalblutung

Diese Krankheiten waren schon den Chirurgen Indiens und Hellas gut bekannt. Von besonderem Interesse wurde die *Analfistel*, als der Großesser Ludwig XIV. eine solche hatte. Nach langen Versuchen mit Medikamenten wurde eine kleine Operation vom Leibchirurg gemacht. Die Analfistel scheint gar nicht selten bei Patienten mit Tuberkulose vorzukommen, und da man Mitte des vorigen Jahrhunderts einen Zusammenhang zwischen der Lungentuberkulose und der Fistel zu finden glaubte mit Verschlimmerung des Lungenstatus, wenn die Fistel ausheilte, ging man bisweilen so weit, daß man eine Fistel anlegte, um der „Materia peccans" notwendigen Abfluß zu verschaffen.

Hämorrhoiden und ihre Blutungen spielten während der Jahrhunderte der Aderlässe eine große Rolle, und es wurde vielfach behauptet, daß die „Goldader" für den ganzen Organismus günstig wäre. Hämorrhoidale Varicen können wie die Varicen der Unterschenkel gewissermaßen als eine Kulturkrankheit betrachtet werden. Beide sollen bei Negern im Naturzustand sehr selten sein.

3. Leber

Lebercirrhose — *Cirrhosis hepatis* — *Liver cirrhosis*

F. Cirrhose du foie, I. Cirrosi del fegato, S. Cirrosis del hígado.

Als man auf der ersten Konferenz der Internationalen Gesellschaft für Geographische Pathologie (1931) die *Geographie der Lebercirrhosen* diskutierte, vertrat die Mehrzahl der Teilnehmer die Meinung, daß der chronische Alkoholismus das wichtigste ätiologische Moment derselben darstellt. In vielen Ländern war es auch möglich, eine deutliche Parallele zwischen Alkoholverbrauch und Lebercirrhose festzustellen. In anderen Ländern, wie den mohammedanischen, mit geringem Alkoholverbrauch, aber hoher Cirrhosefrequenz, mußte die Cirrhose eine andere Ätiologie haben.

Gestützt auf die Antworten der ausgesandten Fragebogen konnte DE JOSSELIN DE JONG eine auffallend hohe Cirrhosefrequenz in der Schweiz (mit Ausnahme von Basel), in Stockholm, Boston und Insulinde feststellen; eine auffallend niedrige Frequenz war in Moskau, Estland, Lettland, Litauen, Polen (Lwow), Ungarn (Debreczen), Jugoslawien (Zagreb) feststellbar. Eine starke Zunahme der Cirrhosen wurde in Bern und Freiburg in der Schweiz und in der Tchechoslowakei beobachtet, hingegen eine Abnahme der Fälle in anderen Teilen von Schweden als Stockholm, in Polen, und Holland, ebenso auf Kuba. Die ätiologische Bedeutung des Alkohols ist möglicherweise nicht so groß wie man oft angenommen hatte.

Über den Zusammenhang zwischen Alkoholismus und Lebercirrhose äußerte sich WEGELIN: In Bern, wo die Cirrhosen in den letzten Jahren (1910 bis 1930) „ganz gewaltig" zugenommen haben, folgt die Zunahme der Leberveränderungen der Zunahme des Schnapsverbrauches infolge der starken Verbilligung des Alkohols. In der Ostschweiz, wo man hauptsächlich Bier und Apfelwein trinkt, ist die Lebercirrhose wesentlich seltener als in der Zentral- und Westschweiz. Nach STAEHELINS Ansicht ist der Alkohol in der Schweiz „die weitaus wichtigste Bedingung, die für das Entstehen der Lebercirrhose in Betracht kommt". Dem gegenüber standen Beobachtungen aus Kopenhagen und Südschweden (Lund), wo Cirrhosen selten sind, obwohl dort viel Schnaps getrunken wird. Die Monopolstellung des Alkohols als einzigem oder wenigstens wichtigstem ätiologischem Faktor wurde stark angezweifelt.

Hinsichtlich der Ursachen der Lebercirrhosen hat man schon längst die einseitige ältere Auffassung verlassen, und obgleich der chronische Alkoholismus noch als eine der wichtigsten gilt, so gibt es in vielen Ländern zahlreiche Fälle von Cirrhose bei Kindern, jüngeren und älteren Leuten, die nie Alkoholabusus getrieben haben. Andere wichtige ätiologische Formen müssen anerkannt werden. Zu diesen gehört die nach schwerer Virushepatitis entstandene *posthepatitische Form*. Die Erfahrungen aus Indien und Afrika zeigen, daß *Ernährungsstörungen* eine außerordentliche Rolle in der Ätiologie spielen. Auch *cholangitische Vorgänge* sind von Bedeutung. Die morphologische Einteilung der Cirrhosen macht Schwierigkeiten. STEINER und HIGGINSON, die mit afrikanischem Material (Schwarze, Inder und Weiße) arbeiteten, stellten fünf Formen auf: 1. portale, 2. postnekrotische, 3. fragliche dritte Form, 4. Pigmentcirrhose, 5. zentrale Cirrhose. Inwieweit diese rein morphologische Einteilung mit der wichtigeren Frage der Ätiologie vereinigt werden kann, ist fraglich. Das internationale Komitee für Klassifizierung der Cirrhosen hat 1956 folgende ätiologische Formen aufgestellt, die wohl allmählich überall angenommen werden müssen: a) Unterernährung, b) Äthylalkohol, c) Virushepatitis, d) Verschluß der extrahepatischen Gallengänge, e) Herzinsuffizienz, f) Hämochromatose, g) kongenitale Syphilis. Dazu kämen noch gewisse andere Ursachen, wie toxische Substanzen, z. B. Tetrachlorkohlenstoff, Sarkoidose und Schistosomiasis.

Die zahlenmäßige Verteilung der ätiologisch verschiedenen Cirrhoseformen wechselt geographisch sehr stark. In Japan sind die meisten Cirrhosen posthepatitisch, kaum 10% sind Alkoholcirrhosen (AMANO und YAMAMOTO). Auf Jamaika, wo man in fast 5% der Sektionen Lebercirrhosen fand, waren 90% auf folgende Weise verteilt: Postnekrotische, wahrscheinlich Virushepatitis, 30%, Pfortaderveränderungen 28,5%, Lebervenenverschluß 30%. Die Ursache desselben sollte das Trinken von sog. Bushtea, hauptsächlich aus Crotalaria fulva sein. Cholangitische Cirrhosen kämen nur in 1,3% vor. Als Kontrast könnte Ägypten angeführt werden, wo nach HASHEM nicht weniger als 71% auf Bilharziaeier zurückgeführt werden konnten. In Indien und Djakarta kommt eine sog. infantile Cirrhose vor, die wahrscheinlich durch Unterernährung, speziell Proteinmangel, verursacht ist und also der in Afrika bei Negern so häufigen Cirrhose (ROULET u. a.) nahekommt. Eine sehr gute Orientierung über die Lebercirrhosen in Afrika findet man in der Acta Unionis Internationalis contra Cancrum 1961, Bd. 17, Nr. 5 bis 6.

In Indien sollen Lebercirrhosen bei Kindern nicht selten sein (MANSON) und zwar mehr in wohlhabenden als in armen Familien. — In China sind Cirrhosen vom Laennec-Typ vor allem in den südlichen und östlichen Teilen besonders häufig und viel häufiger als in Amerika und Europa (TUNG et al.). Unter 6468 Sektionen von Erwachsenen fanden sie nicht weniger als 9,49% Laennec-Cirrhosen. Die wichtigste Ätiologie wäre die Virushepatitis, vor allem die anikterische Form. Tuberkulose, Clonorchis-Infestationen und Malaria wären an sich bedeutungslos. Die Cirrhosen wären in höherem Grade als in Amerika und Europa mit Hepatomen verbunden.

Die große Rolle des Alkohols in Europa und Nordamerika geht aus den Untersuchungen von DAVIDSON und POPPER und GROS hervor. Letzterer untersuchte die Verhältnisse in deutschen Weingebieten. Unter 260 Sektionsfällen von Lebercirrhose fanden sich zwar Fälle von posthepatitischer und -dystrophischer Cirrhose, aber Alkoholcirrhosen dominierten stark. Wie GROS bemerkt, wurde der Alkohol früher überschätzt, später wurden in ähnlicher Weise Virushepatitis und Ernährungsstörungen überschätzt.

Die Bedeutung der *Lebercirrhose als Todesursache* wechselt, wie zu erwarten ist, nach dem Lande. Einige Länder, wie Dänemark, Finnland, Island, Norwegen und Schweden, zeigen einen mäßigen Anstieg. Ähnliche Verhältnisse finden sich in Holland und auf den Britischen Inseln. Eine stärkere Steigerung zeigten die Bundesrepublik (1950 = 9,2, 1956 = 12,4) und Frankreich (16,3, bzw. 32,5!). Leider ist es fraglich, ob die Zahlen ohne weiteres vergleichbar sind. Ein gesteigerter Alkoholmißbrauch liegt jedoch in vielen europäischen und amerikanischen Staaten vor, in Nordamerika, sowohl bei Weißen als Schwarzen, in Kanada und in Japan sowie in Südafrika; bei allen drei ethnischen Gruppen war auch eine deutliche Zunahme der Lebercirrhosen nachweisbar. Über den Zusammenhang zwischen besonders großem Weinkonsum und Lebercirrhose in Frankreich findet man im WHO Chronicle folgende kleine Statistik mit 116 Cirrhotikern und 116 nichtcirrhotischen Kontrollpersonen:

Tabelle 12

	Cirrhosen	Kontrolle
weniger als 80 gm Wein täglich	1	59
80 bis 100 gm ,, ,,	51	50
über 160 gm ,, ,,	64	7
	116	116

4. Gallenblase

Cholelithiasis

F. Lithiase biliaire, S. Litiasis biliar.

Über die Häufigkeit der Gallensteine im alten Ägypten ist wenig bekannt, jedenfalls sind äußerst wenige Fälle bei Mumien gefunden worden, vielleicht nur ein Fall auf 30000 Mumien, was sicherlich mit der Eviszeration der Toten bei der Balsamierung zusammenhängt und nicht die wahre Häufigkeit zeigt. Ältere Angaben über Gallensteine in Europa fehlen fast vollständig. MÖRNER konnte jedoch einen

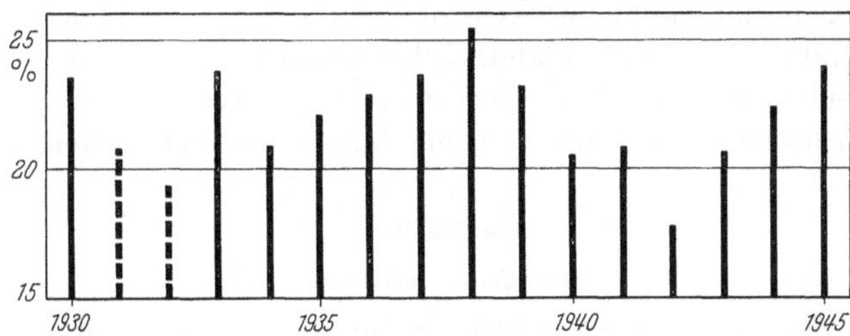

Abb. 92. Häufigkeit der Gallensteine (alle Formen) in einem einheitlich untersuchten Stockholmer Sektionsgut 1930 bis 1945. Die Jahre 1931 und 1932 sind unsicher (stellvertretender Prosektor). Der stark markierte Rückgang 1940 bis 1943, vor allem 1942, fällt mit der Krise in der Nahrungsmittelzufuhr zusammen. (Nach HENSCHEN, 1946)

4000jährigen Stein aus Gotland analysieren. Nach HALLER sind Gallensteine häufig in Göttingen, Schwaben, Ungarn und England. Nach BOLLINGER waren Gallensteine zu seiner Zeit in Basel entschieden häufiger als in München. In Stockholm wurden das Vorkommen und die Art der Gallensteine in unserer Prosektur zwischen 1930 und 1946 genau verfolgt. Während der ökonomischen Krise Schwedens in den Jahren 1931 bis 1932 sank ihre Frequenz. Noch deutlicher war die Abnahme während des zweiten Weltkrieges mit der in Schweden stark eingreifenden Einschränkung des Fleisch- und Fettkonsums. Vor und nach der Krisenzeit hatten gut 25% aller Stockholmer (vor allem die Frauen) Gallensteine, während der Krise sank die Frequenz auf ein Minimum von 17% aller Sektionen. Ähnliche Beobachtungen liegen aus anderen Ländern vor.

MAKIS Untersuchungen aus Japan zeigen nach den Kriegsjahren eine gesteigerte Frequenz der Cholesterinsteine und geringere der Bilirubin-Kalksteine. In

35028 Sektionen aus 48 japanischen Prosekturen wurden Gallensteine in 1536 Fällen (= 4,4%) gefunden, was nach ihm 30 bis 50% der Frequenz in USA und Europa entspricht. Der tägliche japanische Verbrauch von Protein und Fett ist heute doppelt so groß wie vor dem letzten Kriege, aber das Fett bildet nur noch 20 bis 25% des Nahrungsfettes der Kaukasier. Auch nach KAMEDA hat sich die Zusammensetzung der Gallensteine in Japan allmählich geändert. Es handelt sich in 46,6% um Cholesterinsteine und in 41,5% um Bilirubinsteine, d. h. eine Zunahme der Cholesterinsteine im Vergleich mit älteren japanischen Angaben, vor allem in großen Städten wie Tokio, wo die Cholesterinsteine nicht weniger als 69,5% ausmachten. In Ackerbaudistrikten im nordöstlichen Japan waren Bilirubinsteine viel häufiger (69,4%). Es liegen also große geographische Unterschiede vor.

DE ROSA hat einen Fall von tödlichem Gallensteinleiden aus den ersten Jahren des 16. Jahrhunderts beschrieben. Über die Häufigkeit der *Cholecystitis* liegen keine zuverlässigen Angaben vor. Nach MANSON ist sie eine Seltenheit bei primitiven Völkern.

5. Bauchspeicheldrüse

Eine geographische Pathologie des Pankreas existiert wohl kaum. In tropischen Ländern treten nicht selten Veränderungen wie Fettgewebsnekrosen und chronische Pankreatitis nach verschiedenen Krankheiten wie schweren Ernährungsstörungen, Kwashiorkor, bei chronischer Malaria und sogar nach schweren Skorpionstichen auf. — DOERR erwähnt eine eigenartige toxische Pankreatopathie mit Speicheleindickung und Verkalkung, die in Südfrankreich und den USA viel häufiger wäre als in Deutschland. Selbst sahen wir nur einmal eine Lithiasis pancreatica beim Menschen; der Stein enthielt nach DALGAARD ein Mycel (Aktinomyces?). In Schweden sind Pankreassteine beim Rind nicht selten.

Literatur

Mundhöhle und Zähne

ALEXANDERSEN, V.: Caries dentium und die Nahrung verschiedener Zeiten. Nord. Med. **62**, 1617 (1959) (dän.).

BILLING, J.: Die Zahnfäule von Urzeit zu heute in Schweden. Stockholm 1930 (schwed.).

BRINCH, O., u. V. MÖLLER-CHRISTENSEN: Über vergleichende Untersuchungen über das Vorkommen von Karies an einem archäologischen Zahnmaterial. Tandlaegebladet (Dänemark) 1949.

BROTHWELL, D. R.: Teeth in earlier human populations. Proc. Nutr. Soc. (Lond.) **18** (1), 195 (1959).

— Digging up bones. London 1963, S. 44.,

CLEMENT, A. J.: Caries in the South African ape-man: some examples of undoubted pathological authenticity believed to be 800000 years old. Brit. dent. J. **1956**, 4.

DAVALOS HURTADO, E.: Un ejemplo de patología osea prehispanica de México. Anales del I. N. A. H. **7**, 47 (1953).

DONELLI, C. J.: Caries in adventist and other children. Publ. Hlth Rep. **76**, 209 (1961).

EL BATRAWI, A. M.: Report on the human remains. Mission archéologique de Nubie, 1929—34. Cairo 1935.

ENGLANDER, H. R.: Epidemiology of caries dentium. A fundamental discipline in dental research. J. Amer. dent. Ass. **65**, 755 (1962).

FALIN, L. I.: Histological and biochemical studies of human teeth of the bronze and stone ages. Arch. oral. Biol. **5**, 5 (1961).

GRIMM, H.: Entartungs- und Verfallserscheinungen in den Zähnen in primitiven und frühgeschichtlichen menschlichen Überbleibseln. Z. Alternsforsch. **14**, 252 (1960).

HADJIMARKOS, D. M., and C. A. STORWICK: Dental caries in Oregon. Amer. J. publ. Hlth **41**, 1052 (1951); J. Pediat. **48**, 195 (1956).

HAMMARLUND-ESSLER, E.: Histologische Untersuchung von Zähnen und Kiefernbein aus mittelalterlichen Skeleten. Svensk tandläk.-T. **45**, 275 (1952) (schwed.).

HOLMER, U., u. A. B. MAUNSBACH: Odontologische Untersuchung von Zähnen und Kiefern des Menschen aus der Steinzeit Nordens. Odont. T. **64**, 437 (1956) (schwed.).

LEIGH, R.: Notes on the stomatology and pathology of ancient Egypt. Univ. Californ. Publ. Amer. Archaeol. Ethnol. **34**, (1934).

— Dental morphology and pathology of pre-Spanish Perú. Amer. J. phys. Anthropol. **22**, 2 (1937).

LINK, K. Über massige Zahnsteinablagerung. Zbl. Path. **100**, 263 (1959).

LITTLETON, N. W. Dental caries and periodontal diseases among Ethiopian children. Publ. Hlth Rep. **78**, 631 (1963).

LUNDSTRÖM, A.: An anthropological comparison of the dentitions of 71 Greek, 69 Turkish, and 140 Swedish boys of about 13 years of age. Acta Genet. Statist. **4**, 247 (1953).

MASSLER, M.: Dental caries. J. dent. Res. **31**, 313 (1952).

MOODIE, R. L.: Pyorrhea in a pleistocene Wolf. Ann. med. Hist. **10**, 199 (1928).

PALES, J.: Paléopathologie et pathologie comparative. Paris 1930.

PINDBORG, J. J.: Frequency of oral submucous fibrosis in North India. Wld Hlth Org. **32**, 748 (1965).

— Frequency of oral carcinoma, leukoplakia, leukokeratosis, leukoderma, submucous fibrosis, and lichen planus in 10000 Indians in Lucknow, Uttar Pradesh, India. Preliminary report. J. of Dental Res **44**, 615 (1965).

— Frequency of oral leukoplakias and related conditions among 10000 Bombayites. Preliminary report. J. All-India Dental Ass. **37**, 1 (1965).

ROSENTHAL, F.: Bibliographical notes on medieval Muslim dentistry. Bull. Hist. Med. **34**, 52 (1960).

SAVARA, B. S.: Incidence of caries dentium in children of Chicago. J. dent. Res. **34**, 546 (1955).

SCHLACK, C. A. et al.: Dental status of **71015** naval personnel, regional districts. Dent. Res. **25**, 107 (1946).

SCHWERZ, F.: Morphologische Untersuchungen an Zähnen von Alamannen aus den V. bis X. Jahrhunderten. Arch. Anthropol. **15**, 1 (1917).

SOGNNAES, R. F.: Postmortem microscopic defects in the teeth of ancient man. Arch. Path. **59**, 559 (1955).

— Histologic evidence of developmental lesions in teeth originating from paleolithic, prehistoric, and ancient man. Amer. J. Path. **32**, 547 (1956).

SUDHOFF, K.: Geschichte der Zahnheilkunde. 2. Aufl. Leipzig 1926.

SUK, V.: Eruption and decay of permanent teeth in Whites and Negroes, with comparative remarks on other races. Amer. J. phys. Anthropol. **2**, 1 (1920).

THOURÉN, G.: Züge aus der Zahnheilkunde der Antike. Stockholm 1932, 141 (schwed.).

WENDORF, F.: The Midland discovery. A report of the pleistocene human remains from Midland, Texas. Univ. Tex. Press **1**, 139 (1955).

WESTIN, G.: Zahnbestand und Zahnkrankheiten im oberen Norrland. Eine sozialhygienische Untersuchung in Västerbotten und Norrbotten Län. T. III: 1—250, Lund 1934.

WHO: Periodontal disease. Wld Hlth Org. techn. Rep. Ser. **207**, 1 (1961)

WILLIAMS, H. U.: Human paleopathology. Arch. Path. **7**, 839 (1929).

WITKOP, C. J.: Geographic and nutritional factors in dental caries. Publ. Hlth Rep. **77**, 928 (1962).

WYCKOFF, R. W.: Microradiography of fossilized teeth. Science **140**, 78 (1963).

YOUNG, H. B.: A study of dental health in American children of Italien origin and comparable groups in Italy. New Engl. J. Med. **267**, 843 (1962).

Magen und Darm

ACHESON, E. D.: The distribution of ulcerative colitis in USA with particular reference to Jewish religion. Gut **1**, 291 (1960).

—, and M. D. NEFZGER: Ulcerative colitis in the US army in 1944. Epidemiology, comparisons between patients and controls. Gastroenterologia (Basel) **44**, 7 (1963).

BIRNBAUM, D.: Ulcerative colitis among the ethnic groups in Israel. Arch. intern. Med. **105**, 843 (1960).

CHOJECKI, Z.: Epidemiology of ulcerative colitis in Poland. Bull. pol. med. Hist. Sci. **7**, 53 (1964).

CARAYON, A.: New survey on appendicitis in the African. Méd. trop. **22**, 772 (1962).

COOKE, W. T.: Malabsorption syndrome. Pathogenesis (Sprue). Amer. clin. Nutr. **8**, 167 (1960).

COPELMANN, L. S.: La géographie des ulcères gastro-duodénales et l'expansion du goitre endémique. Schweiz. Z. Path. **21**, 562 (1958).

DAO CHIN: AB0 bloodgroups and peptic ulceration in Shanghai. China med. J. **77**, 76 (1958).

DICK, W.: Über das gegensätzliche Verhalten der Blutgruppen A_1 und A_2. Dtsch. med. Wschr. **87**, 2567 (1962).

FALCONER, B.: Über die peptischen Läsionen. Statistisch-ätiologische Studien an einem Stockholmer Sektionsmaterial. Jena 1943.

DUNGAL, N.: Peptic ulcers in Iceland. Schweiz. Z. Path. **21**, 225 (1958).

DVORJETSKY, M.: Ulcers of the digestive tract in Israel. Dapim Refuiim 13, XIII (1964).

GILLOT, F.: Fréquence actuelle de l'ulcus duodénal chez l'enfant algérien. Pédiatrie **18**, 98 (1963).

GORDON, J. A.: Appendicitis in the African patient. Cent. Afr. J. Med. **9**, 170 (1963).

HADLEY, G. G.: A study of peptic ulcers found in South India. Schweiz. Z. Path. **21**, 472 (1958).

HAMPERL, H.: Beiträge zur geographischen Pathologie unter besonderer Berücksichtigung der Verhältnisse in Rußland. Ergebn. Path. **26**, 353 (1932).

HANSEN, J. L.: Necropsy statistics on chronic gastric and duodenal ulcer in Copenhagen during forty years. Schweiz. Z. Path. **21**, 441 (1958).

HENSCHEN, F.: Le pathologie géographique des ulcères gastro-duodénaux en Suède. Schweiz. Z. Path. **21**, 209 (1958).

— La fréquence des lésions peptiques de la muqueuse gastro-duodénale dans un matériel autoptique de Stockholm. Schweiz. Z. Path. **21**, 437 (1958).

HURST, A. F., and M. J. STEWART: Gastric and duodenal ulcer. Oxford 1929.

JECKELN, E.: Die Pathologie der Verdauung und Resorption. Handb. Allg. Path. V, 1, 66—119. Berlin-Göttingen-Heidelberg: Springer 1961.

JOHNSON, H. D.: Peptic ulcer in hospital. An analysis of a 10 per c.in-patient enquity throughout England and Wales. Gut **3**, 106 (1962).

KLEIN, G.: Über das Magen- und Duodenalgeschwür am Sektionsmaterial. Dtsch. Z. Verdau.- u. Stoffwechselkr. **11**, 153 (1951).

KONSTAM, P. G.: Peptic ulcer in West Africa and India. Schweiz. Z. Path. **21**, 229 (1958).

KULEY, M., and F. YENEL: Gastric and duodenal ulcers in Turkey. Türk. Up. Cem. Mec. **17**, 618 (1951).

KUROKAWA, T., and A. OKABAYASHI: Geographical pathology of gastro-duodenal ulcer in Japan. Acta path. jap. **8**, 297 (1959).

LEVIJ, I. S.: The acute and chronic peptic lesions of the stomach and the duodenum. (Ein Rotterdamer Material). I-D. Utrecht. s-Gravenhage 1959.

MANSON's Manual, London 1960.

MELROSE, A. G.: Geography of chronic ulcerative colitis in Great Britain. Gastroenterologia (Basel) **29**, 1055 (1964).

MOSBECH, J.: Mortality from peptic ulcer. Dan. med. Bull. **11**, 56 (1964).

PAGEL, W.: Geschichte des runden Magengeschwüres. Arch. Gesch. Med. **25**, 330 (1932).

PAYET, M.: Aspect particulier des ulcères gastro-duodénaux en Afrique francaise et à Madagascar. Schweiz. Z. Path. **21**, 475 (1958).

PULVERTAFT, C. N.: The incidence of peptic ulceration in York and environs. Schweiz. Z. Path. **21**, 220 (1958).

REIHMER, V. A.: Peptic ulcer of Africans in French Cameroons. Coll. Surg. **25**, 289 (1956).

SEGI, M.: Mortality for gastric and duodenal ulcer in countries and geographical correlation to mortality for gastric and intestinal cancer. Schweiz. Z. Path. **21**, 777 (1959).

SEYDL, G.: Das Magen- und Zwölffingerdarmgeschwür nach dem Kriege. Ärztl. Wschr. **10**, 629 (1955).

SITSEN, A. E.: Beitrag zur geographischen Pathologie (Soerabaja). Virchows Arch. path. Anat. **285**, 506 (1932).

SPONHEIM, N.: Häufigkeit und Formen der Ulkuskrankheit in einem Landesteil. Nord. Med. **63**, 377 (1960) (norweg.).

STARKUS, A.: Colitis ulcerosa fuso-spirochaetosa. Gastroenterologia (Basel) **72**, 35 (1947).

STRAUB, M., and H. E. SCHORNAGEL: General aetiology of gastro-duodenal ulcer. Schweiz. Z. Path. **21**, 242 (1958).

SWANSON, VIRGINIA, L.: New developments in tropical sprue. Int. Path. **6**, 35 (1965).

UDEH, F. N.: Appendicitis in the West African. Brit. J. Surg. **50**, 39 (1962).

WUST, G.: Zunahme und Altersverteilung der Ulcuskomplikationen. Z. Alternsforsch. **8**, 267 (1955).

Leber

ADLERCREUTZ, M.: Ein Leberzirrhosematerial aus Maria Sjukhus in Helsingfors. Nord. Med. **61**, 443 (1959) (schwed.).

AIDAROS, S. M., and LILY SOLIMAN: Portal vascular changes in human bilharzial cirrhosis. J. Path. Bact. **82**, 19 (1961).

AMANO, S.: From hepatitis to liver cirrhosis, material of Japanese pathologists. Acta Sch. med. Univ. Kioto **30**, 183 (1952).

—, and H. YAMAMOTO, H.: Infectious hepatitis and cirrhosis at its sequela in Japan. A. R. Inst. Virus Res. **3**, 185 (1960).

BECKER, B. J. P., and C. B. CHATIGALKIS: Cirrhosis of the liver in Johannesburg. Path. et Microbiol. (Basel) **24**, 639 (1961).

BÖRNER, P.: Einteilung und Benennung der Lebercirrhosen. Virchows Arch. path. Anat. **333**, 269 (1960).

BRAS, G.: Cirrhosis of the liver in Jamaica. J. Path. Bact. **82**, 503 (1961).

BRYGDOO, E. R.: Les cirrhoses du foie á Madagascar. Acta Un. int. Cancr. **17**, 705 (1961).

DAVIDSON, C. S., and H. POPPER: Liver-cirrhosis in alcoholics. Amer. J. Med. **27**, 193 (1959).

DAVIES, J. N. P.: Observations on the pathology of liver disease in Uganda. Path. et Microbiol. (Basel) **24**, 787 (1961).

DE SMET, M. P.: Cirrhosis and liver cancer in the central basin of Congo. Acta Un. int. Cancr. **17**, 740 (1961).

DUBRISAY, J.: Les étiologies des cirrhoses du foie. Bull. méd. (Paris) **73**, 215 (1959).

EL ROOBY, A.: Studies in portal hypertension and ascites in Egyptian cirrhotics III. A comparative study. J. Egypt. vet. med. Ass. **46**, 1 (1963).

FIRMINGER, H. J.: Medical progress in Africa — cirrhosis and hepatic carcinoma. Amer. J. clin. Path. **38**, 639 (1962).

GELPERIN, A., and W. HAMPTON: Hepatitis epidemiology ecology. Amer. J. publ. Hlth **45**, 1327 (1955).

GILLMAN, T.: Liver disease in male Africans in Natal. A biopsy, necropsy and clinical study. Path. et Microbiol. (Basel), **24**, 680 (1961). — Acta Un. int. Cancr. **17**, 680 (1961).

GROS, H.: Zur Ätiologie der Laennecschen Leberzirrhose. Medizinische **1956**, 686.

HASHEM, M.: Aetiology and pathogenesis of endemic form of hepato-splenomegaly, „Egyptian splenomegaly". J. Egypt. med. Ass. **30**, 48 (1947).

HENSCHEN, F., u. T. BRUCE: Über die Häufigkeit und Formen der Lebercirrhose in Stockholm. C.-R. Prem. Conf. Intern. Géogr. Path. Genève 1931, 237. Genève 1932.

HIGGINSON J., and P. E. STEINER: Cirrhosis and primary cancer in non-white population of Johannesburg, S. Afr. Path. Microbiol. **24**, 654 (1961). — Acta Un. int. Cancr. **17**, 654 (1961).

HOSOMI, Y.: Liver and gallbladder disease in workmen. Jap. J. Hyg. **36**, 480 (1961).

DE JOSSELIN DE JONG, R.: Leberzirrhose. C.-R. Prem. Conf. Intern. Soc. Géogr. Path. Genève 1931, 38. Genève 1932. (Viel Lit.).

JOE, L. K., and S. TJOKONEGORO: Hepatic fibrosis or cirrhosis in children in Djakarta. Schweiz. Z. Path. **18**, 941 (1955).

KALK, H.: Cirrhose und Narbenleber. Stuttgart 1957, 162.

KROOK, H.: Über das Vorkommen von Leberzirrhose in Malmö während einer Zehnjahresperiode. Nord. Med. **61**, 443 (1959).

LAUDA, E.: Die Leberzirrhosen. Wien. klin. Wschr. **68**, 74 (1956).

Liver diseases subcommittee: Infantile biliary cirrhosis in India. Ind. J. Med. Res. **43**, 723 (1955).

MacDonald, R. A.: Iron and liver disease in South Africa. Arch. intern. Med. **111**, 315 (1963).

Mandal, J. N.: Indian childhood cirrhosis. Bull. Calcutta Sch. trop. Med. **10**, 64 (1962).

Morrison, L. M.: The relationship of viral hepatitis to cirrhosis. Amer. J. Gastroent. **35**, 371 (1961).

Pequinot, G.: Discussion on the role of alcohol in the etiology of hepatic cirrhosis in France; value of injury by interrogation. Minerva diet. **2**, 113 (1962).

Ramalingaswami, V.: Cirrhosis of the liver in Northern India. A clinicopathological study. Arch. intern. Med. **110**, 350 (1962).

Roulet, F. C.: Über die Leberzirrhose der schwarzen Bevölkerung Afrikas. Schweiz. med. Wschr. **77**, 269 (1947).

Schmidt, W., and J. Broneto: Death from liver cirrhosis and specific alcoholic beverage consumption, an ecological study. Amer. J. publ. Hlth **52**, 1473 (1962).

Sirai, I., u. T. Yasaki: Über Leberzirrhose in der Stadt Niigata und ihrer Nachbarschaft. Transact. Jap. Path. Soc. **21**, 388 (1931).

Sitsen, A. E.: Beitrag zur geographischen Pathologie. Virchows Arch. path. Anat. **285**, 506 (1932).

Steiner, P. E., and J. Higginson: Definition and classification of cirrhosis of the liver. Acta Un. int. Cancr. **17**, 581 (1961).

— Observations on cirrhosis and liver cancer at Dakar, French West Africa. Cancer Res. **19**, 567 (1959).

Thomson, J. G.: Cirrhosis of the liver in Europeans, coloured and native Africans in Cape Town. Acta Un. int. Cancr. **17**, 623 (1961).

Tung, C., K. H. Cheng, and S. F. Hou: A study of the morphology and etiology of Laennec's cirrhosis. China med. J. **83**, 143 (1964).

Wainright, J.: Cirrhosis in the African in Natal. Acta Un. int. Cancr. **17**, 677 (1961).

WHO: Liver cirrhosis in alcoholics: Epidem. vital Statist. Rep. **9**, 171 (1956).

WHO: Cirrhosis of the liver in France: Chron. Wld Hlth Org. **14**, 471 (1960).

Gallenblase

Enderlin, N.: Statistische Erhebungen über das Gallensteinleiden. I.-D. Zürich 1958.

Harrison-Levy, A.: The biliary syndrome of the Chinese. Brit. J. Surg. **49**, 674 (1962).

Henschen, F.: Über Veränderungen im schwedischen Krankheitspanorama im Laufe der letzten 50 Jahre. Abschiedsvorlesung 1946. Verdandis Småskr. **1947**, 491 (schwed.).

Kameda, H.: Gall stone disease in Japan. A report of 812 cases. Gastroenterology **46**, 109 (1964).

Kido, K.: Statistische Beobachtung der Gallensteine aus dem Sektionsmaterial in Niigagata und seiner Umgebung. Transact. Jap. Path. Soc. **20**, 146 (1930).

Maki, T.: Cholelithiasis in the Japanese. Arch. Surg. **82**, 599 (1961).

— Cholelithiasis in Japan, with special reference to autopsy material. Jap. med. J. **2000**, 17 (1962).

Miyake, H.: Gallstones in Kyushu, Japan. Arch. Surg. **85**, 425 (1962).

Mörner, K. T.: Ein 4000jähriger Gallenstein. Svenska Läk.-Tidn. **1936** (schwed.).

Owor, R.: Gallstones in the autopsy population of Mulago Hospital, Kampala. E. Afr. med. J. **41**, 251 (1964).

De Rosa, R.: Eine „moderne" Beobachtung von tödlichem Gallensteinleiden durch Antonio Benivieni (1443—1502). Zbl. Path. **106**, 86 (1964).

Sievers, M. L., and J. R. Marquis: The Southwestern American Indian's burden: bilary disease. J. Amer. med. Ass. **182** 570 (1962).

Statistics, cholelithiasis: North Carolina med. J. **33**, 107 (1962).

Stitnimankorn, T.: Necropsy incidence of gallstones in Thailand. Amer. J. med. Sci. **24**, 349 (1960).

Bauchspeicheldrüse

Dalgaard, J. B.: A case of pancreatic lithiasis caused by an Actinomycete. Acta med. Scand. **125**, 557 (1946).

Doerr, W.: Pathogenese der akuten und chronischen Pankreatitis. Verh. dtsch. Ges. inn. Med., 70. Kongr. **718**, 58 (1964).

VIII. Krankheiten der Harnorgane

Urolithiasis

α) *Historisches*

Konkremente der Nierenbecken, Ureteren, Harnblase und Urethra gehören zu den ältesten bekannten Krankheiten. ELLIOTH SMITH fand Harnsteine in einer etwa 6000 Jahre alten ägyptischen Mumie. Schon sehr früh entwickelte sich aus der damaligen Chirurgie die Spezialität der Steinschneider, die im alten China und Indien, in Vorderasien und Europa blühte. In den *Hippokratischen* Schriften ist die Steinkrankheit gut geschildert, das Wort Lithiasis stammt aus dieser Zeit. Sehr bekannt ist die mittelalterliche Legende von König Heinrich II. (um 1000), dem ein Blasenstein entfernt wurde. Die Operation ist im Bamberger Dom durch Tilman Riemenschneiders skulpturale Darstellung verewigt worden. Daß es sich um eine Lithotomie gehandelt hat, wird jedoch bezweifelt (s. unten).

Über die Häufigkeit der Harnsteine in älteren Zeiten läßt sich kaum etwas Sicheres sagen, aber man hat den bestimmten Eindruck, daß die Krankheit seltener geworden ist (GRASSMANN). Vor allem sind Blasensteine bei Kindern heute viel seltener als früher. Blasensteine gelten als im Orient besonders häufig, was schon THUNBERG Ende des 18. Jahrhunderts betreffs Bengalen bestätigte. FINKE gibt Zahlen aus England, aus denen man auch eine wechselnde Frequenz in verschiedenen Teilen des Landes erkennen kann. Besonders häufig scheinen sie in Norwich gewesen zu sein (eine Steinoperation auf 55 andere), mäßig häufig waren sie in Newcastle (eine Operation auf 287 andere), am seltensten in Manchester (eine Operation auf 557 andere). Diese Angaben sind natürlich mit Vorsicht aufzunehmen. Über das Vorkommen von Blasensteinen in Stockholm früher und vor 20 bis 40 Jahren hat JONSSON eine Berechnung angestellt. Bei Kindern, hauptsächlich Knaben, sank in dem ältesten Kinderkrankenhaus die Häufigkeit von 0,084 auf 0,016 der gesamten Anzahl der Patienten. Bei Erwachsenen sank sie in etwa derselben Zeit von 0,77 auf 0,19. Männer überwogen, 1859 bis 1883 waren 95,4% der Fälle männlich, 1920 bis 1944 91,7% der Fälle.

β) *Geographisches*

Es ist vorläufig kaum möglich, eine exakte Vorstellung von der Häufigkeit der Harnkonkremente zu bekommen. Selbst in Ländern mit guten Krankenhäusern spielen so viele Faktoren eine Rolle, daß die Zahlen unsicher werden. GRUBER teilt 1934 eine tabellarische Zusammenstellung nach GROSSMANN mit, auf die wir hier verweisen.

Europa. Es wird allgemein behauptet, daß Blasensteine seltener geworden sind, besonders bei Knaben, dagegen hat man an vielen Orten eine Zunahme der Nierensteine beobachtet; es läßt sich indessen nicht sicher sagen, ob es sich um eine wirkliche Zunahme handelt oder nur um häufigere Operationen (HELLSTRÖM). HEDENBERGS Zusammenstellung der Nierensteinoperationen in Schweden darf also nicht als Beweis für eine wirkliche Zunahme der Nephrolithiasis angesehen werden: 1911 bis 1914 = 5,55; 1915 bis 1918 = 6,55; 1919 bis 1922 = 11,37; 1923 bis 1926 = 18,30; 1927 bis 1930 = 26,41; 1931 bis 1934 = 44,14; 1935 bis 1938 = 64,83.

Die Anzahl der Stein-Operationen ist also in der letzten Dreijahresperiode fast zwölfmal so groß wie in der ersten. — In Deutschland fand PRAETORIUS eine Steigerung der Häufigkeit der Nieren- und Blasensteine, ebenso GROSSMANN. GRUBER hebt die Seltenheit der Blasensteine hervor. Betreffs Nephrolithiasis fanden BLUM und BIBUS ähnliche Verhältnisse in Wien wie PRAETORIUS in Deutschland. BIBUS erwähnt eine ähnliche Steigerung in Paris, Zürich und Riga. In Holland, dem klassischen Land der Blasensteine, sind diese seltener geworden, ebenso in England. In Russland, in der Umgebung von Moskau, sind Blasensteine bei Knaben seltener geworden, dagegen sind Nierensteinfälle bei Älteren häufiger geworden. In Dalmatien fand RACIC hauptsächlich Blasensteine, und zwar vor allem bei Kindern der armen Klasse, weniger bei Wohlsituierten. In Rumänien berechneten TEPOSU und BRUDA die Nierensteinfälle zu 35% und die Fälle von Blasensteinen (oft bei Kindern) zu 65% sämtlicher Fälle von Urolithiasis. Auch GURSEL fand Blasensteine sowohl bei Jugendlichen zwischen 11 und 20 Jahren, als auch bei Erwachsenen zwischen 20 und 40 Jahren.

Asien. Die große Häufigkeit der Blasensteine bei armen Leuten in Indien, vor allem bei Kindern, hat McCARRISON hervorgehoben. Das Verhältnis der Fälle mit Nierensteinen zu denen mit Blasenstein war 1:13,5. Vor allem waren die Indusgebiete befallen, weniger die Umgebung vom Ganges. In Palästina haben sich die Fälle von Nephrolithiasis bei Juden konstant gehalten, aber die Fälle von Blasenstein bei den Arabern vermehrt, was mit der Häufigkeit der Blasenentzündung bei Arabern zusammenhängen soll (GARRY und DRUCKMAN). MARUNA fand bei Analyse der Harnkonkremente in Djakarta fast nur Mischsteine, die stark urathaltig waren (33,5%), eine deutliche Abweichung von der Zusammensetzung der Konkremente in Europa, was er mit der Art der Nahrung in Verbindung bringt. Die chemische Zusammensetzung der Steine in Japan war nach NAKANO Urate 23%, Oxalate 34%, Phosphate 19%.

In *Ägypten* kommt als wesentlicher Faktor für die Entstehung von Blasensteinen die häufige Bilharziosis der Harnblase hinzu. Im übrigen wechseln die Angaben über die Häufigkeit der Urolithiasis in afrikanischen Ländern allzu stark, um mit den wirklichen Verhältnissen übereinzustimmen.

In *Nordamerika* sollen Harnkonkremente vor allem in Florida und Kalifornien häufig sein, was mit dem reichlichen Verbrauch von Obst zusammenhängen dürfte (HOLMES und COPELAND).

Eine endemisch auftretende Nephritis kommt in gewissen Gebieten von *Jugoslavien* vor. In all diesen Gegenden herrscht starke Erosion des Bodens mit hohem Silikatgehalt der Oberfläche. Das Trinkwasser in einem Dorf mit Nephritis rief bei Meerschweinchen und Mäusen eine histologisch feststellbare Nierenschädigung hervor (MARKOVIC und LEBEDEV 1965).

Literatur

Krankheiten der Harnorgane

ARRIGONI, C.: Un calculo vesicale famoso ai margini del Risorgimento italiano. Minerva med. **1**, 338 (1956).

AURORA, A. L.: Endemic bladderstone disease in childhood, a problem of geographic pathology. Acta Un. int. Cancr. **18**, 527 (1962).

— Bladder stone disease in children in Delhi area. J. Urol. **91**, 347 (1964).

Blasensteine in China: China med. J. 77, 94 (1958).
BOLK, L., et L. MAYET: Les pierres de vessie en Hollande. Nouv. Iconogr. Salpêt. 15, 278 (1902).
BOYCE, W. H.: Urinary calculi in general hospitals. J. Amer. med. Ass. 161, 1437 (1956).
ELLIOT SMITH, G., and W. R. DAWSON: Egyptian mummies. London 1924.
FRANK, M.: Epidemiological investigation of urolithiasis in Israel. J. Urol. 81, 497 (1959).
GROSSMANN, W.: Zur Geographie und Frequenz der Steinkrankheit. Zit. nach GRUBER.
GRUBER, G. B.: Harnsteine. Handb. spez. path. Anat. IV. 2 (1934).
HEDENBERG, I.: Renal calculi in Sweden. Acta chir. scand. 101, 17 (1951).
HELLSTRÖM, J.: Aetiologic factors in renal lithiasis. Nord. Med. 60, 1820 (1958) (schwed.).
HSIEH, Y. F.: On urinary calculi in Formosans. Jap. J. Urol. 53, Suppl. 139 (1963).
ISRAELI, R.: Etude épidémiologique de la nephrolithiase dans la région de Galilée en Israel. Daphim Refuiim.
JONSSON, LILIAN: Beobachtungen beim Ordnen einer alten Sammlung von Harnblasensteinen. Svenska Läk.-Tidn. 43, 217 (1946) (schwed.).
JYOGETSU, M.: Statistical observations on urolithiasis in the urological clinic of Kobe Medical College during recent 10 years. Acta urol. (Kyoto) 8, 458 (1962).
KASLOW, M.: Über die Häufigkeit der Harnsteine auf Grund der Sektionsprotokolle von 1928—1934. I.-D. Hamburg 1935.
KARAE, I. K., and H. IBADOV: On endemic urolithiasis in children in the Andizhansk region. Sovetsk Med. 26, 120 (1962).
LOMBARD, H.-C.: Traité de climatologie médicale. Vol. IV, 460, Paris 1880.
MAJOR, R. H.: Notes on the history of nephritis. Bull. Hist. Med. 23, 453 (1949).
MARKOVIC, B., et S. LEBEDEV: Rôle étiopathogénique des silicates érosifs dans la néphrite endémique. Presse méd. 73, 401 (1965).
MARUNA, F. F. L.: Beitrag zum Harnstein-Problem in Indonesien. Virchows Arch. path. Anat. 332, 137 (1959).
MENDOZA CATACORA, G.: Calculosis renal en el autoctono habitante del altiplano boliviano. Rev. argent. Urol. 14, 405 (1946).
MÖRNER, K. T.: Ein Harnkonkrement aus dem Eisenalter Uplands. Upl. Fornminn. Tidskr. 4, 1898 (1902) (schwed.).
PAVONE, M.: Étiologie et pathogénie de la calculose urinaire en Sicilie. Urol. int. (Basel) 2, 324 (1956).
RUFFER, M. A.: On the presence of "Bilharzia haematobia" in Egyptian mummies of the twentyeighth dynasty (1250—1000 BC). Brit. med. J. I, 16 (1910).
SHATTOCK, S. G.: A prehistoric or predynastic Egyptian calculus. Trans. path. Soc. Lond. 56, 275 (1905).
WILLIAMS, G. D.: An ancient bladder stone. J. Amer. med. Ass. 87, 941 (1926).
WILLIAMS, H. U.: Human paleopathology. Arch. Path. 7, 839 (1929).

IX. Krankheiten der Geschlechtsorgane

1. Mißbildungen

Die Formen von Bisexualität, die wir hier als *Hermaphroditismus* zusammenfassen, sind von großem kultur-, kunst- und medizinhistorischem Interesse. Bisexuelle Ideen waren in den Mythen und Riten der Vorzeit und des Altertums sehr verbreitet. Bisweilen hat man sich vorgestellt, daß es ursprünglich eine androgyne Gottheit gab, ein Symbol der Fruchtbarkeit, die sich zu Mann und Frau umbildete. In einer alten ägyptischen Göttersage sagt Isis: „Es gibt keinen Gott, der das machen kann, was ich getan habe, auch keine Göttin. Ich machte mich zum Manne, obgleich ich Frau war". Auch in altjüdischen Schriften und bei PLATON finden sich Spuren von solchen Vorstellungen. In der ägyptischen, indischen und vor allem in der griechisch-römischen Kunst gibt es zahlreiche Abbildungen von

Hermaphroditen. Es ist nicht möglich, auf die Frage einzugehen, inwieweit diese Bilder von bisexuellen Wesen auf uralte Vorstellungen, Phantasieschöpfungen oder Beobachtungen an lebenden Menschen zurückzuführen sind. Eine antike Bronzestatuette in Epinal zeigt einen Hermaphroditen mit einer realistisch wiedergegebenen Hypospadie. Auch Hermaphroditen bei Tieren werden in Kunstwerken abgebildet. Der Drache in BERNDT NOTKES berühmter großer Skulpturengruppe in Stockholm ist Hermaphrodit, wie chinesische Drachen (CARL NEUMANN, persönliche Mitteilung, ROOSVAL).

2. Männliche Geschlechtsorgane

Wenn man von den infektiösen Krankheiten und Tumoren der männlichen Geschlechtsorgane absieht, existieren wohl wenige andere Krankheiten von historisch-geographischem Interesse. Im Bull. 12 (1959) des epidemiologisch-demographischen Berichtes der WHO findet sich eine Tabelle über die Mortalität an *Prostatahyperplasie* in verschiedenen Ländern. Die stark wechselnden Zahlen drücken wohl kaum die wirkliche Häufigkeit der Prostatahyperplasie aus. Von gewissem Interesse scheinen doch die USA zu sein, wo teils die gesamte Bevölkerung, teils Weiße und Farbige für sich aufgenommen sind. Die Farbigen zeigten 1957 eine Sterblichkeit an Prostatahyperplasie von 40,5 auf 100000, die Weißen dagegen nur 25,2, was vielleicht auf Rassenunterschiede hinweisen könnte.

Die von HERODOTOS und HIPPOKRATES angedeutete „Skythische Krankheit"

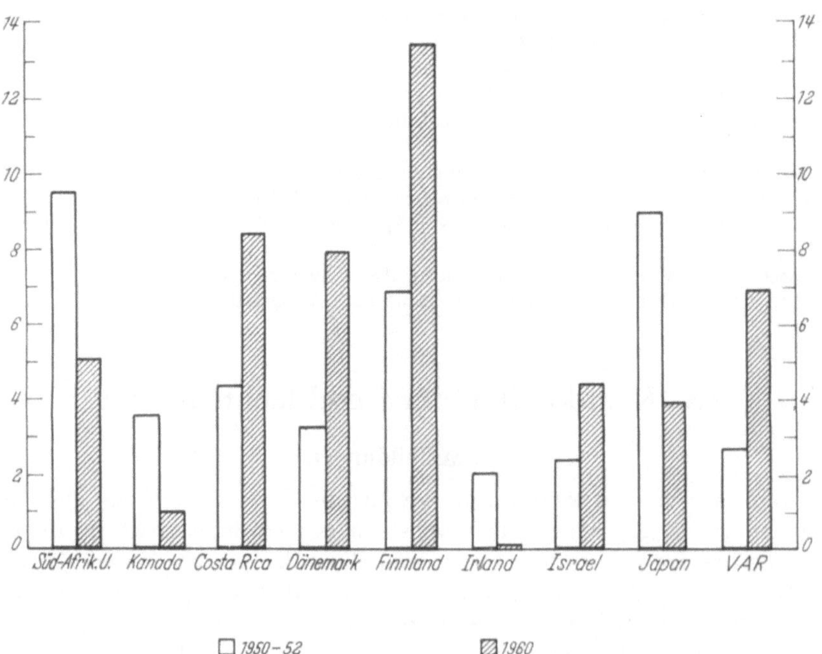

Abb. 93. Sterblichkeit an Abort (Sepsis oder Toxämie nicht differenziert) in neun verschiedenen Ländern. Die Angaben betreffen teils die Jahre 1950 bis 1952, teils 1960, bezogen auf je 100000 Lebendgeborene. Bemerkenswert ist der starke Anstieg der tödlich verlaufenden Aborte in einigen Ländern, wie Dänemark und Finnland und der deutliche Rückgang in anderen Ländern, wie Südafrika, Kanada und Japan. [Nach Chron. Wld Hlth Org. 18, 102 (1964)]

soll eine absichtliche, durch verschiedene Maßnahmen, vor allem übertriebenes Reiten, bewirkte Testisatrophie mit Feminisierung gewesen sein (Babcuo und Alliod, Rabino und Alliod). Ähnliche Verhältnisse sollen unter den Indianern in New Mexiko vorkommen. Diese Eunuchoiden werden „mujaderos" (etwa „Frauenmänner") genannt und sollen sogar eine Hyperplasie der Mammae mit Milchabsonderung haben.

3. Weibliche Geschlechtsorgane

Komplikationen während der Schwangerschaft, bei der Geburt und im Klimakterium.

Im epidemiologisch-demographischen Bericht der WHO für 1959 findet man eine Tabelle über die Sterblichkeit während 1955 bis 1957. Die sehr stark wechselnden Zahlen geben gewiß eine Vorstellung vom Stand der ärztlichen Fürsorge für diese Kategorie von Frauen. Die Zahlen wechseln 1957 zwischen etwa 300 pro 100000 (auf Mauritius, in Colombia, Guatemala und auf Trinidad und mit einem Maximum auf Ceylon) bis zu den niedrigsten Zahlen unter den Weißen in den USA (27,6) und Schweden (36,4). Sehr niedrige Zahlen zeigen auch Dänemark, England und Schottland (41,2 bis 48,2).

Die *Eklampsie und Präeklampsie* war das Hauptthema der 7. Konferenz der Internationalen Gesellschaft für Geographische Pathologie 1960.

Literatur

Krankheiten der Geschlechtsorgane

Barlovatz, A.: Sterility in Central Africa. Fertil. and Steril. **6**, 363 (1955).

Dieke, W.: Die antiken Hermaphroditen. Zbl. Gynäkol. **78**, 889 (1956).

Eclampsia and pre-eclampsia in pregnancy. Proc. 7 Conf. Intern. Soc. Geogr. Path. London 1960. Path. et Microbiol. (Basel) **24**, 428 (1961).

Enell, H.: Vorkommen der gonadalen Dysgenesie in Schweden. Nord. Med. **63**, 25 (1960) (schwed.).

Kaijser, K.: Vorkommen der gonadalen Dysgenesie in Schweden. Nord. Med. **61**, 98 (1959) (schwed.).

Lugillo, O.: Aesculapius and the case of the Scythian. Scalpel (Brux.) **14**, 126 (1960).

Margetts, E. L.: The masculine character of Hatshesup, queen of Egypt. Bull. Hist. Med. **25**, 559 (1951).

Neugebauer, F. L.: Hermaphroditismus beim Menschen. Leipzig 1908, 465.

Rabino, G., e R. Alliod: La malattia degli antichi sciti. Minerva med. **51**, Varia 1718 (1960).

Schaefer, O.: Familial occurrence of abnormal placentation and fetal malformations observed in Baffin Island Eskimos. Canad. med. Ass. J. **83**, 437 (1960).

Schöppler, H.: Die Krankheiten Kaiser Heinrichs II. und seine „Josephsehe". Arch. Gesch. Med. **11**, 200 (1919).

Sticker, G.: Ärztliche Bemerkungen zu Tilman Riemenschneiders Darstellung: Der Steinschnitt an Kaiser Heinrich dem Heiligen. Arch. Gesch. Med. **34**, 218 (1941).

X. Krankheiten des Knochensystems

Einleitung

In der historischen Pathologie und ganz besonders in der Paläopathologie sind Knochen- und Zahnveränderungen oft die einzigen Dokumente, die uns zur Verfügung stehen. Wenn alle Weichteile schon längst verschwunden sind, kann das erhaltene Hartgewebe eine gewisse, obgleich recht begrenzte Vorstellung von den Krankheiten der damaligen Zeit geben. Das Knochensystem reagiert ja nur bei einer beschränkten Anzahl von Krankheiten in so charakteristischer Weise, daß bestimmte Schlüsse aus dem vorliegenden Material gezogen werden können. Viele Knochenveränderungen sind schwer zu deuten und nur mit großer Kritik auszuwerten.

Dazu kommen nicht selten postmortale Veränderungen, wie Herauslösung verschiedener Substanzen durch nasse oder saure Erde und Schädigungen durch Insekten und Würmer, was mit Osteoporose, bzw. Osteitis und Tumorzerfall verwechselt werden kann. Unter Umständen können Reste von Hartgewebe mit Hilfe moderner Techniken zu wichtigen Untersuchungen und Feststellungen benutzt werden, wie HAMMARLUND-ESSLER gezeigt hat. Auch für die Blutgruppenforschung und für den Nachweis von Mikroelementen kann altes Knochenmaterial Verwendung finden, wie BOYD und BOYD, LAUGHLIN, THIEME et al., MADELEINE SMITH u. a. für Blutgruppen, ABELSON für Paläobiochemie und WESTERMARK für Mikroelemente gezeigt haben. Für die Datierung mit Hilfe von C^{14} muß das Material ein nicht zu hohes Alter haben, bekanntlich höchstens 90000 Jahre. Für sehr altes Material kommt die neue Kalium-Argonmethode in Frage, die indessen erst etwa 500000 Jahre vor unserer Zeit brauchbar ist.

1. Artefakte

Es ist wichtig, intravital entstandene pathologische Veränderungen von intravitalen oder postmortalen Artefakten zu unterscheiden. Die kulturhistorisch inter-

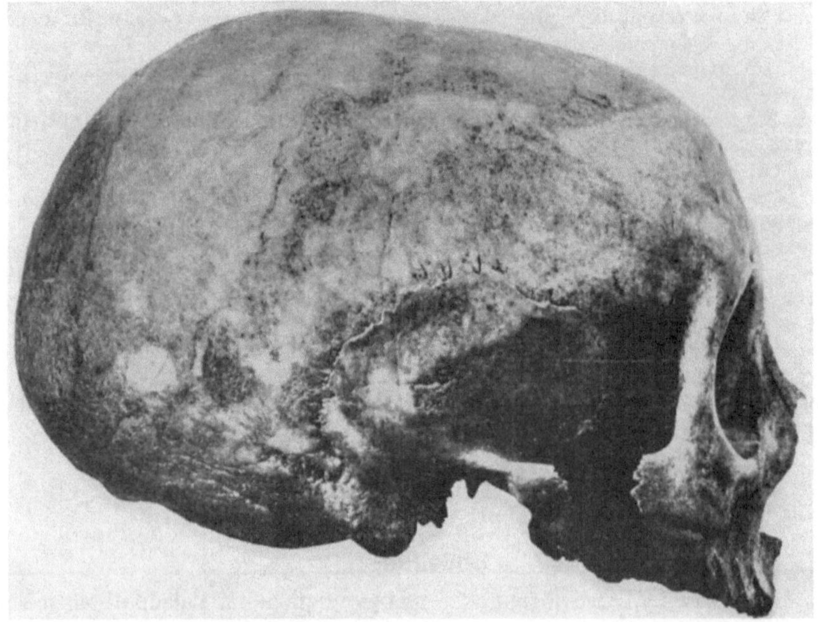

Abb. 94. Künstlich verlängerte Schädelkalotte der im Mittelalter lebenden schwedischen Königin Helwig aus Friesland (Vriesland ?). (Nach FÜRST und OLSSON)

essantesten Artefakte sind absichtliche Deformierungen und Trepanationen des Schädels, daneben kommen Veränderungen nach Unfällen, bei Kriegshandlungen, Operationen und Verstümmelungen in Betracht.

a) Deformierungen

Der plastische Kinderschädel kann künstlich in verschiedener Weise umgeformt werden, er kann eine nach hinten fliehende Stirn und eine stark verlängerte Form bekommen. Umformungen des Schädels waren schon Jahrtausende vor

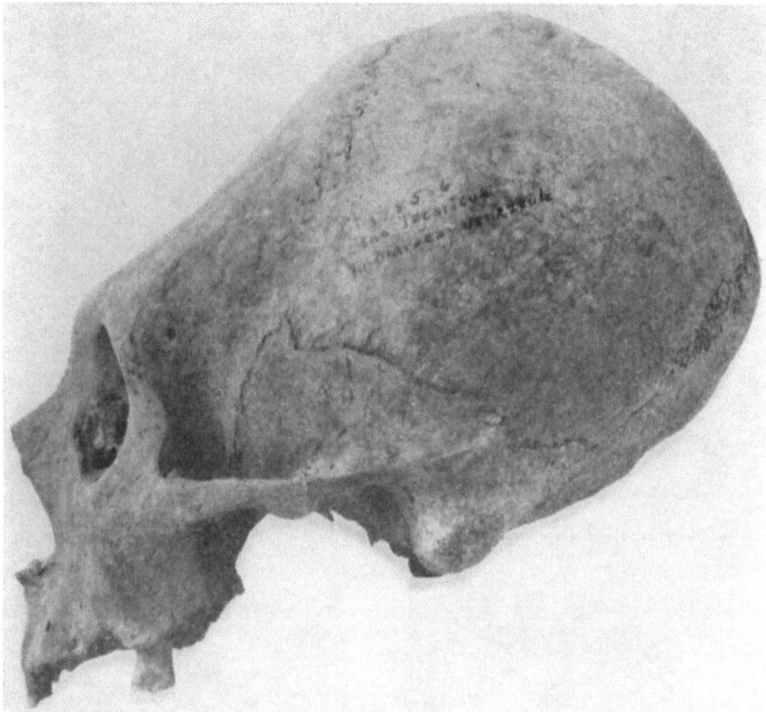

Abb. 95. Sehr stark abgeplatteter und verlängerter Schädel eines Indianers.(Nach STEWART, South American Handbook VI, 1950)

unserer Zeitrechnung im alten Ägypten, auf Kreta und in Kleinasien gebräuchlich; auch in Zentral- und Südamerika, in Afrika und Europa findet man derartige Schädel aus älterer Zeit, und die Sitte besteht noch heute in Südamerika. Auf der Insel Marken in der Zuidersee wurden noch vor etwa einer Generation die Köpfe der jungen Mädchen systematisch abgeplattet. Diese künstliche Schädelform wurde im 18. Jahrhundert irrtümlich als eine besondere Rassenform aufgefaßt. Nordische Königinnen und eine schwedische Prinzessin aus dem Mittelalter zeigen eine ähnliche Umformung des Schädels. Man kann auch den Schädel kurz, hoch und breit machen, wodurch der Kopf von vorne gesehen vergrößert wirken kann. Diese Form scheint schon HERODOTOS und HIPPOKRATES bekannt gewesen zu sein, wenn sie von Makrocephalen sprechen. Bei XENOPHONS Rückzug kam man durch das Land der „Makronen", was als Land der Makrocephalen gedeutet wird.

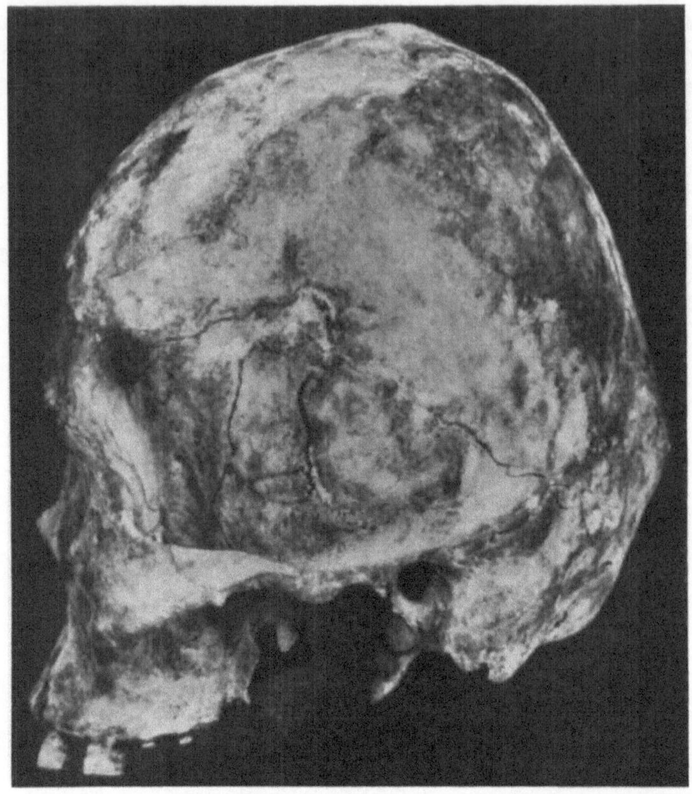

Abb. 96. Künstlich deformierter hoher, kurzer, breiter Schädel eines Patagoniers

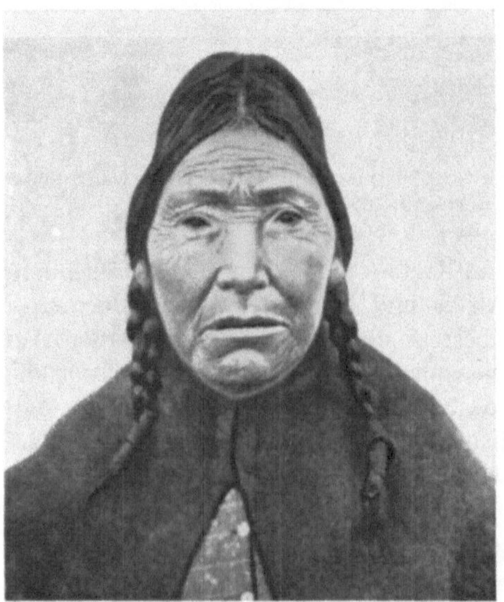

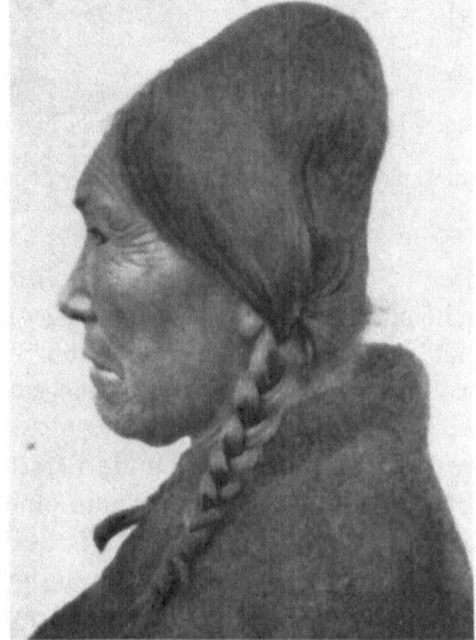

Abb. 97. Eskimo-Frau mit künstlich deformiertem Schädel. (American Museum of Natural History, New York)

Die Sitte, den Kopf der Neugeborenen umzuformen, beschrieb der chinesische Reisende HIUEN-THSANG etwa 645 n. Chr. in Kaschgar, die Sitte verbreitete sich nach der Krim, den Donauländern, Ungarn, Österreich und Deutschland (SCHLIZ). Eine

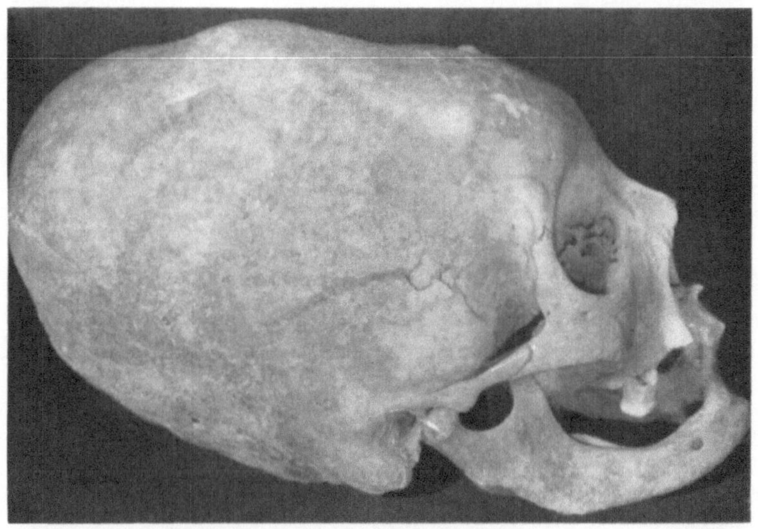

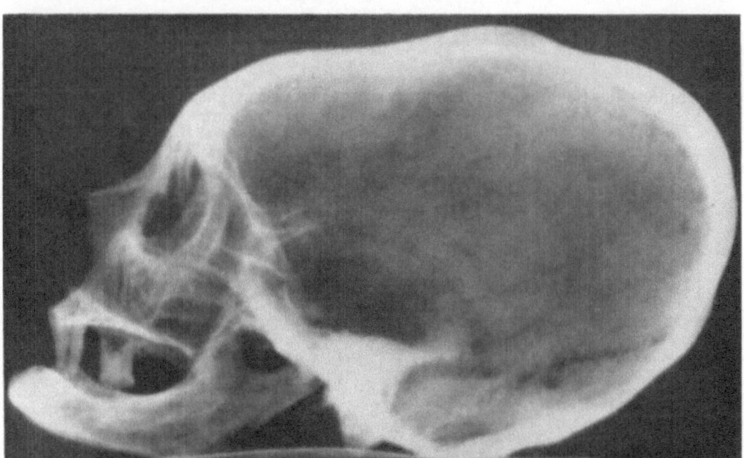

Abb. 98 u. 99. Schädel einer älteren Frau aus dem 7. Jahrh. n. Chr. Gefunden in der Nähe von Heidelberg. Oben Schädel, unten Röntgenbild. (Nach HEUKEMES u. KINDLER)

besonders starke Deformierung vom fronto-occipitalen Typ mit starker Verlängerung des Schädels haben HEUKEMES et al. bei einer alten Frau in einem fränkischen Grabe aus dem Anfang des 7. Jahrhunderts beschrieben. (Abb. 98 u. 99) Besonders stark war der Brauch in Zentral- und Südamerika verbreitet, wo er noch ausgeübt wird. Auch in Zentralafrika und auf Inseln des Stillen Ozeans lebt die Sitte noch. Weiteres bei HENSCHEN.

b) Trepanation

Unter Trepanation versteht man nicht nur eine Durchbohrung des Schädeldachs mit einem Trepan oder Bohrer, sondern jede Lochbildung mit Hilfe von anderen Instrumenten. Im ersten Falle wird das Loch rund, im zweiten Fall

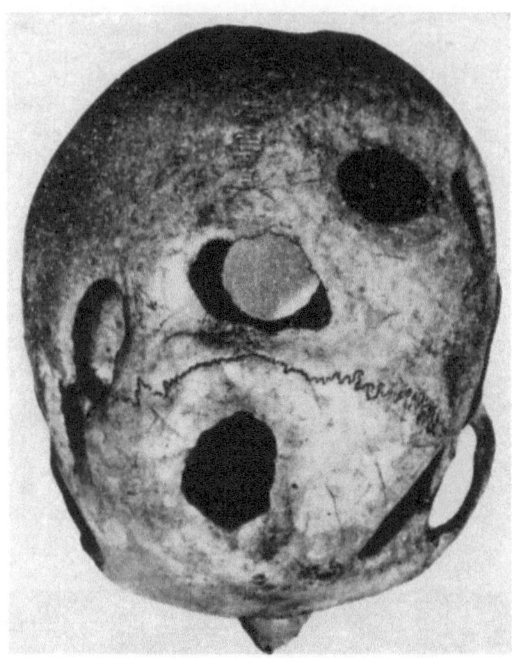

Abb. 100. Präkolumbischer Schädel aus Cuzco, Peru, mit sieben gut ausgeheilten Trepanationslöchern. (Nach OAKLEY et al., 1959)

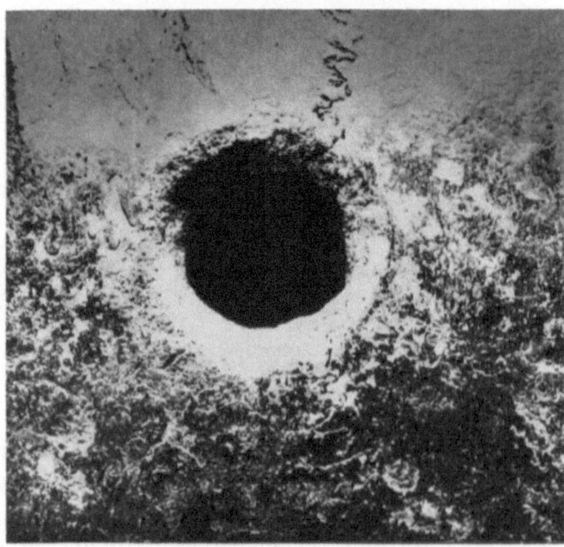

Abb. 101. Frauenschädel aus dem schwedischen Eisenalter. Trichterförmige Öffnung, Heilung. (FÜRST 1913)

viereckig oder unregelmäßig. Von den Trepanationen an Lebenden sollten, wenn möglich, die an Toten vorgenommenen unterschieden werden, was an alten Schädeln vor allem dann praktikabel ist, wenn die Trepanationsränder eine vitale Reaktion in Form von Abrundung oder deutliche Knochenneubildung zeigen. Auf die verschiedenen Indikationen des Eingriffes bei Lebenden und Toten kann hier nicht eingegangen werden. Es gibt Schädel mit mehreren, bis sieben Löchern verschiedenen Alters und Ausheilungsgrades. Ob die Trepanation als therapeutischer Eingriff oder aus rituellen Gründen vorgenommen wurde, ist wohl bei intravitalen Eingriffen selten sicher zu beantworten. An Toten wurden Trepanationen ausgeführt, um Amulette zu bekommen. *Andere traumatische Verletzungen*

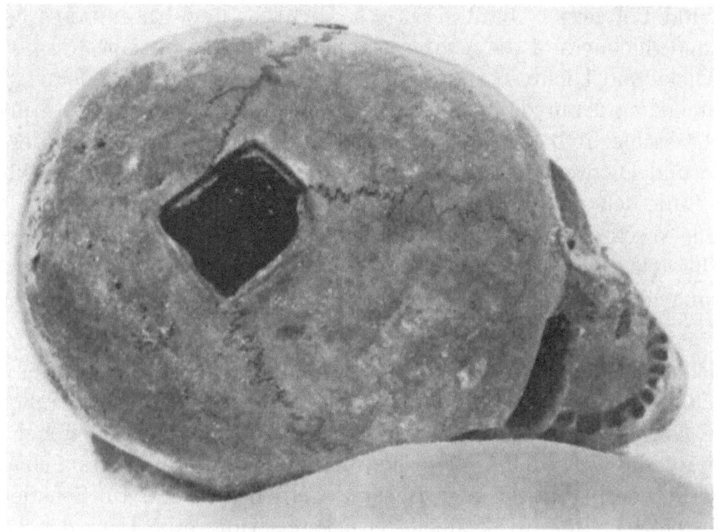

Abb. 102. Schädel des 14jährigen Königs Heinrich von Kastilien, gest. 1214. Zustand nach schwerem Kopftrauma in Valencia. Heinrich wurde nach der Verletzung nach Burgos verbracht, dort trepaniert. (Nach VARA LOPEZ, 1949)

des Schädels und des übrigen Skelets können hier nur kurz erwähnt werden. Das älteste Beispiel dürfte eine quartäre Hyäna mit ausgeheilter Fraktur des Occiputs sein. BATRAWI fand in alten ägyptischen Grabfeldern viele Skelete mit multiplen, teils frischen, teils schlecht ausgeheilten Frakturen, die als Unglücksfälle oder Mißhandlung an Sklavenarbeitern gedeutet werden müssen. Knochenveränderungen nach Amputation als therapeutische Maßnahme oder als Strafe haben MÖLLER-CHRISTENSEN und BROTHWELL und MÖLLER-CHRISTENSEN beschrieben.

Die steigende Lebenserwartung wird in der Zukunft zu immer häufigeren *Kollumfrakturen* des Femurs führen; in Schweden muß man in den nächsten sieben Jahren mit einer jährlichen Zunahme derselben von 2500 auf 4000 rechnen.

2. Anpassungs-, Ernährungs-, Stoffwechsel- und Wachstumsstörungen

Der menschliche Schädel zeigt, wie das ganze Skelet, große rassische, konstitutionelle und individuelle Varianten, und es ist deshalb eine heikle Aufgabe, die vielen, an der Grenze zwischen Ortho- und Pathologie des Knochensystems liegenden Fragen zu behandeln, wenn keine genügenden, wenn möglich statistischen

Unterlagen vorliegen. In dieser Hinsicht ist unglaublich viel gesündigt worden, vor allem in der Anthropologie. Beobachtungen an einzelnen Schädeln haben zu weitgehenden Schlüssen über eine ganze Rasse oder Bevölkerung Veranlassung gegeben.

a) Dicke, Dichte und Gewicht des Schädels

In der paläontologischen und anthropologischen Literatur findet man nicht selten Angaben über Variationen des Schädels in bezug auf Dicke, Dichte und Gewicht, die entweder als pathologisch oder für eine gewisse Rasse charakteristisch angegeben werden. Nach MARTIN gibt HERODOTOS an, daß Perser besonders dünne Schädel haben, Ägypter dagegen besonders dicke. Dünne Schädel seien auch für Etrusker und Polynesier charakteristisch. CUSHING und EISENHARDT reden von „the unusual thickness of the negro's cranium". Ob eine für eine Rasse charakteristische Dicke und Dichte besteht, ist wohl kaum bekannt, und derartige Verallgemeinerungen sind nur dann berechtigt, wenn man ein genügend großes, nach Alter und Geschlecht bestimmtes Material vor sich hat, was selten der Fall ist. Die Dicke und Dichte des Schädeldachs hängt von verschiedenen Faktoren ab; in erster Linie scheinen endokrine Verhältnisse bestimmend zu sein. Daneben besteht eine Wechselwirkung zwischen dem Inhalt des Schädels, also dem Gehirn und der Flüssigkeit der Hirnkammern und Meningen, und dem knöchernen Schädel. Dies alles macht die Beurteilung des Schädels zu einer manchmal recht komplizierten Sache.

Schädelveränderungen bei *intrakranieller Drucksteigerung* infolge eines Hirntumors oder Hydrocephalus sind in älterem Knochenmaterial ziemlich selten. Wenn die Drucksteigerung in einem jungen Schädel mit noch offenen Säumen eintritt, wird die Folge eine Vergrößerung und Abrundung des Schädels. Die Säume werden gesprengt, Ossa wormsiana werden gebildet. Im Schädel des Erwachsenen bewirkt die intrakranielle Drucksteigerung eine Usur der Tabula interna, die von außen nicht bemerkbar ist, und also erst nach einer Durchsägung des Schädels sichtbar und fühlbar wird.

Aus dem alten Ägypten sind typische hydrocephalische Schädel bekannt. EL BATRAWI untersuchte den Schädel eines 16jährigen Individuums aus archaischer Zeit und den eines 18monatigen Kindes. Diese beiden Fälle und eine junge Nubierin mit einem Schädelumfang von 65 cm, die WOOD-JONES untersuchte, sind wohl die ältesten ägyptischen Fälle. DERRY untersuchte den Schädel eines etwa 30jährigen Mannes aus der römischen Periode Ägyptens mit einem Schädelumfang von 66 cm. — Zu den ältesten Fällen gehört ein von GRIMM und PLATHNER beschriebener Schädel eines 5 bis 6jährigen Kindes aus der jüngeren deutschen Steinzeit. Der Schädel wurde im Mansfelder Seekreis gefunden und hatte einen Umfang von nicht weniger als 69,5 cm. WILKE erwähnt kurz zwei weitere deutsche Fälle von Hydrocephalus, in den Museen von Köthen und Weimar. Einer der letzteren könnte mit einem von PFEIFFER mitgeteilten Fall aus einem Merovinger Friedhof identisch sein. Aus dem Mittelalter Schwedens stammen zwei Schädel, die Dozent GEJVALL zur Verfügung gestellt hat. Der eine Schädel gehörte dem Skelet eines etwa 7jährigen Kindes, der andere einem 10 bis 12jährigen Jungen. Beide Fälle zeigten Ossa wormiana, Erweiterung der Sella turcica und Arrosion der Tabula interna.

b) Atrophien und Ernährungsstörungen

Inaktivitätsatrophie des Knochengewebes und Wachstumshemmungen findet man bei früh eintretenden Lähmungen verschiedener Art, wie bei cerebralen Kinderlähmungen und Poliomyelitis. Derartige Zustände sind auch in der Kunst abgebildet. An einer Mumie, die angeblich 5600 Jahre alt ist, hat MITCHELL eine Verkürzung des Femurs auf 82 mm gefunden und gleichzeitig Verdünnung, er deutet die Veränderung als Folge einer früh abgelaufenen Poliomyelitis. Die von ELLIOTH SMITH untersuchte Mumie von Pharao Siptah (19. Dynastie) zeigt einen typischen Pes equinus. SMITH scheint geneigt zu sein, eine angeborene Anomalie anzunehmen, wie später RUFFER. Da derartige Zustände nach PUTSCHAR u. a. sehr selten angeboren sind, möchten wir lieber mit SLOMAN die Veränderung als Folge einer infantilen Poliomyelitis deuten. Die schöne Stele in der Kopenhagener Glyptothek aus der 18. Dynastie mit dem Priester RUMA, gestützt auf einen langen Stab vor dem Altar, ist ebenfalls als Beweis für das frühe historische Auftreten der Poliomyelitis angeführt worden. ROLLESTON hat ein neolithisches Skelet aus Cissbury beschrieben, dessen linker Humerus und Radius gut 3, bzw. 2 cm kürzer waren als die rechtsseitigen. EL BATRAWI hat einen erwachsenen Mann aus archaischer Zeit untersucht, dessen Beinskelet eigenartig dünn und glatt war; er denkt an die Möglichkeit einer Paraplegie.

Alimentäre Osteopathien (Hungerosteopathien), die bei schwerer chronischer Unterernährung beobachtet werden, betreffen nach KLOTZENBUCHER und DALICHO vor allem die Wirbelsäule und die Rippen, weniger oft, in etwa der Hälfte der Fälle, die oberen Extremitäten, noch seltener die Beckenknochen und die unteren Extremitäten. Am wenigsten scheint der Schädel zu leiden. Nur in etwa 6% der Fälle sind sowohl die Kalotte als auch die Basis porotisch. Nach diesen Autoren würde es sich um eine D-Avitaminose in Verbindung mit Mangel an Ca, Phosphor und Eiweiß handeln. Nach KNORR ist die Bezeichnung Hungerosteopathie wenig glücklich, da Knochenatrophie bei Hungerzuständen nicht vor dem 35. Jahr des betroffenen Individuums beobachtet werden kann, es würde sich eher um eine senile oder präsenile Knochenveränderung handeln. Die Frage der Hungerosteopathie ist hier aufgenommen worden, weil temporäre oder jahrelang dauernde Unterernährung in älteren Zeiten überall in der Welt eine außerordentliche Rolle gespielt hat wie noch heute innerhalb großer Bevölkerungsschichten Asiens und in vielen primitiven Stämmen Afrikas. Wahrscheinlich würde man bei genauer Untersuchung derartige Knochenveränderungen antreffen, obgleich die sehr niedrige mittlere Lebensdauer dieser Populationen und Zeiten die Anzahl der zu erwartenden Fälle sehr stark reduzieren müßte, wenn KNORRS Behauptung richtig ist.

Über *Porosität und Sklerose* prähistorischer und jüngerer Schädel hat ANGEL Untersuchungen gemacht. Nach ihm wären historische Schwankungen in der Porosität des Schädels durch Veränderungen in der Volksernährung und sozialen Struktur bedingt. Die auffallend starke Porosität der altgriechischen Schädel aus 2000 v. Chr. wurde in der klassischen Zeit vermißt, um dann wieder stark zu steigen. Auf die Gefahr der Verwechselung von intravitaler Porosität und postmortaler Auflösung von zarten Knochenstrukturen wurde schon oben die Aufmerksamkeit gelenkt. Im Lichte der oben angeführten Untersuchungen von KLOTZENBUCHER und DALICHO, daß der Schädel bei alimentären Störungen sehr wenig leidet, sollen die Schlüsse ANGELS mit Vorsicht aufgenommen werden.

Cribra cranii et orbitae. Unter diesen von WALDEYER vorgeschlagenen und von KOGANEI eingeführten Bezeichnungen sind eigenartige Veränderungen der Innen- und Außenfläche des Schädeldachs und der Pars orbitalis des Stirnbeins beschrieben worden. Sie sind in sehr wechselnder Frequenz bei verschiedenen Rassen und Populationen und in verschiedenen geographischen Regionen beschrieben worden und sind deshalb früher als ein Charakteristikum für eine Bevölkerung oder ein Land angesehen worden. Meistens liegen nur Angaben über orbitale Cribra vor, da die Schädel nur ausnahmsweise durchgesägt worden sind.

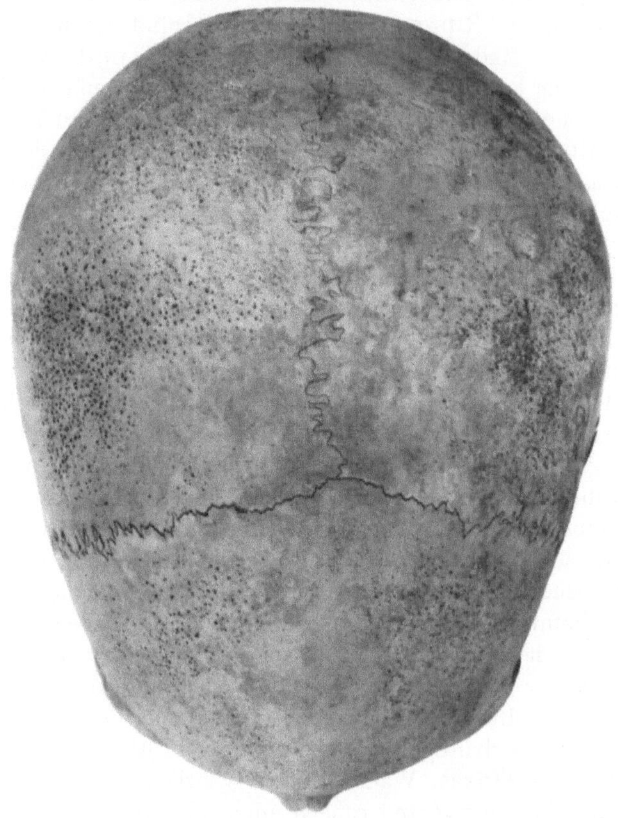

Abb. 103. Cribra cranii an der Außenseite des Schädels eines 13 bis 14jährigen Individuums aus dem Dominikanerkloster Västerås, Mittelschweden. (Aufnahmen von Doz. GEJVALL, 1960)

Alte Schädel sind ja oft sehr zerbrechlich und müssen möglichst geschont werden; andererseits zeigen die Innenseiten der Schädel nach unserer Erfahrung oft mehr ausgeprägte und vielleicht auch frühere Veränderungen als die Orbitaldecken.

Die Cribra cranii und orbitalia sind schon in alten ägyptischen und nubischen Schädeln beschrieben. EL BATRAWI, der ein großes Knochenmaterial aus alten nubischen Gräbern untersuchte, fand in nicht wenigen Fällen „honeycombed orbital roofs", d. h. Cribra orbitalia. Ähnliche Veränderungen sind aus dem präkolumbischen Nord- und Südamerika bekannt sowie aus dem europäischen Mittelalter und in verschiedenen ethnographischen Sammlungen aus neuerer Zeit.

Schon WELCKER, der als erster die Cribra 1888 beschrieb, war der Ansicht, daß es sich hier um „ein ethnologisch-diagnostisches Merkmal am Schädel mehrerer Menschenrassen" handelte, und diese Auffassung hat sich in der anthropologischen Literatur lange erhalten. Durch Zusammenstellung von Angaben bei WELCKER, ADACHI, AHRENS, KOGANEI u. a. erhält man gewisse Frequenzzahlen, deren Zuverlässigkeit wohl nicht allzu hoch geschätzt werden sollen, aber doch von Interesse sind. Die Zahlen geben Cribra orbitalia an:

Tabelle 13

Papuas	595 Schädel	2,2%
Deutsche	1803 „	3,7%
Altägypter	616 „	7,1—7,6%
Altperuaner	272 „	8,9%
Japaner	121 „	14,9%
Sudanneger........	141 „	35,6%
„Mongolen"	70 „	47,6%

Daß es sich bei Cribra cranii et orbitalia nicht um eine für eine gewisse Rasse oder Population charakteristische Veränderung handeln kann, konnte HENSCHEN mit Benutzung des Materials der von MÖLLER CHRISTENSEN ausgeführten Ausgrabungen zeigen. Dies Material stammt aus zwei mittelalterlichen Grabstätten auf Seeland, Dänemark. Die eine, Naestved, gehörte einem Leprosorium, die andere, Aebeltoft, einem wohlhabenden Kloster ohne Lepröse; in beiden Grabstätten waren nur Dänen beerdigt. Aus dem Friedhof des Leprosoriums wurden rund 200 Schädel untersucht, die Frequenz der Cribra war dort 47,5%, aus dem Friedhof des Klosters wurden 104 Schädel untersucht, davon 20,2% mit Cribra orbitalia. Die Innenseiten der Schädel wurden leider nicht untersucht, einige Untersuchungen sprechen indessen dafür, daß die Cribra cranii dabei sehr selten fehlen und sogar bei Abwesenheit von Veränderungen im Orbitaldach vorhanden sein können. MÖLLER-CHRISTENSENS Untersuchung schließt natürlich jeden Gedanken an Rassen- oder Populationsgebundenheit der Cribra aus, deutet statt dessen auf eine mögliche Erklärung hin, auf die übrigens schon VIRCHOW hingewiesen hat. Die Ursache scheint eine Ernährungs- oder Stoffwechselstörung zu sein, die sich im Leprosorium mit dessen schlecht ernährten, von Almosen lebenden und an allerlei schweren chronischen, infektiös-toxischen Zuständen leidenden Einwohnern viel stärker geltend machte als im Kloster mit seinen besseren Lebensbedingungen. Die

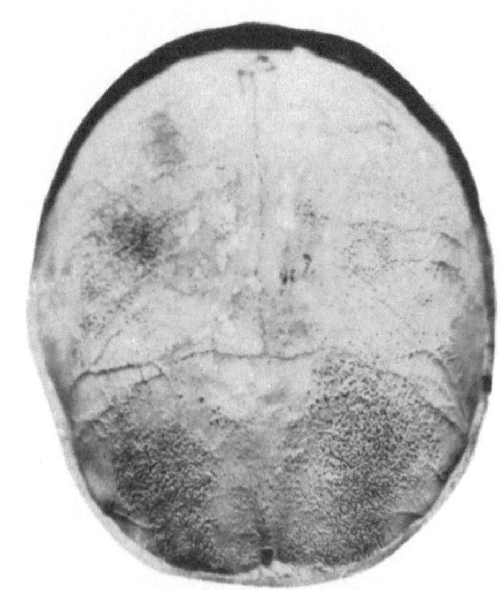

Abb. 104. Cribra cranii an der Innenseite eines Schädels aus der Mitte des vorigen Jahrhunderts. Aus dem Museum des Pathologischen Institutes, Stockholm. (Nach HENSCHEN, 1960)

auffallende Häufigkeit der Cribra bei Sudannegern und „Mongolen“ läßt sich ohne Schwierigkeit in ähnlicher Weise erklären.

Die Pathogenese der Cribra ist noch lange nicht klargelegt, es müssen noch viele grundlegende Verhältnisse erforscht werden.

Rachitische Veränderungen gehören in altem Knochenmaterial zu den großen Seltenheiten. ELLIOT-SMITH und DAWSON fanden keinen Fall unter Tausenden

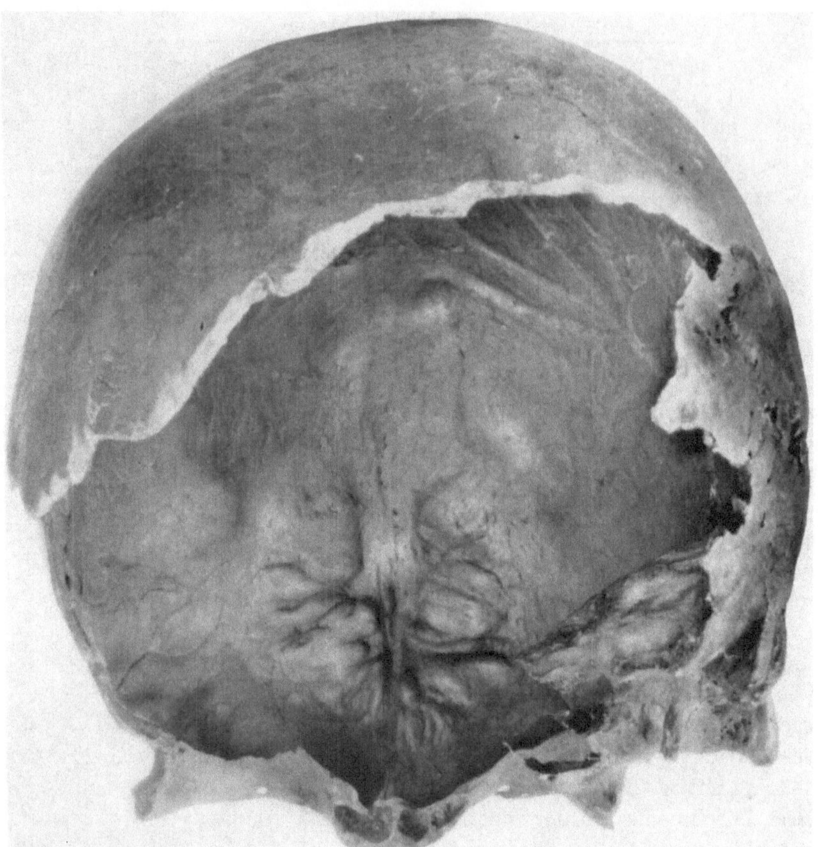

Abb. 105. Schädel einer älteren Frau aus dem Oeseberg-Schiff, jetzt in Oslo (Königin Åse ?) mit Morgagnis Hyperostosis frontalis interna

von altägyptischen Schädeln. Nach HRDLICKA und WOOD-JONES wurde die Veränderung auch im präkolumbischen Amerika nicht sicher gefunden, obgleich ein sehr großes Knochenmaterial zur Verfügung stand. Dagegen sind einige wie es scheint, typische archäologische Fälle aus Dänemark (FÜRST) und Nordschweden (GEJVALL) bekannt. In einem von diesen letzteren Fällen zeigten auch die Molaren typische rachitische Veränderungen.

Endokrine Skeletveränderungen. Wie oben erwähnt sind die Varianten der Dicke und Dichte des Schädeldachs zum großen Teil Folgen endokriner Einwirkungen. Eine fast normale, endokrin bedingte Veränderung der Schädelinnenfläche ist die *puerperale Osteophytenbildung*, die wir in einem altrömischen Schädel in Syrien sahen. Auch die von MORGAGNI beschriebene *Hyperostosis frontalis interna* ist in archäologischem Material bekannt, und zwar bei einer älteren Frau in dem bekannten Oseberg-Schiff, jetzt in Oslo, möglicherweise Königin Åse (HENSCHEN). Über Acromegalie im archäologischen Material ist wenig bekannt. Der Schädel der Mumie, die von einigen Ägyptologen Pharao ACHNATON zugeschrieben wird, soll acromegale Züge zeigen, ebenso einige Bilder von ihm, wie der von WELLS wiedergegebene Kopf. SELIGMANN hat den Schädel eines ägyptischen Kretins aus der 18. Dynastie beschrieben. Wie es sich in ätiologischer Hinsicht mit den Zwergen in der ägyptischen Kunst verhält, ist wohl eine offene Frage (hypophysäre, bzw. chondrodystrophische Zwerge oder eventuell aus Zentralafrika importierte Pygmäen).

Die sog. *senile oder grubige Atrophie des Schädeldachs* ist in der Paläopathologie mehrfach beschrieben worden, vor allem aus Ägypten, und zwar schon bei 40 bis 50jährigen Frauen (ELLIOT-SMITH). Ihre Pathogenese ist unklar. ELLIOT-SMITH, der sie vorwiegend im mittleren Reich fand, in welcher man große schwere Perücken trug, ist der Ansicht, daß sie eine Art von Druckatrophie darstellen würde, eine Annahme, die unserer Meinung nach nicht viel für sich hat. M. B. SCHMIDT beobachtete die Veränderung „auch bei vollkommen gesunden Menschen auf der Höhe des Lebens". Auffallend ist, daß die Gruben dort entstehen, wo die Außenseite des Schädels besonders muskelarm ist.

Schädelveränderungen bei Blutkrankheiten. Der sog. Bürstenschädel (LETTERER) oder spongiöse Hyperostose des Schädels (HAMPERL und WEISS) ist von großem paläopathologischem Interesse. HRDLICKA fand die Veränderung in altperuanischen Schädeln aus dem Küstenland, aber nicht unter den Bewohnern der Berge. Unter 262 Schädeln von Erwachsenen zeigten acht die Veränderung, unter 16 Kinderschädeln fand er drei Fälle. WILLIAMS, der eine sehr große Zahl von alten Indianerschädeln untersuchte, fand sie viermal unter 176 peruanischen Schädeln, die größtenteils von Erwachsenen stammten und in vier Kinderschädeln. Ein Kinderschädel war ganz typisch, ein anderer Kinderschädel zeigte sehr eigenartige atypische spongiöse Auflagerungen, auch im Gesichtsskelet, aber nicht an den Scheitelbeinen. WILLIAMS referiert ferner Beobachtungen anderer Skeletforscher, nach denen die Veränderungen unter den Mayas der Yucatanhalbinsel besonders häufig seien, besonders bei jüngeren Leuten, ebenso in New Mexiko und Arizona. Unter 54 Schädeln hauptsächlich aus den Südstaaten und Westindien, fand er einen Fall aus Georgia. Unter 54 Schädeln aus Illinois war kein Fall, dagegen unter 33 Schädeln aus Arkansas ein ausgeprägter Fall. Dagegen waren keine Fälle zu sehen unter 80 Schädeln aus dem östlichen Staate New York und angrenzenden Teilen von Ontario. Einen sehr ausgeprägten Fall aus Arkansas hat COURVILLE untersucht. Schließlich haben HAMPERL und WEISS drei Schädel aus dem Küstengebiet von Peru beschrieben, alle drei scheinen jüngeren Individuen zugehörig gewesen zu sein.

Aus Yucatan stammen auch die Fälle von HOOTON, der die Veränderung nicht weniger als 14mal unter 21 Schädeln von Kindern zwischen 6 und 12 Jahren fand. Von besonderem historisch-geographischem Interesse ist ein Fall bei einem jüngeren Individuum aus den Aleuten, dessen Alter mit der C^{14}-Methode zu 2875 ± 160 bis 3750 ± 180 Jahren bestimmt wurde (LAUGHLIN und REEDER). Die hier mitgeteilten Fälle stammen also aus verschiedenen Teilen von Nord-, Zentral- und Südamerika. Der Fall aus den Aleuten könnte als ein Grenzfall zu Sibirien aufgefaßt werden.

Skeletveränderungen bei Kreislaufstörungen. Die cyanotische Hyperostose des Schädels ist wohl hier kaum von Interesse, dagegen soll die von P. MARIE und BAMBERGER fast gleichzeitig und unabhängig geschilderte Osteoarthropathia

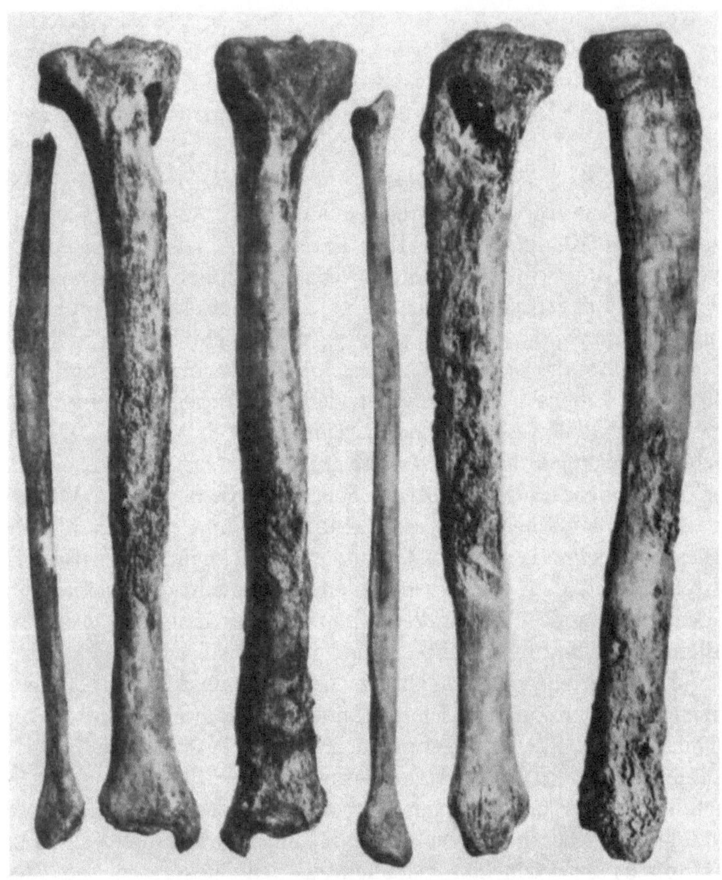

Abb. 106. Eigenartige periostale Knochenveränderungen an Tibia, Fibula und Olecranon beidseits. Skelet des im Mittelalter lebenden schwedischen Königs Magnus (gest. 1290). Ätiologie unsicher. Nach ASCHOFF und SJÖVALL soll es sich um eine Osteo-arthropathie hypertrophiante pneumique Pierre Marie handeln. (Nach FÜRST und OLSSON 1921)

hypertrophicans (P. MARIE) kurz abgehandelt werden. Über ihr Vorkommen in der eigentlichen Paläopathologie ist wohl nichts bekannt. Ein klassisches Beispiel sollen indessen die 1916 gefundenen Extremitätenknochen des Skelets des hervorragenden mittelalterlichen schwedischen Königs MAGNUS BIRGERSSON mit dem volkstümlichen Nebennamen Ladulås (Scheunenschloß) bilden, der im Jahre 1290 nach langer zehrender Krankheit starb. Die Knochen der Hände und Füße sind verschwunden, aber das Arm- und Beinskelet zeigt nach SJÖVALL und ASCHOFF für Maries Krankheit typische hochgradige, periostale Knochenneubildung. Auch die Basis des Cranium ist verändert. Ich habe selbst nur Gipsabgüsse der Knochen gesehen.

Über *Pagets und von Recklinghausens Knochenkrankheiten* in vergangenen Zeiten sind einige Mitteilungen vorhanden, die jedoch wegen der schwierigen Diagnose kritisch zu beurteilen sind. DENNINGER hat nicht weniger als fünf Fälle von „Osteitis deformans" in prähistorischen Indianerskeleten aus Illinois beschrieben; Veränderungen waren sowohl am Schädel als in den langen Röhrenknochen der Beine vorhanden. Einen weiteren Fall, der ebenfalls als Pagets Krankheit gedeutet wird, hat FISHER in einem prähistorischen „mound" gefunden. Zu den relativ sicheren Fällen gehört wohl ein von PALES beschriebener neolithischer Femur aus Lozère. WELLS bildet das Kopfskelet eines Peruaners mit Leontiasis ossea ab.

Entzündliche Knochenveränderungen sind in einem archäologischen Material nicht immer von anderen Knochenveränderungen zu unterscheiden. Die zahlreichen Beobachtungen von EL BATRAWI enthalten neben Gelenkveränderungen einige Fälle von Kieferabscessen und einen Fall von Osteitis des Femurkopfes mit starker Arrosion des Knochens bei einer erwachsenen Frau. Ein erwachsener Mann zeigte eine Kieferhöhlenentzündung mit Knochenveränderungen. ELLIOTH SMITH erwähnt viele Fälle von Otitis und Mastoiditis mit Knochenzerstörung. Auch chronisch-septische Osteomyelitiden mit Knochenneubildung sind bekannt.

Arthrosis und Spondylosis — Arthritis und Spondylitis. BAUDOUIN bezeichnet diese Veränderung als „La plus vieille maladie du monde", welcher Aussage man gerne zustimmen könnte, wenn man die Reservation „nachweisbare" einfügen dürfte. Schon die großen Reptilien der Kreidezeit zeigen Veränderungen der Extremitäten und Wirbelsäule, die dem Bild der Arthrose und Spondylose entsprechen. Bei einem primitiven dreizehigen Pferde sind ähnliche Veränderungen zu sehen (MOODIE). Während der Tertiär- und frühesten Quartärperiode häufen sich solche Veränderungen an den jetzt ausgestorbenen großen Fleischfressern wie Grottenhyäne, Grottenbär und verschiedene Arten der großen Katzentiere (SCHMERLING, MOODIE). Bei fossilen Herbivoren wie Bos primigenius, Bos americanus und beim fossilen Renntier sind solche Zustände ebenfalls bekannt (PALES). Wir beschränken uns auf diese Bemerkungen.

Auch der primitive Mensch hat seit der ältesten Steinzeit an ähnlichen Gelenk- und Knochenveränderungen gelitten, das zeigen schon Skeletteile aus der unteren und oberen Pleistozänperiode (GORJANOVIC, KEITH, VERWORN et al., TESTUT u. a.). PARKER hat an einem subfossilen Skelet in Kansas Veränderungen beschrieben, die er als rheumatoide Arthritis auffaßt. Skelete aus den ältesten Perioden Ägyptens, aus Nubien, aus China, aus Skandinavien, sowie aus Nord- und Südamerika liefern hier ein reichliches Material (PALES). Nach ELLIOT SMITH und DAWSON wäre die „rheumatoide Arthritis" eine ganz spezielle Krankheit der alten Ägypter und Nubier. Nubier aus der prädynastischen Periode erreichten fast niemals ihre volle körperliche Entwicklung ohne solche Veränderungen, und diese waren nicht nur häufig, sondern oft sehr schwer. Ob es sich dabei wirklich um rheumatoide Vorgänge gehandelt hat, bleibt wohl noch fraglich, da die Differentialdiagnose an alten, im Laufe der Jahrtausende mehr oder weniger beschädigten Knochenresten wohl nicht so einfach ist. EL BATRAWIS große Serien von ägyptischen Skeleten bestätigen diese Aussage über die Häufigkeit der Wirbelsäulen- und Gelenkververänderungen. Es ist nicht ausgeschlossen, daß besonders schwere körperliche Arbeit von der frühesten Jugend an, oft in Arbeitslagern, zur Entwicklung der Veränderungen beigetragen hat.

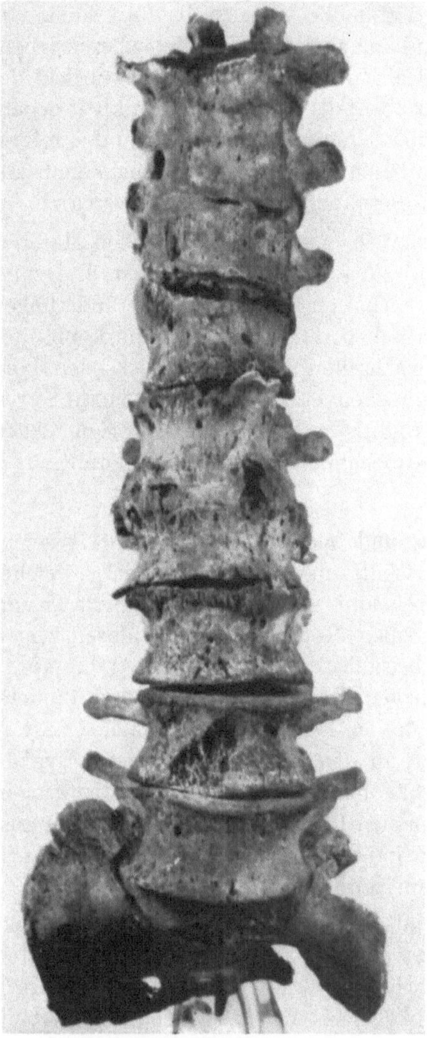

Abb. 107. Deformierende Spondylose der Lendenwirbelsäule mit Klammerbildungen. Männliches Individuum aus einem Friedhof in Norrland (1050 bis 1250 n. Chr.).
(Aufnahme von Doz. GEJVALL)

Akute „rheumatische" Arthritiden, chronische „rheumatische" Arthritiden und Arthrosen und Formen mit starken Veränderungen angrenzender Knochenteile gehören zu den häufigsten Krankheiten der Welt. Nach allem zu beurteilen, sind sowohl akute wie chronische Formen viel häufiger in kälteren Ländern als in den Tropen, aber statistische Angaben fehlen und sind wegen der Unzuverlässigkeit der primären Daten von geringem Wert.

DOWLING u. a. haben nach MANSON eine besondere Form von epidemischer Polyarthritis in Nord- und Südaustralien beschrieben. Als Osteoarthrosis deformans endemica oder Kashin-Beks Krankheit wurde eine im Amurgebiet, in der Mandschurei und Japan auftretende Krankheit beschrieben.

Veränderungen der Muskeln, Sehnen und Ligamente in Form von Verkalkungen und Knochenbildungen sind schon bei den großen Reptilien der Kreidezeit bekannt. Bei den großen Feliden des Pleistozäns hat MOODIE ausgedehnte Verknöcherung in der Umgebung der Wirbelsäule beschrieben. Auch bei Caniden und Ursiden dieser Periode sind ähnliche Veränderungen von wechselnder Lokalisation beschrieben worden (PALES et al.). Als Beispiel derartiger Veränderungen beim Menschen sei nur eine Verkalkung der Achillessehne der Mumie eines ägyptischen Kriegers im Stockholmer Museum angeführt.

3. Mißbildungen

Aus praktischen Gründen werden alle Mißbildungen mit Ausnahme derjenigen der inneren Organe, der Geschlechtsorgane, der Haut und des Nervensystems hier in einem Zusammenhang behandelt.

In der Mythologie und Kunst vergangener Zeiten haben Mißbildungen der äußeren Körperform eine große Rolle gespielt. Viele phantastische Sagengestalten können, wie SCHATZ, HOLLÄNDER, POPP, RÖSSLE u. a. gezeigt haben, auf direkte Beobachtungen von menschlichen und tierischen Mißbildungen zurückgeführt werden, wobei gewiß Mißdeutung und Phantasie zu mehr oder weniger eigenartigen Sagen oder Abbildungen führten. Zyklopen und Sirenen, der Januskopf, der Bocksfuß der Faune und der Pferdefuß des Teufels, die Diana der Epheser mit ihrer Polymastie, ja wahrscheinlich auch der heraldische Doppeladler können auf wirkliche Mißbildungen zurückgeführt werden.

Die *Häufigkeit der Mißbildungen* und ihrer verschiedenen Formen unter verschiedenen Völkern ist ein interessantes Thema. Soweit wir bisher wissen, zeigt die Frequenz keine größeren Unterschiede, aber das wird sich wahrscheinlich nach kommenden größeren Untersuchungen ändern. SIMPKISS und LOVE untersuchten 2068 afrikanische Kinder auf angeborene Anomalien und fanden 112 Fälle, was einer Frequenz von 5,4% entspricht. Die einzelnen Typen von Mißbildung wechselten zahlenmäßig erheblich. Sie fanden sehr wenige Abnormitäten des Zentralnervensystems, wie Anencephalie, Hydrocephalus und Spina bifida, aber viel zahlreichere Fälle von Polydaktylie und Fisteln in der Nähe des Gehörgangs als in GREENs Untersuchungen über die Häufigkeit der menschlichen Mißbildungen. FRANZ meint, daß die Häufigkeit der Mißbildungen in der Bundesrepublik während der Jahre 1959 bis 1962 gestiegen ist (Giftwirkung bei Schwangeren, Neurosedyn?).

a) Individualmißbildungen

Es folgen zunächst Mißbildungen, die den größten Teil des Skelets betreffen und dadurch in wechselndem Grade die Körperform verändern, die *Gruppe der Chondrodysplasien* (GREBE). Zu diesen gehören die Chondrodystrophie (Achondroplasie) und andere Formen von Chondrohypoplasie.

Chondrodystrophiker haben schon sehr früh das Interesse auf sich gezogen. Der großköpfige, kurzgliederige ägyptische Gott Bes hat nach DAWSON u. a. einen Chondrodystrophiker als Vorbild, nach anderen wäre sein Vorbild ein Mann aus den Pygmäenstämmen Afrikas. Aus dem alten Ägypten sind mehrere Fälle von Chondrodystrophie bekannt. Auch im alten Peru hat die Kunst Chondrodystrophiker abgebildet. Der älteste bisher bekannte Chondrodystrophikerschädel stammt aus der 18. Pharaonendynastie, er hat einem 20- bis 25jährigen Mädchen angehört (SELIGMANN und KEITH). METTENLEITNER hat das Skelet eines Chondrodystrophikers, wahrscheinlich aus der Merowingerzeit, beschrieben. Auf die Abbildungen von Zwergen, meistens Chondrodystrophikern, in der späteren Kunst durch VELASQUEZ u. a. kann hier nicht eingegangen werden. GREBE hat dem Thema eine Abhandlung gewidmet.

Die Chondrodysplasien sind Erbkrankheiten. Nach MÖRCH, der die Geographie und Genetik der Chondrodystrophie in Dänemark und Südschweden untersuchte, handelt es sich um Resultate von Mutationen, deren Frequenz in einer Population zu etwa zehn auf 100000 Neugeborenen und etwa zwei auf 100000 Erwachsenen geschätzt werden kann. Eine Häufung der Fälle kommt nur in geographischen Isolaten vor. BONNEVIE beschrieb 1915 eine norwegische Familie von Zwergen, die mit der von SILFVERSKIÖLD 1925 untersuchten familiären Chondrodysplasie verwandt ist. Andere verwandte erbliche Skeletanomalien wurden in Schweden von RIBBING 1937 und BÖÖK 1950 untersucht. Als Mitglieder einer anthropologischen Expedition nach Cypern besuchten wir 1952 ein isoliertes türkisches Dorf, unter dessen etwa 1400 Einwohner viele Chondrohypoplastiker waren.

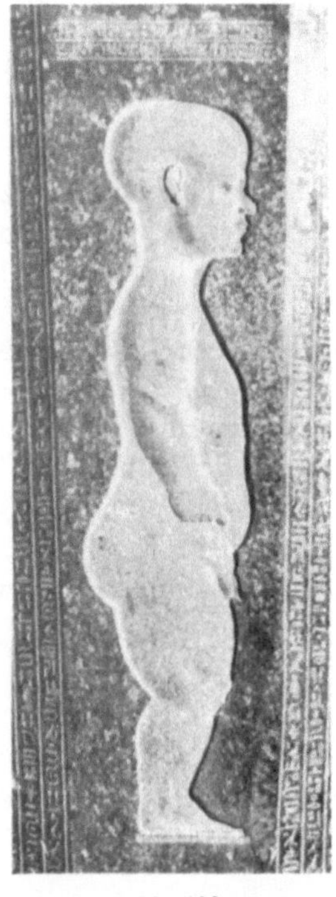

Abb. 108

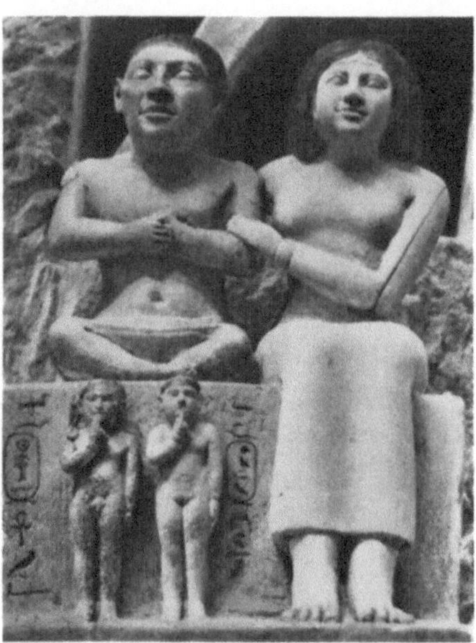

Abb. 109

Abb. 108. Der chondrodystrophische Zwerg Pouoinhetef zur Zeit von Pharao Nectanebo II, 350 v. Chr.

Abb. 109. Sitzender Mann, meistens als Chondrodystrophiker bezeichnet. Da der Kopf aber kaum charakteristisch ist, möchte ich ihn eher als einen Fall von Mikromelie bezeichnen. Die beiden Kinder sehen normal aus. Der Mann lebte während der 5. Pharaonendynastie

Auch bei den Haustieren kommen verwandte Typen von Chondrodysplasie vor, insbesondere beim Hund. JOHANSSON hat einen interessanten Fall von familiär auftretender Achondroplasie und Zwergbildung beim schwedischen Rind beschrieben: ein scheinbar normaler Stier wurde mit nicht verwandten Kühen verschiedener Abstammung gepaart, es wurden dabei 28 normale und 25 mißgebildete Kälber geboren.

Schädelmißbildungen, die nicht zur Gruppe der Chondrodysplasien gehören, sind in altem Knochenmaterial ziemlich häufig und bieten die ganze Skala von den leichtesten Anomalien bis zu den schwersten dar.

Unter den *Anomalien der Säume* ist die Persistenz der fetalen Sutura metopica die am meisten auffallende. Ihre durchschnittliche Frequenz ist 1 bis 4%, aber in geographischen Isolaten kann sie bis zu 30% ansteigen (GEJVALL). Das sog. Inka-

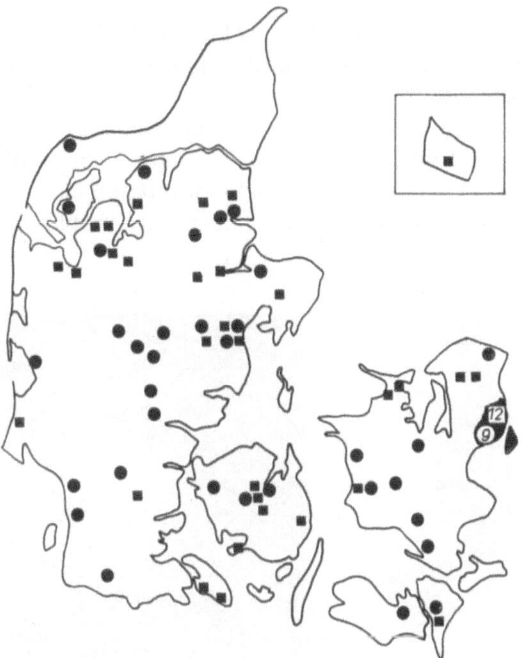

Abb. 110. Geographische Verteilung der Fälle von Chondrodystrophie in Dänemark 1941. (Nach Mörch)

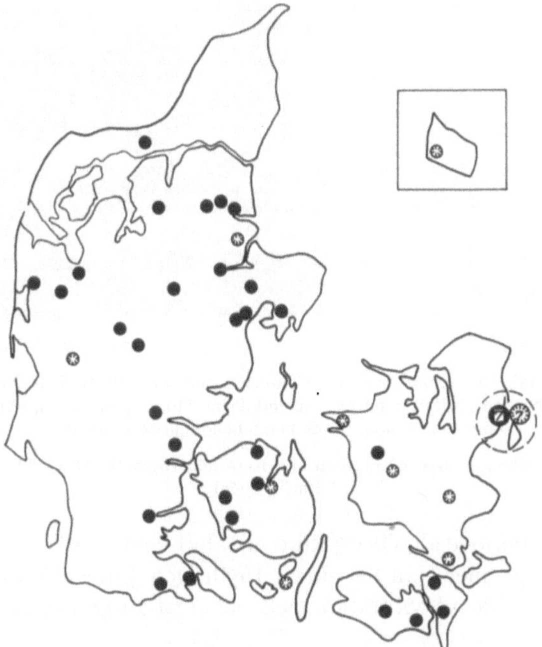

Abb. 111. Geographische Verteilung der Fälle von Osteogenesis imperfecta in Dänemark. (Nach Seedorff, 1949)

bein kam im alten Peru in etwa 5% vor, auf westindischen Inseln ist die Frequenz etwa doppelt so groß, in einigen Zusammenstellungen von archäologischem Material beträgt sie sogar 20 bis 23%.

Angeborene *abnorme Schädelformen* sind aus Gräbern älterer und neuerer Zeit gut bekannt. MARTIN erwähnt Fälle von Scapho-, Oxy-, Bathryo- und Plagiocephalie. Fälle von hochgradiger Oxy- und Opisthocephalie aus alten ägyptischen Gräbern hat KEITH beschrieben, WELLS bildet einen scaphocephalischen Schädel

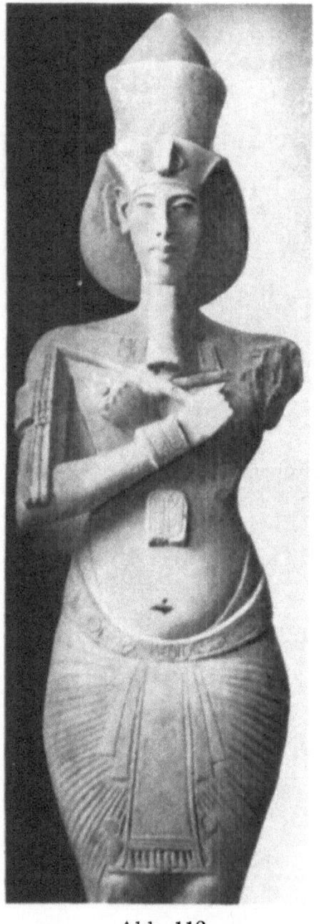

Abb. 112

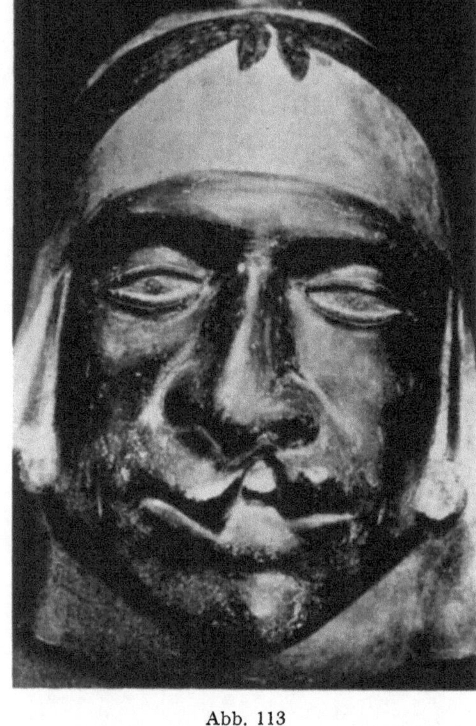

Abb. 113

Abb. 112. Amenophis IV, Achnaton genannt. Kolossalstatue im Ägyptischen Museum, Kairo. Der schmale Leib und die breiten Hüften könnten eine endokrine Störung andeuten, wenn es sich nicht um eine Konzession an die herrschende Mode handelt

Abb. 113. Realistische Cheiloschisis. Altperuanische Keramik, rot-weiß, Höhe 24 cm. (Nach LASTRES u. Mitarb., 1943)

aus der römischen Periode ab, OETTEKING erwähnt einen Fall von Scaphocephalie aus Ägypten, FÜRST einen Fall bei einem 15jährigen Jungen aus der frühen norwegischen Steinzeit. Auch SWEDENBORGS Schädel ist ausgesprochen scaphocephalisch (HENSCHEN).

Lochbildungen im Schädel mit oder ohne abnorme Schädelform sind in alten Skeleten bekannt. DERRY hat einen Fall bei einer etwa 21jährigen Frau aus der römischen Periode Ägyptens beschrieben. Das Loch saß im rechten Os parietale.

Ob es sich um eine Dermoidcyste oder ein Encephalocele gehandelt hat, ist unsicher. Ein etwas ähnlicher Fall ist bei einem Alaska-Eskimo im linken Parietale beschrieben.

Cheilo-Gnatho-Palatoschisis verschiedenen Grades gehört zu den häufigsten Mißbildungen, auch im archäologischen Material. Diese Mißbildung ist aus dem alten Ägypten und Peru bekannt. Untersuchungen über die Häufigkeit dieser Mißbildung sind in den letzten 2 Jahren aus England (KNOX und BRAITHWAITE), unter Montana-Indianern (TRETSVEN) und in Ostafrika (RAMSDEN) ausgeführt worden. Einen 500 Jahre alten englischen Schädel mit derselben Mißbildung untersuchte BERNDORFER.

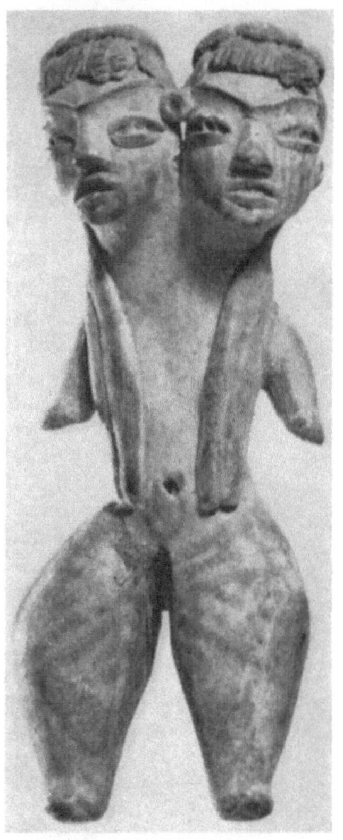

Abb. 114. Duplicitas anterior. Altmexikanische Skulptur mit schwarzen Tätowierungen auf gelbem Grund. Höhe 10,5 cm. (Aus: FEUCHTWANGER: The art of ancient Mexico 1954)

Atresie des äußeren Gehörgangs, einseitig oder bilateral, ist eine seltene Anomalie, die hauptsächlich in Amerika, in präkolumbischen Schädeln gefunden worden ist. PIRES DE LIMA konnte 1912 16 Literaturfälle sammeln, HRDLICKA hat später über weitere sieben Fälle aus Nord- und Südamerika berichtet.

Ein Fall von *Anencephalie* wurde von SAINT-HILAIRE unter Affenmumien in Hermopolis gefunden (LORTET).

Mißbildungen der Wirbelsäule. Angeborene Anomalien wie Spina bifida, Lumbalisation des ersten Sacralwirbels und andere Mißbildungen der Wirbel und Gelenke sind schon bei prähistorischen Europäern, im alten Ägypten und bei alten Peruanern bekannt, ebenso angeborene Hüftgelenksluxationen. — STEWART hat eigenartige Defekte der Bogen der Lendenwirbel bei Alaska-Eskimos beschrieben, bei denen es sich um eine denkbare Kombination von abnormer Ossifikation und eine besondere, bei Arbeit oft vorkommende Haltungsanomalie handeln könnte.

HEWITT hat eine geographische Studie über die Mortalität veröffentlicht, die der Spina bifida zugeschrieben wird. Wirbelmißbildungen aus dem alten Peru sind von MACCURDIE abgebildet.

Unter anderen Mißbildungen des Skelets seien ein Fall von Lochbildung des Brustbeins bei einem Altperuaner (MAC CURDIE) und Luxationen des Hüftgelenks bei prähistorischen Europäern (BAUDOUIN) und Altägyptern und Altperuanern (PALES) erwähnt. Das von WELLS wiedergegebene Bas-Relief der Königin von Punt könnte sehr gut einen Fall von angeborener Luxation des Hüftgelenks darstellen.

Über **Hand- und Fußanomalien** vor allem im Bereich der Finger und Zehen, existiert eine große Literatur. Syndaktylien, Brachydaktylien und Polydaktylien sind familiäre Mißbildungen, die besonders in geographischen Isolaten studiert werden können. Dänische, norwegische und schwedische Forscher haben derartige Anomalien, ihre Geographie und ihre Erbgänge untersucht (u. a. NYLANDER, THOMSEN, KEMP und RAVN, BONNEVIE und SVERDRUP).

Vera Effige d'uno Marauighoso parto seguito in Genoua Addi 12 Marzo
1617 di due frateli nati atachati insieme nel modo che qua si uede in questo
disegno il piu alto e intiero e disposto che Cibandosi lui nutrise il minore
il quale e nominato Gio: Batista e l'altro e Chiamato Lazaro figlioli di
Batista Coloreto e Pellegrina sua moglie quel che rende Maggiore stupo
re e si come sono diuisi dormendo l'uno l'altro al piu delle uolte ueglia e i
dolori de uno l'altro non sentano; e son totalmente disimile complesione
di tanta Marauiglia che tutti li Prencipi di Europa si sono dilettati di ueder
li
Per Alberto Ronchi Intagliato l'ano
1646 in Verona ad licenza de superiori

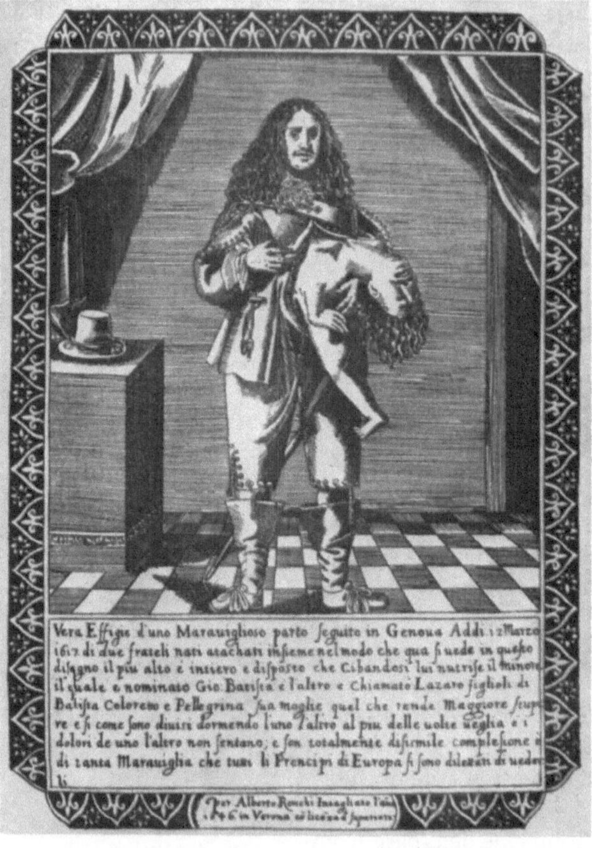

Abb. 115. Sternopagus parasiticus aus der Mitte des 17. Jahrhunderts, wurde von vielen Anatomen untersucht. (Flugblatt aus Verona 1646)

b) Sog. Doppelmißbildungen

Aus älteren Zeiten sind sowohl gleichwertige als ungleichwertige Formen bekannt. Aus dem alten Mexiko stammt eine realistische Skulptur, die eine symmetrische Duplicitas anterior darstellt. Fast vollständig getrennte symmetrische Doppelmonstra, sog. siamesische Zwillinge, die erwachsenes Alter erreicht haben, sind aus vielen Ländern bekannt.

Unter den parasitären Doppelmißbildungen, die ein erwachsenes Alter erreichten, ist wohl der Genueser GIOVANNI BATTISTA COLOREDO und sein Parasit LAZARO aus dem 17. Jahrhundert am meisten bekannt und abgebildet.

Literatur

Krankheiten des Knochensystems

BROTHWELL, D. R.: Digging up bones. London 1963, 176.

BURKHARDT, L.: Das Gewicht der Schädelkalotte als Ausdruck von Altersveränderungen und von konstitutionellen Besonderheiten. Z. menschl. Vererb.- u. Konstit.-Lehre **29**, 298 (1949).

GOLDSTEIN, M. S.: Some vital statistics based on skeletal material. Hum. Biol. **25**, 3 (1953).

— Skeletal pathology of early Indians of Texas. Amer. J. phys. Anthrop. **15**, 299 (1957).

HOOTON, E. A.: The Indians of Pecos pueblo; a study of their skeletal remains. New Haven, Conn.; Yale Univ. Press. Chap. **10**, 306 (1930).

HRDLICKA, A.: Anthropological work in Peru in 1913 with notes on the pathology of the ancient Peruvians. Smithson. Miscellan. Coll. **61**, 18 (1914).

ISAACS, W. A.: Collagen and a collagen-like substance in fossile denture and bone. Nature (Lond.) **197**, 192 (1963).

KAISER, H. E.: Untersuchungen zur vergleichenden Knochen- und Gelenkpathologie fossiler und rezenter Tiere. Frankfurt. Zschr. Path. **72**, 276 (1962).

KROGMAN, W. M.: The skeletal and dental pathology of an early Iranian site. Bull. Hist. Med. **8**, 28 (1940).

LARCO HOYLE, R.: La cultura Virú. Soc. Geograf. Americ. Buenos Aires 1945.

LEHMANN-NITSCHE, R.: Trois crànes conservés au Musée de La Plata et au Musée National de Buenos Aires. Rev. Museo La Plata 1902, 10.

MCCURDY, G. G.: Human skeletal remains from the highlands of Perú. Amer. J. phys. Anthropol. **6**, 217 (1923) (m. 44 plansch).

MOODIE, R. L.: Paleopathology. Urbane, Ill.; Univ. Illinois Press 1923.

PALES, L.: Paléopathologie et pathologie comparative. Paris 1930, 352.

ROMER, A. G.: The "ancient history" of bone. Ann. N.Y. Acad. Sci. **109**, 168 (1963).

RONEY, J. G.: Palaeopathology of a California archaelogical site. Bull. Hist. Med. **33**, 97 (1959).

SCHMERLING, P.-C.: Déscriptions des ossements fossiles à l'état pathologique. Bull. Soc. Géolog. France. 2 Sér. T. **7**, 51 (1935).

SJÖVALL, E.: Die Bedeutung der Skeletanalyse bei Grabuntersuchungen. Kgl. Fysiograf. Sällsk. Lund. Förhandl. **2**, 10 (1900).

STEWART, T. D.: Pathological changes in South American Indian skeletal remains. Handb. South Americ. Ind. Vol. **6**, 49, Washington 1950.

VON WALTHER, P. F.: Über das Altertum der Knochenkrankheiten. J. Chir. Augenhlk. **7**, 16 (1925).

WELLS, C.: Bones, bodies and disease. London 1964, 288.

WILLIAMS, H. U.: Human paleopathology. Arch. Path. **7**, 839 (1929).

Artefakte

BJÖRK, A.: Arteficial deformation and cranio-facial asymmetry in ancient Peruvians. J. dent. Res. **43**, 353 (1964).

BROTHWELL, D. R., and V. MÖLLER-CHRISTENSEN: Medico-legal aspects on a very early case of mutilation. Dan. med. Bull. **10**, 21 (1963).

DAVALOS HURTADO, E.: La deformación craneana entre los Tlatelolcas. Inst. Nac. Antropol. Hist. Mexico, I.-D. Mexico 1951.

DERRY, D. E.: An Egyptian macrocephalic skull, with the skeleton. Rep. Brit. Ass. Adv. Sci. **1912**, London 1913.

EL BATRAVI, A. M.: Report on the human remains. Mission archéologique de Nubie, 1929—34. Cairo 1935.

FANG, H. S., and YU FY: Foot binding in Chinese women. Canad. J. Surg. **3**, 195 (1960).

FÜRST, C. M.: Trepanierte schwedische Kranien aus älterer Zeit. Kgl. Fysiograf. Sällsk. Handl. N.F. **24**, 4. Lund-Leipzig 1913 (schwed.).

HEUKEMES, B.: Künstliche Schädelmißbildung ungewöhnlicher Art aus einem fränkischen Grabfund des 7. Jahrh. bei Heidelberg. „Ruperto-Carola" **19**, 2 (1956).

INGELMARK, B. E.: Skeleton finds from the warrior graves outside Wisby. In THORDEMANS "Armour from the battle of Wisby 1361". Upsala 1939.

KINDLER, W.: Jahrtausendalter Kult- und Modebrauch der künstlichen Schädeldeformierung und ihre gesundheitlichen Folgen. Aesthet. Med. **12**, 247 (1963).

LARGO HOYLE, R.: La cultura Virú. Soc. Geograf. Americ., B. Aires 1945.

LASTRES, J. B., et F. CABIESES: La trepanación del cráneo en el antiguo Perú. Imprenta de la Universidad Lima 1960, 207.

MÖLLER-CHRISTENSEN, V.: Ein Skeletfund aus der St. Jörgensbjaerg Kirche in Roskilde. Med. Forum **14**, 97 (1961) (dän.).

NEUBURGER, M.: Verkrüppelung der Füße. Geschichte der Medizin I. Stuttgart 1906, 111.

OAKLEY, K. P.: Contributions on trepanning or trephination in ancient and modern times. Man **59**, 133 (1959).

REICHLEN, PAULETTE: Chronique des sciences de l'homme. Appareils de déformation de la tête en Malaisie et au Pérou. Concours méd. **82**, 4863 (1960).

ROUILLON, A.: Lésions osseuses préhistoriques de la Vendée. Thèse de Paris 1923.

SCHLIZ, A.: Künstlich deformierte Schädel in germanischen Reihengräbern. Arch. Anthropol. N.F. **3**, 191 (1905).

SCHMIDT-WITTKAMP, E.: Liegt den Schädelöffnungen in prähistorischer Zeit ein therapeutischer Sinn zugrunde? Zbl. Neurochir. **21**, 92 (1961).

STEWART, T. D.: Deformity, trephining, and mutilation in South American Indian skeletal Remains. Bull. 143. Handb. South American Indians 6, 43. Washington 1950.

— Significance of osteitis in ancient Peruvian trephining. Bull. Hist. Med. **30**, 293 (1956).

TÖRÖK, A.: Über einen neuen Befund von makrokephalen Schädeln aus Ungarn. Z. morph. Anthropol. **7**, 142 (1904).

TRELLES, J. O.: Cranial trepanation in ancient Perú. Wld Neurol. **3**, 528 (1962).

VARA LOPEZ, R.: La craniectomía a través de los siglos. Valladolid 1949, 149.

WOOD-JONES, F.: General pathology, fractures and dislocations, in human remains. Archaeological survey of Nubia, report for 1907—1908. Vol. 2, Cairo 1910.

Anpassungs-, Stoffwechsel- und Wachstumsstörungen

ALDRED, C., and A. T. SANDERSON: The Pharaoh Akhenaten. A problem in egyptology and pathology. Bull. Hist. Med. **36**, 293 (1962).

DERRY, D. E.: A case of hydrocephalus in an Egyptian of the Roman period. J. Anat. (Lond.) **47**, 436 (1912/13).

EL BATRAVI, A. M.: Report on the human remains. Mission archéologique de Nubie. 1929—34. Cairo 1935.

ELLIOT SMITH, G., and W. R. DAWSON: Egyptian mummies. London 1924.

GEJVALL, N.-G.: Westerhus. Medieval population and church in the light of skeletal remains. I.-D. Lund 1960 (Pathologie S. 96).

GRIMM, H., u. C. H. PLATHNER: Über einen jungsteinzeitlichen Hydrocephalus von Seeburg im Mansfelder Seekreis und sein Gebiß. Dtsch. Zahn-, Mund- u. Kieferheilk. **15**, 456 (1952).

LAURELL, H.: Ein Skeletfund aus dem Mittelalter. Antikvar. Arkiv 2. Stockholm 1954 (mit engl. Zusammenfass.).

PALES, L.: Paléopathologie et pathologie comparative. Paris 1930.

RUFFER, M. A.: Paleopathology of Egypt. Univ. of Chicago Press, Chicago 1921.

WILKE, O.: Die Heilkunde in der europäischen Vorzeit. Leipzig 1936.

— Hydrocephalus. Vorgesch. sächs.-thüring. Länd. **29**, 565 (1936).

Atrophien und Ernährungsstörungen

ANGEL, J. L.: Skeletons as a guide of health in ancient time. Proc. Amer. Ass. anat. Rec. **121**, 254 (1955).

BODART, F.: Über Mangelosteopathien. Wien. med. Wschr. **100**, 584 (1950).

BURKHARDT, L.: Das Gewicht der Schädelkalotte als Ausdruck von Altersveränderungen und konstitutionellen Besonderheiten. Z. Vererbungsl. **29**, 298 (1949).

DREYFUSS, E.: Beiträge zur Frage der Osteophytenbildung in der Schwangerschaft. Arch. Gynäkol. **115**, 126 (1922).

ESCHBACH, H.: Zur alimentären Osteopathie. Klinische und röntgenologische Beobachtungen. Z. ges. inn. Med. **4**, 129 (1949).

HANAU,: Über Knochenveränderungen in der Schwangerschaft und über die Bedeutung des puerperalen Osteophyts. Fortschr. Med. **10**, 237 (1892).

HENSCHEN, F.: Morgagni's Syndrome. Edinburgh 1949, 172.

JESSERER, H.: Die Involutionsosteoporose. Z. Rheumaforsch. **12**, 261 (1953).

KLOTZENBÜCHER, E., u. W. DALICHO: Zur Genese der alimentären Osteopathie. Klin. Wschr. **26**, 684 (1948).

KNORR, G.: Knochenuntersuchungen bei allgemeiner Inanition (Beitrag zur Frage der „Hungerosteopathie". Frankfurt. Z. Path. **62**, 22 (1951).

LINDAHL, O., and A. H. G. LINDGREN: Grading of osteoporosis in autopsy specimens. Acta orthop. scand. **32**, 85 (1962).

PANELLA-CASAS, M., y O. MONTEYS-PORTA: Osteoporosis senil. I Congr. Nacional de Geriatr. Barcelona 1950.

PANELLA CASAS, M., et MONTEYS ORTA: La cyphose sénile ostéoporotique. Rev. méd. Liège **5**, 697 (1950).

SCHNEIDERBAUER, O.: Über dysalimentäre Osteomalazie (Hungerosteopathie). Wien. klin. Med. **3**, 241 (1948).

Schädelveränderungen anderer Art

ADACHI, B.: Die Porosität des Schädeldaches. Z. morph. Anthropol. **7**, 373 (1904).

BAMATTER, F.: Recherches anatomo-cliniques sur l'ictère constitutionel familial. Sang **6**, 1 (1932).

BELLONI, L., e P. FORNARA: Istogenesi del craneo a spazzola nel morbo di Cooley. Minerva ortop. **6**, 530 (1955). — Minerva pediat. **7**, 1638 (1955).

BLACKMAN, V.: Some observations on the severe anemias of Dar es Salaam. E. Afr. med. J. **39**, 250 (1962).

BRITTON, H. A.: Iron deficiency anemia producing evidence of marrow hyperplasia in the calvarium. Pediatrics **25**, 621 (1960).

CAFFEY, J.: Skeletal changes in chronic hemolytic anemias, erythroblastic anemia and chronic hemolytic icterus. Amer. J. Radiol. **37**, 293 (1937).

COLARIZI, A.: Alterazioni ossee del morbo di Cooley. Minerva pediat. **7**, 1609 (1955).

COOLEY, T. B., and P. LEE: Series of cases of splenomegaly in children with anemia and peculiar bone changes. Trans. Amer. pediat. Soc. **37**, 29 (1925).

— Anemia in children with splenomegaly and peculiar changes of the bones. Amer. J. Dis. Child. **34**, 347 (1927).

DENNINGER, H. S.: Paleopathological evidence of Paget's disease. Ann. med. Hist. **5**, 73 (1833).

ELLIOT SMITH, G.: The causation of the symmetrical thinning of the parietal bones in ancient Egyptians. J. Anat. (Lond.) **41**, 232 (1906/07).

EVE, F. S.: Bones of ancient Egyptians showing periostitis associated with osteoarthritis and symmetrical atrophy of the skull. Trans. path. Soc. Lond. **41**, 242 (1890).

FÉRÉ, C.: Sur l'atrophie sénile symmétrique des pariétaux. Bull. Soc. Anthropol. (Paris) **2**, 11 (1876).

FISHER, A. K.: Additional paleopathological evidence of Paget's disease. Ann. med. Hist. **7**, 197 (1935).

FÜRST, C. M., u. M. OLSSON: Magus Ladulås und Karl Knutssons Grüfte in Riddarholmskyrkan (Osteoarthropathia hypertrophicans). Stockholm 1921 (schwed.).

GÄMSLEN, M.: Konstitutionelle hämolytische Anämien. Verh. dtsch. Ges. inn. Med. **52**, 238 (1940).

GOLDENBERG, R. R.: The skull in Paget's disease. J. Bone Jt Surg. **33 A**, 911 (1951).

HAMPERL, H., u. P. WEISS: Über die spongiöse Hyperstose an Schädeln aus Alt-Peru. Virchows Arch. path. Anat. **327**, 629 (1955).

HENSCHEN, F.: Zur Paläopathologie des Schädels — über die sog. Cribra cranii. Verh. dtsch. Ges. Path. **39**, 273 (1955).

— Cribra cranii, a skull condition said to be of racial or geographical nature. Path. Microbiol. **24**, 724 (1961).

HRDLICKA, A.: The most ancient skeletal remains of man. Rep. Smithsonian Inst. for 1913. Washington 1914.

HUMPHRY, G. M.: Senile hypertrophy and senile atrophy of the skull. J. Anat (Lond.) **24**, 598 (1890).
KOGANEI, Y.: Cribra cranii und Cribra orbitalia. Mitt. med. Fak. Tokyo **10**, 113 (1913).
LAUGHLIN, W. S., and W. G. REEDER: Revision of Aleutian prehistory. Science 3533, Vol. **137**, 856 (1962).
LETTERER, E.: Über den „Bürstenschädel" und seine Bedeutung. Zbl. Path. **85**, 244 (1949).
MÖLLER-CHRISTENSEN, V.: Ten lepers from Naetved in Denmark. Kopenhagen 1953.
—, and A. T. SANDISON: Usura orbitae (Cribra orbitalia) in the collection of crania in the anatomy department of the University of Glasgow. Path. et Microbiol. (Basel) **26**, 175 (1963).
MOODIE, R. L.: Paleopathology. Urbana, Ill.: Univ. Illinois Press 1923.
MOORE, S.: Bone changes in sickle cell anemia with note on similar change in skulls of ancient Mayan Indians. J. Mysore. med. Ass. **26**, 561 (1929).
PALES, J.: Paléopathologie et pathologie comparative. Paris 1930.
PARDAL, R.: Sobre paleopatologia americana."Cribra orbitalia" en un cráneo indígeno del Brazil. Pren. méd. argent. **31**, 167 (1944).
RYAN, B.: Skull changes associated with chronic anemias in Papuan children. Med. J. Aust. **49** (1), 844 (1962).
SIEGMUND, H.: Zwei Fälle von hämolytischem Ikterus mit polyostotischer Ostitis deformans. Klin. Wschr. **15** (1), 662 (1936).
TOLDT, C.: Über Welckers Cribra orbitalia. Mitt. Anthropol. Ges. Wien **16**, 20 (1888).
VIRCHOW, R.: Über die puerperalen Krankheiten. Verh. Ges. Geburtshilfe Berlin **3**, 151 (1848).
WELCKER, H.: Cribra orbitalia. Arch. Anthropol. **17**, 1 (1888).
WELLS, C.: Bones, bodies and disease (Leontiasis ossea). London 1964, 288.

Arthrosis und Spondylosis — Arthritis und Spondylitis

BRANDT, M.: Die Urov'sche (Kasin-Beck-) Krankheit. Geopathologische Forschungen in der Sowjetunion. Berlin 1946.
D'ARCANGELO, D.: Il reumatismo poliarticolare acuto primario in Eritrea. Boll. Soc. ital. med. Trop. **5**, 79 (1946).
DAVALOS HURTADO, E.: Un ejemplo de patología osea prehispanica en México. Inst. Nac. Antrop. Histor. **7**, 147 (1953).
DOERR, W.: Gestaltwandel klassischer Krankheitsbilder. Berlin-Göttingen-Heidelberg: Springer 1957.
EVE, E. S.: Bones of ancient Egyptians showing periostitis associated with osteo-arthritis and symmetrical atrophy of the skull. Trans. path. Soc. Lond. **41**, 242 (1890).
FURST, C. M.: Wenn die Toten zeugen. Stockholm 1920 (schwed.).
GEJVALL, N.-G.: Westerhus. Medieval population and church in the light of skeletal remains. I.-D. Lund 1960.
HORKHEIMER, H.: El Perú prehispanico I. Lima 1950.
INGELMARK, B.-E.: Spinal joint changes and dental infections. Acta Anatom. **1959**, Suppl. 36.
JONSSON, E.: Incidence of rheumatism in Sweden. Rheumatism, July **1964**.
LAWRENCE, J. S.: The influence of climate on the prevalence of rheumatic complaints. Manchester Med. Gaz. **42**, 14 (1962).
MANSON's Manual: Arthritis. London 1960.
OTTOW, B.: Spondylosis deformans bei Anthropoiden, namentlich dem Gorilla. Z. morph. Anthropol. **43**, 206 (1951).
PALES, L.: Paléopathologie et pathologie comparative. Paris 1930.
ROWLING, J. T.: Pathological changes in mummies. Proc. roy. Soc. Med. **54**, 409 (1961).
RUFFER, M. A., and A. RIETTI: On osseous lesions in ancient Egyptians. J. Path. Bact. **16**, 439 (1911/12).
STEWART, T. D.: Pathological changes in South American Indian skeletal remains. Handb. South American Indians, Vol. 6. Washington 1950.
WELLS, C.: Case of lumbar osteochondritis from bronze age. J. Bone Jt. Surg. **43**, 575 (1961).
— Bones, bodies and disease. London 1964.
ZORAB, P. A.: The historical and prehistorical background of ankylosing spondylitis. Proc. roy. Soc. Med. **54**, 515 (1961).

Sehnen und Muskel

AGNATONI, C. B., y R. SALABERRY: La enfermedad de Dupuytren como enfermedad profesional. Sem. méd. (B. Aires) **118**, 404 (1961).

PÖCH, H. H., u. P. E. BECKER: Eine Muskeldystrophie auf einem altägyptischen Relief (die Königin von Punt, vor etwa 3500 J.). Nervenarzt. **26**, 528 (1955).

Mißbildungen

BARCLAY-SMITH, E.: Multiple anomaly in a vertebral column (Klippel-Feil). J. Anat. (Lond.) **45**, 144 (1911).

BERNDORFER, A.: A 500-year-old skull with cleft lip. Brit. J. plast. Surg. **15**, 123 (1962).

BJERKNES, W.: Kombinierte Poly- und Brachydaktylie. Norsk Mag. Lægevidensk. **83**, 517 (1922) (norweg.).

BLEYER, A.: The antiquity of achondroplasia. Ann. med. Hist. **2**, 306 (1940).

BONNEVIE, KRISTINE: Erblichkeitsuntersuchungen in Norwegen. Norsk Mag. Lægevidensk. **76**, 177 (1915) (norweg.).

— Polydaktylie in norwegischen Landgeschlechtern. Norsk Mag. Lægevidensk. **76**, 1175 (1915) **80**, 601 (1919); (norweg.).

BÖÖK, J. A.: A clinical and genetical study of disturbed skeletal growth (chondrohypoplasia). Heredity **36**, 161 (1950). — Französisch in J. Génét. hum. **1**, 24 (1952).

BROOKS, S. T., and W. D. HOHENTHAL: Archeological defective palate crania from California. Amer. J. phys. Anthrop. **21**, 25 (1963).

CARTER, C.: Racial variations in cleft lip and palate develop. Med. Child. Neurol. **5**, 182 (1963)

DAWSON, W. R.: Dwarfs and hundbacks in ancient Egypt. Ann. med. Hist. **9**, 315 (1927).

DENNINGER, H. S.: Cervical ribs; a prehistoric example. Amer. J. Physic. Anthrop. **16**, 211 (1931).

DERRY, D. E.: Parietal perforation accompained with flattening of the skull in an ancient Egyptian. J. Anat. (Lond.) **48**, 417 (1914).

FRANZ, C. H.: Increased incidence of malformed infants in West Germany during 1959—62. Illinois med. J. **123**, 27 (1963).

GEJVALL, N.-G., and F. HENSCHEN: Multiple spinal malformations in two old Greek skeletons from the same grave. Will be published.

GREEN, C. R.: The incidence of human maldevelopment. Amer. J. Dis. Child. **105**, 301 (1963).

GREBE, E.: Los enanos del Museo del Prado. Folia clin. int. (Barcelona) **3**, (1953).

— Enanos en los cuentos, en el arte y en las ciencias. Folia clin. int. (Barcelona) **5**, (1955).

— Chondrodysplasie. Analecta genetica 2; VIII, 432 S. Roma 1956.

GUNTHER, H.: Die überzähligen Knochen des Hirnschädels. Virchows Arch. path. Anat. **328**, 102 (1956).

HEWITT, D.: Geographical variations in the mortality attributed to spina bifida and other congenital malformations. Brit. J. prev. soc. Med. **17**, 13 (1963).

HRDLICKA, A.: Seven prehistoric American skulls with complete abscence of external auditory meatus. Amer. J. phys. Anthrop. **17**, 355 (1932/33).

HUGES JONES, E. W. A.: Studies in achondroplasia. A peculiar form in a predynastic Egyptian. J. Anat. **66**, 565 (1931/32).

KEITH, A.: Abnormal crania, achondroplastic and acrocephalic. J. Anat. (Lond.) **47**, 189 (1912/13).

KEMP, P., u. J. RAVN: Über erbliche Hand- und Fußdeformitäten in einem 140-köpfigen Geschlecht nebst Bemerkungen über Poly- und Syndaktylie. Acta psychiat. (Kbh.) **7**, 275 (1932).

KNOX, G., and F. BRAITHWASTE: Cleft lips and palates in Northcumberland and Durham. Arch. Dis. Childh. **38**, 66 (1963).

KUCERA, J.: Report on voluntary registration of congenital anomalies in Czech territory. Cesk. Pediat. **17**, 1119 (1962).

LASTRES, J. B.: Representaciones patológicas en la cerámica peruana. Publ. Museo Nacional. Lima 1943.

MACCURDIE, C. G.: Human skeletal remains from the highlands of Peru. Amer. J. Physic. Anthrop. **6**, 217 (1923).

MAGNUS, V.: A family with six fingers and six toes. Norsk Mag. Lægevidensk. 7, 47 (1909).
MAYER, D. M.: Congenital anomalies, their incidence et causation. J. int. Coll. Surg. 40, 128 (1963).
MÖRCH, E. T.: Chondrodystrophic dwarfs in Denmark. I.-D. Kopenhagen 1941, 200.
NYLANDER, E. S.: Beitrag zur Lehre der erblichen Polydaktylie. Hygiea (Stockh.) 66, 111 (1904) (schwed.).
OETTEKING, B.: Kraniologische Studien in Altägypten. Arch. Anthropol. 36 (8), 1 (1909).
PALES, L.: Paléopathologie et pathologie comparative. Paris 1930.
PIRES DE LIMA, J. A.: Abscence of the auditory canal and other anomalies of the external ear. J. Anat. (Lond.) 47, 1 (1912/13).
RAMSDEN, C. H.: Cleft lip in East Africa. E. Afr. med. J. 39, 649 (1962).
RIBBING, S.: Epiphysenstörungen. Acta radiol. (Stockh.) 36, 397 (1951).
RÖSSLE, R.: Über Mythos und Pathologie. Virchows Arch. path. Anat. 308, 517 (1942).
RUFFER, M. A.: On dwarfs and other deformed persons. Bull. Soc. Archéol. d'Alexandrie 13.
RUSCONE, C.: Fused vertebrae in pre-historic natives of Mendoza. Arch. Soc. argent. Anat. 9, 154 (1947).
SCHATZ: Die griechischen Götter und die menschlichen Mißgeburten. Wiesbaden 1901, 59.
SEDWICK, H. J.: Observations on precolumbian Indian skulls unearthed in New York State. J. Amer. dent. Ass. 23, 764 (1936).
SELIGMAN, C. G.: A cretinous skull of the 18th dynasty. Man 12, 17 (1912).
SILFVERSKJÖLD, N.: L'achondroplasie atypique. Acta Radiolog. 4, 44 (1925); 5, 223 (1926).
STEWART, T. D.: The age incidence of neural-arch defects in Alascan natives, considered from the standpoint of etiology. J. Bone Jt Surg. 35/A, 937 (1953).
STREJILEVICH, L.: Metopism; persistence of the mediofrontalsuture (Sutura frontalis). Sem. méd. (B. Aires) 121, 885 (1962) (span.).
SVERDRUP, ASLAUG: Postaxial polydactylism in six generations of a Norwegian family. J. Genet. 12 (3), 217 (1922).
THOMSEN, O.: Einige Eigentümlichkeiten in der Erblichkeit der Poly- und Syndaktylie beim Menschen. Acta med. scand. 65, 609 (1927).

XI. Krankheiten der Haut und der Adnexa

1. Artefakte

Tätowierungen der Haut sind von großem historischem, ethnographischem, demographischem und psychologischem Interesse. Die Sitte hat sehr große Verbreitung gefunden und existierte schon in prähistorischen Zeiten. In Südamerika ist Tätowierung bei präkolumbischen Mumien nachgewiesen (HENSCHEN) und ist bei den jetzt lebenden Indianern noch sehr verbreitet. Besonders schöne und reichliche Tätowierungen findet man in Japan. Auch in Europa ist Tätowierung eine alte Sitte. Heutzutage trifft man sie nur in gewissen Kreisen, vor allem bei Seeleuten, selten bei Frauen, aber dann und wann sogar bei Königen (Dänemark).

Scarifikationen, meistens mit absichtlich hervorgerufenen Keloiden, gehören ebenfalls zu den sehr alten Gebräuchen, hauptsächlich bei primitiven Völkern.

Die sog. *Plica polonica*, oder Weichselzopf, eine verfilzte Masse von Haar, Hautfett und Schmutz, könnte man auch zu den Artefakten rechnen. FINKE, der sie oft in Polen fand, meint, daß der Zopf „mehr Arme als Reiche angreift, indes schützt doch die größte Reinlichkeit nicht!"

2. Pigmentanomalien

Mehr oder weniger vollständiger angeborener Pigmentmangel der Haut, der Haare und der Augen, *Albinismus*, kommt in allen Menschenrassen vor. Je dunkler die normale Hautfarbe der Rasse, desto auffallender sind die albinotischen Flecken oder Individuen. Die ersten Kenntnise von albinotischen Negern verdanken wir BUFFON, der das Bild einer etwa 18jährigen westindischen Negerin in seiner „Histoire Naturelle" publizierte. Die Eltern des Mädchens waren von der Goldküste importiert. FINKE erwähnt Albinos im „Chamonythal". — In unseren Tagen hat BJÖRNBERG über den häufigen totalen Albinismus bei den Cuna-Indianern in Panama und Colombia berichtet, man findet dort nicht weniger als durchschnitt-

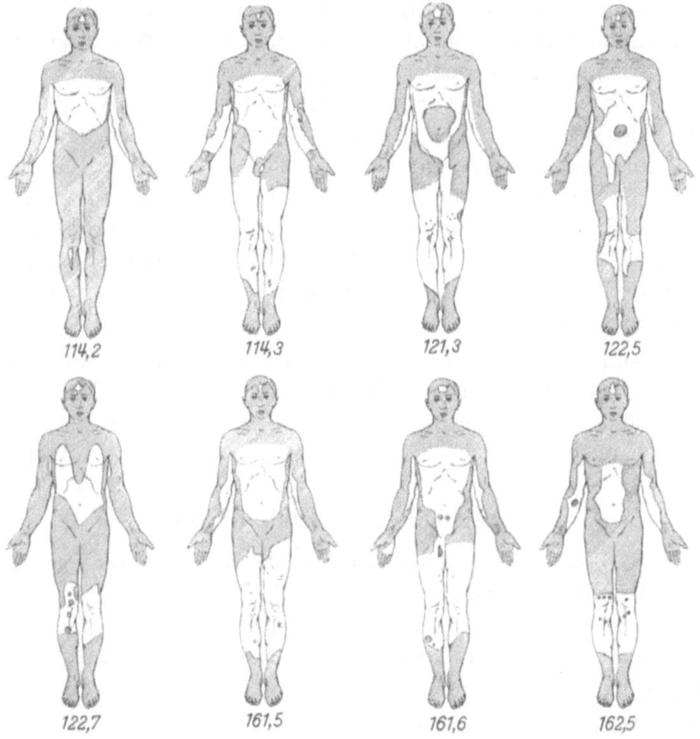

Abb. 116. Mitglieder einer norwegischen Familie mit Fleckhaut. Die Familie wohnt innerhalb eines begrenzten Gebietes in der Nähe von Bergen. Nach Sonnenbestrahlung nimmt die Pigmentierung stark zu. Der weiße Flecken auf der Stirne bleibt unverändert. (Nach SUNDFÖR, 1939)

lich einen Fall unter 200 bis 300 Individuen. Einige Jahre später wurde dieser Indianerstamm von KEELER untersucht. WOOLF und GRANT untersuchten den häufigen Albinismus bei den Hooi-Indianern in Arizona. Unter den Weißen in Nordamerika und Europa sind Albinos viel seltener, nach BJÖRNBERG etwa 1:10 bis 20000. FINDLAY beschreibt riesengroße dendritische Pigmentflecke in der Haut albinotischer Bantuneger. — Nach MANSON ist Leukoderma überall in den Tropen außerordentlich häufig, die Ätiologie ist indessen nicht näher erforscht.

Fleckhaut kann eine erbliche Pigmentanomalie sein, die geographisches Interesse hat. SUNDFÖR hat eine Familie mit großen symmetrischen Pigmentflecken an der ganzen Körperoberfläche beschrieben. Die Familie lebt innerhalb eines begrenzten Gebiets in der Nähe von Bergen in Norwegen. Durch Einwirkung der Sonne werden die pigmentierten Flächen sehr dunkel.

Hyperkeratosen sind wohl nur dann von geographischem Interesse, wenn sie in seßhaften Familien auftreten. Derartige geographisch begrenzte Familien mit Ichthyosis oder anderen Formen von Hyperkeratose wie Keratodermia palmaris et plantaris sind in Finnland, Norwegen und Schweden von verschiedenen Autoren beschrieben worden.

3. Psoriasis

E. Auch lepra alpha, S. auch lepra alfos.

Unter den Hautkrankheiten ist die Psoriasis von besonderem historischen Interesse. Da typische Fälle sehr charakteristisch sind, kann ihre Geschichte ziemlich weit zurück verfolgt werden, obgleich sie ohne Zweifel mit anderen Hautaffektionen verwechselt worden ist, vor allem mit echter Lepra. Das Wort Psoriasis kommt schon bei den klassischen griechischen und römischen Autoren vor, als Bezeichnung für desquamative Dermatosen. Ihre Rolle in der Geschichte der Medizin ist u. a. von NARDELLI geschildert. Da die Krankheit zu den relativ häufigen gehört, sind auch statistische Angaben über ihre gegenwärtige Frequenz vorhanden, so aus Irland (VIANI) und Schweden (HERDENBERG), wo sie bei nicht weniger als etwa 2% der gesamten Bevölkerung vorkommt, wenn die leichtesten Fälle mitgerechnet werden.

Nach LOMHOLT (1963) soll Psoriasis vor allem in kalten und temperierten Klimaten häufig vorkommen, in den Tropen soll sie selten sein. Bei Farbigen soll sie ungewöhnlich sein, bei Negern sehr selten. Neue genaue Untersuchungen sind indessen nötig, um die wirkliche Frequenz der Krankheit in den Tropen festzustellen.

4. Entzündliche Veränderungen

Entzündliche Veränderungen der Haut und Mammae gehören zu den ältesten medizinischen Erfahrungen. Schon Isis wurde nach der Geburt ihrer Zwillinge von einer phlegmonösen Entzündung der Brust befallen. Bei einer älteren Amonpriesterin aus der Zeit der 21. Dynastie mit einem großen Decubitalgeschwür wurden die hautfreien Teile bei der Balsamierung mit Haut von einem Tiere, wahrscheinlich Gazelle bedeckt (ROWLING).

Literatur

Krankheiten der Haut und der Adnexa

BJÖRNBERG, Ö.: Total albinos among the Cuna indians. J. Hist. Med. **15**, 265 (1960).

BUCKE, E.: Nabelinfektionen der Säuglinge und Wandel seit Kriegsende. Med. Klin. **56**, 902 (1961).

CARRERA, J. L.: Contribución a la geografía dermatológica. Clasificación de los enfermos cutáneos vistos. Rev. argent. Dermatosif. **30**, 77 (1946).

CROCKETT, D. J.: Colour, cancer, keloids in the Sudan. Brit. J. plast. Surg. **15**, 408 (1962).

FINDLAY, G. H.: On giant dendritic freckles and melanocyte reactions in the skin of albino Bantu. S. Afr. J. Lab. clin. Med. **8**, 68 (1962).

FLODERUS, S.: Erbliche Krankheiten in Norrbottens Län (Nördlichstes Schweden). Svenska Läk.-Tidn. **58**, 641 (1961) (schwed.).

HENSCHEN, F.: Report on the examination of a shaving of mummified human skin (Tätowierte Indianermumien). G. MONTELL: Dress and ornaments in ancient Peru. Göteborg 1929.

HERDENSTAM, C. G.: Biochemische Aspekte in der Pathogenese der Psoriasis. Nord. Med. **60**, 1233 (1958) (schwed.).

KEELER, C.: The incidence of Cuna moon-child (Albinos). J. Hered. **55**, 115 (1964).

Lomholt, G.: Psoriasis. Kopenhagen 1963.
Nardelli, L.: Psoriasis in the history of medicine. G. ital. Derm. **100**, 363 (1959) (ital.).
— Entsprach die Psoriasis der Griechen unserer Psoriasis vulgaris? Hausarzt **10**, 555 (1959).
Pardo-Castello, V.: Common dermatoses in agricultural workers in the Caribian area. Industr. Med. Surg. **31**, 305 (1962).
Rowling, J. T.: Pathological changes in mummies (bedsores). Proc. roy. Soc. Med. **54**, 409 (1961).
Siegel, M.: The epidemiology of systemic lupus erythematosus. Preliminary results in New York City. J. chron. Dis. **15**, 131 (1962).
Viani, H.: Survey of psoriasis. J. Irish med. Ass. **39**, 142 (1956).
Woolf, C. M., and R. B. Grant: Albinism among the Hopi Indians in Arizona. Amer. J. hum. Genet. **14**, 391 (1962).

XII. Krankheiten der Sinnesorgane

1. Auge

a) Blindheit — *Amaurosis* — *Blindness*

Nach den Berechnungen der WHO gibt es heute in der Welt wenigstens 3 Millionen total Blinde, darunter mindestens 650000 Kinder. In Westeuropa, den USA und Australien gibt es zwei blinde Personen unter 1000, in anderen Teilen von

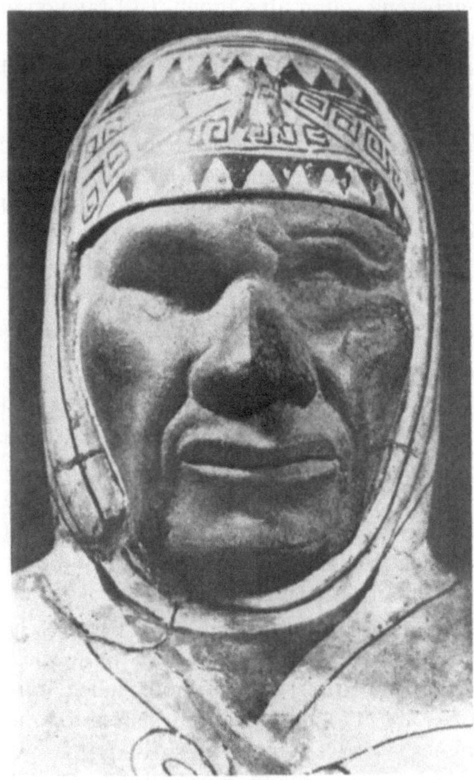

Abb. 117. Blinder, altperuanischer Indianer. Polychrome Keramik, Höhe 41,5 cm. (Nach Lastres u. Mitarb., 1943)

Europa und in der übrigen Welt sind die Blinden viel zahlreicher. In Indien gab es noch vor ein paar Jahren 1,5 Millionen ganz Blinde und 4,5 Millionen teilweise Blinde, in gewissen ostafrikanischen Ländern haben 90% der Bevölkerung Augenkrankheiten. In China rechnete man vor kurzem mit etwa demselben Prozentsatz von Blinden wie in Indien.

Die wichtigste Ursache der Blindheit ist in diesen Ländern das Trachom, andere Konjunktivitiden, Pocken, Gonokokken, Lepra, Syphilis und Onchocercosis. Dazu kommen Unglücksfälle verschiedener Art und bei älteren Menschen Star und Glaukom. In angelsächsischen Ländern berechnet man, daß nicht weniger als 2% der Bevölkerung über 40 Jahren an beiden letztgenannten Augenkrankheiten leiden. Die Ursachen der Blindheit wechseln sonst sehr nach dem Lande. In Äthiopien fand TORGERSRUUD folgende Zahlen: Hornhautgeschwüre 27%, Syphilis 16%, Unglücksfälle 14,6%, Trachom 13,9%, Glaukom 13,9%, übrige Ursachen (u. a. Pocken) 14,6%. Die Bedeutung des Trachoms ist also hier viel kleiner als z. B. in Ägypten. Auf dem Lande in Bengalen rechnet SEN die Ursachen der Blindheit in folgender Ordnung auf: Katarakt, Glaukom, Hornhauttrübungen, Trachom. In Hongkong, auf Formosa und in Korea sind lepröse Veränderungen häufig, daneben traumatische und trachomatöse Veränderungen. MANN und LÖSCHDORFER, die die Augenkrankheiten unter Papuas und auf Neu Guinea untersuchten, fanden Trachom in 53% aller Untersuchten, daneben waren äußere Traumen sehr wichtig. Da Eingeborene selten alt werden, ist Star von geringer Bedeutung. Nach CHITNIS sollen Pocken in Indien die wichtigste Ursache der Blindheit sein, daneben spielen Trachom, Syphilis und Behandlung von Quacksalbern eine große Rolle.

Es gibt auch andere Formen von Blindheit von geographischem Interesse, wie die von ALSTRÖM neuerdings beschriebene *hereditäre Amaurose*, die im nördlichsten Schweden in einer Reihe von verwandten Familien seit dem Ende des 16. Jahrhunderts bekannt ist.

b) Farbenblindheit — *Achromatopsia* — *Color blindness*

Defekte im Farbensehen waren schon den alten Griechen bekannt. Die Frequenz der *Rot-Grünblindheit* wechselt in verschiedenen Populationen, man nimmt an, daß primitive Völker wenigere Farbenblinde haben als Europäer und Nordamerikaner, bei denen etwa 8% der Männer und etwa 0,5% der Frauen den Defekt aufweisen. YANG CHUN fand bei einer Untersuchung von 13071 Einwohnern Pekings 5,22% Farbenblinde unter den Männern und 0,47% unter den Frauen. In Australien waren unter den Weißen 7,3% der Männer und 0,61% der Frauen rotgrünblind. Dagegen fand man unter den Farbigen nur 3,2 bzw. 0% Farbenblinde und unter den eingeborenen Australiern nicht mehr als 1,9% farbenblinde Männer und 0,031% farbenblinde Frauen. Gewisse Indianerstämme sollen prozentual noch weniger Farbenblinde haben. Unter den Eskimos sollen nur 0,8% der Männer farbenblind sein. CRUZ-COKE et al. untersuchten das Vorkommen von Farbenblindheit unter den Einwohnern der Osterinsel. Nach KALMUS et al., die die Verhältnisse in Mexiko untersuchten, war die Frequenz der Farbenblindheit in Gebieten mit ziemlich reiner Indianerbevölkerung sehr niedrig (2,3, 1,1 und 0%), aber in einer Stadtbevölkerung fast so wie in Europa (6,4%). Eine Gruppe von Mestizen zeigte mittlere Werte (4,7% Farbblinde).

Von großem Interesse ist ferner, daß auf Sardinien eine genische *Verbindung der Rot-Grünblindheit mit einem Defekt des Enzyms G-6-P-D* (Glukose-6-Phosphat-Dehydrogenase) besteht (SINISCALCO et al.). Die Gene sind nahe beieinander im kurzen Arm des X-Chromosoms lokalisiert (RACE). Auch in Israel hat man eine etwas ähnliche Kombination gefunden, aber hier kam die Kombination zwar in derselben Familie vor, aber niemals bei demselben Individuum (ADAM, RAMOT et al.). Ähnliche Untersuchungen wurden von KALMUS et al. bei der Land- und Stadtbevölkerung Mexikos ausgeführt.

Totale Farbenblindheit (Achromatopsie, Monochromasie) ist eine in Europa außerordentlich seltene Anomalie, deren Frequenz auf 1:100000 bis 400000 berechnet wird. In geographischen Isolaten kann sie viel häufiger werden. Auf der kleinen Insel Fuur im Limfjord, Dänemark, fanden HOLM und LODBERG 1940 nicht weniger als 23 Fälle unter den 1600 Einwohnern der Insel, d. h. eine Frequenz von mehr als 1,4%. Durch Ein- und Auswanderung sinkt die Frequenz der Anomalie schnell. In den oben erwähnten chinesischen Untersuchungen wurde kein Fall von totaler Farbenblindheit gefunden.

c) Sonstige Veränderungen

Retinale Veränderungen. ALSTRÖMS Untersuchung über die geographisch beschränkte hereditäre Amaurose infolge zentraler retinotapetaler Degeneration ist schon oben erwähnt. *Xerophthalmie und Keratomalacie,* die in Europa selten sind, aber in China und Indien oft vorkommen, wurden schon im Kapitel Mangelkrankheiten abgehandelt. In Madras und Kalkutta sind nach RANGACHARI 8% der Blindheit durch Keratomalacie verursacht.

Katarakt. Staroperationen wurden schon etwa 1000 Jahre v. Chr. in Indien von SUSRUTA ausgeführt. Er nannte den Star motia, d. h. „leuchtende weiße Perle".

2. Ohr

Taubheit — *Surditas* — *Deafness*

Wie bei Blindheit sind die Ursachen der Taubheit verschieden und nach Zeit und Land wechselnd. LIU-JUEI-HUA fand bei einer Untersuchung der Kinder einer Schule für Taube in Peking, daß etwa $^3/_4$ der 560 Kinder sich die Taubheit während der ersten 4 Jahre zugezogen hatten. In 1,2% der Fälle lag angeborene Syphilis vor. POST hat den Gehörsinn bei Negern und Weißen untersucht.

Bei angeborener Taubheit spielt Konsanguinität eine große Rolle, was zu einer bedeutenden Anhäufung von Fällen in geographischen Isolaten führen kann. Als Beispiel sei hier erwähnt, daß man bei einer Untersuchung eines isolierten Gebietes in Nordschweden 0,145% Taubstumme fand, während die entsprechende Zahl in Stockholm gleichzeitig 0,049% war.

Über das Vorkommen von Taubstummen innerhalb der Kropfgebiete Himalayas haben SRINIVASAN et al. Untersuchungen durchgeführt.

Literatur

Krankheiten der Sinnesorgane

ALSTRÖM, H.: A clinical study of central tapetoretinal degeneration. Acta ophthal. (Kbh.) **39**, 663 (1961).

BRUCKNER, A.: Variations périodiques et régionales dans l'apparition de certaines affections oculaires. Bull. Soc. Ophtal. Paris **1948**, 154

CHITNIS, V. K.: Blindness and the prevention of blindness in India. W. J. HOLMES: Geographic ophthalmology, Springfield 1959, 13.

CRUZ-COKE, R.: Defects of colour vision in the population of Easter Island. Rev. Med. Chile **92**, 81 (1964) (span.).

DUTT, K. C.: Cataract operations in prehistoric age. Arch. Ophthal. **20**, 1 (1938); zit. nach NIRANKARI, and MAUDGAL.

HEATHCOTE, A. G., and D. S. MACPHERSON: The incidence of colour vision defects in Toronto grade VI school children. Canad. J. publ. Hlth **54**, 81 (1963).

HOLM, E., and C. V. LODBERG: Family with total colourblindness. Acta ophthal. (Kbh.) **18**, 224 (1940).

HOLMES, W. J.: Geographic ophthalmology. Asia, Australia, Africa. Springfield **1959**, **293**.

HOPSTETTER, H. W.: The course of presbyopia in several South African ethnic groups. Am. J. Ophthal. **40**, 3 (1963).

IGLESIAS, R., and E. COVORRUBIAS: Genetic incidence and phenotypes of colour vision defects in Chile. Rev. Med. Chile **90**, 866 (1962) (span.).

KALMUS, R.: The frequency of PTC-tasting, hard ear wax, colour blindness etc. in urban and rural Mexican populations. Hum. Biol. **1964**, 134.

LAULAN, R.: Les maladies des yeux dans l'ancienne Egypte et chez le peuple d'Israel. Presse méd. **70**, 2477 (1962).

LIU-JUEC-HUA: 560 cases of the deaf in Peking. China med. J. **75**, 753 (1957).

MANN, IDA, and LOSCHDORFER: Extract of ophthalmic survey of the territories of Papua and New Guinea. J. Ophtal. soc. **20**, 19 (1957).

NIRANKARI, M. S., and M. C. MAUDGAL: The Smith Indian cataract extraction: History, technique, and present day modifications. HOLMES: Geographic pathology. Springfield **1959**, **258**.

POLYCHRONACOS, D.: Résultats statistiques de vingt ans de certaines affections oculaires. Arch. Ophtal. (Paris) **24**, 19 (1964).

POST, R. H.: Population differences in red and green colour vision deficiency; a review and a query on selection relaxation. Eugen. Quart. **9**, 131 (1962).

— Hearing acuity variation among Negroes and whites. Eugen. Quart. **11**, 65 (1964).

RAMOT, B.: Further investigation on erythrocyte G-6-P-D-deficiency subjects. 2 Int. Conf. Human Genet. Roma 1961. Publ. Excerpta med. (Amst.), Sect. III.

RANGACHARI, V.: Xerophthalmia and keratomalacia. In HOLMES: Geographic ophthalmology. Springfield 1959, 153.

SCHIRMER, R.: Das „Schielen" des Königs Djoser und der Darstellungskanon des Auges in der ägyptischen Kunst. Klin. Mbl. Augenheilk. **139**, 390 (1961).

SEN, K.: Prévention de la cécité en Bengale. J. Ophtal. soc. **20**, 9 (1957).

SINISCALCO, M.: Lincage data involving G-6-P-D-deficiency, colour blindness and hemophilia. 2 Int. Conf. Human. Genet. Roma **1961**. Publ. Excerpta med. (Amst.), Sect. III.

SORSBY, A.: Blindness and its prevention in England. J. Ophtal. soc. **20**, **5** (1957).

SRINIVASAN, S.: Himalayan endemic deafmutism. Lancet **II**, 176 (1964).

SUTTON, R. N. P.: Erythrocyte G-6-P-D. in Trinidad. Lancet **II**, **855** (1963).

TAYLOR, C. E.: Eye infections in a Punjab village. Amer. J. trop. Med. **7**, 42 (1958).

TORGERSRUUD, T.: Ocular findings by blindness in Ethiopia (Statistic report). J. Ophtal. soc. **20**, 12 (1957).

WELLS, C.: Three cases of aural pathology of Anglo-Saxon date. J. Laryng. **76**, 931 (1962).

XIII. Nerven- und Geisteskrankheiten

1. Nervenkrankheiten

α) Historisches

Mißbildungen des Zentralnervensystems mit Skeletveränderungen sind schon aus der Pharaonenzeit bekannt. Als Beispiele können Hydrocephalus, Encephalocele und Anencephalus dienen, die schon im Kapitel Bewegungsorgane abgehandelt worden sind.

Facialislähmungen waren schon den alten griechischen und arabischen Ärzten bekannt. Von großem Interesse ist die Geschichte der *Epilepsie*, des Morbus sacer. Die Hippokratischen Schriften, CELSUS, GALENOS und ARETAIOS beschäftigen sich

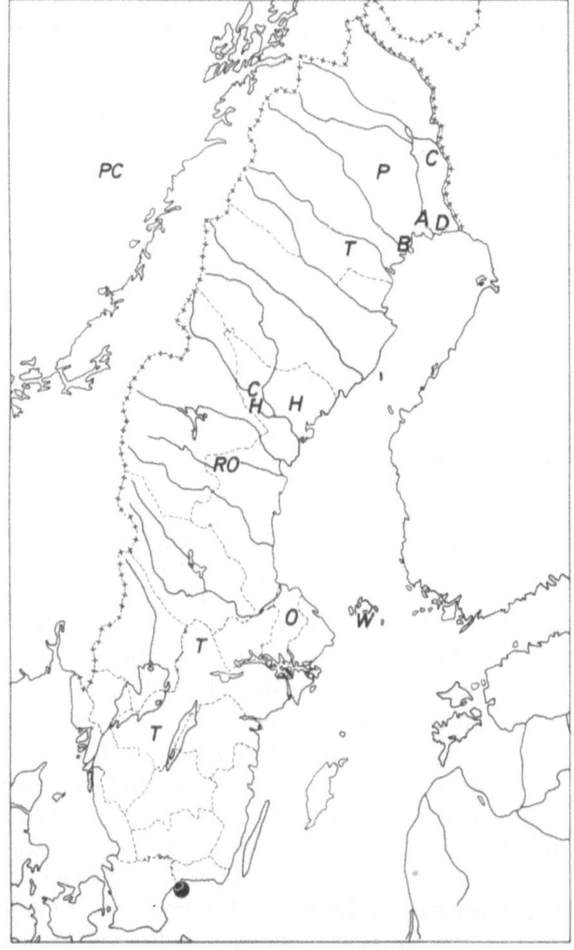

Abb. 118. Geographische Verteilung verschiedener schwedischer Erbkrankheiten. A = Agranulocytosis infantilis hereditaria (KOSTMANN); B = Angeborene familiäre Amaurose (ALSTRÖM); C = Chondrodysplasie (SILFVERSKIÖLD, RIBBING, BÖÖK); D = Dystrophia myotonica; H = Chorea Huntington; • = Myoklonusepilepsie (LUNDBORG); O = Osteogenesis imperfecta (EKMAN, 1788); P = Polydaktylismus (NYLANDER); RO = Morbus Rendu-Osler; T = Tremor hereditarius (VELANDER); W = Thrombopathia hereditaria (v. WILLEBRAND)

eingehend mit der Epilepsie, auch die Kompendien der arabischen und mittelalterlichen Medizin widmen der Krankheit viel Interesse. Dasselbe gilt auch von der *Hysterie*, obgleich in geringerem Umfang. Nach ILZA VEITH soll sie schon in alten ägyptischen Papyri beschrieben sein. Die Passio hysterica wurde ja lange als eine vom Uterus ausgehende Krankheit aufgefaßt. Indische und arabische Ärzte kannten sie gut, aber daß es sich um eine Krankheit des Nervensystems handelt, wurde erst 1714 von PISO gezeigt.

In der Bundesrepublik gibt es gegenwärtig etwa 200000 Epileptiker (SCHORCH, 1966).

β) Geographisches

Viele Krankheiten des Nervensystems haben einen mehr oder weniger deutlichen familiären Charakter. Wenn es sich dabei um Familien handelt, die Jahrhunderte in derselben Gegend ansässig waren, können solche Krankheiten von

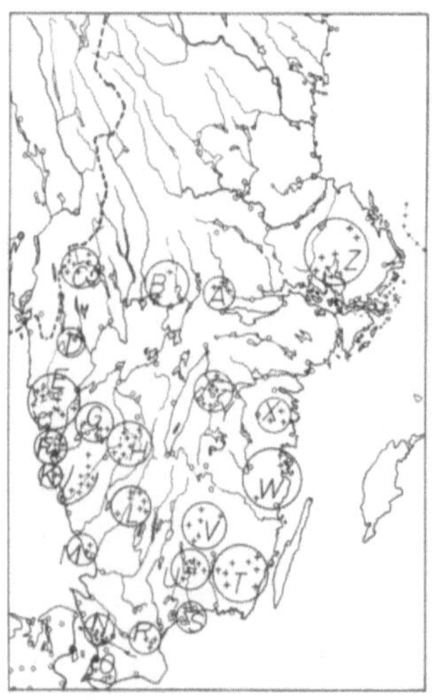

Abb. 119. Geographische Verteilung der juvenilen amaurotischen Idiotie in Schweden vor etwa 40 Jahren. (Nach T. SJÖGREN, 1931)

einem großen geographischen Interesse sein. Gute, weit zurückreichende Archivalien gestatten weitere Untersuchungen, u. a. über die Art der Vererbung. Derartige familiäre Nervenkrankheiten mit geographisch bekannter Verbreitung sind insbesondere in den skandinavischen Ländern, speziell in Schweden studiert worden. Als Beispiel sei hier zunächst die eigenartige *Myoklonus-Epilepsie* auf einer kleinen Halbinsel in Südschweden erwähnt, die LUNDBORG schon vor 1900 erforschte und wo die Inzucht außerordentlich stark war. Eine andere geographisch begrenzte Erbkrankheit ist die *juvenile amaurotische Idiotie*, die SJÖGREN 1931 untersuchte und geographisch bestimmen konnte. Das Vorkommen von *Huntingtons Chorea* in zwei Kirchspielen in Nordschweden wurde von SJÖGREN 1935 untersucht; später, 1943, stellte er die Geographie der zahlreichen schwedischen Herde von *Heredoataxien* fest. Die Geographie des seltenen hereditären *essentiellen Tremors* in den nördlichsten Gebieten Schwedens wurde von VELANDER 1937 und ausführlicher von LARSSON und SJÖGREN 1960 untersucht. Schließlich sei als Beispiel einer geographisch begrenzten Nerven-Muskelkrankheit die von LISA WELANDER

1951 entdeckte *Myopathia distalis tarda hereditaria* erwähnt, die innerhalb eines kleinen Gebietes in Mittelschweden konzentriert vorkommt. *Dystrophia myotonica* (Myotonia atrophica) wurde von KLEIN in der Schweiz erforscht, wobei eine Frequenz von 4,9 auf 100000 festgestellt wurde. In Isolaten war die Krankheit häufi-

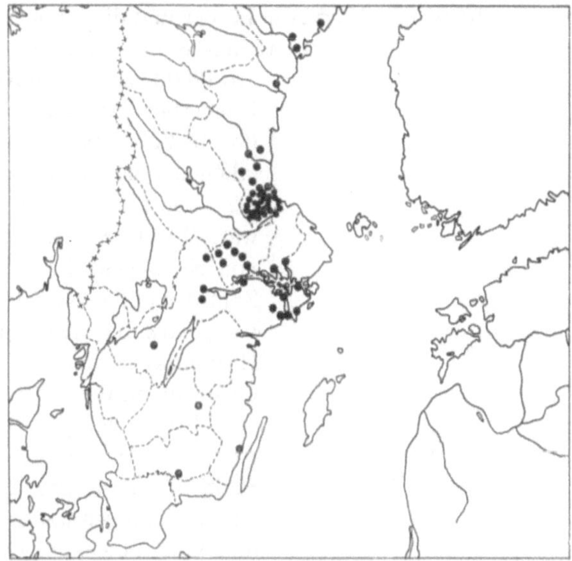

Abb. 120. Geographische Verteilung der Myopathia hereditaria distalis tarda. Geburtsorte der ersten bekannten Mitglieder in 72 Familien. (Nach LISA WELANDER, 1951)

ger. Bei WEDINs Untersuchung einer Familie mit 178 Mitgliedern, die ein begrenztes Gebiet im nördlichsten Schweden bewohnte, wurden 19 Fälle (= 1,1%) dieser Krankheit gefunden. Auch MJÖNES Untersuchung über *Paralysis agitans* und deren Geographie in Schweden sei hier erwähnt (Abb. 121).

a) Multiple Sklerose (MS)

Unter den vielen organischen Nervenkrankheiten hat die disseminierte Sklerose wegen ihrer Häufigkeit und rätselhaften Ätiologie besonderes Interesse erweckt. Die Geschichte der Krankheit geht in die dreißiger Jahre des vorigen Jahrhunderts zurück, als CRUVEILHIER die erste Untersuchung über ihre pathologische Anatomie vornahm. Vor fast 100 Jahren bezeichnete CHARCOT die MS als eine Krankheit des kalten Klimas, was mehrfach bestätigt wurde.

Man hofft immer noch durch geographische, geologische, klimatische, anthropologische, demographische und genealogische Untersuchungen der Ätiologie auf die Spur zu kommen. Die Schwierigkeiten sind groß, die Diagnose oft schwierig, Fälle mit MS werden nicht immer registriert, weder in Morbiditäts- noch in Mortalitätsstatistiken.

Die erste Untersuchung über die *geographische Ausbreitung der MS* wurde von SÄLLSTRÖM in Schweden, einem Lande mit großer nord-südlicher Ausdehnung, ausgeführt. Das Material umfaßte die Jahre 1925 bis 1934; die damals weniger sichere Diagnostik erlaubte jedoch keine endgültigen Schlüsse. Heute sind wir über die großen geographischen Unterschiede in der Häufigkeit der MS besser unterrichtet. Im großen und ganzen ist die MS häufiger in den nördlichen Teilen des Erdballs als in den südlichen. Skandinavien und Großbritannien haben viel mehr MS als beispielsweise Italien. Es gibt indessen große und schwer erklärliche Ausnahmen. So zeigen die Shetland- und Orkneyinseln eine sehr hohe Frequenz, 128 oder sogar 153 pro 100000, während die Färöer und die klimatisch und ethnographisch verwandte norwegische Westküste nur 38 und Island und Nordirland 48 pro 100000 zeigen. In Norwegen ist die Fischerbevölkerung der Westküste (mit 38 Fällen pro 100000) weniger befallen als die Bevölkerung im Inneren (82 Fälle pro 100000). Nach anderen wäre MS viermal so häufig im Inneren von Norwegen. In Schweden ist die Zahl der Fälle etwa 50 pro 100000, in Dänemark 65 (1949) und 82 (1959). Hargreaves hat die Verhältnisse in Cornwall untersucht. Hohe Zahlen zeigt Frankreich (Bourdelle und Albaranes). In der Schweiz fand man 50 bis 60 Fälle pro 100000, weitere Untersuchungen stammen von Felber und von Wurmser. Österreich zeigt etwa dieselbe Frequenz. In Norditalien scheint die MS häufiger zu sein als in Süditalien. Macci et al. untersuchten die Häufigkeit in der Lombardei. Mehrere Untersuchungen stammen aus Polen und Rußland. Unter den neurologischen Krankheiten bilden die MS-Fälle 3,47% nördlich des 50. Breitengrades, aber nur 1,27% südlich desselben. Am Schwarzen Meere ist MS viel seltener als in den Ebenen Nordrußlands.

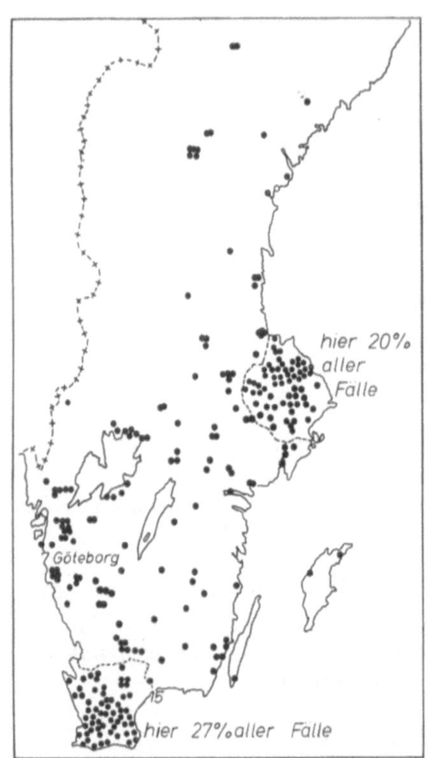

Abb. 121. Geographische Verbreitung der Paralysis agitans. 348 untersuchte Fälle, von denen 20% in Uppland und 27% in Skane (Schonen) wohnten. (Nach Mjönes, 1949)

Aus *Nordamerika* liegen viele Untersuchungen vor. In Kanada und den nördlichsten Teilen von den USA ist die Häufigkeit größer als in den Südstaaten (Lichtenstein; Acheson und Bachrach). In Winnipeg in Kanada (50° nördl. Breite) ist MS sechsmal so häufig wie in New Orleans; in Halifax in Kanada (45° nördl. Breite) kommen auf 100000 32 Fälle, während man in Charleston in South Carolina nur 14 Fälle auf 100000 aufweisen kann. Über die Verhältnisse in einer Reihe von amerikanischen Städten hat Steiner berichtet. Über die Verteilung der MS-Fälle auf Weiße und Farbige liegen ältere Untersuchungen aus den Jahren 1950 und 1956 vor, nach denen Weiße mehr als doppelt so oft an MS erkranken als Farbige. Nach neueren Untersuchungen soll die Häufigkeit der MS indessen bei den beiden Rassen fast dieselbe sein (zit. nach Steiner).

ALTER et al. untersuchten die Häufigkeit der MS unter den ursprünglichen Bewohnern *Palästinas* und unter Immigranten. Bei Einwanderern aus Nord- und Mitteleuropa war die Frequenz fünf- bis zehnmal so groß wie bei Einwandrern aus den Mittelmeerländern und dem Orient, bei denen sie durchschnittlich 0,4 pro 100000 sein soll. In China und Japan scheint MS sehr selten zu sein, etwa 0,1 pro 100000. In Japan, das eine große nord-südliche Ausdehnung hat, ist die Krankheit überall dieselbe und sehr selten.

Ost- und Westafrika sind praktisch genommen frei von MS (GEORGI et al.). Bei den Farbigen Südafrikas ist MS ebenfalls außerordentlich selten, ebenso bei den eingeborenen Weißen, vor allem denjenigen, die nie Europa besucht haben. Bei Weißen, die eine längere Zeit in Europa lebten, soll MS fünfmal so häufig sein. — Unter den ungenügend untersuchten Ländern der südlichen Hemisphäre soll Australien 0,8 Fälle von MS pro 100000 zeigen.

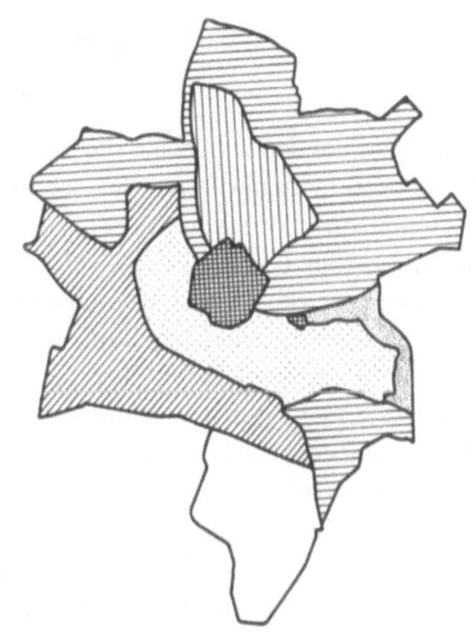

Abb. 122. Verteilung der Fälle von multipler Sklerose im Gebiet der Stadt Basel. (Nach WURMSER, 1962). 1. Altstadt (Groß- und Kleinbasel): Mittel ▦; 2. Innerer Ring Großbasel: Wenig ▦; 3. Äußerer Ring Großbasel: Gehäuft ■; 4. Bruderholz: Fehlend □; 5. Birslauf: Mittel ▦; 6. Innerer Ring Kleinbasel: Mittel ▥; 7. Äußerer Ring Kleinbasel, Kleinhüningen und Breite: Wenig bis Mittel ▤

WARREN hat einen wahrscheinlich aussichtslosen Versuch gemacht, die MS mit geologischen Verhältnissen zu koordinieren. Auch andere Untersuchungen, z. B. über das Vorkommen von Bleifundorten und MS-Frequenz sind gemacht worden. JADIN scheint an einen ätiologischen Zusammenhang mit Rickettsien zu denken. Er erwähnt, daß unter 374 Fällen von multipler Sklerose nicht weniger als 264 gegenüber der einen oder anderen Rickettsiose seropositiv waren, was indessen schlecht damit übereinstimmt, daß die Verbreitungsgebiete der beiden Krankheiten nur wenig zusammenfallen. Englische und skandinavische Forscher meinen, daß die geographische Verbreitung mit dem Zeitpunkt der Immunisierung gegen MS zusammenhängen könnte, etwa wie bei Poliomyelitis. MILLER et al. heben die Analogie mit der geographischen Verbreitung, der Häufigkeit und dem familiären Vorkommen bei Polio hervor. Auch in der Sowjetunion wird die Virushypothese diskutiert. Nach SWANK bestände ein Zusammenhang zwischen MS und dem Fettgehalt der Nahrung: im Norden und Westen, wo viel mehr Fett konsumiert wird (etwa 100 bis 150 g pro Individuum und Tag), ist MS viel häufiger als im Süden und Osten, wo zwischen 25 und 60 g konsumiert wird.

b) Andere Nervenkrankheiten

Huntingtons Chorea und ihre Verbreitung wurden, wie oben erwähnt, in Schweden von SJÖGREN untersucht. Weitere Untersuchungen liegen aus Norwegen vor

(Zeiner-Henriksen). Aus der spanischen Levante und aus Trinidad liegen ebenfalls Untersuchungen vor (Rodriguez-Arias und Pons-Clotet, bzw. Beabrun).

Kuru, eine eigenartige, bisher wenig erforschte Nervenkrankheit mit zunehmender Ataxie, Euphorie, Hinsiechen und hoher Mortalität nach 6 bis 8 Monaten kommt im östlichen Teil von Neu-Guinea in einem Stamm, genannt Fore, vor. Vor kurzem wurden 350 Fälle der Krankheit unter etwa 17000 Menschen gefunden. Klatzo et al. denken an einen genetischen Faktor, Fischer und Fischer bezweifeln dies und meinen, daß es sich eher um eine Infektions- oder Intoxikationskrankheit handele. Eine übersichtliche Darstellung findet man in Mansons Manual.

2. Geisteskrankheiten

α) Historisches

Von großem Interesse ist die Geschichte der *kollektiven psychisch-somatischen Exzesse* verschiedener Art, die schon bei den Götterkulten im alten Ägypten, Babylonien und Griechenland vorkamen, und in Hellas u. a. von den ekstatischen Teilnehmern der Dionysoszüge vertreten wurden. Im Mittelalter wurden derartige Ausbrüche von religiösem Massenwahn eine wirkliche Volkskrankheit in Europa. Hemmungslos tobende Flagellanten, Männer und Frauen, zogen durch die Länder; in Nonnenklöstern entwickelten sich bisweilen ähnliche akute Massenpsychosen. Der im 14. und 15. Jahrhundert auftretende Veitstanz, Chorea St. Viti, muß auch in diesem Zusammenhang mit erwähnt werden; von hier kommt man zur Geschichte der mehr komplizierten choreatischen Krankheiten, Sydenhams und Huntingtons Chorea. Zu den epidemischen Psychopathien gehören auch die Blocksbergfahrten, die in Skadinavien ein Gegenstück in den Blåkullafahrten hatten, und überall in Europa zu den furchtbaren Hexenprozessen führten. In Schweden war Dalekarlien das Zentrum dieser Exzesse, in Deutschland soll die letzte Hexe 1836 auf der Halbinsel Hela tödlich mißhandelt worden sein (Casper). Ähnliche, obgleich viel ruhigere kollektive psychische Exzesse kamen noch vor ein paar Generationen in den Vereinigten Staaten in Form von „Jumpers“ und „Barkers“, Sprung- und Hundegebell-Sekten vor. Die sog. Shakersekte, die um 1700 in England entstand, war ursprünglich eine Entartung der Quäker und blühte in den USA in der ersten Hälfte des vorigen Jahrhunderts. Auch die Besessenheit der „Medizinmänner“, die bisweilen kollektiv auftreten konnte, sowie Yogism und Amokzustände seien hier angeführt, ebenso psychische Zustände, die sich unter bestimmten klimatischen Verhältnissen und Isolation entwickeln können, wie „arktische Hysterie“, schwerere Formen von „Lappenseuche“ und „Tropenkoller“ könnten hierher gerechnet werden. — Auch die Berserker sollen hier erwähnt werden.

Im alten China war das Interesse für Geisteskrankheiten schon während der Ming-Dynastie (1602) wach. Man unterschied drei Formen, „Wahnsinn“, „Manie“ und „Anfälle“, wahrscheinlich epileptische. Auch die Dementia praecox wurde zu dieser Zeit von Chang Chieh Pui beschrieben.

Hunter und Macalpine haben das Neurosen- und Psychosenpanorama in England im Laufe der letzten 300 Jahre studiert und die historisch, geographisch und demographisch bedingten Schwankungen untersucht. Man hat den Eindruck, daß diese Krankheiten keine größeren Verschiebungen erfahren haben.

β) Geographisches

Über die *Formen und Häufigkeit der Geisteskrankheiten* unter verschiedenen Rassen und Populationen liegen bisher nur wenige, oft zufällige und kaum systematische Mitteilungen vor. Die von KRAEPELIN 1904 begründete „vergleichende Psychiatrie" befindet sich noch in ihrem Anfangsstadium. Mit der heutigen Kenntnis der nach der Rasse wechselnder Psychosomatik darf man annehmen, daß psychiatrische Rassenunterschiede, z. B. zwischen Chinesen, Negern und Weißen bestehen, ebenso ist es eine Tatsache, daß das was wir Kultur nennen sowie wechselnde Umweltverhältnisse für die Form und Häufigkeit der Geistesstörungen mitbestimmend sind. Wie YAP betont, ist es nicht berechtigt, die Neurosen und Psychosen fremder Rassen und Populationen, die unter ganz anderen Kulturformen leben, nach orthodoxer europäisch-amerikanischer Psychologie und Psychiatrie zu beurteilen. Als Beispiel führt er die schon längst beachtete Abwesenheit oder Seltenheit der syphilitischen paralytischen Demenz innerhalb nichteuropäischer Kulturkreise an. Wahrscheinlich gibt es für gewisse Kulturen eigenartige Geistesstörungen, die zum Teil auf speziellen klimatischen, ernährungsbedingten und toxischen Faktoren beruhen, aber zum Teil soziologisch, psychologisch und genetisch bedingt sind. Die im europäisch-amerikanischen Kulturkreis entstandene psychiatrische Denkungsart braucht nicht das Alpha und Omega der Psychiatrie anderer Rassen zu sein (MARGARET MEAD).

Auf die große Literatur der letzten Jahre, die sich mit der vergleichenden Psychologie und Psychiatrie der verschiedenen Rassen und Kulturkreise beschäftigt, kann hier nicht näher eingegangen werden. Wir verweisen in erster Linie auf folgende Arbeiten (in chronologischer Ordnung): CAROTHER's Arbeit „The African mind in health and disease (1953); BERNES und OPLERS Artikel über komparative, kulturelle, soziale und tropische Psychiatrie; das große, von OPLER und 22 Mitarbeitern verfaßte Werk „Culture und mental health" (1959); KUNZ' Artikel über die Voraussetzungen einer analytischen und anthropologischen Deutung von psychopathologischen Phänomenen (1962) und die Untersuchungen von DREGER, ENRIGHT und JAECKIE, FINNEY, PASAMANICK und von SANUA über vergleichende Psychologie und Psychiatrie, alle aus den allerletzten Jahren.

Karten über Neurosen und Psychosen müssen mit großer Kritik angefertigt werden, sonst können sie falsche Vorstellungen vermitteln, wie einige von National Health Service veröffentlichte englische Karten. Nach diesen sollte East Sussex doppelt so viele Fälle von Schizophrenie als West Sussex haben. Auch sollten Schizophrene in Liverpool ebenso zahlreich wie Psychoneurotiker sein, während in dem benachbarten Manchester die Anzahl der Schizophrenen zu der der Psychoneurotiker sich wie eins zu vier verhalten würde!

Von großem historisch-geographischem und psychologisch-psychiatrischem Interesse sind die modernen Arbeiten, die sich mit dem *Einfluß der modernen Lebensweise und des Lebens in der Großstadt* mit ihrem Stress, Geräuschen, Intoxikationen, Mangel an Schlaf und Sonne usw. beschäftigen. ROWNTREE klagt über die Zunahme der physischen und psychischen Defekte, die so viele junge Amerikaner für den Militärdienst unfähig mache, und über die Häufigkeit nervöser und Geisteskrankheiten, deren Träger die Hälfte der Betten der amerikanischen Krankenhäuser belegen. Von ähnlichen Mißverhältnissen liest man auch in anderen amerikanischen Publikationen. Sehr bemerkenswert ist eine Arbeit von SROLE u. Mitarb. über die seelische Gesundheit in Metropolis, das ist Manhattan, der zentrale Teil von New York. Eine ähnliche Studie hat GRUENBERG 1963 veröffentlicht.

Andere moderne Arbeiten beschäftigen sich mit der Frage der psychischen Reaktion bei Auflösung der alten Stammessitten, bei der Emigration von jungen Arbeitern zu anderen Arbeitsstätten und bei der Einwirkung fremder kultureller und sprachlicher Umgebung wie sie z. B. Negerarbeiter, südamerikanische Indianer, Chinesen, die nach Java oder den USA eingewandert sind, treffen. Auch in Europa finden sich dann und wann ähnliche, weniger ausgesprochene Probleme, beispielsweise bei italienischen Gastarbeitern in Deutschland (POECK) und bei ungarischen Immigranten (KORANYI et al.).

a) Oligophrenia phenylpyruvica

Oligophrenia phenylpyruvica, die bei Imbezillen und Idioten vorkommende Stoffwechselstörung wurde ursprünglich von FÖLLING, MOHR und RUUD untersucht. Die Frequenz kann dabei in Isolaten mit starker Konsanguinität auf 0,5 bis 1% ansteigen; sie wurde in Dänemark von STRÖMGREN und von FREMMING, in Schweden von BÖÖK, von SJÖGREN und von LARSON untersucht. Idioten und Imbezille fand LARSON in Südschweden 0,76%, leichte Oligophrene 0,16%.

b) Dementia senilis

Die immer größere Anzahl alter Leute hat die Frage der senilen Geisteskrankheit sehr aktuell gemacht. Über die Frequenz der senilen Demenz, die erblich veranlagt ist, und über die arteriosklerotische Demenz liegen vorläufig wenige exakte Untersuchungen vor. In Schweden haben LARSSON und SJÖGREN in großen Arbeiten gezeigt, daß diese Krankheiten, die im Jahre 1960 2900 Fälle umfaßten, im Jahre 1970 auf 6400 Fälle angestiegen sein werden. Interessanterweise scheint die Frequenz der Anlage zu seniler Demenz geographisch etwas wechselnd zu sein. In China, wo diese Geisteskrankheit selten sein soll, steigt die Frequenz nunmehr (YAP), was wohl vor allem die Folge einer etwas besseren Registrierung ist. In Japan soll es Gebiete mit hoher und mit niedriger Frequenz der senilen Demenz geben. SHINFUKUS Untersuchung (persönliche Mitteilung 1966) über die Frequenz psychiatrischer Krankheiten in 50 japanischen Kliniken, aus einem begrenzten Gebiete der Hauptinsel und aus einer kleinen Insel haben gezeigt, daß sowohl Dementia senilis als Psychosis cerebro-vascularis seltener sind als in Europa und Nordamerika. Nach KANEKO (persönliche Mitteilung 1966), der ältere Leute (65 Jahre und darüber) teils aus der Provinz, teils aus dem Osaka-Gebiet untersuchte, fand in der ersten Gruppe 4,4% senile Psychosen (etwa 2,2% von jeder Art) und in der zweiten Gruppe 6,6% (davon 1,4% Dementia senilis), ebenfalls sehr niedrige Zahlen.

c) Suicidium

In diesem Zusammenhang soll auch der Selbstmord, sowohl der versuchte als auch der vollendete, kurz abgehandelt werden. Auf die wechselnde Beurteilung des Selbstmordes zu verschiedenen Zeiten und in verschiedenen Ländern wird hier nicht näher eingegangen. Daß die Beurteilung des Selbstmordes bei den alten Griechen und Römern eine ganz andere war als in den meisten Ländern heutzutage ist klar. Eine scheinbare Ausnahme bildet wohl noch heutzutage Japan. Mit der moralischen Einschätzung des Suicids, die das abendländische Denken seit Jahrhunderten, vielleicht seit AUGUSTINUS, prägt, ist es klar, daß die offiziellen Ziffern Minimalwerte angeben. Dazu kommen die sehr verschiedene Genauigkeit und vor allem die Prinzipien der Registrierung. Die hier mitgeteilten offiziellen Zahlen können deshalb nicht als Ausdruck der wirklichen Frequenz gelten.

Unter den Faktoren, die die Häufigkeit der Suicidversuche und vollendeten Suicide beeinflussen, spielt die Religion offenbar eine große Rolle. Von großer Bedeutung ist auch die starke Anhäufung von Menschen in Großstädten und dicht bevölkerten Distrikten, auf deren Bedeutung schon hingewiesen worden ist. Während der beiden Weltkriege wurden Selbstmorde seltener, wahrscheinlich wegen des größeren nationalen, familiären und individuellen Zusammenhaltens. Auch schwere politische Verhältnisse, wie heutzutage in Zentraleuropa drücken ihr Gepräge auf die Frequenz des Selbstmordes.

Auffallend niedrige Ziffern zeigten 1957 Griechenland, Italien, Spanien, Portugal und Irland, alles stark katholische Länder mit nur 2,5 (Irland) bis 8 Selbstmorden pro 100000 Einwohner. Niedrige Zahlen fanden sich auch in Schottland, Nordirland, Holland und Norwegen, während Ungarn, Finnland, Dänemark, Bundesrepublik und Westberlin die höchsten Zahlen in Westeuropa aufwiesen (zwischen 21,7 bis 32,9). Schweden lag etwas niedriger als Ungarn und zeigte 1960 18,5 pro 100000.

In Nordamerika hatte Kanada 1957 7,5 Fälle pro 100000. FRANK berechnete die Selbstmorde in Toronto 1925 bis 1938 nach der Religion zu 4,5 bei Protestanten, 5,6 bei Juden und 11,0 unter Katholiken. In den Vereinigten Staaten zeigte die weiße Bevölkerung etwa 11,0, die Neger aber nur 3,8 bis 4,0. Unter den asiatischen Ländern stand Japan mit 25,2 bzw. 23,9 pro 100000 (1955 bis 157) an der Spitze. In der Südafrikanischen Union zeigten die Weißen 11 bis 11,5, die Inder 12,4 bis 10,0 und die Schwarzen nur 2,3 bis 2,8 pro 100000.

Unter den Verhältnissen, die die Frequenz der Selbstmorde steigern, sei auch die Detribalisierung genannt, die Auflösung der uralten Stammesgemeinschaften.

Schweden gilt in vielen, vor allem amerikanischen Darstellungen, als ein Land mit besonders zahlreichen Suiciden und Suicidversuchen. Als Ursachen könnten der hohe ökonomische Standard, die guten sozialen Verhältnisse und die starke Säkularisierung gelten. Da ähnliche Verhältnisse auch in anderen westeuropäischen Ländern vorhanden sind, sei hier etwas näher auf die Situation in Schweden eingegangen. Eine wesentliche Ursache der hohen Zahlen ist ohne Zweifel die genaue Registrierung und die Prinzipien derselben. Das Land hat eine große nord-südliche Ausdehnung, was zu großen Differenzen in Klima und Lebensführung, aber weniger in wirtschaftlichen Verhältnissen führt. Nach den offiziellen Ziffern zeigten die beiden am dichtesten bevölkerten Gebiete, Stockholm und der südlichste Bezirk, Malmöhus, die höchste Frequenz, beide 21,2 pro 100000. 1962 stieg die Frequenz in Groß-Stockholm auf nicht weniger als 25 pro 100000 an. Niedrigere Ziffern zeigten der Bezirk Jönköping (stark freikirchlich), Blekinge (eine etwas arme Landschaft) und der Bezirk Göteborg (streng hochkirchlich) alle mit 12,0 bis 11,5. Am niedrigsten lagen die beiden nördlichsten, sehr großen und sehr spärlich bevölkerten Bezirke Västerbotten und Norrbotten mit resp. 6,7 und 8,6 pro 100000, was einen auffallenden Kontrast zu dem benachbarten Finnland mit seiner hohen Suicidfrequenz darstellt.

Literatur

Nerven- und Geisteskrankheiten

Allgemeines. Epilepsie, Hysterie

BIRD, A. V.: Convulsive disorders in Bantu mine-workers. Epilepsia (Amst.) 3, 175 (1962).

BRAIN, Sir R.: The concept of hysteria in the time of William Harvey. Proc. roy. Soc. Med. **56**, 317 (1963).

CLECKLEY, J. V.: History of hysteria. J. S.C. med. Ass. **59**, 175 (1963).

FRAUCHINGER, E.: Komparative Neurologie. Nervenarzt **34**, 105 (1963).

FULTON, J. F.: History of focal epilepsy. Int. J. Neurol. (Montevideo) **1**, 21 (1959).

KURLAND, L. T.: The incidence and prevalence of convulsive disorders in a small urban community. Epilepsia **1**, 143 (1959).

LEVY, L. F.: Epilepsy in Africans. Cent. Afr. J. Med. **1964**, 10; Ref. Nature (Lond.) **1964**, 4960.

PIVETEAU, J.: Une discipline nouvelle de la paléontologie: la paléoneurologie. Presse méd. **70**, 1787 (1962).

SCHORCH, H.: Zahl der Epileptiker in der Bundesrepublik. Jahresversamml. Gesellsch. Epilepsieforsch. Bethel, Bielefeld 1966.

TEMKIN, O.: Doctrine of epilepsy in hippocratic writings. Bull. Inst. Hist. Med. Johns Hopk. Univ. **1**, 277 (1933).

— The falling sickness, a history of epilepsy from the Greeks to the begin of modern neurology. Johns Hopk. Press **15**, 330 (1945).

VEITH, ILZA: Hysteria. The history of a disease. University of Chicago Press, Chicago 1965.

WELLMANN, M.: Epilepsie. *Περί ἱερῆς νόσου* (Peri hieres nosou) des Corpus Hippocraticum. Arch. Gesch. Med. **22**, 290 (1929).

Nervenkrankheiten

ACHESON, E. D., and C. A. BACHRACH: The distribution of M.S. in US veterans by birthplace. Amer. J. Hyg. **72**, 88 (1960).

— — M.S. in British Commonwealth countries in the Southern hemisphere. Brit. J. prev. soc. Med. **15**, 118 (1961).

ALTER, M.: M.S. in Israel. Prevalence among immigrants and native habitants. Arch. Neurol. **7**, 253 (1962).

BEABRUN, M. H.: Huntington's chorea in Trinidad. Carib. med. J. **24**, 45 (1962). — W. Indian med. J. **12**, 39 (1963).

BONDUELLE, M., et R. ALBARANES: Etude statistique de 145 cas de sclérose en plaques. Sem. Hôp. Paris **38**, 3762 (1962).

BROMAN, T., u. ANN-MARI: M.S. Prevalenz und Incidenz. Nord. Med. **68**, 1562 (1962) (schwed.).

DUKE, J. R., and D. B. CLARK: Infantile amaurotic familiar idiocy (Tay-Sachs disease) in the Negro race. Amer. J. Ophthal. **53**, 500 (1962).

FELBER, R.: Geographische Faktoren in der Verbreitung der Sclerosis cerebrospinalis multiplex. Schweiz. Arch. Neurol. **65**, 83 (1950).

FISCHER, ANN, and J. L. FISCHER: Aetiology of kuru. Lancet **I**, 1417 (1960).

FOG, T.: Multiple sclerosis. A review of present-day knowledges. Sandoz Panorama, Sept. 1964.

FORSBERG, R.: Über multiple Sklerose (mit engl. Zusammenfassung). T. norske Lægeforen. **85**, 696 (1965).

GAJDUSEK, D. C., and V. ZIGAS: Kuru. Amer. J. Med. **26**, 461 (1959).

— Kuru. Trans. roy. Soc. trop. Med. Hyg. **57**, 151 (1963).

— Motor neuron disease in natives of New Guinea. New Engl. J. Med. **268**, 474 (1963).

GEORGI, F.: Zur Problematik der M.S. Geomedizinische Studien in der Schweiz und in Ostafrika. Basel 1961, 124.

GUDMUNDSSON, K. R., and G. GUDMUNDSSON: Studies in M.S. V. M.S. in Iceland. Acta neurol. scand. **38** (Suppl. 3), 95 (1962).

HANSEN, S.: Amaurotische Idiotie. Hospitalstidende 73, 72 (1930) (dän.).

HARGREAVES, E. R.: Epidemiology of M.S. in Cornwall. Proc. roy. Soc. Med. **54**, 209 (1961). M.S. in Rußland: Index, März 1962, 774.

JADIN, J.: Maladies rickettsiennes et sclérose en plaques. Ann. Soc. belge Méd. trop. **42**, 321 (1962) (Viel Lit.).

JANSSEN, P.: Sur une épilepsie-myoclonie familiale d'Unverricht-Lundborg chez le Noir. Acta neurol. belg. **55**, 77 (1955).

KIMURA, K.: Endemiological and geomedical studies on amyotrophic lateral sclerosis and allied diseases in Kii Peninsula, Japan (Preliminary report). Folia psychiat. neurol. jap. **15**, 175 (1961).

KLATZO, I., C. D. GAJDUSEK, and V. ZIGAS: Pathology of kuru. Lab. Invest. **8**, 799 (1959).

KLEIN, D.: La dystrophie myotonique (Steinert) et la myotonie congénitale (Thomsen) en Suisse, Etude clinique, génétique et démographique. Génét. Humaine (Genève) **1938**, 328, Suppl. 7.

KRAMER, S.: Disseminated sclerosis in Bantu? S. Afr. J. med. Sci. **30**, 829 (1956).

KURLAND, L. T.: Frequency and distribution of M.S. in US and Canada. Amer. J. Hyg. **55**, 457 (1952).

—, and D. W. MULDER: Epidemiological investigation of amyotrophic lateral sclerosis geographic distribution, specially in Mariana Islands. Neurology (Minneap.) **355**, 438 (1954).

LARSSON, T., and T. SJÖGREN: Essential tremor. A clinical and genetic population study. Acta psychiat. (Kbh.) **1960**, Suppl. 144.

— Presentation of M.S. and other neurological studies in North America and the Western Pacific Islands. Acta psychiat. scand. **35**, Suppl. 147 (1960).

—, and D. W. MULDER: M.S. and amyotrophic lateral sclerosis in partly Spanish Chamorro population of Mariana Islands. Acta neurol. belg. **56**, 287 (1956).

— — Geographic and climatic aspects of M.S.; a review of current hypotheses. Amer. J. publ. Hlth **54**, 588 (1964).

LAWYER, T.: M.S. Seminar Internat. **8**, 17 (1961).

LIMBURG, C. C.: M.S. in USA. Amer. Res. Nerv. Ment. Disease, Proc. **1948**, 28 1950.

LUNDBORG, H.: Degeneration und degenerierte Geschlechter in Schweden. I. Familiäre Myoklonie. I.-D. Stockholm 1901.

— Medizinisch-biologische Familienuntersuchungen. Jena 1903.

MACCI, G.: La sclérose en plaques dans la province de Parme (Italie). Wld Neurol. **3**, 731 (1962).

MANSON's Manual, 15. Aufl. London 1960, 621.

MJÖNES, H.: Paralysis agitans. A clinical and genetic study. Acta psychiat. (Kbh.) Suppl. 54, I.-D. Stockholm 1949.

POSKANZER, D. C.: Multiple sclerosis and poliomyelitis. Lancet **II**, 917 (1963).

REED, D., and C. A. PAYNE: The importance of geography on the frequency of multiple sclerosis. A review and proposed study. Bol. Asoc. méd. P. Rico **55**, 70 (1963).

RODRIGUEZ ARIAS, B., and A. PONS CLOTET: A large familial group and a double geographical focus of Huntington's chorea in the Spanish Levant. Rev. esp. Oto-neurooftal. **20**, 154 (1961).

SÄLLSTRÖM, T.: Das Vorkommen und die Verbreitung der M.S. in Schweden. Acta med. scand. Suppl. **1942**, 141.

SAINT, E. C., and M. SADKA: The incidence of M.S. in Western Australia. Med. J. Aust. **49** (2), 249 (1962).

SJÖGREN, T.: Klinische und erbbiologische Untersuchungen über Heredoataxien. Acta psychiat. (Kbh.) **1943**, Suppl. 27.

— Vererbungsmedizinische Untersuchungen über Huntingtons Chorea in einer schwedischen Bauernpopulation. Z. menschl. Vererb.- u. Konstit.-Lehre **19**, 131 (1935).

— Die juvenile amaurotische Idiotie. Klinische und erblichkeitsmedizinische Untersuchungen. Hereditas (Lund) **14**, 197 (1931).

SERGI, M., and J. KOVARIK: On the familial incidence of amyotrophic lateral sclerosis. Acta neurol. Scand. **39**, 169 (1963).

STAZIO, A., and L. T. KURLAND: M.S. its frequency and distribution with special reference to Washington, D.C. Neurology **12**, 445 (1962).

STEINER, G.: Multiple Sklerose. Berlin-Göttingen-Heidelberg: Springer 1962, 146.

SWANK, R. L., and J. BACKER: M.S. in Norway. Trans. Amer. neurol. Ass. **75**, 274 (1950).

— — M.S. in rural Norway. New Engl. J. Med. **246**, 721 (1952).

VELANDER, G.: Essentieller Tremor. Nord. Med. T. **3**, 102 (1931) (schwed.).

WARREN, H. V.: Geology and M.S. Nature (Lond.) **184**, Suppl. 8, 561 (1959).

WEDIN, I.: Myotonia atrophica (dystrophia myotonica). Nord. Med. **65**, 809 (1961).

WELANDER, LISA: Late hereditary distal myopathy. Acta med. scand. **1951**, Suppl. 265.

WHO: Mortality from multiple sclerosis. Wld Hlth Org. Chron. **15**, 421 (1961).

YONEKURA, I.: A new family with Huntington's chorea. Brain Nerve (Jap.) **15**, **545** (1963).

WURMSER, P.: Untersuchungen zur Verteilung der Fälle von multipler Sklerose im Gebiete der Stadt Basel. Confin. neurol. (Basel) **22**, 430 (1962).

ZEINER-HENRIKSEN, K.: Chorea chronica hereditaria, Huntingtons Chorea. Klinik und soziale Bedeutung. Nord. Med. **18**, 702 (1941) (dän.).

Geisteskrankheiten

ANISFELD, M.: The structure and dynamics of the ethnic attitudes of Jewish adolescents. J. abnorm. soc. Psychol. **66**, 31 (1963).

ASTRUP, C., and O. ÖDEGARD: Internal migration and mental disease in Norway. Psychiat. Quart. Suppl. **34**, 116 (1960).

BERNE, E.: Comparative psychiatry and tropical psychiatry. Amer. J. Psychiat. **113**, 193 (1956).

— Comparative psychiatry, Fidji Islands. Amer. J. Psychiat. **116**, 104 (1959).

BRUMPT, L. C., et M. GENTILINI: Problèmes sanitaires posés par l'immigration des travailleurs originaires d'Afrique noire. Bull. Acad. nat. Méd. (Paris) **146**, 639 (1962).

CAROTHERS, J. C.: The African mind in health and disease. Wld Hlth Org. Monogr. Ser. **1953**, 17.

COLLARD, J.: Drug responses in different ethnic groups. J. Neuropsychiat. Suppl. **I**, 114 (1962).

DAVIES, J. N. P.: Nutrition and nutritional diseases. Ann. Rev. Med. **3**, 99 (1952).

DIAZ GUERRERO, R.: Neurosis and Mexican family structure. Amer. J. Psychiat. **112**, 411 (1955).

DREGER, R. M.: Comparative psychological studies of Negroes in the United States: a reclarification. Psychol. Bull. **60**, 35 (1963).

EHRSTRÖM, INGA: Erlöscht ist das Feuer (Eskimo Psychologie etc.). Stockholm 1953 (schwed.).

ENRIGHT, J. B., and W. R. JAECKLE: Psychiatric symptoms and diagnosis in two subcultures. Int. J. soc. Psychiat. **9**, 12 (1963).

ESSEN-MÖLLER, E.: Mental morbidity in a Swedish rural population. Acta psychiat. scand. Suppl. **100**, 160 (1956).

FINNEY, J. O.: Psychiatry and multiculturality in Hawaii. Int. J. soc. Psychiat. **9**, **5** (1963).

GRUENBERG, E. M.: A review of mental health in the metropolis. The Midtown Manhattan study. Milbank mem. Fd Quart. **41**, **77** (1963).

GUSSOW, Z.: A preliminary report of kayak angst among the Eskimo of West Greenland; a study of sensory deprivation. Int. J. soc. Psychiat. **9**, **18** (1963).

HAGNELL, Q.: Neuroses and other nervous disturbances in a population living in a rural area of Southern Sweden. Acta psychiat. scand. Suppl. **136**, 214 (1959).

HANSEN, C. F.: Mental health aspects in desegregation. J. nat. med. Ass. (N.Y.) **51**, 540 (1959).

HECKER, J. F. C.: Die Tanzwuth, eine Volkskrankheit im Mittelalter. Berlin 1832.

HELGASON, T.: Epidemiology of mental disorders in Iceland. A psychiatric and demographic investigation of 5395 Icelanders. Acta psychiat. scand. **40**, Suppl. 173 (1964).

HSIEN RIN, and TSUNG-YI LIN: Mental illness among Formosan aborigenes as compared with the Chinese in Taivan. J. ment. Diseas. **108**, 134 (1962).

HUNTER, R., and IDA MACALPINE: Three hundred years of psychiatry, 1553—1960. Oxford Univ. Press 1963.

JELLIFFE, D. B.: The children of the Hadza hunters. J. Pediat. **60**, 907 (1962).

KATZ, I., and M. COHEN: The effects of training Negroes upon cooperative problem solving in biracial teams. J. abnorm. soc. Psychol. **64**, 319 (1962).

—, and C. GREENBAUM: Effects of anxiety, threat, and racial environment on task performance of Negro college students. J. abnorm. soc. Psychol. **66**, 562 (1963).

KIEV, A.: Beliefs and delusions of West Indian immigrants to London. Brit. J. psychiat. soc. Work **109**, 356 (1963).

KORANYI, E. K.: Adaptive difficulties of some Hungarian immigrants. IV. The process of adaptation and acculturation. Comprehens. Psychiat. **4**, 47 (1963).

LAMBO, T. A.: Cultural factors and paranoid psychoses in Yoruba Tribe. J. ment. Sci. **101**, 239 (1955).

Larsson, T.: The interaction of population changes and heredity. Acta genet. (Basel) **6**, 333 (1956/57).
— The development of mortality in Sweden and its medical and biological aspects. Acta psychiat. scand. **39**, 47 (1963).
—, T. Sjögren, and G. Jacobson: Senile dementia. Acta psychiat. scand. **39**, Suppl. 167 (1963).
Latham, M. C.: Nutritional aetiology of a neuropathy found in Tanganyika. Brit. J. Nutr. **18**, 129 (1964).
Lemkau, P. V., and G. M. Crocetti: An urban population's opinion and knowledge about mental illness. Amer. J. Psychiat. **118**, 692 (1962).
Lima Neto, I. I. de A.: Psychopaths in Pernambuco. Neurobiologia **14**, 207 (1951).
Malzberg, B.: Mental diseases in native and foreign white population of New York State 1939—41. Ment. Hyg. **39**, 545 (1955).
— Mental disease among Norway-born and native-borne of Norwegian parentage in New York State 1949—51. Acta psychiat. scand. **38**, 48 (1962).
— Mental disease among Swedish-born and native-born of Swedish parentage in New York State. Acta psychiat. scand. **38**, 79 (1962).
— The frequency of mental disease. A study of trends in New York State. Acta psychiat. scand. **39**, 19 (1963).
— Mental disease among foreign-borne in Canada 1950—52 in relation to period of immigration. Amer. J. Psychiat. **120**, 971 (1964).
Martin, M.: The great plague of 1665 as a study in human reactions to disaster. Canad. med. Ass. J. **88**, 420 (1963).
Mattson, Å.: Mentale Gesundheit in Manhattan. Dagens Nyheter 10. Aug. 1963 (schwed.).
Moffson, A.: 400 male Bantu admissions to mental hospitals. S. Afr. med. J. **29**, 689 (1955).
Murphy, G. E.: Stress, sickness and psychiatric disorder in a "normal" population. A study of 101 young women. J. nerv. ment. Dis. **134**, 228 (1962).
Opler, M. K.: Cultural anthropology and social psychiatry. Amer. J. Psychiat. **113**, 302 (1956).
— Culture and mental health. New York 1959 (Zusammen mit 22 Mitarbeitern).
— Psychiatric illness in the Irish. J. Irish med. Ass. **50**, 62 (1962).
Palmai, G.: Psychological observations on an isolated group in Antarctica. Brit. J. Psychiat. **109**, 364 (1963).
Pasamanick, B.: A survey of mental disease in an urban population. VI. An approach to total prevalenc by age. Ment. Hyg. **46**, 567 (1962).
— Some misconceptions concerning differences in the racial prevalence of mental disease. Amer. J. Orthopsychiat. **33**, 72 (1963).
Petursson, E.: Psychiatry in Iceland. Int. J. soc. Psychiat. **9**, 154 (1963).
Pfeiffer, W. M.: Geistige Störungen bei den Sundanesen. Psychiat. et Neurol. (Basel) **143** 315 (1962).
— Vergleichende psychiatrische Untersuchungen bei verschiedenen Bevölkerungsgruppen in Westjava. Arch. Psychiat. Nervenkr. **204**, 404 (1963).
Prange, A. J., and M. M. Vitols: Cultural aspects in the relatively low incidence of depression in Southern Negroes. Int. J. soc. Psychiat. **8**, 108 (1962).
Reid, D. D.: Epidemiological methods in study of mental disorders. Wld Hlth Org. Publ. Hlth Pap. **2**, 1 (1960).
Rinder, I. D.: Mental health of American Jewish urbanities: A review of literature and predictions. Int. J. soc. Psychiat. **9**, 104 (1963).
Rowntree, L. G.: Amid masters of twentieth century medicine. Springfield 1958.
Seguin, C. A.: Migration and psychosomatic disaptation. Psychosom. Med. **18**, 404 (1956).
Sjögren, T.: The changing age-structure in Sweden and its impact on mental illness. Bull. Wld Hlth Org. **21**, 4, 569 (1959).
Smartt, C. G. F.: Mental maladjustment in East Africans. J. ment. Sci. **102**, 441 (1956).
Sorre, M.: Géographie humaine I, Paris 1943.
Srole, L.: Mental health in the metropolis: The Midtown Manhattan study. New York 1963.
Tsuang, M. T.: A clinical and family study of Chinese mongol children. J. ment. Defic. Res. **8**, 84 (1964).
van der Horst, L.: Psiquiatria y antropologia. Act. luso-esp. Neurol. **15**, 15 (1956).
— Psychasthenia. Ned. T. Geneesk **100**, 240 (1956).

Die Welt: Zwischen Emigration und Vertreibung. Italienische Arbeiter in Deutschland.
Chron. Wld Hlth Org. **14**, 73 (1960): Mental health in Africa south of the Sahara.
— **17**, 3 (1963): The scope of epidemiology in psychiatry.
YAP, P.-M.: Mental diseases peculiar to certain cultures: A survey of comparative psychiatry. J. ment. Sci. **97**, 313 (1951).

Oligophrenia phenylpyruvica

DEISHER, P. W.: Phenylketonuric families in Washington State. A survey. Amer. J. Dis. Child. **103**, 818 (1962).
FÖLLING, A., O. L. MOHR, and L. RUUD: Oligophrenia phenylpyruvica. Norsk. Vidensk. Akad. Skrift. **1945**.
LARSON, C. A.: An estimate of the frequency of phenylketonuria in South Sweden. Folia hered. path. (Milano) **4**, 40 (1954).

Suicidium

ACHTÉ, K. A.: Social study of suicides committed in Helsinki 1958—60. Duodecim (Helsinki) **78**, 677 (1962).
BAWKIN, H.: Suicide in children and adolescents. J. Amer. med. Wom. Ass. **19**, 489 (1964).
BAPPERT, W.: Die Zunahme der Suizidversuche und ihre seelischen Hintergründe. Münch. med. Wschr. **104**, 2408 (1962).
BLACHLY, P. H.: Suicide in professional groups. New Engl. J. Med. **268**, 1278 (1963).
HARTELIUS, H.: Suizidversuche aus psychiatrischem Gesichtspunkte. Nord. Med. **53**, 226 (1955) (schwed.).
— Suicide in Sweden 1925—50. Acta Psych. Neurol. **32**, 151 (1957).
HENDIN, H.: Selbstmord in Schweden. Dagens Nyheter 10. Juli 1962 (schwed.).
PAERRGARD, G.: Suizidienfrequenz und Ursachen. Nord. Med. **63**, 623 (1960).
MUNCK, W.: Suizid in Dänemark. Festvorlesung über Wandlungen der Todesursachen 1955 (dän.).
VALENTIN, MARIANNE: Selbstmordprobleme in Stadt und Land. Med. Klin. **57**, 1305 (1962).
WHO: Suicide 1900—1955. Epid. Vital Statist. Rep. **9**, 244 (1956).
WHO: Mortality from suicide. Wld Hlth Org. Chron. **14**, 196 (1960); **16**, 15 (1962).

XIV. Tumoren

1. Historisches

Tumoren findet man schon in paläopathologischem Material. Meistens handelt es sich um Knochenzerstörungen durch Metastasen oder Myelome. Auch primäre Knochentumoren sind bekannt, sowohl in der Alten als der Neuen Welt. Von prähistorischen Tumoren der Weichteile wissen wir sehr wenig, nur wenn die Neubildung verkalkt ist, kann sie erhalten sein, wie in MØLLERS Fall von verkalktem intrathorakalem Tumor.

Unter den primären Neubildungen des Skelets sind zunächst zahlreiche Fälle von cartilaginärer Exostose und gutartigen „Osteomen" bekannt. Die Fälle von Schädelosteosarkom und von Meningom mit Schädelinvasion sind nicht immer voneinander zu unterscheiden. Zu den Osteosarkomen gehört wohl der kolossale Tumor des Scheitelbeins bei einem präkolumbischen Peruaner, den MACCURDIE beschrieben hat. Knochenwucherungen bei Meningomen sind von MOODIE, von ABBOTT und COURVILLE und von PARDAL bei alten Indianern untersucht worden. Von Schädeln mit Meningomen haben CUSHING und EISENHARDT einen Fall abgebildet, auch bei PALES findet man Abbildungen. Osteosarkome der langen Röhrenknochen sind aus dem alten Ägypten bekannt, ein Fall von großem Osteosarkom des Femur stammt aus der 5. Dynastie; aus dem 3. Jahrhundert v. Chr. stammt ein Osteosarkom des Kreuzbeins. Lortet und Gaillard haben die Mumie eines Affen mit einem großen Osteosarkom des Unterarms beschrieben.

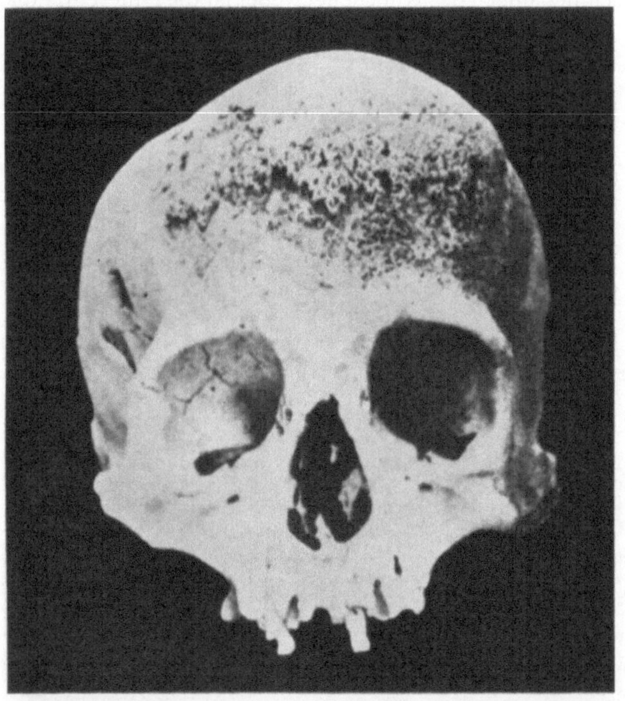

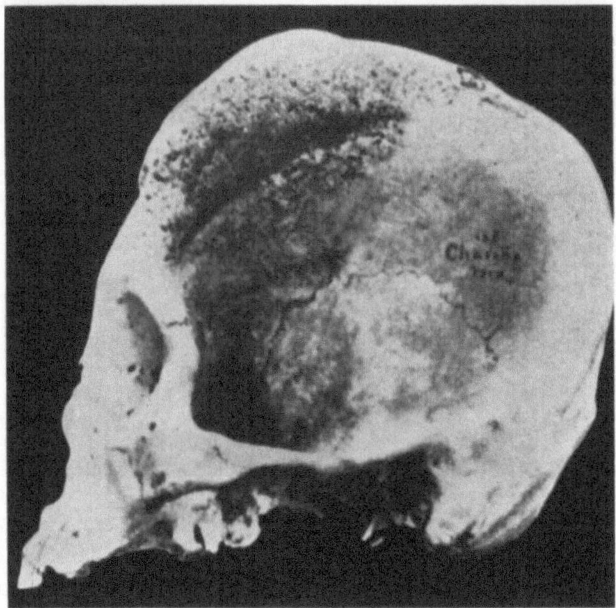

Abb. 123. In die Schädelkalotte infiltrativ einwachsendes Meningom. Präkolumbischer Schädel aus Chavina, Peru. Museum von San Diego. (Nach Moodie, 1926)

Zerstörungen von Skeletteilen, vor allem des Schädels, durch direkt übergreifende oder metastatische Tumoren sind vielfach beschrieben. Bei multiplen kleineren Einschmelzungen des Knochengewebes ist die Differentialdiagnose gegen-

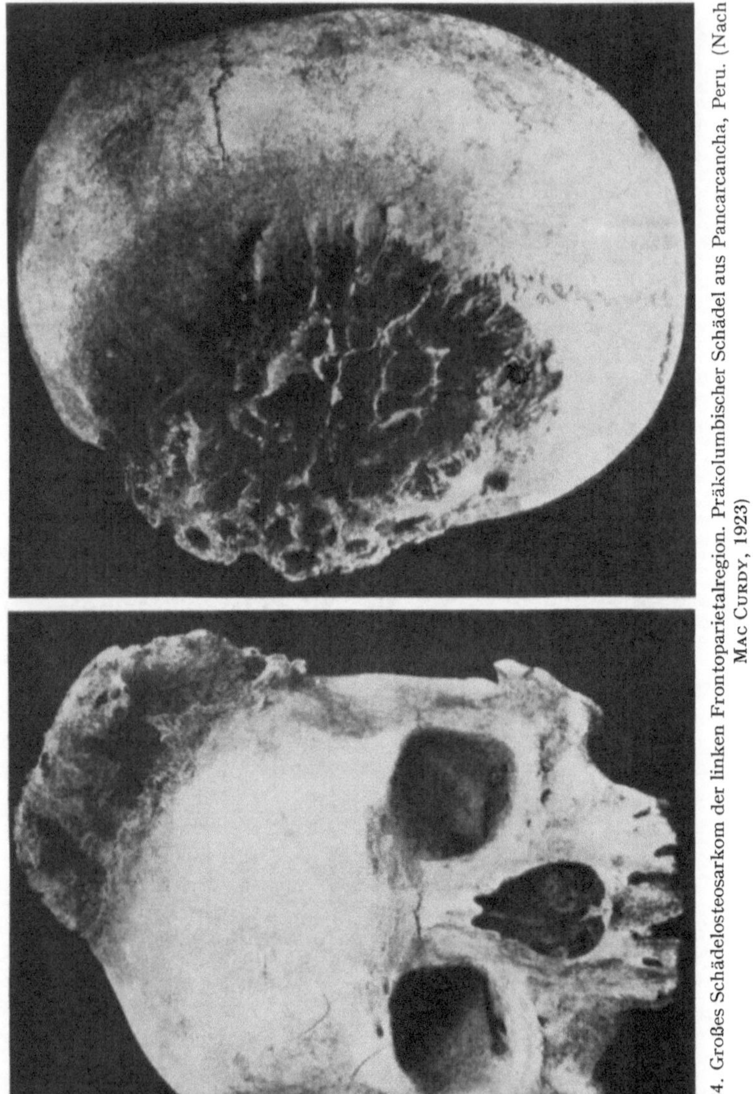

Abb. 124. Großes Schädelosteosarkom der linken Frontoparietalregion. Präkolumbischer Schädel aus Pancarcancha, Peru. (Nach MAC CURDY, 1923)

über dem multiplen Myelom schwierig oder unmöglich. Nur einige Beispiele mögen hier angeführt werden: Ausgedehnte Knochenzerstörung der Schädelbasis bei einem Carcinom des Nasopharynx (Ägypten, ELLIOT SMITH). Multiple, ziemlich große osteoklastische Metastasen des Schädels einer Frau mit noch offenen Suturen (dänisches Mittelalter, MØLLER und MØLLER-CHRISTENSEN), offenbar Metastasen, nicht Myelome. RICHIE und WARREN sowie WILLIAMS et al. haben Fälle von multiplem Myelom bei Indianern aus dem 9. und 13. Jahrhundert beschrieben.

Auch in der alten Kunst findet man Abbildungen, die wahrscheinlich Tumoren darstellen. Sehr bekannt ist eine griechische Statuette, ein Votivbild, das als ein ulcerierendes Mammacarcinom gedeutet wird. Aus dem alten Peru stammt eine Keramik, die wahrscheinlich einen Augentumor darstellt. Alte ägyptische und

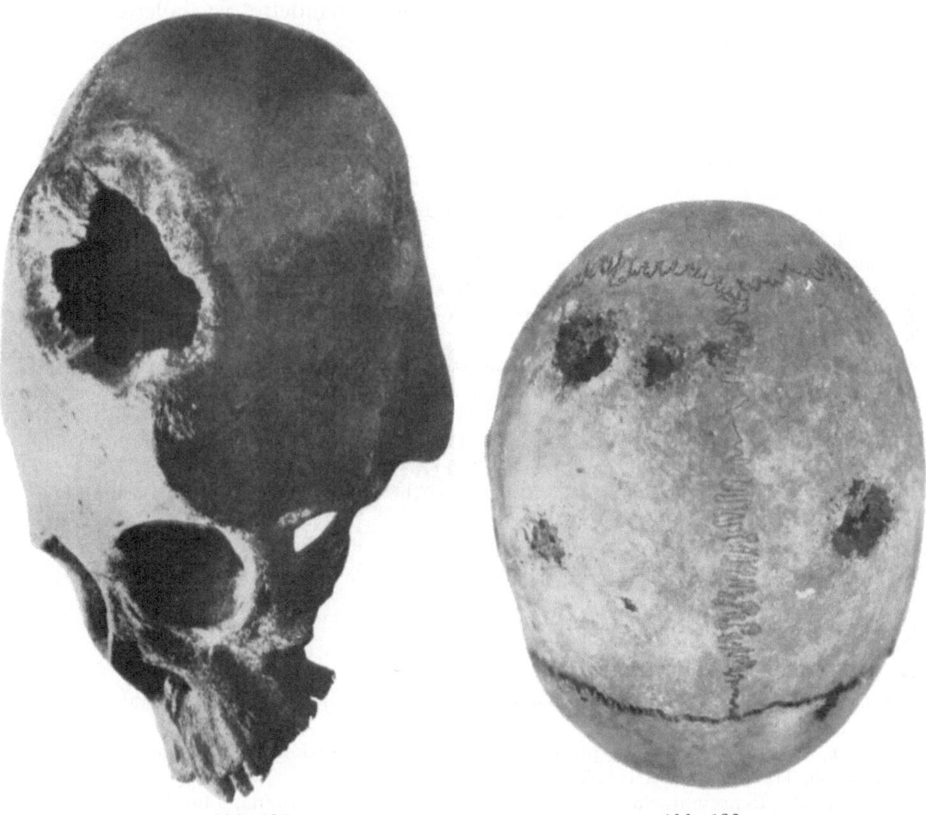

Abb. 125 Abb. 126

Abb. 125. Großer osteoklastischer Defekt der linken Frontoparietalregion, wahrscheinlich durch einen Tumor hervorgerufen. Präkolumbisches Kranium aus Peru. Nationalmuseum Buenos Aires. (Nach LEHMANN-NITSCHE, 1902)

Abb. 126. Fünf unregelmäßige osteolytische Krebsmetastasen oder Myelome im Schädel einer 30jährigen Frau aus dem Aebelholt Kloster auf Seeland. (Nach MØLLER und MØLLER-CHRISTENSEN)

indische Schriften enthalten Berichte über bösartige Tumoren und ihre Behandlung. HERODOTOS erwähnt, daß DEMOCEDES, ein griechischer Sklave am Hofe in Susa, Königin ATOSSA, CYRUS Tochter und DARIUS Gemahlin wegen Brustkrebs um 520 v. Chr. behandelt hatte. Vielleicht hat es sich eher um eine eitrige Mastitis gehandelt (WELLS). TS'ANG KUNG, ein Arzt während der Han-Dynastie, scheint den Magenkrebs gekannt zu haben (zit. nach WELLS).

Auf die philologische Frage nach dem Ursprung der Bezeichnung Cancer und Carcinoma kann hier nicht eingegangen werden, ebenso wenig auf die historische

Entwicklung der Begriffe Cancer, Carcinoma und Scirrhus von den ältesten Zeiten bis zu unseren Tagen. Wir verweisen hier in erster Linie auf ACKERKNECHTS Darstellung. CLEMMESEN erinnert daran, daß die erste Beschreibung einer besonderen geographischen Anhäufung von Tumorfällen, bzw. das Vorkommen von Gewerbekrebsen, aus der ersten Hälfte des 16. Jahrhunderts stammt: Zu der Zeit beschrieben nämlich AGRICOLA und PARACELSUS, beide Mineralogen, die Lungenkrankheit der Schneeberger Grubenarbeiter unter der Bezeichnung „Mala metallorum", aber ohne zu ahnen, daß es sich um ein Lungencarcinom handelte, was allerdings erst 1926 festgestellt wurde.

Literatur

Tumoren

Historisches

ABBOT, K. H., and C. B. COURVILLE: Historical notes on the meningiomas. Bull. Los Angeles neurol. Soc. **4**, 101 (1939).

ACKERKNECHT, E. H.: Notes on cancer. Med. Hist. **2**, 114 (1958).

— Geschichte und Geographie der wichtigsten Krankheiten. Stuttgart 1963, 183.

BROWN, J. R., and J. L. THORNTON: Percival Pott and chimney sweeper's cancer. Brit. J. industr. Med. **14**, 68 (1956).

COURVILLE, B. C., and K. H. ABBOTT: Metastatic tumors of the calvarium with incidental reference to their occurrence in American aborigenes. Bull. Los Angeles neurol. Soc. **10**, 129 (1945).

— — Notes on the pathology of cranial tumors IV. The hyperostoses, primary secondary and neoplastic. Bull. Los Angeles neurol. Sco. **12**, 6 (1947).

—, and H. G. CROCKETT: Hyperostosing osteoma of the skull. Bull. Los Angeles neurol. Soc. **13**, 86 (1948).

CUSHING, H., and L. EISENHARDT: Meningiomas. Baltimore 1938, 464.

DASTUGUE, J.: Tumeur maxillaire sur un crâne du moyen-âge. Bull. Ass. franc. cancr **52**, 69, (1965).

EL BATRAVI, A. M.: Report on the human remains. Mission archéologique de Nubie 1929—34. Cairo 1935.

ELLIOT SMITH, G., and W. R. DAWSON: Egyptian mummies. London 1924.

GEJVALL, N.-G.: Westerhus. Medieval population and church in the light of skeletal remains. I.-D. Lund 1960.

GRANVILLE, A. B.: An essay on Egyptian mummies; with observations on the art of embalming. Philosoph. Trans. roy. Soc. **115**, 269 (1825).

LASTRES, J. B.: Representaciones patológicas en la cerámica peruana. Lima 1943, 64 Taf.

MØLLER, P.: Une tumeur osseuse dans le côté droit de la cavité thoracique. Acta path. microbiol. scand. **39**, 323 (1956).

—, and V. MØLLER-CHRISTENSEN: Skelettfunde in Aebelholt Kloster. Avec résumé français Aarb. Nord. Oldkynd.-hist. **1943**, 183.

— — A mediaeval female skull showing evidence of metastases from malignant growth. Acta path. microbiol. scand. **30**, 336 (1952).

MOODIE, R. L.: Paleopathology. Urbana: Univ. Illinois Press 1923.

— The antiquity of disease. Chicago: Univ. Chicago Science Ser. 1923.

— Studies in paleopathology XVIII. Tumors of the head among pre Columbian peruvians. Ann. Med. Hist. **8**, 394 (1926).

NETSKY, M. G., and J. LAPRESLE: The first account of a meningioma. Bull. Hist. Med. **30**, 465 (1956).

PALES, L.: Paléopathologie et pathologie comparative. Paris 1930.

PARDAL, R.: Sobre paleopatología americana; reacción hiperostótica sugestiva de un meningioma subyacente en un cranéo indígena de Mendoza. Prens. méd. argent. **26**, 1585 (1939).

RITCHIE, W. A., and S. L. WARREN: Occurrence of multiple bony lesions suggesting myeloma in skeleton of pre-Columbian Indian. Amer. J. Roentgenol. **28**, 622 (1932).

ROGERS, L.: Meningiomas in Pharaoh's people. Hyperostosis in ancient Egyptian skulls. Brit. J. Surg. 36, 423 (1949).

ROUSSY, G.: Le cancer dans l'histoire de la médecine. Presse méd. 54, 6 (1927).

SALAMA, N., and A. HILMY: A case of an osteogenic sarcoma of the maxilla in an ancient Egyptian skull. Brit. dent. J. 88, 101 (1950).

WELLS, C.: Bones, bodies and disease. London 1964.

— Two medieval cases of malignant disease. Brit. med. J. 5398, 1611 (1964).

WILLIAMS, H. U.: Multiple bony lesions suggesting myeloma in pre-Columbian Indian aged ten years. Amer. J. Roentgenol. 46, 351 (1941).

WOLFF, J.: Die Lehre von der Krebskrankheit von den ältesten Zeiten bis zur Gegenwart. Vol. 1—4, Jena 1907—1928.

RUFFER, M. A.: Note on a tumour of the pelvis from Roman time (250 A.D.) and found in Egypt. J. Path. Bact. 18, 480 (1913/14).

2. Geographisches

Es ist eine heikle Aufgabe, eine kurzgefaßte und gleichzeitig übersichtliche *geographisch-demographische Darstellung der verschiedenen Tumorformen* zu geben. Die Schwierigkeiten hängen vor allem mit der Unvollständigkeit der statistischen Angaben zusammen, die oft nach verschiedenen Prinzipien zusammengestellt sind und deshalb wenige vergleichende Schlüsse gestatten.

Mit Recht beklagte sich schon HIRSCH, als er das Kapitel „Krebs der weiblichen Brustdrüse und der Gebärmutter" schrieb, über den „Mangel zuverlässiger Mortalitäts-Statistiken". Sein kurzes Geschwulstkapitel enthält Nachrichten aus allen Teilen der Erde, sogar aus Grönland. Die geographischen Unterschiede in der Häufigkeit der Tumoren waren ihm bekannt. Auch über die Ursachen der größeren oder niedrigeren Frequenz der Tumoren äußerte er sich; klimatische und Bodenverhältnisse wären bedeutungslos, ebenso verneinte er, daß der Krebs, wie man schon in den siebziger Jahren sagte, eine „Krankheit der Zivilisation" wäre. Es blieb jedoch lange fast ein Glaubenssatz, daß die sog. Naturvölker, wie Neger und Inder, fast krebsfrei wären. Betreffs der eventuellen Zunahme der Krebskrankheiten gibt HIRSCH die von DUNN angeführte Ursache wieder: das steigende mittlere Lebensalter; selbst fügt er aber sehr richtig hinzu, daß die Zunahme mehr eine scheinbare sei und wesentlich auf einer verbesserten und erweiterten Erhebung der Sterblichkeitsstatistik beruhe.

Ein *weltumfassendes Geschwulstpanorama* wird wohl noch lange eine Utopie bleiben. Dafür sollten für jedes Land, jede Region, jede Stadt folgende Forderungen erfüllt sein, die übrigens für alle geographisch-demographischen Angaben gelten und zum Teil schon in der Einführung betont wurden:

1. Genügende Anzahl von Beobachtungen über jede Geschwulstform, wenn möglich innerhalb einer kürzeren, genau angegebenen Periode gesammelt und von erfahrenen Klinikern und Pathologen bearbeitet.

2. Angaben über den Geschlechtsindex, getrennte Angaben für die beiden Geschlechter mit Verteilung der Fälle auf Altersklassen, was in großen Teilen der Welt vorläufig nicht durchführbar ist, da Analphabeten selten ihr Alter wissen.

3. Angaben, ob es sich um größere Städte, Vororte, kleinere Städte oder um dicht oder wenig bewohntes Land handelt. Lokale Verhältnisse, wie Verteilung auf Gewerbe, Art und Umfang der Industrien sowie Verunreinigung der Luft und des Wassers sollten angegeben sein.

Tabelle 14 *Vergleichende Tabelle mit Angaben der +- oder —-Differenzen in der relativen Krebssterblichkeit in 12 Ländern im Verhältnis zu entsprechenden Zahlen in den USA 1956—1957 bei weißen Männern und Frauen. Altersreguliert. Pro 100000 Einwohner*

	Männer						
	Alle Organe	Magen	Darm ohne Rectum	Mastdarm	Leber, Gallengänge	Lungen, Bronchien	Prostata
Österreich	+ 48,0	+ 32,4	+ 2,8	+ 1,5	+ 5,5	+ 18,0	— 1,2
Finnland	+ 47,1	+ 40,9	— 8,6	— 2,5	+ 1,0	+ 20,2	— 4,2
Schottland	+ 43,6	+ 15,2	+ 3,9	+ 4,1	— 0,2	+ 29,1	— 1,8
England, Wales .	+ 31,3	+ 13,1	— 0,1	+ 4,1	— 1,1	+ 27,6	— 2,5
Deutschland ...	+ 20,4	+ 29,7	— 6,4	+ 1,4	+ 5,0	+ 2,3	— 2,4
Dänemark	+ 13,0	+ 15,5	— 1,6	+ 5,8	+ 0,6	— 3,9	— 0,6
Neu Zealand ...	— 2,2	+ 6,0	— 1,4	+ 2,0	— 0,9	+ 0,2	— 1,0
Kanada	— 5,7	+ 8,8	+ 0,4	— 0,9	— 0,1	— 5,6	— 1,5
Irland	— 8,2	+ 15,1	— 1,0	+ 1,6	— 0,8	— 5,9	— 6,2
Italien	— 9,0	+ 22,5	— 6,9	— 2,3	+ 7,1	— 10,2	— 6,6
Japan	— 12,0	+ 56,2	— 10,8	— 2,3	+ 10,7	— 20,1	— 13,2
Norwegen	— 14,7	+ 20,7	— 6,6	— 1,5	— 1,5	— 18,3	+ 1,3
Schweden	— 19,7	+ 15,7	— 3,7	— 0,4	— 0,1	— 16,0	+ 0,1
Israel	— 23,6	+ 8,7	— 7,6	— 3,5	+ 2,4	— 9,5	— 7,0

	Frauen								
	Alle Organe	Magen	Darm ohne Rectum	Rectum	Leber, Gallengänge	Lungen, Bronchien	Brust	Uterus	Eierstock
Dänemark	+ 30,5	+ 11,7	— 0,3	+ 3,2	+ 1,7	+ 0,2	+ 2,0	+ 5,9	+ 3,0
Österreich	+ 25,8	+ 21,3	— 4,2	+ 0,5	+ 5,9	+ 1,9	— 7,0	+ 8,3	
Deutschland ...	+ 17,6	+ 19,2	— 7,8	+ 0,2	+ 7,9	— 0,1	— 5,7	0	
Schottland	+ 16,7	+ 12,1	— 3,5	+ 1,7	— 1,1	+ 3,5	+ 1,9	— 0,8	— 0,2
Israel	+ 5,6	+ 8,5	— 7,3	— 1,9	+ 5,3	+ 3,6	— 2,7	— 5,5	— 2,3
Finnland	+ 5,1	+ 24,8	— 8,5	— 0,9	0	— 0,4	— 8,5	— 1,4	— 2,3
Kanada	+ 3,3	+ 4,1	+ 1,7	+ 0,4	+ 0,5	— 0,7	+ 0,9	+ 0,4	— 0,2
England, Wales .	+ 2,3	+ 7,2	— 0,6	+ 1,2	— 1,8	+ 2,7	+ 1,3	— 2,3	+ 0,6
Irland	— 0,5	+ 11,7	— 1,4	— 0,3	— 0,2	+ 1,6	— 1,3	— 3,9	— 3,1
Schweden	— 1,9	+ 10,8	— 4,6	— 0,8	— 0,1	— 0,4	— 3,5	— 2,7	+ 0,8
Neu Zealand ...	— 3,6	+ 4,0	+ 1,1	+ 0,7	— 1,4	— 0,8	— 0,8	— 2,8	— 0,1
Norwegen	— 4,6	+ 13,4	— 6,5	— 1,4	— 1,8	— 1,8	— 4,8	— 2,4	+ 0,5
Italien	— 11,4	+ 13,2	— 7,2	— 1,5	+ 6,2	— 0,8	— 7,5	+ 0,7	— 4,8
Japan	— 17,1	+ 30,1	— 11,2	— 1,1	+ 4,5	— 1,6	— 18,0	+ 4,8	— 6,1

Sterblichkeit an Krebs in zwölf Ländern im Vergleich mit den USA 1956 bis 1957. Die Unterschiede in beiden Richtungen (mehr oder weniger als in den USA) sind in den Zahlen pro 100000 Einwohner angegeben. Oben: Männer, unten: Frauen. Grundlegend sind die Angaben von SEGI u. Mitarb.

4. Angaben über soziale und ökonomische Verhältnisse, Hygiene, Volksnahrung, Mangelkrankheiten, Gewohnheiten, Verbrauch von Alkohol und Tabak, Betelnußkauen usw.

5. Wenn verschiedene Rassen und (oder) Angehörige verschiedener Religionen im betreffenden Gebiete zusammen wohnen, müssen Angaben darüber vorliegen.

6. Angaben über die Herkunft des Materials, ob es sich um Autopsien oder

Biopsien handelt, ob das Material aus gut ausgerüsteten modernen Krankenhäusern stammt oder aus der Privatpraxis oder vielleicht nur auf nichtärztlichen Angaben fußt.

7. Angaben, ob es sich um Morbiditäts- oder Mortalitätszahlen handelt, ebenso ob die Patienten unbehandelt oder operativ, radiologisch oder sonst eingreifend behandelt worden sind.

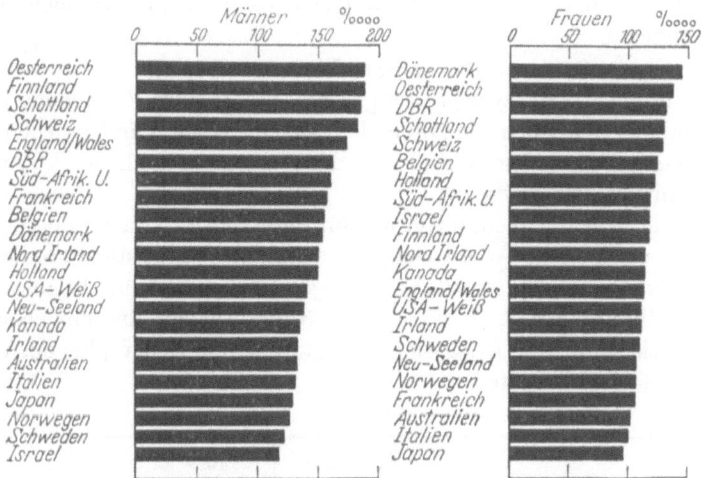

Abb. 127a. Krebsmortalität in 22 Ländern 1956 bis 1957

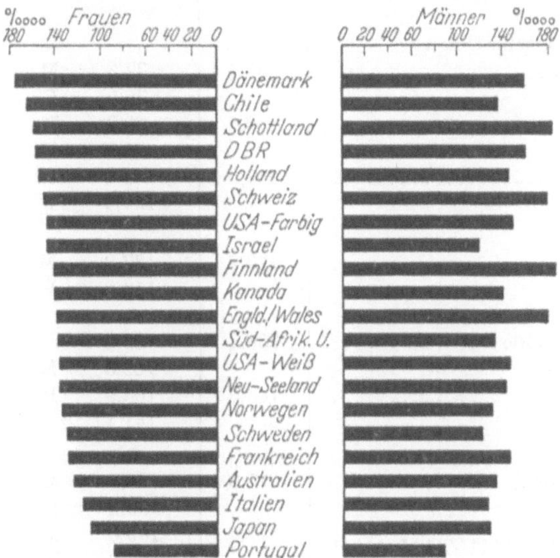

Abb. 127b. Standardisierte Krebsmortalität. (Nach SACHS und MAASS, 1965)

Geographisch-demographische Angaben gewinnen viel an Wert und Interesse, wenn sie mit Angaben über historische Veränderungen des Geschwulstpanoramas verbunden sind. Genaue historisch-geographische Angaben über jede einzelne Geschwulstform können der ätiologischen Forschung dienen, denn jede Geschwulstform ist eine Krankheit für sich.

Bei einer übersichtlichen Darstellung der Geographie der Tumoren kann man zwei Wege gehen. Man kann das gesamte Geschwulstpanorama jedes einzelnen Landes beschreiben und eventuell mit anderen Ländern vergleichen, oder man kann über jede besondere Geschwulstform für sich Bescheid geben und über ihre Häufigkeit in den verschiedenen Ländern Bericht erstatten. Wir werden im folgenden beide Wege betreten. Leider muß man feststellen, daß die Angaben bald hier, bald da, sehr unvollständig sind, und zwar trotz energischer Suche von verschiedenen Seiten.

3. Tumoren der verschiedenen Länder

Die Berichte der WHO wollen eine gewisse, präliminäre Vorstellung über die totale Anzahl der malignen Tumoren der verschiedenen Länder geben. Es ist indessen zu bemerken, daß sowohl die Art der Registrierung als die Exaktheit der Angaben ziemlich stark wechseln.

Es war nicht mehr möglich, die große, für die Krebsforschung außerordentlich wichtige, eben erschienene Arbeit von J .CLEMMESEN: „Statistical studies in the aetiology of malignant neoplasms", Kopenhagen 1965, wiegewünscht auszunutzen. Die beiden Teile der Arbeit (I: 543 S., II: 319 S.) geben eine eingehende und kritische Übersicht über die Ätiologie, Demographie und Geographie der verschiedenen bösartigen Geschwülste.

Tabelle 15

	1950*	1957		1960
Afrika				
Südafrikanische Union				
Asiaten	35,4	37,3	M	35,7
		36,0	F	33,3
Bantu	66,1	80,3	M	84,5
		70,6	F	61,0
Weiße	119,3	142,6	M	147,9
		124,4	F	119,5
Amerika				
Kanada	127,7	137,8	M	139,7
		119,8	F	120,3
USA				
Nicht-Weiße	108,1	128,6		
		109,3	M	162,5**
Weiße	143,5	163,9	F	136,4**
		141,1		
Asien				
Israel (Juden)	77,0	88,7	M	98,6
		99,2	F	106,5
Japan	77,4	100,0	M	111,1
		82,9	F	90,2
Australien usw.				
Australien	127,5	139,2	M	138,7
		123,5	F	119,8
Neuseeland	—	161,1	M	149,3
		136,5	F	135,5

* beide Geschlechter
** alle Rassen

Tabelle 15 (Fortsetzung)

	1950*	1957		1960
Europa				
Belgien	207,5	220,3	M	244,2
		203,8	F	208,8
Berlin, West-	—	321,4	M	365,2
		276,8	F	308,3
Bundesrepublik	186,4	212,7	M	218,2
		193,1	F	198,5
Dänemark	177,0	199,6	M	212,7
		201,9	F	206,3
Finnland	138,4	168,3	M	174,3
		138,2	F	137,6
Frankreich	173,1	200,6	M	212,3
		179,3	F	182,1
Holland	146,9	169,0	M	184,0
		147,8	F	152,7
Norwegen	158,4	164,0	M	168,6
		156,3	F	159,3
Irland	141,9	167,0*	M	178,3
			F	157,5
Island	132,9	144,3*		—
Italien	113,5	135,8*	M	158,1
			F	133,7
Österreich	—	265,7	M	274,6
		229,2	F	228,4
Schweden	154,6	172,3	M	191,1
		167,5	F	180,2
Schweiz	—	208,2	M	204,8
		174,7	F	172,3
Spanien	98,2	102,0*	M	114,6**
			F	100,5**
Ver. Königr. England u. Wales	194,5	231,2	M	239,1
		189,0	F	194,3
Schottland	193,8	228,5	M	232,1
		190,5	F	193,1

* beide Geschlechter
** Zahlen für 1959

Die sehr großen Unterschiede zwischen den Ländern Europas beruhen wohl in erster Linie auf der Art, Vollständigkeit und Genauigkeit der Registrierung; daneben spielt das wechselnde mittlere Lebensalter eine große Rolle. Die auffallend starke Zunahme von 1950 zu 1957 ist gewiß größtenteils eine scheinbare. Die besonders hohe Anzahl der Fälle in Österreich, die nur von der Angabe über Westberlin, 295,9, übertroffen wird, könnte wohl zum Teil durch die starke Urbanisierung, mit Wiens Dominanz in Österreich, erklärt werden.

Diese Mortalitätszahlen geben aber ein sehr unvollständiges und zum Teil sogar falsches Bild der Häufigkeit der bösartigen Tumoren. Ein richtigeres Bild bekommt man nur durch das Studium der *Morbidität*; für die geographische Erforschung der Tumoren und ihrer Ätiologie sind nackte Mortalitätszahlen nicht so wertvoll. Nur wenn eine genügende Differenzierung der Tumoren nach Geschlecht,

Alter, Wohnort (Land oder Stadt), Gewerbe und, wenn nötig, Rasse und Religion zur Verfügung steht, kann ein Krebsregister das leisten, was man fordern sollte.

In dieser Hinsicht ist Dänemark vorbildlich. Nunmehr existieren ähnliche Register, die nicht nur die Mortalität, sondern die gesamte Morbidität umfassen, in verschiedenen anderen Ländern wie Finnland, Norwegen und Schweden. Gute, aber nicht so vollständige Angaben haben Nordamerika, also Kanada und die USA, und Teile von Asien, Afrika und Australien geliefert.

Die Berichte aus den verschiedenen Ländern geben, trotz ihrer Unvollständigkeit doch eine gewisse Vorstellung vom Geschwulstpanorama des Landes, wie aus der folgenden Übersicht hervorgeht.

a) Afrika

Nordafrika

Marokko. Ardoin hat eine Zusammenstellung über die wichtigsten Tumoren in diesem Lande gemacht. In *Algerien* sind nach Mussini Sarkome und Melanosarkome häufig sowohl bei Muselmanen als bei Europäern. Cervixkrebse sollen häufiger sein als Korpuskrebse. Dazu ist zu bemerken, daß die Bevölkerung zum größeren Teil mohammedanisch ist, wobei die Männer wohl regelmäßig circumzidiert werden. In *Ägypten* dominieren Blasenkrebse, größtenteils auf Bilharziabasis, die in dem großen Krankenhaus Kasr-el-Aini in Kairo 43% der Krebsfälle bilden. Andere Tumoren scheinen nicht häufig zu sein (niedriges mittleres Lebensalter). Während eines fünfmonatigen Aufenthalts in Kairo sah ich als Pathologe keinen einzigen Fall von Magenkrebs, aber die Sektionen waren nicht zahlreich und die Sezierten meistens nicht alt.

Westafrika

In der ehemaligen französischen Kolonie *Gabon* meinen Schweitzer und Berglas, eine Steigerung der Frequenz der bösartigen Tumoren festgestellt zu haben. Edington berichtet über Cancer an der *Goldküste*. In gewissen Gegenden bilden primäre Leberkrebse über 30% der Tumorfälle.

Ostafrika

Über die Verhältnisse in der portugiesischen Kolonie *Mozambique* hat Prates berichtet. Bei Negern sind primäre Leberkrebse häufiger als in anderen Teilen des tropischen Afrika. Nach Stewart sollen 60% aller Krebsformen in der Leber lokalisiert sein. Haut- und Brustkrebse sind häufiger bei Weißen als bei Schwarzen. Davies Untersuchungen über den Leberkrebs in *Uganda* usw. werden unten abgehandelt, ebenso die sog. Burkitt-Tumoren unter Tumoren der blutbildenden Organe.

Südafrika

Die Verhältnisse sind hier dank Higginson besser bekannt als in anderen Teilen von Afrika südlich der Sahara. Zwischen den drei hier wohnhaften Rassen von Menschen bestehen große Unterschiede, die wohl hauptsächlich durch spezielle, sehr verschiedenartige Umweltverhältnisse zu erklären sind. Wir verweisen auf Higginsons zahlreiche Untersuchungen.

Bei der Bantubevölkerung hat HIGGINSON dieselben Typen von Tumoren wie in Europa gefunden, jedoch sind die Altersangaben sehr unsicher. Lippen-, Mund- und Zungenkrebs fand er bei 18 Männern (M) und 4 Frauen (F), Speiseröhrenkrebs bei 13 M und 3 F, Magenkrebs nur bei 7 M und 4 F, Dickdarmkrebs bei derselben Anzahl beider Geschlechter und Leberkrebs bei 18 M und 2 F. Diese Form ist nach ihm die dritthäufigste (31,9% von allen). Bei Frauen ist das Uteruscarcinom die häufigste Form, das Cervixcarcinom bildet allein fast die Hälfte aller Carcinome bei Frauen. Das Verhältnis Cervix- zu Korpuscarcinom war fast 40:1 (124:3). In 1901 Sektionen von Bantus fand er keinen Fall von Lungenkrebs, dagegen bei 1622 Sektionen von Weißen 19 Fälle. Brustkrebs war die zweithäufigste Form bei Bantufrauen. Bei Farbigen fand er relativ wenige Fälle von Hautkrebs (3 bis 10%), dagegen bei Weißen viele (30 bis 40%). Kaposisarkome sind recht häufig bei Bantus. Im ganzen sah er 116 Fälle bei Männern und 180 bei Frauen.

Auch in *Transvaal* bestehen große, wahrscheinlich umweltbedingte Unterschiede im Vorkommen von Krebsen zwischen Weißen und Farbigen (KEEN u. Mitarb.).

b) Amerika

Nordamerika

Über die Morbidität und Mortalität liegen zahlreiche, meistens sehr genaue Untersuchungen vor, die hier nicht näher abgehandelt werden können. In vielen von diesen wird über die Häufigkeit der verschiedenen Krebsformen bei den drei Rassen Nordamerikas berichtet. Auch hier können die Unterschiede größtenteils

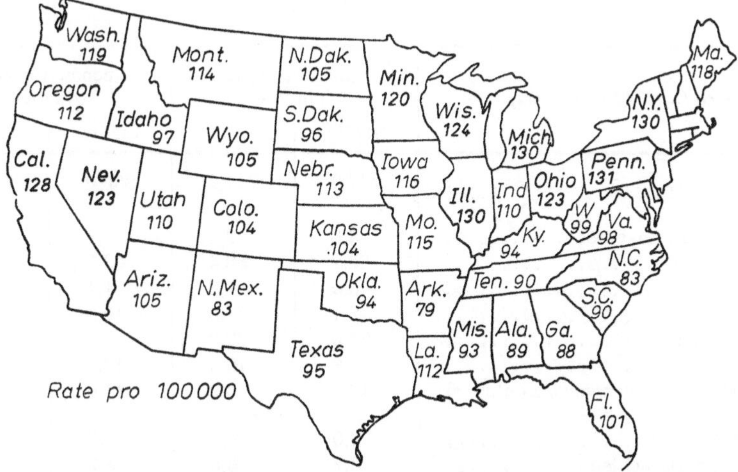

Abb. 128. Sterblichkeit an Krebs aller Formen in den USA 1939 bis 1941. Die Sterblichkeit ist aufgegliedert nach Alter, Rasse und Geschlecht. [Nach HUEPER, Arch. Path. 58, 360, 475, 645 (1954)]

durch verschiedene sozial-ökonomische und kulturelle Faktoren erklärt werden. Je mehr die Neger sich den Weißen kulturell nähern, desto weniger auffallend werden die Unterschiede. Wir verweisen auf die großen tabellarischen Zusammenstellungen.

Wir verweisen ferner auf die Untersuchungen von DORN, von GERHARDT u. Mitarb. und von PENNER. PHILLIPS und SMITH haben sich speziell für den Krebs bei Indianern interessiert, KIRCHOFF und RIGDON, MANCUSO und COULTER und SAMPEY haben die Krebse der Weißen und Schwarzen untersucht.

Tabelle 16. *Vorkommen von Krebs im New York-Staat (nicht die Stadt) 1949—1951, pro 100000 Einwohner*

Männer (nach Alter justiert)	„metropolitan counties“		„nonmetropolitan counties“	
	Städte	Land	Städte	Land
Alle Formen	267,2	226,1	257,7	202,3
Mundhöhle und Pharynx	15,8	12,2	16,1	14,0
Digestionsorgane	90,0	75,4	70,5	62,5
Speiseröhre	7,1	4,8	5,1	2,8
Magen	24,1	20,8	22,4	20,4
Dünn- und Dickdarm	24,4	18,8	23,1	17,1
Mastdarm	19,3	15,6	15,8	12,4
Übrige (Leber, Gallenwege, Pankreas)	15,1	15,4	13,1	9,8
Respirationsorgane	40,3	31,7	30,7	22,0
Lungen und Bronchien, alle Formen	29,2	23,9	20,8	15,2
Prostata	27,9	22,6	30,9	25,3
Harnblase	13,6	13,0	13,6	9,5
Haut	32,1	29,3	42,6	35,5
Leukämie	9,6	8,4	6,8	5,1

Frauen (nach Alter justiert)	„metropolitan counties“		„nonmetropolitan counties“	
	Städte	Land	Städte	Land
Alle Formen	245,9	217,2	256,0	222,2
Mundhöhle und Pharynx	3,8	2,6	4,1	3,3
Digestionsorgane	62,7	58,4	63,3	53,7
Speiseröhre	0,9	1,4	1,4	1,1
Magen	12,1	11,3	10,5	9,2
Dünn- und Dickdarm	25,0	22,2	27,7	22,5
Mastdarm	11,9	10,3	12,1	9,1
Übrige (Leber, Gallenwege, Pankreas)	12,8	13,2	11,6	11,2
Respirationsorgane	5,0	4,7	5,3	3,6
Lungen und Bronchien	3,2	3,5	3,2	2,4
Brustdrüse	58,1	50,3	55,4	49,3
Weibliche Geschlechtsorgane	55,1	48,3	67,4	59,8
Cervix uteri	24,6	20,7	32,4	27,3
Corpus uteri	14,9	12,4	18,6	17,4
Harnblase	4,4	3,6	4,6	3,8
Haut	23,4	19,6	25,2	22,3
Leukämie	6,0	5,8	5,4	4,9

Tabelle 17. *Darstellung der Häufigkeit gewisser Krebsformen in den USA 1933 und 1944 mit sinkender bzw. steigender oder stillstehender Tendenz und bezogen auf die Altersrichtung. (Nach* POTTER, *1947)*

	1933	1944	Jährliche Veränderung
Alle Krebsformen			
Männer	106,8	116,9	+ 0,76
Frauen	125,3	122,7	— 0,38
Krebsformen mit sinkender Tendenz			
Männer: Mundhöhle	6,0	4,2	— 3,8
Magen	28,3	22,3	— 2,1
Frauen: Mundhöhle	1,3	0,9	— 3,4
Magen	19,8	13,5	— 3,8
Krebsformen ohne deutliche Tendenz			
Männer: Speiseröhre	3,0	3,2	0
Frauen: Speiseröhre	0,8	0,8	0
Mastdarm	5,2	5,5	0
Krebsformen mit steigender Tendenz			
Männer: Pharynx	1,3	1,9	+ 4,9
Dickdarm	10,7	13,5	+ 2,1
Mastdarm	6,4	7,6	+ 1,6
Lunge	4,0	8,1	+ 5,8
"other respiratory"	0,6	3,9	+ 20,1
Frauen: Pharynx	0,3	0,5	+ 5,6
Dickdarm	13,6	15,9	+ 1,0
Lunge	2,2	3,0	+ 2,1
"other respiratory"	0,2	0,8	+ 15,5

Zentralamerika

Unter den spärlichen Untersuchungen über die Häufigkeit und Formen der bösartigen Tumoren sei hier nur SCHAPIROS erwähnt.

Westindische Inseln

Über maligne Tumoren auf Kuba, Jamaika und anderen Inseln liegen Untersuchungen von WYNDER auf Kuba, von WALTER u. Mitarb. auf Jamaika und von UTTLEY auf Antigua, einer der Antillen-Inseln, vor.

Besonders wertvoll sind die Untersuchungen EIBERGENS über das Krebspanorama auf der Insel Curacao im Karibischen Meer mit überwiegend negroider Bevölkerung. Wir geben hier in Tabellenform die häufigsten Geschwulstformen nach Häufigkeit an. Es wurden 3487 Sektionen gemacht, darunter 531 Krebsfälle = 15,2%.

Tabelle 18

Ca. oesophagi	92	Ca. ovarii	15
Ca. ventriculi	84	Tumor cerebri	13
Ca. bronchiale	40	Ca. mammae	13
Ca. uteri	34	Myeloma mult.	12
Leukämien	31	Ca. coli et recti	12
Sarcomata (Weichteile, Organe, Knochen)	25	Ca. pharyngis	11
Ca. hepatis	19	Ca. linguae	11
Lympho- und Reticulosarcoma	19	Ca. prostatae	8
Ca. ves. felleae	18	Ca. ves. urinariae	7
Ca. pancreatis	18	Übrige bösart. Tum.	49

Südamerika

Berichte liegen vorläufig nur aus einigen Staaten vor. CORREA hat eine statistische Untersuchung in Antioquia in Kolumbien gemacht. Auch aus Venezuela, Chile und Uruguay liegen Anfänge einer Krebsstatistik vor.

c) Asien

Naher Osten

Aus dem *Nahen Osten* liegen Untersuchungen aus dem *Libanon* von AZAR vor. PONTHUS und DOUAIHG untersuchten 8500 bösartige Tumoren in *Libanon* und fanden folgende Frequenzzahlen:

Tabelle 19

	%		%
Ca. colli uteri	20,16	Weichteilsarkome	2,92
Hauttumoren	13,32	Ca. hypopharyngis	2,23
Ca. mammae	10,57	Ca. coli	2,07
Leukämien u. derart.	6,01	Ca. recti	1,71
Ca. laryngis	4,67	Ca. naso-pharyngis	1,70
Ca. ventriculi	4,58	Ca. broncho-pulmonale	1,58
Ca. labii	4,08	Ca. ves. urinar. et renum	1,57

47,1% der Tumoren stammten von Männern, 52,8% von Frauen. Die Verteilung des Ca. colli uteri auf Frauen der Christen und der Muselmanen war 58,92 zu 41,08, die Verteilung des Ca. corporis uteri 65,35:35,46 alles prozentual. KALLNER hat den Krebs in *Israel* untersucht.

Indien und Burma

Es bestehen scheinbar sehr große regionale Unterschiede in der Häufigkeit der Tumoren. In Bombay sind 2% der Tumoren Mundhöhlen- und Lippenkrebse, in Behar im Nordosten, machen sie 33% aller Tumoren aus, sind also dort die häufigste Tumorform. Pharynxcarcinome sind nach KHANOLKAR häufig, Pharynxkrebse bei Plummer-Vinsons-Syndrom bilden 6% aller Krebse (3,9 bis 7% der Krebsfälle sind gastrointestinale). Magenkrebs ist selten, dagegen sind Leberkrebse häufig, sie bilden 17,5% der Tumoren. Lungenkrebs ist sehr selten. Cervixkrebse bilden 32,8 bis 54,5%, „Fundus"-Krebse nur 1,3 bis 1,9%. Mammacarcinome wurden in 21,4 bis 10,5% der Krebsfälle gefunden. Peniskrebse sind bei den umschnittenen Mohammedanern selten, bei Anhängern anderer Religionen häufig. Ein speziell in kälteren Regionen (Kaschmir) ziemlich häufiger Krebs ist der Kangrikrebs. Die Untersuchungen von MITRA und DAS GUPTA aus Indien und von NUNDY und THOUNG aus Burma können hier nur kurz erwähnt werden.

Nach SHANTA und KRISHNAMURTHI bilden die Carcinome des „upper aliment tract", was wohl Lippen, Mundhöhle und Pharynx entspricht, in Indien etwa 40% der bösartigen Geschwülste, während diese Gruppe in Ländern des Westens 5 bis 10% ausmacht. Ihr Material umfaßte 628 Männer und 254 Frauen. BARUAH fand unter 23405 Biopsien etwa 11% maligne Tumoren, unter denen mehr als die Hälfte im „upper alimentary tract" saß. Vor allem waren Krebse der Mundhöhle, des Mesopharynx, Hypopharynx und Larynx häufig. Bei Frauen war Cervixkrebs die häufigste Form von Krebs. Die wichtigsten ätiologischen Faktoren bei Lippen-Mundhöhlenkrebs waren wahrscheinlich Betelnuß- und Tabakkauen.

Ceylon

Die Sterblichkeit an Krebs soll nach MAY 1951 nur 11,3 pro 100000 sein, die niedrigste in der Welt. Ob diese Angabe auch heute noch gilt, scheint zweifelhaft. Unter 2295 Cancerfällen fand COORAY 9 Oesophagus-, 17 Magen- und 18 Larynxkrebse aber keinen Fall von Lungenkrebs. In einer Serie von 2562 Sektionen fanden sich fünf Bronchialcarcinome. In der Zeit von 1952 bis 1956 wurden 22 Bronchialcarcinome und fünf Bronchialadenome festgestellt. Unter den 22 Krebsfällen betrafen 16 Männer und sechs Frauen, was ein Geschlechtsverhältnis von 2,7:1 gibt (COORAY und LESLIE). In Colombo überwogen 1939 bis 1942 die Mundhöhlenkrebse mit 47% sämtlicher Tumorfälle, gastro-intestinale Tumoren bildeten 10,9%, Tumoren der weiblichen Genitalien 17% und Brustkrebse 5,7% sämtlicher Fälle.

Südostasien

Wir verweisen hier auf MOORES Übersicht aus dem Jahre 1953.

Thailand

Nach VELLIOS sind Mundhöhlen-, Brust- und Hautkrebse die häufigsten Formen mit 10,4 bis 12,1% aller Fälle. Speiseröhrenkrebs ist recht häufig, Magenkrebse bilden 5% der Fälle. Überraschend ist der niedrige Anteil der primären Lebertumoren mit nur 4,3%. Tumoren der oberen Respirationsorgane bilden 5,7%, die Krebse der Lungen nur 2%. Uteruskrebse sind selten (2,4%), Peniskrebse etwas häufiger (3,5%). Wir verweisen ferner auf die Untersuchungen von PIYARATN und ROSHAN.

Südvietnam

Nach HUEPER sollen fast ein Viertel der Krebsfälle (22,2%) primäre Leberkrebse sein. JOYEUX und VIEN haben besonders die carcinogenen Faktoren bei Bucco-Pharyngealen Tumoren untersucht.

Malaya

Nach den Untersuchungen von MARSDEN und von NUNDY ist die Verteilung der Krebsfälle bei den drei hier lebenden Rassen etwas verschieden. Unter den ethnischen Gruppen dominieren Malayen zahlenmäßig mit etwa 50%, die Chinesen bilden etwa 30%, die Inder etwa 10%. Bei Malayen und Chinesen sind Nasopharynxcarcinome häufig. Bei Malayen sind Uteruskrebse selten. Chinesen haben ziemlich viel Oesophagus- und Leberkrebse, letzteres hängt mit der großen Häufigkeit der Lebercirrhosen zusammen. Bei den Indern sollen orale Krebsformen häufig sein, was vielleicht im Betelkauen seine Ursache hat.

China und Formosa

Die bisher vorliegenden Untersuchungen erlauben kein sicheres Urteil über die Häufigkeit der Krebskrankheiten und die verschiedenen Formen. Wir verweisen auf die Arbeiten von HEINE aus 1931, W. FISCHER 1958 und MUIR 1963. Nach YEH und COWDRY (1954) sind Nasopharynxcarcinome häufig, ebenso Speiseröhrenkrebse. Letzteres stimmt mit W. FISCHERS Angaben aus dem Jahre 1958 überein: „Der Speiseröhrenkrebs ist in China offenbar wesentlich häufiger" als in Europa und kommt „überwiegend beim männlichen Geschlecht und anscheinend besonders im nördlichen China" vor. Er macht 3% der Tumoren aus, während die Magenkrebse 9% ausmachen sollen. Primäre Leberkrebse bilden 50% der Tumoren, HOU schätzt sie in Hongkong auf 35%, FISCHER berechnet sie nur zu 24%. HOU fand unter seinen 150 Fällen 111 Lebercirrhosen; Infektion mit Clonorchis sinensis lag in 66 Fällen vor, Cholelithiasis in zwei Fällen. Nach HOU wäre Bronchialkrebs die zweithäufigste Tumorform in Hongkong, FISCHER gibt nur 10% auf die gesamten Tumoren an. Eine häufige Form, besonders in Südchina, ist das Peniscarcinom.

In *Korea* scheint Lungenkrebs selten zu sein. LUDLOW fand unter 150 Krebsfällen keinen Fall, was mit YEHs Erfahrung übereinstimmt. Im übrigen dürften die verschiedenen Krebsformen sich wie in China verhalten.

Japan

Die totale Krebssterblichkeit in Japan ist ziemlich niedrig, wenn man die Größe der höheren Altersklassen im Vergleich zur ganzen Bevölkerung berücksichtigt. TAKEDA gibt 1954 folgende Zahlen an:

Tabelle 20

	Männer	Frauen
Japan	73,4	69,0
USA	81,7	96,3
Deutschland	89,7	100,8
Schweiz	96,4	87,9
England	104,6	91,9

Die Krebse der Verdauungsorgane sind häufig, vor allem der Magenkrebs, der anscheinend zunimmt. Folgende Ziffern geben die Verhältnisse in Japan, England und Wales sowie bei den Weißen in USA an:

Tabelle 21

Lokalisation	Japan		England und Wales		USA, Weiße	
	M	F	M	F	M	F
Speiseröhre	5,1	1,8	3,4	1,7	2,2	0,7
Magen	44,2	26,4	20,5	13,3	14,7	10,3
Darm	1,6	1,8	10,8	12,8	9,5	12,4
Rectum, Anus	2,9	2,3	8,9	5,7	5,2	4,3
Leber, Gallenwege	8,0	5,4	2,6	3,0	4,7	6,5
Pankreas	0,6	0,4	3,8	2,9	3,6	3,1

Nach KUROKAWA 1958 ist die Sterblichkeit an Magenkrebs von 1937 bis 1956 gestiegen, und zwar bei Männern von 43,1 auf 48,2 und bei Frauen von 26,5 auf 30,6. Im Verhältnis zur totalen Sterblichkeit an malignen Geschwülsten war die Sterblichkeit an Magenkrebs bei Männern 53,3, bzw. 39,4%. Auf 100000 Todesfälle kamen in

Tabelle 22

	bei Männern	bei Frauen
Japan	68,3	36,6
Finnland	61,1	34,7
Dänemark	42,0	25
USA, Farbige	23,5	10,5
USA, Weiße	14,4	7,7

In der Präfektur Miyagi war die Morbidität 1952 bis 1952 bei Magenkrebs bei Männern 61,9 und bei Frauen 34,2, und die Mortalität bzw. 56,0 und 30,8. Man berechnet, daß in Japan etwa dreimal so viele Patienten an Magenkrebs sterben wie in den USA:

Japan	Männer	109,6	Frauen	54,4
USA	„	32,3	„	18,6

Die Ursachen der auffallend hohen Mortalität an Magenkrebs werden von KUROKAWA diskutiert, u. a. wird auf die Überladung des Magens mit großen Reismengen hingewiesen (manchmal 1 kg Reis bei jeder Mahlzeit). Bei Großessern fand man mehr Magenkrebs als bei Kleinessern, ebenso fand man mehr Magenkrebs bei Schnapstrinkern und bei gleichzeitig vorkommender Zahnkaries als im Kontrollmaterial.

Die Tabelle zeigt die Mortalität an Krebs auf 100000 Einwohner und die prozentualen Verhältnisse.

Tabelle 23

	Männer		Frauen	
	auf 100000	in % von allen Krebsen	auf 100000	in % von allen Krebsen
Totale Krebsmortalität	98,4	100,0	83,3	100,0
Mundhöhle und Rachen	0,9	0,9	0,5	0,6
Verdauungsorgane	78,4	79,7	51,0	61,2
Speiseröhre	5,1	5,2	2,1	2,2
Magen	53,3	54,2	32,9	39,4
Dickdarm	1,7	1,8	2,1	2,5
Mastdarm	3,2	3,3	2,8	3,4
Leber und Gallenwege	1,0	1,0	1,0	1,2
Bauchspeicheldrüse	1,6	1,6	1,3	1,5
Respirationsorgane	7,5	7,7	3,4	4,0
Mamma	—	—	3,4	4,0
Uterus (und Chorioepitheliom)	—	—	16,0	19,3
Männliche Geschlechtsorgane	1,1	1,1	—	—
Harnorgane	1,7	1,7	1,1	1,3
Haut	0,7	0,7	0,6	0,7
Blutbildende Organe	4,5	4,6	2,9	3,5

Die relative Seltenheit des Leberkrebses im Vergleich mit China geht aus der Tabelle hervor. Uteruskrebs ist häufiger als im allgemeinen in Europa, dagegen ist Krebs der Mundhöhle, des Pharynx, Larynx und der Lungen sowie der Brustdrüse seltener.

Endlich sei hervorgehoben, daß bösartige Melanome nach YOSHIDA seltener bei Japanern als bei Weißen (im Norden oder total?) vorkommen.

Indonesien

Nach KOUWENAAR und TJOKRONEGORO ist die Totalfrequenz der bösartigen Tumoren etwa dieselbe wie in Europa, wenn man die Altersverteilung berücksichtigt. Magenkrebs ist bei javanischen Männern und Frauen selten, aber häufig bei Chinesen, bei denen er ebenso häufig vorkommt wie Leberkrebs. Die häufigste

Form ist der Leberkrebs, 30 bis 40% aller Fälle, meistens nach Cirrhose. Er kann in gewissen Gebieten auf 80% bei Männern ansteigen. Bei Javanerinnen sind Uterus- und Mammakrebse die häufigsten Formen. Bei allen Rassen (Europäer, Chinesen, Indonesier) findet man ziemlich oft papilläre Schilddrüsenadenome, die bisweilen bösartig werden. Europäische Pathologen wie FARAGO, KOUWENAAR und SITSEN haben wichtige Beiträge zur Kenntnis der Häufigkeit und Formen der Krebse geliefert.

d) Australien und Inseln des Stillen Ozeans

In sonnenreichen Teilen von Australien sind Hautkrebse bei Weißen sehr häufig (30 bis 40%), gegenüber 3 bis 10% bei Farbigen (CARMICHAEL).

Das Vorkommen von Tumoren auf *Hawaii* wurde von SMITH untersucht. Es wohnen hier Weiße, Philippinos, Hawaiianer und Schwarze sowie Mischlinge. Die Sterblichkeit an Krebs ist überhaupt niedrig, bei Männern betreffs Magen-, Darm-, Rectum-, Pankreas-, Lungen- und Prostatakrebs, bei Frauen betreffs Brustkrebs. Bei Männern war Leberkrebs häufig. Männliche Hawaiianer wiesen eine höhere Sterblichkeit an Krebs als Weiße und Farbige in den USA auf, was mit den hohen Ziffern für Magen-, Leber- und Larynx-Lungenkrebs zusammenhängt. Hawaiifrauen hatten relativ häufig Magen- und Uteruskrebs. Die mitgeteilten Zahlen erlauben wohl keine weitgehenden Schlüsse.

e) Europa

Belgien

Im Südosten soll nach FIRKET Lungenkrebs sehr häufig sein, wobei wohl die starke Verunreinigung der Luft eine Rolle spielt. Primäre Leberkrebse machen 3,3% aller Krebsformen aus.

Bulgarien

Im Jahre 1952 wurden 4072 maligne Tumoren entdeckt, was 17,8% der Todesfälle entspricht, vier Jahre später, 1956, stiegen die Zahlen auf 9500, entsprechend 20,5% aller Todesfälle. Folgende Tabelle gibt einige Einzelheiten:

Tabelle 24

	1952	1956
Ca. oesophagi	44,0%	39,3%
Ca. ventriculi	34,8%	43,4%
Ca. recti	20,3%	30,8%
Ca. pulmonis	38,2%	50,6%
Ca. cutis	3,7%	4,0%

Die sehr starken Unterschiede innerhalb der kurzen Periode von 4 Jahren zeigen am besten die begrenzte Zuverlässigkeit dieser Statistik.

Dänemark

Das seit 1942 bestehende dänische Cancerregister erlaubt eine Übersicht der Häufigkeit der verschiedenen Formen von bösartigen Tumoren bezüglich ihrer zahlenmäßigen Verteilung nach Alter, Geschlecht, Wohnort, Gewerbe, Sozialklasse usw. sowie hinsichtlich der Veränderungen der verschiedenen Tumorformen seit 1942. Dadurch hat die statistische Tumorforschung in Dänemark eine bisher unerreichte Exaktheit und Vollständigkeit erreicht, die für alle Länder der Welt ein Vorbild darstellt. Da hier nicht auf Einzelheiten eingegangen werden kann, müssen wir uns auf eine tabellarische Übersicht beschränken, wobei entsprechende Zahlen aus den USA mitgeteilt werden. Die Zahlen sind nach der Standardaltersverteilung in den USA 1950 justiert und auf 100000 berechnet.

Tabelle 25

1948—1952	Männer					Frauen				
	Dänemark			USA		Dänemark			USA	
	Kopenhagen	Provinzstädte	Provinz	Weiße	Nicht-Weiße	Kopenhagen	Provinzstädte	Provinz	Weiße	Nicht-Weiße
Mund, Pharynx ..	8,4	7,6	10,1	21,1	10,9	3,7	2,2	2,0	6,3	5,3
Verd.-Organe	110,3	100,2	84,1	110,5	96,9	72,8	70,7	69,4	79,8	68,0
Magen	37,0	43,4	41,8	34,1	39,6	23,6	26,7	29,8	18,3	22,8
Dickdarm	22,8	19,3	14,0	26,2	13,9	21,0	17,8	16,4	27,8	16,2
Mastdarm	25,2	22,6	17,4	22,1	12,7	13,9	12,2	11,2	15,2	13,6
Lungen..........	43,6	15,3	8,3	29,5	25,4	6,1	3,0	2,7	6,5	5,8
Brustdrüse.......	0,6	0,6	0,3	0,8	0,2	57,4	49,3	40,9	72,6	53,9
Vorsteherdrüse ...	22,2	17,0	15,0	34,8	49,9	—	—	—	—	—
Harnblase	15,3	7,7	5,6	18,6	7,0	4,1	2,4	2,1	8,0	7,9
Cervix uteri......	—	—	—	—	—	38,4	34,9	20,2	32,8	70,4
Corpus uteri	—	—	—	—	—	14,4	10,9	7,9	10,3	11,2
Eierstock	—	—	—	—	—	15,3	12,3	10,8	14,7	9,9
Haut (m. Melanom)	24,0	26,7	23,2	56,1	44,5	16,9	16,5	14,4	39,5	6,0
Nervensystem....	7,6	4,8	5,3	7,1	4,4	6,6	3,9	4,5	5,0	3,6
Leukämie........	8,4	7,0	6,6	9,1	8,6	6,0	5,0	4,5	6,3	2,9
Alle bösartigen Geschwülste ...	284,8	224,7	185,7	338,3	252,6	272,5	241,5	208,6	333,4	293,0
				1947					1947	

Es geht aus der Tabelle sehr deutlich hervor, daß die totale Sterblichkeit an Tumoren sowohl für Männer als Frauen in Kopenhagen am höchsten ist, daß sie in den Provinzstädten niedriger und in der Provinz noch niedriger ist. Dies gilt für die allermeisten Krebsformen, ist aber besonders deutlich bei Lungenkrebsen und Harnblasentumoren der Männer, sowie bei Brustdrüsen- und Genitalkrebsen der Frauen. Eine auffallende Ausnahme bildet vor allem der Magenkrebs, besonders bei Männern, weniger deutlich bei Frauen, der in Provinzstädten und auf dem Lande häufiger ist als in Kopenhagen. Ein Vergleich mit den Ziffern in den USA hat viel Interessantes zu bieten.

Unter den zahlreichen Arbeiten von CLEMMESEN und seinen Mitarbeitern können nur ein paar hier besonders hervorgehoben werden: „Cancer incidence in Denmark 1953—1957", die eine direkte Fortsetzung der hier mitgeteilten Tabellen bildet, und „Cancer and occupation in Denmark 1935—1939".

Deutschland

Eine ganz Deutschland oder wenigstens die Bundesrepublik umfassende Krebsstatistik fehlt noch, und man ist auf eine Reihe von Teilangaben angewiesen, die eine recht gute Vorstellung von der Häufigkeit der verschiedenen Geschwulstformen bei Männern und Frauen geben und auch die historischen Verschiebungen in der relativen Frequenz der Formen zeigen. FISCHER hat spezielle Berichte über Thüringen und Mecklenburg veröffentlicht und mit Deutschland (1938) verglichen. Wir verweisen in erster Linie auf FISCHERs zahlreiche Arbeiten. WAGNER und v. KARGER berichten über die Häufigkeit der Tumoren im Sektionsmaterial Schleswig-Holsteins. Die Arbeit von DORMANNS mit sehr interessanten Diagrammen über die Verschiebungen in der relativen Häufigkeit der Tumorformen sind ebenfalls von großem Wert. Die Zunahme der Krebsfälle hängt vor allem mit der starken Steigerung des mittleren Lebensalters zusammen, aber auch die starke Zunahme der Krebse der Respirationsorgane spielt dabei eine Rolle. Bei Männern fand zwischen **1938** und **1953** eine Zunahme des Lungenkrebses auf 10,1%, bei Frauen hingegen, wie in Frankreich, eine Abnahme auf **4,5%** statt (SCHWARZ-

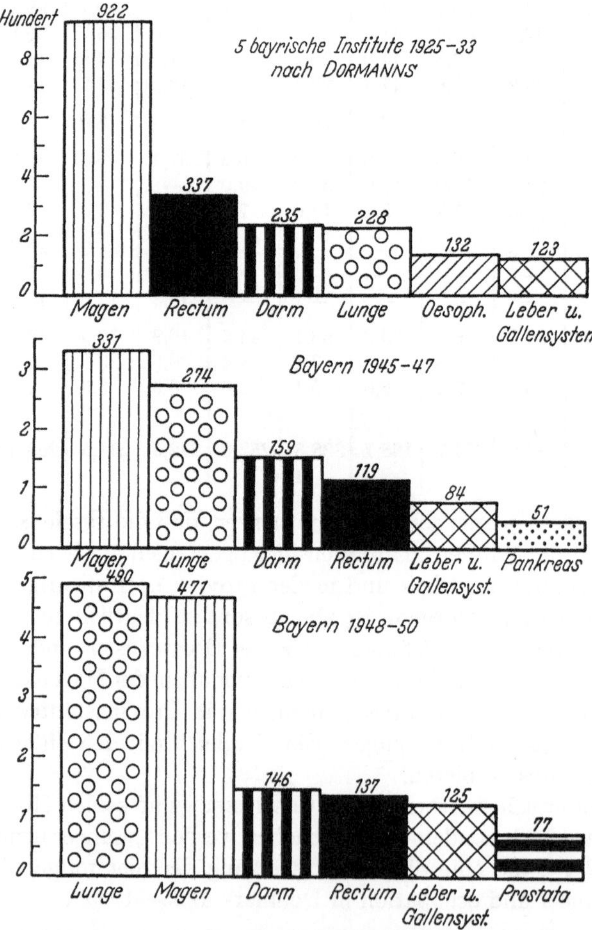

Abb. 129a. Die sechs häufigsten Organcarcinome beim männlichen Geschlecht im Obduktionsgut der Bayerischen Pathologischen Institute in den Jahren 1925 bis 1933, 1945 bis 1947 und 1948 bis 1950. Die starke Zunahme des Lungencarcinoms ist sehr deutlich. [Nach W. EINFALT: Vergleichende Krebsstatistik in Bayern 1945 bis 1950, Z. Krebsforsch. 58, 711 (1952)]

BRAUER). In Düsseldorf ist Lungenkrebs seit 1942 die häufigste Geschwulstform und macht über ein Viertel aller Krebsfälle aus. ROTHS Beobachtung über Krebse bei arsengeschädigten Winzern wurde schon oben erwähnt.

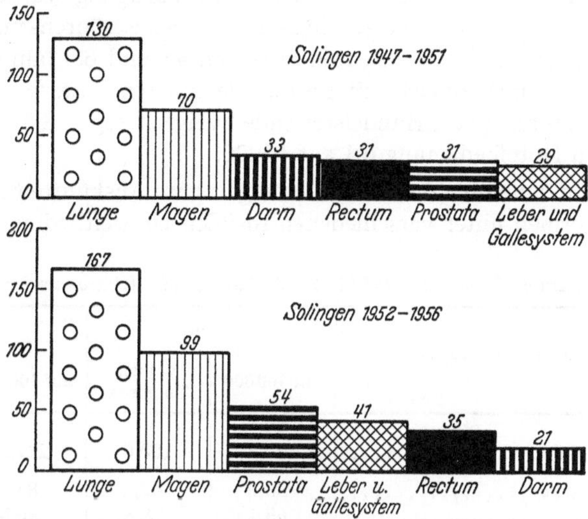

Abb. 129b. Die sechs häufigsten Organcarcinome beim männlichen Geschlecht auf Grund des Obduktionsgutes des Pathologischen Institutes Solingen 1947 bis 1951 und 1952 bis 1956. Auffallend ist die bedeutende Zunahme des Prostatacarcinoms. [Nach W. EINFALT: Z. Krebsforsch. 58, 711 (1952)]

EINFALTS Zusammenstellung über das Vorkommen bösartiger Tumoren in einem großen Sektionsmaterial aus bayrischen Prosekturen (28285 Sektionen 1945 bis 1950, darunter 5576 maligne Tumoren bei 3117 Männern und 2459 Frauen) zeigt folgendes:

Tabelle 26

	Männer		Frauen	
	Anzahl	%	Anzahl	%
Mundhöhle	764	24,5	15	0,6
Speiseröhre	100	3,3	22	0,9
Magen	802	25,7	550	22,4
Darm	305	9,8	218	8,9
Mastdarm	256	8,2	150	6,1
Leber und Gallengänge	209	6,7	240	9,7
Bauchspeicheldrüse	121	3,9	69	2,8
Lunge und Bronchien	764	24,5	139	5,7
Niere	103	3,3	59	2,4
Harnblase	80	2,6	30	1,2
Prostata	127	4,1	—	—
Uterus und Adnexa	—	—	532	21,6
Mamma	—	—	289	11,8

Finnland

Aus Finnland liegen sowohl Morbiditäts- als Mortalitätsstatistiken vor, die beide die große Häufigkeit der Krebse der Verdauungsorgane zeigen.

Der Einfluß der sozialen Verhältnisse auf die Frequenz der verschiedenen Krebsformen konnte ebenfalls erforscht werden. Es wurde teils der Einfluß der verschiedenen Gewerbe, teils die Bedeutung der Einkommen, Wohnungsmieten und derartiges untersucht. Nach der Art der Beschäftigung wurden die Männer in sieben Klassen eingeteilt. Es zeigte sich nun, daß Speiseröhren- und Magenkrebs besonders häufig unter Geschäftsleuten zwischen 45 und 65 Jahren waren, und zwar 3,1 auf 10000 im Vergleich mit 1,5 für alle anderen Gewerbe und Beschäftigungen. Eine Untergruppe „Handelsreisende" zeigten sogar 8,3 auf 10000 und Restaurant- und Hotelbedienung 6,1 auf 10000.

Auch eine Untersuchung der Hausmieten gab gute Auskünfte über die Häufigkeit der Krebsformen unter verschiedenen sozialen Umweltbedingungen.

Tabelle 27. SAXÉN: *Finnland, 1953 bis 1954. Auf 100000 Einwohner bzw. prozentual*

Neu angemeldete Fälle 1953	Männer		Frauen	
	auf 100000	% aller Tumoren	auf 100000	% aller Tumoren
Sämtliche neuen Fälle 1953	225,6	100,0	221,9	100,0
Verdauungsapparat	95,6	42,4	85,7	38,6
Nur Magen	65,1	28,8	50,9	22,9
Brustdrüse	0,2	0,1	32,1	14,5
Cervix uteri	—	—	17,8	8,0
Corpus uteri	—	—	12,0	5,4
Prostata	10,0	4,5	—	—

Tabelle 28. *Finnland 1954. Mortalität an Krebs auf 100000 Einwohner und prozentual auf die totale Krebsmortalität berechnet. Nach* SAXÉN.

	Männer		Frauen	
	pro 100000	prozentual von allen Krebs-todesfällen	pro 100000	prozentual von allen Krebs-todesfällen
Totale Krebsmortalität	164,6	100,0	141,1	100,0
Mundhöhle und Rachen	3,4	2,1	0,9	0,7
Verdauungsorgane	82,4	50,1	75,8	53,7
Oesophagus	7,5	4,5	7,9	5,6
Magen	56,3	34,2	46,4	32,9
Dickdarm	4,3	2,6	5,5	3,9
Mastdarm	4,5	2,7	4,3	3,0
Leber und Gallenwege	2,1	1,3	2,9	2,0
Bauchspeicheldrüse	4,4	2,7	3,6	2,6
Respirationsorgane	42,4	25,8	4,1	2,9
Nur Lungen	36,9	22,4	2,9	2,6
Mamma	—	—	13,0	9,2
Weibliche Geschlechtsorgane	—	—	22,4	15,9
Cervix uteri	—	—	6,5	4,6
Corpus uteri	—	—	4,9	3,5
Prostata	6,8	4,2	—	—

Großbritannien

Folgende Tabelle gibt eine gute Vorstellung von der Häufigkeit der verschiedenen Tumorformen.

Tabelle 29

	Angemeldete Fälle London				Todesfälle Generalregister %	
	Männer		Frauen			
	Anzahl	%	Anzahl	%	Männer	Frauen
Mundhöhle, Pharynx	1077	15,35	198	2,77	7,41	1,15
Speiseröhre	395	5,63	75	1,05	4,90	2,00
Magen	856	12,20	549	7,66	22,04	16,52
Dickdarm	408	5,81	484	6,76	12,65	14,28
Mastdarm	850	12,11	540	7,54	10,74	6,11
Leber und Gallenwege	44	0,63	65	0,90	0,84	1,62
Bauchspeicheldrüse	134	1,91	111	1,55	3,31	2,88
Lunge	842	12,00	182	2,54	10,60	2,74
Niere	81	1,5	33	0,46	1,16	0,84
Harnblase	315	4,49	108	1,51	3,35	1,38
Prostata	383	5,46	—	—	6,24	—
Mamma	23	0,33	2129	29,71	0,18	20,30
Cervix uteri	—	—	859	11,99	—	12,52
Corpus uteri	—	—	288	4,02	—	
Haut	662	9,43	418	5,83	2,02	1,39
Zentralnervensystem	141	2,01	86	1,20	0,62	0,48

Island

Die totale Sterblichkeit an Tumoren war nach den letzten Berichten 148 von 100000. Lippen-, Mund- und Zungenkrebs sind sehr selten. Für übrige Formen werden folgende Zahlen angegeben.

Tabelle 30

	Männer		Frauen	
	1930—1939	1940—1949	1930—1939	1940—1949
Speiseröhre	6,28	6,8	5,1	3,01
Magen	45,41	45,07	31,64	30,98
Dünn- und Dickdarm	6,3	6,17	9,15	8,21
Mastdarm	1,3	2,0	0,9	3,53
Leber und Gallengänge	4,2	3,77	3,3	4,16
Lunge	0,87	2,62	0,62	1,87
Gebärmutter	—	—	7,11	7,79
Eierstock	—	—	2,41	4,36
Brustdrüse	—	—	4,97	10,71
Niere	1,73	2,20	2,80	1,35
Harnblase	—	2,20	—	0,83
Prostata	2,02	4,93	—	—
Zentralnervensystem	1,75	2,41	2,03	1,70
Nicht spezifiziert	17,67	9,21	14,36	7,9

Die Sterblichkeit an Magenkrebs war höher auf dem Lande als in Reykjavik.

Italien

Im pathologischen Institut von Torino fanden Biressi und Garelli unter 30000 Sektionen 4403 maligneTumoren, die hier nach ihrer Häufigkeit geordnet sind:

Tabelle 31

Ca. ventriculi	800=18,2%	T. Syst. haemat. reticul.	180
Ca. uteri	422= 9,6%	Ca. pancreatis	164
T. des Zentralnervensystems	400	Ca. mammae	152= 3,5%
Ca. intestini	386	Ca. org. urin.	146
Ca. pulmonum	377= 8,5%	Ca. thyreoideae	138
Ca. hepatis, viar. bilif.	350	Ca. oesophagi	117

Norwegen

Anzahl der neuen Fälle von Krebs auf 100000 in Städten und Landdistrikten *Norwegens* 1953 bis 1954. Die wichtigsten Lokalisationen. Nach Geschlecht justiert.

Tabelle 32

Lokalisation	Männer		Frauen	
	Städte	Land	Städte	Land
Lippen, Zunge, Mundhöhle, Pharynx	14,5	11,4	3,7	3,2
Verdauungsorgane und Bauchfell	119,0	87,6	69,9	59,1
Respirationsorgane	33,7	7,7	6,4	4,5
Brustdrüse und Genitalorgane	49,6	31,8	112,5	73,3
Harnorgane	21,7	10,7	9,4	6,4
Andere und nicht spezifizierte Lokalisationen	67,7	44,1	54,8	41,2
Blutbildende Organe	18,7	16,4	12,3	10,1

Schweden

Neuentdeckte Fälle auf 100000 Einwohner und prozentual von allen neuen Fällen von bösartigem Tumor, 1958 und 1960:

Tabelle 33

	Männer				Frauen			
	pro 100000		prozentual von neuen Fällen		pro 100000		prozentual von neuen Fällen	
	1958	1960	1958	1960	1958	1960	1958	1960
Alle neuentdeckten Fälle 1958 8924 Männer, 10400 Frauen 1960 9659 Männer, 10347 Frauen	241	259	100,0	100,0	280	276	100,0	100,0
Mundhöhle und Rachen	7	8	3,0	3,0	5	4	1,3	1,5
Speiseröhre	3	4	1,3	1,5	2	2	0,6	0,7
Magen	41	39	17,1	15,0	25	22	8,8	8,0
Dickdarm	20	20	8,1	7,7	20	21	7,3	7,5
Mastdarm	16	15	6,7	6,0	10	9	3,7	3,0
Leber und Gallenwege	4	5	1,7	2,0	5	6	2,0	2,0
Bauchspeicheldrüse	8	10	3,4	4,0	7	7	2,5	3,0
Lungen	18	21	7,3	8,0	6	5	2,1	2,0
Mammae	1	0,3	0,2	0,1	67	65	24,0	24,0
Cervix uteri	—	—	—	—	24	21	8,6	8,0
Corpus uteri	—	—	—	—	17	16	6,1	6,0
Eierstöcke	—	—	—	—	21	18	7,4	7,0

Tabelle 33 (Fortsetzung)

	Männer				Franen			
	pro 100 000		prozentual von neuen Fällen		pro 100 000		prozentual von neuen Fällen	
	1958	1960	1958	1960	1958	1960	1958	1960
Prostata	40	41	16,7	16,0	—	—	—	—
Nieren	10	10	4,1	4,0	6	7	2,2	2,0
Harnblase usw.	10	12	4,3	5,0	5	5	1,8	2,0
Haut (mit Melanomen)	10	10	4,5	4,0	8	8	2,8	3,0
Leukämien	9	11	3,8	4,4	7	7	2,4	3,0

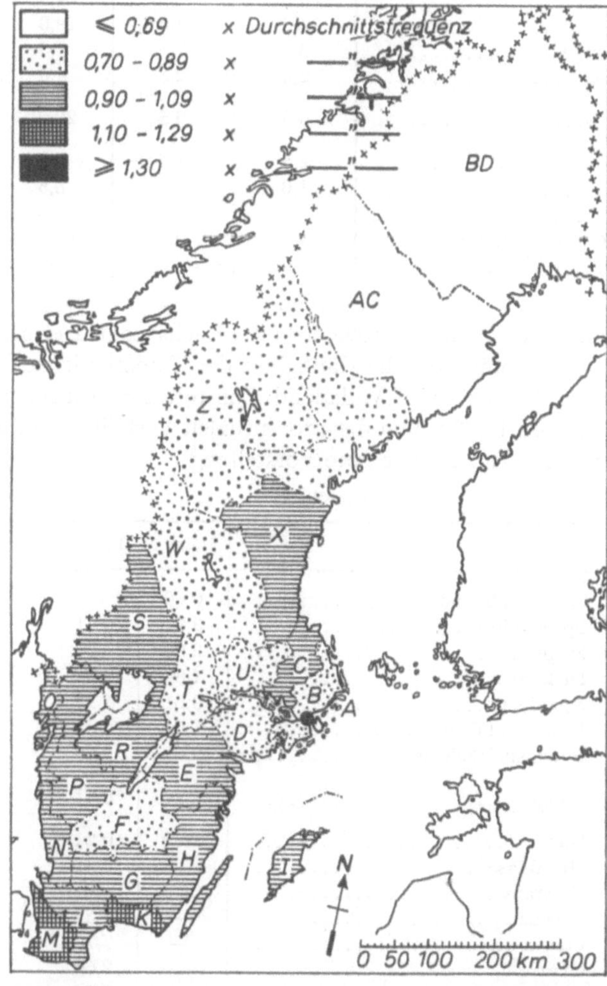

Abb. 130. Relative Häufigkeit des Krebses in den verschiedenen Regierungsbezirken Schwedens und in Stockholm verglichen mit der durchschnittlichen Häufigkeit des Reiches. Die Buchstaben sind die für Automobile obligatorischen. Die größte Häufigkeit des Krebses findet man in Stockholm (*A*) und Malmöhus (*M*), die niedrigste im nördlichsten Drittel des Landes, wo das Durchschnittsalter etwas niedriger ist. (Nach Cancer Incidence in Sweden, Stockholm, 1960)

Schweiz

Über die Malignomsterblichkeit in der Schweiz von 1900 bis 1952 haben SCHINZ und REICH statistische Untersuchungen ausgeführt. Die relative Frequenz vieler Formen hat sich sehr verändert. Aus dem Pathologischen Institut der Universität Zürich stammt eine von NEMEC berechnete Zusammenstellung, die große Unterschiede zwischen zwei 10-Jahresperioden 1896 bis 1905 und 1946 bis 1955 aufzeigt:

Tabelle 34

Prozentuale Verteilung der Krebsformen der Sektionen	1896—1905		1946—1955	
	Männer	Frauen	Männer	Frauen
Speiseröhre	18,0	1,5	9,0	1,0
Magen	40,5	31,0	14,0	15,0
Darm	14,0	7,0	19,0	13,0
Leber und Gallenwege	3,0	7,5	3,5	6,5
Bauchspeicheldrüse	2,0	2,5	4,0	3,0
Lunge	0,5	0,5	22,0	7,4
Harnorgane	2,5	1,0	5,5	3,5
Prostata	1,0	—	8,5	—
Uterus	—	15,0	—	14,5
Übrige weibliche Geschlechtsorgane	—	9,5	—	9,0
Brustdrüse	—	4,0	—	16,0

Spanien

LLOMBART und GASTAMINZAS große Arbeit „Lucha contra el cáncer" (1954) gibt eine erste Orientierung über die Häufigkeit der Tumoren in den Prosekturen von San Sebastian, Valencia und Valladolid. Die totale Sterblichkeit, berechnet auf 4356 Sektionen ist 11,2%. Von der prozentualen Verteilung auf die verschiedenen Organe gibt die Tabelle eine gute Vorstellung:

Tabelle 35

	Männer	Frauen
Mundhöhle und Pharynx	0,60	—
Speiseröhre	3,70	0,41
Magen	13,90	9,00
Dickdarm	1,84	2,66
Mastdarm	0,61	1,23
Leber und Gallenwege	1,64	2,45
Bauchspeicheldrüse	3,68	3,68
Lunge	3,70	0,41
Niere	1,02	0,21
Harnblase	3,68	0,41
Prostata	2,25	—
Corpus uteri	—	5,32
Cervix uteri	—	7,77
Ovarium	—	2,66
Mamma	—	3,70
Haut (Krebs, Sarkom, Melanom)	1,01	1,84
Zentralnervensystem	3,88	3,27
Leukämien	0,41	—

Literatur

Geographisches

Acta Union. Internat. c. Cancrum: Zahlreiche Angaben von besonderem geographischem Interesse.

BARTUAL PASTOR, J.: Relations between blood groups and cancer. Acta oto-rino-laring. ibero-amer. **14**, 312 (1963).

Cancer registration. Brit. med. J. **5404**, 265 (1964).

CAVALLI, A.: Statistical data on the relationship between blood groups of the ABO system and cancerous diseases. Minerva med. (Torino) **55**, 326 (1964) (ital.).

CLEMMESEN, J.: Conference on geographical pathology and demography of cancer. J. nat. Cancer Inst. **11**, 627 (1950).

— Events in the field of geographical pathology and demography (endemiology) of cancer. Schweiz. Z. Path. **16**, 628 (1953).

— Statistical studies in the aetiology of malignant neoplasms, I & II Acta path. microbiol. scand., Suppl. **174**, 1 (1965).

DUNHAM, LUCIA, and H. F. DORN: Techniques in the geographical pathology of cancer. Schweiz. Z. Path. **18**, 472 (1955).

— Methods in the geographical pathology of cancer. Bull. int. Acad. Path. **2**, 11 (1961).

GRAHAM, S.: Ethnic derivation as related to cancer of various sites. Cancer **16**, 13 (1963).

GLAESER, A.: Ergebnisse der Geschwulststatistik und ihre Deutung. Zbl. Chir. **86**, 508 (1961).

GRIFFITH, G. W.: Soil and cancer. Med. Press **244**, 93 (1960).

GROSZE, H.: Echte oder nur scheinbare Krebszunahme? Arch. Geschwulstforsch. **9**, 280 (1961).

HAMPERL, H.: Problems of the geographic pathology of cancer. Schweiz. Z. Path. **18**, 858 (1955).

HUEPER, W. C.: Recent developments in environmental cancer. Arch. Path. **58**, 360, 475, 645 (1954).

LEGON, C. D.: Etiological significance of geographical variations in cancer mortality. Brit. med. J. **2**, 700 (1952).

MARTIUS, H., u. H. HARTL: Krebsforschung und Krebsbekämpfung. **2**, 50 (1957).

MULLIGAN, R. M.: Geriatric cancer. Cancer **12**, 970 (1959).

NORTHINGTON, J. M.: Changing trends in cancer mortality. Clin. Med. **71**, 633 (1964).

OBERLING, C.: La pathologie géographique du cancer. Presse méd. **58**, 1128 (1950).

PHILLIPS, A. J., and M. OWCHAR: Cancer mortality in various countries. Bull. Wld Hlth Org. **6**, 276 (1957).

POTTER, EVELYN: The changing cancer death rate. Cancer Res. **7**, 351 (1947).

SACHS, H., u. H. MAASS: Beitrag zur Epidemiologie des Mamma- und Kollumkarzinoms. Beitr. z. Bekämpf. d. Krebskrankh. Nordrhein-Westfalen **3**, 743 (1965).

STEINER, P. E.: Cancer: Race and geography. Baltimore 1954 (viel Lit.).

— World distribution of cancer and the etiological significance of racial studies. Schweiz. Z. Path. **18**, 442 (1955).

STEWART, H. L.: Geographic pathology. Nat. Cancer Inst. Monogr. **14**, 303 (1964).

SCHINZ, H. R., u. T. REICH: Wandlungen der Karzinomgefährdung in England und Wales etc. Dtsch. med. Wschr. **84**, 1328 (1959).

STOCKS, P., and R. I. DAVIES: Epidemiological evidence from chemical and spectrographic analyses that soil is concerned in the causation of cancer. Brit. J. Cancer **14**, 8 (1960).

STRAUCH, G.: Untersuchungen über die Veränderung der Krebshäufigkeit. Arch. Geschwulstforsch. **18**, 119 (1961).

TROMP, S. W.: Possible effects of geophysical and geochemical factors on development and geographic distribution of cancer. Schweiz. Z. Path. **18**, 929 (1955).

WELLER, C. V., and J. HAMBURGER: Age incidence of malignant neoplasms. A comparative study after forty years. Cancer **10**, 224 (1957).

YASTREBOV, A. F.: The study of geographical peculiarities of malignant tumors. Vop. Onkol. **5**, 476 (1959).

Afrika

DAVIES, J. N. P.: Collection of statistical data on cancer in Africa. Leopoldville Conf. Un. Internat. Ca.

TAYLOR, J.: Cancer in Africa. Brit. med. J. **5401**, 121 (1964).

Nordafrika

Ardoin, F. G.: Considérations sur quelques aspects du cancer au Maroc. Bull. Acad. nat. Méd. (Paris) **146**, 283 (1962).

El Gazayerli, M.: The relationship of environment to cancer in Egypt. Int. Path. **4**, 37 (1963).

Westafrika

Denoix, P. F.: L'enquête françaice sur l'étiologie du cancer broncho-pulmonaire. Bull. Ass. franç. Cancer **45**, 1 (1958).

Edington, G. M.: Malignant disease in the Gold Coast. Brit. J. Cancer **10**, **595** (1956).

Ostafrika

Burkitt, D. P.: Some geographical variations in disease pattern in East- and Central Africa. E. Afr. med. J. **40**, 1 (1963).

Daviesj, N. P.: Salivary gland tumors in Uganda. Cancer **17**, 1310 (1964).

Dodge, O. G.: Bone tumors in Uganda Africans. J. Brit. Cancer **18**, 627 (1964).

Prates, M. D.: Malignant neoplasms in Mozambique 1944—1957 and a comparison with other parts of Africa. Brit. J. Cancer **12**, 177 (1958).

Südafrika

Higginson, J.: Malignant neoplastic disease in the South African Bantu. Cancer **4**, 1224 (1951).

— Study of malignant neoplastic disease in primitive communities, with special reference to South Africa. S. Afr. med. J. **27**, 341 (1953).

Keen, P.: Malignant disease in Transvaal. S. Afr. med. J. **31**, 637 (1957).

Amerika

Nordamerika

Dorn, H. F.: The incidence of cancer in the United States. Schweiz. Z. Path. **18**, 409 (1955).

—, and S. J. Cutler: Morbidity from cancer in the US. Publ. Hlth Monogr. 1961.

Gerhardt, P. R.: Trends in cancer incidence, mortality, and probability in the State of New York. N.Y. Stt. Dep. Hlth **57**, 1387 (1957).

Hurst, H. E.: Malignant tumors in Alaskan Eskimos. Unique predominance of carcinoma of the oesophagus in Alaskan Eskimo women. Cancer **17**, 187 (1964).

Kirchoff, H., and R. H. Rigdon: Cancer in White and Negro. Sth med. J. (Bgham, Ala.) **49**, 834 (1946).

Mancuso, T. F., and E. J. Coulter: Cancer mortality among native white, foreign-borne white and non-white male residents in Ohio: Cancer of the lung, larynx bladder, CNS. J. nat. Cancer Inst. **20**, 79 (1958).

Penner, D. W.: Cancer incidence studies in Canada. With emphasis on a study in the province of Manitoba 1928—1956.

Phillips, U. J.: Cancer incidence among Canadian Indians. Schweiz. Z. Path. **18**, 500 (1955).

Sampey, J. R.: Some racial differences in the incidence of cancer. J. S.C. med. Ass. **59**, 7 (1963).

Smith, R. L.: Recorded and expected mortality among the Indians of the US, with special reference to cancer. J. nat. Cancer Inst. **18**, 385 (1957).

Zentralamerika

Shapiro, M. M.: The geographic pathology of neoplastic disease in Honduras. Schweiz. Z. Path. **18**, 486 (1955) (Auch Guatemala, Salvador, Mexico).

Westindische Inseln

Bras, G.: The incidence of malignant neoplasms in Jamaica. Brit. J. Cancer **19**, 681 (1965).

Eibergen, R.: Kanker op Curacao. I.-D. Groningen 1961.

Martinez, I.: Cancer of oesophagus in Puerto Rico 1950—61. Cancer (Philad.) **17**, 1278 (1964),

Uttley, K. H.: The cancer death rate in the coloured population of Antigua, West Indies. over the last seventy years. Brit. J. Cancer **13**, 153 (1959).

WALTER, D. C.: Incidence of malignant neoplasms ın Jamaica. Path. et Microbiol. (Basel) **24**, 698 (1961).

WYNDER, E. L.: Study of environmental factors in cancer of the respiratory tract in Cuba. J. nat. Cancer Inst. **20**, 665 (1958).

Südamerika

CORREA, P.: Statistical study of cancer in Antioquia (Colombia). Schweiz. Z. Path. **18**, 491 (1955).

RIVAS ROZ, MARIA: Leberkrebs in Venezuela, siehe Organkrebse.

Asien

Naher Osten

AZAR, H. A.: Cancer in Lebanon and the Near East. Cancer (Philad.) **15**, 66 (1962).

HABIKI, A.: Statistical data for the most frequent forms of cancer in Iran. Rev. méd. Moy. Or. **19**, 302 (1962).

KALLNER, G.: Cancer in Israel. Hebrew med. J. **1**, 215 (1962).

PONTHUS, P., et H. DOUAIHY: Sur l'endémiologie du cancer au Liban. Rev. méd. Moy. Ort. **19**, 285 (1962).

TAYLOR, J. W.: Cancer in Saudi Arabia. Cancer (Philad.) **16**, 1530 (1963).

Indien und Burma

BARUAH, B. D.: Cancer in Assam. Study of 2493 biopsy specimens of malignant tumors. Cancer (Philad.) **17**, 413 (1964).

COORAY, G. H., and R. PERERA: The pattern of neoplastic disease in Ceylonese infants and children. Brit. J. Cancer **20**, 1 (1966).

KHANOLKAR, V. R.: Habits and customs as causal factors in cancer. Schweiz. Z. Path. **18**, 423 (1955).

MITRA, S., and A. DAS GUPTA: An estimate of the prevalence of cancer in India. Acta Un. int. Cancer **16**, 1741 (1960).

NUNDY, D. M., and U. M. THROUNG: Geographical pathology of cancer in Burma. Acta Un. int. Cancer **17**, 964 (1962).

SHANTA, V., and S. KRISHNAMURTHI: Further study in aetiology in carcinomas of the upper alimentary tract. Brit. J. Cancer **17**, 8 (1963).

Südostasien, Thailand, Südvietnam

AHLUWALIA, H. S., and J. B. DUGUID: Malignant tumors in Malaya. Brit. J. Cancer **20**, 12 (1966).

JOYEUX, B., and N. L. VIEN: Study of carcinogenic factors in buccopharyngeal tumors in South Vietnam. Schweiz. Z. Path. **18**, 562 (1955).

PIYARATN, P.: Relative incidence of malignant neoplasms in Thailand. Cancer (Philad.) **12**, 693 (1959).

MARDSEN, A. T. H.: Geopathology of cancer in Malaya. Brit. J. Cancer **12**, 161 (1958).

MOORE, R. A.: Some observations on the incidence of cancer in South East Asia. Schweiz. Z. Path. **16**, 624 (1953).

NUNDY, D. M.: Geographical pathology of cancer in Malaya. Acta Un. int. Cancr. **17**, 958 (1961).

ROSHAN, P. D.: Geographic pathology of cancer in the Orient with particular reference to Thailand. Int. Path. **4**, 29 (1963).

VELLIOS, F.: Tumors of the breast. Their occurrence in Thailand (Viele andere Krebsformen). Schweiz. Z. Path. **18**, 722 (1955).

China

FISCHER, W.: Einiges über Krebsstatistiken in Deutschland und in China. Zbl. Path. **97**, 493 (1958).

— Der Speiseröhrenkrebs bei den Chinesen und die Ätiologie dieses Krebses. Berl. klin. Wschr. **111**, 2228 (1924).

HEINE, J.: Über Geschwülste bei Chinesen. Z. Krebsforsch. 33, 529 (1931).
MUIR, C. S.: The alleged rarity of cancer in the far East. Cancer (Philad.) 16, 812 (1963).
YEH, S., and E. V. COWDRY: Incidence of malignant tumors in Chinese, especially in Formosa. Cancer (Philad.) 7, 425 (1954).

Japan

GRAMM, H.: Die Krebssterblichkeit in Japan in internationalem Vergleich. Z. Alternsforsch. 11, 200 (1958).
KITAMURA, K.: Zur Frage des Syndroms von Peutz-Jaghers (Darmpolypose und fleckige Pigmentierung der Handteller, Fußsohlen und Lippen) bei Japanern. Hausarzt 8, 154 (1957).
SEGI, M.: Cancer morbidity in Miyagi prefecture, Japan, and a comparison with morbidity in the United States. J. nat. Cancer Inst. 18, 373 (1957).
STOCKS, P.: Cancer death rates in Japan contrasted with those in England and Wales and Canada. Brit. J. Cancer 10, 257 (1956).
TAKEDA, K.: Geographical pathology of cancer in Japan, report based on autopsy and biopsy cases. Gann 46, Suppl. 1—52 (1955); zit. Amer. J. Path. 34, 531 (1958).
TOTORO, Y.: Lymphnodes in cancerous area. Clin. Surg. (Tokyo) 17, 37 (1962).
YOSHIDA, T.: Cancer research in Japan. Cancer Res. 16, 1007 (1956).

Indonesien

FARAGO, C.: Report of 1 160 registered tumor cases in Papua and New Guinea. Cancer (Philad.) 16, 670 (1963).
— Review of 110 cases of cancer of oral cavity in Papua and New Guinea. Brit. med. J. I, 5340, 1264 (1963).
KOUWENAAR, W.: Incidence of cancer in Indonesia. Document. Neerl. Indones. Morb. trop. 3, 357 (1951).
SITSEN, A. E.: Beitrag zur geographischen Pathologie. Virchows Arch. path. Anat. 285, 506 (1932).
TJOKRONEGORO, S.: Choriocarcinoma in Indonesia. Schweiz. Zschr. Path. 18, 790 (1955) (auch andere Krebsformen).
ATKINSON, L.: Oral cancer in New Guinea. A study in demography and etiology. Cancer (Philad.) 17, 1289 (1914).

Australien und Inseln des Stillen Ozeans

CARMICHAEL, G. G.: Epidemiology of skin cancer in Queensland. Brit. J. Cancer 15, 425 (1961).
LANCASTER, H. O.: Cancer statistics in Australia. Med. J. Aust. 49 (1), 1006 (1962).
SMITH, R. L.: Mortality attributed to cancer among Hawaiians and Philippinos of Hawaii and other racial groups of United States and Hawaii. J. nat. Cancer Inst. 18, 397 (1957).

Europa

Bulgarien

MICHAILOW, W., u. W. WALKOW: Die Verbreitung bösartiger Geschwülste und ihre Bekämpfung in der Volksrepublik Bulgarien. Dtsch. Gesundh.-Wes. 12, 1587 (1957).

Tschechoslowakei

JEUTHER, A.: Die bösartigen Geschwülste, Lungenkrebse und tödlichen Lungenembolien unter den Prager Leichenöffnungen 1894—1943. Virchows Arch. path. Anat. 314, 242 (1947).

Dänemark

CLEMMESEN, J.: Cancer and occupation in Denmark 1935—1939. Copenhagen 1941, 75.
—, and A. NIELSEN: Cancer incidence in Denmark 1943—1953. Dan. med. Bull. 2, 249 (1957).
— — Comparison of age-adjusted incidence rates in Denmark and the USA. J. nat. Cancer Inst. 19, 989 (1957).
—, and G. SCHULTZ: Cancer incidence in Denmark 1953—1957. Dan. med. Bull. 7, 185 (1960).

Deutschland

Fischer, W.: Thüringer Krebsstatistik. Arch. Geschwulstforsch. **4**, 212 (1952).
— Krebsstatistik in Deutschland und in China. Zbl. Path. **97**, 493 (1958).
Jung, H. D.: Sozialhygienische Untersuchungen zur Krebsmortalität des Bezirkes Neubrandenburg im Jahre 1953. Dtsch. Gesundh.-Wes. **14**, 1111 (1959).
Dormanns, E.: Beitrag zur Frage der Zunahme der Krebskrankheit mit besonderer Berücksichtigung des Lungenkrebses. Schweiz. Z. Path. **18**, 907 (1955).
Einfalt, W.: Vergleichende Krebsstatistik in Bayern 1945—1950. Z. Krebsforsch. **58**, 711 (1952).
Schinz, H. R., u. T. Reich: Wandlungen der Karzinomgefährdung in den Vereinigten Staaten von Amerika im Vergleich mit vier europäischen Ländern und Japan. Oncologia (Basel) **13**, 1 (1959).
Schwarzbauer, F.: Die Krebshäufigkeit in der Bundesrepublik 1952/53 im Vergleich mit Dänemark, Frankreich und USA. Strahlentherapie **105**, 357 (1958).
Strauch, G.: Untersuchungen über die Veränderungen der Krebshäufigkeit. Arch. Geschwulstforsch. **18**, 119 (1961).
Wagner, L., u. J. von Karger: Über die Häufigkeit der bösartigen Geschwülste und der Kreislauferkrankungen. Z. Krebsforsch. **59**, 340 (1953).
Weber, K., u. G. Noll: Über die Zunahme des Bronchialkarzinoms. Z. Krebsforsch. **58**, 364 (1952).

Finnland

Saxén, E.: Report from the Finnish cancer registry. Schweiz. Z. Path. **18**, 556 (1955).
— Cancer registration in Finland. Wld med. J **11**, 177 (1964).

Frankreich

Denoix, P. F., et L. Maujol: La mortalité par cancer en France en 1955. Bull. int. Nat. Hyg. **12**, 31 (1957).

Großbritannien

Legon, C. D.: Cancer in North Wales. Brit. med. J. **5325**, 265 (1963).
Schinz, H. R., u. T. Reich: Wandlungen der Karzinomgefährdung in England etc. im Vergleich mit der Bundesrepublik etc. Dtsch. med. Wschr. **84**, 1328 (1959).
Stocks, P.: A study of cancer mortality in farming, quarring, mining, and other occupations in Wales and Cheshire. Brit. J. Cancer **15**, 701 (1961).

Island

Dungal, N.: Cancer in Iceland. Cancer (Philad.) **3**, 262 (1900). — Ann. roy. Coll. Surg. Engl. **16**, 211 (1955).

Italien

Pisana, F., e F. Rio: Ricerche statistiche sulla incidenza dei tumori negli schizofrenici in Sicilia. Arch. ital. Pat. **1**, 954 (1957).
Biressi, P. C., e R. Garelli: Rilievi sull incidenza di vari tipi di neoplasie riscontrati in un settantennio a Torino. Cancro **15**, 545 (1962).

Niederlande

Diehl, J. C., and S. W. Tromp: First report on the geographical and geological distribution of carcinoma in the Netherlands. Leiden 1953.
Meinsma, L.: Cancer in the Netherlands. Ned. T. Geneesk. **106**, 1942 (1962).
de Waard, F.: The epidemiological approach to the study of cancer. Ned. T. Geneesk. **106**, 1328 (1962).

Norwegen

Pedersen, E., and K. Magnus: Cancer registration in Norway. The cancer registry of Norway. The incidence of cancer 1953—1954. Oslo 1959.

Österreich

Zeitlhofer, J.: Die Krebsmorbidität in Wien in den Jahren 1939 bis 1946. Arch. Geschwulstforsch. **1**, 22 (1949).

Portugal

Ramos, F. C.: Cancer in Portugal. Bases of anti-cancer detection and prevention. J. Méd. (Pôrto) 48, 249 (1962) (port.).

Rußland

Brandt, M.: Fragen der Krebsforschung und Krebsbekämpfung in der Sowjet-Union. Ber. Osteuropa Inst. Frei. Univ. Berlin 1956, 22.

Samsonov, V. A.: Tumours according to autopsy data of pathological departments of Ivanovo Hospitals for 1932—1951. Arch. Pat. (Mosk.) 20, 55 (1958).

Schweden

Ringertz, N.: Cancer incidence in Sweden 1958. Stockholm 1960.

— Cancer incidence in Sweden. 1959 Stockholm 1961.

— Cancer incidence in Sweden 1960. Stockholm 1963.

— Cancer incidence in Sweden 1961. Stockholm 1961.

Linell, F.: Gleenings for cancer statistics. Svenska Läk.-Tidn. 58, 499 (1961).

Schweiz

Lang, C. A.: Neuer Beitrag zur Erforschung der geographischen Bedingungen bei der Krebssterblichkeit. Schweiz. med. Wschr. 78, 13 (1948).

— Über die Möglichkeit eines Einflusses der Alpenkette auf die Krebssterblichkeit. Schweiz. med. Wschr. 78, 233 (1948).

Nemec, M.: Bösartige Geschwülste im Sektionsgut des Pathologischen Instituts der Universität Zürich zu Beginn und in der Mitte dieses Jahrhunderts. I.-D. Zürich 1961.

Schinz, H. R., u. T. Reich: Statistische Untersuchungen zur Malignomsterblichkeit in der Schweiz. Oncologia (Basel) 9, 317 (1956).

Spanien

Goyanes, J., y J. Die: La mortalidad por el cáncer en España durante los vienta años del siglo. Trab. Inst. Ca. Princ. Astur. 75, 653 (1925).

Llombart, A.: General characteristics of Spanish cancerous mortality and morbidity. Schweiz. Z. Path. 18, 919 (1955).

—, y U. Gastaminza: Lucha contra el cáncer. San Sebastian 1954, 190.

4. Geographie und Demographie wichtiger Tumorformen

a) Mundhöhle, Lippen, Zunge

Krebs der Mundhöhle ist viel häufiger in Süd- und Südostasien als in allen anderen Teilen der Welt. Auf Ceylon und in Indien macht der Mundhöhlenkrebs approximativ 40% aller Krebsformen aus. Die Lokalisation wechselt etwas nach den verschiedenen Gewohnheiten Betelnuß, Tabak und derartiges zu kauen. Unter den von Baruah 1949 bis 1960 untersuchten 23405 Biopsien fanden sich 2493 maligne Tumoren. Krebse der Mundhöhle und des Pharynx bildeten nicht weniger als 56,7% von allen bösartigen Tumoren. Vor allem war die Fossa piriformis Sitz der Krebse. Pindborg, der vor kurzem das Vorkommen von Mundhöhlenkrebs in Indien untersuchen konnte, fand an einem Material von 35000 Patienten der zahnärztlichen Hochschulen sehr viele solche Fälle. Während die Krebse der Mundhöhle in Europa etwa 3% sämtlicher Krebsfälle ausmachen, sollen sie, wie eben erwähnt, fast die Hälfte bilden. In Gegenden, wo man Betelblätter direkt hinter der Unterlippe festhält, ist Lippenkrebs häufiger; in Luchnow, wo man die gekauten Betelblätter an der Wangenschleimhaut liegen läßt, ist Krebs der Wangenregion am häufigsten. In Bombay, wo man Tabak und Betel raucht, ist Zungenkrebs besonders häufig. Die wichtigsten präcarcinomatösen Veränderungen der Schleimhaut sind nach PINDBORG et al. Leukoplakie und submuköse orale Fibrose.

b) Nasopharynx, Mesopharynx, Hypopharynx

Nach STEWART ist Nasopharynxkrebs besonders häufig bei Chinesen in China, Taivan und Singapore sowie bei Negern in Kenia (LINSELL). Die häufigste Form ist das anaplastische Pflasterzellcarcinom. — Hypopharynxkrebs findet man vor allem bei Bantus in Südafrika, bei Cowboys im südlichen Brasilien und bei Frauen in Nordschweden (STEWART). Die wichtigste Ursache scheint Mangelernährung (Plummer-Vinson!) zu sein.

c) Speicheldrüsen

WALLACE et al. fanden verhältnismäßig viele Tumoren der Speicheldrüsen bei Eskimos; während 9 Jahren wurden unter 11500 Eingeborenen 14 Fälle beobachtet, darunter 3 Mischgeschwülste, 1 „adenoid-cystischer" Krebs, 1 malignes Papillom und 9 Carcinome. Im Vergleich mit den Verhältnissen in Saskatchewan in Kanada waren sie 30mal häufiger. Andere Länder mit vielen Speicheldrüsentumoren sollen Malaya und Südafrika sein, jedoch überwiegten dort die Mischgeschwülste. WALLACE et al. diskutieren, ob die große Frequenz von erblichen oder Umweltfaktoren abhängig ist.

d) Speiseröhre

Nach alten Angaben sind Krebse des Oesophagus bei Männern in Südchina besonders häufig.

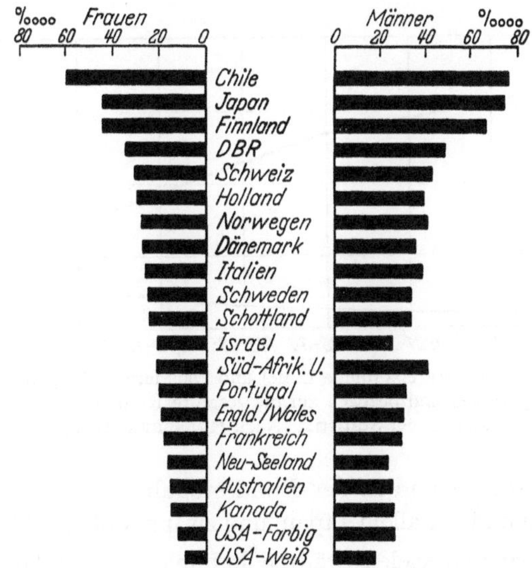

Abb. 131. Standardisierte Magenkrebsmortalität (SACHS und MAASS 1965)

e) Magen

Es ist schon längst bekannt, daß die Häufigkeit des Magenkrebses große geographische Variationen zeigt. Aus HAENSZELS Zusammenstellung 1960, die auf etwas älteren Daten fußt und getrennte Tabellen für die beiden Geschlechter enthält, wird deutlich, daß USA eine besonders niedrige Mortalität an Magenkrebs hat. Nach USA zeigen Neuseeland, Kanada und Israel die günstigsten Zahlen sowohl für Männer als Frauen. Ziemlich niedrige Zahlen zeigen England und Wales, Irland, Schottland, Dänemark und Schweden. Höhere Frequenz von Magenkrebs findet

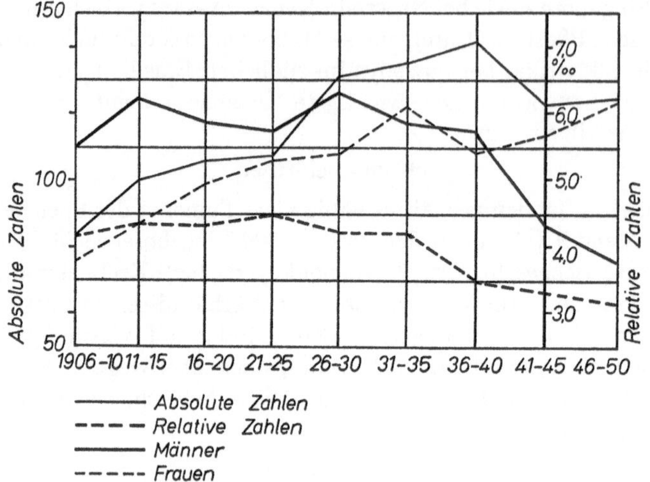

Abb. 132. Sterblichkeit an Magenkrebs in Stockholm in den Jahren 1906 bis 1950, aufgegliedert in 5-Jahresperioden. Durchgezogene Linie = Männer, gestrichelte Linie = Frauen. Dünne Linien = absolute Zahlen, dicke Linien = relative Zahlen (im Verhältnis zur Einwohnerzahl). (Nach HENSCHEN, 1955)

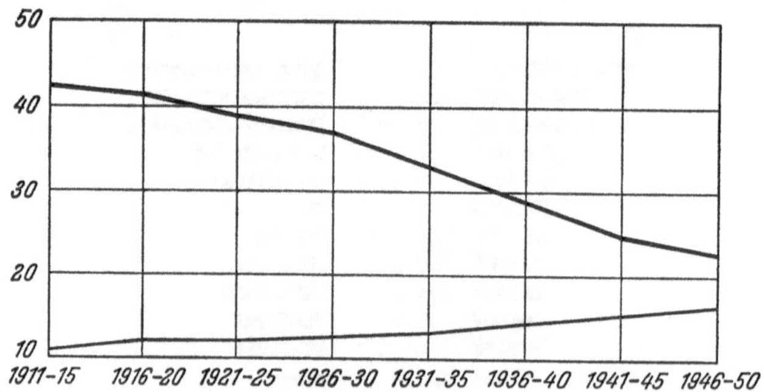

Abb. 133. Sterblichkeit an Magenkrebs (dicke Linie) und Dickdarmkrebs (feine Linie) in Stockholm, aufgegliedert in 5-Jahresperioden und bezogen auf die gesamte Krebssterblichkeit nach der offiziellen Stockholmer Statistik. (Nach HENSCHEN, 1955)

man in Norwegen, Italien und in der Bundesrepublik, sehr hohe Zahlen zeigen Österreich, Finnland und vor allem Japan, und zwar sowohl für Männer als Frauen.

In vielen Ländern und vielen Städten hat man eine sinkende Tendenz des Magenkrebses festgestellt, dies wurde von HENSCHEN für Stockholm 1946 und von POTTER 1947 für USA an einem sehr großen Material gezeigt. Sehr deutlich kommt diese Tendenz übrigens schon in dem detaillierten Diagramm von CLEMMESEN über den Magenkrebs bei Männern und Frauen in Kopenhagen, anderen Städten Dänemarks und auf dem Lande zum Ausdruck, obgleich sie damals anders gedeutet wurde. Eine sinkende Tendenz des Magenkrebses in Schweden kommt beim Vergleich zwischen 1958 und 1960 zum Vorschein:

Tabelle 36

	Schweden		Städte		Land	
	1958	1960	1958	1960	1958	1960
Männer	41	39,0	40	37,3	41	40,7
Frauen	25	22,4	24	22,9	24	21,8

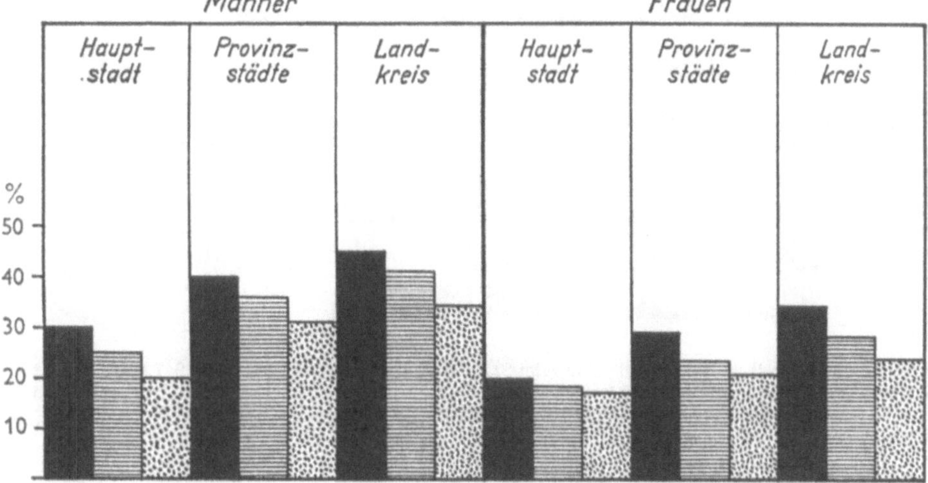

Abb. 134. Die Sterblichkeit an Magenkrebs in Dänemark in Prozenten bezogen auf die Gesamtsterblichkeit an Krebs 1931 bis 1935, 1936 bis 1940, 1941 bis 1943. (Nach CLEMMESEN)

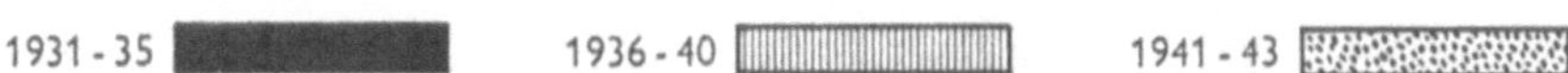

Auch in dem Diagramm von BOLES und BAUM (1955) über die Verhältnisse in zehn amerikanischen Staaten kommt der Rückgang des Magenkrebses meistens sehr deutlich zum Vorschein, nur Birmingham im Süden und Denver im Westen bilden aus unbekannten Gründen Ausnahmen von der Regel. Die Ursache der sinkenden Tendenz, die übrigens bei Männern viel deutlicher als bei Frauen ist, ist ohne Zweifel in verbesserten Ernährungsverhältnissen zu suchen, in einem besseren „Magenmilieu", wie wir es damals formulierten. In Österreich ist die Sterblichkeit an Magenkrebs nach HANSLUWKA und KRETZ in den 20 Jahren seit 1938 von 70% auf 50% gesunken. Über ähnliches in Holland hat MEINSMA berichtet.

Daß der Magenkrebs gewissermaßen eine von sozial-ökonomischen Verhältnissen abhängige Krankheit ist, wurde schon 1931 von CRAMER gezeigt. Er hat etwas optimistisch betont, „daß der Magenkrebs hauptsächlich auf äußeren Lebensbedingungen beruht, die derart sind, daß sie vermieden werden können". Ähnliche Berichte liegen aus Dänemark (CLEMMESEN) und USA (DORN und CUTLER) vor. Da wir nunmehr wissen, daß der Magenkrebs vor allem aus einer chronischen

Gastritis hervorgeht (Konjetzny u. a.), ist der Weg zur effektiven Bekämpfung theoretisch recht klar. Die Bedeutung der sozial-ökonomischen Verhältnisse geht auch sehr schön aus den Untersuchungen von Cohart in New Haven und von Torgersen und Petersen und von Rennaes in Oslo hervor.

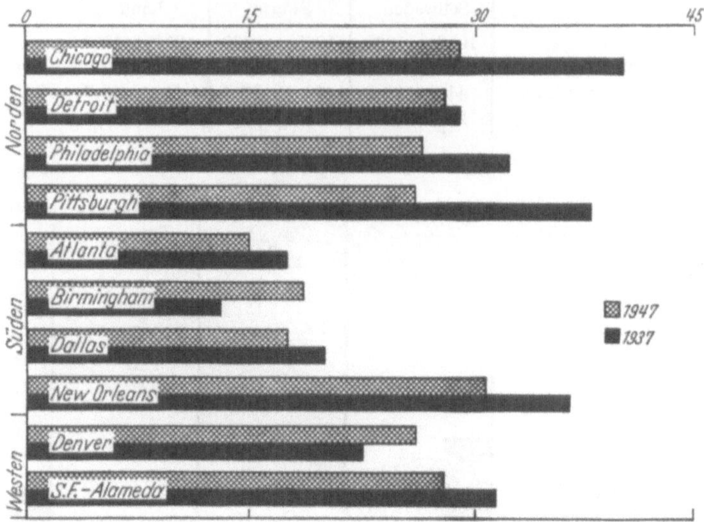

Abb. 135. Häufigkeit des Magenkrebses in zehn Städten in den USA. 1937 schwarz, 1947 grau. In acht Städten ist der Magenkrebs mehr oder weniger stark zurückgegangen, in zwei Städten (Birmingham und Denver) hat der Magenkrebs zugenommen. (Nach Boles und Baum, 1955)

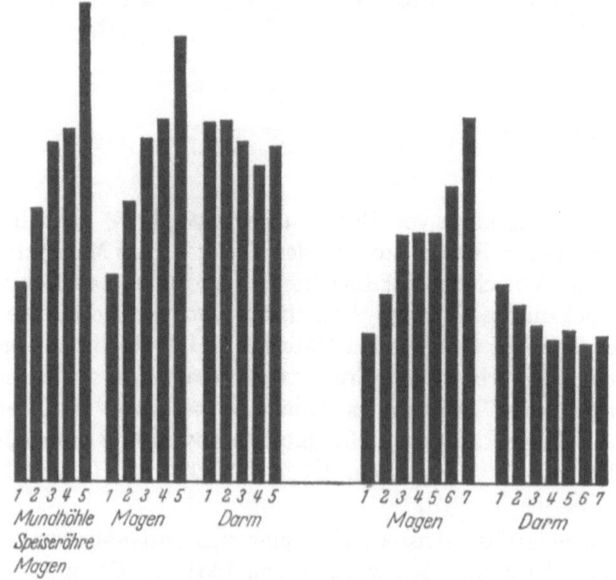

Abb. 136. Die relative Häufigkeit des Krebses der verschiedenen Abschnitte des Verdauungskanals von der Lippe bis zum Mastdarm bei Männern. Links in fünf Sozialklassen Englands (nach Cramer), rechts innerhalb von sieben Gewerbekategorien in Dänemark. Die dänischen Ziffern bedeuten: 1. Immaterielle Beschäftigung; 2. Handel; 3. Verkehr; 4. Industrie; 5. Mittelwert; 6. Landwirtschaft; 7. Männer ohne feste Anstellung

Ähnliche Beobachtungen liegen aus verschiedenen Ländern vor: HAENSZEL (USA), HANSLUWKA und KRETZ (Österreich), MEINSMA (Holland) und PEDERSEN und MAGNUS (Norwegen).

Es können hier nicht alle speziellen Fragen erörtert werden, jedoch verdienen die folgenden besondere Aufmerksamkeit. Im schwarzen Afrika scheint Magen-

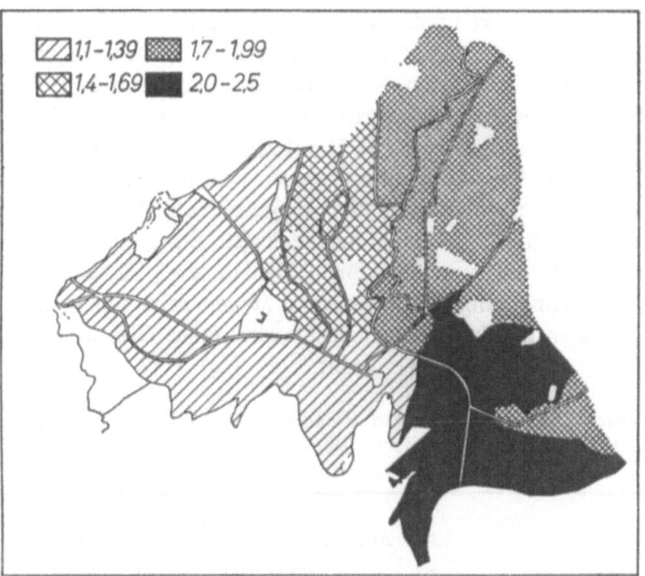

Abb. 137. Die Sterblichkeit an Magenkrebs in den Jahren 1930 bis 1950 in den verschiedenen Teilen von Oslo innerhalb der Lebensperiode von 50 bis 79 Jahren. Wie aus dieser Karte und dem Diagramm hervorgeht, ist der Magenkrebs in den westlichen Teilen der Stadt weniger häufig, wo meist besser situierte Leute wohnen als in den östlichen Teilen mit weniger gutsituierten Leuten. (Nach RENNAES, 1957)

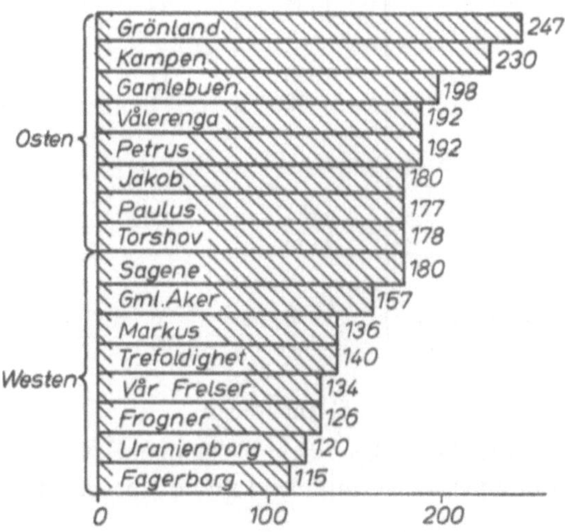

Abb. 138. Jährliche Sterblichkeit an Magenkrebs pro 100000 Lebende, bezogen auf den 1. 12. 1937 innerhalb der Altersklassen 50 bis 79 in den verschiedenen Gemeinden der Jahre 1930 bis 1950. Die Unterschiede zwischen den westlichen und östlichen Stadtteilen kommen hier wie auf der Karte gut zur Darstellung. (Nach RENNAES, 1957)

krebs außerordentlich selten zu sein (DAVIES 1961). In Japan, wo Magenkrebs häufiger ist als in jedem anderen Land, ist sein Vorkommen in den letzten 10 Jahren von 33 auf 41 pro 100000 gestiegen (TAKEDA 1961). Nach KUROKAWAS Bericht aus 1958 über Magenkrebs in Japan ist die Blutgruppe A 24% häufiger als Blutgruppe B, 17% häufiger als Blutgruppe 0, 30% häufiger als Blutgruppe AB oder 20% häufiger als alle nicht-A-Blutgruppen bei diesem Krebs. Die auffallend hohen Zahlen der Japaner im Heimatland findet man auch bei Japanern auf Hawaii, in Kalifornien und in Brasilien (QUISENBERRY bzw. PRUDENTE und MIRRA 1961). Es sei ferner auf die Arbeit von MIKAT über die geographische Verbreitung von malignen Tumoren des Verdauungstrakts in der Bundesrepublik hingewiesen. Diese Krebsformen entsprechen bei Männern 56% von allen Krebsen und bei Frauen 50%. Die Zahlen sind nach ihm wesentlich höher in Bayern als in anderen Landesteilen und bei allen Gruppen über 45 Jahre. Schließlich sei die Aufmerksamkeit auf die Verhältnisse in Indonesien gelenkt. SNIJDERS und STRAUB hatten schon 1921 gezeigt, daß von den dort lebenden zwei Rassen die Ureinwohner, Indonesier, eine sehr geringe Disposition zu Magenkrebs haben, während die dort ansässigen Chinesen häufig an Magenkrebs erkranken. Dies wurde von RUKMONO und WAN KOEN 1961 erneut festgestellt.

Tabelle 37. *Magenkrebs in Autopsien in Djakarta. Häufigkeit von Krebs und Magenkrebs im besonderen im Obduktionsgut von Djakarta 1921 bis 1934, 1935 bis 1959. (Nach* RUKMONO *und* WAN KOEN, *1961)*

	Autopsien	Sämtliche Krebsfälle	Magenkrebs	% Magenkrebs von allen Krebsfällen
1921—1934				
Indonesische				
Männer	2748	79	1	1,3
Frauen	1137	73	—	—
Chinesische				
Männer	1553	41	5	12,2
Frauen	462	11	—	—
1935—1959				
Indonesische				
Männer	2123	77	1	1,3
Frauen	1123	72	—	—
Chinesische				
Männer	1008	28	3	10,7
Frauen	545	20	—	—

f) Dickdarm

Die Häufigkeit des Dickdarmkrebses in vielen materiell hochstehenden Ländern Europas und in Nordamerika ist auffallend und oft bestätigt.

g) Leber

Der Leberkrebs bietet in geographischer und ätiologischer Hinsicht besonders interessante Aspekte dar. Seine Verbreitung ist sehr unregelmäßig. Während er in großen Teilen von *Europa* und *Nordamerika* zu den relativ seltenen malignen Tumoren gehört, ist er in Afrika und Teilen von Asien eine der häufigsten Formen. Es existieren mehrere gute Übersichten über die globale Frequenz. Auf der internationalen Konferenz in Washington 1954 lieferten BERMAN und DENOIX solche weltumfassenden Berichte und 1963 gab HIGGINSON eine Darstellung der geographischen Verteilung.

Über das Auftreten des Leberkrebses in *Afrika* liegt eine umfassende Literatur vor, in erster Linie haben sich DAVIES und HIGGINSON damit beschäftigt; auch ROULET (über Leberkrebs in Dakar), BECKER und CHAKIDAKIS (Leberkrebs in Johannesburg), MURRAY (Südafrika), STEINER (Afrika südlich der Sahara im Vergleich mit USA), BRYGOO (Madagaskar), CAMAIN und NETIK (Westafrika), DESMET (Kongo), PRATES (Portugiesisch Ostafrika), THOMSON (die drei ethnischen Gruppen in Südafrika), WAINWRIGHT (Natal) und einige andere haben die Verhältnisse untersucht. Alle bestätigen die große Häufigkeit des Leberkrebses, alle heben auch die große Häufigkeit einer gleichzeitigen Lebercirrhose hervor, die ein Vorgänger des Krebses ist. Die Lebercirrhosen scheinen pathogenetisch von zweierlei Art zu sein, teils entwickeln sie sich aus Hepatitiden mit Nekrosen der Leberzellen, teils sind die Folgen der sehr schlechten Ernährung in großen Teilen des schwarzen Afrika. Die Mangelernährung wird schon von ROULET als wesentliche Ursache der Cirrhose betont, ein paar Jahre später kamen die großen Untersuchungen von DAVIES aus Uganda. HIGGINSON, der ebenfalls sehr große Erfahrung über die Verhältnisse in Südafrika hat, betont den nahen Zusammenhang der Lebercirrhose und des Leberkrebses mit dem Kwashiorkor und der Virushepatitis. Durch Bekämpfung frühkindlicher Nährschäden und anderer carcinogener Reize könnte man die Häufigkeit der Cirrhosen und Carcinome reduzieren.

Sämtliche Autoren, die sich mit dem Thema Lebercirrhose und Leberkrebs befaßten, fanden unter ihren Fällen viel mehr Männer als Frauen, aber ob dies damit zusammenhängt, daß mehr Männer erkranken oder häufiger als Frauen in die Krankenhäuser aufgenommen werden, ist unklar. — Nach STEWART sind 60% sämtlicher Krebsformen bei Schwarzen in Mozambique Leberkrebse, während sie bei Negern in den USA nur 1 bis 2% ausmachen.

Exakte Zahlen über die Frequenz des primären Leberkrebses sind schwer zu bekommen. Die mitgeteilten Statistiken geben wohl nur einen gewissen Teil der vorkommenden Fälle wieder. DAVIES, der seine afrikanische Statistik mit der dänischen vergleicht, fand für den Leberkrebs beim Manne folgende Vergleichszahlen, für Kampala 26, für Dänemark 2, bei der Frau aber fast keinen Unterschied, für Kampala 2, für Dänemark 1,9. In einer anderen Zusammenstellung fand DAVIES, daß die primären Leberkrebse bei den schwarzen Männern 10,8% sämtlicher maligner Tumoren ausmachten, bei schwarzen Frauen 4,4%. HUEPER fand in Zentralafrika etwas höhere Werte, 17,2% von allen Krebsfällen. Der Unterschied zwischen den beiden Geschlechtern war auch in HIGGINSONS und OETTLES Zusammenstellung aus Südafrika auffallend, ihre Vergleichszahlen waren 4,6 für Männer und 1 für Frauen. Unter den Carcinomen des Digestionsapparates waren 42% in der Leber lokalisiert. Die von THOMSON ausgeführte Untersuchung über die Verteilung der primären Lebercarcinome in Kapstadt auf die drei verschiedenen ethnischen Bevölkerungsgruppen zeigte für Weiße 0,13, für Inder 0,3 und für Bantuneger 5,3%. Auch WAINWRIGHT fand in Natal Leberkrebs siebenmal so oft bei Männern wie bei Frauen; etwa 95% der Leberkrebse entwickelten sich auf der Basis einer Cirrhose. Diese Zahl ist etwas höher als die von CAMAIN und NETIK in Westafrika (75%).

In *Asien* findet man, vor allem im Südosten und Insulinde eine sehr hohe Frequenz von primärem Leberkrebs, und wahrscheinlich größtenteils auch hier auf der Basis der Cirrhose. Daneben spielen jedoch nicht selten Trematodeninfestationen, vor allem mit Clonorchis sinensis eine nicht zu unterschätzende Rolle. Ob es sich wirklich um eine Zunahme der Häufigkeit der Leberkrebse handelt, wie HIGGINSON sowohl für Afrika als Asien behauptet, ist schwer zu beweisen. REDDY und RAO fanden in Südindien etwas mehr Leberkrebs als in Südafrika. In 80% der Fälle bestand daneben Lebercirrhose. Die Verhältnisse in Malaya untersuchte MARSDEN. Es bestand ein auffallender Unterschied zwischen den drei wichtigsten Bevölkerungsgruppen, Malaien, Chinesen und Indern insofern, als die eingewanderten Chinesen viel häufiger Leberkrebs hatten. Ähnliche Verhältnisse fand SHANMUGARATHAM in Singapur, wo Leberkrebs die gewöhnlichste Form von Krebs sei. In Hongkong ist Leberkrebs nach HOU die häufigste Tumorform, und zwar mehr als sechsmal so häufig bei Männern als bei Frauen. In den meisten Fällen lag Mangelernährung vor. Unter seinen 150 Fällen war der Leberkrebs in 44% zusammen mit Clonorchiasis und Lebercirrhose vorhanden, in 14% der Fälle von Krebs lag Clonorchiasis ohne Cirrhose vor. Bemerkenswert ist ferner, daß unter seinen 22 Fällen von cholangiogenem Krebs 6 Fälle adenomatöse Wucherungen zeigten und mit Clonorchisinfestation verbunden waren. Auch in Japan ist Leberkrebs nach MIYAJI et al. und MIYAKE sehr häufig. In MIYAKES 152 Fällen handelt es sich in 103 um hepatocelluläre und in 40 um cholangiocelluläre Formen, die übrigen waren unsicher. In einer Statistik aus Tokio, die 1902 maligne Tumoren aus den Jahren 1929 bis 1953 umfaßt, kam der Leberkrebs auf den sechsten Platz (Magenkrebs 433, Leukämien 197, Hirntumoren 152, maligne Lymphome 127, Lungenkrebs 123 und Leberkrebs 113).

EDMONDSON, der die Geographie und Demographie des Leberkrebses in den USA untersuchte, fand große Unterschiede zwischen den verschiedenen ethnischen Gruppen, am häufigsten waren die Leberkrebse bei den Negern. In Venezuela, wo RIVAS ROZ die Verhältnisse untersuchte, war Leberkrebs viel seltener bei Schwarzen als in Afrika und in den verschiedenen Ländern Asiens. In den meisten Fällen bestand gleichzeitig eine Cirrhose; Bilharziosis wurde nur in zwei Fällen gefunden.

Die Seltenheit primärer Lebercarcinome in den meisten europäischen Ländern ist allgemein bekannt, jedoch wechselten die Zahlen in den Berichten für die Konferenz 1954 nicht wenig. In Holland wurden bei Männern 0,43% gefunden. In Stockholm fanden wir unter 10000 Sektionen 2100 maligne Tumoren, darunter 99 Fälle von primärem Leberkrebs, d. h. 0,99% der Sektionen und den hohen Prozentsatz von 4,7 unter den malignen Fällen, was ohne Zweifel mit der Häufigkeit der Lebercirrhosen in diesem Material zusammenhängt. Aus den Cancerregistern Norwegens und Schwedens entnehmen wir folgendes über die Häufigkeit neuer Fälle: Norwegen 1954 beide Geschlechter 3 auf 100000, davon in den Städten 6 und auf dem Lande drei auf 100000. In Schweden, wo Krebs der Leber und der Gallenwege zusammen registriert sind, waren die entsprechenden Zahlen aus diesem Grunde viel höher und nicht mit den norwegischen vergleichbar: Männer 4,7 und Frauen 5,6, oder in den Städten 13,3 und auf dem Lande 6,8 pro 100000.

Ein Kontrast gegenüber den übrigen europäischen Ländern und den USA bildet Griechenland, wo primäre Leberkrebse in 2,2% aller Sektionen und in 2,8% aller Tumoren gefunden wurde. Die entsprechenden Zahlen in Westeuropa und den USA sind 0,31 bzw. 0,35 und 1,9 bzw. 1,4%. SYMEONIDIS ist der Meinung, daß die Ursache der auffallenden Häufigkeit der Leberkrebse dieselbe ist wie in vielen afrikanischen Ländern, die schlechte, proteinarme Nahrung. Auch infektiöse Hepatitis ist häufig.

h) Lunge

Der Lungenkrebs gehört zu den Krebsformen, die häufiger werden. Vor 60 Jahren gehörte er zu den Seltenheiten, auch in Stockholm; jetzt rechnet man Lungenkrebs zu den häufigsten Formen, die in Europa und Nordamerika mit dem Magenkrebs konkurrieren können oder ihn sogar übertreffen. Ein sprechendes Bild geben die Diagramme von DORMANNS. Auf die ätiologischen Fragen wird hier nicht näher eingegangen, alle sind wohl darüber einig, daß die zunehmende Verunreinigung der Luft durch Rauchen, Verkehr und Industrie die wichtigste Ursache ist, daneben spielen entzündliche Vorgänge, vor allem chronische oder abgeheilte Tuberkulose eine nicht zu unterschätzende Rolle. — Neben den eben erwähnten ätiologischen Momenten kommen andere, spezielle in Frage, und zwar bei verschiedenen Gewerben und Beschäftigungen wie z. B. bei Grubenarbeitern und Winzern.

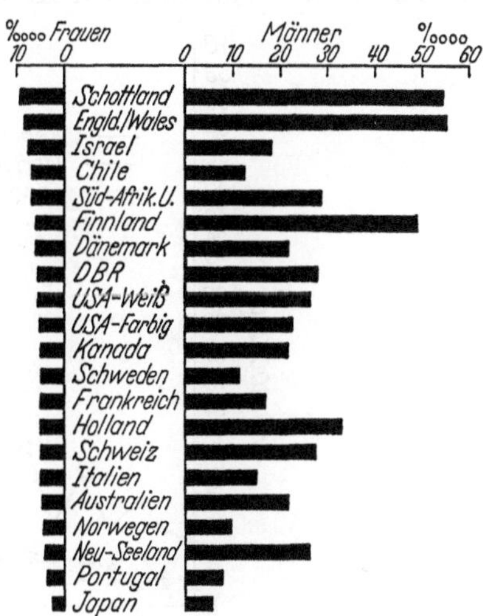

Abb. 139. Standardisierte Lungenkrebsmortalität. (Nach SACHS und MAASS, 1965)

In New York hatte ADLER schon 1912 Verdacht auf eine Zunahme des Lungenkrebses, besonders bei Männern. In Dänemark hat vor allem CLEMMESEN die steigende Frequenz des Lungenkrebses seit 1930 studiert und dabei eine viel steilere Kurve für Kopenhagen als für die Provinzstädte und für das Land gefunden. Eine früher eintretende und schnellere Zunahme der Fälle beim Mann trat schon 1924 in Holland ein, jedoch mit einem Rückgang während der 3 Jahre 1944 bis 1946 (Weltkrieg), 1950 wurden 24 Fälle auf 100000 registriert. Dagegen war die Zunahme in Norwegen weniger ausgesprochen, aber von 1927 bis 1949 mindestens vierfach, 9 pro 100000. Die Zahl der neuregistrierten Fälle war für das ganze Land 11 auf 100000, aber in den Städten nicht weniger als 36. In Schweden wurden 1960 77 neue Fälle beim Mann und 20 bei der Frau angemeldet, davon 56,2 bei Männern und 12,9 bei Frauen in den Städten gegen 12,9 bzw. 6,6 auf dem Lande. Nach STRACHANS Untersuchungen in Südafrika wurden bei 1622 Weißen 19 Fälle gefunden, dagegen keine Fälle bei 1901 Bantunegern. In den USA ist die Sterblichkeit an Lungenkrebs gestiegen und zwar schneller bei schwarzen Männern als weißen, die jedoch bis 1958 immer etwas höher lagen, bei etwa 35 pro 100000. Bei den schwarzen Frauen war die Steigerung viel schneller als bei den weißen; die Zahl der Todesfälle lag 1958 etwas höher als bei den Weißen (GILLIAM u. Mitarb. 1961). Die frühere rasche Zunahme der Fälle scheint in den Staaten abgenommen zu haben, aber die Ursachen dafür sind unklar (GILLIAM et al.). Auf Kuba, wo WYNDER u. Mitarb. die Verhältnisse bei den ärmsten Schichten der Bevölkerung untersuchten, stellte man unter 619 Fällen von Krebs nur 79 Fälle in den Lungen, aber nicht weniger als 178 in der Mundhöhle und 142 im Kehlkopf fest. Auch hier wurde eine Zunahme des Lungenkrebses gefunden. Auf Ceylon, wo die industrielle Luftverunreinigung gering ist und die Eingeborenen wenig Tabak konsumieren, wurden für ganz Ceylon praktisch genommen nur 22 Bronchialkrebse gefunden. Einen Kontrast dazu bilden MUIRS Untersuchungen in Singapur, wo etwa ein Zehntel aller Krebsfälle in einem Krankenhaus Lungenkrebs war.

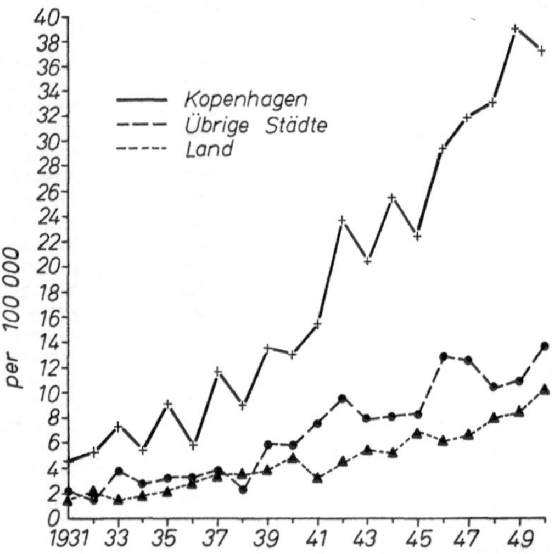

Abb. 140. Sterblichkeit an Lungenkrebs beim männlichen Geschlecht in Dänemark 1931 bis 1950, bezogen auf 100000 Einwohner. (Nach CLEMMESEN)

Ähnliche Erfahrungen wie in anderen europäischen Ländern über den Lungenkrebs hatten BONSER und THOMAS in Großbritannien gemacht. Auch hier wurden die höchsten Zahlen bei Männern in den Städten gefunden. HAMMOND fand große Unterschiede im Verhalten des Lungenkrebses in England und Wales im Vergleich mit den USA. Von besonderem Interesse ist das Vorkommen von Lungenkrebs in Städten oder Ländern ohne Industrie und mit sehr wenig Motorverkehr, wie Venedig und Island. In Venedig ist der Lungenkrebs ebenso häufig wie im übrigen Italien (FERRARI et al.). Auf Island, wo der Zigarettenkonsum steigt, wurde eine geringe Steigerung des Lungenkrebses festgestellt (DUNGAL). In Moskau haben KONSTANTINOVA und CHERTOVA den Zusammenhang zwischen Lungenkrebs und Luftverunreinigung untersucht und die Aufmerksamkeit auf die radioaktive Verunreinigung gerichtet. Über die Zunahme des Lungenkrebses in Deutschland liegen einige Berichte vor, z. B. von DORMANNS, SIMMROSS und DÜBEN. Bronchialkrebse fanden sich nach DÜBEN im Sektionsgut des Krankenhauses Westend-Berlin während der Periode 1930 bis 1939 in 1,6% aller Sektionen und 1945 bis 1954 in 3,7% der Sektionen, was eine erhebliche Frequenzsteigerung bedeutet.

Die ersten Beobachtungen über Lungenkrebs stammen aus dem Anfang des 16. Jahrhunderts. Wie schon oben erwähnt, waren es AGRICOLA und PARACELSUS, die zuerst die Aufmerksamkeit auf die Lungenkrankheit der Grubenarbeiter in Schneeberg richteten, aber es dauerte 400 Jahre (bis 1923) bis man verstand, daß es sich hier um eine Form von Lungenkrebs handelte. Die Krankheiten der Schneeberger Bergarbeiter wurden von ROSTOSKI und ROSTOSKI und SAUPE untersucht. Während einer Beobachtungszeit von 3½ Jahren war in mindestens 62% aller verstorbenen Bergarbeiter und Berginvaliden Lungenkrebs die Todesursache, während bei der gesamten übrigen Bevölkerung nur zweimal Lungenkrebs gesehen wurde. Grubenarbeiter sind für Lungenkrebs besonders disponiert, vor allem in Gruben mit radioaktiven Mineralien. Ähnliche Verhältnisse liegen in Joachimstal vor, auch hier wurde Lungenkrebs in einer Reihe von Fällen festgestellt. FAULDS und STEWART haben den Lungenkrebs bei Arbeitern in Hepatitgruben untersucht. Eine andere Gruppe von Menschen, die einen Lungenkrebs riskieren, sind die Winzer, die mit Arsenbespritzungen arbeiten. ROTH fand 1958 in den Weinbaugebieten der Mosel häufig Bronchialkrebs, 2,53 bis 5,13%, in den Waldgebieten der Eifel nur 0,5%. Ähnliche Verhältnisse fand GALY 1963 bei den Winzern in Beaujolais. Über bronchopulmonare Krebse der Gewerbe hat auch CHAMPEIX geschrieben.

MARTHA SCHMIDTMANN, die 1963 und 1964 eine übersichtliche geographisch-pathologische Untersuchung über den zunehmenden Bronchialkrebs veröffentlicht hat, hebt das Freisein von Bronchialkrebs bzw. die geringe Frequenz dieser Krebsform vieler nichtindustrialisierter Länder und Bevölkerungen hervor, obwohl dort sehr viel geraucht wird, vor allem Zigaretten.

i) Mamma

Über die Sterblichkeit an Brustkrebs in verschiedenen Ländern 1950 hat SEGI 1954 eine Tabelle veröffentlicht, aus der wir folgende Zahlen pro 100000 Frauen entnehmen können. Die höchste Frequenz zeigten Dänemark mit 31,6 (nach Alter korrigiert 20,2), England und Wales, Holland, Nordirland, Neuseeland, Schottland, die USA (Weiße) und die Südafrikanische Union (20,8 bzw. 17,4). Es ist, wie SEGI bemerkt, auffallend, daß die englischsprechenden Länder so hohe Zahlen zeigen. Die niedrigsten Zahlen zeigten damals Finnland (12,4 bzw. 9,2), Venezuela, Ceylon und Japan (nur 1,2 bzw. 1,5 pro 100000 Frauen). Seit dieser Zeit ist der Brustkrebs in fast allen Ländern häufiger geworden. Norwegen, das 1950 21,3 Fälle hatte, zeigte im Cancerregister für 1953 bis 1954 47 pro 100000 (Städte 64, Land 38) und Schweden, das 1950 22,8 hatte, zeigt 1960 65,4 (Städte 74,6, Land 55,0). Die großen Steigerungen in allen Ländern beruhen wohl größtenteils auf besserer Registrierung. Ob dies die ganze Erklärung ist, weiß man nicht. In Holland hat sich die Häufigkeit des Brustkrebses nach VAN RIJSSEL in den letzten 30 Jahren verdoppelt. Im Jahre 1925 war Ca. mammae doppelt so häufig in Großbritannien wie in Holland, nach VAN RIJSSELS Bericht aus 1954 hatte sein Land damals Großbritanniens Mortalität an Brustkrebs erreicht. Alle diese Zahlen müssen gewiß mit Kritik aufgenommen werden.

Von Interesse sind die Zahlen in KHANOLKARS Bericht aus dem Jahre 1954 über die Verhältnisse in Bombay. In einem Krankenhaus bildete der Brustkrebs 7,4%

aller Krebsfälle, während die entsprechenden Zahlen in einem New Yorker Krankenhaus 16,2 und in Londons Krankenhäusern 16,6% betrugen. Von großem Interesse ist ferner sein Vergleich der vier in Bombay lebenden „Rassen". Die Frauen der aus dem Iran eingewanderten Perser, die eine streng abgesonderte Kolonie mit starker Inzucht bilden, sollen spät heiraten und wenige Kinder haben; sie zeigen die weit höchsten Zahlen, 49,2% von allen Krebsen, während die armen Hindufrauen, die früh heiraten und viele Kinder haben, nur 15,8% zeigen. Die Zahlen für Frauen der Christen und Moslems liegen mit 27,8 bzw. 23,6% zwischen den beiden Extremen.

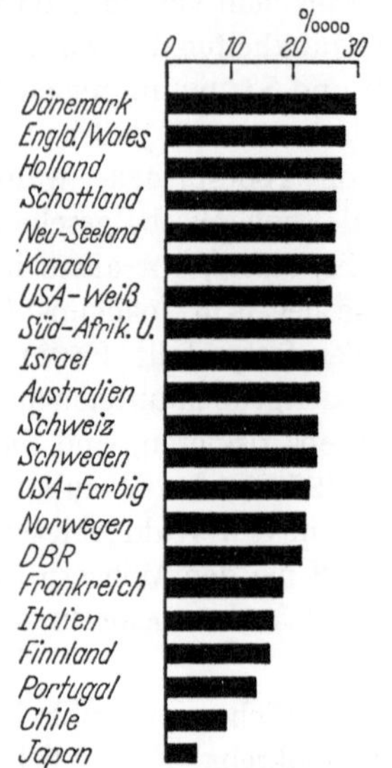

Abb. 141. Standardisierte Mammacarcinommortalität (SACHS u. MAAS 1965)

Auf die Fragen nach der Bedeutung der frühen Ehe, vieler oder wenig Kinder, der langen, wiederholten Laktationsperioden usw. kann hier nicht näher eingegangen werden.

j) Uterus

Die beiden Hauptformen von Gebärmutterkrebs gehören zu den demographisch und gewissermaßen auch geographisch interessanten Formen von Krebs. In Südafrika untersuchten DE MOOR u. Mitarb. die Verhältnisse bei weißen und schwarzen Frauen. Bei den letzteren war Cervixkrebs die häufigste Tumorform und repräsentierte etwa ein Drittel aller Tumoren, bei den Weißen war diese Form viel seltener; dagegen war Korpuskrebs bei den schwarzen Frauen viel seltener. Ähnliche vergleichende Untersuchungen liegen aus Nordamerika vor. Auch dort hatten die Negerfrauen nach CHRISTOPHERSEN und PARKER mehr Cervixkrebs als die weißen, was indessen nicht als ein für die zwei Rassen, sondern als ein für den

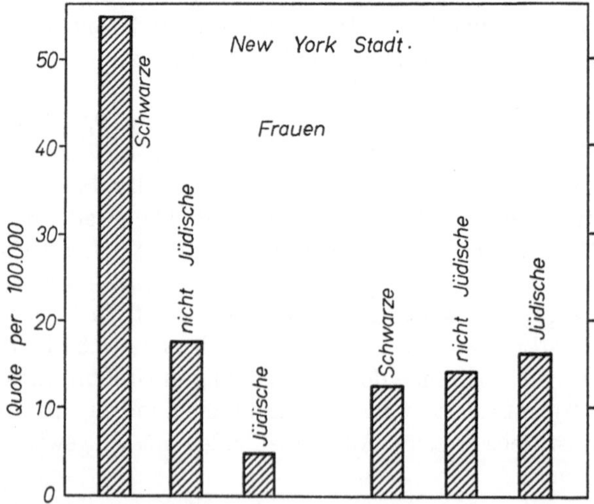

Abb. 142. Die Häufigkeit des Cervix- und Korpuscarcinoms bei Negerinnen, nichtjüdischen und jüdischen Frauen pro 100000 weibichen Einwohnern in New York City

sozialökonomischen Standard charakteristisches Verhältnis aufgefaßt wird. KAISER und GILLIAM betonen die Zunahme der Fälle von Cervixkrebs und die entscheidende Bedeutung der sozialen Verhältnisse: Städte mehr als Land, Verheiratete häufiger als Jungfrauen, die Seltenheit bei Nonnen und die Bedeutung der Umschneidung und Reinlichkeit der Männer. WIERSMA und BARROW berichten über Cervixkrebs in Surinam, Südamerika. DUNHAM, die ebenfalls viel mehr Cervixkrebs bei schwarzen als bei weißen Frauen in New York fand, warnt vor der Überschätzung der Umweltverhältnisse und denkt mehr an ethnische Unterschiede.

Die auffallend geringe Frequenz des Cervixcarcinoms bei Jüdinnen wurde sowohl in New York als in Israel von OBER und REINER und von CASPER festgestellt. Nichtjüdische Frauen hatten im Vergleich zu Jüdinnen etwa neunmal so häufig Cervixkrebs, während kein deutlicher Unterschied im Verhalten des Korpuskrebses bestand. GAULT untersuchte die Verhältnisse in Südindien, auch hier war Cervixkrebs überhaupt häufig und viel häufiger als Korpuskrebs, was er mit den frühen Ehen und den vielen Geburten in Zusammenhang bringt. In Singapur wurden die Krebsformen der weiblichen und männlichen Genitalien von MUIR untersucht. Auch in Japan überwiegen die Cervixcarcinome, die bei Frauen 32% aller Krebse bilden, während die Korpuskrebse nur 3% ausmachen. YAGI ist der Ansicht, daß die lebhafte sexuelle Aktivität und die vielen Geburten dabei von größerer Bedeutung sind als das Smegma des Mannes.

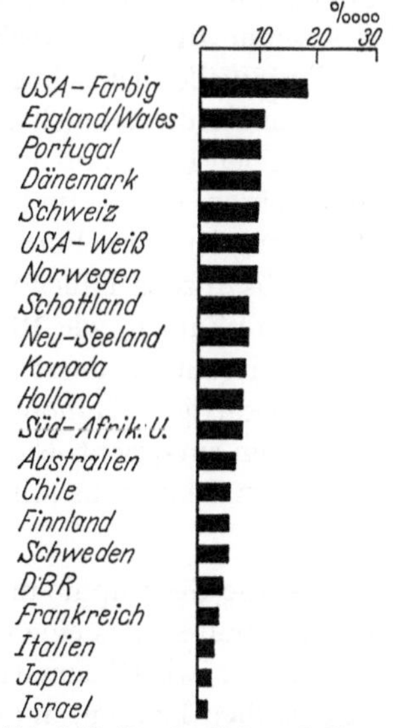

Abb. 143. Standardisierte Collumcarcinommortalität (SACHS u. MAAS 1965)

Über die Verhältnisse in *Europa* liegen eine Anzahl von Berichten vor. Aus den skandinavischen Ländern haben CLEMMESEN (Dänemark), BREDLAND (Norwegen) und BERGGREN (Schweden) dieselben Erfahrungen über den entscheidenden Einfluß der oben erwähnten Milieufaktoren gemacht. Interessant sind die Untersuchungen von DAMJANOVSKI u. Mitarb. über die drei verschiedenen Kategorien von Frauen in Mazedonien (Jugoslawien), die Christen, die türkisch-mohammedanische Bevölkerung und eine streng muselmanische Gruppe. Letztere Gruppe hatte nicht nur weniger banale gynäkologische Krankheiten überhaupt, sondern auch keinen einzigen Fall von Cervixkrebs. Die Männer der beiden muselmanischen Gruppen waren umschnitten.

k) Prostata

Die sehr wechselnden Zahlen der verschiedenen Statistiken beruhen wohl zum großen Teil auf der Genauigkeit der Beurteilung (Mikroskopie) und der Auffassung von den latenten Formen. Unter den vier nordischen Ländern, die gut vergleichbar sind, haben Norwegen und Schweden die höchste Frequenz, Dänemark etwas geringere und Finnland die niedrigste. Mit berechtigter Kritik betonen HIGGINSON und SIMSON, wie schwer es ist, Nordamerika und Europa mit Afrika zu vergleichen. In Uganda ist Prostatakrebs offenbar nicht selten (DODGE). OOTA hat die latenten

Formen in Japan untersucht. Im übrigen wird auf STEINERS Zusammenstellung hingewiesen.

l) Penis

Umweltfaktoren spielen hier eine große Rolle. Bei Reinlichkeit und Umschneidung ist Peniskrebs selten. In den drei skandinavischen Ländern, wo Umschneidung relativ selten vorkommt, ist diese Form trotzdem selten (Cancerregister von Dänemark, Norwegen, Schweden). In Chicago, wo Circumcision oft vorkommt, auch unter Nicht-Juden, bildet diese Form nach STEINER 0,1% der malignen Tumoren; in Puerto Rico, wo etwa 90% der Männer circumcidiert sind, ist Peniskrebs selten. In Afrika wechselt die Häufigkeit offenbar sehr, was mit der Häufigkeit der rituellen Umschneidung zusammenhängt; in Uganda ist Peniskrebs sehr häufig, in Kenia ziemlich selten (DODGE und LINSELL). In Indien kommt Peniskrebs bei den Indern oft vor, dagegen ist diese Form im muselmanischen Pakistan (Circumcision) selten. In Japan bildet Peniskrebs nach NAGAYO 0,6% der Krebse. Sehr häufig ist diese Form in China, obgleich die Zahlen wechseln. HEINE fand Peniskrebs in zehn Fällen unter 225 Carcinomen (4,4%), andere Statistiken geben viel höhere Zahlen, wie 18,3% an oder sie stellen diese Form sogar an die dritte oder zweite Stelle unter den Carcinomen. Auf Formosa fand SHU YEH unter 12084 bösartigen Tumoren Peniskrebs in 101 Fällen, was 2,2% der Krebsfälle beim Mann entspricht. Nach STEWART sollen sogar 30% aller Krebse bei Männern in Vietnam Peniskrebs sein.

m) Harnblase

Über die Geographie und Ätiologie des Blasenkrebses wurde 1961 ein Symposium abgehalten, das eine gute Vorstellung von den aktuellen Verhältnissen gibt. Viele Länder, wie Dänemark, Schottland, die USA, Kanada und Australien zeigten fast dieselben Kurven, in anderen, wie Norwegen, Schweden, Japan und Neuseeland, lagen sie erheblich niedriger (CLEMMESEN). Bemerkenswert ist ferner, daß die Häufigkeit in allen diesen Ländern viel größer in den Städten, vor allem Großstädten war als auf dem Lande. In Kopenhagen betrug die Frequenz des Blasenkrebses etwa die Hälfte des Lungenkrebses. In Norwegen traten 1953 und 1954 jährlich 7 neue Fälle auf 100000 Männer und 3 auf 100000 Frauen auf; in Schweden lagen die Ziffern 1960 etwas höher: 12,0 neue Fälle bei Männern und 4,4 neue Fälle bei Frauen. In beiden Ländern war der Blasenkrebs viel häufiger in Städten als auf dem Lande.

Viel höhere Zahlen bekommt man in Ländern, wo Bilharziosis der Blase eine große Rolle spielt. In Ägypten waren etwa 11% der malignen Tumoren Blasenkrebs (ABOUL NASR), in anderen afrikanischen Ländern ebenso. Die meisten Untersucher sind jedoch sehr vorsichtig mit ihren Folgerungen über die ätiologische Bedeutung der Parasiten. HOUSTON, der die Blasenkrebse in Süd-Rhodesien untersuchte, zieht keine sicheren Schlüsse. In Japan, wo Blasenkrebs nicht häufig ist, hat TSUJI eine deutliche Vermehrung der Fälle von 1947 bis 1958 festgestellt, bei Männern von 0,8 zu 1,3 und bei Frauen von 0,5 zu 0,9 pro 100000.

Unter den drei hauptsächlichsten schädlichen Faktoren beim Blasenkrebs, Bilharziasis, Industrieprodukte und Tabak, hat man sich besonders für die Industrieprodukte interessiert (HUEPER in den USA, VIGLIANI und BARSOTTI in Italien und TSUJI in Japan).

Sehr interessant ist die *Geographie der Blasenpapillome des Rindes*, die in vielen europäischen, asiatischen, nord- und südamerikanischen und australischen Ländern vorkommen. PAMEKCU hat eine epizootologische Studie über das Vorkommen der Papillome in der Türkei gemacht.

n) Haut

Die Lokalisation der Hautkrebse wechselt stark. Bei Weißen in fast allen Teilen der Welt sind sie besonders auf die nackten, sonnenbeschienenen Teile, Gesicht, Nacken, Hände beschränkt. Neger und Farbige im tropischen Afrika und auf Neu-Guinea haben meistens Hautkrebs an den Beinen und Fußsohlen. Arsenhaltiges Wasser scheint die Häufigkeit der Hautkrebse zu steigern. In Isolaten auf den Cayman-Inseln (Panama) und in Minas Geraes in Brasilien soll Xeroderma pigmentosum mit multiplen sekundären Hautkrebsen eine charakteristische Tumorform sein (STEWART).

Sarcoma Kaposi. Dieses hauptsächlich bei Männern vorkommende Sarkom ist nach ROTHMAN etwa 200mal so häufig unter malignen Tumoren im Kongo als in Chicago. Die Krankheit hat unter den Negern Afrikas eine große Verbreitung, die nach OETTLE durch folgende absolute Zahlen beleuchtet wird: Kongo 230, Kenia 73, Uganda und Natal 25, Nigeria, Mozambique und Tanganyika 24 bis 22, in anderen Ländern Afrikas viel niedrigere Zahlen. Auch prozentual dominiert Kongo mit 9 bis 13% sämtlicher maligner Tumoren. Im nördlichen zentralen Kongo sollen Kaposi-Sarkome sogar noch viel häufiger sein (STEWART). Das ehemalige französische Äquatorialafrika, Uganda und Kenia folgen mit 5 bis 4 %, andere Länder zeigen niedrigere Zahlen. Zwischen dem Kaposi-Sarkom in Europa und Afrika bestehen außerdem deutliche klinisch-anatomische Unterschiede, wie besonders von BASSET und PAYET hervorgehoben wird.

o) Blutbildendes System

Leukosen

Über das Vorkommen und die Häufigkeit der *Leukämien* in außeramerikanischen und außereuropäischen Ländern sind wir meistens schlecht unterrichtet, eine Ausnahme bildet allerdings Japan. CLEMMESENS und CLEMMESEN-SÖRENSENS Zusammenstellungen und Versuche, verschiedene Länder zu vergleichen, zeigen deutlich die großen Schwierigkeiten, ebenso die Bearbeitungen der Leukämieprobleme von GRAIS in WHO. Bull. und der Artikel in WHO. Chron., beide aus 1962. Die von CLEMMESEN mitgeteilten Zahlen und Kurven zeigen erstens, daß diese Krankheiten in fast allen Ländern viel häufiger Männer als Frauen betreffen. Die Zahl der Fälle steigt meistens bis zum 75. Jahr, dann wird die Krankheit seltener, jedoch mit Ausnahme von Schweden (Männer), das besonders hohe Zahlen aufweist. Ähnliche Verhältnisse zeigt Kanada, das zum Vergleich mit angeführt wurde. Unter europäischen Ländern zeigen Frankreich und vor allem Italien die niedrigsten Werte, aber es ist nicht klar, inwieweit dies mit der Nomenklatur und Technik der Untersuchung zusammenhängt oder eine Realität ist. CLEMMESENS Vergleich der Häufigkeit der Leukämien in Kopenhagen und Brooklyn zeigt auffallend ähnliche Kurven, jedoch ist die Steigerung der Frequenz bei Frauen über 65 Jahren nicht so stark in Brooklyn wie in Kopenhagen. HEWITT meint, daß die Mortalität an Leukämien größer ist im eigentlichen London und in einigen größeren Städten als auf dem Lande in England. GILLIAMS Untersuchungen über die Geographie der Leukämien in den USA zeigen, daß die Krankheit in den „North Central" und nordwestlichen Staaten signifikant häufiger ist, und daß sie im Südosten signifikant seltener ist. TAKEDA fand in Japan überhaupt eine relativ geringe Sterblichkeit an Leukämien.

In HAYHOES Monographie (1960) wird die auffallende Steigerung der Zahl der Leukämiefälle in vielen Ländern betont, eine Steigerung, die nur mit der Vermehrung der Fälle von Lungenkrebs und Coronarthrombose vergleichbar ist.

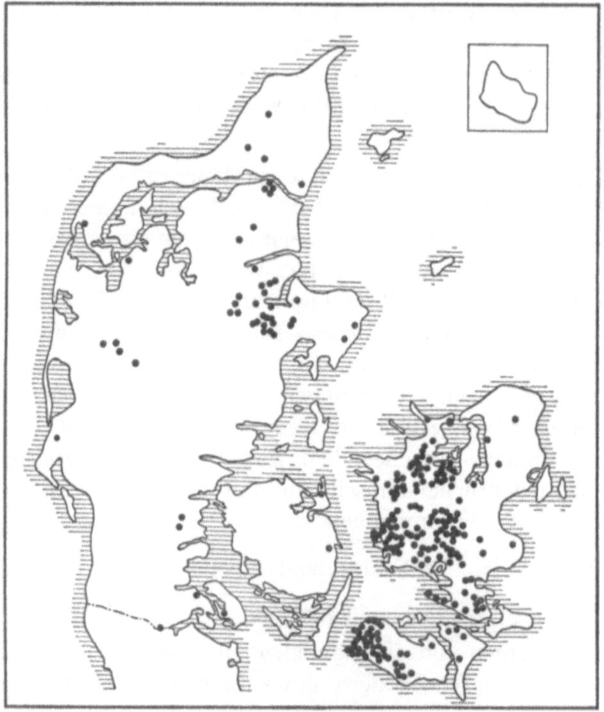

Abb. 144. Geographische Verbreitung der Viehställe mit Leukose am 1. Januar 1962 in Dänemark. (Nach BENDIXEN, 1963)

Auf der achten Konferenz der Internationalen Gesellschaft für geographische Pathologie 1963 waren die Leukämien das eine Hauptthema. Die sehr großen Unterschiede in geographischer und pathologisch-anatomischer Hinsicht und die überall steigende Frequenz der Leukämien wurde von allen Seiten betont, ebenso die Schwierigkeiten, greifbare Behandlungsresultate festzustellen. In den geographisch, rassisch und demographisch recht einheitlichen Ländern Zentraleuropas waren nur geringe Unterschiede vorhanden.

Besonderes Interesse beanspruchen die Erfahrungen über die Zunahme der Leukämien nach den amerikanischen Atombombenabwürfen auf Hiroshima und Nagasaki, die man nunmehr überblicken kann (SENO u. a.). Während man unter gewöhnlichen Verhältnissen in Japan 26 Fälle auf eine Million beobachtet, wurde bei den Überlebenden aus dem Umkreis von 1000 m um das Zentrum der Explosion nicht weniger als 1460 Fälle beobachtet, wenn man auf eine Million umrechnet.

Außerhalb dieser Zone nahm die Anzahl der Leukämien schnell ab: im Umkreis von 1500 bis 2000 m vom Zentrum wurden nur 55 Fälle beobachtet, und zwischen 2000 und 10000 m 29 Fälle, was sich vom übrigen Durchschnitt nicht signifikant unterscheidet. Bemerkenswert ist ferner, daß die Leukämien meistens erst 3 Jahre nach der Explosion, im allgemeinen sogar erst 4 bis 8 Jahre nachher auftraten. Es handelt sich immer um akute und chronische myelonische Leukämien, nie um Lymphadenosen (GEORGII).

Leucosis enzootica bovis

Die von SIEDAMGROTZKY 1878 beschriebene „Leukämie" des Rindes hatte schon in den zwei ersten Dezennien des jetzigen Jahrhunderts eine erhebliche Verbreitung in Ost- und Westpreußen. DOBBERSTEINS Untersuchungen aus dem Anfang der dreißiger Jahre zeigten eine sehr starke Frequenzsteigerung und Verbreitung der Krankheit. Die neuesten Untersuchungen von HANSEN und WINQVIST, FRIEDMANN und vor allem von BENDIXEN zeigen, daß es sich um eine sehr verbreitete Enzootie handelt, mit zahlreichen Fällen in den nordöstlichen Teilen von Europa, Norddeutschland östlich der Elbe, Baltische Staaten, Rußland, Schweden und Dänemark. Einzelne Fälle wurden auch in Norwegen, Holland, Frankreich, Großbritannien, Schweiz, Österreich und Bulgarien beobachtet. In gewissen nordamerikanischen Staaten wie Minnesota und Wisconsin soll die Krankheit fast ebenso häufig sein wie in Norddeutschland, in anderen Teilen der USA und Kanada hat man nur einzelne Fälle gefunden. In gewissen Schlächtereien Norddeutschlands sieht man Leukose ziemlich oft, in Tilsit sogar in bis 1,5% der Tiere. Die Rinderleukose bildet eine Parallele zu den murinen und aviären Leukosen. Sie ist offenbar eine Virose.

p) Reticuloendotheliales System

Lymphoreticuloma malignum africanum

Dieser bösartige, von BURKITT kürzlich neuentdeckte Tumor wurde schon 1904 von COOK erwähnt und später von verschiedenen afrikanischen Ärzten gesehen und

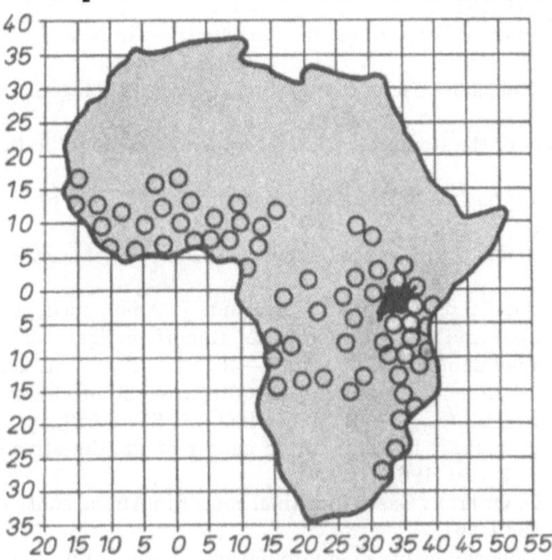

Abb. 145. Die Verteilung der bisher bekannten Fälle von Burkitt-Tumor in Afrika. [Triangle (En.) 1964]

beschrieben, ohne größere Aufmerksamkeit zu erwecken. Erst durch Burkitts Artikel aus dem Jahre 1958 und den folgenden Jahren wurde diese Tumorform so aktuell, wie sie es verdient. Die Krankheit kommt in großen Teilen vom tropischen und subtropischen Afrika vor, besonders häufig ist sie in Uganda, wo diese Tumoren mehr als die Hälfte der Tumorfälle bei Kindern bilden; in Kenia ist sie fast ebenso verbreitet. Zahlreiche Fälle werden auch in Tanganjika und weiter südlich bis Mozambique gefunden. Es werden vor allem Negerkinder davon betroffen, aber auch bei europäischen Kindern sind Fälle bekannt. Die Krankheit kommt nicht in trockenen Gegenden vor und nicht unter einem gewissen Temperaturminimum, weshalb man vermutet, daß es sich um eine durch Arthropoden vermittelte Virose handelt. Außerhalb Afrikas sind weitere Fälle nur auf Neu-Guinea bekannt.

Literatur

Geographie und Demographie wichtiger Tumoren

Mundhöhle, Pharynx, Speicheldrüsen, Schilddrüse

Buell, P.: Nasopharynx cancer in Chinese in California. Brit. J. Cancer **19**, 459 (1965).

Pindborg, J. J.: Frequency of oral carcinoma, leukoplakia, leukokeratosis, leukoedema etc. in Lucknow, India. J. dent. Res. **44**, 615 (1956).

Linsell, C. A.: Nasopharyngeal cancer in Kenya pathology. Brit. J. Cancer **18**, 49 (1964).

Wahl, P. N.: Oral and oropharyngeal cancers in North India. Brit. J. Cancer **19**, 627 (1965).

Wallace, A. C.: Salivary gland tumors in Canadian Eskimos. Cancer (Philad.) **16**, 1338 (1963).

Campbell, H.: The incidence of thyroid cancer in England and Wales. Brit. med. J. **3569**, 1370 (1963).

Magen

Beasley, W. H.: Blood groups of gastric ulcer and carcinoma. Brit. med. J. **5180**, 1167 (1960).

Beckman, L., and A.-E. Eklund: AB-blood groups and gastric carcinoma. Acta genet. (Basel) **11**, 363 (1961).

Boles, R. S., J. Ipsen, and J. Ruedy: A comparative study of the frequency of carcinoma of the stomach. Cancer (Philad.) **16**, 584 (1963).

Clemmesen, J., and J. Sörensen: Carcinomas of the digestive system in Denmark 1943—1956. Dan. med. Bull. **6**, 137 (1959).

Cohart, E. M.: Socioeconomic distribution of stomach cancer in New Haven. Cancer (Philad.) **7**, 455 (1954).

Cramer, W.: Vergleichende statistische Betrachtungen über den Magenkrebs. Z. Krebsforsch. **34**, 531 (1931).

Davies, J. N. P.: Cancer of the stomach in Ssaza Kyadondo, Uganda. Acta Un. int. Cancr. **17**, 872 (1961).

Dorn, H. F., and S. J. Cutler: Morbidity from cancer in the United States, P. II. Publ. Hlth Monogr., D.C. (1961).

Dungal, N.: Cancer in Iceland with special reference to stomach cancer. Schweiz. Z. Path. **18**, 550 (1955).

— The special problem of stomach cancer in Iceland. J. Amer. med. Ass. **178**, 789 (1961).

Forti, E.: Rilievi comparativi sull' incidenza dei tumori maligni del tubo digerente nell settorato di Venezia nei anni 1951—60 e 1931—40. Riv. Anat. Pat. **20**, 269 (1961).

Haenszel, W.: Variation in incidence of and mortality from stomach cancer with particular reference to the United States. J. nat. Cancer Inst. **21**, 213 (1958).

Hansluwka, H., and J. Kretz: Mortality from cancer of the digestive system in Austria. Acta Un. int. Cancr. **17**, 380 (1961).

Higginson, J., and A. G. Oettle: Gasto-intestinal cancer in Africa, south of the Sahara. Acta Un. int. Cancr. **17**, 333 (1961).

Hueper, W. C.: Recent developments in environmental cancer. Arch. Path. **58**, 360, **475**, **645** (1958).

JORDAL, K.: Blood group and disease. ABO, Rhesus and Lewis blood groups in relation to cancer of the stomach, rectum, and colon, and to peptic ulceration. Acta Med. leg. soc. (Liège) **9**, 195 (1956).

KUROKAWA, T.: Cancer of the stomach in Japan. Report to the Congress of Gastroenterol. 1958.

LEGON, C. D.: Gastric cancer in Wales. Brit. J. Cancer **5**, 175 (1951).

LOGAN, W. P. D.: Social class variations in mortality. Publ. Hlth Rep. **69**, 1217 (1954).

MEINSMA, L.: Gastro-intestinal cancer in the Netherlands. Acta Un. int. Cancr. **17**, 388 (1961).

MIKAT, B.: Geographical distribution of malignant neoplasma of the digestive organs in the Federal Republic of Germany since 1955. Acta Un. int. Cancr. **1961**, 17397.

MILLAR, I.: Gastro-intestinal cancer and geochemistry in North Montgomeryshire. Brit. J. Cancer **15**, 175 (1961).

NEURDENBURG, M. G.: On carcinoma of the stomach. Schweiz. Z. Path. **18**, 507 (1955).

ONG, H.: Geographical distribution of gastrointestinal cancer. Tex. J. Med. **60**, 500 (1964).

PAYMASTER, J. C.: Incidence and distribution of gastro-intestinal cancer in India. Acta Un. int. Cancr. **17**, 330 (1961).

PEDERSEN, E., and K. MAGNUS: Cancer registration in Norway. Oslo 1959, 183.

— — Gastro-intestinal cancer in Norway. Acta Un. int. Cancr. **17**, 373 (1961).

PRUDENTE, A., and A. P. MIRRA: Castric cancer in Japanese people living in Brazil. Acta Un. int. Cancr. **17**, 858 (1961).

QUISENBERRY, W. B. Stomach cancer among Japanese in Hawaii and the US. mainland. Acta Un. int. Cancr. **17**, 858 (1961).

RENNAES, S.: Discussion nach TORGERSENS Vortrag (unten) mit Karte. Nord. Med. **57**, 515 (1957) (norweg.).

RIBEIRO, E. B.: Relation of blood group ABO to carcinoma of the stomach in Sao Paulo. A statistical analysis. J. int. Coll. Surg. **39**, 540 (1963).

RINGERTZ, N.: Cancer incidence in Sweden 1958, 1959, 1960, 1961. Stockholm 1960—1965.

RUKMONO, R., and L. WAN KOEN: Some data on gastric cancers in Indonesians and Chinese living in Indonesia. Acta Un. int. Cancr. **17**, 867 (1961).

SACHS, H., u. H. MAASS: Beitrag zur Epidemiologie des Mamma- und Kollumkarzinoms. Gesellsch. z. Bekämpf. d. Krebskrankh. Nordrhein-Westfalen **3**, 743 (1965).

SAXÉN, E.: Gastro-intestinal cancer in Finland. Acta Un. int. Cancr. **17**, 367 (1961).

SCHAANING, C. K.: Vorkommen von Cancer im Verdauungstrakt im Sektionsmaterial aus Bergens kommunalem Krankenhaus 1912—1932. Med. Rev. **1936**, 49.

STOCKS, P.: On the death rates from cancer of the stomach and respiratory diseases in 1949—53 among coal miners and other residents in counties of England and Wales. Brit. J. Cancer **16**, 592 (1962).

—, and R. L. DAVIES: Zinc and copper content of soils associated with the incidence of cancer of the stomach and other organs. Brit. J. Cancer **18**, 14 (1964).

TAKEDA, K.: Geographical pathology of cancer of the stomach in Japan. Acta Un. int. Cancr. **17**, 316 (1961).

TAYLOR, J. W.: Cancer in Saudi Arabia. Cancer (Philad.) **16**, 1530 (1963).

TORGERSEN, O., and M. PETERSEN: The epidemiology of gastric cancer in Oslo: Cartographic analysis of census tracts and mortality rates of sub-standard housing areas. Brit. J. Cancer **10**, 299 (1956).

WICKI, J.: Die Häufigkeit der bösartigen Geschwülste des Verdauungstraktes im Sektionsgut der Jahre 1901—1950 des Pathologischen Institutes der Universität Zürich. I.-D. Zürich 1961.

Leber

BECKER, J. P., and C. B. CHATKIDAKIS: Primary carcinoma of the liver in Johannesburg. Acta Un. int. Cancr. **17**, 650 (1961).

BEDDY, D., and K. S. RAO: Primary carcinoma of the liver in South Indians. J. Ind. med. Ass. **39**, 1 (1962).

BERMAN, C.: Nutritional states in the causation of primary liver cancer. Schweiz. Z. Path. **18**, 598 (1955).

BROCK, J. F.: Interracial studies in the south western tip of the African continent in relation specially to cirrhosis and primary cancer of the liver. Acta Un. int. Cancr. **17**, 616 (1961).

BRYGOO, E. R.: Les cirrhoses du foie à Madagascar. Acta Un. int. Cancr. **17**, 705 (1961).

CAMAIN, R., et J. NETIK: Le cancer primitif du foie en Afrique occidentale française. Acta Un. int. Cancr. **17**, 771 (1961).

DAVIES, J. N. P.: Primary carcinoma of the liver in Africans. J. nat. Cancer Inst. **15**, 1637 (1955).

— Primary liver carcinomas in Uganda Africans. Schweiz. Z. Path. **18**, 661 (1955).

— Primary liver carcinoma in Uganda. Acta Un. int. Cancr. **17**, 787 (1961).

DENOIX, P. F.: La fréquence du cancer du foie dans le monde. Schweiz. Z. Path. **18**, 564 (1955).

DE SMET, M. P.: La cirrhose et le cancer du foie dans la cuvette centrale du Congo ex-belge. Acta Un. int. Cancr. **18**, 740 (1961) (Viel Lit.).

DORN, N. F.: The incidence of primary cancer of the liver in the Negro in Africa and in the United States. Schweiz. Z. Path. **18**, 648 (1955).

EDMONDSON, H. A.: Pathology of cancer of the liver in the United States. Schweiz. Z. Path. **18**, 653 (1955).

GELFAND, M.: The clinical aspects of cirrhosis and primary carcinoma of the liver in the African in the Central African Federation of Rhodesia and Nyasaland. Acta Un. int. Cancr. **17**, 604 (1961).

HIGGINSON, J., and A. G. OETTLE: The incidence of liver cancer in South Africa III. Acta Un. int. Cancr. **13**, 602 (1957).

— Pathogenesis of the cancer in the Johannesburg area. Acta Un. int. Cancr. **13**, 589 (1957).

—, and P. E. STEINER: Cirrhosis and primary liver cancer in the non-white population of Johannesburg. Acta Un. int. Cancr. **17**, 654 (1961).

— The geographical pathology of the primary liver cancer. Cancer Res. **23**, 1624 (1963).

HOU, P. C.: Primary carcinoma of the liver in the community of Hong Kong. Schweiz. Z. Path. **18**, 657 (1955).

KÖHN, K.: Der primäre Leberkrebs. Berlin-Göttingen-Heidelberg: Springer 1955.

MARSDEN, A. T. H.: Primary carcinoma of the liver in Malaya. Schweiz. Z. Path. **18**, 644 (1955). — Brit. J. Cancer **12**, 161 (1958).

MIYAKE, M.: Primary hepatic cancer and liver cirrhosis in Japan. Acta Un. int. Cancr. **17**, 886 (1961).

MUIR, C. S.: Cancer hepatis, pancreatis, peritonei in Singapore. Brit. J. Cancer **15**, 30 (1961).

PRATES, M. D.: Cancer and cirrhosis of the liver in the Portugese East Africans with special reference to age and sex rates in Lourenco Marques. Acta Un. int. Cancr. **17**, 218 (1961).

REDDY, D. D., and K. S. RAO: Primary carcinoma of the liver among South Indians. J. Ind. med. Ass. **39**, 1 (1962).

RIVAS ROZ, MARIA: Primitive malignant tumors of the liver (in Venezuela). Schweiz. Z. Path. **18**, 666 (1955).

ROULET, F. C.: Au sujet de la cirrhose et du cancer primitif du foie chez le noir d'Afrique. Schweiz. Z. Path. **14**, 237 (1951).

SHANMUGARATNAM, K.: Liver cancer and cirrhosis in Singapore. Acta Un. int. Cancr. **17**, 898 (1961).

STEINER, P. E., and J. N. P. DAVIES: Cirrhosis and primary liver carcinoma in Uganda Africans. Brit. J. Cancer **11**, 523 (1957).

— The etiology of human liver cancer in Africa and USA. Trans. Stud. Coll. Phycns Philad. **28**, 61 (1960).

— Comparison of liver cancer and cirrhosis in nine areas in Trans-Saharan Africa. Acta Un. int. Cancr. **17**, 798 (1961).

SYMEONIDIS, A.: Primary cancer of the liver in Greece. Path. et Microbiol. (Basel) **27**, 931 (1964).

THOMSON, J. G.: Primary carcinoma of the liver in three ethnic groups in Cape Town. Acta Un. int. Cancr. **17**, 632 (1961).

WAINWRIGHT, J.: Malignant hepatoma in the Africans in Natal. Acta Un. int. Cancr. **17**, 677 (1961).

Lunge

ALCARON, D. G.: Demography of cancer of the lung. Dis. Chest **36**, 455 (1959).

BARTUAL PASTOR, J.: Relations between blood groups and cancer in O R L. Acta oto-rino-laring. iber. amer. **14**, 312 (1963).

BONSER, G. M., and G. M. THOMAS: Data relevant to the apparently rising incidence of lung cancer in Great Britain. Schweiz. Z. Path. **18**, 885 (1955).

CAMPBELL, J. M., and J. CLEMMESEN: Benzpyrene and other polycyclic hydrocarbons in the air of Copenhagen. Dan. med. Bull. **3**, 205 (1956).

CHAMPEIX, J.: Les cancers broncho-pulmonaires professionels. Arch. mal. prof. **23**, 265 (1962).

CLEMMESEN, J., and T. BUSK: On the apparent increase of the incidence of lung cancer in Denmark 1931—1945. Brit. J. Cancer **1**, 253 (1947).

—, A. NIELSEN, and E. JENSEN: Mortality and incidence of cancer of the lung in Denmark and some other countries. Acta Un. int. Cancr. **9**, 603 (1953).

— — — The increase in incidence of carcinoma of the lung in Denmark 1931—1950. Brit. J. Cancer **7**, 1 (1953).

— — The geographical and racial distribution of cancer of the lung. Schweiz. Z. Path. **18**, 803 (1955).

COORAY, G. H., and N. D. G. LESLIE: Bronchial carcinoma among the Ceylonese. Brit. J Cancer **12**, 1 (1958).

DEAN, G.: Lung cancer in Australia. Med. J. Aust. **49**, (1) 1003 (1962).

— Lung cancer in the Cannel Islands. Brit. J. Cancer **19**, 661 (1965).

DENOIX, P. F.: L'enquête française sur l'étiologie du cancer broncho-pulmonaire. Bull. Ass. franç. Cancer **45**, 1 (1958).

DE VILLIERS, A. J., and J. P. WINDISH: Lung cancer in a fluorspar mining community. I. Radiation dust and mortality experience. Brit. J. industr. Med. **21**, 94 (1964).

DORMANNS, E.: Beitrag zur Frage der Zunahme der Krebskrankheit mit besonderer Berücksichtigung des Lungenkrebses. Schweiz. Z. Path. **18**, 907 (1955).

DÜBEN, MARGARETE: Über den Gestaltwandel des Bronchialkarzinoms in den letzten 25 Jahren. I.-D. Berlin 1955.

DUNGAL, N.: Lung cancer in Iceland. Lancet **II**, 1350 (1961).

FAULDS, S. J., and M. J. STEWART: Carcinoma of the lung in hematite miners. J. Path. Bact. **72**, 353 (1956).

FERRARI, E.: Lung cancer in Venice. An epidemiological study. Lancet **II**, 1347 (1961).

FISCHER, W.: Die Gewächse der Lunge und des Brustfells. HENKE-LUBARSCH: Handbuch d. path. Anat. III, **3**, 573 (1931).

GALY, P.: Le cancer pulmonaire d'origine arsénicale des vignerons de Beaujolais. J. franç. Méd. Chir. thor. **17**, 303 (1963).

GILLIAM, A. G.: Trends of mortality attributed to carcinoma of the lung. Cancer (Philad.) **14**, 622 (1961).

HAMMOND, E. C.: Lung cancer death rates in England and Wales compared with those in USA. Brit. med. J. **5097**, 649 (1958).

HOU, P. C.: Bronchogenic carcinoma in the Hongkong community. Schweiz. Z. Path. **18**, 907 (1955).

HOWE, G. M.: The geographical distribution of disease with special reference to cancer of the lung and stomach in Wales. Brit. J. prev. soc. Med. **13**, 204 (1959).

JEUTHER, A.: Die bösartigen Geschwülste, Lungenkrebse und tödlichen Lungenembolien unter den Prager Leichenöffnungen 1894—1943. Virchows Arch. path Anat. **314**, 242 (1947).

KOTIN, P., and H. L. FALK: Atmospheric factors in pathogenesis of lung cancer. Advanc. Cancer Res. **7**, 475 (1963) (Viel Lit.).

KREYBERG, L.: Geographical distribution and sub-groups of lung cancer in Norway. Brit. J. Cancer **8**, 599 (1954).

— Lung tumours: histology, aetiology, and geographic pathology. Acta Un. int. Cancr. **15**, 78 (1959).

—, and E. SAXEN: A comparison of lung tumours in Finland and Norway. Brit. J. Cancer **15**, 211 (1961).

MUIR, C. S.: Cancer of the lung, trachea and larynx in Singapore. Brit. J. Cancer **14** 1 (1960).

— Morbidity and mortality from lung cancer in Singapore. Singapore med. J. **3**, 169 (1962).

PAXON, T. G.: A study of tuberculosis and cancer mortality rates with special reference to lung cancer rates. Brit. J. Cancer **10**, 623 (1956).

PEDERSEN, E.: Zunahme des Lungenkrebses im Lichte der offiziellen Statistik. T. norske Lægeforen **76**, 552 (1956) (norweg.).

POCHE, R.: Statistische Untersuchungen über das Bronchialkarzinom in Nordrhein-Westfalen. Z. Krebsforsch. **66**, 87 (1964).

ROSHAN, P. D.: Cancer of the lung in Thailand. Schweiz. Z. Path. **18**, 898 (1955).

ROSTOSKY: Lungentumoren bei Bergarbeitern. Verh. dtsch. Ges. inn. Med. **35**, 234 (1923).

—, SAUPE und SCHMORL: Die Bergkrankheit der Erzbergleute in Schneeberg in Sachsen („Schneeberger Lungenkrebs"). Z. Krebsforsch. **23**, 360 (1926).

SCHMIDTMANN, MARTHA: Zur Frage der Entstehung des Bronchialkrebses. Haben wir im Zigarettenrauch die Ursache entdeckt? Path. et Microbiol. (Basel) **27**, 935 (1964).

SIMMROSS, E.: Über die Zunahme des Lungen-Bronchialkrebses im Göttinger Sektionsgut. Virchows Arch. path. Anat. **285**, 183 (1932).

WHITWELL, F.: Histopathology of lung cancer in Liverpool. The specificity of the cell types. Brit. J. Cancer **15**, 440 (1961).

WYNDER, E. L.: Study of environmental factors in cancer of the respiratory tract in Cuba. J. nat. Cancer Inst. **20**, 665 (1958).

Mamma

GRADY, H. G.: The pathologic anatomy of cancer of the breast. Schweiz. Z. Path. **18**, 685 (1955).

KHANOLKAR, V. R.: Breast cancer in Bombay. Acta Un. int. Cancr. **17**, 903 (1961).

MACMAHON, B., and M. FEINLEIB: Breast cancer in relation to nursing and menopausal history. J. nat. Cancer Inst. **24**, 733 (1960).

MAISIN, J. H., and G. LANGEROCK: Racial factors in the causation of carcinoma of the breast. Schweiz. Z. Path. **18**, 690 (1955).

MUSTACCHI, P.: Bilateral mammary cancer in Italian women. J. nat. Cancer Inst. **19**, 1035 (1957).

RYAN, A.: Breast cancer in Connecticut 1935—53. J. Amer. med. Ass. **67**, 298 (1958).

SACHS, H., u. H. MAASS: Beitrag zur Epidemiologie des Mamma- und Kollumkarzinoms. Gesellschaft z. Bekämpf. d. Krebskrankheiten, Nordrhein-Westfalen **3**, 743 (1965).

SEGI, M.: Geographical and racial distribution of cancer of the breast. Schweiz. Z. Path. **18**, 668 (1955).

SIMARD, L.-C.: Sur la fréquence du cancer du sein chez la femme dans la province de Québec. L'Union médicale du Canada. Juin **1938**.

STOCKS, P.: Social status in relation to carcinoma of the breast. Schweiz. Z. Path. **18**, 706 (1955).

VAN RIJSSEL, T. G.: The increase of the death rate from cancer of the breast in the Netherlands. Schweiz. Z. Path. **18**, 731 (1955).

VELLIOS, F.: Tumors of the breast: Their occurrence in Thailand (Siam). Schweiz. Z. Path. **18**, 722 (1955).

Uterus

BERGGREN, O. G. A.: Demographic studies on carcinoma of the uterine cervix in Sweden. I.-D Stockholm 1957. Acta radiol. (Stockh.) Suppl. 145.

— Civil status and distribution in 1822 cases of cancer of the uterine cervix. Acta radiol. (Stockh.) **53**, 137 (1960).

BJARNASON, O.: Uterine carcinoma in Iceland. I.-D. Reykjavik 1963.

BREDLAND, R.: Soziologie des Uteruskancers. Nord. Med. **47**, 473 (1952) (engl. Zusammenfassung).

CASPER, J.: Incidence of uterine cancer among different ethnic groups. Schweiz. Z. Path. **18**, 764 (1955.)

CLEMMESEN, J.: Etiology of some forms of human cancer. J. nat. Cancer Inst. **12**, 1 (1951).

CHRISTOPHERSON, W. M., and J. E. PARKER: Relative frequency of carcinoma of the cervix in the Negro. Cancer (Philad.) **13**, 711 (1960).

DAMJANOVSKI, L.: Circumcision and carcinoma colli uteri in Macedonia, Yugoslavia. Brit. J. Cancer **17**, 406 (1963).

DE MOOR, N. G.: Malignant disease in the Transvaal: VII. Cancer of the genitourinary system. S. Afr. med. J. **34**, 496 (1960).

DUNHAM, LUCIA J.: Cancer of the uterine cervix in Negro women in New York city. Acta Un. int. Cancr. **17**, 910 (1961).

EDSMYR, F.: Carcinoma of the vulva. An analysis of 560 patients with histologically verified squamous cell carcinoma. Acta radiol. (Stockh.) **1963**, Suppl. 217.

GAGNON, F.: Marital status and pregnancy in the causation of cancer of the cervix uteri. Schweiz. Z. Path. **18**, **755** (1955).

GAULT, E. W.: The geographic distribution of carcinoma of the uterus and relative distribution of cervical and fundal carcinoma with special reference to South India. Schweiz. Z. Path. **18**, 732 (1955).

IVERSON, L.: Choriocarcinoma and related conditions in Southeast Asia. Schweiz. Z. Path. **21**, 581 (1958).

KAISER, R. F., and A. C. GILLIAM: Some epidemiological aspects of cervical cancer. Publ. Hlth Rep. **73**, 359 (1958).

KAST, A.: Probleme der Präputial- und Cervixkarzinome bei Tieren. Geburtsh. u. Frauenheilk. **10**, 1080 (1959).

MUIR, C. S.: Male and female genital tract cancer in Singapore. Cancer (Philad.) **15**, 354 (1962).

OBER, W. B., and L. REINER: Cancer of the cervix in Jewish women. Schweiz. Z. Path. **18**, 774 (1955).

SACHS, H., u. H. MAASS: Beitrag zur Epidemiologie des Mamma- und Kollumkarzinoms. Gesellschaft z. Bekämpfung der Krebskrankheiten, Nordrhein-Westfalen 3, 743 (1965).

TAYLOR, R. S.: Mortality among women in three catholic religious orders with special reference to cancer. Cancer (Philad.) **12**, 1207 (1959).

TJOKONEGORO, S.: Choriocarcinoma in Indonesia. Schweiz. Z. Path. **18**, 791 (1955).

WIERSMA, J. P., and R. S. BARROW: Pavement cell carcinoma of the cervix uteri in the Surinam population. Ned. T. Geneesk. **106**, 1580 (1962).

YAGI, H.: Present status of carcinoma of the cervix uteri in Japan. Acta Un. int. Cancr. **17**, 934 (1961).

Prostata

CLEMMESEN, J., and A. NIELSEN: Tumours of urinary system and prostate (in Denmark). Dan. med. Bull. **3**, 36 (1956).

HIGGINSON, J., and I. SIMSON: The significance of comparative pathology in relation to prostatic cancer: with special reference to North America, Africa, and Europe with a review of the literature. Acta Un. int. Cancr. **17**, 942 (1961).

OOTA, K.: Latent carcinoma of the prostate in the Japanese. Acta Un. int. Cancr. **17**, 952 (1961).

RINGERTZ, N.: Cancer prostatae, Frequenz und Vorkommen. Nord. Med. **68**, 1635 (1962) (schwed.).

WOOLF, C. M.: An investigation of the familial aspects of cancer of the prostate. Cancer (Philad.) **13**, 739 (1960).

DODGE, O. G.: Carcinoma of the prostate in Uganda Africans. Cancer (Philad.) **1963**, 1264.

STEINER, P. E.: Cancer. Race and geography. Baltimore 1954, 298.

Penis

DODGE, O. G., and C. A. LINSELL: Carcinoma of the penis in Uganda and Kenya Africans. Cancer (Philad.) **16**, 1255 (1963).

RIVEROS, M., and R. F. LEBON: Geographical pathology of cancer of the penis. Cancer (Philad.) **17**, 798 (1963).

SHU YEH: Some geographic pathology aspects of common diseases in Taiwan. Intern. Path. **6**, 81 (1965).

STEINER, P. E.: Cancer. Race and geography. Baltimore 1954.

TAN RE: Observations on the frequency of carcinoma of the penis at Macassar and its environs (S. Celebes). J. Urol. (Baltimore) **89**, 704 (1963).

Harnblase

ABOUL NASR, A. L.: Epidemiology and pathology of cancer of the bladder in Egypt. Acta Un. int. Cancr. **18**, 528 (1962).

CLEMMESEN, J.: Mortality rates for cancer of urinary bladder in various countries. Brit. J. Cancer **11**, 1 (1957).

— Mortality and morbidity from bladder tumours in various countries. Acta Un. int. Cancr. **18**, 667 (1962).

DODGE, O. G.: Tumours of the bladder in Uganda Africans. Acta Un. int. Cancr. **18**, 548 (1962).

DORN, H. F.: Morbidity and mortality from bladder tumors in North South America. Acta Un. int. Cancr. **18**, 553 (1962).

FERGUSON, A. R.: Associated bilharziosis and primary malignant disease of the urinary bladder. J. Path. Bact. **16**, 76 (1911/12).

GILLMAN, J., and M. D. PRATES: Histological types and histogenesis of bladder cancer in the Portugese East Africans with special reference to bilharzial cystitis. Acta Un. int. Cancr. **18**, 567 (1962).

HIGGINSON, J., and A. G. OETTLE: Cancer of the bladder in the South African Bantu. Acta Un. int. Cancr. **18**, 579 (1962).

HOUSTON, W.: Carcinoma of the bladder in Southern Rhodesia. Brit. J. Urol. **56**, 71 (1964).

HUEPER, W. C.: Environmental and industrial cancers of the urinary bladder in the USA. Acta Un. int. Cancr. **18**, 585 (1962).

LOCKWOOD, K.: On the etiology of bladder tumors in Köbenhavn. Acta Un. int. Cancr. **18**, 608 (1962).

MUSTACCHI, P., and L. JASSY: Alexander Robert Ferguson, M. D. On "the irritation cancer of Egypt". Cancer (Philad.) **15**, 215 (1962).

—, and M. B. SHIMKIN: Cancer of the bladder and infestation with Schistosoma haematobium. J. nat. Cancer Inst. **20**, 825 (1958).

MOUSA, A. H.: Epidemiology of schistosomiasis in Egypt. Acta Un. int. Cancr. **18**, 616 (1962).

PAMUKCU, A. M.: Epidemiologic studies on urinary bladder tumors in Turkish cattle. Epizootiology of cancer in animals. Ann. N.Y. Acad. Sci. **108**, 938 (1964).

PAYET, M.: Bilharziosis and bladder cancer in Senegal. Acta Un. int. Cancr. **18**, 641 (1962).

PRATES, M. D.: The rates of cancer of the bladder in the Portuguese East Africans of Lourenco Marques. Acta Un. int. Cancr. **18**, 643 (1962).

STASZEWSKI, J.: Smokıng and cancer of the urinary bladder in Poland. Brit. J. Cancer, **20**, 32 (1966).

TSUJI, I.: Mortality and morbidity from bladder tumors in Japan. Acta Un. int. Cancr. **18**, 648 (1962).

— Environmental and industrial cancer of the bladder in Japan. Acta Un. int. Cancr. **18**, 662 (1962).

Urinary bladder: geographical pathology of neoplasms. Jaarb. Kanker. Nederl. **11**, 277 (1961).

VIGLIANI, E. C., and M. BARSOTTI: Environmental tumors of the bladder in some Italian dyestuff factories. Acta Un. int. Cancr. **18**, 669 (1962).

WYNDER, E. L.: An epidemiological investigation of cancer of the bladder. Cancer (Philad.) **16**, 1388 (1963).

Haut

OLSON, C.: Incidence of bovine cutaneous papillomatosis in beaf cattle. J. Amer. Vet. med. Ass. **140**, 50 (1962).

Kaposi-Sarkom

BASSET, A., et M. PAYET: Caractères cliniques de la maladie de Kaposi dans l'ouest africain. Différences avec le Kaposi européen. Acta Un. int. Cancr. **18**, 376 (1962).

DAVIES, J. N. P.: Kaposi's sarcoma. A re-evaluation based on the disease in Africans. Acta Un. int. Cancr. **18**, 372 (1962).

MURRAY, J. F.: The epidemiology and pathology of Kaposi's sarcoma. Int. Path. **6**, 44 (1965).

OETTLÉ, A. G.: Geographical and racial differences in the frequency of Kaposi's syndrome as evidence of environmental or genetic causes. Int. Path. **6**, 330 (1965).

QUENUM, A., et R. CAMAIN: Les aspects africains de la maladie de Kaposi, réticulopathie maligne systématisée. Ann. Anat. path. N.S. **3**, 337 (1958).

ROTHMAN, S.: Remarks on sex, age and racial distribution of Kaposi's sarcoma and on possible pathogenetic factors. Ann. Un. int. Cancr. **18**, 326 (1962).

Leukosen

BERNARD, J.: Blood diseases in China. Blood **14**, 605 (1959).
— Etude générale de la géographie des leucémies. Path. et Microbiol. (Basel) **27**, 708 (1964).
CLEMMESEN, J., and J. SÖRENSEN: Malignant neoplasias of hemopoietic and connective tissues in various countries. Dan. med. Bull. **5**, 73 (1958).
— Distribution of leukaemia in some european countries compaired with USA. Acta Un. int. Cancr. **16**, 1611 (1960).
COURT BROWN, W. M.: Leukaemia in Britain and Scandinavia. Path. et Microbiol. (Basel) **27**, 644 (1964).
DAMESHEK, W., and F. GUNZ: Leukemia. New York-London **1958**.
DAVIES, A.: Epidemiological observations on leukemia in Israel. Arch. intern. Med. **108**, 86 (1961).
DAVIES, J. N. P.: Leukemia in Trans-Saharan Africa. Acta Un. int. Cancr. **16**, 1618 (1960).
DOWSETT, E, G.: Leukaemia in Kingston, Survey, 1958—1964. An epidemiological study. Brit. J. Cancer **20**, 16 (1966).
GILLIAM, A. G., and R. MACMAHON: Geographical distribution of leukemia in USA. Acta Un. int. Cancr. **16**, 1623 (1960).
GEOMINNE, L.: De frekwentie van de leukemie in Belgie. Acta clin. belg. **17**, 15 (1962).
GRAIS, M.: Mortality and morbidity from leukemia and aleukemia in specific countries. Bull. Wld Hlth Org. **26**, 683 (1962).
HARWERTH, H.-G.: Zur geographischen Pathologie der Leukämien: Ergebnisse der Umfrage in Zentraleuropa. Path. et Microbiol. (Basel) **27**, 655 (1964).
HAYHOE, F. G. J.: Leukemia. Research and clinical picture. London 1960.
HEWITT, D.: Geography and pathology of leukemia in England and Wales. Acta Un. int. Cancr. **16**, 1643 (1960).
— Low prevalence of A-antigen in children with acute myeloid leukaemia. Lancet **II**, 93 (1964).
HEYSSEL, R.: Leukemia in Hiroshima atomic bomb survivors. Blood **15**, 313 (1960).
JANICKI, K.: Preliminary statistical studies on leukemia morbidity in the Krakow region. Pol. Arch. Med. wewnet **12**, 709 (1962).
LINDEN, G.: Leukemia statistics. New Engl. J. Med. **269**, 53 (1963).
LINGEMAN, C. H.: The epidemiological approach to leukemia. II Geographic distribution in Indiana 1951—1960. J. Indiana med. Ass. **54**, 475 (1961); **56**, 101 (1963).
MACMAHON, R., and D. W. CLARK: Incidence of leukemia. Blood **11**, 871 (1956).
— Epidemiology of leukemia. Bull. Wld Hlth Org. **26**, 579 (1962).
PANDOLFI, ANNA M.: Evoluzioni della mortalità per leucemia in Italia. Tumori **46**, 307 (1960).
PELLER, S.: Leukämie, Lymphoblastom und Krebs; eine epidemiologische Betrachtung. Medizinische **1956**, 751.
PELTONEN, O., u. A. L. PYONNEN: Sterblichkeit an Leukämie in Finnland innerhalb der Periode 1936—1956. Mschr. Kinderheilk. **108**, 469, 71 (1960).
PHILLIPS, T. A.: Leukaemia and geography. Lancet **II**, 659 (1859).
PINKEL, D., and D. NEFZGER: Some epidemiological features of leukemia in the Buffalo area of New York. Acta Un. int. Cancr. **16**, 1648 (1960).
SCHINZ, H. R., u. T. REICH: Über die Häufigkeit der Todesfälle an Leukämien in der Schweiz und deren Wandlungen in den letzten Jahrzehnten. Oncologia (Basel) **13**, 393 (1960).
SENO, S.: Statistical investigation of leukaemia autopsies in Japan. Path. et Microbiol. (Basel) **27**, 684 (1964).
SHIMKIN, M. B.: Mortality from leukemia and the lymphomas in the United States. Proc. 6. Congr. Int. Soc. Haematol. **1958**, 3.
—, and D. B. LOVELAND: A note on mortality from lymphatic leukemia in Oriental population in the United States. Blood **17**, 763 (1961).
SOTEREFF, G.: Recent trends in incidence and mortality of leukemia in Saskatchewan. Canad. J. Publ. Hlth **50**, 342 (1959).
TAKEDA, K.: Geographical pathology of leukemia in Japan. Acta Un. int. Cancr. **16**, 1629 (1960).
TALWALKAR, C. V.: Leukaemia, incidence in 316 cases. J. Ass. Phycns India **9**, 351 (1961).

Leucosis enzootica bovis

BENDIXEN, H. J.: Investigations on bovine leukosis in Denmark. Occurrence and propagation. Wld Hlth Org. Conf. Coparat. Stud. Leukaemias. Wld Hlth Org. Comp. Med. P. **12** (1961).
— Leukosis enzootica bovis. I.-D. Kopenhagen 1963.
— Leukosis enzootica bovis. Principles of the epidemiologic investigations. Bull. Off. Int. Epiz. **62**, 675 (1964).
DOBBERSTEIN, J.: Betrachtungen über die Lymphadenose des Rindes (Rinderleukose). Dtsch. tierärztl. Wschr. **42**, 289 (1934).
DUTCHER, R. M.: Attempts to demonstrate a virus for bovine lymphosarcoma. Amer. J. Vet. Res. **25**, 668 (1964).
FRIEDMANN, J. C.: Leucoses bovines. Nouv. Rev. franç. Hémat. **2**, 415 (1962) (Viel Lit.).
HANSEN, H.-J.: Kälberleukose. Vet. Med. Tidn. **1964**, 246 (schwed.).
—, and G. WINQVIST: Rinderleukose in Schweden. Acta vet. scand. **2**, Suppl. 2, Stockholm 1961.
REISINGER, H. J.: Epizootology of spontaneous cancer in cattle with particular reference to malignant lymphoma. Ann. N.Y. Acad. Sci. **108**, 855 (1963).
SIEDAMGROTZKY, O.: Über Leukämie bei den Haustieren. Pflugs Vortr. f. Tierärzte **10**, 393 (1878).
— Leukämie bei den Tieren. Ber. Vet.-Wesen Sachsen **23**, 29 (1878).

Lymphoreticuloma malignum africanum

BANFI, A.: Clinico-statistical report of malignant lymphoblastomas treated from 1928 to 1949. Radiol. med. (Torino) **46**, 654 (1960).
BENNETT, M. B.: Malignant diseases. Clin. Radiol. **14**, 266 (1963).
BERRY, C. G.: Lymphoma syndrome in Northern Nigeria. Brit. med. J. **5410**, 668 (1964).
BURKITT, D.: A sarcoma involving the jaws in African children. Brit. J. Surg. **46**, 218 (1958).
— A children's cancer dependent on climatic factors. Nature (Lond.) **194**, 232 (1962).
— Can tumours be transmitted by insects? Triangle (En.) **6**, 222 (1964).
—, and G. T. O'CONNOR: Malignant lymphoma in African children: part I. Cancer (Philad.) **14**, 258 (1961).
CLIFT, R. A.: Leukemia in Burkitt's lymphoma. Blood **22**, 243 (1963).
DALLDORF, G.: Lymphoma in Africa children. J. Amer. med. Ass. **183**, 619 (1963).
— Lymphomatosen in afrikanischen Kindern. Arch. Kinderheilk. **170**, 51 (1964).
HARRIS, R. J.: Aetiology of Central African lymphomata. Brit. med. Bull. **20**, 149 (1964).
HUITT, M. S., and D. H. WRIGHT: Central African lymphomas. Lancet **I**, 109 (1963); **II**, 23 (1963).
JANOTA, I.: Involvement of the nervous system in malignant lymphoma in Nigeria. Brit. J. Cancer **20**, 47 (1966).
KHAN, A. G.: The multifocal lymphoma syndrome in African children in Kenya. J. Laryng. **78**, 480 (1964).
Malignant lymphoma in children of Africa. Canad. med. Ass. J. **87**, 1032 (1962). — Brit. med. J. **5337**, 1042 (1963).
OETTGEN, H. F., D. BURKITT, and J. H. BURCHENAL: Malignant lymphoma involving the jaw in African children. Cancer (Philad.) **16**, 616 (1963).
ROULET, F. C. (editor): The lymphoreticular tumours in Africa. A symposium organized by the International Union against Cancer. Basel 1964.
WRIGHT, D. H.: Burkitt's tumour. A postmortem study of **50** cases. Brit. J. Surg. **51**, 245 (1964).
YOUNN, S. S.: Intra-abdominal malignant lymphomas in autopsies at Korle Bu Hospital, Accra. Ghana Med. J. **3**, 21 (1964).

Leukämie beim Hund

BÄCKGREN, A. W.: Lymphatic leukosis in dogs. I.-D. Veterinärhochschule Stockholm 1965, 1.
HENSCHEN, F.: Über Leukämie beim Hund. Svenska Vet. Tidskr. **23**, 496 (1918) (schwed.).
SMITH, H. A.: Leukemic neoplasia in the dog. Ann. N.Y. Akad. Sci. **108**, 633 (1963).

Tumor und Virus (hauptsächlich beim Mensch)

Ahlström, C. G.: Einige aktuelle Probleme aus dem Gebiet der Virus-Tumor-Forschung. Dtsch. med. Wschr. **88**, 801 (1964).
Amano, S., and Y. Ichikawa: Essential nature of the proliferation of viral tumors of benign and malignant type etc. Ann. Rep. Inst. Virus Res. Kyoto Univ. **4**, 1 (1961).
Andrews, C.: Tumour-viruses and virus-tumours. Brit. med. J. **5384**, 1653 (1964).
Bell, T. M.: Isolation of a reovirus from a case of Burkitt's lymphoma. Brit. med. J. **I**, 1212 (1964).
Bessis, M., et J. P. Thiery: Étude au microscope électronique sur les leucémies humaines. Nouv. Rev. franç. Hémat. **1**, 703 (1961); **2**, 387 (1962).
Bryan, W. R.: The search for causative viruses in human cancer: a discussion of the problem. J. nat. Cancer Inst. **29**, 1027 (1962).
Burch, P. R.: Human cancer: Mendelian inheritance or vertical transmission? Nature (Lond.) **197**, 1042 (1963).
Cajal, N.: Etiological investigations in malignant lymphogranulomatosis (Hodgkin's Disease). Stud. Cercet. Infrabiolog. **14**, 691 (1963).
Changing concepts about oncogenic viruses. Canad. med. Ass. J. **89**, 824 (1963).
Chesterman, F. C.: Cancer and viruses — Passengers or pathogens? Ciba Sympos. **12**, 106 (1964).
Dalldorf, G., and F. Bergamini: Unidentified filtrable agents isolated from African children with malignant lymphomas. Proc. nat. Acad. Sci. (Wash.) **51**, 263 (1964).
Dutcher, R. M.: Attempts to demonstrate a virus for bovine lymphosarcoma. Amer. J. Vet. Res. **25**, 668 (1964).
Elias, H.: Behavior of human carcinoma reminiscent of virus. Experientia (Basel) **18**, 407 (1962).
Endicott, K. M.: The human cancer virus task force: A new approach to virus cancer research. Cancer (Philad.) **13**, **156** (1963).
Epstein, M. A.: Virus particles in cultivated lymphoblasts from Burkitt lymphoma. Lancet **I**, 702 (1964).
Epstein, W. L.: Viral antigens in human epidermal tumors. J. invest. Derm. **40**, **51** (1963).
Friend, C.: Cancer et virus. Nouv. Rev. franç. Hémat. **2**, 337 (1962).
— Viruses and cancer. Acta Un. int. Cancr. **19**, 239 (1963).
Furth, J.: Comments on viral neoplasia. Acta Un. int. Cancr. **19**, 243 (1963).
Georgii, A.: Virusätiologie von Leukämien. Blut **8**, 470 (1962).
Girardi, A. J.: Search for virus in human malignancies. 2. In vivo studies. Proc. Soc. exp. Biol. (N.Y.) **111**, 84 (1962).
Hilleman, M. R.: Prospects for the rôle of viruses in human malignancy. Hlth Lab. Sci. **1**, 70 (1964).
Horsfall, F. L. jr.: Viruses and cancer. Acta Un. int. Cancr. **19**, 247 (1963).
Howatson, A. F.: Architecture and development of tumor viruses and their relation to viruses in general. Fed. Proc. **21**, 947 (1962).
Huitt, M. S., and D. H. Weight: Central African lymphomas. Lancet **I**, 109 (1963).
Jdanov, V. M.: Virological approaches to tumour studies. Acta Un. int. Cancr. **19**, 284 (1963).
Kunst, H.: Viruses and tumors. Geneesk. Gids **40**, 526 (1962).
Löffler, H.: Tumorviren. Schweiz. med. Wschr. **92**, 1418 (1962).
McKercher, D. G.: Possible viral etiology of bovine and equine leukemia. Ann. N.Y. Acad. Sci. **108**, 1163 (1963).
Miller, R. W.: The rôle of epidemiology in the etiology of leukemia. Cancer (Philad.) **14**, 130 (1964).
Negroni, G.: Isolation of viruses from leukemic patients. Brit. med. J. **5388**, 927 (1964).
Noyes, W. F.: Structure of the human wart virus. Virology **23**, 65 (1964).
Porter, G. H.: Viruses and cancer. Arch. intern. Med. **111**, 572 (1963).
Rapp, F.: Papillomas and cancers: Are viruses the cause? N.Y. St. J. Med. **63**, 1786 (1963).
Rowson, K. E.: The rôle of viruses in cancer. Guy's Hosp. Rep. **112**, 1456 (1963).
Schmidt, F.: Virus und Krebs des Menschen. Krebsarzt **18**, 153 (1963).
Southam, C. M.: The rôle of viruses in neoplasia with emphasis on human leukemia. J. Pediat. **63**, 138 (1963).

TRENTIN, J. J.: Attempts to identify human tumour viruses. Acta Un. int. Cancr. **19**, 271 (1963).
Virus and leukemia. Lancet **I**, 1259 (1964).
Viruses and cancer. Roy. Soc. Hlth J. **84**, 123 (1964).
A virus in Burkitt's tumour. Brit. med. J. **I**, 1197 (1964).
YOUNG, H. M.: Viral warts in the anorectum possibly precluding rectal cancer. Surgery **55**, 367 (1964).
ZAGURY, D.: Présence de particules d'aspect viral au niveau de culture organotypique de cancer humain. C.-R. Acad. Sci. (Paris) **256**, 2951 (1963).
ZILBER, L. A.: On the viral etiology of cancer. Acta Un. int. Cancr. **19**, 219 (1963).

Ausblicke

Objekte der historisch-geographischen Pathologie sind die *Krankheiten der Vergangenheit und der Gegenwart.* Die neuere Geschichte der Krankheiten sowie die medizinischen Fortschritte, die wir seit einigen Generationen erlebt haben, geben uns indessen zweifellos gewisse Möglichkeiten, in die *Zukunft* hineinzuschauen, vorausgesetzt, daß keine allumfassenden, verhängnisvollen Ereignisse, wie größere Kriege, die ruhige weitere Entwicklung verhindern. Wie wird das Krankheitspanorama der nächsten Jahrzehnte und um die Jahrtausendwende aussehen?

Die großen Pandemien und viele mehr begrenzte epidemische Krankheiten sind schon besiegt, lokal ausgerottet oder wenigstens stark zurückgedrängt. Virosen wie Gelbfieber und Pocken, Rickettsiosen wie Fleckfieber, Bakteriosen wie Cholera, Pest, Dysenterie und Diphtherie, haben ihren furchtbaren Charakter größtenteils verloren. Gegen gewisse epidemische Krankheiten, wie Influenza und Poliomyelitis, können wir uns durch Immunisierung schützen; nur bei der Bekämpfung der Gonokokkenendemien ist der Erfolg mäßig. Die schweren, tödlichen Endokarditiden, Tendovaginitiden und andere septische Zustände sind sehr selten geworden. Die Tuberkulose ist in vielen Ländern stark zurückgegangen, in anderen muß man dagegen mit einer Zunahme rechnen. Der Aussatz wird erfolgreich bekämpft, ebenso die Frambösie. Die Syphilis steht unter Kontrolle. Unter den Protozoenkrankheiten sind die afrikanische Schlafkrankheit und die Malaria stark zurückgedrängt, aber die Amöbendysenterie hat noch eine sehr große Verbreitung. Große, schwierige Probleme bieten die Wurmkrankheiten, denn Ankylostomiasis, Bilharziasis und viele andere Helminthosen haben noch eine enorme Verbreitung, und bisher ist kein praktisch gangbarer Weg zu deren Ausrottung gefunden.

Die vor kurzem sogar in hochstehenden Ländern hohe Kindersterblichkeit ist zurückgegangen oder auf ein Minimum reduziert, aber in vielen großen und dicht bevölkerten Ländern mit schlechter Hygiene ist sie noch enorm.

Bei den nicht-infektiösen Krankheiten sind die Verhältnisse manchmal so kompliziert, daß eine gemeingültige Prognose sehr unsicher wird.

Global gesehen sind der Nahrungsmangel, die Ernährungsstörungen und die mit ihnen verbundenen Krankheiten der großen überbevölkerten, armen Länder das alles andere überragende Problem. Ein Fünftel der Menschheit leidet unter Nahrungsmangel, mindestens 500 Millionen Menschen hungern einen großen Teil ihres Lebens.

In den „satten" Ländern mit reichlicher Kalorienzufuhr und ständig steigender mittlerer Lebensdauer sind die atherosklerotischen Gefäß- und Herzkrankheiten und die Hypertonien die dominierenden Probleme geworden. In Bevölkerungen mit knapper, fettarmer Kost existieren diese Probleme kaum, die Atherosklerose entwickelt sich hier langsam, sie erreicht selten höhere Grade, Herzaffektionen sind hier selten. Ein entsprechender Rückgang der atherosklerotischen Gefäß- und Herzkrankheiten machte sich auch in „satten" Ländern während Nahrungskrisen bemerkbar. Diese Beobachtung deutet auf einen Weg zur Bekämpfung der großen Morbidität und Mortalität bei Atherosklerose hin.

Eine zweite Gruppe von Krankheiten mit langsam steigender Morbidität und Mortalität bilden die Geschwülste, wenn man sie als eine Totalität rechnet. Dabei ist jedoch zu betonen, daß es nicht möglich ist, Länder mit ganz verschiedenen Gewohnheiten, Umweltfaktoren und mittlerer Lebenslänge mit einander zu vergleichen. In vielen Ländern bilden Magen- und Lungenkrebse die größten Gruppen, in anderen liegt die zahlenmäßige Verteilung der Geschwulstformen anders, notabene, wenn Krebskrankheiten dort überhaupt zu den bedeutungsvolleren Todesursachen gehören.

Unter den übrigen wichtigeren Gruppen von Krankheiten und Todesursachen sei hier an die folgenden erinnert: Die perniziöse Anämie hat ihre Rolle als Todesursache ausgespielt. Eine besondere Gruppe bilden die Nerven- und Geisteskrankheiten, vor allem die erblich bedingte senile Demenz, mit deren numerischen Zunahme man bei den immer zahlreicheren alten Individuen rechnen muß.

Eine allzu wenig beachtete Gefahr ist die in Großstädten und Industriegebieten zunehmende Verunreinigung der Luft durch Motoren- und Industriegase und Zigarettenrauch.

Schließlich sei an eine Gruppe von Todesursachen erinnert, die besonders in hoch entwickelten Ländern immer bedeutungsvoller wird: die Unglücksfälle in der Industrie und vor allem im Verkehr.

Aus dieser kurzen Übersicht geht ohne weiteres hervor, daß es vorläufig unmöglich ist, eine für die ganze Welt gültige Prognose des Krankheitspanoramas der kommenden Dezennien aufzustellen, dazu sind die geographisch-demographisch-medizinischen Verhältnisse großer Teile der Erde allzu verschiedenartig. Alles spricht auch dafür, daß diese Unterschiede nicht so bald, wahrscheinlich nicht in absehbarer Zeit ausgeglichen werden. Aus diesem Grunde sind wenigstens *zwei grob schematische Prognosen* für die nächsten Dezennien motiviert, die eine für die hochstehenden „satten" Länder, vor allem in Europa, Nordamerika, Australien, vielleicht auch Japan und für die weiße Bevölkerung in Südafrika, die andere für die übrigen, oft übervölkerten, armen, schlecht ernährten Länder, welche die Mehrzahl der totalen Menschheit repräsentieren.

Die Besiegung der Infektionskrankheiten hat eine völlige Umwandlung des Krankheitspanoramas zur Folge gehabt und unzählige Menschenleben gerettet. Aber vergessen wir nicht, was dies bedeutet. Ein längeres Wegfallen einer Infektionskrankheit, vielleicht während vieler Generationen, muß auch eine beträchtliche Schwächung der natürlichen Immunität mit sich führen. Ein plötzlicher Massenangriff hochvirulenter Mikroben, eventuell bei bakteriologischer Kriegsführung, würde dann die außerordentlich empfängliche Bevölkerung überraschen und katastrophale Folgen haben.

Aber auch in einer ganz anderen Richtung kann die Ausrottung von seuchenhaften Infektionskrankheiten außerordentlich ernste, nicht berechnete Folgen haben: In vielen Ländern mit besonders hohen Geburtenzahlen waren die Infektionskrankheiten und die hohe Kindersterblichkeit die einzigen Regulatoren gegen eine allzu starke Überbevölkerung. Wenn diese Völker nicht sehr schnell ihren Geburtenüberschuß radikal einschränken — und in dieser Richtung sieht man bisher meistens nur Andeutungen — werden Nahrungsmangel und Hungersnot an Stelle der Epidemien als Regulatoren eintreten. Denn dieselben biologischen Gesetze, die für Insekten und Nagetiere gelten, können auch für Menschen aktuell werden. Sentimentale Gesichtspunkte sind hier wertlos, die Laboratorien Europas und Amerikas haben in vielen schon überbevölkerten Ländern das Gleichgewicht der Natur gestört. Die Selbstregulation der Populationen wurde vor kurzem von GOSHEN et al. abgehandelt [Science **148**:892 (1965)].

In den „satten" Ländern sollte man nicht vergessen, daß die gesteigerte Frequenz der atherosklerotischen Herz- und Gefäßkrankheiten mit zahlreichen Todesfällen im besten Lebensalter, ebenso wie gewisse Formen von bösartigen Tumoren und die vielen tödlichen Unglücksfälle in Verkehr und Industrie, indirekte Folgen unserer gepriesenen materiellen Kultur sind, und daß wir hier, auf gut und böse, die Früchte vom Baume der Erkenntnis ernten, dem Baume, den wir selbst gepflanzt und mit Stolz gepflegt haben.

Literatur

BAADE, F.: Der Wettlauf zum Jahre 2000. Hamburg 1961.
BORGSTRÖM, G.: The hungry planet. New York 1965.

Pathological Anatomy of Mediterranean and Tropical Diseases

Pathologische Anatomie der Mittelmeer- und Tropenkrankheiten

By B. Maegraith

Vorbemerkung

Im Jahre 1945 haben Col. J. E. ASH und SOPHIE SPITZ auf Grund des reichen Untersuchungsgutes des Armed Forces Institute of Pathology erstmals einen histoanatomischen Atlas über Tropenkrankheiten herausgegeben (Pathology of Tropical Diseases, An Atlas, W. B. SAUNDERS Company, 1945). Seither haben sich unsere Kenntnisse über Klinik und pathologische Anatomie der Tropenkrankheiten vervielfacht. Viele Krankheitsbilder haben eine hervorragende monographische Bearbeitung erfahren. Dagegen fehlt heute eine moderne systematische Darstellung der pathologischen Anatomie der Tropenkrankheiten. Es schien daher den Herausgebern dieser Schriftenreihe angezeigt, das Gebiet der Tropenkrankheiten in den Gesamtplan aufzunehmen und durch Einbezug der Mittelmeerkrankheiten auszuweiten. Leider ist es auch heute noch unmöglich, eine systematische Darstellung der pathologischen Anatomie aller Tropenkrankheiten zu geben.

Herr Prof. Dr. BRIAN MAEGRAITH, M. B., D. Phil., D.Sc., F.R.C.P., von der Tropenmedizinischen Schule in Liverpool hat sich in dankenswerter Weise bereit erklärt, sein reiches Wissen um die Tropen- und Mittelmeerkrankheiten uns zur Verfügung zu stellen. In den nachfolgenden Kapiteln werden die wichtigsten viralen und bakteriellen Tropenkrankheiten wie Zoonosen eingehend besprochen. Dagegen sind die tropischen Avitaminosen, wie Beri-Beri, nicht berücksichtigt. In bezug auf diese Krankheitsbilder sei auf die Darstellungen der Organpathologie verwiesen.

W. DOERR, E. UEHLINGER

A. Haemoglobinopathies and Erythrocyte Abnormalities

I. Abnormal Haemoglobins

Certain hereditary anaemias are associated with inherited abnormalities of haemoglobin. This group of anaemias includes Thalassaemia (Cooley's anaemia) and certain diseases, of which sickle cell anaemia is a notable example, in which the globin or protein fraction of the haemoglobin molecule differs from that of normal haemoglobin. The haem moiety and the mode of its combination with the globin are identical.

The synthesis of each abnormal haemoglobin in the body is controlled by a specific gene which, with the possible exception of Haemoglobin H, is probably an allele of the genes responsible for normal haemoglobin production. For each abnormal haemoglobin there are two possible inherited combinations. Thus, a child receiving the gene for sickle haemoglobin or Haemoglobin S (originally called Haemoglobin B) from both parents is in the homozygous state, and develops sickle cell or Haemoglobin S disease (SS), usually called sickle anaemia. The child receiving a single sickle (S) gene from one parent only is in a heterozygous state and develops the sickle trait.

The "disease" (i.e., the homozygous state) is usually more serious clinically than the "trait". Individuals may be heterozygous for more than one form of haemoglobin. Certain combinations of heterozygous states may also produce severe clinical responses.

There is evidence that thalassaemia and Haemoglobin S may afford some protection against falciparum malaria. This may explain the very high incidence of the latter gene in some areas of Africa, and gives the genes some anthropological importance (see Chapter on Malaria).

In the normal individual the bulk of the haemoglobin is adult or Haemogl obin A and the remainder (up to 2.5 per cent of the total adult haemoglobin) is the alkali-resistant F or foetal haemoglobin. At birth about 80 per cent of the haemoglobin is Haemoglobin F; at six months 95 per cent or more is Haemoglobin A.

In the haemoglobinopathies all the haemoglobin may be abnormal (sometimes in more than one form), or normal and abnormal haemoglobin may exist together. In thalassaemia there is foetal and relatively little adult haemoglobin.

Separation of haemoglobins by various electrophoretic techniques has established the existence of many forms, some of which are associated with well-known clinical entities. Each haemoglobin has been labelled with a capital alphabetical letter. Normal adult haemoglobin (Haemoglobin A), foetal haemoglobin (Haemoglobin F), and sickle haemoglobin (Haemoglobin S) have already been mentioned. In addition the following letters have been allotted: C. D. E. F. H. I. J. L, M and N. O. P and Q.

Each of these has been associated with its homozygous "disease" and its heterozygous "trait", many of which latter are essentially symptomless. The more important clinical conditions are described below (LEHMANN, 1957; JONXIS, 1958; PAULING et al., 1949).

Recent work has greatly advanced the knowledge of the genetic processes involved in the development of the abnormal haemoglobins. INGRAM, 1958, 1961 digested haemoglobins with trypsin and examined the peptids and amino-acids by electrophoresis and chromatography. In haemoglobins A, C and S he found the peptides identical except one, in which all the amino-acids were the same except for one, namely glutamic acid in haemoglobin A, valine in haemoglobin S and lysine in haemoglobin C. By this so-called "finger printing" technique three groups of human haemoglobins have been differentiated. The first group contains normal adult and abnormal haemoglobins; the second foetal haemoglobin and the third, haemoglobin A_2, which is found in small amounts in normal individuals and in larger quantities in Thalassaemia. The first group possess two pairs of polypeptide chains (alpha and beta) in which differences in amino-acids may occur and so lead to the different haemoglobins. Foetal haemoglobin has polypeptide chains which are designated alpha and gamma, and Haemoglobin A_2, alpha and delta. Since abnormalities may occur in any of the polypeptides there is a wide range of possible arrangements. In haemoglobin H, only the beta chains exist and in Haemoglobin Barts only gamma. A pair of alleles controls each pair of chains and it is presumed that a mutation in the gene accounts for the alteration in the amino-acid in the polypeptides and thus the constitution of the haemoglobin.

Analysis of the present information thus indicates three ways in which abnormal haemoglobins may differ from normal haemoglobins, namely the sequence of polypeptide chains may be altered, normal chains may be arranged abnormally, and the proportions of the various types of molecule are altered (CLARKE, 1962, 1963).

1. Haemoglobin S

Sickle cell anaemia occurs in the homozygous state (SS) in which the haemoglobin in the erythrocytes is almost entirely Haemoglobin S, the remainder being Haemoglobin F. Normal haemoglobin A is absent.

Relatively slight reduction in oxygen tension causes the sickle haemoglobin to form long rigid pointed crystals which contort the erythrocyte into the characteristic sickle shape. This sickling leads to intravascular occlusion and stasis, increased blood viscosity, various degrees of local ischaemia and anoxia, with associated haemorrhage, infarction, degeneration and necrosis.

The pathogenic processes involved are intravascular haemolysis with resultant anaemia augmented by active erythrophagocytosis, and obstruction to local tissue circulation, arising from the intravascular sickling, thrombosis, emboli, and infarction. These processes may occur in any organ (DIGGS, 1958).

The anaemia is severe and constant; it may be exacerbated during clinical crises. The erythrocytes sickle readily *in vitro*. The erythrocytes are occasionally slightly macrocytic, but the blood findings are essentially those of a lytic anaemia associated with raised serum bilirubin and increased excretion of urobilinogen.

The osmotic fragility of the erythrocytes is slightly decreased since the sickle cells have a higher resistance than normal cells. Target cells are present.

Homozygotes do not usually survive the fifth year of life but with modern treatment survival to adult life is not uncommon.

"Crises" occur from time to time as a result of intravenous haemolysis or thrombosis in the spleen, brain, or other organs which may be fatal. There are few notable lesions in the first few months, but in persons who survive to later years the intermittent but continual impairment of tissue blood flow results in the gradual replacement of parenchyma by fibrous tissue. This is especially well seen in the spleen, which in early life is enlarged and congested, with the pulp

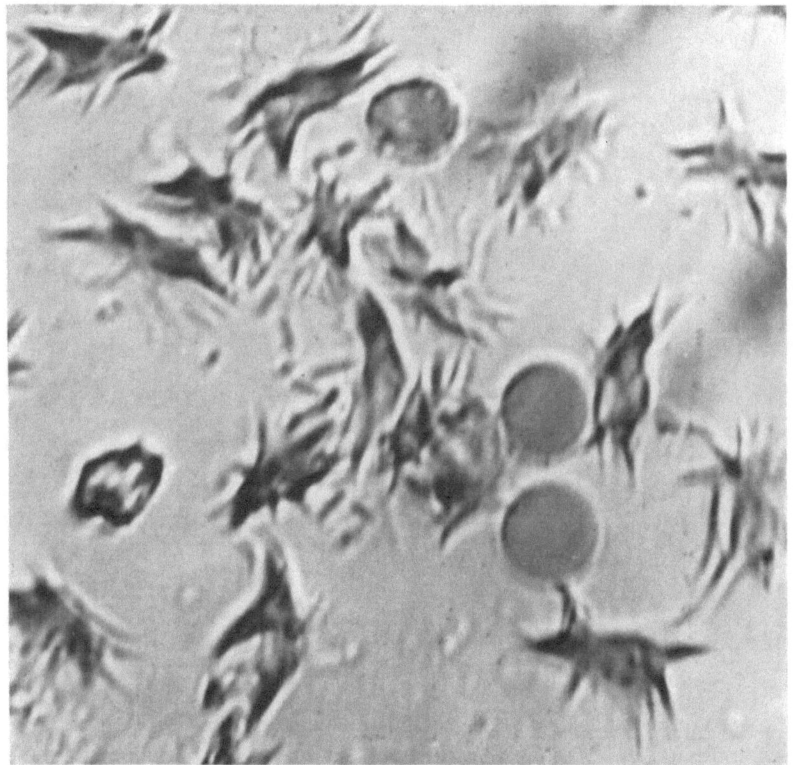

Fig. 1. Sickle cell anaemia. In vitro sickling in blood from SS Homozygote.

packed with sickled cells. The sinuses are compressed to "tiny chinks in a sea of red blood cells" (EDINGTON, 1955). The Malpighian corpuscles are compressed and often inconspicuous. There are scattered perifollicular haemorrhages and scattered areas of increasing fibrosis. Later, as a result of infarct, tissue necrosis and fibrosis, the organ becomes smaller and may eventually become very small and fibrotic. The architecture of the organ becomes lost and replaced by dense bundles of fibrous tissue in which are enmeshed areas of calcium and iron-containing dark brown pigment, around which there may be some cellula or giant-cell reaction. The reticulin pattern is broken. The Malpighian corpuscles may be almost completely absent. Sickled erythrocytes may be seen enmeshed in the fibrous tissue. EDINGTON states that the small "siderofibrotic" spleen has not been described in any condition other than sickle anaemia. There is usually some obvious hepatic dysfunction. The liver is usually large and congested. There is some cellular infiltration of the portal tracts and often scattered centrilobular or focal degeneration of the parenchymal cells. The sinusoids are congested and dilated. They may be filled with sickled erythrocytes sometimes enmeshed in a fibrin network. Erythrophagocytosis by the Kupffer cells is sometimes prominent. Deposits of iron-containing pigment are common in the connective tissue of the portal tracts and in the Kupffer cells (Edington, 1955).

The changes which occur in other organs are basically due to the pathogenic processes described above, the final pattern being determined by the anatomical and functional damage achieved. Thus infarcts, local areas of tissue necrosis, and fibrosis can occur in any organ including the brain (no fibrosis), kidney, bone marrow, and gastrointestinal tract. Emboli may affect the pulmonary circulation. Vascular occlusion and embolus commonly involves the bones, especially the head of the femur and the humerus. Severe bony destruction may follow the local vascular damage (bone infarcts) and in some cases secondary infection supervenes, leading to abscess and acute osteomyelitis, sometimes with discharge of necrotic bone; the lesions are commonly infected with *Salmonella* spp.

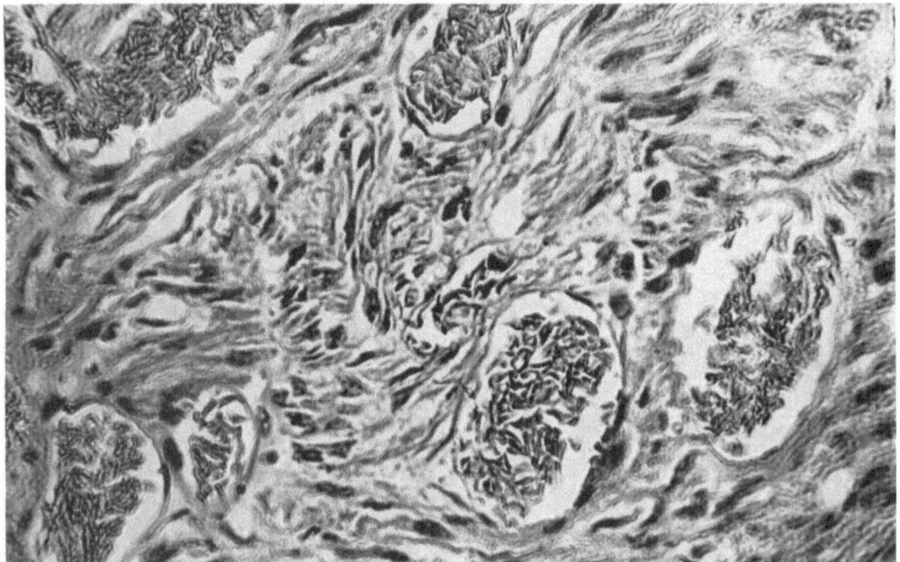

Fig. 2. Sickle cell anaemia. Sickling in vivo; SS Homozygote.

In the skull generalized changes may develop due to marrow hypertrophy. The medullary region between the tables of the skull widens and a combination of erosion, cortical thinning, and new bone formation leads to the production of extensive thickening and bossing; the radiograph shows a characteristic hair-on-end arrangement of the spicules of new bone and endosteal cystic osteolysis in tubular bones; these changes also accour in thalassaemia.

Except during aplastic crises, the bone marrow shows reactive erythropoietic hyperplasia in response to the prevailing anaemia. There may be polychromasia and reticulocytes and nucleated erythrocytes may be present in the peripheral blood. The reticulocytes may show sickling. Occasionally there is a megaloblastic element.

Sickle cell trait occurs in the heterozygous state, in which less than half the circulating haemoglobin is Haemoglobin S, the rest being Haemoglobin A.Sickling does not normally occur in the body but can be demonstrated *in vitro*. Vascular occlusive phenomena are uncommon but splenic infarction and outbursts of haematuria have been precipitated by certain hypoxic states, for example, high altitude flying. (Rywlin and Benson, 1961).

Sickle cell diseases: The trait becomes important in certain individuals who are heterozygous to other genes, including thalassaemia and Haemoglobins C, D, E and G. Haemoglobin S — thalassaemia, and Haemoglobin S — Haemoglobin C are the most important of these conditions. The pathological processes in the SC disease are similar to those in SS anaemia but in the former the iron deposition in the tissues is minimal, suggesting that in this state the haemolytic factor is less significant (Edington, 1957).

2. Other abnormal Haemoglobins

The diseases occur in the homozygous state. Haemoglobin C disease is clinically the most important. Haemoglobin C is usually the only pigment present but there may be 10 per cent or more of haemoglobin F (Edington and Lehmann, 1954). It is characterized by a mild haemolytic normochromic microcytic anaemia with many target cells .There is decreased erythrocytic osmotic fragility and the life span of the erythrocytes is only 40 to 50 days. There is enlargement of the spleen and the patient complains of arthralgia. The serious occlusive and embolic phenomena of sickle cell anaemia, are absent, but dangerous complications have been reported in late pregnancy (Maegraith, 1963).

The traits represent the heterozygous states and are important only if associated with the genes of Haemoglobin S or thalassaemia.

3. Thalassaemia

In this condition there is no inheritance of abnormality of haemoglobin as such, but there is genetic interference with the production of haemoglobin.

In most cases the defect of synthesis is in the β-chains of haemoglobin (β-thalassaemia), with relative or absolute increase in synthesis of the γ-chains of Haemoglobin F and the δ-chains of Haemoglobin A_2 (Weatherall, 1965). In the homozygous form (Thalassaemia major; Cooley's anaemia) the levels of F range from 30 to 60 per cent and those of A_2 are variable; the A/A_2 ratio is low, indicating more efficient synthesis of the latter. The remainder of the haemoglobin is A.

In heterozygous β-thalassaemia the A_2 level is raised (a diagnostic feature) and the Haemoglobin F levels are variable. Heterozygotes for both β-thalassaemia and an abnormal haemoglobin gene in which synthesis is also disturbed at the β-chains may exhibit serious clinical effects. In the β-thalassaemia: Haemoglobin S heterozygote the ratio of Haemoglobin A to S (1:1 in the AS heterozygote) is lowered. This "interacting" thalassaemia is associated with high levels of A_2. The two abnormalities are genetically independent and may proceed from one parent (Jonxis and Huisman, 1958). Interaction also occurs with Haemoglobins C and E (Chernoff et al., 1956).

Thalassaemia major may run a fulminating course or become chronic. The physically and mentally retarded child rarely reaches adult life.

Severe hypochromic normocytic or microcytic anaemia develops early. Nucleated cells and target cells are present in the peripheral blood. Osmotic fragility

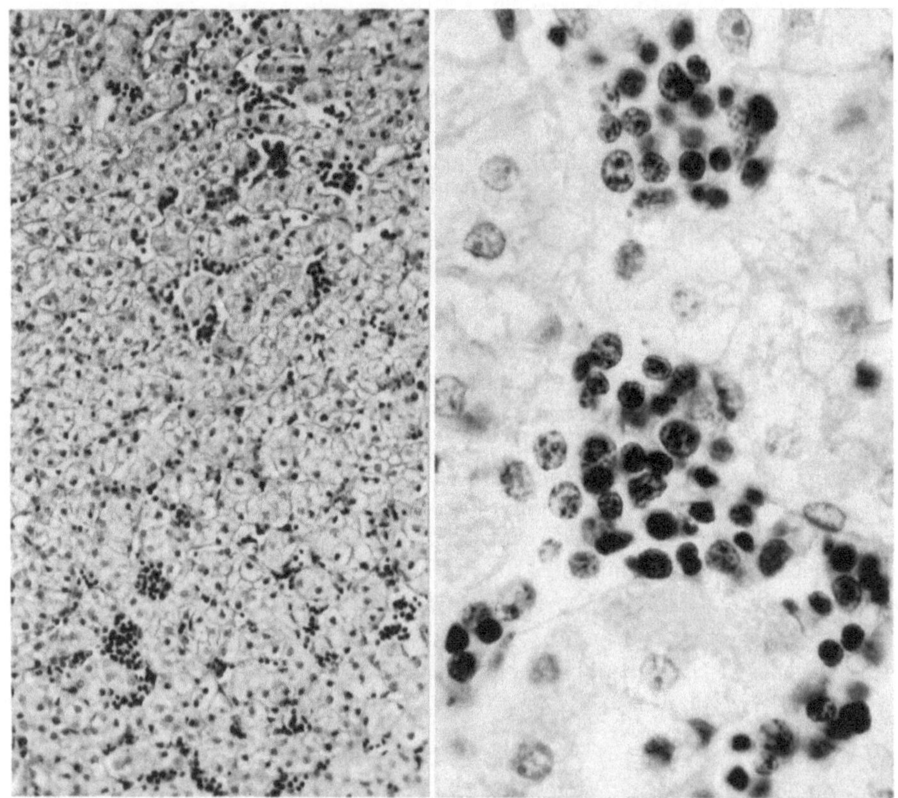

Fig. 3. Thalassaemia major. (Boy, 3 years, MB 12654/61). Liver sinus filled with erythrones. a) 300:1. b) 760:1.

is notably decreased. The bone marrow shows marked erythroid hyperplasia with increase in basophilic normoblast. The spleen and liver enlarge and there is sometimes mild jaundice. Bone changes lead to mongoloid features, with skull bossing, enlargement of diploic spaces; and sub-periosteal new bone formation, giving a typical "hair on end" appearance. The cortex of long bones and bones of hands becomes rarefied and pathological fractures may occur (Fig. 4).

Heterozygous beta-thalassaemia often exists without signs or symptoms. The majority of cases are not anaemic, the mean M.C.H. and the M.C.V. are low; there may be some microcytosis, poikilocytosis and hypochromia. Target cells are usually present. The anaemia may be exacerbated in pregnancy.

Other rarer forms of thalassaemia exist, the most important being α-thalassaemia, in which the α-chains are involved.

Synthesis of Haemoglobin F is thus retarded and still birth results in the homozygote, in which large amounts of the tetramer Haemoglobin Bart's (γ 4) are formed. The heterozygous carrier state is difficult to demonstrate, but up to 15 per cent Haemoglobin Bart's may be detectable in the umbilical cord blood in new-born infants and in infants up to six months old. The carrier tract in the adult is rare, with mild clinical effects and normal haemoglobin electrophoretic patterns, except for traces of Haemoglobin Bart's (WEATHERALL, 1963). Interaction with α-chain but not β-chain haemoglobin variants occurs; in the case of Haemoglobin S, the A/S ratio is increased.

Haemoglobin H (β 4) disease is believed to result from interaction of α-thalassaemia with some other unidentified "silent" gene.

4. Enzyme Deficiencies

Deficiency of the enzyme Glucose-6-Phosphate dehydrogenase (G-6-PD) in human erythrocytes has been demonstrated in many parts of the world and in many races. S. The deficiency is transmitted by an incompletely dominant sex-linked gene, with full expression in male hemizygotes and female homozygotes and with variable expression in the female heterozygote (GILLES, 1963).

The enzyme is involved in the hexose monophosphate shunt and appears to be necessary for normal erythrocyte survival. It has been suggested that the enzyme deficiency may afford the individual some protection against *P. falciparum* malaria. (See Chapter on Malaria).

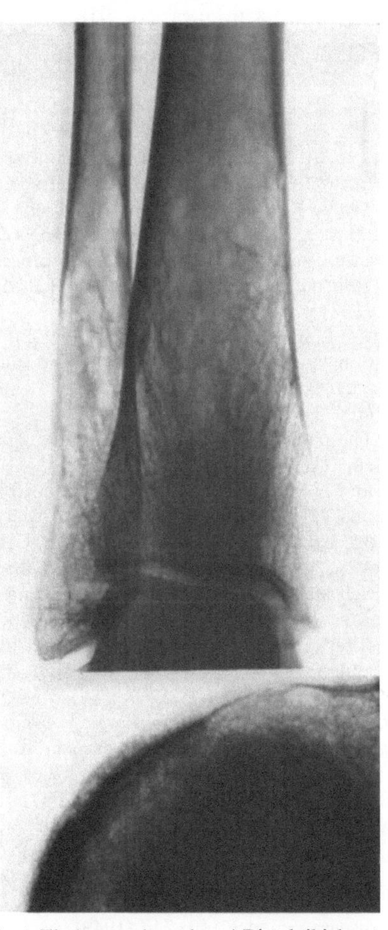

Fig. 4. Thalassaemia major. a) Distal tibial metaphysis with cystoid osteolysis. b) Classical hair-standing-on-end-appearance of the skull. (Man, 47 years, Roentgendiagnost. Zentralinstitut Zürich, Prof. J. Wellauer)

Five Types of deficiency have been distinguished, of which the two most important are the Negro and the non-Negro Types. Neonatal jaundice is more common in the latter deficiency in which reactions to drugs etc are also more severe.

In the ordinary course of events the G-6-PD deficiency is harmless, but haemolysis (sometimes very severe and associated with haemoglobinuria) occurs if the erythrocyte is challenged by certain chemical substances, including the 8-aminoquinolines (used for eradication of the liver phase of *P. vivax*, *P. malariae* and

P. ovale infections (certain infections, various analines, vitamin K analogues and the *Fava* bean. (ALVING et al., 1960). In neonatal infants haemolysis may occur without these agents. In a given case the distribution of the defect in the erythrocyte population is heterogeneous, since reticulocytes contain more of the enzyme than mature erythrocytes. (MARKS and GROSS, 1959). The haemolysis following the administration of a precipitating drug such as an 8-amino-quinoline is thus often self-limiting the more mature cells being lysed and the younger cells escaping. In 8-amino-quinoline sensitive erythrocytes there is also a catalase deficiency (TARLOV and KELLERMEYER, 1959).

References

ALVING, A. S., A. R. TARLOW, G. BREWER, P. E. CARSON, R. W. KELLERMEYER, and W. K. LONG: Glucose-6-phosphate Dehydrogenase Deficiency: Some biological implications. Trans. Ass. Amer. Phycns **73**, 80 (1960).

CHERNOFF, A. I., V. MINNYCH, SUPA NA-NAKORN, S. TUCHINDA, C. KASHEMSANT, and R. R. CHERNOFF: Studies on Haemoglobin E. J. lab. clin. Med. **47**, 455 (1956).

CLARKE, C. A.: Human Genetics, Brit. Encyclopaed. Med. Pract. Medical Progress p. 184, 1962; p. 229, 1963.

DIGGS, L. W.: Pathology of Haemoglobin S. Abstracts of Papers, p. 230. Sixth International Congress on Tropical Medicine and Malaria, Lisbon, 1958.

EDINGTON, G. M.: The pathology of sickle-cell disease in West Africa. Trans. roy. Soc. trop. Med. Hyg. **49**, 253 (1955).

— The pathology of sickle-cell Haemoglobin C disease and sickle-cell anaemia. J. clin. Path. **10**, 182 (1957).

—, and H. LEHMANN: Trans. roy. Soc. trop. Med. Hyg. **48**, 332 (1954).

GILLES, H. M.: Glucose-6-Phosphate Dehydrogenase Deficiency in Clinical Tropical Diseases, 3rd Ed. by ADAMS, A.R.D., and B. G. MAEGRAITH: Oxford: Blackwell 1963.

INGRAM, V. F.: Abnormal Haemoglobins. I The composition of Normal Human and Sickle Cell Haemoglobins by Finger-Printing. Biochem. biophys. Acta (Amst.) **28**, 539 (1958).

JONXIS, J. H. P.: Abnormal Haemoglobins: A symposium organized by the Council for International Organizations of Medical Sciences. Oxford: Blackwell 1958.

—, and T. H. J. HUISMAN: A Laboratory Manual on Abnormal Haemoglobins. Oxford: Blackwell 1958.

LEHMANN, H.: Haemoglobin and its abnormalities. Practitioner **178**, 98 (1957).

MAEGRAITH, B. G.: Diseases associated with Pregnancy VII, Tropical Disease; in British Obstetric and Gynecological Practice, 3rd Ed. CLAYE, A., and A. BOURNE. London: Heinemann 1963.

MARKS, P. A., and R. T. GROSS: Erythrocyte Glucose-6-Phosphate dehydrogenase Deficiency. Evidence of Differences between Negroes and Caucasians with respect to this genetically determined trait. J. clin. Invest. **38**, 2253 (1959).

PAULING, L., H. A. ITANO, S. J. SINGER, and I. C. WELLS: Sickle-cell anaemia, a molecular disease. Science **110**, 543 (1949).

RYWLIN, A. M., and J. BENSON: Amer. J. clin. Path. **36**, 142 (1961).

TARLOV, A. R., and R. W. KELLERMEYER: Decreased Catalase Activity in Primaquine Sensitive Erythrocytes. Fed. Proc. **18**, 156 (1959).

WEATHERALL, D. J.: Relationship of High Levels of Bart's Haemoglobin in Infancy to alpha-Thalassaemia. Brit. J. Haemat. **9**, 265 (1963).

— The Thalassaemia Syndroms. Oxford: Blackwell 1965.

B. Bacterial and Viral Diseases

I. Leprosy

Aetiology

Leprosy is caused by infection with *Mycobacterium leprae*, which closely resembles *M. tuberculosis*. It has not yet certainly been transmitted to animals or grown *in vitro*.

The *sources of infection* are infective leprotic lesions of skin or mucous membrane which contain the causative organism. Transmission is effected by contact, usually in childhood and probably after a long period. It should be noted that the details of transmission still remain unknown.

Pathogenesis and Pathology

The usual *path of infection* is the introduction of the mycobacterium through the unbroken skin. Light but frequent exposure to infective lesions, probably by rubbing, is effective especially in children who are more susceptible than adults. According to KHANOLKAR (1957) most contacts probably become infected in the sense that the organism becomes introduced through the skin into the corium, but only a proportion of these develop clinical manifestations. The progress from infection to pathological development is so slow that the details are as yet incomplete, and information regarding the aerly stages leading to clinical leprosy is still sadly lacking.

KHANOLKAR (1957) has posited that leprosy is essentially 'neural' in its inception. When the organism enters the skin it may lie for long periods in the tissues without any response, so that evidence of infection (i.e. the presence of the *Mycobacterium* in the tissues) may be found in individuals with no clinical signs of the disease whatever (so called silent stage of infection).

The *early pathological processes* involved in leprosy have been defined by KHANOLKAR (1951), whose views are summarized below: It is presumed that contacts in whom no histological or clinical evidence of the infection develop although the *Mycobacterium* may sometimes be identified in the dermis manage to suppress the organism completely. In those in whom the local reaction to the organism is incomplete, the mycobacteria multiply slowly and spread in the external layers of the skin. The defence mechanisms of the body are equally slowly mobilized. Some cellular reaction may develop, including migration of monocytic phagocytes which engulf the organisms and may become packed with them and their products of disintegration, forming the so-called *fuchsinophil cells*. This 'silent' stage may last for months or years and may or may not be followed eventually by the clinical disease. In the latter case, biopsy of skin first shows chronic inflammatory cellular infiltration consisting of lymphocytes, plasma cells and histiocytes which accumulate about the fine fibres of the nerve plexuses within the dermis and thus in the region of the hair follicles and sebaceous glands.

Clinically these first reactions may appear as small papules or erythematous macules, and are usually described as 'indeterminate', since they give no indication of the direction the infection will eventually take, i.e., spontaneous recovery or lepromatous, tuberculoid or dimorphous leprosy. The lesions may remain for long periods in the skin or spread along the fine fibres of the nerves. The development is slow and marked by alternating periods of quiescence and activity.

The organisms infect the axoplasm of the sensory nerve twigs through the growing tip and proceed centripetally towards the spinal ganglia. They multiply in the axoplasm and spread into the endoneural spaces, where they are ingested by phagocytes which become eventually transformed into either *epithelioid cells* or *lepra cells*, depending on the reaction of the host.

In individuals whose tissues are active against the organism, i.e. in lepromin-positive persons, the histiocytes which have ingested the mycobacteria become epithelioid cells, which may eventually become necrotic.

According to COCHRANE (1961) this type of reaction can be explained by the existence or development of an acute body *hypersensitivity to the organism*, which eventually becomes contained by the tissues. The development of hypersensitivity may be demonstrated in an infected individual by means of an intradermal skin test (the *Lepromin reaction*) using an antigen prepared in various ways from lepromatous tissue containing mycobacteria. The reaction is strongly positive in tuberculoid leprosy (non-lepromatous), negative in lepromatous and either negative or weakly positive in dimorphous leprosy. The mechanism of the lepromin reaction is obscure. A positive reaction seems to depend on the development of hypersensitivity to foreign proteins which are present in certain mycobacteria. In the case of infection with *Mycobacterium leprae* as described above the reaction closely follows the tissue responses and appears to be an indicator of the presence of resistance to the growth and spread of the organism.

GHOSAL (1962) has suggested that the development of the infection towards the clinical manifestations follows a loss of resistance by the histiocytes caused by reactivation or reinfection. The *further development follows defensive reactions to accumulation of growth-products of the Mycobacteria within the engulfing histiocyte.* This suggestion is *the reverse of the possible state in tuberculosis* where the development is dependent on the growth and multiplication of the mycobacteria.

In individuals whose tissues for genetic or other reasons react poorly to the invasion, i.e. in lepromin-negative persons, the histiocytes which have ingested the mycobacteria are unable to destroy them and are converted into characteristic foamy *lepra cells* containing large numbers of organisms. Locally in certain tissues such as the iris reactions may develop resulting from the appearance of bacterial allergy and general allergic manifestations may eventually appear, such as *leprotic erythema nodosum*, but the overall tissue response remains minimal.

Eventually the lesions within the endoneural and perineural spaces extend to the dermis and lead to clinical manifestations which are either tuberculoid or lepromatous depending on the host reaction.

The earliest tissue response is the uptake of the organisms by the tissue macrophages, which occurs independently of whether they have been introduced via the skin or have escaped from lesions in the axones of the peripheral nerve twigs, as described below. On these grounds COCHRANE (1956) as mentioned above, has described leprosy as *parasitism of the reticulo-endothelial system.*

The eventual *histological picture* of *the early and indeterminate lesion is compounded* of this macrophage response plus varying degrees of neoformation of minute blood vessels and proliferation of adventitial histiocytes to form new macrophages or cells of the epithelioid type, together with irregular multiplication of the reticulum network and the mobilization of fibroblasts and production of collagen fibres.

In the developing stages of the lepromatous lesions the original indeterminate pattern becomes intensified. Cellular infiltration about the sweat and sebaceous glands is prominent and vacuolated histiocytes appear amongst the inflammatory cells at first singly, later in clumps. The granulomatous reaction is contained within a characteristically fine reticulin network. At this stage, KANOLKAR points out that the most striking feature is the distribution of mycobacteria in the cytoplasm of the Schwann cells ensheathing the sensory nerve fibres, and the 'single-file' appearance of the organisms along the axons themselves. The bacilli which escape from the nerve fibres are taken up by endoneural cells and histiocytes and commonly lead to the development of packed lepra cells around the fibre. Blisters" or saccules develop in the perineural sheaths, filled with bacilli, but with only negligible endoneural or perineural cellular response.

The subsequent changes in the dermis result from the escape of the bacilli from these accumulations into the tissue spaces where a vascular granulation reaction associated with much neoformation of capillaries is stimulated as the mononuclear phagocytes ingest and retain very large numbers of organisms. In the macrophages the mycobacteria multiply in the cytoplasm which eventually becomes characteristically "foamy", forming the lepra or Virchow cells. These may coalesce to form the so-called "globi" which may be large enough to see naked eye.

The mechanism of the extension of the disease form the portal of entry to other parts of the body is not fully understood. There is clearly some *spread via lymphatics and blood vessels*. There is also some suggestion that the organisms are distributed via a subepithelial freely communicating system of lymphatics and lymphatic or tissue spaces.

Recent evidence indicates considerable dispersion by the blood stream in leprosy. RHODES-JONES (1963) reported acid fast organisms in thick smears of venous blood in 26 of 59 lepromatous cases, 5 or 9 dimorphic and 4 of 22 tuberculoid cases. In 8 of the lepromatous and in 1 of the dimorphous cases the mycobacteria were present in leucocytes.

The development of the *tuberculoid type of reaction* from the early indeterminate lesion is accompanied by the appearance of epithelioid cells in the fine nerve twigs and the formation of sharply circumscribed granulomatous foci of epithelioid cells, lymphocytes and histiocytes contained in an open and irregular reticulin network which is loose in the centre, where the epithelioid cells accumulate, and tighter at the periphery. The epithelioid cells may coalesce to form giant cells. The cellular exudate gradually disrupts the neural structures, the nerve fibres become eventually obliterated.

The *transformation* of the early indeterminate lesion *into the dimorphous type of leprosy* is indicated clinically by a large hypopigmented patch usually on the limbs, with some local sensory changes. There may be satellite lesions, with ill defined edges. Mycobacteria are present in the lesions in which both lepromatous and tuberculoid type of cellular reaction may co-exist. The reaction varies from moderate to intense but localized cellular infiltration most prominent in the pars reticulosis and consisting of lymphocytes, histiocytes, vacuolated histiocytes and clumps of epithelioid cells. The lesions in the local nerves mostly resemble those in lepromatous leprosy, with masses of bacilli and a lymphocytic infiltration between the nerve fibres; in some nerves epithelioid cells occur, with relatively few ingested bacilli.

In examining the development of an infection in any individual racial and immunological factors are clearly important and need much further research. Hypersensitivity to infection with *Mycobacterium tuberculosis* is said to be more easily developed by negro than caucasian races (RICH 1951) and there is evidence that this may be the case with *Mycobacterium leprae*, since, according to COCHRANE, 'the darker the race the more likely is a "true" tuberculoid leprosy to develop'. Lepromatous leprosy is said to be much less common in India than in Burma (LOWE, 1938).

SPICKETT (1964) has recently pointed out the importance of these genetic mechanisms in the man: *M. leprae* system and the necessity of determing the differences between susceptible and non-susceptible individuals at a biochemical level. Similar problems may be involved in determining individual predisposition towards the lepromatous and non-lepromatous forms of leprosy. The processes are probably controlled by polygenic systems, one gene controlling the phagocytic response of the Schwann cell, another immunity and so on.

He (1962) considers that the evidence suggests that the variation amongst populations in their susceptibility to *M. leprae* is controlled in some instances by a single irregularly dominant gene with high penetrance in some populations. It is interesting to note that HSEUN et al. (1963) in Southern India have reported that in over 500 cases of leprosy and 1 000 controls, there was a significant difference in the distribution of blood groups and that in the leprosy patients the incidence was twice as high in patients with Blood Group 0 as in Group B.

The patterns of humoral antibodies which can be detected in leprosy are still little understood. Many appear to be non-specific. DAGUET et al. (1961), for instance, examined sera from 150 leprosy cases with a battery of tests for syphilis and found over 80 per cent positive irrespective of the type of leprotic infection; many sera were anticomplimentary.

a) Skin Lesions

α) Lepromatous Lesions

In the earliest stages there may be little or no change in the epithelium. The immediately adjacent *pars papillaris* is free of cellular reaction, but irregular round cell accumulations are scattered through the reticular layers of the dermis (the *stratum reticulare*) as far as the subcutaneous tissue. The axone-plasma of some of the minute nerve twigs, especially in the superficial layers of the *stratum reticulare*, contains numbers of mycobacteria, lying length-wise in the hyaline endoneurium, like "fish migrating upstream". Along the affected axones appear irregular fusiform swellings packed with bacilli. Few organisms are present in the tissues of the dermis, but some may be contained in the cells of Schwann in the neurolemma of the deeper nerve fibres.

The *changes in the nerve axones* develop slowly. Eventually the swollen axones, with widened distorted sheaths and more and more bacilli packing the intercalated endoneural networks, are disrupted and the organisms escape into the surrounding dermal tissues. A cellular reaction is set up. Some bacilli are phagocytosed by the neurolemmal cells, which undergo hyperplasia. Others are taken up by the tissue histiocytes, the cytoplasm of which undergoes degenerative vacuolation and becomes laden with closely packed organisms. These so-called *"foamy" macrophages* (or Virchow cells) stuffed with mycobacteria are characteristic of the lepromatous lesion. Round cells, plasma cells and sometimes mast cells accumulate irregularly in the reticular layers of the corium, particularly about the neurovascular areas. The cellular exudate is broken up by sheets of condensed degenerate collagen fibres, but is otherwise closely packed except near the periphery, where isolated groups of cells collect in the vicinity of the skin appendages.

Moreover the nerve twigs and branches are not intrinsically involved in the cellular reaction and thus stand out in section as pale hyaline relatively acellular areas. There is considerable new formation of blood capillaries, so that the granulomatous tissue is unusually vascular. The whole reaction is poorly contained laterally, but is sharply demarcated by the superficial limits of the *stratum reticulare*, since the *pars papillaris* is not involved, and appears as a dense compressed clear band of tissue devoid of cellular reaction. The anatomical basis of this pattern is the distribution of the nerve plexuses in the skin which, by and large, lie in the reticular tissues and not the papillary.

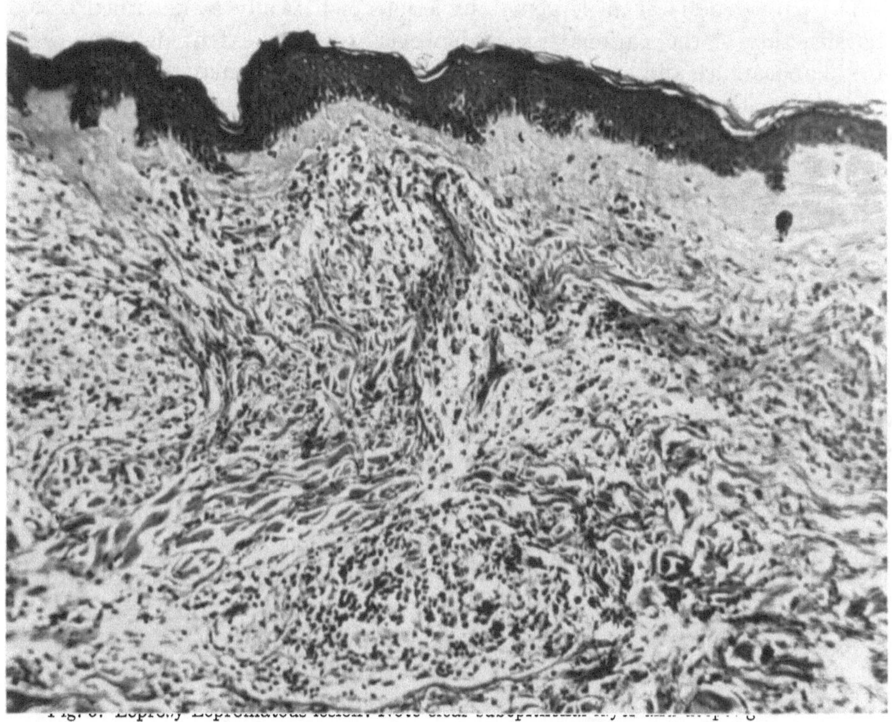

In the established lesion the epithelial layers undergo change. The papillae are flattened, often almost completely. The epidermis is thinned, the cells flattened and irregular.

The invasion of the nerves proceeds distally to the branches and nerve trunks. Single bacilli or groups of bacilli appear between and along the axones, sometimes without any obvious disturbance of the associated nerve fibrils. The endoneural matrix swells and becomes hyaline. Bacilli are distributed irregularly along it, sometimes singly, sometimes in massed groups, lying between the nerve fibrils or around the fibril bundles. The neurolemmal Schwann cells, which sometimes contain bacilli, hypertrophy and multiply, so that in histological section numerous characteristic pale reticular elongated nuclei may encompass the involved nerve branch or trunk. Even in areas in which the organisms appear to have escaped from the axones or nerve trunks, the immediate intraneural and perineural cellular infiltration is minimal. Damage and destruction of invaded axones nevertheless occur and corresponding sensory and trophic changes appear in the appropriate areas of the skin (which often widely overlap the microscopic distribution of the nerve fibres). The nerve fibrils to the skin appendages such as the sweat glands and hairs are similarly impaired and associated changes occur in the appendages themselves leading to loss of hair, diminution of sweating etc. Nevertheless the fine axone terminals in the epithelial and subepithelial layers in lepromatous leprosy may sometimes still appear intact even in areas which are anaesthetic (JAUARAJ and CHAUDHURY, 1960). *The neural changes in lepromatous leprosy must be regarded as slight compared with those occurring in tuberculoid lesions.*

The pathogenesis of all lepromatous lesions is basically as described above. The structure of the various tissues, however, to some extent determines the clinical appearance and effects of the lesions. Thus, nodules may develop in some areas rather than macules, and lepromatous non-specific tissue changes may develop in the cornea, especially when adjacent skin areas are involved, or in internal organs including the testes (with associated hormonal accompaniments, including gynaecomastia). Lesions of such special tissues are described in large texts on leprosy and are not considered in detail here (COCHRANE, 1964).

β) Tuberculoid Lesions

These develop *in individuals who have acquired or possess some hypersensitivity to the mycobacteria* and in whom the tissues respond vigorously, leading to a focalized proliferative and epithelioid reaction, forming well-defined granulomata which involve all layers of the skin and invest and invade the infected nerves and nerve trunks.

The cellular reaction apparently develops about the axones immediately they become invaded, and probably also about the organisms as soon as they reach the papillary subepithelial tissue. The result is a loosely irregular cellular exudate involving the *pars papillaris* up to, and sometimes into, the epithelium itself. There is thus no clear subepithelial tissue as there is in lepromatous lesions. Over the granulomatous reactions the epidermis is usually thinned and the papillae flattened and irregular. There is often some loss of pigmentation (Fig. 6 and 7).

The subpapillary and reticular layers of the dermis are pervaded by branching cords and foci of granulomatous tissue which extend into the subcutaneous tissue, invading the *nerve twigs, branches* and *trunks*. The nerves which are so prominent in lepromatous tissue are not easily definable in tuberculoid. Suitable staining, however, reveals that the central areas of the granulomata consist of degenerating nerve fibres or broken up branches of cutaneous nerves. The central zone contains also epithelioid and giant cells and is surrounded by accumulations of histiocytes and lymphocytes, presenting a pattern very similar to that seen in tuberculoid lesions. External to this, various stages of cellular fibrosis develop. leading eventually to scarring. The granulomatous processes extend to the deeper tissues and to the skin appendages. Lesions occur also in the larger nerve trunks, leading to similar intense cellular reactions and concomitant irregular swelling and fibrosis involving all structures of the trunk and causing serious degeneration and destruction of the nerve fibrils, with corresponding functional clinical changes.

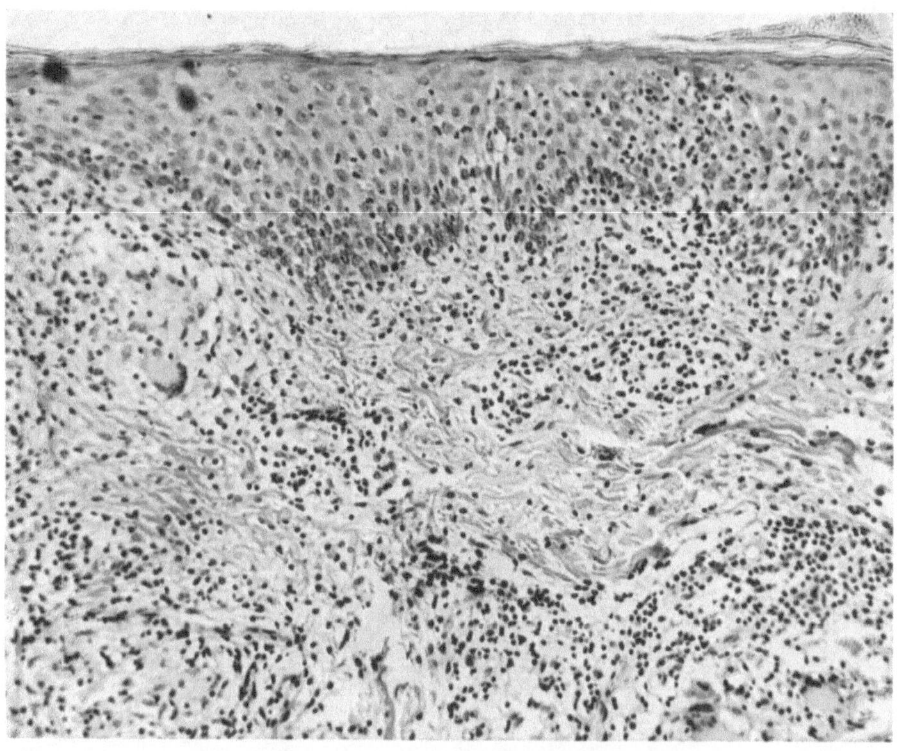

Fig. 6. Leprosy. Tuberculoid lesion: The granulomatous reaction is vigorous and reaches into the subepithelial layers.

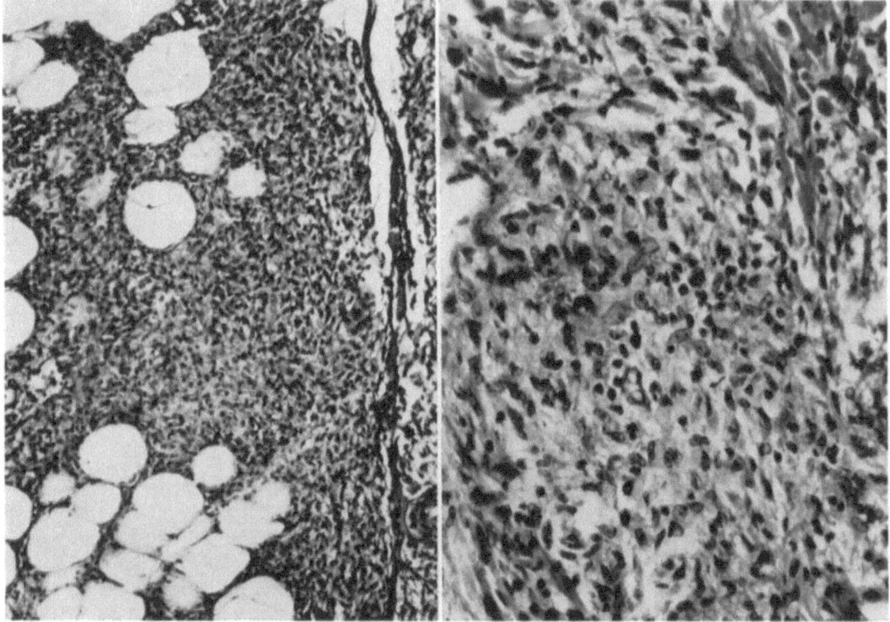

Fig. 7. Leprosy. Tuberculoid lesion: The granulomatous reaction is vigorous and reaches into the subepithelial layers.

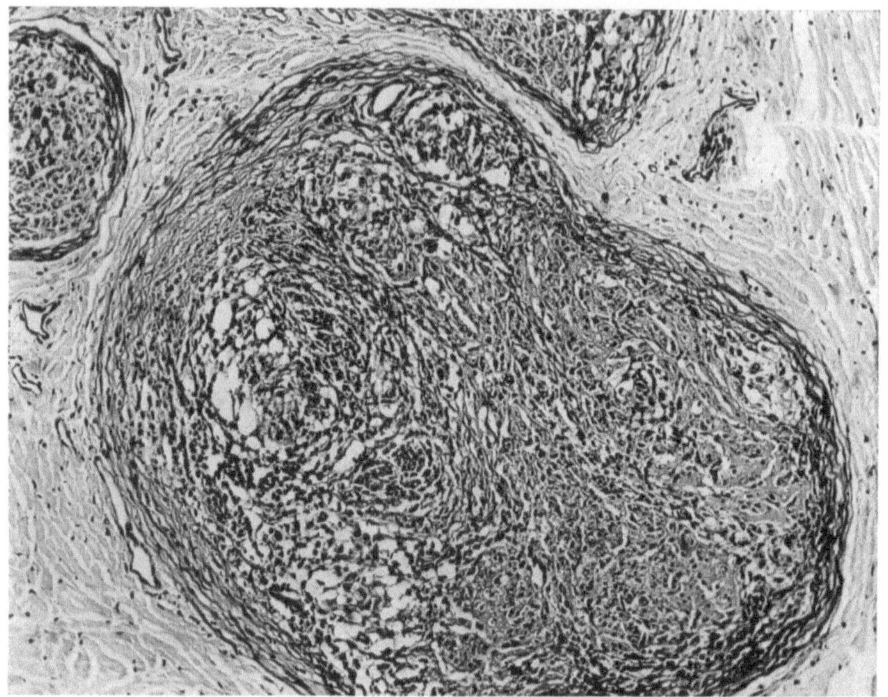

Fig. 8. Leprosy. Cellular and fibrotic reactions in peroneal nerve in tuberculoid case.

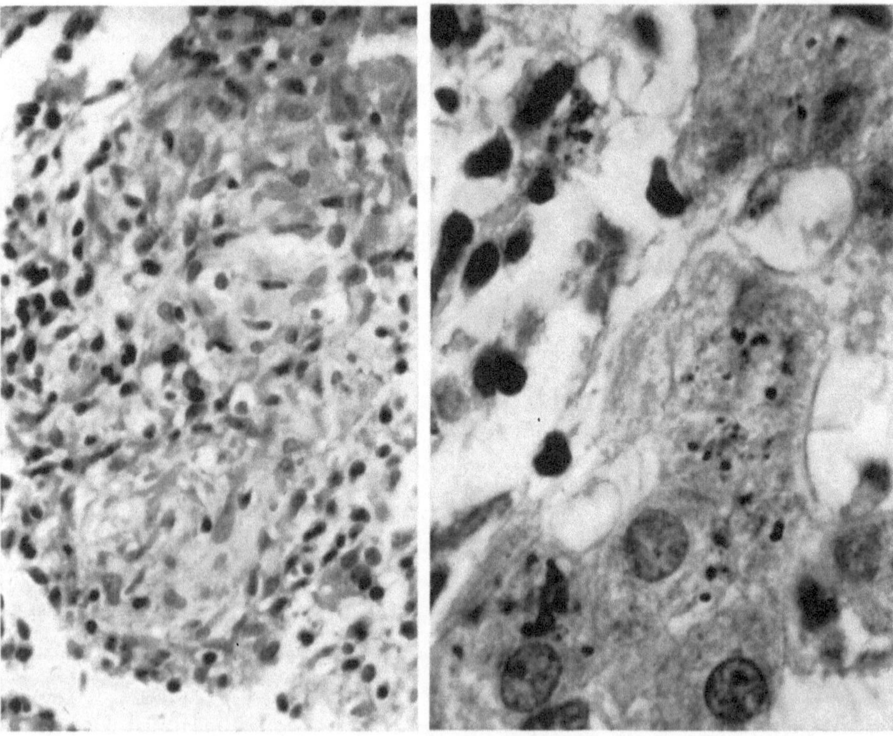

Fig. 9. Leprosy. Liver puncture biopsy. Tuberculoid granulomas. (G. Giovanni, 24 years.) a) 1:400. b) 1:1200, Ziehl-Nielson stain. Black spots = lepra bacilli.

In all these lesions the *mycobacteria are scanty.* (Fig. 8, 9 and 10).

Lesions of specific tissues which develop in tuberculoid leprosy may be very severe. They include blindness arising as a result of secondary bacterial infection and ulceration of the cornea following damage to the nerve supply to the lids and cornea, and many orthopedic disabilities and deformities, involving the hands and feet particularly, often associated with trophic ulceration, muscular palsies, rarefaction and absorption of bone. The development of these lesions are described in appropriate texts. In all of them, the basic processes initiated by the mycobacteria are those described by KHANOLKAR (1964).

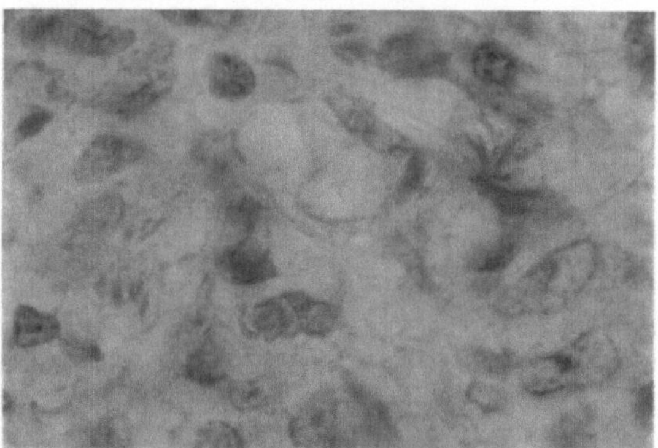

Fig. 10. Leprosy. Skin leproma. Ziehl-Neelsen stain of the lepra bacilli.

γ) The Dimorphous Reaction

Many leprosy cases cannot be easily differentiated clinically or histologically as lepromatous or tuberculoid. These are often classified clinically as dimorphous, intermediate, borderline or atypical, but, for the reasons quoted above, they should all be regarded as dimorphous.

The clinical picture is often one of large and small macules. The large resemble tuberculoids, with well-defined edges and characteristic sensory changes. The smaller lesions are multiple and have indefinite edges which are not clearly demarcated from the surrounding skin; there are usually no sensory changes. The lepromin reaction is either negative or weakly positive.

The *histological pattern* lies somewhere between that of the tuberculoid and the lepromatous lesion. In the *small macules* the epidermis is unchanged, and the *pars papillaris* of the dermis is usually clear of cellular infiltration, as in lepromatous lesions. The reticular layers of the corium are moderately infiltrated with irregular masses of lymphocytes, plasma cells and histiocytes and epithelioid cells. There are some bacilli in the axonplasmic nerve fibrils, but myobacteria are generally scanty. Some early involvement of the nerves by the granulomatous tissue is sometimes seen.

In the *larger lesions*, the epithelium is flattened and the papillae reduced or absent. The *pars papillaris* is relatively clear or pervaded with lymphocytes and histiocytes. In the reticular layers there is massive infiltration with lymphocytes, plasma cells, histiocytes, and epithelioid cells. The granulomata invest the nerves and, as in tuberculoid lesions, cause considerable damage to the nerve fibrils with corresponding clinical signs.

Invasion of the endoneural tissue and axones also occurs, but is less pronounced than in lepromatous lesions. COCHRANE (1956) considers that in these atypical lesions the nerve damage results more from the cellular invasion of the endoneural tissue between the nerve fibrils than from the invasion of the fibrils themselves. The histological and functional picture thus lies somewhere between the tuberculoid and the lepromatous. He suggests that the tissue reactions commence as a tuberculoid resistance but that this response for some unknown reason fails and gradually passes into the more passive lepromatous type.

Most of the research in the field is clinical and the conclusions drawn are not always sufficiently objective and/or based on histological studies. A great deal of exploratory work is still required to elucidate the pathological processes involved.

b) Nerve Lesions

The mycobacteria of leprosy have a positive tendency to invade nerve tissue, which they first enter through the fine terminal endings of the peripheral nerve twigs (both somatic and autonomic) invading the axone itself, and, at a higher level, meeting the neurolemma cells of Schwann.

The *sensory afferent fibres* and the *sympathetic fibres* of the skin appendages are commonly invaded *early*. For some unexplained reason, the efferent sensory fibres are not involved in the early stages. Ganglion cells may be involved, presumably by direct advance of the organism up the neurone, but the ganglion itself appears to act as a barrier to further spread.

Leprosy is believed to be the only disease in which the causative agent invades the nerve terminals and ganglia, advancing in the endoneural spaces between the individual fibres and sometimes ultimately reaching and invading the cytoplasm of the ganglion cells themselves (KHANOLKAR, 1955). Invasion of the nerve fibres is common to all forms of leprosy and appears to be the basic pathogenic process.

Recent study by modern techniques, including *electron microscopy* of the mode of spread and multiplication of the mycobacteria in nerves has led to the conclusion that this occurs in the main in the columns of Schwann cells enveloping the individual fibres, and not intraaxonally as posited by KHANOLKAR (LUMSDEN, 1964). There is experimental evidence that the Schwann cells provide ideal conditions for the highly resistant mycobacteria, which may remain within the cells for long periods without either multiplication or destruction. It is also believed by some workers that the 'lepra cells' seen in the nerve trunks are in fact Schwann cells acting as macrophages.

The lesion produced in the nervous tissue depends on the cellular reactions of the host, as described above. In the later stages of lepromatous leprosy lesions of the larger nerve trunks develop, involving in particular the ulnar, peroneal, great auricular, facial and vagus nerves. The peripheral nerves become leathery to touch and thickened diffusely or fusiform or beaded. The *histological changes* result from the migration of histiocytes into the perineural spaces with an associated whorled proliferation of reticulum fibres and hyaline degeneration of the endoneurium, which may involve the whole fascicle, with corresponding changes in the related motor fibres and muscles.

In *tuberculoid leprosy* the peripheral nerves and ganglion cells are affected early, with corresponding dysfunction of sensory and sympathetic nerves, with accompanying sensory changes including analgesia and anaesthesia. The inflammatory reaction spreads to the larger nerve trunks, which become thickened irregularly due to the formation of rich tuberculoid granulomatous tissue in and around the nerve fascicles with increasing replacement by fibrous tissue compressing the nerve fibres. Coagulation necrosis may occur, with softening of the tissues and abscess formation, consisting of a central zone of caseous amorphous acellular material and surrounding zones of epithelioid and giant cells, lymphocytes and plasma cells, beyond which are dilated blood vessels and cellular fibrous tissue, in which functional nerve fibres may still exist.

c) Lesions in other Tissues

Dissemination of the mycobacteria by the blood stream and lymphatics leads to the capture of many organisms in the tissues. This is followed by local responses the nature of which is determined by the general reaction of the tissues of the infected host.

Thus, in individuals in whom there exists a high degree of hypersensitivity to the organisms, the characteristic tuberculoid (non-lepromatous) reaction is evoked, whereas, in individuals without strong tissue response, the reaction is essentially lepromatous. Probably the commonest picture is one in which neither the tuberculoid nor the lepromatous response predominates and the reactions which develop in the tissues tend sometimes towards the one, sometimes towards the other.

The clinical result is what COCHRANE calls 'dimorphous' leprosy, in which, on the whole the production of a state of hypersensitivity, with tuberculoid tissue reactions, is less common than the failure of tissue defence with lepromatous reactions. In any one dimorphous case, therefore, whether the lesions are macular, infiltrated or purely neuritic, evidence of effective tissue resistance, or absence of this resistance and of dimorphous tissue response can be expected and is, in fact, usually observed. These irregular pathological patterns of the borderline or dimorphous cases have recently been stressed by WU et al. (1962) in autopsy reports on 2 cases.

In the first, tuberculoid lesions with epitheloid and giant cells were found in the skin and some peripheral nerves and lepromatous lesions with foamy cells and mycobacteria in the nasal mucosa, lymph nodes and epididymis. Both types of lesion were found in other peripheral nerves and in the testes. In the second case lepromatous lesions were found in the bone marrow, lymph nodes and nerves and tuberculoid in myocardium and spleen; both types were present in skin and liver.

The details of the pathological and physiological lesions in the various organs will be found in texts on the subject and cannot be given in this context where certain representative lesions only will be described.

d) Lesions in Bone and Muscle

The bone changes in leprosy are usually regarded *as progressive and neurotrophic in origin.*

This view is challenged by PATERSON (1961) who has recently reported the findings in his study of radiographs, including some long-term follow-up examinations of leprosy patients in Vellore, India, and radiographs of patients in Hong Kong. Control radiographs were taken in 50 healthy individuals and 12 non-lepromatous patients suffering from other bone conditions. Arterial and venous circulatory patterns were studied by injection of X-ray opaque material, and autopsy examination was made of arterial and nerve supplies to the phalanges.

PATERSON defined *three types of bone changes*: specific osteitis (leprosum); non-specific osteitis and disuse osteitis.

Leprotic bone changes were destructive and usually associated with lepra reaction. They responded to adequate treatment. *Non-specific changes* occurred in over 50 per cent of patients with anaesthesia and in about 90 per cent of patients with trauma, ulceration or nonspecific infection. The most damaging lesions were those in which the joints were involved. These were found most frequently in the feet and hands.

CARAYON et al. (1962) systematically radiographed 30 patients. They found periostitis in 14 of 25 limbs with perforating plantar ulcer and in 5 of 35 legs with no ulcerative lesions. They identified two types of lesion. The *lytic type* showed diffuse decalcification and osteoporosis. The *constructive type* included periostitis, sometimes spicules, blisters and erosions. They suggest that the factors involved in bone changes are the mycobacterial infection itself, superinfection by other organisms and muscular, neural and hormonal changes. The infectious factors are dominant and may be modified by chemotherapy.

MØLLER-CHRISTENSEN (1961) has pointed out that *nasal-dental changes* commonly occur in the early stages of lepromatous leprosy and may well offer a means of making an early diagnosis. He has demonstrated atrophy of the anterior nasal spine and loosening of the upper central incisors in modern patients and in skeletons of mediaeval patients in Denmark.

The angiographic patterns described by PATERSON indicated that the *circulatory changes* were an important factor in the absorption of bone, which was probably largely non-specific where there was sensory loss or trauma, with or without chronic infection. The vascular changes were presumably similar to those seen in the skin and resulted from infiltration and obliteration of terminal capillary loops and distortion and narrowing of the larger vessels arising from similar changes in the vasa vasorum.

The *atrophy and absorption of the small bones of the hands and feet* are also related to the damage caused in the autonomic nerve fibres and the consequent interference with vasomotor activity. The process involves gradual and irregular replacement of the fraying osteal cortex with vascular granulation tissue, myxomatous medullary degeneration and finally absorption of cancellous bone.

The atrophy wasting and fibrosis of the associated *muscles* again depends partly on the reduction of blood supply and the degeneration of the nerve supply and reduction in both nerve endings and fibres. Wasting progresses in an irregular manner so that in a given histological section apparently normal and completely atrophied fibres may be seen in juxtaposition.

e) Lesions in the Testes — Gynaecomastia

Changes in the *testes* are frequent in lepromatous and dimorphous leprosy and gynaecomastia not uncommonly follows. According to KHANOLKAR (1964) lesions develop in lepromatous or dimorphous leprosy in a large proportion of infected males, beginning with granulomatous infiltration of the mediastinum testis, interlobular septa and the interstitial subcapsular tissue. These reactions are gradually replaced by fibrous connective tissue and hyalinization, degeneration and fibrosis of parenchyma. The glands atrophy and mycobacteria appear in the seminiferous tubules and the exudate; spermatogenesis ceases, but may be restored in quiescent phases.

JOB (1961) has recently investigated the processes involved in the production of these lesions. He examined by testicular biopsy 21 patients (20 lepromatous, 1 borderline) with gynaecomastia and 14 (8 lepromatous, 6 borderline) without. No tuberculoid patients were seen with gynaecomastia. Eleven of the cases with gynaecomastia had histories of testicular pain and swelling; similar histories were obtained in 6 of the lepromatous controls.

Testicular biopsy in the patients with gynaecomastia showed atrophy of the seminiferous tubules and hypertrophy and clumping of the Leydig cells. In the control group the latter were either totally destroyed or normal. The author concluded that the increase of gonadotrophin due to the atrophic tubules stimulated the Leydig cells which produced oestrogens in excess, leading to enlargement of the breasts. It is probable that the lesions and dysfunction of the liver associated with this form of leprosy may also be concerned.

f) Lesions in Liver and Kidney

MATHUR et al. (1961) studied the changes in *liver* function and in liver biopsy in 12 patients with lepromatous and 10 with tuberculoid leprosy. Some had been treated with DDS. In the lepromatous cases focal collections of lymphocytes, plasma cells and macrophages were found in the liver tissue; in one there was a leproma, with lepra cells filled with acid fast bacilli. There was increase in periportal fibrous tissue in some cases, most of which had been treated. In the patients with tuberculoid leprosy (treated and untreated) the liver showed focal necrosis with infiltration with lymphocytes and plasma cells, some macrophages and hyperplasia of the Kupffer cells.

The *kidney* is commonly involved in leprosy, the lesions varying considerably and including degenerative and atrophic damage to the nephron, glomerulosclerosis, amyloidosis and pyelonephrosis. The latter may lead to serious secondary effects which should be looked for in long-standing cases (FRANCA, 1961)

g) Activation and Reactivation in Leprosy

The factors responsible for the periodic episodes of quiescence and activity in the progress of leprosy are not yet defined, and the same applies to the exacerbations or reactive states which occur from time to time in all forms of the disease.

In *tuberculoid leprosy* one or more of the existing lesions suddenly increases and the foci of cells increase in depth and extent with considerable increase in numbers of epithelioid and giant cells. Polymorphs and lymphocytes migrate into the cellular infiltrate, the small blood vessels dilate and may exhibit hyaline endothelial changes. The bacterial content of the lesion is not increased and the lepromin reaction remains positive. The whole lesion may extend, but others may not be affected.

Similar activation may occur in *dimorphous lesions.* This is usually wider spread and more severe and involves extension of both types of cellular lesion, sometimes with considerable destruction of tissue.

Activation of *lepromatous lesions* is associated clinically with overall extension of the leprosy and the appearance of fresh lesions including nodules, sometimes with ulceration and discharge of masses of mycobacteria.

The lesions show vascular dilatation, increase in plasma cells and histiocytes and especially in numbers of organisms. The lepromin test remains negative.

Reactions in lepromatous leprosy are of two types: erythema nodosum and the Lucio phenomenon. *Erythema nodosum* clinically resembles the similar scattered lesions seen in other conditions. *Histologically* in addition to the general exacerbation of the cellular infiltrations which may spread to the fatty tissue there is swelling of the collagen fibres. Organisms are few and the lepromin reaction negative.

The Lucio phenomenon *(erythema necroticans)* has been so far reported only from South America. It is characterized by recurring diffuse cellular infiltration in the skin associated with dilatation of capillaries, and occurring especially on the face and hands. Clinically the lesions show as erythematous spots on which ulceration may develop, leading to permanent scarring. The lepromin test may become positive during the episode which has led to the suggestion that the reaction is essentially a manifestation of suddenly increasing resistance to the infection (ADAMS and MAEGRAITH, 1963). *Histologically* the picture is dominated by either excessive proliferation of histiocytes in the dermis or vascular changes including capillary dilatation, with thrombosis and localized tissue and vascular necrosis. The overlying epithelium becomes depigmented and may degenerate and ulcerate, following blister formation; the ulcerated area is walled off by lymphocytes and other chronic inflammatory cells.

h) Ocular Lesions

KIRWAN (1956) has pointed out that ocular lesions are likely to occur in any case of lepromatous leprosy which has been left long enough untreated.

Some lesions arise from direct spread of contiguous lesions on the lids, face, nose and nasolachrymal tissues, or secondarily, as a result of leprous lesions of the 5th nerve involving corneal and conjunctival sensation or of the 7th nerve, causing facial muscular paralysis involving the circumocular muscles.

Direct infection of the eyeball with mycobacteria also occurs, usually by blood dissemination and also possibly by extension along the 5th nerve supply to the eye. Lesions of this type have been admirably reviewed recently by CHOYCE (1964). He stresses the relative absence of inflammatory reaction in leprous lesions, which is in marked contrast to lesions caused by *M. tuberculosis.*

Typical nodules may develop in the interpalpebral area. They are usually formed about clumps of organisms in the episclera, and may overlap the cornea. The earliest *corneal changes* are found in the radial branches of the ophthalmic division of the 5th nerve, which enter the cornea radially and become prominent and beaded, due to local aggregation of organisms, as in other nerve fibres. The light cellular reactions which follow give rise to scattered milky opacities which contain chalky deposits lying just below Bowman's membrane. These are highly characteristic of leprosy. Pannus may form about the whole limbus and may be followed by characteristic fine folding of Descemet's membrane. Ulceration, perforation and scarring of the cornea may ultimately result from secondary causes.

Diffuse involvement of the *sclera* may accompany the keratitis. The *ciliary body* is commonly involved. Miliary lepromatous reactions or "pearls" occur around clumps of myobacteria or acid fast material probably representing their break down products. These minute lepromata, which are often very numerous, appear mainly along the margin of the iris and become more evident as the associated iris stroma atrophies. Some may coalesce to form polypoid masses which may drop off into the aqueous. Occasionally larger nodules may develop anywhere in the iris.

The most serious lesion is chronic plastic *iridocyclitis*, which is the principal cause of blindness due to the mycobacterial infection. In due course this slowly developing process becomes associated with keratitis, complicated cataract, vitreous opacities and atrophy of the eyeball. An acute form of plastic iridocyclitis may accompany the reactive states of lepromatous leprosy.

Lesions of the *posterior segment of the eye* may occur as a result of direct spread from lesions in the ciliary body.

References

ADAMS, A. R. D., and B. G. MAEGRAITH: Clinical Tropical Diseases, 3rd Ed. Oxford: Blackwell 1963.

CARAYON, A., J. LANGUILLON, P. BOURREL, et A. BASSET: Lésions des os longs chez les lépreux (à propos de 30 cas). Bull. Soc. méd. Afr. noire Langue franc. **7**, 660 (1962).

CHOYCE, D. P.: The eyes in Leprosy. Leprosy in Theory and Practice, ed. COCHRANE, R. G., and T. F. DAVEY, Chapter XVII. Bristol: Wright 1964.

COCHRANE, R. G.: A practical textbook of leprosy, Oxford. Oxford: University Press 1947

— Leprosy, St. Mary's Hospital Gazette, London 1956.

— Defensive Process in Leprosy. Professor KHANOLKAR, Felicitation Volume, p. 182. Bombay: Indian Cancer Research Centre, Parel 1963.

—, and T. F. DAVEY: Leprosy in Theory and Practice. Bristol: Wright 1964.

DAGUET, G. L., and J. LANGUILLON: Serological Tests in 150 cases of Leprosy. Brit. J. vener. Dis. **37**, 282 (1961).

FRANÇA, H. H.: Study of Kidney in Leprosy. Rev. bras. Leprol. **29**, 43 (1961).

GHOSAL, P.: A new Concept of Pathogenesis of Leprosy. Co-Relation of Clinical Manifestations with the Degree of Lepromin positivity of the body. Indian. J. Derm. **7**, 42 (1962).

HSUEN, J., E. THOMAS, and G. A. JESUDIAN: B O Blood Groups Leprosy. Leprosy Rev. **34**, 143 (1963).

JOB, C. K.: Gynaecomastia and Leprous Orchitis. A preliminary study. Int. J. Leprosy **29**, 423 (1961).

KHANOLKAR, V. R.: Studies in the histology of early lesions in leprosy. Indian Council Med. Res. Spec. Rept. Series, **19**, (1951).

— Perspectives in pathology of leprosy. Indian J. med. Sci. **9**, Suppl. 1 (1955).

— Pathology of Leprosy; in Leprosy in Theory and Practice, ed. COCHRANE, R. G., and T. F. DAVEY, Chapter VIII. Bristol: Wright 1964.

KIRWAN, E. W.: O'G, The ocular complications of common Tropical Diseases. Trop. Dis. Bull. **53**, 693 (1956).

LOWE, J.: The Leprosy Problem in Burma. Leprosy in India **10**, 122 (1938).

LUMSDEN, C. E.: Leprosy and the Schwann Cell in vivo and in vitro in Leprosy in Theory and Practice ed. COCHRANE, R. G., and T. F. DAVEY, Chapter XIII, Bristol: Wright 1964.

MATHUR, M. P., B. K. GUPTA, and R. M. SINGHVI,: A Preliminary Study of Hepatic Involvement in Leprosy (with special reference to Liver Biopsy). Indian J. Derm. **6**, 111 (1961).
MØLLER-CHRISTENSEN, V.: Bone Changes in Leprosy, Copenhagen: Munksgaard 1961.
PATERSON, D. E.: Bone Changes in Leprosy. Their Incidence, Progress, Prevention and A. Int. J. Leprosy. **29**, 393 (1961).
RHODES-JONES, R.: An investigation into Bacillaemia in Leprosy. Leprosy Rev. **34**, 26 (1963).
RICH, A. R.: The Pathogenesis of Tuberculosis, 2nd Ed. Springfield, Ill.: Charles C. Thomas 1951.
SPICKETT, S. G.: Genetics and Epidemiology of Leprosy I. The Incidence of Leprosy. Leprosy Rev. **33**, 76 (1962).
— Genetic Mechanisms in Leprosy, Chapter VII. 1964.
WEDDELL, G., D. JAMISON, and E. PALMER: Recent Investigations into the Sensory and neurohistological Changes in Leprosy. Leprosy in Theory and Practice (R. G. COCHRANE). Bristol: Wright 1959.
WU, LI-T'IEN, KUANG-YÜ, CH'IN, and TZE-CHUN, LIU: Leprosy Lesions of Internal Viscera with special Reference to the Lesions of Borderline Leprosy and Lepromatous Reaction. Chin. med. J. **81**, 30 (1962).

II. Plague

Aetiology

Plague is caused by infection with *Pasteurella pestis*, a short ovoid bipolar Gram negative bacillus. The organism is commonly transmitted through the skin by the bite of blood sucking arthropods, especially the rat flea *Xenopsylla spp*. or by droplet infection from human cases of pulmonary plague.

Plague es essentially a disease of rodents transmitted from animal to animal through the flea. Man is involved only incidentally.

Pathogenesis and Pathology

P. pestis multiplies with great rapidity in human tissues. Its pathogenic powers depend on the production of a true endotoxin believed to be a soluble protein. Endotoxin extracted from cultures of the organism is lethal to many animals including the mouse, the rat, certain monkeys, and the horse. The overall picture of the response of the infected body is one of non-specific, vigorous but usually unsuccessful tissue reaction to the organism associated with toxic damage arising from absorption of the endotoxin, involving especially the lymphatics and blood vessels.

Immune reactions are set up which may overcome a light infection. These include the development of anti-endotoxins and the usual humoral antibodies. The first line of defence is the phagocytic activity of the macrophage system in the lymphatic glands draining the infected area.

Human plague is usually classified as *bubonic*, *septicaemic* or *pneumonic*, depending respectively upon whether the infection has been limited in the lymphatic glands draining the area of an infected bite, has become a bacteriaemia (with or without localizing signs) or has been initiated in the pulmonary tissue following introduction of the bacilli *via* the respiratory tract.

POLLITZER (1954) has suggested that it would be better to classify only two types, i.e. primary bubonic and primary pneumonic (or pulmonary) plaque. He points out that there is good evidence that bacteriaemia commonly occurs as a transitory phenomenon during the early spread of infection to the lymphatics in bubonic plague, reappearing later after massive multiplication of the organisms in the tissues. Early bacteriaemia is also common in pneumonic plague. It is probable moreover, that many of the so-called "primary" septicaemic cases are in fact examples of secondary bacteriaemia in which deep-seated buboes have been overlooked or in which the local lymph-node reaction has been inconspicuous (WRIGHT, 1943).

a) Bubonic Plague

The organisms are usually introduced during the *bite* by *fleas* which have ingested blood containing *Pasteurella pestis.* The organisms multiply in the stomach and the colony extends into the proventriculus, causing partial or complete "blocking" of the gut lumen. The partially blocked flea is capable of taking up a further blood meal, but regurgitates it mixed with bacilli into the puncture wound. Clumps of bacilli may also be ejected by the completely blocked flea as it attempts to feed. Infection occurs at the site of the attempted or successful bite (GORDON and LAVOIPIERRE 1962). There may be no local reaction or a small primary pustule may develop and there may be some inflammation of the lymphatic drainage vessels.

Secondary involvement of the skin may subsequently occur, leading to pustules, carbuncles, and petechial or extensive haemorrhages.

The *first sign of plague* is usually seen in the lymph glands draining the bitten area. One or more glands become involved in an acute inflammatory reaction. This soon involves the immediately surrounding tissues, which become oedematous and infiltrated with polymorphs, and lymphocytes. Adjacent glands, connective tissue, adipose tissue, local vessels and sometimes muscles become matted together in an oedematous gelatinous haemorrhagic painful mass, over which the skin may become involved and eventually ulcerate. The gland tissue shows haemorrhagic cellular infiltration and areas of coagulative necrosis which may coalesce to form extensive areas of pus which may reach the surface. The blood vessels are congested and there are often extensive haemorrhages. The tissue swarms with bacilli.

Involvement of the blood stream occurs early and more distant glands elsewhere in the body may become involved. These so-called *secondary buboes* show the same pathological changes as the primary buboes but in lesser degree particularly in regard to the involvement of the adjacent tissues.

The progress of bubonic plague depends on the effects of absorption of the endotoxin and on the active spread of infection through the body via the blood stream. In some cases the local defence mechanisms successfully control the infection and the bubo subsides slowly in the course of a week or a fortnight, sometimes with abscess formation and indolent fistula. In 60 to 90 per cent of untreated cases, however, death occurs within a few days.

At *autopsy* the picture is compounded of the local reactions to the infective bite, the bubo, the effects of the toxaemia and the local responses to metastatic distribution of actively multiplying bacilli. The pattern varies according to the individual organ.

The *liver* is usually enlarged and congested. There may be haemorrhages under the capsule and scattered in the substance, which commonly shows signs of irregular fatty degeneration. In cases in which several days elapsed between onset and death, minute greyish nodules may be present or scattered widely in a miliary fashion. These nodules, which may be purulent, contain degenerate and necrotic parenchymal cells, polymorphs and masses of bacilli. This pattern of parenchymal degeneration plus metastatic necrosis or abscess is frequently seen in other viscera, notably the kidneys.

The *heart* is usually dilated and flabby and contains soft clotted blood. Petechial haemorrhages occur under the pericardium and endocardium. There may be haemorrhagic pericardial effusion. The muscle substance is oedematous, with inflammatory polymorphic infiltration and the muscle fibres exhibit "cloudy" swelling and often extensive fatty changes.

The *vascular system* as a whole is often seriously involved. In the large veins there may be haemorrhages into the intima and media, with cellular infiltration. In the vessels in the region of the bubo these lesions may be especially prominent. The damage to the blood vessels is reflected in the extensive petechial and larger haemorrhages which may be seen in all organs, including the brain and the submucosa of the stomach and small intestine. It is probable, from the results of animal experiments, that much of this vascular injury arises from the direct action of the endotoxin, but there must also be an element deriving from the non-specific effects of the cardiovascular failure which is such a prominent clinical feature.

Clinical involvement of the *lungs* occurs commonly in fatal cases, almost certainly through bacteriaemic spread of the bacilli, but apparently occasionally from aspiration of infected material from the throat. Lesions in the lungs may be severe, with extensive bronchopneumonia and sometimes pus formation. The affected areas are swarming with bacilli which may reach the bronchi often from the breaking down of purulent areas and infect the sputum. It is probably in this way that droplet spread of primary "pneumonic" plague is initiated.

Involvement of the *central nervous system* is clinically indicated by early prostration, stupor or delirium, loss of muscular co-ordination and many other signs. Necropsy does not always disclose corresponding physical damage to the brain, which is however usually congested and oedematous. The substance may be spattered with petechial haemorrhages. The cerebrospinal fluid may be turbid, containing many neutrophils, and occasionally there may be a frank *Pasteurella* meningitis. The latter has been described as a primary phenomenon but is probably always secondary to blood infection.

b) Primary Pneumonic Plague

This arises as a result of infection with *P. pestis* through the respiratory tract. Bacterial bronchiolitis and alveolitis are set up which rapidly extend to become bronchopneumonia and spread to the lymphatics and blood stream. In the lungs, the initially invaded tissue, unlike the skin, is apparently unable to put up an adequate defence and the bacilli quickly multiply in enormous numbers leading to early (and probably excessive) absorption of endotoxin and bacteriaemia. Death is inevitable in a few hours or days in untreated cases.

At autopsy the upper respiratory tract is not involved. The trachea and larger bronchi are congested and contain frothy serous bloodstained fluid. There are submucous haemorrhages and sometimes patches of ulceration. Yellow fibrin deposits are present over the affected areas of the lungs, and in these regions there are usually petechial or more extensive haemorrhages under the visceral pleura. Effusion is uncommon.

Lesions in the lungs vary with the time of survival of the patient. Early, there is acute congestion and some haemorrhage into the alveoli and bronchioles, but little consolidation. Bacilli are present in enormous numbers. This process is followed by lobular consolidation (in which there is relatively little fibrin) at first in small foci which later coalesce to form extensive consolidated areas commonly arranged around bronchi and sometimes involving most of a lobe, giving rise to so-called "lobar" pneumonic consolidation. At any stage necrotic areas may break down into bronchioles and bronchi, to form pus. The sputum is loaded with bacilli.

The lymph glands of the lungs are involved within a few hours. The lesions are essentially similar to those seen in the bubo but are usually less intense. The adjacent tissues are also less involved, but are oedematous and sometimes haemorrhagic.

Lesions in *other organs* of the body may be few in quickly fatal cases, but in those in which bacteriaemia has been established early, they are similar to the lesions seen in bubonic plague.

References

GORDON, R. M., and M. M. J. LAVOIPIERRE: Entomology for Students of Medicine. Oxford: Blackwell 1962.

POLLITZER, R.: Plague. Wld. Hlth. Org. Monogr. Ser. 22 (1954).

WRIGHT, F. J.: E. Afr. med. J. 20, 150 (1943).

III. Cholera

Aetiology

Cholera is clinically an acute gastroenteritis caused by a specific organism *Vibrio cholerae*. The cholera vibrios are small, comma-shaped, motile and Gram negative. There are three principal strains, Inaba, Ogawa and Hikojima, which have the same H antigens but specific 0 antigens. A fourth strain, El Tor, has been responsible for some recent outbreaks of clinical cholera in the Philippines and Thailand (ARAGON, and FAMATIGA, 1962; FELSENFELD et al., 1961). Vaccines made from killed vibrios induce very temporary anti-infection immunity. The organisms are pathogenic only to man, who becomes infected by swallowing them in water or food.

Pathogenesis and Pathology

The vibrio lives and multiplies entirely in the lumen of the gastrointestinal tract, especially in the upper small intestine. It does not normally penetrate beyond the submucosa and is not found in the blood stream or in the urine. There have however been very occasional reports of the discovery of vibrios is some organs including the lungs and kidneys. During the attack they are present in enormous numbers in the watery faeces and vomit. The presence of the organisms in the gut leads to the loss of vast quantities of water and salt from the tissues, *via* the intestinal epithelium into the lumen and so outside the body. This is the essential physiological lesion. It is believed to result from the action of substances produced during the growth of the organisms in the gut lumen. The sudden onset of the diarrhoea and vomiting and the equally remarkable sudden cessation have no present explanation. No soluble specific endotoxin or exotoxin has been certainly identified but toxic substances are formed *in vitro* during the growth or lysis of *Vibrios* which have been shown experimentally to affect the permeability of the intestinal wall to salt and water. These agents have not been certainly identified. Some authors consider they are phospholipids (BURROWS et al., 1944). A mucinase is also produced during *in vitro* growth. The effect of these substances can be modified by antibodies derived from the injection of killed cultures of cholera vibrios into laboratory animals.

The situation has recently been summarized by DE (1961), who considers that the pathological effects of the *Vibrio* results from a *thermolabile enterotoxin*, probably an exotoxin, which can be filtered from young cultures of the organism in liquid media, and which has a specific action on the physiological activity of the gut membrane in regard to the exchange of water and electrolytes in both directions, i.e. lumen to tissues and tissues to lumen. FORMAL et al. (1961) after examining the effects of *Vibrio cholerae* injected into ligated ileal loops in rabbits, have concluded that the organisms caused "outpouring" of fluid into the gut lumen with associated local inflammatory reaction and increased permeability of the capillary beds. Throughout these experiments the epithelial lining remained intact and constituted a barrier to protein, as in cholera.

UZA and DUTTA (1963) have recently reported acute diarrhoea in rabbits after oral doses of an ultrasonic lysate of *Vibrio cholerae.* Choleraic diarrhoea can also be induced in infant rabbits by oral dosage with filtrates of *Vibrio* cultures in synthetic aminoacid medium (FINKELSTEIN, 1964).

The *pathological changes* produced in the *gut wall* are minimal. The organism develops and multiples along the whole length of the lumen, but does not invade the wall itself. Pathological changes in the wall are minimal, and recent biopsies of the jejunum taken during the acute stages of the disease have indicated that the epithelium remains essentially intact (GANGAROSA et al., 1960).

SPRINZ et al. (1962) have recently reported on biopsies from the small bowel of Thai people with special reference to recovery from cholera. Biopsies were taken in 27 patients who had had similar biopsies removed in 1959 during acute cholera. The histological patterns displayed was similar to that sometimes seen in idiopathic steatorrhoea. The authors have suggested that the changes seen in these patients and in biopsies from other healthy patients might have been induced by highly spiced foods.

Experimentally it has been shown that an endotoxic substance derived from young cultures of the vibrio (and demonstrable in the stool in some cases) affects the *permeability of the physiological gut membranes* to water and electrolytes and may upset the balance between the flow of these substances into and away from the lumen. This is believed to be the basic process in the enormous loss of water and salts which occurs in acute cholera. Present research indicates that the fault may lie more in the resorption mechanisms in the intestinal membranes than in the excessive escape of water and electrolytes from the tissues into the lumen. Failure of resorption would lead to greater losses from the lumen. For such processes an intact epithelial membrane must be postulated. As pointed out, direct biopsy indicates that this exists during the disease.

The loss of water and electrolytes in all forms of enteritis may in some degree depend on similar mechanisms. Much more research is needed on these problems, which have recently received considerable attention in cholera.

The view that the fluid stool in cholera represents merely a transudate associated with desquamation and other damage in the intestinal mucosa can largely be discounted. It does not fit the autopsy and biopsy findings and cannot explain the amazing rapidity of the recovery of intestinal function following restoration of the water: salt balance by parenteral therapy. Moreover, trypan Blue does not pass from the blood to the stool in cholera, whereas thiocyanate does. In this respect it is noteworthy that GANGAROSA and his colleagues (1960) in intestinal biopsies in cholera cases found changes no different from those found in other acute and non-specific diarrhoeas, including vascular congestion, hypertrophy of goblet cells, some mucosal atrophy but no desquamation. They claim that the "flecks" in the characteristic "rice water" stool of cholera are mucus, not epithelial debris.

Many authors, including WATTEN et al. (1959) have observed slightly raised Na and Cl concentrations in the plasma in patients in the acute diarrhoeic stages of cholera, together with raised osmolarity and variable K concentrations. KRUATRACHUE et al. (1960) obtained somewhat similar results in the Bangkok epidemics. Earlier authors reported reduction in blood chlorides, probably because their results were not expressed, as were those of the modern authors, in terms of plasma water. Compared with plasma levels the corresponding concentrations in the faecal fluid of Na, Cl and osmolarity were low and of K high. Faeces in the normal body contains relatively little Na and Cl and larger amounts of K than in the body fluid. With diarrhoea, the former increase with the faecal volume to approach plasma levels and the K losses also increase, although the concentration falls. Intestinal hurry, which is easily demonstrable in cholera, could account for some but not all of these changes.

FUHRMAN et al. (1962) observed that filtrates of cultures of *Vibrio cholerae* inhibit active transport of Na across the skin and bladder of amphibia. The inhibitory factor was of low molecular weight, heat stable and resistant to changes in pH. They consider that the factor may also inhibit active transport of Na across the intestinal membrane and that this could account for the diarrhoea of cholera.

The enormous loss of water and electrolytes must arise from some other factor. WATTEN et al., (1959) have suggested and provided evidence to support the view that the answer may lie in some change in the movements of water and salt across the intestinal mucosa. They calculate that in a normal man the gut receives and resorbs something like 50 litres of isotonic fluid every 24 hours. In one of their patients who passed 17 litres of stool in 24 hours, they calculate therefore that the resorptive mechanism was working at only one third its capacity. Such failure of resorption might well account for the diarrhoea in cholera and other similar clinical conditions. Experimental evidence in favour of this view is accumulating especially in relation to the activity of the so-called cholera "endotoxin" and of certain irritant substances on the intestinal tract at various levels (JENKIN and ROWLEY, 1959; DEVAKUL, 1963).

The *loss of water and electrolytes* is extraordinarily rapid. Very severe mixed dehydration is achieved in a few hours. The physiological effects of the loss of fluid from both tissue cells, intercellular spaces, and circulating blood, are aggravated by those of the loss of chlorides and fixed bases, especially sodium. Compensating reduction of urinary volume and output of sodium chloride (which may reach zero) always occurs. In severe cases immediate replacement of fluid and electrolytes is essential for life. The clinical pattern is governed by this factor and the cardiovascular collapse (shock) associated with it. In individuals who survive the first stages of dehydration or shock, renal failure may develop with complete suppression of urine, leading to uraemia. This renal syndrome is essentially similar in origin to the renal anoxia of blackwater fever (see p. 452). There may be few histological changes but usually there is irregular ischaemia of the cortex. The glomeruli are involved in a patchy manner; some are contracted and ischaemic, a few congested and haemorrhagic. The epithelium of the proximal and distal convoluted tubules is degenerated and desquamated into the lumen. The collecting tubules contain casts of albuminous material and cellular debris. The medullary vessels are congested.

The *liver* is usually congested and may show some hepatic cellular degeneration mainly distributed in the centrilobular region, especially in cases in which shock has developed. The gall bladder and bile ducts are commonly filled with dark viscid inspissated bile, a finding common to conditions of extreme dehydration and possibly related to the 'secretory' function of the biliary ductules (ANDREWS, 1958).

In shocked cases there may be *pulmonary oedema*; otherwise the lungs are shrunken, dry and ischaemic.

Changes in other organs have been reported from time to time. Some significant reduction in lipoid material from the *suprarenal cortex* was demonstrated by DE et al. (1955). There were no obvious associated anatomical changes, but these authors claim that there is evidence of non-specific adrenal dysfunction in the clinical picture of cholera, including the lymphopenia and eosinopenia sometimes recorded.

The physiological changes in the body have been reviewed by POLLITZER (1957), CHAKRAVARTI and CHAUDHURI (1954), CHAKROBARTY (1954), and DE (1961), and MAEGRAITH and LEITHEAD (1960).

In the well developed case the faeces are watery, of very low specific gravity, and contain myriads of 'flecks' giving the appearance of water in which rice has been washed. The flecks are mucus and not epithelium, as formerly believed (GANGAROSA et al., 1962). In some cases 15 to 20 litres may be lost in 24 hours. Total loss of chloride in 24 hours may be as much as 30 gm. Loss of alkali base is also high. The faeces are invariably alkaline, in the region of pH 7.8.

The rapid severe dehydration of the tissue cells and loss of fluid from the body results in up to 30 per cent reduction of plasma volume, leading to associated "*haemoconcentration*" reflected in rising erythrocyte numbers per cu.mm. and corresponding rise in haemoglobin concentrations. The specific gravity of the whole blood and of the plasma increases proportionately. The viscosity of the blood increases; the efficiency of the minute circulation is correspondingly reduced. Medical shock supervenes in many cases and further complicates the circulatory difficulties (see Section on Malaria). The plasma volume is reduced. The speed of this reduction is believed to be a factor in the clinical response. CHAUDUHRI found there was no corresponding fall in total blood volume and concluded that there may be an actual increase in circulating red cell mass. Erythrocyte fragility may be increased in some cases, in which haemoglobin arising from intravascular haemolysis may be found in the plasma and even in the urine. Total extracellular fluid and interstitial fluid are both considerably reduced. The fluid lost from the body is apparently isotonic with the extracellular fluid, which, though greatly reduced, remains isotonic to blood.

The *chemical constitution of the blood* varies from case to case and depends partly on complications such as renal failure and shock. There is a marked loss of total chloride per kg. body weight although the prevailing plasma or blood concentration may not be abnormal. The loss of chloride in fact is often considerably greater than the actual fluid loss. Sodium concentrations may be normal or low. Potassium concentrations are often high, especially in anuric individuals. There appears to be abnormal movement of these bases across the erythrocyte cell membrane. The alkali reserve is usually low during the severe stages, indicating acidosis; it returns only slowly to normal. During the dehydration stage the plasma protein concentration is increased roughly in proportion to the fluid loss from the plasma. Some authors have reported an absolute increase in fibrinogen and globulins. Other chemical constituents vary considerably. Thus some workers have found hypoglycaemia, others no change. Urea concentration rises sharply in uraemic cases, in which the total non-protein nitrogen is often disproportionately high, often before any renal complications have set in.

In patients who survive the initial stages of intense evacuation, either spontaneously or as a result of treatment, a febrile reaction stage commonly develops during which complications may arise, including the late development of anuria. This reaction is said to be to the absorption through the "denuded" gut mucosa of endotoxins derived from the vibrios still present in the gut lumen. There is no real evidence that this is so.

References

ANDREWS, W. H. H.: Bile duct cells and bile secretion. Liver Function: Publication No. 4. Amer. Inst. Biol. Sci. (Wash.) **1958**, 241.

ARAGON, P. R., and E. C. FAMATIGA: El Tor vibrio in the Recent Outbreak of Cholera, J. Philipp. med. Ass. **38**, 983 (1962).

BURROWS, W., S. M. WAGNER, and A. N. MATHEA: The Endotoxin of the Cholera Vibrio; action on living semipermiable membranes. Proc. Soc. exp. Biol. (N.Y.) **57**, 311 (1944).

CHAKRAVARTI, H. S., and R. N. CHAUDHURI: Plasma sodium, potassium and chloride changes in cholera and their significance in prognosis and treatment. J. Indian. med. Ass. 23, 488 (1954).

CHAKROBARTY, N.: Certain observations on venous pressure and circulation time in cholera, Calcutta med. J. **51**, 336 (1954).

DE, S. N.: Cholera. Its pathology and Pathogenesis. Edinburgh and London: Oliver and Boyd 1961.

—, K. P. SENGUPTA, and N. C. GANGULI: Histochemical observations on the suprarenal glands in cholera, Lancet **1955**, **I**, 1043.

DEVAKUL, Kanyika: Annual Report, Faculty of Tropical Medicine Bangkok 1963.

FELSENFELD, O., S. HATANASEN, S. BUSPAVANICH, B. THAVARAMARA, S. NANTHAVANIJ, F. M. MORGAN, and W. PANNIOM: El Tor Vibrios of the Ogawa subtype occurring in an Epidemic of Diarrhoea with Vomiting in Ubol, Thailand, J. trop. Med. Hyg. **64**, 207 (1961).

FINKELSTEIN, R. A., and H. T. NORRIS: Fed. Proc. **23**, 144 (1964).

FORMAL, S. B., S. KUNDEL, H. SCHNEIDER, N. KUNEV, and H. SPRINZ: Studies with Vibrio Cholerae in the ligated loop of the Rabbit Intestine. Brit. J. exp. Path. **42**, 504 (1961).

FUHRMAN, F. A., G. J. FUHRMAN, and W. BURROWS: Action and Properties of an Inhibitor of Active Transport of Sodium produced by Cholera Vibrios. J. infect. Dis. **III**, 225 (1962).

GANGAROSA, E. J., W. R. BEISEL, BENYAJATI CHANYO, H. SPRINZ. and P. PRAPONT: The nature of the gastrointestinal lesion in Asiatic Cholera and its relation to Pathogenesis. A Biopsy Study. Amer. J. trop. Med. Hyg. **9**, 125 (1960).

JENKIN, C. R., and D. ROWLEY: Brit. J. exp. Path. **40**, 474 (1959).

MAEGRAITH, B. G., and C. S. LEITHEAD: Water and Electrolyte Balance in Tropical Medicine, p. 181. Radioisotopes in Tropical Medicine, Vienna: International Atomic Energy Agency 1962.

OZA, N. B., and N. K. DUTTA: Experimental Cholera produced by Toxin prepared by ultrasonic disintegration of Vibrio comma. J. Bact. **85**, 497 (1963).

POLLITZER, R.: Cholera Studies, 8: Clinical Pathology. Bull. Wld. Hlth Org. **16**, 123 (1957).

WATTEN, R. H., F. M. MORGAN, Y. N. SONGKHLA, B. VANIKIATI, and R. A. PHILLIPS: J. clin. Invest. **38**, 1879 (1959).

IV. Yaws

Aetiology

The causative organism is *Treponema pertenue*, a motile spirochaete about 20 μ long and with 8 to 20 corkscrew spirals. It is morphologically indistinguishable from *T. pallidum* (syphilis) and *T. carateum* (the cause of Pinta) and can be transmitted experimentally to monkeys and rabbits, but there is no animal reservoir. Experimental lesions have been studied in human volunteers.

The organism is transmitted by direct contact from an infective lesion through the broken skin. It may occasionally be transmitted by non-biting flies.

Pinta, a somewhat similar clinical entity occurring in South America, has a basically similar pathology to yaws and is regarded by some authorities as being a modification of the latter. Bejel, which occurs in parts of the Middle East, is now considered to be a form of non-venereal syphilis.

Pathogenesis and Pathology

Yaws is predominantly a disease of childhood. After an interval of a few weeks a primary skin lesion occurs at the site of entry of the organism. Multiple secondary skin lesions follow, sometimes in successive crops over two to three years. Secondary bone lesions may develop contemporaneously. Tertiary lesions of skin and bone may appear months or years after the secondary lesions have subsided. They do not always appear. Primary and secondary phases may overlap in time. Secondary and tertiary do not. The disease may become latent at any stage. Visceral lesions do not occur. The cerebrospinal spaces are not invaded.

The basic lesion of skin yaws is a *granuloma*. In the primary phase this arises at the site of inoculation of the Treponema. In the secondary phase the lesions are believed to develop in sites to which the organism is distributed by the blood.

A papule forms as the epithelium thickens and the papillae hypertrophy and project deeper into the corium. There is interpapillary oedema and cellular infiltration of the subepithelial tissues appears and increases, with neutrophils and eosinophils. In well established lesions epithelioid cells may form and giant cells have sometimes been observed. The granulation tissue is relatively ischaemic. Local capillaries may show some cuffing with lymphocytes, but there is seldom endothelial proliferation such as occurs in infection with *T. pallidum*.

As the lesion grows, the epithelium over the papule thins and may crack, revealing the granulomatous tissue beneath. The majority of secondary lesions are, however, covered with epithelium throughout their development and recession. They consequently may heal without leaving a scar. In some moist areas, as in the angle of the mouth or the anus, the surface epithelium may be lost and the lesion ulcerates and becomes covered by a coagulated layer of exuded serous fluid. When this crust is removed the pale red granulomatous tissue can be seen welling up between whitish lines and strips of epithelium representing the surviving papillae.

Treponemata are present from the beginning and may be found in the superficial granulation tissue but not commonly in the serous crust.

The yaw is usually widest at the base. The periphery of the lesion is formed by raised often hyperkeratotic epithelium in which the cells may be oedematous and degenerated. The papillae are hypertrophied and run deep into the corium.

In the active stage the eipithelium over the yaw is depigmented to a varying degree, but after healing pigmentation is commonly restored. Healing takes place without serious scarring unless there has been extensive ulceration and secondary bacterial infection. Primary lesions often leave thin slightly hypopigmented tissue paper scars.

The essential histological processes are the same in all forms of *secondary yaws lesions*, but the local effects vary considerably depending on the anatomical structure of the region concerned. For instance, in the anal and vulval area the lesions are often florid, moist and ulcerated, flattened and with overhanging edges, resembling syphilitic condylomata. Again, in the hands and feet where the subcutaneous tissues are firm and the epithelium thick and keratinous, painful and incapacitating lesions are produced in which the granulomatous tissue is exposed through thickened hyperkeratotic epithelium which is cracked and everted at the edges of the ulcer. Many of those lesions have been given specific labels, such as "clavus" or "crab yaws". Though they appear as clinical entities, however, the fundamental pathogenic processes do not differ from those which invoke the common yaw.

Tertiary lesions of the skin are also essentially granulomatous but the process spreads to involve adjacent and deeper tissues. They develop as such and do not represent progression of pre-existing secondary lesions. The histological picture is one of intense lymphoid and sometimes neutrophil infiltration plus active cellular fibrosis and epithelioid reaction. The perivascular cuffing of the surviving and peripherally placed vessels may be pronounced. Endothelial hyperplasia and even obliterative endarteritis have been described but in the characteristic granuloma these changes are minimal. In well developed ulcerated lesions the effects of secondary bacterial invasion are often obvious, with predominance of neutrophils and sometimes pus formation and tissue necrosis.

The *gummatous granuloma* begins as a papule or subcutaneous nodule. Ulceration of the epithelium occurs early but the lesion is indolent and progressive. The cellular reaction extends to the deeper tissues, including bone. Secondary infection is common and osteomyelitis frequently results with the discharge of spicules of bone or even whole bones, for example phalanges, through the ulcer. Healing takes place after months or years with heavy scarring and deformity.

Association between late (tertiary) yaws with hyperkeratosis and depigmentation and the development of Dupuytren's contracture of the palmar fascia has been noted by MONEKOSSO (1963) and between yaws and ainhum, by BROWNE (1961).

Many clinical varieties of tertiary lesions exist, including juxta-articular nodules and ganglia about the tendons of joints, especially the wrist. The histological features are those of chronic low grade granulomatous reactions with some perivascular infiltration of the blood vessels and irregular fibrosis.

Bone lesions occur in both secondary and tertiary stages. The secondary lesions are usually multiple, involving many bones at the same time. They develop rapidly and resolve spontaneously. The bones most commonly involved are the long bones of the legs and forearms and the bones of the hands. Secondary processes are unusual in the bones of the skull, except in the nasal processes of the maxilla, in which the deposits of periosteal bone lead to a thickening of the face across the bridge of the nose, known as *goundou*.

There are two principal types of lesions, usually seen together. These are (I) diffuse or focal rarefactions of the cortex and (II) periostitis, leading to the deposition of the new bone. The periosteal deposits may themselves undergo rarefaction. Areas of rarefaction disappear on healing, or are replaced by dense bone formation. The periosteum itself may thicken and fibrose and the periosteal bone remains and becomes dense. These processes may be repeated at irregular intervals during the secondary stage of the infection, leading to permanent thickening and deformity of the bone concerned. The tissues over the bones in which these lesions occur are not involved. Bone lying beneath secondary skin lesions is also unaffected.

The *joints* are not usually involved, except for temporary effusions. Epiphyseal lesions are not produced.

Certain bone lesions which are common in endemic areas and in individuals past the secondary stage of infection are ascribed to the tertiary stage of yaws. Treponemata have not been recovered from them.

Tertiary lesions occur as a rule in one or few bones only. The radiographic pattern is one of irregular oval areas of severe localized cortical rarefaction which may contain debris or spicules of necrosed bone. Irregular deposit of new bone usually occurs in the region of these rarefaction, due to localized periostitis. The lesions are destructive and lead to damage and absorption of bone which may result in terrible deformities.

Changes in the skull are common. Nodules especially on the temple are formed as a result of irregular thickening and rarefaction of the bone of the outer table. Ulceration with sinus formation may occur over such nodules. Spontaneous fractures of long bones may result from the granulomatous tertiary lesions.

Extensive destruction of the maxillae and associated soft tissues followed by scarring causes mutilation known as "gangosa".

References

Browne, S. G.: Ainhum: a Clinical and Etiological Study of 83 cases. Ann. trop. Med. Parasit **55**, 314 (1961).

Hackett, C. J.: Bone lesions of yaws in Uganda. Oxford: Blackwell **1951**.

— An international nomenclature of yaws lesions. Wld. Hlth. Org. Monogr. Ser. **36**, (**1957**).

Monekosso, G. L.: Late Yaws and "Dupuytrens contracture" J. trop. Med. Hyg. **66**, 167 (1963).

V. Tropical Ulcer

Aetiology

Tropical phagedenic ulceration of the skin occurs in hot moist countries in individuals exposed to bad living conditions. Ulcers are single, rarely multiple, and occur anywhere on the body but most frequently on the feet and legs below the knee. Filth and malnutrition are considered to be contribution factors but the basic pathogenic agents are believed to be a fusiform bacillus (*Fusobacterium fusiformis*) and Vincent's spirochaete (*Treponema vincenti*), occurring together. Ulcers have been transmitted by the injection of a suspension of the slough from an ulcer containing these organisms. There is some evidence that the infective material may be carried by flies from an active ulcer to broken skin.

The ulcers may appear on apparently unbroken skin but are commonly grafted on cuts and abrasions, especially when the underlying tissue is bruised (Adams and Maegraith, 1963). Recent studies in labour forces in the British Cameroons have shown that rigorous early attention to the smallest traumatic skin lesion results in pronounced reduction in the incidence of tropical ulcer (WILSON, 1958).

In experimental transmission the earliest sign at the site of the inoculation is a small blister containing serous bloodstained fluid. This breaks down and a greygreen moist slough is formed as the ulceration spreads peripherally.

Pathology

In the established *acute ulcer*, the foul-smelling slough usually forms a thin pseudomembrane composed of fibrin, necrosed tissue cells and masses of fusiform bacilli and treponemata with relatively few other organisms, such as staphylococci. The margin slopes sharply down to the ulcerated surface. At the growing edge the epithelium is raised and thickened and the papillary processes are hypertrophied and extend deep into the corium which is oedematous and irregularly infiltrated with neutrophils and lymphocytes.

Under the slough, granulation tissue develops consisting of lymphocytes, plasma cells, and foci of neutrophils, together with both organisms. The inflammatory reaction spreads laterally with the ulceration and downwards into the deeper tissue, including muscle and bones, which may become extensively involved. An *acute osteitis* may develop and the local joints may become affected leading in chronic cases to the establishment of *proliferative osteitis* and *osteo-arthritis*. Extensive gangrene of the surrounding tissues may occur in the extremities and require amputation. Severe bleeding may result from erosion of blood vessels.

There is usually a rapid production of cellular fibrous tissue beneath the uncomplicated acute ulcer, which gradually develops into the so-called "raft" of dense fibrous tissue which serves to isolate the active process from the underlying tissue but at the same time in chronic lesions renders the area relatively ischaemic and so delays healing and epithelial restoration of the ulcerated surface.

After the early rapid extension, the ulcer tends to become chronic and remain static, sometimes for years. The acute inflammatory response subsides and indolent granulation tissue remains in the base of the ulcer. From time to time new epithelium grows over the exposed area, but frequently breaks down, exposing the granulation tissue beneath. Healing is very slow, but ultimately a thin tissue-paper scar may be left. More frequently extensive scarring involving most local tissues results, sometimes with serious deformity.

Observers have pointed out that in regions as far apart as West Africa and New Guinea malignant epitheliomata develop on the site of tropical ulcers. Carcinomatous complications are much commoner than sarcomatous. They are slow-growing and metastasize to local glands but not otherwise extensively (CARYON et al., 1952; SAAVE, 1958; O'CONNOR and COURBIL, 1958).

VI. Buruli and other Mycobacterial Ulcers

In recent years necrotising skin ulcers with undermined edges caused by *Mycobacteria* have been described in tropical Africa especially in the Congo (JANSSENS et al., 1958, 1963) and in Uganda, where the lesions are commonly called Buruli ulcers (CLANCEY et al., 1961; DODGE et al., 1962).

The patients are commonly children otherwise in good health. The lesions often follow some minor injury on exposed parts of the body especially the extensor surfaces of the legs or arms. They are usually single but there may be small satellite ulcers surrounding the original ulcer. Occasionally there may be several ulcers in various parts of the body. Ulcers begin as a spreading indurated area, with little pain or discomfort and often with hyperpigmentation of the overlying skin, which subsequently breaks down. The lesion so formed spreads. rapidly. The edges are irregular and undermined. The ulcer floor is granulomatous and contains scattered areas of whitish necrotic material.

The ulcers heal slowly over many months, breaking down, extending and re-healing. Occasionally the original ulcer may extend to produce very severe tissue damage and ultimately severe scarring with deformity and contractions. Beneath most well established ulcers small areas of calcification occur, and the underlying bone may be affected.

Histologically the lesions begin as an acute necrosis of the dermal collagen and the subcutaneous fatty tissues. Acid fast *Mycobacteria* are commonly found in these areas at this stage; they are present before ulceration has occurred.

In fully developed ulcers there are large relatively acellular necrotic areas walled about by non-specific chronic inflammatory reactions, with multinucleate giant cells. There is epithelial hyperplasia at the margins of the ulcer and irregularly over the surface, especially in the region of the overhanging edges, which may be epithelialized on their deep surfaces. The latter is a unique feature of these ulcers (Clancey et al., 1961).

The organism closely resembles *Mycobacterium ulcerans*, which was identified as the cause of similar ulcers described in Australia by Maccallum et al. (1948).

One of the cases discussed by Clancey et al. has been further described by Lunn (1963). In this, a boy aged 5 with gross ulceration of the left elbow, forearm and hand (with *Mycobacteria* in all lesions), there was evidence of bone involvement. The medial aspect of the distal end of the right humerus was eroded and punched out, with no apparent subperiosteal reaction. There was a similar lesion in the distal end of the right fibula. Exploration revealed low grade granulomatous osteomyelitis in which the *Mycobacteria* were not found.

References

Adams, A. R. D., and B. G. Maegraith: Clinical Tropical Diseases, 3rd Ed. Oxford: Blackwell 1963.

Caryon, A., F. G. Lahitte, and D'Almeida: Les ulceres phagédéniques cancérisés en Afrique Noire. Méd. trop. **12** (1952).

Clancey, J. K., O. G. Dodge, H. F. Lunn, and M. L. Oduori: Mycobacterial Skin Ulcers in Uganda, Lancet **1961 II**, 951.

Dodge, O. G., and H. F. Lunn: Buruli Ulcer. J. trop. Med. Hyg. **65**, 139 (1962).

Janssens, P. G., S. R. Pattyn, M. T. Boveroulle, M. J. Quertinmont, and A. de Muynck: Un ulcère nécrotique tropical originaire du Bas-Katanga. Ann. Soc. belge. Méd. trop. **5**, 729 (1963).

—, M. J. Quertinmont, J. Sieniawski, and F. Gatti: Necrotische tropenzweer en mycobacteriële verwekkers. Verh. Kon. Akad. Geneesk, België **20**, 420 (1958).

Lunn, H. F.: Mycobacterial Lesions in Bone. E. Afr. med. J. **40**, 113 (1963).

Maccallum, P., J. C. Tolhurst, G. Buckle, and H. A. Sissons: A new Mycobacterial Infection in Man. J. Path. Bact. **60**, 93 (1948).

O'Connor, H., et J. Courbil: Des ulcèrs phagédéniques et de leurs complications, Méd. trop. **18**, 443 (1958).

Saave, J.: Carcinoma in Tropical Ulcer: Thesis for Ph. D. New Guinea, 1958.

Wilson, Carmichael: Personal Communication 1958.

VII. Yellow Fever

Aetiology

Yellow fever is caused by a Group B arbo (arthropod borne) virus which is transmitted to man by the bite of the female *Aedes* spp. mosquito. The disease is a *zoonosis*, and is normally found in animals, especially monkeys, inhabiting the canopy of the forest. Infection of man in nature is initially accidental (jungle yellow fever) but epidemics may result from infection of local *Aedes* mosquitoes in villages and towns (urban yellow fever). The mosquito does not become infective to man until 2 to 3 weeks after biting an infected human or animal reservoir with virus circulating in the blood. There is no adequate explanation for this delay between the sucking of the blood meal containing the virus and the development of infectivity in the mosquito. The *virus* circulates in the infected man as a rule for only 3 or 4 days from the onset of the clinical attack, but has been detected after as long as 10 days. Very powerful and lasting *immunity* is acquired by natural infection or by vaccination with attenuated virus. Measured by humoral antibodies including those which will protect susceptible animals against the virus, the immunity develops within 10 days of the onset of an attack, or of successful vaccination with attenuated virus.

Pathogenesis and Pathology

Death may occur in a non-immune person within a few days to three weeks of the onset of an attack. In the classical case there is a initial febrile episode lasting 3 to 4 days, succeeded by a short remission of up to 2 days and a further febrile episode. Jaundice appears about the fourth day, but is not pronounced except in fulminating attacks. Death usually occurs during the second febrile stage during which the clinical picture may be dominated by evidence of vascular damage and circulatory, hepatic or renal failure separately or together. Medical shock is a common terminal event. In some epidemics the progress is quickened and the disease becomes fulminating, death occurring in 3 to 4 days, usually with intense jaundice. The pathological picture seen at autopsy is thus a combination of the specific effects of the virus infection itself and of the patho-physiological states it engenders (Elton et al., 1955).

The *macroscopic appearance of the body* at autopsy shows nothing specific. Rigor mortis sets in early; the blood is fluid. The subcutaneous fat is bright yellow with bilirubin. Petechial haemorrhages are often present beneath the skin and mucous and serous membranes. The *lungs* may be spotted with petechial or larger haemorrhages. The *liver* is usually normal or reduced in size and yellow in colour. In some recent epidemics in which the clinical picture was fulminating and associated with rapid and deepening jaundice, the liver was enlarged. The cut surface is greasy and bloody and the lobular pattern is exaggerated. The *kidneys* are often tense, and pale, with scattered medullary congestion and haemorrhages. The *stomach* and intestines contain altered blood and submucous petechial haemorrhages are common along the whole length of the gut especially in the stomach and upper duodenum.

The *histological patterns* displayed by most organs are largely non-specific and are related to the development of acute vascular failure.

Changes in the *liver*, however, are often characteristic, provided other changes in that organ, arising from malnutrition, fatty degeneration or fibrosis, do not obscure them. The lesions are essentially non-inflammatory, except for a small degree of round cellular infiltration which may be found in the portal tracts and in the parenchyma in association with the sinusoids. Coagulative degeneration of the cytoplasm of the polygonal cells occurs early, at first in minute scattered foci in the midzonal region of the lobules, then over the whole midzonal region, extending in some cases almost to the cells placed peripherally in the neighbourhood of the portal tracts and to those contiguous with the central veins (BEARCROFT, 1957). The cells which have escaped these changes commonly undergo extensive fatty degeneration. There is some early swelling of the affected cells but the sinusoid vessels of the lobule are usually open and considerably congested. Occasional haemorrhages may develop in the substance.

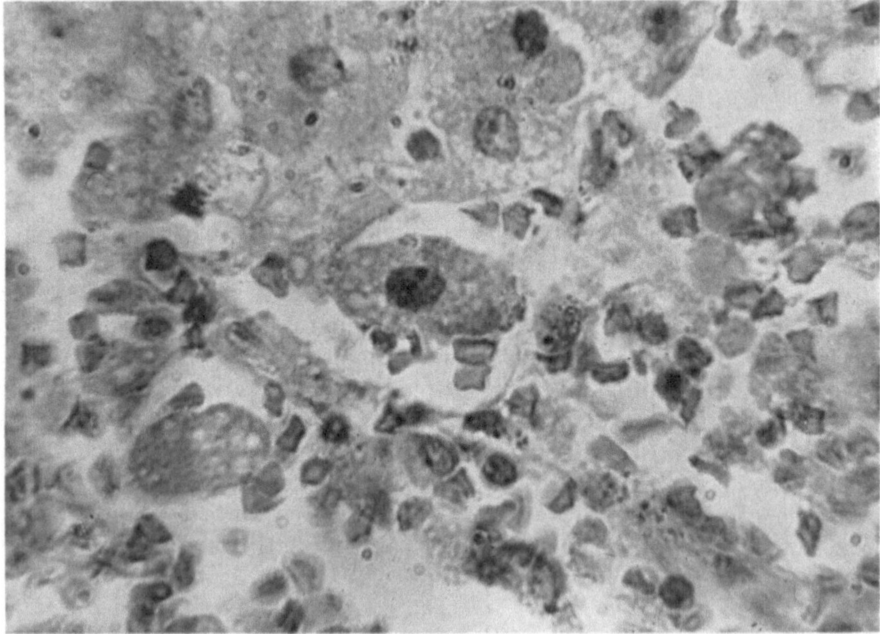

Fig. 11. Yellow fever. Liver midzonal region: The dark nucleus in the centre contains inclusion bodies (Torres body). Compare with vesicular nuclei of other polygonal cells. Coagulative degeneration of epithelial cells.

The cytoplasm of the degenerating cells is acidophil and stains deeply pink with eosin. Rounded masses of coagulated material of varying size develop in the cytoplasm as it becomes disintegrated. These are the so-called *Councilman bodies* which are no longer regarded as specific to yellow fever and do in fact occur in other conditions. As the disease progresses the degeneration becomes more extensive and the cells necrose and disintegrate. The midzone and in some cases practically the whole lobule then becomes an indefinite area of acidophilic masses, mixed with debris of pyknotic nuclei and sometimes nuclei containing inclusion bodies, or *Torres bodies*. In these nuclei, the chromatin concentrates against the nuclear membrane, the nucleolus disappears and the bulk of the nucleus becomes filled with masses of minute acidophil granules (Fig. 11).

Coagulation necrosis occurs in most human cases. Nuclear inclusions may or may not be present. It is usually stated that they are associated with the local presence of the virus, but recent studies in yellow fever in rhesus monkeys has shown that in these animals, in which Torres bodies invariably appear, the virus is apparently distributed in the cytoplasm and not in the nucleus (BEARCROFT, 1962b).

Resolution of the liver lesions is rapid and complete in those who survive. Cirrhosis does not occur.

BEARCOFT (1962a) by histochemical and electron microscopic techniques compared the development of liver lesions in *Macaca mulatta* in which yellow fever is rapidly fatal, and in African monkeys *Cercopithecus aethiops tantalus* and *Erythrocebas patas patas* in which the infection is not fatal and viraemia develops with only minimal symptoms.

The earliest changes in the parenchymal cells were focal in the midzone; later the cells of most of the lobule was involved, except for those most peripherally and centrally placed. The changes in the nucleus followed the pattern in rhesus monkeys, with progressive enlargement displacement of chromatin towards the membrane and increase of nucleolar RNA and protein. Material containing protein and RNA gradually filled the cytoplasm which became granular or homogeneous, with transient vacuolization. Necrosis was rare and normal structure was evident within 14 days of infection. The cell glycogen decreased.

The most striking feature histologically was an apparent increase in mitochondria which was confirmed by examination with the electron microscope (BEARCROFT, 1962 b). This co-trasted remarkably with the progressive degeneration of mitochondria seen in the rhesus monkeys. The author suggests that cell survival in the African monkeys may result from increased energy metabolism following mitochondrial multiplication in response to stress. In the Indian monkeys the mitochondrial reaction was apparently the reverse. BEARCROFT's view that the survival or otherwise of the cell may be determined by the reactions of its mitochondria to the stimulus of infection is one of great potential general significance.

Changes which occur in *other organs* are nonspecific, except in so far as the damage to capillary blood vessels is reflected in petechial haemorrhage and bleeding into the lungs stomach and intestines. The mechanism of this vascular damage is obscure. In the late stages many of the vascular lesions arise non-specifically from the development of generalized circulatory failure and do not differ fundamentally from those arising in other conditions in which such failure develops (see Malaria). The distribution of petechial haemorrhages in the duodenum, for instance, is characteristic of medical shock. The renal failure, evidenced clinically by suppression of urine and histologically by the non-specific picture of irregularly ischaemic glomeruli, tubular degeneration and casts and patchy medullary congestion is essentially an example of the renal anoxia syndrome, described in the Section on malaria.

References

ADAMS, A. R. D., and B. G. MAEGRAITH: Clinical. Tropical Diseases, 3rd Ed. Oxford: Blackwell 1963.

BEARCROFT, W. G. C.: The histopathology of the liver of yellow fever in infected rhesus monkeys. J. Path. Bact. **74**, 295 (1957).

— Studies on the livers of yellow fever infected African monkeys. J. Path. Bact. **83**, 49 (1962a).

— Electron Microscope Studies on the livers of yellow fever-infected monkeys. J. Path. Bact. **83**, 59 (1962 b).

ELTON, N. W., A. ROMERO, and A. TREJOS: Clinical pathology of yellow fever. Amer. J. clin. Path. **25**, 135 (1955).

C. Protozoan Diseases

I. Entamoeba histolytica

Life Cycle

Cysts, which are oval or rounded with a diameter of 5 to 20 microns and a containing thin tough wall, are formed in the large bowel and are discharged in the faeces. In the early stage of development the cytoplasm contains a single nucleus, a mass of glycogen and refractile rods or chromidial bars. The glycogen usually disappears and the chromidial bars become less distinct as the nucleus divides into two and then four (occasionally three). The four-nucleated "ripe" cyst is capable of continuing the infection in man after being swallowed. It does not develop further in the colon of the original host.

Man is infected by swallowing the ripe cyst.

Excystation occurs in the alkaline contents of the small intestine. The four-nucleated amoeba escapes and divides into four metacystic trophozoites, which pass on into the caecum and colon in which the final trophozoite stage develops. This multiples by simple fission. Cysts are formed in the large intestine but excystation does not take place there.

The *trophozoite* is the active invasive form of *Entamoeba histolytia.* It varies greatly in size from 10 to 50 microns or more in diameter (ELSDON-DEW, 1949). This variation in size may be explained by the existence of "dwarf" races and of a separate species *E. hartmanni* (See later: FAIRLEY, 1961). The protoplasm of the trophozoite is differentiated into a clear ectoplasm and an inner finely granular endoplasm containing a single spherical nucleus with a characteristic central karyosome, and food vacuoles and debris including (in dysenteric stools) ingested red cells. Active bulging pseudopodial movement occurs in warm conditions. As mentioned below, some parasites may live and multiply by binary bission as commensals in the gut lumen or on the wall, possibly in the crypts; others may actively invade the epithelium and deeper tissues, giving rise to lesions which characteristically initiate dysentery or may lead to extraintestinal distribution of the entamoebae.

The conditions in the large intestine are usually suitable for the multiplication of the *Entamoeba,* which requires a negative oxidation-reduction (O-R) potential, a pH somewhere around neutrality or slightly below 7.0 and certain unspecified nutritional factors which are probably supplied by intestinal contents and bacterial flora (which also assist the survival and division of the trophozoites by keeping the O-R low). These physical and bacterial factors are also required for successful *in vitro* culture of the parasites (HARINASUTA and HARINASUTA, 1955).

Pathogenesis

There is some discussion about the activity of the trophozoites of *E. histolytica* in the lumen of the large intestine. FAUST (1957) and his colleagues believe that all race of *E. histolytica* are potentially tissue invaders and that most of them cause some damage to the gut mucosa. Others hold that there are two distinct varieties, the large, which is a tissue invader, and the small (cysts less than 10 microns in diameter) which is not. The small race has been called *E. dispar* and *E. minuta*, and is regarded by HOARE (1952) as a commensal living in the lumen of the colon. WOODRUFF (1955) has stated that the latter "breed true" in that they always produce small cysts and are not related to the production of clinical amoebiasis. Other authors however have reported clinical amoebiasis associated with small races of amoebae. Recent work has indicated that these smaller amoebae in many instances belong to a common species at present designated *Entamoeba hartmanni*.

HOARE (1961) considers that the "*histolytica* complex" consists of *Entamoeba histolytica* and *E. hartmanni*. The latter is never pathogenic but is a commensal which is distinguished from *E. histolytica* by its constant smaller size and by the greater nuclear size in relation to the cell. Its antigenic activity defined by fluorescent techniques also appears to be different from that of *E. histolytica* (GOLDMAN and GLEASON, 1962).

HOARE described three forms of *E. histolytica* namely, the dwarf, the small *(minuta)* and the haematophagous. Most asymptomatic infections are due to *minuta* forms which do not invade the tissues. Some strains of *E. histolytica* invade the infected host. This invasive power is probably stable but can be reduced or lost in certain circumstances, giving rise to "avirulent" strains. The latter may sometimes revert to virulence.

The existence of "dwarf" or intermediate-sized *E. histolytica* has been challenged by GLEASON et al. (1963) who examined the cell size and nuclear morphology of *E. histolytica* and *E. hartmanni* trophozoites in culture and in human infections and concluded that the only reliable morphological distinguishing feature was the average size; trophozoites less than 11 to 12 microns in diameter being the latter, and larger than 12 microns the former. LAMY (1961) also maintains that while the independence of *E. hartmanni* is established, the separation of larger amoebae into non-pathogenic *E. dispar (minuta)* and *E. histolytica* is open to question. SWELLENGREBEL (1958) claims that all forms of *E. histolytica*, whatever their size, may behave as commensals, but are inherently pathogenic, so that, given the right conditions in a suitable host, they may invade the epithelium and deeper tissues. MAEGRAITH (1958, 1963) has suggested that the word "virulence" should apply to this inherent pathogenicity and "pathogenicity" to the particular invasive powers displayed by a particular parasite presented under given circumstances to a particular host.

The latter circumstances are of great significance, since laboratory-kept strains of amoebae which are nonpathogenic to one animal may prove to be pathogenic to another, and the "take" in experimental animals can be influenced by the diet of the host. Moreover, occasionally so-called non-pathogenic strains kept for months *in vitro* in the laboratory have been shown to become pathogenic after passage into animals, for example, hamsters (CARNERI, 1958).

The mode of *initial invasion of the colonic epithelium of the host* has been discussed by many authors, most of whom consider that the parasite secretes a proteolytic enzyme capable of lysing the epithelium. As mentioned below an enzyme capable of digesting human and guinea pig caecal epithelium has been demonstrated in strains of *E. histolytica* and gelatinases have also been demonstrated in both large and small forms of the parasite (HARINASUTA and MAEGRAITH, 1958).

Given suitable host conditions the invasiveness or otherwise of a given strain of *Entamoeba histolytica* has not yet been explained. A parasite obviously invasive in man may fail to invade the caecum of the rat and yet may easily penetrate and cause lesions in the large gut of the hamster or guinea pig. Another may fail in the latter and succeed in invading the rat tissues. Long continued passage in culture *in vitro* may cause loss of invasive power in a strain which was originally active and subsequent repeated passage in animals may restore its invasiveness. In such strains it would appear that the invasive powers were inherent in the parasite and were in some way inhibited or excited by the environmental circumstances offered to it. They may be regarded as potentially pathogenic at all times (MAEGRAITH, 1963).

Other strains morphologically identical with *E. histolytica* may never show active invasiveness in man or in animal tissues. These may be regarded as non-pathogenic and to this extent are similar to *E. coli*, possibly *E. hartmanni* and various free-living amoebae including strains of *Acanthamoebae*.

The solution to this problem is attracting a great deal of attention. The general view is that strains of *E. histolytica* which at any time and in any circumstances can be shown to invade the wall of the large intestine should be considered pathogenic and that when this invasiveness can never be demonstrated they should be regarded as non-pathogenic.

Some light has recently been thrown on the functional differences between known pathogenic and non-pathogenic strains of *E. histolytica* by the work of JARUMILINTA and MAEGRAITH (1961 a, b).

Previous work has shown that *E. histolytica* possesses active proteolytic enzymes but that the pathogenic properties of a given strain cannot be directly related to this character. JARUMILINTA and MAEGRAITH showed that *E. histolytica* or its extracts, whether or not pathogenic in man or animals, lysed gelatin, casein, fibrin, haemoglobin and suspensions of epithelial cells (guinea pig and in, one instance, human). The most active enzyme, as shown by activity of the trophozoites or their extracts on substrates, was trypsin. *Acanthaemoba* spp. contained no trypsin and failed to lyse haemoglobin, fibrin or epithelium; similar results were later obtained with *E. coli*. These results indicated that the possession of trypsin clearly distinguished the *E. histolytica* from the other amoebae, but did not distinguish between the pathogenic and non-pathogenic strains. Using synthetic substrates for determining peptidase activity, it was later shown that *E. histolytica*, whether pathogenic or not, possessed tryptic and peptic but not chymotryptic activity. Non-pathogenic strains of *E. histolytica* possessed aminopeptidase, dipeptidase and carboxypeptidase; the pathogenic strains possessed the former but not the carboxypeptidase. This exopeptidase was, however, present in *Acanthamoeba* and *E. coli*.

Thus it was found that the non-pathogenic *E. histolytica* possessed an enzyme which was present in other non-pathogens but was absent from pathogenic *E. histolytica*. The significance of this observation is at present under study, but there is evidence that the possession of the carboxypeptidase may be of some importance, since this enzyme reacts with mucin to produce an inhibitor to trypsin. If this in fact occurs in the intestinal lumen it could explain why parasites which possess the carboxypeptidase are unable to use their trypsin to invade the epithelium and are consequently non-pathogenic.

Pathology

The progress of the invasion has been studied in human cases by necropsy and in animals after infection by means of oral administration of cysts or by direct inoculation of trophozoites into the caecum (TAYLER et al., 1950; TORPY and MAEGRAITH, 1956). Certain clearly defined stages have been observed. In the first stage the organisms settle on the surface of the epithelium and in the crypts. Local colonization occurs in the superficial layers of the epithelium as the proteins and possibly other components of the epithelium are digested. In the areas of the epithelium "colonized" in this way in experimental intracaecal infections in guinea pigs and mucus gland cells are often empty. Eventually the amoeba penetrates into the gut wall usually between but sometimes through the epithelial cells. The process of penetration is probably essentially enzymic, but there seems also to be some pseudopodal activity (JARUMILINTA 1962). The amoebae continue to multiply in the subepithelial tissues which may also be invaded by bacteria which may set up an inflammatory response leading to massive neutrophilic cellular response and local tissue necrosis in the exposed ulcer. For some time the process is limited

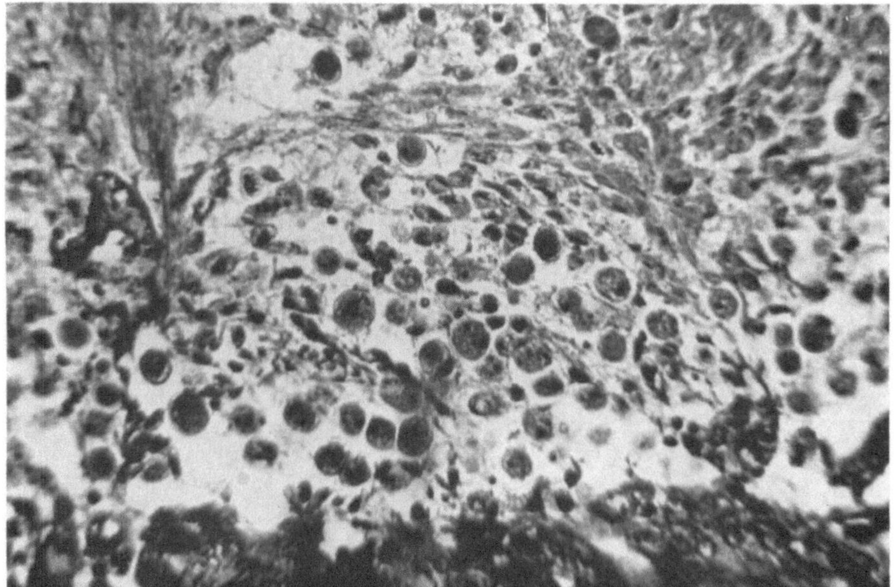

Fig. 12. Amoebiasis. Early colonization of *E. histolytica* on caecal mucosa (guinea pig).

by the *muscularis mucosae* beneath which lymphocytes and plasma cells and sometimes neutrophils collect. This barrier is finally broken down in isolated areas, often lateral to the point of original entry and ulceration, and amoebae and bacteria invade the submucosa (MAEGRAITH and HARINASUTA, 1958). The lesion so produced is at first walled off by a relatively cell-free advancing "front" and dilatation and congestion of the local blood vessels, which may be invaded by the amoebae. Later the amoebae, accompanied by some secondary cellular (lymphocytic) reaction, may reach the muscle layers and even the subperitoneal tissues.

The advance of the lesion in the mucosa occurs by direct circumferential extension and also by metastatic spread of the parasites along local lymphatics to the submucosal lymphatic nodules, in which amoebae may be found embedded. In this way secondary lesions may be induced a considerable distance from the initial invasion point.

Ulcers are formed in the intestine as a result of single or multiple points of invasion or arise from extension to the surface of reactions arising about metastatic amoebae. Macroscopically the ulcers may be very small but they are commonly large, with overhanging undermined irregular borders; the ulcerated area is filled with cellular necrotic debris and the amoebae are to be found as a rule only in the peripheral tissues. In between the ulcers, the mucosa is undamaged. In the caecum, rectum, sigmoid and transverse colon repeated invasion plus secondary bacterial infection in man sets up a progressive inflammatory reaction which may infiltrate the surrounding tissues, developing a tumour (or "amoeboma")

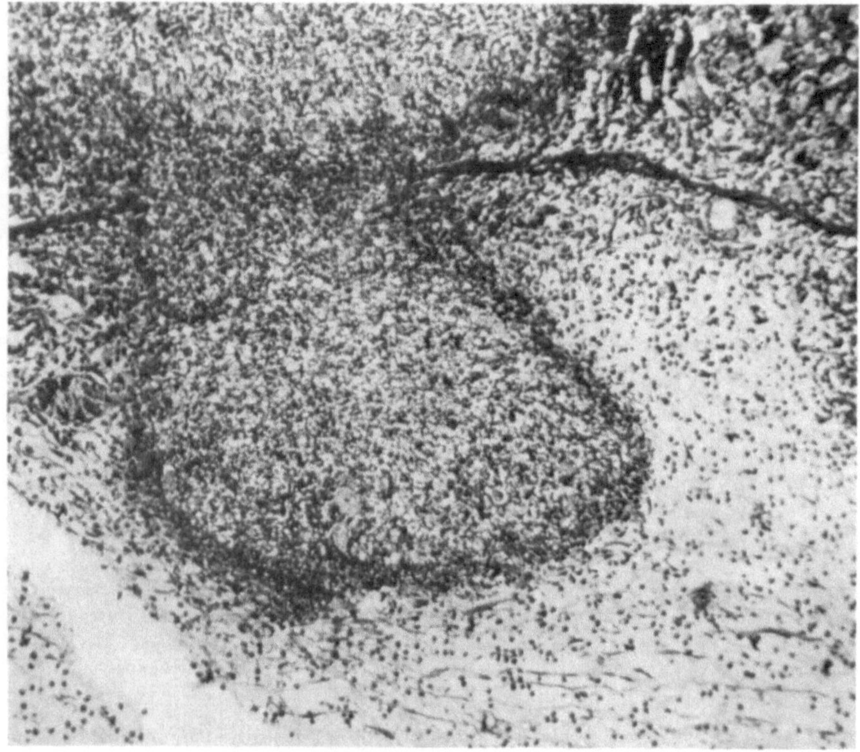

Fig. 13. Amoebiasis. Caecum: The break-through of *E. histolytica* beyond the muscularis mucosae (guinea pig).

which extends in the long axis of the gut, and in places may involve most of the wall. The histological picture is one of oedema, cellular granulation tissue composed of lymphocytes, neutrophils, eosinophils and fibroblasts, with scattered neutrophilic abscesses in the periphery of which there may be amoebae. The tumour is irregularly permeated by active fibrosis. Characteristic amoebic ulcers are sometimes but not always present on the internal surface of the mass.

Intestinal complications of amoebic infection include perforation into the peritoneal cavity leading to amoebic or bacterial peritonitis and subsequent adhesions; massive gangrene of the area of the gut affected may follow with erosion of vessels and sometimes severe intestinal haemorrhage. In long standing cases polypoid masses may project into the gut lumen from the ulcers.

The most significant complication is extension of the infection beyond the gut to other tissues.

It is believed that the extraintestinal distribution of amoebae is metastatic and results from the entry of amoebae into small vessels in the region of an invasion area and their carriage as free parasites or in emboli to other anatomical areas by the blood stream or lymph.

The invasion of the gut wall by the amoebae is presumed to have preceded any

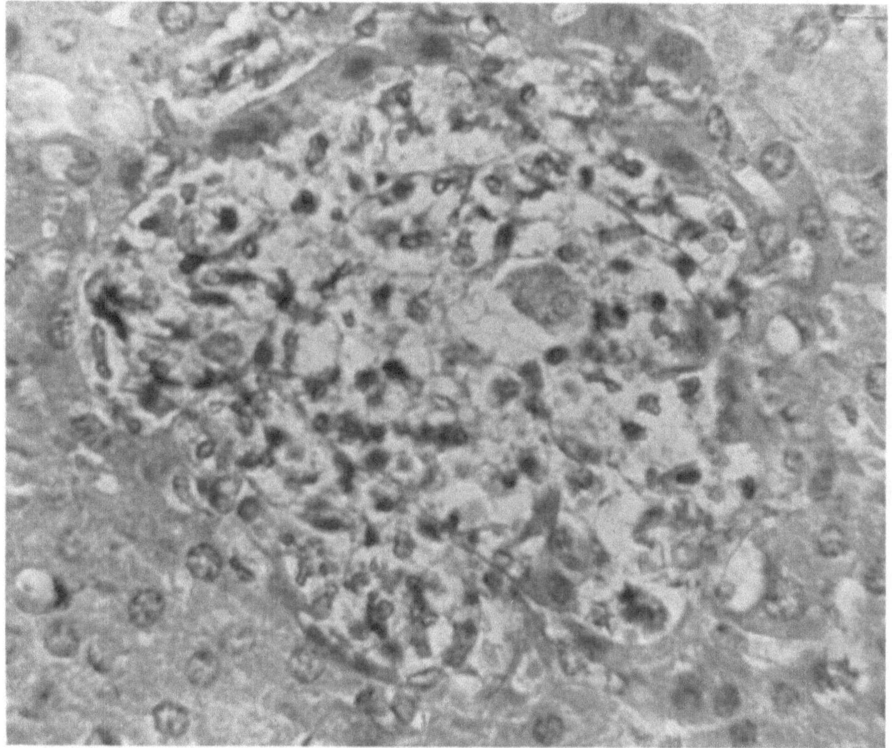

Fig. 14. Amoebiasis. Early lesion in liver: *E. histolytica* caught up in portal vessel.

extraintestinal distribution but in a given case there may or may not be evidence of this either in the clinical history or on examination of the gut.

Direct extension may occur to local tissues which come into contact with the intestine or with extraintestinal lesions which contain amoebae. Thus the skin may be involved following operation for drainage of an amoebic liver abscess, and the pleural and pulmonary tissues may be infected by the extension of a liver abscess through the diaphragm.

Extraintestinal distribution of amoebae probably occurs repeatedly in the course of the development of intestinal lesions, but most of the metastatic organisms do not survive in the tissues which they reach.

The commonest focus of extraintestinal amoebiasis giving rise to clinical signs is the liver. When conditions are suitable, two forms of liver lesions may develop, the so-called "hepatitis" and the liver abscess.

Recent experimental work has strongly supported the view that these lesions arise from metastatic distribution of amoebae *via* the portal vein (Fig. 14).

The emboli containing the amoebae become caught up in the small branches of the portal vein, usually in the right lobe. They may sometimes be seen within these small vessels surrounded by leucocytes and fibrin. Later, local cellular reactions occur about the embolized vessels and the amoebae are believed to enter the periportal sinusoids and liver tissue. Some tissue lysis may occur but eventually

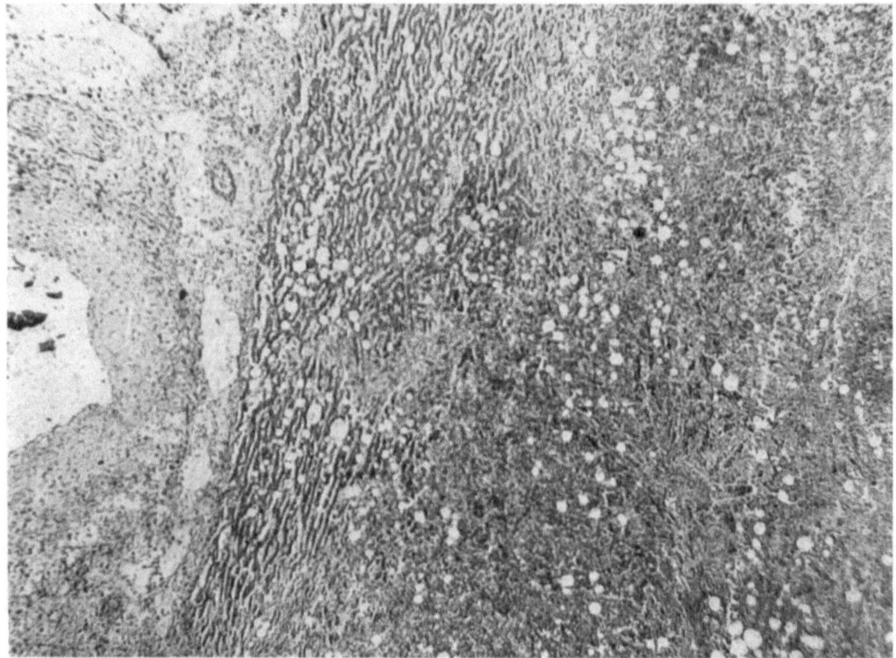

Fig. 15. Amoebiasis. Periphery of liver abscess: Note indeterminate edge with compressed liver tissue.

the process may be stopped and recede, without further damage. This is the state of "hepatitis". This syndrome occurs during an attack of intestinal amoebiasis sometimes with trophozoites in the stool. In the acute stage it is usually accompanied by generalized liver enlargement arising from congestion and cellular infiltration. Lesions of this sort are seen commonly in the early reactions following injection of suspensions of amoebae into the mesenteric or portal veins (Harinasuta and Maegraith, 1954 a, b). They have been reported in man, (Rajasuriya and Nagaratnam, 1962; Doxiades, 1962).

Similar lesions may, however, proceed to the formation of large areas of colliquative necrosis associated with relatively little cellular response, and the ultimate production of the amoebic liver abscess which occurs more frequently in the right lobe than the left (Alkan et al., 1961); in the latter case it may extend to the pericardium. The fully developed abscess shows itself clinically during remissions of dysenteric amoebiasis. Trophozoites are rarely present in the stool. It is commonly single and may be of considerable size. It contains thick reddish sterile fluid consisting of the debris of necrosed polygonal cells and amoebae and trabeculae of the degenerate fibrotic matrix. In acute abscesses there is no fibrotic "wall" possibly because the trypsin of the parasite has fibrinolytic properties (JARUMILINTA, 1963). The peripheral region consists of stroma and compressed normal parenchyma in which living active amoebae may be found. This limiting area is very irregular and has a "shaggy" appearance after removal of the abscess contents; the lesion may spread to contiguous tissues, so that channels are formed linking secondary lesions with the parent abscess (Fig. 15).

It is usually believed that the spread of extraintestinal amoebiasis to relatively remote tissues such as the liver and brain is the result of spread of trophozoites *via* the blood stream. It is interesting to note however that in the hamster liver abscess, which is a frequent complication of acute amoebic infection following intracaecal inoculation of trophozoites, also follows the introduction of relatively few trophozoites direct into the peritoneal cavity away from the liver (JARUMILINTA and MAEGRAITH, 1962).

In other forms of extraintestinal amoebiasis the lesions develop in a similar manner; the pathological progress depends on the anatomical region concerned. When abscesses are formed they are usually bacteriologically sterile and the cavity is composed largely of the necrotic debris of local parenchymatous cells and tissue cells. Moderate infiltration of the periphery of the lesion with round cells and neutrophils is usual. When bacterial infection occurs, frank pus is formed.

Pulmonary lesions may arise in the lower lobes (usually the right) as an extension of an abscess from the liver across the diaphragm. Other pulmonary lesions leading to abscesses are initiated by metastatic extension *via* the blood stream; these develop in a manner similar to that in the liver. In the brain, lesions are commonest in the cerebrum and begin as peri-vascular lesions, presumably around the lodgement of an embolus containing amoebae. Small abscesses may be formed and may rupture into the lateral ventricles. On occasion brain abscess appears in the absence of liver lesions (VILLEGAS et al., 1962).

The pathogenesis of amoebic lesions in the liver has received considerable attention. Infection of experimental animals either by oral administration of cysts or by intracaecal inoculation of trophozoites is seldom followed by the development of extraintestinal lesions, although from time amoebae may be recovered from the mesenteric lymph nodes or from the liver substance. Intrahepatic lesions, can, however, be induced in some animals by special methods. For instance, the direct injection of trophozoites into the liver substance results in localized abscess in hamsters (REINERTSON and THOMPSON, 1951), and MAEGRAITH and his colleagues (1954) have demonstrated persistent severe hepatic abscesses in guinea pigs after injection of trophozoites into branches of the portal vein. Such lesions developed only in animals in which "chronic" intestinal amoebiasis had been previously induced. The development of these abscesses began with neutrophilic and lymphocytic infiltration around the minute branches of the portal vein in which the amoebae were lodged. Small cellular foci developed in the connective tissue of the adjacent portal tracts, with some necrosis of the periportal hepatic cells. Larger foci were produced by the spreading of smaller lesions to include others and eventually abscesses were formed containing granular necrotic debris, lysed and necrotic epithelial cells, and mixed neutrophils and lymphocytes. Considerable areas of infarction containing periportal lesions were common. *E. histolytica* trophozoites could be found in the periphery of the abscesses, in which region some fibrosis was common. Unfortunately, the inoculum of amoebae also contained the associated bacteria from the culture medium in which they were grown, so that a bacterial element was present in the development of all the lesions. Nevertheless, the failure to produce abscesses in normal animals and their production in animals with chronic intestinal lesions suggested that the latter in some way prepared the ground in the liver for the multiplication of the trophozoites. Tests with antigens prepared from amoebae indicated that animals with chronic intestinal lesions were sensitized to some amoebic antigen. It has been suggested that the appearance of amoebae in the sensitized liver might have led to localized antibody-antigen reactions which in turn would cause dynamic impedance of the circulation and the development of conditions of pH and oxidation-reduction favourable to the establishment and multiplication of the parasite (MAEGRAITH, 1954; MAEGRAITH, and HARINASUTA, 1954 a, and b, 1958).

Evidence of immunity responses has been reported in amoebiasis. Humoral antibodies including complement-fixing substances, haemagglutinins and fluorescent antibodies (GOLDMAN, 1963) can be demonstrated. Antigens injected into animals may result in the production of resistance to infection or of sensitivity which can be demonstrated by intradermal injection of the antigen (SWARTZWELDER and AVANT, 1952; HARINASUTA, 1953). In guinea pigs sensitized in this way, intraportal injection of amoebae leads to hepatic abscess formation (MAEGRAITH and HARINASUTA, 1954 b).

Local immunity in the intestinal wall has been demonstrated in dogs after infection (SWARTZWELDER et al., 1952).

Previous infection does not, however, protect against further infection, although "tolerance" to local strains may develop in individuals in endemic areas.

II. Other amoebae

Infection of the human gut lumen may occur with *Entamoeba coli*, *Endolimax nana*, *Dientamoeba fragilis* and *Iodamoeba butschlii*. Of these, the latter has once been reported to invade the human tissues. Infection with *D. fragilis* is said, however, to cause excessive mucus secretion, abdominal pain and diarrhoea (KEAN and MALLOCH 1963).

Iodamoeba butschlii exists as a small active trophozoite in the large intestine, especially the caecum, where encystation takes place. The cyst, which is infective to man, is ovoid, 6 to 15 microns in longest diameter, usually single-nucleated. There is a characteristic large vacuole containing dense glycogen.

I. butschlii is normally a commensal, but invasion of the wall with subsequent intestinal and extraintestinal lesions may occasionally take place. DERRICK (1948) described an infection in an adult in whom ulcers were found in the stomach, small intestine, and colon. Metastatic lesions containing myriads of small amoebae were present in the mesenteric lymph nodes, the brain, and the lungs but were not detected in the liver. The infection in this case occurred in a Japanese prisoner of war, who was in a state of bad malnutrition.

Acanthamoeba spp. is usually regarded as freeliving and non-pathogenic to animals. CULBERTSON et al. (1959) have reported, however, that a strain of *Acanthamoeba* isolated from monkey kidney tissue culture, in which it was regarded as a contaminant, was capable of penetrating the nasal mucosa of mice and invading the olfactory bulbs by direct extension. Secondary lesions occurred in the pulmonary veins and amoebae were demonstrated in renal glomeruli, the spleen and the heart.

CULBERTSON (1961) has since confirmed these observations and has successfully infected monkeys intranasally and rabbits by intravenous inoculations of trophozoites of the organism, which he considers to be a pathogenic *Acanthamoeba (Hartmanella)* belonging to a large group of soil amoebae. The vegetative forms are bile soluble; the cysts are not.

References

ALKAN, W. J., B. KALMI, and M. KALDERON: The clinical syndrome of amebic abscess of the left lobe of the liver. Ann. intern. Med. **55**, 800 (1961).

CARNERI, I.: On the pathogenicity and virulence of three laboratory strains of *Entamoeba histolytica*, 6th Int. Congr. Trop. Med. Mal., Lisbon, Abstracts of papers. **87** (1958).

CULBERTSON, C. G., J. W. SMITH, H. K. COHEN, and J. R. MINNER: Experimental infection of mice and monkeys by *Acanthamoeba* Amer. J. Path. **35**, 185 (1959).

Pathogenic *Acanthamoeba (Hartmanella)*. Amer. J. Clin. Path. **35**, 195 (1961).

DERRICK, E. H.: A fatal case of generalized amoebiasis due to a protozoon resembling if not identical with *Iodamoeba butschlii*. Trans. roy. Soc. trop. Med. Hyg. **42**, 191 (1948).

DOXIADES, T.: Chronic Amoebic hepatitis. Brit. med. J. **1962 I**, 1807.

ELSDON-DEW, R.: Endemic fulminating amoebic dysentery, Amer. J. trop. Med. **29**, 337 (1949).

FAUST, E. C., and P. F. RUSSELL: Clinical Parasitology, Lea and Febiger, 6th Ed. 1957.

FAIRLEY, N. H.: Amoebiasis in Recent Advances in Tropical Medicine. London: Churchill 1961.

GOLDMAN, M., Fluorescent antiborty methods in the diagnosis of amebiasis Proc. 7th. Int. Congr. Trop. med. Mal., **2**, 277, (1963).

—, and N. N. GLEASON: Antigenic analysis of *Entamoeba histolytica* by means offlu orescent antibody. IV. Relationships of two strains of E. histolytica and one of E. hartmanni demonstrated by cross-absorption techniques. J. Parasit. **48**, 778 (1962).

GLEASON, N. N., M. GOLDMAN, and R. K. CARVER: Size and nuclear morphology of *Entamoeba histolytica* and *Entamoeba hartmanni* trophozoites culture in man. Amer. J. Hyg. **77**, 1 (1963).

HARINASUTA, CHAMLONG, and T. HARINASUTA: Studies on the growth in vitro of strains of *E. histolytica*. Ann. trop. Med. Parasit. **49**, 331 (1955).

—, and B. G. MAEGRAITH: Proceedings, 6th Int. Congr. Trop. Med. Mal., Lisbon, 1958.

HOARE, C. A.: The commensal phase of *Entamoeba histolytica* Exp. Parasit. **1**, 411 (1952).

— Symposium on Amoebiasis. Bull. Soc. Path. exot. **54**, 429 (1961).

JARUMILINTA, RAWEWAN: The enzyme system of pathogenic protozoa, including *E. histolytica* with reference to the basis of pathogenicity. Thesis for Doctorate in Philosophy, Liverpool University, 1962.

—, and B. G. MAEGRAITH: The patterns of some proteolytic enzymes of *Entamoeba histolytica* and *Acanthamoeba* spp. Ann. trop. Med. Parasit. **55**, 505 (a) and 518 (b) (1961).

— — The induction of amoebic liver abscesses in hamsters by the intraperitoneal inoculation of trophozoites of *Entamoeba histolytica*. Ann. trop. Med. Parasit. **56**, 248 (1962).

KEAN, B. H., and C. I. MALLOCH, *Dientamoeba fragilis* infection — Report of 100 "pure" cases. Abstracts of papers. Seventh International Congresses on Tropical Medicine and Malaria, Rio de Janeiro 1963.

Lamy, L.: Le facteur taille dans ses rapports avec la specificite des amibes de genre *Entamoeba* et avec leur comportement biologique chez l'hote. Bull. Soc. Path. exot. **54**, 48 (1961).
Maegraith, B. G.: Some aspects of immunity in protozoal infections. Proc. roy. Soc. Med. **47**, 626 (1954).
— Symposium on *E. histolytica*: 6th Int. Congr. Trop. Med. Mal., Lisbon 1958.,
— Pathogenesis and pathogenic mechanisms in protozoal diseases with special reference to amoebiasis and malaria, p. 48 in Immunity to Protozoa. Oxford: Blackwell 1963.
—, and Chamlong, Harinasuta: Experimental amoebic infection of the liver in guinea pigs, I: Infection via the mesenteric vein and via the portal vein. Ann. trop. Med. Parasit. **48**, 421 (1954).
— — Experimental infection of the liver in guinea pigs, II: Abscess formation in animals with persistent intestinal lesions. Ann. trop. Med. Parasit. **48**, 434 (1954).
— — Experimental hepatic amoebiasis. Proc. Sixth Intern. Congr. Trop. Med. and Malaria, Lisbon **3**, 444 (1958).
Rajasuriya, K., and N. Nagaratnam: Hepatic amoebiasis in Ceylon. J. trop. Med. Hyg. **65** 165 (1962).
Reinertson, J. W., and P. E. Thompson: Experimental amoebic hepatitis in hamsters, Proc. Soc. Biol. (N.Y.) **76**, 518 (1951).
Swartzwelder, N. H.: Symposium on *E. histolytica*: 6th Int. Congr. Trop. Med. Mal., Lisbon 1958.
Taylor, D. J., J. Greenberg, B. Highman, and G. R. Coatney: Experimental infection of guinea pigs with *Entamoeba histolytica*. Amer. J. trop. Med. Hyp. **30**, 817 (1950).
Torpy, D. C., and B. G. Maegraith: *Entamoeba histolytica* lesions in guinea pig caecum. Trans. roy. Soc. trop. Med. Hyg. **51**, 1 (1957).
Villegas, J., G. Ricalde, and P. Lopez: Two cases of Cerebral amoebiasis. Bol. med. Hosp. infant. (Méx). **3**, 191 (1962).
Woodruff, A. W.: Personal communication, 1958.

III. Other Intestinal Protozoal Infections

1. Only one flagellate, *Giarda lamblia* is of any importance in man.

Giardia lamblia occurs in man as the trophozoite or the cyst. The thin flat kite-shaped trophozoite is rounded anteriorly and pointed posteriorly. A sucking disc occupies about half of the ventral aspect; there are paired nuclei and four ventral flagellae. The parasites divide by longitudinal fission. The cysts are ovoid, 8 to 12 microns long and up to 10 microns in width, and have 2 to 4 nuclei. They are the infective stage of the parasite and infection results when they are swallowed. Excystation occurs in the duodenum with the production of two parasites from each cyst.

The progress of giardia infection *(Lamblia muris)* in white mice has been followed in detail by Schneider (1961). Trophozoites were found in greatest numbers in the second fifth of the small intestine, 4 to 8 inches from the pylorus. Some encystation occurred here but the process increased towards the caecum. The physical environment of the infected gut was not affected by the presence of the parasite which nevertheless appeared to prefer the alkaline pH of the upper small intestine.

In man the parasite lives in large numbers in the upper small intestine, commonly in the crypts of the duodenum, where they are attached to the mucosa by their sucking discs. They do not invade the tissues. Pathological changes in the mucosa are not usually reported in the intestine, but some authorities claim that when the parasites invade the gall bladder, as they may, mucosal changes and clinical signs resembling those of mild cholecystitis occur.

Goia et al. (1961) on the other hand regard giardiasis as of some clinical importance capable of causing upper abdominal pain, nausea, flatulence and diarrhoea or constipation. The parasites were frequently found in bile, but the gall bladder was not the real reservoir of the infection, since the latter persisted after cholecystectomy. In some cases radioscopy revealed duodenal oedema and occasionally ulceration.

Heavy infection with *Giardia lamblia* is often accompanied by watery diarrhoea or by loose steatorrhoeic motions. In the latter case a malabsorption syndrome resembling mild sprue may develop. Removal of the parasites with mepacrine removes the clinical signs (ADAMS and MAEGRAITH, 1963).

PALUMBO et al. (1962) have recently thrown some doubt on the pathogenesis of malabsorption in giardiasis. They examined 69 cases in which information regarding intestinal absorptive function was available and found that the infection might have had some aetiological relation to malabsorption in two cases only; in the remainder the infection was considered coincidental.

2. *Balantidium coli* is the only ciliate which invades the mucosa of the human intestine.

The ovoid trophozoite is found in the colon. It is very large, measuring from 50 to 200 microns in the long axis and moves about freely as a result of the synchronized movement of its cilia. Cysts are formed in the colon and when taken orally are the means of infection. Hosts are man and the pig.

Bal. coli may live for a short time on the *mucosal surface* but soon invades the *mucosa*.

The trophozoites penetrate the epithelium, sometimes presumably by enzymic activity (TEMPELISCH and LYSENKO, 1957) and more frequently mechanically without evidence of local lysis or necrosis. In the subsurface of the mucosa the parasite provokes acute neutrophilic and lymphocytic reactions which may extend throughout the wall, reaching the muscle layers. Groups or "nests" of parasites are commonly seen in the areas of cellular reaction. The lesions which develop essentially resemble those caused by *Entamoeba histolytica*. Ulcers are produced with undermined edges and bases which, unlike those in amoebiasis, are narrow relative to the area of ulcerated surface. Lymphocytic and neutrophilic infiltration occurs in the tissues peripheral to the multiplying trophozoites. Small subepithelial abscesses without ulceration may also be found in the gut wall. The uninfected mucosa between the lesions may be normal or hyperaemic and oedematous.

Extraintestinal lesions of a similar nature, resulting from extension to contiguous tissues or from metastasis have been described on rare occasions, for example in the peritoneal surface of the gut, the mesenteric lymph nodes and the genito-urinary tract.

Clinically, the lesions may cause severe dysentery or mucous diarrhoea. The disease progresses, like amoebiasis, in a series of acute episodes and remissions. Symptomless carriers are sometimes found. In rare instances in debilitated persons, the infection has proved fatal.

Diagnosis depends on the demonstration of trophozoites or cysts in the stool. The former are present during active dysentery, the latter in remissions.

3. *Other protozoal infections:* Infection with *Isospora belli* (coccidiosis) has been reported in Concepcion island and recently in Holland in individuals who had lived in Indonesia (BULL, 1962, LAARMAN et al., 1961). The oocysts of the organisms are found in the faeces of apparently healthy persons but may be associated also with mucous diarrhoea. No pathological details are available, but the progress of the infection is presumed to be the same as that seen in animals.

The sporozoites escape from the ripe oocysts and invade the epithelial cells of the gut mucosa in the distal ileum or caecum. The trophozoites multiply by schizogony and when the invaded mucosal cell ruptures, merozoites invade other cells. Eventually local necrosis and erosion occur, leading to mucous diarrhoea. The process remains superficial and spontaneous recovery occurs (FAUST and RUSSELL, 1957).

A case of *Chilomastix mesnili* infection of the genitourinary tract with painful micturition and haematuria, was reported from New Guinea by BARNES and McKAY (1962).

References

ADAMS, A.R.D., and B. G. MAEGRAITH: Clinical Tropical Diseases, 3rd Ed. Oxford: Blackwell 1963.

BARNES, R., and J. McKAY: Report of a case of a Flagellate causing a Urinary Infection. Med. J. Aust. **2**, 913 (1962).

BULL, T. F.: Frecuencia de isosporosis en Concepcion. Bol. chil. Parasit. **17**, 80 (1962).

FAUST, E. C., and P. F. RUSSELL: Clinical Parasitology, 6th Ed. Philadelphia: Lea and Febiger 1957.

GOIA, I. FLORESCU I FEKETE, T., and M. RUSSE: Contributions to the Problem of Lambliasis with spezial reference to 288 cases investigated in the Second Medical Clinic. Rum. med. Rev. **5**, 27 (1961).

LAARMAN, J. J., and J. V. VAN DER SLIK-VAN DER VEEN: Human coccidiosis in the Netherlands. Ned. T. Geneesk **105**, 1731 (1961).

PALUMBO, P. J., H. H. SCUDAMORE, and J. H. THOMPSON: Relationship of Infestation with *Giardia lamblia* to Intestinal-Malabsorption Syndromes. Proc. Mayo Clin. **37**, 589 (1962).

SCHNEIDER, C. C.: Infektionsversuche mit *Lamblia muris*. Z. Tropenmed. Parasit. **12**, 276 (1961).

TEMPELISCH, and M. G. LYSENKO: The production of hyaluronidase by Balantidium coli. Exp. Parasit. **6**, 31 (1957).

IV. Trypanosomiasis

Human trypanosomiasis is caused by two distinctive groups of Trypanosoma (HOARE, 1963).

I. Trypanosoma gambiense and *T. rhodesiense* which belong to the group Salivaria, i.e. the development is completed in the anterior station of the vector and the parasites are transmitted by inoculation and *II. Trypanosoma cruzi*, belonging to the Stercoraria, in which development in the vector occurs in the posterior station and transmission is contaminative.

T. gambiense and *T. rhodesiense* which cannot be distinguished morphologically are closely allied to *T. brucei*, a parasite responsible for infection in wild game animals. Man cannot be infected with *T. brucei*, although animals can be infected easily with T. *rhodesiense* and sometimes with *T. gambiense*. Taxonomically these parasites can be included with *T. brucei* in a single species. Antigenically they are more heterogeneous, some antigens being species or strain specific, other common to the group (WEITZ, 1963). The parasites live in the blood, lymph and tissue spaces and cerebrospinal fluid and multiply by longitudinal binary fission.

In the blood and tissue fluids the trypanosomes appear as thin slender actively motile flagellates 10 to 30 microns in length, pointed anteriorly and blunt posteriorly. There may also be short stumpy forms. The undulating membrane projects beyond the anterior end as a free flagellum. The kinetoplast is small and situated posteriorly.

The parasites are transmitted to man by the bite of various species of *Glossina* (tsetse) fly in which the infective metacyclic forms of the parasite develop and reach the salivary glands and secretion about 3 weeks after the vector has taken a meal of infective blood. Man is the usual reservoir, but in some areas certain domestic and wild game animals, notably the large antelope, are also implicated.

T. cruzi appears in man in the trypanosome form in the blood, in which it does not multiply, and in the fixed and mobile reticulo-endothelial cells and other tissue cells in the leishmania form. The latter multiply within the cells and eventually fill and destroy them; from the infected cells the parasites escape in leishmanial, leptomonad and crithidial and trypanosomal forms, but only the latter survive in the circulation.

In the blood *T. cruzi* presents as slender or stumpy flagellates 15 to 20 microns in length with undulating membrane and anterior flagellum. The large oval kinetoplast is posteriorly placed. In the vector (commonly the triatomid bugs *Triatoma infestans, Panstrongylus megistus* and *Rhodnius prolixus*) the cycle of development may occur in larva, nymph and adult. The infective metacyclic trypanosomes develop in the intestinal tract and are passed in the faeces. Infection of man takes place when the latter is rubbed into the bite wound of the insect or some other break in the skin.

Both wild and domestic animals act as reservoirs of infection, as well as man.

Infections with other trypanosomes, including *T. rangeli* have been reported (PIFANO, 1954).

1. African Trypanosomiasis

Trypanosoma gambiense: Sleeping Sickness

Life Cycle

Metacyclic forms are introduced into man in the saliva of the fly during the bite. They undergo rapid metamorphosis into trypanosomes in the tissues and reach the blood probably *via* the lymph, where multiplication occurs by longitudinal division. All stages of division may be seen in the blood in which the mature trypanosomes vary considerably in size and shape, some with a free flagellum, others without. They are thus polymorphic. The trypanosomes in the blood are infective to the fly.

Pathogenesis and Pathology

The basic pathogenic processes seem to be common to both trypanosomes. *They multiply in the blood, the lymph, the cerebrospinal fluid, and in areolar tissue.* They do not enter tissue cells. Their presence stimulates local cellular tissue responses which may be succeeded by fibrosis. They are presumed to produce some toxic agent which invokes the tissue reaction but the nature of this substance is unknown. There is some evidence that trypanosomes may compete directly with the host for sugars.

A local reaction may occur in man in the subcutaneous tissues into which the metacyclic forms have been introduced by the fly. FAIRBAIRN and GODFREY (1957) consider that the subsequent escape of trypanosomes into the blood stream occurs only as a "overflow" from the local lesion which develops. On the other hand, GORDON and his colleagues (1958) working with fly-transmitted *T. rhodesiense* in laboratory animals, detected an immediate *invasion of the blood* with metacyclic forms which were rapidly converted into "trypanosomes". Local cellular reactions developed in some animals and not in others. In such *local lesions* multiplication of trypanosomes identical with those occurring in the blood was observed within three days of the introduction of the parasite into the tissues. These authors regard the local lesion as a "mere complication".

In man the local reaction is commoner in caucasians and especially prominent in *T. rhodesiense* infections.

A firm reddened slightly raised nodule surrounded by an extensive diffuse *erythema* develops in a few days, over which the skin may become oedematous. The lesion lasts two or three weeks and subsides unless it breaks down and ulcerates as a result of secondary infection (the so-called trypanosomal "chancre"). The histological features of the tissue reaction are oedema and local infiltration with lymphocytes, plasma cells, masses of mononuclear cells of the histiocyte class and relatively few eosinophils. The small blood vessels are cuffed with lymphocytes. Dividing trypanosomes are found in the affected tissues.

The classical evolution of *gambiense* sleeping sickness takes two to three years and is usually divided into the stage of invasion (of blood and lymphatic system) and the succeeding stage of involvement of the central nervous system.

Experimental evidence is not available regarding the presence of trypanosomes in the blood in the very early stages of the incubation period in man. Parasites are, however, commonly found within two to three weeks of the infective bite. About this time general "toxic" reactions occur, including fever, tachycardia, sometimes an erythematous rash and transient localized subcutaneous oedema, especially in the face.

Weeks or months later clinical evidence of *lymph gland involvement* appears. The glands enlarge erratically, often in particular anatomical areas such as the posterior triangle of the neck. In any one group of glands some may be enlarged and others not. The affected glands are firm and free. They later become fibrosed and shrunken.

The substance of the enlarged gland is oedematous. There is intense vascular congestion with perivascular infiltration with round cells and eosinophils. The lymph sinuses are dilated and packed with lymphocytes, macrophages, and trypanosomes. The endothelium hypertrophies and in the late stages the vessels may become obliterated. Small interstitial haemorrhages are common, sometimes containing living trypanosomes and surrounded by lymphocytic and macrophage cells, occasionally even giant cells.

The lymphocytic tissue is intensely hyperplastic. In the course of time true fibroblasts appear and the glandular tissue may eventually be replaced by avascular fibrotic tissue in which trypanosomes are no longer present.

There are few adequate reports of *autopsies* in human African trypanosomiasis, but some evidence of the pathological processes involved in the evolution of disease following infection with the parasites can be obtained from reports of pathological changes in animals. Many of the changes seen in acute infections are nonspecific and resemble those seen in malaria. These include loss of glycogen from *liver cells*, especially in the centrilobular zone; necrosis in this area has also been noted. A recent account has been given of adrenal changes in T. *equiperdum* and *T. evansi* infections in rats. In the latter there was hyperplasia of the cortex, with depletion of lipoid and ascorbic acid; ketosteroids were reduced. These changes are considered to be associated with the marked terminal hypoglycaemia characteristic of many trypanosomal infections, which itself may arise from the failure of the adrenocorticotrophic hormones to deal with the fall of the concentrations of blood sugar and potassium (CHATTERJI and SEN GUPTA, 1962).

The changes which may develop in *other organs* are not specific. They depend for their genesis upon the local presence of trypanosomes within the capillaries or free in the tissue spaces, and upon the cellular reactions they induce. Vascular and parenchymatous reactions may also be evoked by the "toxic" activity of the infection and the pressure effects of enlarged lymph nodes and complications such as vascular collapse, malnutrition etc. Any organ may be affected at some stage.

The *spleen* may enlarge and present a picture resembling the basic changes in the lymph glands, with hyperplasia of the lymphoid tissue and congestion of the pulp sinuses, which are packed with erythrocytes, lymphocytes, and macrophages, with some trypanosomes. There is often very active phagocytosis of erythrocytes by the pulp macrophage cells. Small areas of infarction are common, and areas of healing and fibrosis.

The *liver* may be congested. Parenchymal fatty degeneration is common, especially in the central zonal region of the lobules. In the acute stage there may be evident loss of glycogen from the epithelial cells. In the *heart* trypanosomes may escape from the capillaries and come to lie in small clusters in the interstitial tissue, sometimes associated with local haemorrhage. These nests of parasites are surrounded by infiltrations of lymphocytes, plasma cells and sometimes eosinophils and the area is eventually replaced by fibrous tissue. Signs of myocardial damage may appear in the acute stages (as in *T. rhodesiense* infections) or late in the disease, when considerable irregular fibrosis of the muscle may have taken place (HAWKING, 1941).

The *central nervous* system is invaded by the trypanosomes several months after the infection. They reach the cerebrospinal fluid by way of the choroidal plexus, passing into the ventricles and so to the subarachnoid space. The brain substance is invaded by parasites which have migrated along and from the blood vessels. A *meningoencephalitis* is set up which is responsible for the clinical nervous signs.

In the advanced case the dura is thickened and adherent to the skull and sometimes to the arachnoid and pia mater. The pia is itself thickened, especially in the vertex. The brain substance is oedematous and flattened from pressure. The ventricles are distended.

The *meninges* are affected less than the brain. They are thickened and fibrous; there is cellular infiltration about the small blood vessels. Parasites may be present in the capillaries or free in the tissues with associated cellular responses or haemorrhages.

In the brain substance the encephalitic pattern may be severe. The vessels are cuffed by the filling of the Virchow spaces with lymphocytes, and plasma cells. In the adjacent brain tissue there may be an accumulation of microglial cells and scattered through the substance and in the perivascular cuffing there are large mononuclear phagocytes with eosinophilic cytoplasm (the morular cells of Mott and the Marshalko cells, both derived from tissue macrophages). Nests of trypanosomes may sometimes be found in the brain tissue surrounded by granulomatous infiltration of microglial cells and macrophages. These lesions are commonest in the white substance of the frontal lobes, and in the pons and medulla. They have no obvious relation to local blood vessles. The brain tissue involved may be softened due to damage to the myelin matrix. Neurones may show signs of degeneration but only in the late stages (Fig. 16).

The choroid plexus is congested and infiltrated with lymphocytes and trypanosomes in active process of longitudinal division.

Changes in the *cerebrospinal fluid* begin soon after the invasion of the central nervous system. The mononuclear cells in the fluid increase in number, the protein content rises as the choroid capillaries become damaged and allow the heavier molecules to pass. Trypanosomes are present. Lesions are usually less evident in the spinal cord than in the brain. General reactions to the infection include immunity responses. Humoral antibodies may be detected with suitable antigens. Normal human serum exerts a strong trypanocidal action on *T. rhodesiense* but not *T. gambiense.*

In patients with active *T. gambiense* infections, there is an increase in total serum protein, with a corresponding rise in β_2 macroglobulins and gamma-globulin. The pattern returns to normal after successful treatment, and there is reversion in relapses or reinfection (NICOLI et al., 1961).

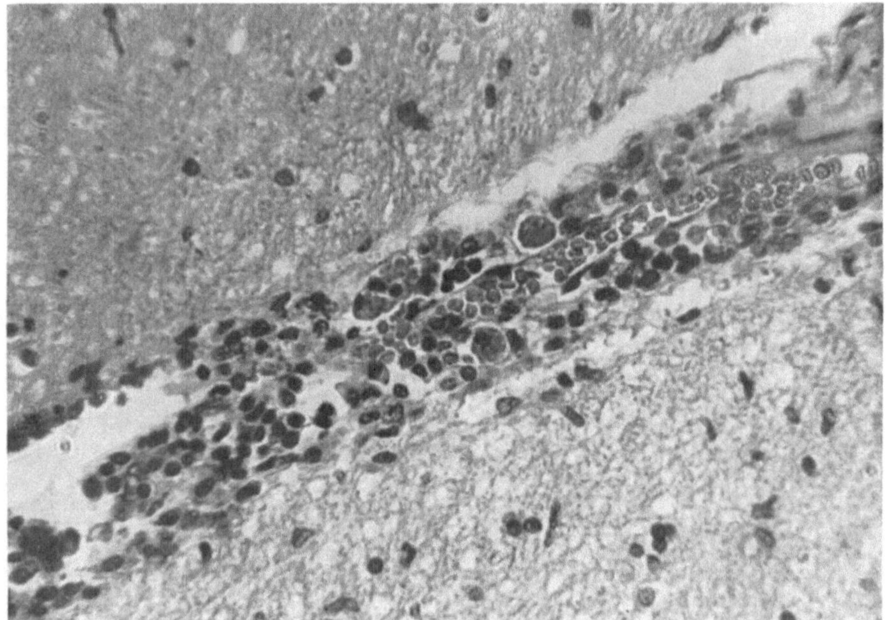

Fig. 16. Trypanosomiasis. *T. gambiense* infection. Note round cell infiltration about blood vessel. The three large cells are morular phagocytes of Mott.

Secondary hypochromic anaemia may develop in the acute stages of an infection. In the advanced stages the anaemia may have a megaloblastic element arising from folic acid deficiency consequent on malnutrition.

In the late stages of classical sleeping sickness complicating factors modify the tissue responses including cardiac failure, medical shock, dehydration, protein and vitamin deficiencies, or starvation.

Many cases of *T. gambiense* trypanosomiasis in the indigenous populations of endemic areas are mild and do not progress to the meningoencephalitic stage. Others develop a rapid fatal course, closcly resembling *T. rhodesiense* trypanosomiasis.

Diagnosis depends on the discovery of the trypanosome in the blood, juice from lymphatic glands or in the cerebrospinal fluid.

Trypanosoma rhodesiense: Sleeping Sickness

Life Cycle

See. *T. gambiense.*

Pathology and Pathogenesis

This is essentially the same as in *T. gambiense* infections. The course is, however, much more rapid and severe, death occurring within 9 to 12 months of infection, by which time the central nervous changes are commonly not advanced, although the parasite invades the brain within a few weeks of the infection. Visceral effects are serious. Cardiac involvement is common and clinical signs appear early. There is oedematous and cellular infiltration of the myocardium which heals with fibrosis on recovery. The parasites are found in the blood in large numbers. Lymphatic glands are not widely involved.

2. American trypanosomiasis

Trypanosoma Cruzi

Life Cycle

The larva, nymph or adults, of the vectors (triatomid bugs) all become infective after taking a blood meal from an infected host. Metacyclic trypanosomes are eventually passed in the faeces which are discharged as the bug bites, and are rubbed into the bite wound or abrasions in the skin or may penetrate the unbroken conjunctiva. The parasites are engulfed by tissue macrophages or may invade adipose tissue cells. Within these cells they are transformed to leishmania forms and multiply as such. The invaded cells are destroyed and the leishmania invade other cells or are distributed *via* the blood or lymph to local lymph glands and visceral organs. They multiply in the fixed histiocytes or in muscle fibres, especially those of the heart, and in the cells of many organs including the neurologia and microglia of the brain. They appear from time to time in the blood stream in the trypanosome form, often during clinical febrile attacks. Multiplication occurs, however, only in the leishmania form; the trypanosomes as such do not divide, but may enter new tissue cells to repeat the leishmania cycle.

There is some evidence in favour of occasional intrauterine transmission of *T. cruzi* with resultant congenital infection. Bittencourt (1963) examined nine placentas with two hydropic and seven macerated foetuses. In the villi leishmania forms were found in histiocytes or free in the stroma; there were no parasites in the chorionic epithelium.

Pathology

At the site of the initial entry of the metacyclic forms the invasion of the local tissue cells is accompanied by an infiltration with macrophages in large numbers and peripherally distributed lymphocytes, eosinophils and neutrophils. A *nodular swelling* often called a "chagoma" develops in a few days. Obstruction of the local lymph drainage commonly leads to considerable oedema of the area. In children, this lesion and the oedema usually occur unilaterally on the face, especially in the region of the eye.

The basic pathogenic factor in the development of Chagas' disease is the invasion of the *reticuloendothelial* and other tissue cells by the parasite and the development of the leishmania stage within them, leading to their rapid destruction. The disease pattern is thus protean. *Cardiac muscle cells* are particularly commonly invaded. The process takes only two or three days during which the invaded cell becomes degenerate and large "cysts" are produced containing multiplying leishmania and other intermediate forms of the parasite. The cell finally disintegrates liberating leishmania or trypanosomes into the tissue fluid or blood. Recent studies under the electron microscope have revealed a picture of non specific cellular damage with swelling of the endoplasmic reticulum and mitochondria. The local blood vessels often show signs of damage and there may be acute thrombosis. The pathogenesis of the cellular necrosis is considered to be a combination of the multiplication of the parasite, its "toxic" effect (not yet identified) and hypoxia arising from local circulatory disturbances. In this way "bursts" of parasitaemia occur, often associated with fever (Fig. 17).

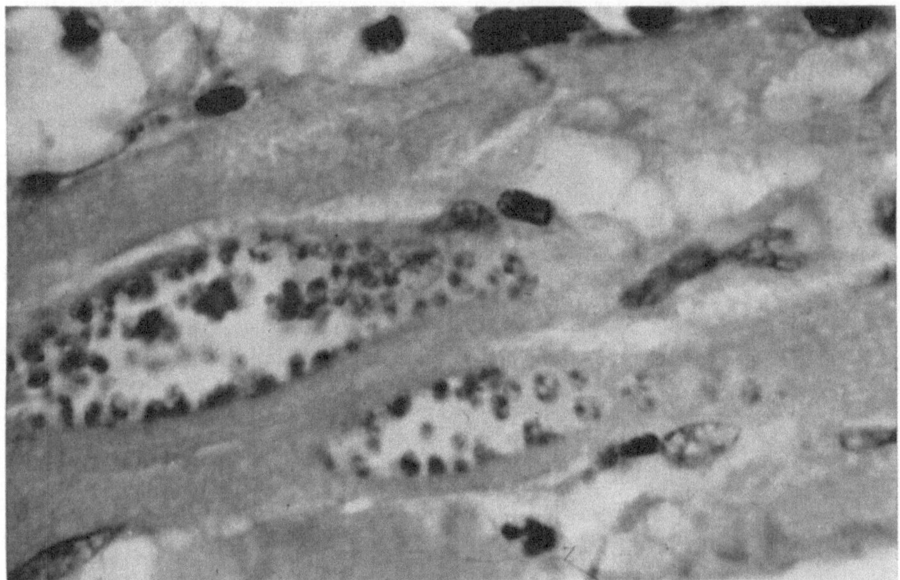

Fig. 17. American Trypanosomiasis. Leishmania forms in heart muscle cells.

The acute form of Chagas' disease is usually seen in young children, the subacute and chronic forms in older children and adults.

In the former the clinical features arise as a result of acute tissue cell destruction. Signs may indicate the existence of *meningoencephalitis* in which the meninges are oedematous, congested and infiltrated with lymphocytes and neutrophils. Perivascular infiltration occurs with lymphocytes and microglial cells, and granulomata develop about trypanosomes or leishmania forms lying free in the brain tissue. Acute total destruction of the cardiac muscle with heart failure is common, associated with local oedema and infiltration with round cells and macrophages, which may also infiltrate about the capillaries.

In patients who survive the first onslaught and pass into the subacute stage and in older children and adults who have acquired the infection late, the symptoms also depend on the localization of the tissue damage and response. The chief pathogenic feature in such cases may be the replacement of previously damaged tissue by fibrous tissue. Thus, severe myocardial lesions may be present with large areas of muscle replaced by scar tissue.

The clinical patterns of *chronic myocardial changes* in *T. cruzi* infection in man (adults) have been reviewed by LOPEZ and MAEKELT (1960). The manifestations are classified as latent and arrhythmic compensated myocarditis and right or left-sided or complete uncompensated myocarditis. The serum for these cases gives positive reactions for complement deviation with Maekelt's parasitic antigen.

Thrombosis and embolism has been observed by several authors in chronic heart disease following *T. cruzi* infection. BITTENCOURT and ROCHA (1960) have reported pulmonary and splenic embolism and small kidney infarcts. Thromboses were common in the walls of the left heart and were presumably the cause of the emboli in other organs.

There is some discussion as to the relation between the lesions recorded by some workers in the *cardiac autonomic nerve ganglia* and the physiological and clinical effects on the associated cardiac muscle damage. Some authors hold that the destruction of intraganglionic neurones results from a toxic agent produced by the parasite and DE ALCANTARA (1961), after study of the heart tissues in infected rats, has stated that the extensive destruction of neurones takes place mainly in the acute stages of the disease and is not related to the duration of the infection. Recent studies in man and animals do not altogether support this view. DOMIGUES and SUAREZ (1963) have reported their findings in 400 acute and 22 chronic cases of Chagas' myocarditis and in infected guinea pigs and consider that the biological change, in the intracardiac autonomic nervous tissue are secondary to the myocarditis and not the cause of it.

One very curious feature of Chagas' disease in some endemic areas is the production of *mega-oesophagus*. BETTARELLO et al. (1962) studied the activity of the oesophagus in a group of cases in which the organ was grossly dilated and observed that peristalsis was disorganized and that the dynamic activity of the inferior sphincter was affected. They suggest the latter results from destruction of the cells of Auerbach's and Meissner's plexuses. This suggestion is interesting in the light of the present opinions on the effects of similar changes in the intracardiac ganglia (see above).

T. cruzi may remain in the blood for long periods after infection. The trypanosome, are normally present in their greatest numbers during the early stages of infection. Later they may be found only by indirect biological methods, including the feeding of uninfected bugs on the suspected patient (xenodiagnosis) or the injection of blood or cerebrospinal fluid into guinea pigs.

Pathogenesis

ANDRADE and PAIVA (1963) examined the development of the early immunocellular changes in the tissues of mice inoculated with virulent metacylic forms of *T. cruzi*. They recognized three main phases namely: I) parasitization of the reticulo-endothelial cells especially in the spleen and the liver, with the production of masses of intracellular leishmania forms; II) proliferation of the reticulo-endothelial cells, producing granulomata when local, with accompanying loss of lymphocytes from the splenic lymphoid follicles and III) proliferation of plasma cells, which is possibly associated with the production of immune bodies which enable some animals to survive to the chronic state. By the time the third phase has developed the invasion of cardiac muscle cells with the production of leishmania forms therein, is well established.

JAFFE et al. (1961) have reviewed the pathogenesis of American typanosomiasis at various stages of the clinical picture and consider that substances released from the continuously disintegrating infected tissue cells probably produce *auto-allergic reactions* which cause corresponding damage in the relevant tissues, especially the cardiac muscle. This view is supported by the appearance of complement fixing humoral antibodies early in the disease, at a time when changes in the cardiovascular system (as distinct from the cardiac muscle) are most extensive. At this point there are local perivascular haemorrhages and diapedeses and the vessel walls are oedematous; pericardial oedema and lymphocytic cellular infiltration are also common. Parasites are absent from these areas of vascular damage, which have no obvious relation to the concurrent changes in the cardiac muscle. The authors consider that "toxic" products are formed by disintegrating leishmania or typanosomes. Disintegrating parasites and infected tissue cells are probably responsible for the acute granulomatious reactions seen in man and in experimental infections in animals.

KOZMA (1962) has recently confirmed the findings of other workers by demonstrating *cardiac auto-antibodies* in the serum of animals infected with *T. cruzi* and in patients in whom antibodies were detected against heart, liver and kidney tissue. In the animal experiments antibodies persisted after the parasites had disappeared, indicating that the tissue destruction was continuing.

As noted above, immune bodies can be demonstrated in the blood using antigens prepared from *in vitro* cultures of *T. cruzi*. Successful complement-fixation techniques and skin sensitivity tests are available, using highly specific antigens prepared from cultures of the parasite. The complement-fixation test is particularly useful in identifying the late case with chronic cardiac involvement (MAEKELT, 1963).

References

ANDRADE, Z. A., and A. PAIVA: Reaçoes imuno-celulares na tripanosomiase cruzi experimental. Rev. méd. Bahia **18**, 27 (1962).

BETTARELLO, A., H. W. PINOTTI, A. RAIA, NETTO CORRÊA, and J. F. PONTES: Fisopatologia do megaesôfago. Rev. Ass. méd. bras. **8**, 231 (1962).

BITTENCOURTM, A. L.: Placentite chagâsica e transmissâo congênita da doença de Chagas. Rev. Inst. Med. trop. S. Paulo **5**, 62 (1963).

BITTENCOURT, H. M., and H. ROCHA: Infartos di rim no curso da cardiopatia crônica chagásica. Bol. Hosp. Clin. Fac. Med. Bahia. **6**, 8 (1960).

CHATTERJI, A., and P. C. SEN GUPTA: Adrenals in *Trypanosoma evansi* infection in white rats. Nature (Lond.) **193**, 78 (1962).

DE ALCANTARA, F. G.: Sistema neuro-vegetativo do corâcao na moléstia de Chagas experimental. Rev. goiana Med. **7**, 111 (1961).

DOMIGUEZ, and J. A. SUAREZ: Untersuchungen über das intrakardiale vegetative Nervensystem bei Myocarditis chagasica. Z. Tropenmed. Parasit. **14**, 81 (1963).

FAIRBAIRN, H., and D. G. GODFREY: The local reaction in man at the site of infection with *Trypanosoma rhodesiense* Ann. trop. Med. Parasit **51**, 464 (1957).

GORDON, R. M., and K. C. WILLET: Studies on the deposition, migration, and development of the blood forms of trypanosomes belonging to the *Trypanosoma brucei* group III. The development of *T. rhodesiense* from the metacyclic forms, as observed in mammalian tissue and in culture. Ann. trop. Med. Parasit. **52**, 346 (1958).

HAWKING, F.: Two autopsies on Rhodesiense Sleeping Sickness: visceral lesions and significance of changes in cerebrospinal fluid. Trans. roy. Soc. trop. Med. Hyg. **35**, 155 (1941).

HOARE, C. A.: Revised classification of mammalian trypanosomes. Abstracts 7th Intern. Congr. Trop. Med. and Mal. Rio de Janeiro 1963.

JAFFÉ, R., A. DOMINGUEZ, C. KOZMA, and B. GAVALLÉR: Bemerkungen zur Chagas' Disease. Z. Tropenmed. Parasit **12**, 137 (1961).

LOPÉZ, J. E., and G. A. MAEKELT: La Miocarditis crónica chagásica en adultos. Arch. venez. Med. trop. **3**, 107 (1960).

MAEKELT, G. A.: Diagnostico de Laboratorio de las trypanosomiasis Americanas. Resumo de Trabalhos. 7th Internat. Congr. Med. Trop. Mal. Rio de Janeiro. 1963.

NICOLI, J., J. BERGOT, and J. DEMARCHI: Etude des protéines sériques au cours de la trypanosomiase humaine africaine. Ann. Inst. Pasteur **101**, 596 (1961).

PIFANO, FELIX, C.: Neuva trypanosomiasis human producida por el *Trypanosoma rangeli*. Arch. venez. Pat. trop. **2**, 89 (1954).

WEITZ, B.: The antigenicity of some African trypanosomes p. 196 in Immunity to Protozoa, Ed. GARNHAM, P. C. C., A. E. PIERCE, and I. ROITT. Oxford: Blackwell (1963).

V. Malaria

Malaria is caused by infection with parasitic protozoa of the sub-class Haemosporidia and of the Genus *Plasmodium*. Four species are naturally infective to man, namely *P. vivax*, *P. malariae*, *P. ovale* and *P. falciparum*.

Life Cycle

In the vector female *Anopheles* mosquitoes the sexual life cycle takes place following ingestion of gametocytes within the erythrocytes of the infected human host during a blood meal. The infective mosquito injects sporozoites into the tissues or capillaries of man during the bite.

In man the asexual cycle proceeds in the erythrocytes, leading to the clinical manifestations of malaria.

The sporozoites are removed rapidly from the tissues into which they are injected and from the blood. They proceed to the tissues where the first stage of development takes place. This stage has been demonstrated in infections with *P. vivax*, *P. ovale*, and *P. falciparum* within the epithelial cells of the liver.

The sporozoites which have recently been shown by *electron microscopy* to be extremely complicated bodies (GARNHAM et al. 1960) actively enter the epithelial cells of the liver. In the polygonal cells the parasite rounds up and multiplies, forming a schizont which eventually fills the host cell. From the original sporozoite, hundreds of individual minute parasites (merozoites) are developed. The mature schizont then ruptures and the merozoites enter the blood stream and so find and enter the erythrocytes and initiate the asexual or erythrocytic (E) life cycle. Other merozoites penetrate contiguous liver cells and either repeat the tissue cycle or (in the case of *P. falciparum* infection) die. The interval between the infection with sporozoites and the first initiation of the erythrocytic (asexual) cycle parasites, i.e. the prepatent period, varies from 6 to 9 days. In *P. vivax*, *P. ovale* and probably in *P. malariae* infections the merozoites which penetrate liver cells continue to develop and persistent and repeated schizogony is achieved. This phase of parasitic development is known as the exo-erythrocytic (EE) cycle. In *P. falciparum* infections the tissue forms do not survive after the original escape of merozoites into the blood (SHORTT and GARNHAM, 1948; SHORTT et al., 1949: GARNHAM et al., 1954). The EE cycle in the other infections continues to repeat. In *P. vivax* and *P. ovale* infections the EE forms persist for 3 or more years. In *P. malariae* infections there are records of infections persisting for over 20 years.

In the liver cells, the EE forms are believed to undergo regular schizogony liberating merozoites every 6 to 9 days and renewing the tissue cycle. The merozoites reaching the blood are probably at first destroyed in the subjects after treatment with a schizonticide, but in the course of weeks or months, with the subsidence of acquired resistance following the removal of the erythrocytic parasite, the merozoites eventually survive, enter erythrocytes and initiate a new erythrocytic (E) cycle. The clinical result is a relapse of malaria. This does not happen in *P. falciparum* infections, since the tissue forms do not survive after the original infection of the liver cells.

The asexual (E) cycle takes place entirely in the erythrocytes within which the parasites develop through the so-called "ring" form, trophozoite, and preschizont to the mature schizont which is formed by the division of the parasite into merozoites. The schizont and the erythrocyte containing it ruptures and discharges into the plasma the merozoites which enter erythrocytes and repeat the cycle.

In the trophozoite stage the parasite is actively amoeboid, and during its development characteristic malarial pigment (haemozoin) is produced from the haemoglobin of the host erythrocyte, the substance of which is taken up by phagotrophy (RUDZINSKA and TRAGER, 1957; FLETCHER and MAEGRAITH, 1962).

Schizogony occurs at intervals, the length of which depends on the infecting parasite (48 hours for *P. vivax* and *P. ovale*; 48 to 36 hours for *P. falciparum*; and 72 hours for *P. malariae*). When most of the parasites in the blood undergo schizogony within a short period of one another, febrile episodes, which are associated with the breaking up of the erythrocyte containing the schizont, usually occur at regular intervals. Clinically, this gives rise to intermittent fever which is composed of febrile episodes separated by regular intervals or periods (See below).

Some merozoites on entering erythrocytes do not repeat the asexual cycle but develop into sexual forms, the male or female gametocytes, which remain within the erythrocyte for the duration of its existence, i.e. up to 120 days. Further sexual development does not take place unless the gametocytes are ingested by an *Anopheles* mosquito.

Pathogenesis and Pathology

This has been discussed at length by MAEGRAITH and his colleagues (1948, 1966) and by RAY and others (1957).

It is generally agreed that, apart from local damage to the invaded polygonal liver cells, the persistent tissue (EE) forms of the parasites have no significant pathological effects. The pathological changes in the host derive from the *erythrocytic asexual (E) phase of the parasite.*

In cases of malaria in which periodic fever has been established there is an obvious connection between the development of the febrile episodes (paroxysms) and the rupturing of the erythrocytes containing ripe schizonts and the consequent liberation of merozoites into the plasma. Unfortunately, the link between the parasite in its cellular environment (the erythrocyte) and the host tissues has not yet been discovered.

The simplest explanation would be the escape into the plasma of some simple soluble physiologically active substance such as MENKIN (1933) and others have described in generalized inflammation. MAEGRAITH (1958) showed that in the final stages of *P. knowlesi* infection in rhesus monkeys, the pharmacological action of 1-nor-adrenaline on the heart is modified in a way that suggests some substance with an atropine-like action is circulating in the blood, but its chemical nature has not been determined.

Recent evidence in favour of circulating active substances in malaria is summarized later.

Certain other pathogenic factors are probably important. Thus at schizogony the infected erythrocytes are destroyed. This, combined with the lysis of uninfected erythrocytes which may occur, plus the very active phagocytosis of erythrocytes which takes place, may in heavy infections lead to severe anaemia and accompanying anoxaemia. It seems, however, that except in extreme cases (for example, in lytic *P. falciparum* infections leading to blackwater fever) the anaemia does not become sufficient *per se* to affect the host tissues grossly.

The *carriage of oxygen by haemoglobin* in malaria and its discharge in the tissues apparently proceeds normally (MAEGRAITH, 1956), so that it may be presumed that the oxygen supply to the tissue cells is secure so far as oxyhaemoglobin is concerned except in the most extreme anaemia. Oxygenation in the lungs is not affected until the very late stages of *P. falciparum* malaria, and it is doubtful whether such phenomena as intravascular clumping of the circulating erythrocytes, i.e. the production of sludge (KNISELY, 1943), play a significant part.

Nevertheless, profound tissue damage may occur in malaria, especially in *P. falciparum* infections. One factor of great importance in initiating these cellular changes is disturbance of local or general blood flow. The circulatory changes during the characteristic paroxysm include vasoconstriction followed by vasodilation and increase in cardiac output (ALTSCHULE et al., 1945). These effects are of little consequence unless the hot phase persists, when the high cardiac output and concomitant raised metabolic rate may affect the heart. Again, the cardiac and circulatory effects of fever may be exaggerated by the development of hyperpyrexia (HARTMAN, 1938).

Although extensive degenerative lesions may appear in the heart muscle fibres in malaria, heart failure as such is unusual. By far the most serious general circulatory changes in acute severe malaria are associated with the appearance of *acute vascular failure (medical shock)* which is the common cause of death. In shock the over-all failure of the circulation is associated with some or all of the local circulatory disturbances mentioned below. These local changes in blood flow arise from circulatory readjustment within the organs themselves. They may occur with or without general vascular collapse. Their effect is to diminish or alter the blood flow to the tissues concerned and so heighten the effects of other factors, for example, prevailing anoxaemia, which in themselves may be inadequate to cause tissue dysfunction or damage. They may also upset the hormonal balance of the blood by disturbing the production of hormones excitors or inhibitors from the endocrine organs. This is especially so in relation to the adrenals.

MERCADO and VON BRAND (1957) have recently shown, for example, that there seems to be some deficiency in adrenal cortical hormones in severe *P. berghei* infections in rats, in which the glycogen stores of the liver are depleted and cannot easily be replaced unless the administration of sugar is supplemented by injection of cortisone. Similar results have been obtained in *P. knowlesi* infection in monkeys (DEVAKUL and MAEGRAITH, 1958). MERCADO noted a histological decrease in cortical steroids, but no gross anatomical changes. The latter is a common finding even when obvious functional disturbances are evident (MAEGRAITH 1948).

Mechanical interference with local circulation may sometimes exacerbate physiological disturbances of blood flow. For example, in the liver the swollen phagocytic Kupffer cells may help to obstruct the sinusoidal flow, and the "stickness" of infected erythrocytes in relation to the endothelium of the small blood vessels may also impede an already slowing circulation. Haemorrhage into the perivascular spaces, thrombus formation, embolism or sludge production are not factors of great importance in the early stages of the development of tissue lesions but they may become prominent in the final irreversible stages.

Malaria pigment is derived from the haemoglobin of the invaded cell and is composed of haem plus denatured protein (DEEGAN et al., 1957). It is particulate, insoluble, and non-toxic. The general pathological patterns in malaria are influenced by its presence in the tissue spaces and in phagocytic cells (either free or within parasitized red cells). It disappears slowly from the tissues and is not immediately available for re-synthesis of haemoglobin (DEEGAN and MAEGRAITH, 1958) (Fig. 18).

The processes mentioned above are some of those concerned with the evolution of pathological changes which present at necropsy or which can be observed by biopsy during life. These include, for example, the early stasis in the small vessels of the brain, with perivascular haemorrhage and thrombosis in the late stages;

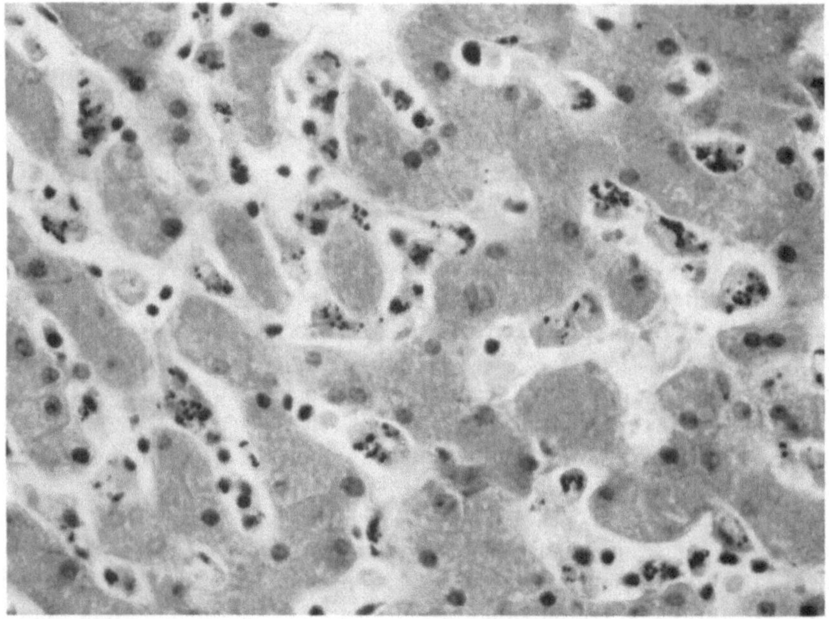

Fig. 18 Malaria. Liver: Kupffer cells filled with granules of malaria pigment. 1:350. (Sch. Ernst, 47 years, MB 1153/60).

centrilobular degeneration and necrosis of the liver parenchyma; ischaemia of the renal cortex leading to the picture of renal anoxia (MAEGRAITH, 1944); the diffuse black pigmentation of the liver, spleen and bone marrow, resulting from deposition of haemozoin.

Details of some of these lesions follow. It should be realized that most of them are reversible in their early stages and that the necropsy picture is often the pattern of the irreversible stages and not of the fundamental physiological lesions initiated by the infection. It is important also to note that many of these processes, for example, renal anoxia and hepatic centrilobular degeneration and necrosis are common to acute medical states in general and are not specific to the malaria infection as such.

The progress of a malarial infection is dependent on many factors other than the parasite. For instance, the nutritional status of the host is important. Thus, the asexual development of many mammalian parasites can be inhibited if the host is placed on an exclusive milk diet or starved, and can be restored on the addition to the diet of p-amino-benzoic acid or methionine (MAEGRAITH et al., 1952).

There are many aspects of the parasite-host relationship in malaria which are still obscure. In particular, there is little information regarding the *metabolic pathways of the parasites* and the inter-relation between these and those of the host. The genetic factors in the latter which may modify the acceptance of the parasite or of the host by the parasite have recently been given considerable emphasis (ALLISON, 1963). Thus, it is now generally accepted that the presence of *Haemoglobin S* affords protection against the more serious consequences of malaria which is particularly notable in the heterozygote and probably explains the high incidence of the S gene in many endemic areas of *P. falciparum* malaria (ALLISON, 1956). There is some evidence that similar advantageous selection may be assisted by genes of Thalassaemia and Haemoglobin E, although there is still some doubt, especially about the latter.

ALLISON and CLYDE (1961) have posited some protection against *P. falciparum* infection in individuals in whom the erythrocytes are deficient in the enzyme glucose-6-phosphate dehydrogenase (G-6-PD). GILLES and TAYLOR (1961) support this view, but it is not yet fully accepted (WILSON, 1961; KRUATRACHUE et al., 1962; W. H. O. Chronicle, 1964). FLETCHER and MAEGRAITH (1962) have recently provided evidence, however, that the enzyme is important to *P. knowlesi* and that this could partly explain why it is an obligate intracellular parasite. They have shown that the pentose phosphate pathway is probably a vital requirement of *P. knowlesi* metabolism and have pointed out that if this is the case with *P. falciparum* the latter would not thrive in an erythrocytic environment which was short of or lacking in G-6-PD.

An important factor which could affect the issue of an acute malarial infection is direct competition between the parasite and the host for metabolic substrates and essential substances. The effect of a milk diet is a case in point. On the whole, however, although the metabolic processes of the parasites are essentially similar to those of the host, direct competition is unusual except in the late stages of heavy infections during which, for example, the glycogen stores of the host may be almost completely depleted and the blood sugar becomes extremely low. In the final stages of *P. knowlesi* infections in monkeys, for instance, glycogen stores are minimal and the blood sugar may fall as low as 1 to 3 mg. per cent (DEVAKUL and MAEGRAITH, 1958). Similar results have been reported in man (DEVAKUL, 1960).

There is no significant competition for available oxygen except *in extremis*. Nevertheless, evidence is accumulating to suggest that one of the basic metabolic factors at work in the evolution of tissue cell damage in malaria may be some interference with the acceptance or usage of the oxygen supplied at the tissue face. Thus, it has recently been shown that an overall reduction in oxygen usage develops in mitochondria isolated from liver parenchymal cells of rats in the late stages of *P. berghei* infection. The significance of this finding is that it demonstrates a physiological lesion which may be derived from products of the parasitic erythrocyte invasion, and so be an indication of the missing connection between the parasite and host (MAEGRAITH et al., 1958).

RILEY and MAEGRAITH (1961) have demonstrated that serum from malaria infected animals (*P. berghei* in mice and *P. knowlesi* in rhesus monkeys) and from patients in endemic *P. falciparum* areas in Thailand and West Africa contain a *factor which inhibits the oxidative phosphorylation* of suspensions of mitochondria from normal mouse or rhesus monkey liver cells. In extreme cases, respiration is completely inhibited. This factor could well be an important link in the parasite-host relationship which leads to cellular injury. The effects of serum from hosts infected with malaria parasites appear to be partly structural, with the escape of cofactors, and partly primary failure of the phosphorylation. Under the electron microscope the pattern is similar to that seen in livers of malaria infected animals (Riley and Deegan, 1960) which in turn resembles those caused by many agents including lecithinase and lysolecithin, both of which disrupt the mitochondrial activity through the phospholipids of the particles. It remains to be seen whether such changes in mitochondria can be produced *in vivo* by injection of inhibitory serum or the inhibitory agent if it is identifiable. The experiments of Ray (1958) indicate that serum from malaria patients can cause liver injury, but no evidence is available regarding its mitochondrial effects (Fig. 19 and 20).

Another factor of considerable importance in the evolution of the physiological pathology of acute malaria may be the release into the circulation and the tissues of physiologically *active peptides* and *polysaccharides*. Goodwin and Richards (1960) observed an increase in urinary excretion of kinins during acute malaria and Tella and Maegraith (1962) in *P. knowlesi* infections in *Macaca mulatta* noted that blood bradykininogen is rapidly depleted between the third and fifth day, when the level is only 10 per cent of normal. The relevant concentrations of circulating kinins have not yet been ascertained, but the daily urinary kinin excretion rises during acute infection especially after the third day, suggesting increased urinary clearance of plasma bradykinin.

Another very important modifying factor is the development of immunity, which can be demonstrated by the appearance of *humoral antibodies* and by the acquired resistance of the host to further infection with the same strain of the species of parasite causing the infection. Infection with a parasite gives rise to humoral antibodies in eight days or longer after the establishment of the asexual cycle, at which time a specific phagocytosis of parasitized cells is initiated, especially in the spleen (Taliaferro, 1941). The immunity produced is highly specific, not only for the species of *Plasmodium* concerned, but for the particular strain of the parasite. It does not usually prevent superinfection but greatly modifies the clinical effects. It is commonly lost in a few months unless infection is sustained or unless re-infection takes place.

Holmes et al. (1955) noted a relationship in Africans between the incidence of malaria and *serum concentrations of gamma-globulin*, and suggested the latter might have immunological significance. The role of this globulin fraction has now been elucidated by Gilles and McGregor working in the Gambia and Western Nigeria. These workers have shown that indigenous children protected from malaria from birth by antimalarial drugs developed a lower gamma globulin concentration than did unprotected children, the difference appearing after the second year of life and persisting to 6 years. A significant fall of gamma globulin was recorded in Gambian women after protection against malaria for 2 years. These persistent differences in gamma globulin concentrations in the protected and nonprotected groups was regarded as of immunological significance (Gilles, 1961).

This was confirmed by COHEN et al. (1961) and EDOZIEN et al. (1962) who later demonstrated therapeutic activity of 7 S gamma globulin extracted from sera of hyperimmune indigenous donors against *P. falciparum* malaria in children.

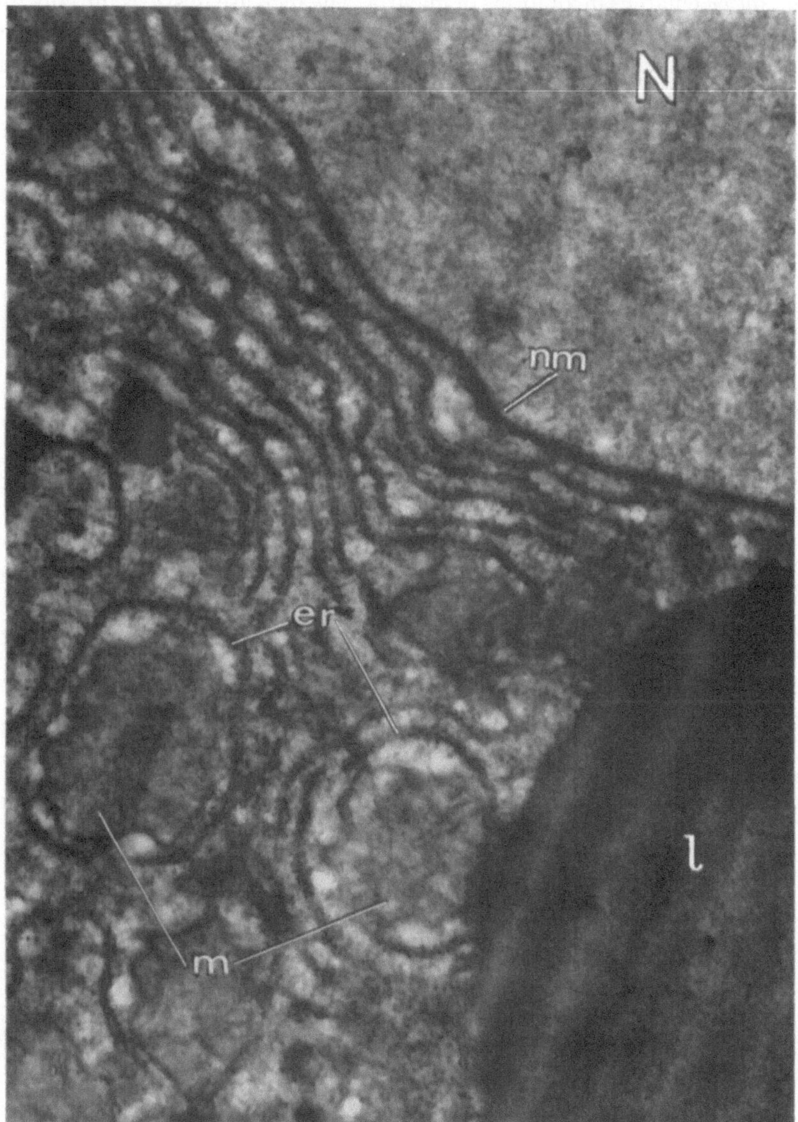

Fig. 19. Malaria. Electron micrograph of part of a liver cell from a mouse infected with *P. berghei*. Swollen and distorted mitochondria (m) are seen with a perimitochondrial arrangement of the endoplasmic reticulum (er). Part of a large lipid droplet (1) is visible. × 29,000. (Courtesy of K. A. FLETCHER).

Antibodies have also recently been demonstrated by fluorescent techniques in the serum of patients infected with *P. falciparum, P. malariae* and *P. ovale* and *P. vivax* and in serum of monkeys infected with the B strain of *P. cynomolgi* (VOLLER and BRAY, 1962; KUVIN et al., 1962). VOLLER et al. found their results paralleled the pattern of gamma globulin changes in African populations exposed to malaria.

The *spleen* enlarges in all forms of malaria. The increase in size is initially due to dynamic vascular engorgement but in long continued infection and re-infection the reticuloendothelial tissue becomes increased and hyperplastic and the fibrosis

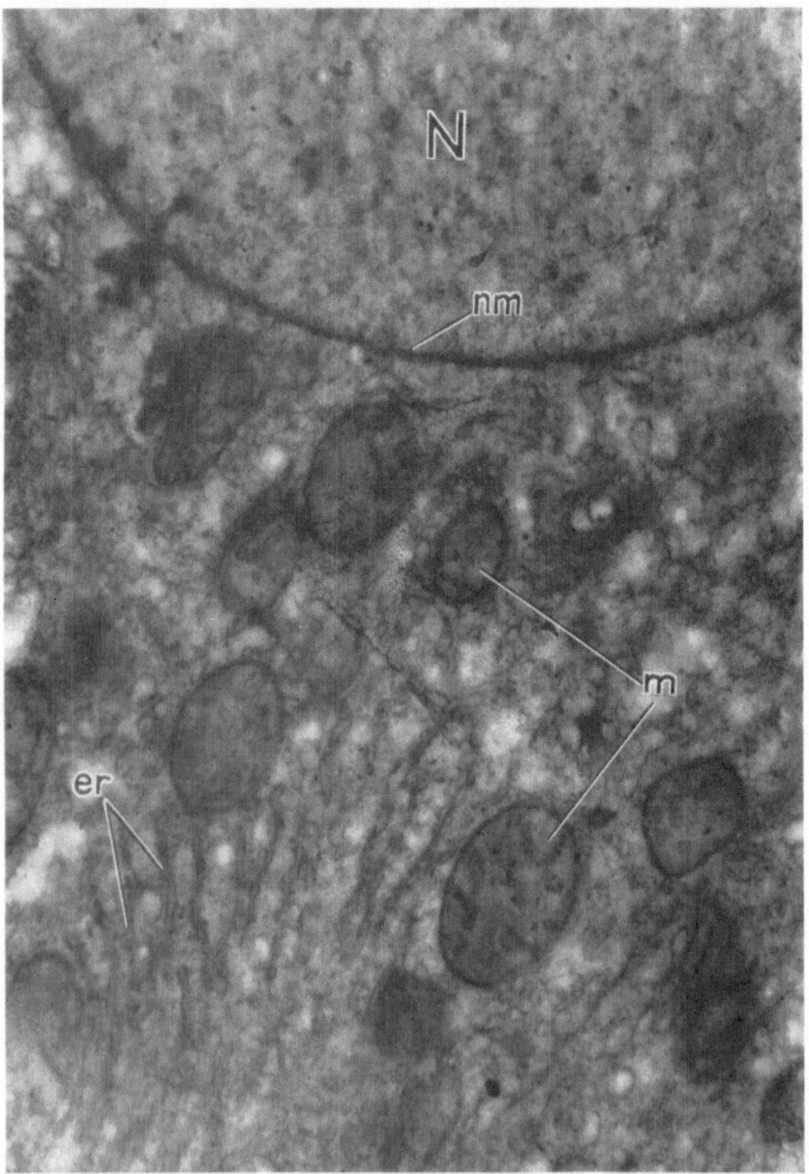

Fig. 20. Malaria. Electron micrograph of part of a liver cell from a normal mouse showing nucleus (N) with nuclear membrane (nm), endoplasmic reticulum (er) and mitochondria (m). × 28,000. (Courtesy of K. A. Fletcher).

of the tissue stroma increases especially about the adventitiae of the blood vessels in the corpuscles. Malaria pigment is deposited in quantity in the tissue spaces and phagocytosed by the macrophage cells. In the acute phase of the disease the lymphoid follicles are depleted in varying degree of their lymphocytic cells and free of pigment except for that is phagocytosed by occasional macrophages. The pulp macrophages contain not only pigment but also both parasitized and unparasitized erythrocytes. The sinuses are packed with erythrocytes, many of which are invaded and contain *malaria pigment*. In acute cases malaria pigment is practically the only haem-containing pigment present in the substance. Haemosiderin may be present in small amounts in the scanty macrophages of the follicles, but is usually absent from the pulp cells (EDINGTON, 1954). The explanation for this absence of haemosiderin in an infection which may initiate violent lysis is related to the metabolism and turn-over of the iron for synthesis of haemoglobin during the infection (DEEGAN and MAEGRAITH, 1958).

In acute falciparum malaria the pathological processes going on in the spleen may overcome the regenerative. The lymphoid follicles are grossly denuded of their cells, some of which may be seen in mitosis in the peripheral areas. TALIAFERRO (1941) believes this activity represents the creation of new macrophages from the multipotent lymphocytic cells. The pulp cells are laden with phagocytosed erythrocytes, parasites, and malarial pigment and the sinuses are packed with erythrocytes, many of which are invaded. In some areas the pulp cells are degenerate and necrosed. In treated or spontaneously recovered cases regeneration of the follicles gradually takes place and eventually the only indication of infection is the malarial pigment still present in the macrophages. In repeated infection especially in children, the spleen may become enormous with great congestion and hyperplasia of the reticular tissue. Localized infarcts and peritoneal fibrosis may occur and in this state the organ is easily ruptured or may twist on its pedicle with resulting complete infarction. In long standing cases after recovery the spleen may ultimately become small and fibrosed with practically no pulp left (MAEGRAITH, 1948).

The *liver* is enlarged and usually palpable in adults in acute malaria. This early enlargement is due essentially to vascular engorgement which particularly involves the central lobular regions. The genesis of these local circulatory changes which may eventually render the central zones anoxis, is dynamic and nonspecific. The vascular changes occurring in acute *P. knowlesi* infections have been followed by X-ray opaque angiography by SKIRROW and MAEGRAITH (1962) and MAEGRAITH, SKIRROW and TAN (1963). The most pronounced change in the hepatic flow results from active constriction of the smaller portal veins, associated with an overall constriction of the portal vein itself and the larger branches. Flow through the liver as a whole and particularly through the lobules is slowed and there is a marked delay in the passage time through the sinusoids. Some constriction of the hepatic venous tree has been demonstrated but in this particular infection it has not been possible to confirm in detail the hypothesis that such constriction is the initial and predominent cause of the interference with liver blood flow, (MAEGRAITH et al., 1947; ANDREWS, 1957). Similar changes have been noted during vascular shock initiated by other means and the pattern is repeated in many other acute medical states. It is reversed by adrenergic blockade.

Swelling of the parenchymal cells (as seen in carbon-tetrachloride poisoning), HIMSWORTH (1947) has occasionally been reported in *P. vivax* malaria, but is not common in acute infections such as those due to *P. falciparum* and *P. knowlesi*. AL DABOGH (1958) reports that it is absent in avian malaria in which centrilobular necrosis is nevertheless a common lesion. The central degeneration and necrosis in falciparum malaria and its complication blackwater fever is, on the contrary, associated with wide open sinusoids and dilated central veins. The production of these characteristic lesions, which have been reported at both biopsy and autopsy, has received much attention in recent years (MAEGRAITH, 1948; MAEGRAITH et al., 1958; RAY, 1957).

In light infections with parasites other than *P. falciparum* the functional hepatic disturbances may or may not be associated with structural changes. In *P. falciparum* malaria the lesions are usually obvious and may be very severe.

The earliest lesions are indicated by granular changes in the cytoplasm, which becomes more eosinophilic and by fatty degeneration which may appear at the periphery of the lobule.

Changes in lobular patterns are manifest first by dilatation of the sinusoids and central veins. At this stage the epithelial cells may be slightly swollen and the Kupffer cells obviously so. In the latter phagocytosis is very active and erythrocytes, parasitized or unparasitized, parasites, pigment and debris are taken up; later, haemosiderin and malaria pigment are present in considerable amounts. The swollen Kupffer cells may become detatched and enter the blood stream, but they do not provide any marked mechanical obstruction to the sinusoidal flow. The degenerative and necrotic lesion advances rapidly in the acute case, occurring just near the central vein and proceeding peripherally, eventually involving in some lobules practically the whole parenchyma. The cells involved in these changes are free from glycogen, which disappears early from the whole liver substance, sometimes before necrosis is fully developed (Fig. 21).

This centrilobular necrosis is essentially nonspecific and related partly to dynamic local circulatory changes (MAEGRAITH et al., 1947). It occurs in many acute medical states, including shock. Nevertheless, the initiation of the lesion in malaria must be the result of the infection, possibly *via* the factor recently demonstrated in the serum which is inhibitory to mitochondrial oxidative phosphorylation (RILEY and MAEGRAITH, 1961) (Fig. 22).

In long-continued or re-infected cases lymphocytic infiltration of the tissue of Glisson's capsule if often pronounced.

Excessive fibrosis leading to cirrhosis has been described in malaria but it is doubtful if cirrhosis ever occurs from the effects of malaria alone in the absence of other factors such as alcohol or malnutrition. Malarial pigment and parasitized and unparasitized erythrocytes are avidly phagocytosed in acute infections by the Kupffer cells lining the sinusoids. As in the spleen, little haemosiderin is present in the acute infection either in the Kupffer or the parenchymal cells.

Deviations in liver "function tests" have repeatedly been reported in all forms of malaria, often in the absence of any structural changes in the tissues.

In long-standing and acute cases the plasma albumin may fall somewhat, indicating hepatic functional damage. In acute cases the total plasma protein may be below normal but as the infection proceeds or reinfection occurs, the

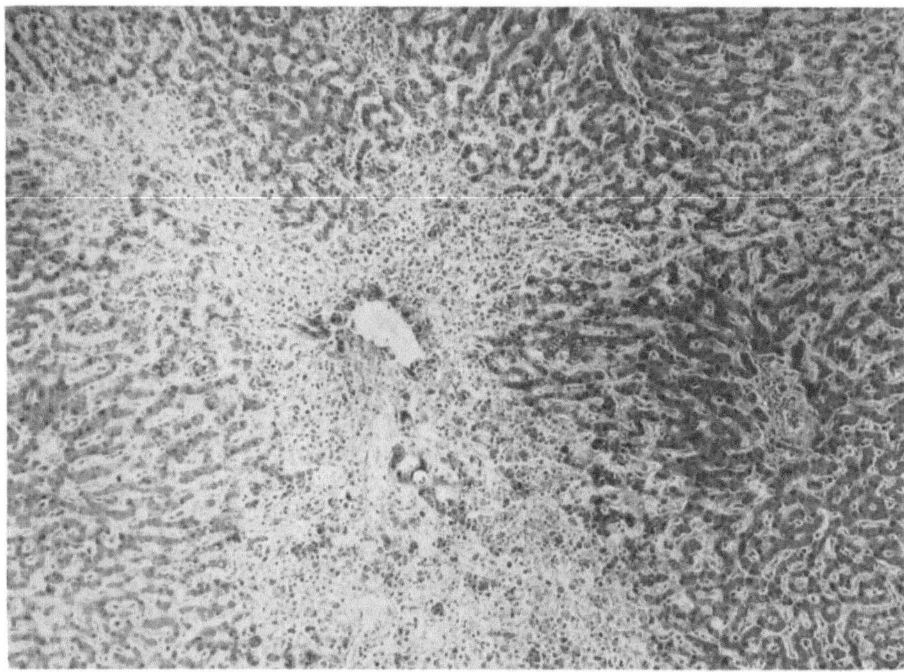

Fig. 21. Malaria. *P. falciparum* infection. Liver: Centrilobular degeneration and necrosis. Dilated sinusoids and central vein.

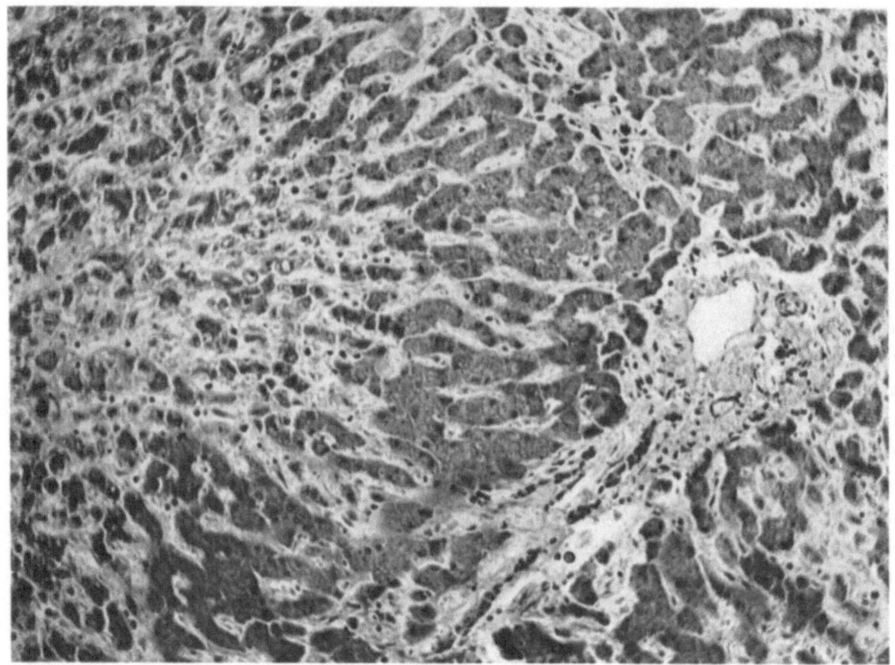

Fig. 22. Malaria. Acute *P. falciparum* infection. Hepatic centrilobular degeneration and necrosis with sinusoidal dilatation.

globulin content rises, mainly because of increasing production of gamma globulin, coincident with the establishment of immunity. In the acute case one of the characteristic features is a rapid increase in plasma fibrinogen.

Jaundice is unusual except in complicated cases, but the plasma bilirubin increases in proportion to the intensity of prevailing haemolysis.

The *bone marrow* is hyperaemic and filled with parasitized erythrocytes, often with the parasites in the late schizont stage. The macrophages contain parasitized and unparasitized erythrocytes and malaria pigment, which in heavy infections may colour the tissue brown or black. There is no evidence of selective accumulation of parasites in the marrow.

In severe malaria, especially in falciparum infections erythropoiesis is stimulated and there is a great increase in young nucleated cells. As a rule there is no corresponding increase in the reticulocytes in the peripheral blood. In vivax infections, some inhibitory mechanism exists which prevents the young cells in the hyperplastic marrow from escaping into the circulation so long as parasites are present in the peripheral blood (THONNARD-NEUMAN, 1944). Reticulocytosis is common early in treatment. The picture in the severe case is thus one of compensatory normoblastic hyperplasia in response to continuous loss of erythrocytes by haemolysis or phagocytosis. Some depression of myeloblastic activity is common and reflected in leucopenia. In overwhelming infections there may be no erythropoietic response. The initiating factor is probably anoxia (VAN LIERE, 1942).

Protein is frequently found *in the urine* during an acute malarial attack. The nephron may become involved, and casts and often erythrocytes appear in the urine. Unless the malaria is treated, the condition may progress to renal dysfunction similar to acute nephritis with oliguria and nitrogen retention, usually as a terminal event in *P. falciparum* infections. More commonly, evidence of *kidney damage* appears gradually in the course of chronic or recurrent infections. This is especially so in *P. malariae* infection in children (GIGLIOLI, 1932, and 1962; GILLES and HENDRICKSE, 1960). Salt and water retention develops and a clinical state of nephrotic syndrome supervenes. Recent studies of renal biopsy material (HENDRICKSE and GILLES, 1963) have shown thickening of the walls of the glomerular tuft capillaries with or without endocapillary cell proliferation and hyaline deposits. The end result is shrinking of the glomerular tuft and prominence of the capsular space. The kidneys are pale, greyish, tense, and enlarged. The cortex and medulla are both swollen and pale and their demarcation is indistinct. Lesions are also present in varying degree in the tubular epithelium, usually most pronounced in the proximal convoluted tubules, with fatty changes and desquamation of epithelial debris into the lumen. Parasitized erythrocytes containing pigment may be present in small numbers in the vessels but there is usually little local evidence of malarial infection. There may be considerable round cell infiltration of the interstitial tissue and occasionally the kidneys are contracted and shot with extensive fibrosis, with adherent capsules and extensive cellular and proliferative changes in the glomeruli (GIGLIOLI, 1932).

The most serious *acute renal disturbances* occur in *P. falciparum* malaria and in its complication blackwater fever. The syndrome is one of rapidly developing oliguria and anuria, with uraemia and rising blood urea nitrogen. Complete fatal suppression of urine may occur. This syndrome, which is common to many other acute medical states, was first called the "tubular-vascular" syndrome, then "renal anoxia", later "lower nephron nephrosis" (MAEGRAITH, 1944; MAEGRAITH et al., 1947; LUCKE, 1946). The basic pathological process is an ischaemia of the kidney tissue, especially of the cortex, resulting from an overall reduction in renal blood flow either independently or associated with acute medical shock. In similar lesions in animals there is a differential reduction in cortical flow, but this does not appear to be present in man. The phenomenon is well seen by angiography in *P. knowlesi* malaria (TAN, 1964).

Histological examination reveals degeneration and necrosis of the renal tubular epithelium with severe desquamation and shedding of debris into the lumen, especially of the proximal and distal tubules and the ascending loop of Henle. The collecting tubules in the medulla are irregularly filled with eosinophilic debris. The glomerular capillary tufts are ischaemic and retracted in some areas, in others they may appear normal or even congested. There is congestion of the intertubular medullary capillaries, and haemorrhages into the tubules may occur.

In *blackwater fever* the degenerate tubular epithelium often contains eosinophilic granules which contain iron and are presumed to be derived from haemoglobin. The debris in the lumen is also partly derived from haemoglobin. Otherwise the lesion is similar to that which develops in the absence of haemoglobin. Anuria results from failure of glomerular blood flow and consequently of urine secretion across the glomerular membrane. So-called "blockage" of the tubules by precipitates of methaemoglobin and cellular debris or casts is not a significant factor.

Changes in the brain are common in *P. falciparum* malaria. The pattern at autopsy in cases of so-called "cerebral" malaria is one of capillaries loaded with erythrocytes, usually containing pigmented parasites in the late schizont stage. The vessels may contain clots and minute perivascular haemorrhages are present in both the grey and white substance. Sometimes malarial "granulomata" are present, consisting in section of a central arteriole usually full of unparasitized erythrocytes, a ring of erythrocytes, mostly unparasitized, separated from the vessel by a zone of "softened" brain tissue, and a peripheral accumulation of glial cells. Serial section indicates that these granulomata arise from diapedesis of erythrocytes from an arteriole. Lesions of this sort are usually regarded as the basic pathological changes of cerebral malaria, but there is not always much correlation between the clinical signs and the pathological changes. Severe cerebral effects may for instance, develop without extensive damage. This and the remarkable disappearance of cerebral signs which may follow the administration of antimalarial drugs indicate that the essential lesions must be of a quickly reversible nature. Study of similar states in acute *P. knowlesi* infections in monkeys and in other acute protozoal infection has shown that the physiological effects result from a slowing of the blood flow in the smaller cerebral vessels, resulting from the escape of fluid across the endothelium and eventually leading to stasis similar to that seen at the periphery of an area of inflammation. This state is reversible for a time, but later becomes irreversible. The structural damage to capillaries leading to haemorrhage etc. is also a later process (Fig. 23).

Changes in *other organs* are essentially non-specific and dependent on physiological, biochemical and pathological factors such as those already mentioned. Details are not necessary here. Reference should be made to larger texts (MAE-

GRAITH, 1948). The pathological patterns are determined by the response of the relevant tissues to these agencies, particularly generalized anoxaemia, general and localized dynamic circulatory and vascular changes, including alterations in endothelial function and permeability, and histotoxic effects arising from direct anoxia or interference with oxidative phosphorylation as described above.

Mention should be made of the *adrenal lesions* which are common in severe acute malaria, since these illustrate another general factor of considerable importance in the synthesis of the malarial state, i.e. the humoral and tissue functio-

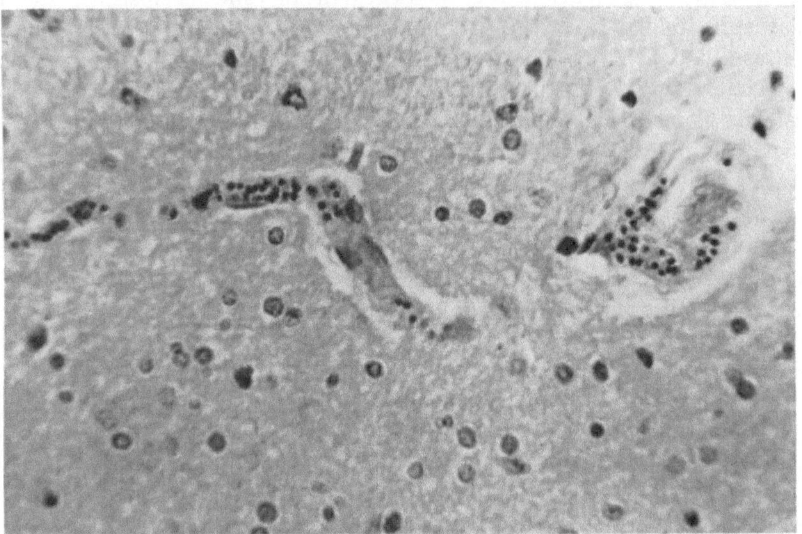

Fig. 23. Malaria. *P. falciparum* infection. Brain: Concentration of parasitized cells in small vessels, indicated by pigment.

nal effects of changes in hormonal balance. Apart from the cellular degeneration and occasional necrosis which have been reported in malaria in all parts of the adrenals and the common congestion of the medullary vessels and occasional minute haemorrhages, there is often some reduction in the chromaffin tissue of the medulla and diminution of the lipoid content in the cortical layers. The latter has been particularly noted in *P. falciparum* infections in man (MAEGRAITH, 1948) and in *P. berghei* by MERCADO and BRAND (1957). Acute functional failure of the adrenal glands has sometimes been considered to be the cause of the shock which occurs in severe acute infections, for instance in the algid complications of *P. falciparum* malaria. FLOSI (1944) found that there was much in common between the effects of adrenalectomy in animals and the syndromes in acute falciparum malaria and stated that the latter could be aggravated by reduction of salt intake and could be relieved subsequent to treatment of the malaria by the administration of corticosteroids.

MERCADO and BRAND (1957) observed in acute *P. berghei* infections that glycogen synthesis took place in the liver when sugar or corticosteroids were given to the infected rats, and that there was considerably more synthesis when sugar and steroid were both administered. Similar results were obtained in *P. knowlesi* infections in rhesus monkeys by DEVAKUL and MAEGRAITH (1958), who suggest that glyconeogenesis was probably at fault. In these experiments the failure of glycogen synthesis thus appeared to result from adrenal cortical dysfunction. In the rats with *P. berghei* malaria there was excessive loss of cortical lipoid; in the monkeys with *P. knowlesi* malaria there were no overt anatomical changes in the adrenals beyond the usual indications of local circulatory stasis. The lesion in the latter case was thus considered to be functional rather than pathological. It is now generally agreed that the dysfunction probably results from current development of general circulatory failure or from similar local dynamic circulatory changes.

Intravascular lysis of erythrocytes is an important but as yet not fully understood factor in the genesis of anaemia in all forms of malaria, since both infected and unifected cells are involved. The phenomenon varies in degree and importance depending on the species of invading parasite, and from one host to another in infections with the same plasmodial species. In man, most severe anaemia develops in *P. falciparum* infections, either in acute high intensity infections or in complicating blackwater fever. In *P. knowlesi* infections in the rhesus monkey *Macaca mulatta* severe progressive anaemia develops with or without the presence of excess plasma haemoglobin and haemoglobinuria. The mechanisms involved have been studied by DEVAKUL and MAEGRAITH (1959). In the latter case, i.e. in haemolytic infections, they found a precipitate fall in numbers of circulating erythrocytes immediately following each schizogony, followed by a period during which the numbers remained roughly constant and subsequently by a further fall at the succeeding schizogony. In non-lytic infections (in which haemoglobinuria did not appear) a wholly different pattern developed in which minimal numbers of erythrocytes were reached during each schizogony, after which the numbers rose to a maximum, only to fall to a lower minimal level at the succeeding schizogony.

In all cases in the terminal stages there was a rapid fall in numbers of circulating erythrocytes.

Curves of numbers of normal radioactive erythrocytes from healthy animals introduced into infected animals followed similar patterns, suggesting that the introduced cells and those of the host were treated in the same manner, and that the infection of the erythrocyte *per se* was not therefore necessarily a direct factor in the fate of the erythrocyte circulating in an infected animal. Cells from animals in a lytic phase introduced into normal animals were lysed rapidly and thus behaved differently from cells taken from animals with non-lytic infections, which were lysed at normal rates, suggesting that the lability in the former case was inherent in the erythrocytes themselves.

These authors and other workers have recorded concomitant changes in the chemical anatomy of the environment of the circulating erythrocytes in malaria, including a terminal fall in plasma glucose concentration and the progressive changes in cholesterol and fixed bases. PONDER (1944) has suggested that the plasma protein pattern may be important, but there is little evidence of this. GEAR (1946) proposed an explanation based on the production of auto-immunization and sensitization and there are indications that this may be the case in blackwater fever, in which the lysis occurs after a period of infection and re-infection. (ADAMS and MAEGRAITH, 1963). ZUCKERMANN (1963) considers that autoimmunity is concerned in the haemolysis in acute Malaria, although this occurs at a stage before other evidence of immunity has usually developed. Haemolysis is stimulated, however, in splenectomized animals.

There is evidence that *lipid substances* may be involved. LASER and FRIEDMANN (1945) and LASER (1948) have demonstrated the accumulation of an unsaturated monocarboxylic fatty acid in labile erythrocytes from infected cases and FOY and KONDI (1943) found erythrocytes from a case of blackwater fever were abnormally sensitive to lysolecithins.

The intracellular accumulation of chemical lytic factors such as described by LASER may well explain the ultimate lysis of the infected erythrocyte containing the schizont, but could not account for the destruction of non-parasitized cells, unless present also in the plasma environment, which has not yet been demonstrated.

Other factors which may be involved in the *intravascular haemolysis* include the failure of the normal inhibition by homologous serum of tissue lytic agents, which was demonstrated in sera from cases of blackwater fever and subsequently demonstrated in *P. knowlesi* infections in monkeys (MAEGRAITH et al., 1943).

In all infections there is probably also some loss of circulating erythrocytes as a result of specific phagocytosis by the macrophage tissue cells. Again, this process is minimal in very acute infections and becomes originally manifest at about the time when humoral antibodies are first detectable in the blood (TALIAFERRO and MULLIGAN, 1937). Erythrocytes are also lost to the general circulation as a result of pooling of blood in the subcutaneous tissues, muscles and in the liver as a result of the dynamic circulatory changes described above, and to some extent as a result of changes in circulating plasma volume (GILLES et al., 1953).

The possible genetic factors such as erythrocyte glucose-6-phosphate dehydrogenase deficiency in relation to intravascular haemolysis have already been discussed (see above).

References

ADAMS, A. R. D. and B. G. MAEGRAITH: Chinical Tropical Diseases, **300**, Ed., 1963, Oxford Blackwell.

ALLISON, A. C.: Sickle-Cell and Haemoglobin C genes in some African populations. Ann. hum. Genet. **21**, 67 (1956).

— Inherited factors in blood conferring resistance to protozoa. P. 109 in Immunity to Protozoa. Ed. GARNHAM, P. C. C., A. E. PIERCE, and I. ROITT: Blackwell Oxford: 1963.

—, and D. F. CLYDE: Malaria in African Children with deficient erythrocyte glucose-6-phosphate dehydrogenase, Brit. med. J. **1961**, **I**, 1346.

ALTSCHULE, M. D., A. S. FREEDBERG, and M. J. MCMANUS: Circulation and respiration during an episode of chill and fever in man. J. clin. Invest. **24**, 878 (1945).

ANDREWS, W. H. H.: The blood flow of the liver. Brit. med. Bull. **13**, 82 (1957).

COHEN, S., I. A. MCGREGOR, and S. CARRINGTON: Gammaglobulin and acquired immunity to human malaria, Nature (Lond.) **192**, 733 (1961).

DEEGAN, T., and B. G. MAEGRAITH: Studies on the nature of malarial pigment, I: The pigment of the simian species, *Plasmodium knowlesi* and *Plasmodium cynomolgi*. Ann. trop. Med. Parasit. **50**, 187 (1956).

— — Iron metabolism in malarial infection: tracer studies in rats infected with *Plasmodium berghei* malaria. Ann. trop. Med. Parasit. **52**, 232 (1958).

DEVAKUL, KANJIKA: Sugar metabolism in malaria. Trans. roy. Soc. trop. Med. Hyg. **54**, 87 (1960).

—, and B. G. MAEGRAITH: Blood sugar and tissue glycogen in infections in *Macaca mulalta* with the Nuri strain of *Plasmodium knowlesi*. Ann. trop. Med. Parasit. **52**, 366 (1958).

— — Lysis and other circulatory phenomena in malaria (Plasmodium knowlesi) Ann. trop. Med. Parasit. **53**, 430 (1959).

EDINGTON, G. M.: Cerebral malaria in the Gold Coast African. Ann. trop. Med. Parasit **48**, 300 (1954).

EDOZIEN, J. C., H. M. GILLES, and I. O. K. UDEOZO: Adult and cord blood gamma-globulin and immunity to malaria in Nigerians. Lancet **1962**, **II**, **951**.

FLETCHER, K. A., and B. G. MAEGRAITH: Intracellular Phagotrophy by *Plasmodium knowlesi*. Ann. trop. Med. Parasit. **56**, 492 (1962).

— — Glucose-6-phosphate and 6-phosphogluconate dehydrogenase activities in erythrocytes of monkeys infected with *Plasmodium knowlesi*. Nature (Lond.) **196**, 1316 (1962).

FLOSI, A. Z.: Contribuicao para o estudo da insuficiência supra-renal paludica. Edit. Renascanca, S.A. São Paulo. 1944.

FOY, H., and A. KONDI: Lysolecithin fragility in blackwater fever and haemolytic jaundice. Trans. roy. Soc. trop. Med. Hyg. **37**, 1 (1943).

GARNHAM, P. C. C., R. S. BRAY, W. COOPER, R. LAINSON, F. L. AWAD, and J. WILLIAMSON: Pre-erythrocytic stage of human malaria in Plasmodium ovale. Brit. Med. J. **1954**, **I**, 257.

—, R. G. BIRD, and J. R. BAKER: The fine structure of the sporozoite of *Haemamoeba (Plasmodium) gallinacea*. Trans. roy. Soc. tro.p Med. Hyg. **54**, 274 (1960).

GEAR, J.: Autoantigens and autoantibodies in the pathogenesis of disease with special reference to blackwater fever. Trans. roy. Soc. trop. Med. Hyg. **39**, 301 (1946).

GIGLIOLI, G.: Clinical notes, autopsy and histopathological findings from five fatal cases of quartan malarial nephritis from British Guiana. Trans. roy. Soc. trop. Med. Hyg. **26**, 177 (1932).

— Malaria and renal disease with special reference to British Guiana. Ann. trop. Med. Parasit. **56**, 101, 225 (1962).

GILLES, H. M.: Studies on the significance of high serum gamma-globulin concentrations in Gambian Africans. Ann. trop. Med. Parasit. **55**, 4 (1961).

—, and R. G. HENDRICKSE: Possible Aetiological role of *P. malariae* in "nephrotic syndrome" in Nigerian children. Lancet **1960**, **I**, 806.

—, and B. G. TAYLOR: The existence of the glucose-6-phosphate dehydrogenase deficiency trait in Nigeria and its clinical implications. Ann. trop. Med. Parasit. **55**, 64 (1961).

—, B. G. MAEGRAITH, W. H. H. ANDREWS, and T. DEEGAN: The use of red cells tagged with P^{32} in the measurement of blood volume and in the study of haemolytic states. Radioisotope Tech. (Proc. Isotope Tech. Conf., Oxford, July, 1951) **1**, 191 (1953).

HARTMAN, F. W.: Some etiological factors and lesions in cerebral anoxia. Amer. J. clin. Path. **8**, 629 (1938).

HENDRICKSE, R. G., and H. M. GILLES: The nephrotic syndrome and other renal diseases in children in Western Nigeria. E. Afr. med. J. **40**, 186 (1963).

HIMSWORTH, H. P.: Lectures on the liver and its diseases. Oxford: Blackwell 1947.

HOLMES, E. G., M. W. STANIER, and M. D. THOMPSON: The serum protein pattern of Africans in Uganda; Relation to diet and malaria. Trans. roy. Soc. trop. Med. Hyg. **49**, 376 (1955).

KNISELY, M. H.: Intravascular agglutination in avian malaria, J. Amer. med. Ass. **121**, 885 (1943).

KRUATRACHUE, MONGKOL, PRICHA CHAROENLARP, TAN CHONGSUPHAJAISIDDHI, and CHAMLONG HARINASUTA, Erythrocyte glucose-6-phosphate dehydrogenase and malaria in Thailand, Lancet **1962**, **II**, 1183.

LASER, H.: Haemolytic system in the blood of malaria infected monkeys. Nature (Lond.) **161**, 560 (1948).

—, and E. FRIEDMANN: Crystalline haemolytic substance from normal blood. Nature (Lond.) **156**, 507 (1945).

LUCKE, B.: Lower nephron nephrosis. Milit. Surg. **99**, 371 (1946).

MAEGRAITH, B. G.: Blackwater fever anuria. Trans. roy. Soc. trop. Med. Hyg. **38**, 1 (1944).

— Pathological processes in malaria and blackwater fever. Oxford: Blackwell 1948.

— Physiological aspects of protozoan infection, Ann. Rev. Microbiol. **8**, 273 (1954).

— Pathogenic Processes in Malaria. 4th Symposium, Brit. Soc. for Parasit. Oxford; Blackwell 1966.

— Nor-adrenaline in shock. Lancet **1958**, **II**, 891.

— Some pathological processes in malaria as exemplified in the development of hepatic lesions in acute infections. Riv. Parassit. **20**, 317 (1959).

MAEGRAITH, B. G., G. M. FINDLAY, and N. H. MARTIN: Lytic agent and inhibitory factors in human tissue and sera. Lancet **1943**, **I**, **573**.

—, and W. H. H. ANDREWS: Pathological processes in malaria I., Trans. roy. Soc. trop. Med. Hyg. **41**, 687 (1948).

— —, and D. GALL: Hepatic syndrome of wide distribution. Lancet **1947**, **I** u. **II**, 253, 781.

—, T. DEEGAN, and E. S. JONES: Suppression of malaria *(P. berghei)* by milk. Brit. med. J. **1952**, **II**, 1382.

— —, and M. V. RILEY: Physiological lesions in the liver of rats infected with *Plasmodium berghei* malaria. Trans. roy. Soc. trop. Med. Hyg. **53**, 1 (1958).

—, E. S. JONES, and W. H. H. ANDREWS: Pathological processes in malaria, II. Trans. roy. Soc. trop. Med. Hyg. **45**, **15** (1951).

—, M. B. SKIRROW, and TAN, CHONGSUPHAJAISIDDHI, Liver blood flow in *P. knowlesi* malaria. Trans. roy. Soc. trop. Med. Hyg. **57**, 1 (1963).

MCGREGOR, I. A., and H. M. GILLES: Studies on the significance of high serum gamma-globulin concentrations in Gambian Africans. Ann. trop. Med. Parasit. **54**, **275** (1960).

MENKIN, V.: Studies on inflammation IX: A factor in the mechanism of invasiveness of pyogenic bacteria. J. exp. Med. **67**, **977** (1933).

MERCADO, T., I. and T. VON BRAND: The influncce of some steroids on glycogenesis in the liver of rats infected with *Plasmodium berghei*. Amer. J. Hyg. **66**, 20 (1957).

PONDER, E.: Kinetics of in vivo hemolytic systems. J. gen. Physiol **27**, 483 (1944).

RAY, A. P.: Studies on Nuri strain of *P. knowlesi*: Pathological processes in the liver. Indian J. Malar. **11**, 239 (1957).

— Experimental studies on liver injury in malaria: Parts I and II. Indian J. med. Res. **46**, 359, 367 (1957).

RILEY, M. V., and B. G. MAEGRAITH: A factor in the serum of malaria infected animals capable of inhibiting the in vitro oxidative metabolism of normal liver mitochondria. Ann. trop. Med. Parasit. **55**, 489 (1961).

—, and T. DEEGAN: The effect of *P. berghei* malaria on mouse-liver mitochondria. Biochem. J. **76**, 41 (1960).

RUDZINSKA, M. A., and R. W. TRAGER: Intracellular phagotrophy by malaria parasites: an electron microscope study of Plasmodium lephurae. J. Protozool **4**, **190** (**1957**).

SHORTT, H. E., N. H. FAIRLEY, G. COVELL, P. G. SHUTE, and P. C. C. GARHNAM: The pre-erythrocytic stage of *Plasmodium falciparum*. Brit. med. J. **1949**, **II**.

—, and P. C. C. GARNHAM: The pre-erythrocytic development of *Plasmodium cynomolgi* and *Plasmodium vivax*, Trans roy. Soc. trop. Med. Hyg. **41**, **785** (1948).

SKIRROW, M. B., and B. G. MAEGRAITH: Liver circulation in *P. knowlesi* malaria. Trans. roy. Soc. trop. Med. Hyg. **56**, 6 (1962).

TALIAFERRO, W. H.: The cellular basis for immunity in malaria. Symposium on human malaria 231. Amer. Ass. Adv. Sci Washington. Science (1941).

—, and H. W. MULLIGAN: The histopathology of malaria with special reference to the function and origin of the macrophages in defence. Indian med. Res. Mem. **29** (1937).

TAN CHONGSUPHAJAISIDDHI. Personal Communication. 1964.

TELLA, A., and B. G. MAEGRAITH: Bradykinin in *P. knowlesi* infection, Trans. roy. Soc. trop. Med. Hyg. **56**, 6 (1962).

— — Further studies on bradykinin involvement in *P. knowlesi* infection. Trans. roy. Soc. trop. Med. Hyg. **57**, 1 (1963).

THONNARD-NEUMANN, E.: Zur Pathogenese der Malaria-Anämie, Tropenmed. Parasit. **48**, 129 (1944).

VAN LIERE, E. J.: Anoxia: its effect on the body, Univ. Chicago: Chicago Press **1942**.

VOLLER, A., and R. S. BRAY: Fluorescent antibody staining as a measure of malaria antibody. Proc. Soc. exp. Biol. (N.Y.) **110**, 907 (62).

World health Organisation: Research in Malaria. Wld. Hlth. Org. Chron. **18**, 239 (1964).

WILSON, T.: Malaria and Glucose-6-phosphate dehydrogenase, Brit. med. J. **1961**, **II**, 895.

ZUCKERMAN, A.: Immunity in Malaria with particular reference to red cell destruction. In Immunity to Protozoa. Ed. GARNHAM. Philadelphia: Davis 1963.

VI. Leishmaniasis

The genus *Leishmania* includes three species which infect man, namely *L. donovani*, *L. tropica* and *L. braziliensis*.

The species have leishmania and leptomonad stages in the life cycle, with mammalian and insect hosts respectively. *In man* the parasites are normally intracellular and *in the leishmania form*, consisting of an oval body measuring 2 to 3 microns in the long axis and containing a large nucleus above and usually vertical to which is a rodshaped parabasal body. The species are morphologically indistinguishable.

In the vector (sandflies, *Phlebotomus* spp.) leishmanias ingested at a blood meal become transformed to the leptomonad form, divide by longitudinal fission and reach the pharynx of the fly within 5 to 7 days. The fly becomes blocked by large numbers of leptomonas and introduces plugs of adherent parasites into the bite wound. Infection of the subcutaneous tissues in this way is followed in due course by the relevant diesase.

Parasites may be cultivated in vitro on NNN medium, in which they grow in the leptomonad form, as in the vector.

Reservoirs of infection are usually man or the dog, depending on the geographical area (see below). Natural infection has also been found in cats, squirrels, hamsters and gerbils.

Leishmaniasis takes several forms in man depending on the infecting species. Generalized infection (visceral leishmaniasis, or Kala azar) is caused by *Leishmania donovani*. Dermal leishmaniasis (oriental sore) results from infection with *L. tropica* and mucocutaneous and diffuse South American leishmaniasis is caused by *L. braziliensis*. Other species of *Leishmania*, including *L. mexicana* and *L. diffusa* have been described as causative agents in South American non-visceral leishmaniasis, but their status is not yet certain. It appears however, that the causative agents in the various kinds of South American dermal and mucocutaneous forms of leishmaniasis and which are usually grouped under *L. braziliensis*, may be several. The present situation has been clearly summarized by ADLER (1963).

GARNHAM (1963) has pointed out that the two main forms of leishmaniasis in man, i.e., visceral and cutaneous, are equally well differentiated in regard to animal reservoirs. The visceral form is associated with wild Canidae and the cutaneous with rodents. In both, the zoonotic aspects are dynamic and proceed from feral to interhuman transmission, sometimes even without the intervention of the vector *Phlebotomus*. In the latter case, at some stage it is presumed that the wild animal reservoir becomes replaced by a domestic animal, which later disappears. It follows that in a given endemic area the current presence or absence of an animal reservoir does not necessarily indicate whether the local infection is zoonotic or not.

1. Visceral Leishmaniasis

FAUST and RUSSELL (1957) point out that there are five relatively distinct areas and types of visceral leishmaniasis caused by infection with *L. donovani*. In *India*, the disease is common in adolescents and adults and man is the only reservoir. Post Kala azar dermal leishmanoid is common. In *China*, children are chiefly infected and dogs in addition to man act as reservoirs. In the *mediterranean littoral*, the disease is seen most frequently in infants and dogs are the principal reservoir. In the *Sudan*, persons of all ages are infected and the infection is virulent and refractory to antimonials (unlike the other forms). In *South America* the disease resembles the Indian form but local animals, including the dog and the fox may harbour the infection and presumably act as reservoirs.

The infecting parasite in the infantile form of visceral leishmaniasis seen in the mediterranean area has been specified as *L. infantum* but there is now general agreement that it is in fact *L. donovani*.

The clinical manifestations of Kala azar in India have been described on many occasions in classical texts. The picture as seen in the Sudan has been reviewed recently by VAN PEENEN and REID (1962).

The onset was sudden in about half the patients studied who had been ill from a few days to 7 months before admission. There was continuous fever, worse at night and accompanied by sweating. Pain over the enlarged spleen was common. The spleen was enlarged in all cases, the organ being palpable in all degrees, from 3 cm. below the midcostal margin, to the pelvis. The liver was enlarged in about half the cases, always relatively less than the spleen.

Life Cycle and Pathogenesis

The leptomonad forms of the parasite are introduced by the sandfly and taken up by local fixed macrophages, in the cytoplasm of which they multiply freely by longitudinal fission. Parasitized macrophages, large mononuclears and sometimes neutrophils eventually carry the infection to other cells of the reticuloendothelial system in any tissue of the body, especially in the spleen, the liver, the bone marrow, the lymphatic nodules, and the intestinal mucosa. The parasites may occasionally circulate free in the blood stream. Macrophages in the dermis containing *L. donovani* are responsible for the infection of the biting sandfly.

That there is relatively little firm information about the details of tissue reactions to invasion with *Leishmania donovani* was recently emphasized by CHADLI and PHILIPPE (1961) who attempted to review the processes in progress in bone marrow, spleen and liver, which are always parasitized, lymph glands skin and intestine, which are usually infected and other organs which are rarely or only exceptionally involved. They concur with previous observers that. *L. donovani* has a special *affinity for reticuloendothelial cells* which react by hyperplasia and point out that after regression of the disease the hyperplasia persists.

In autopsy material from 5 cases of *infantile visceral leishmaniasis* the authors traced developments as follows. In the spleen the macrophages become stuffed with parasites and undergo hypertrophy and hyperplasia. They later become vacuolated as the parasites degenerate and disappear. This is followed by infiltration of the Billroth cords, from which the macrophages arise (not from the sinus endothelium).

Similar processes go on in the *Kupffer cells* of the liver which are parasitised heavily but irregularly. The portal tracts are infiltrated with lymphocytes and plasmocytes (Fig. 24). In the *bone marrow* there are some macrophages containing *Leishmania* which are also free in the tissue spaces; erythropoiesis is increased but there is some granulocytopenia. After spread of parasites *via* macrophages to the spleen and liver, general invasion of other reticuloendothelial cells may follow and subsequent events will devolve on the success or otherwise of the host cell: parasite equilibrium. Dissemination to the secondary sites is an indication of the severity of the infection (Fig. 25).

The basic pathogenesis is probably similar for all forms of visceral leishmaniasis, namely multiplication of the parasite in the fixed cells of the reticuloendothelial system, with associated local changes in the various organs including the haemopoietic tissues. The disease may run a rapid course, or there may be a period of quiescence, lasting many months, between the infective bite and the first appearance of clinical signs of infection. Interference with tissue resistance, including the development of leucopenia, commonly leads to secondary sometimes fatal bacterial invasion, especially of the lungs.

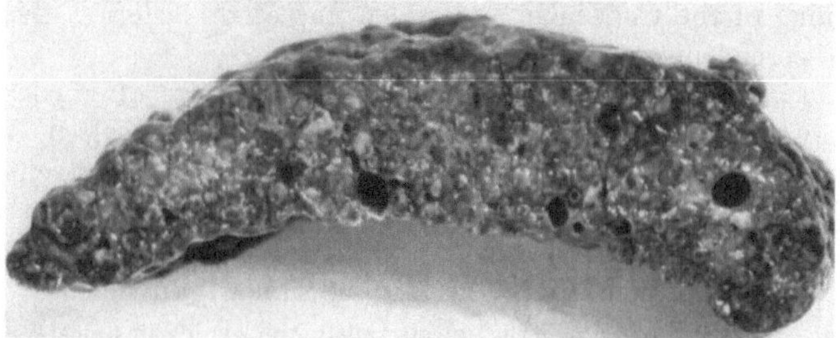

Fig. 24. Kala Azar associated with liver cirrhosis. Kupffer cells filled with parasites (B. Probot 64 years, SN 504/58).

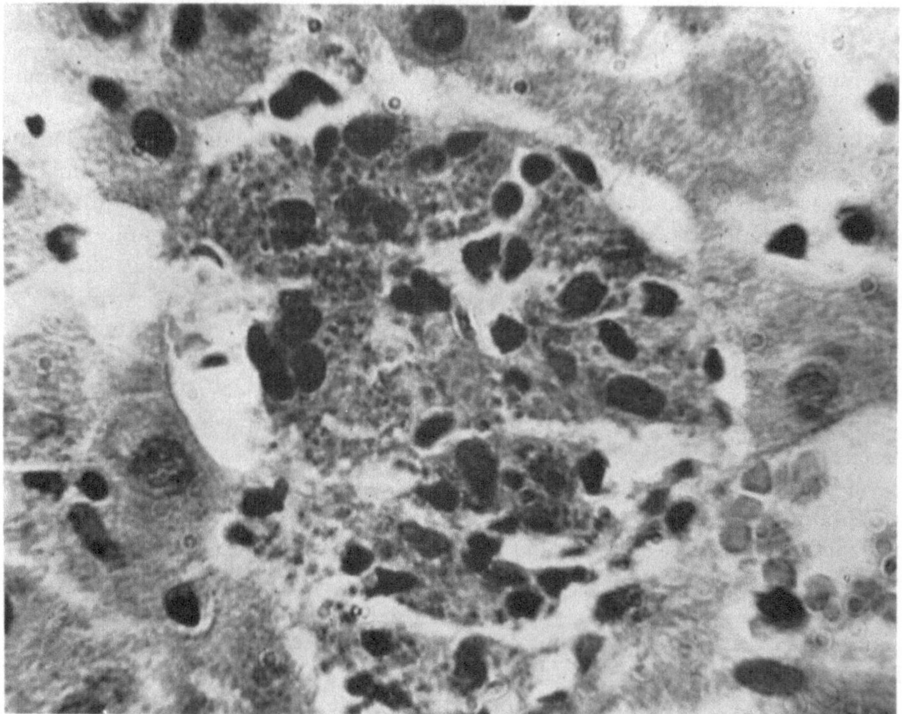

Fig. 25. Visceral leishmaniasis (Kala Azar). Liver: Note *Leishmania donovani* in macrophage cells.

The principal lesions seen in the organs are all derived from these pathogenic processes.

The *splenic tissue* is involved early. The organ becomes steadily larger in the untreated case and many eventually become enormous and present in the pelvis. The cut surface is congested, purple, soft and friable with prominent Malpighian corpuscles. There are often scattered areas of infarction. Histologically the reticulum tissue is tremendously increased and many macrophage cells contain large numbers of parasites. The sinuses are dilated and filled with blood. The lymphoid tissue of the follicles is at first increased and later reduced. The capsule is grossly thickened and there may be considerable perisplenic fibrosis. In the substance of the organ there is relatively little fibrosis, although there may be some thickening of the trabeculae and adventitae of the arteries; there is often some fibrotic perisplenic reaction.

The *lymph nodes*, especially the mesenteric glands, are often congested and enlarged. They undergo processes similar to those seen in the spleen. Generalized enlargement may occur sometimes at an early stage before involvement of the spleen has become prominent. The endothelium of the sinuses and the tissue macrophages are hyperplastic and contain parasites, but fewer than in the spleen.

The retropharyngeal lymphoid tissue may be similarly involved.

Taliaferro (1962) has examined the spleen and lymph glands in hamsters after intraperitoneal infection with virulent *L. donovani*. During the first week of infection he observed lymphocytopoiesis in the spleen and mesenteric lymph glands. In the second week a few reticular cells and macrophages were infected and at four weeks the latter were filled with parasites and the lymphocytes were reduced in numbers. At eight weeks the lymphatic nodules had almost disappeared and macrophages were heavily parasitized; plasmacytes were numerous. These reactions should be compared with those seen in the spleen in acute malaria and in trypanosomiasis.

The *gastrointestinal tract* is very commonly affected, especially in the duodenum and jejunum. The villi become hypertrophic, congested, and oedematous, following hyperplasia of the reticulum, with macrophage cells packed with multiplying parasites. Small surface ulceration is common. Sometimes considerable areas of superficial slough develop, discharging into the lumen epithelial debris, blood and mucus, and often many macrophages containing parasites.

The *liver* is enlarged and congested. The cut surface is firm and often greasy, with a characteristic greyish nutmeg pattern. Histologically, the Kupffer cells are hyperplastic, swollen and packed with parasites. Both Kupffer cells and parenchymal epithelial cells commonly show evidence of some fatty degeneration. The parenchymal cells in the central region of the lobule are most affected and may be necrosed, causing the macroscopic nutmeg appearance. There is no notable increase in the connective tissue of the portal tracts except in the chronic stages, but infiltration of these areas and of the lobular tissue with lymphocytes and plasma cells is common and sometimes prominent.

The *bone marrow* appears red, but the haemopoietic tissue is very considerably reduced and maturation of granulocytes is depressed. Fatty changes appear late. The reticulum cells on the other hand, are greatly increased. The macrophages contain many parasites; these may also be found in the neutrophilic cells. In advanced severe cases there is a gross reduction of both erythroblastic and myeloblastic cells.

A corresponding anaemia and leucopenia is present in the peripheral blood, in which, despite the reduction in erythrocytes, nucleated cells and reticulocytes are rare. The serum iron is low and the iron binding capacity depressed. There is considerable leucopenia, the white cell count ranging from 1000 to 4000 per cu. mm. mainly because of general granulocytopenia. There is a relative increase in lymphocytes and sometimes a real increase in monocytes. Eosinophils are often absent from the peripheral blood. The platelet count is reduced.

Other organs are involved in the same way by hyperplasia and parasitization of the fixed histiocytes. Parasites are commonly few in either the lungs or the kidneys, but they may appear in the urine.

Bacterial invasion of the tissues appears to occur more easily when the reticulum is heavily parasitized and especially when the bone marrow is severely affected and the leucopenia and anaemia are pronounced. Secondary bacterial infection is especially common in the lungs, leading to bronchopneumonia which often proves fatal.

The "toxic" effects of the infection are difficult to distinguish from those of organ involvement. Anaemia and leucopenia originating from destruction of the haemopoietic marrow cells are invariably present in severe cases and are commonly less prominent in infantile kala azar.

Serum albumin concentration is reduced in established cases. The albumin/globulin ratio is inverted and there is a considerable increase in globulins, notably in gamma globulin. The latter may be raised sufficiently to increase the total protein above normal. The rise in globulin is the basis for certain diagnostic tests, depending on the flocculation or precipitation of the protein, for example with formaldehyde (NAPIER, 1921).

Adrenocortical hypofunction can be demonstrated in about one third of cases by the Culler test. Excretion of 17-ketosteroids is notably depressed.

Leishmanial enteritis has been reported as a terminal event in visceral leishmaniasis (SATI, 1962). The patient was moribund on admission, with large liver, spleen and lymphglands, severe anaemia and bleeding from the gums. Parasites were found in large numbers in smears from the small intestine.

The heavy parasitization of the reticulum cells is sometimes referred to as a partial blocking of the reticuloendothelial system but there is no experimental evidence to indicate that the immunity-producing humoral mechanisms to bacterial infection, for example, are necessarily at fault. Failure of resistance to some organisms, especially staphylococci, is, however, clinically obvious in the severe case. Fixation of complement can be demonstrated with suitable antigens prepared from *Leishmania* or infected tissues.

Post-Kala azar dermal leishmaniasis

This occurs as a sequel to visceral leishmaniasis, usually after 1 to 2 years and commonly after antimonial treatment. It is seen in the Indian and South American infections, rarely in the Mediterranean form.

The first lesions are depigmented spots and patches on the shoulders, neck and face. The epithelium is unchanged except for pigment loss. The subpapillary tissue is oedematous with dilated congested blood vessels and a heavy infiltration with macrophages containing many organisms. The lesions may subside or pass on to a papular nodular stage commonly seen on the face. In these lesions the epithelium is thinned and the papillae reduced. The subepithelial tissues are congested and oedematous. Atrophy of the elastic tissues occurs and the collagen fibres are sometimes degenerate, broken up, and separated by oedema. The base of the lesion is formed by a mass of cellular granulomatous tissue in which the proliferating macrophages are prominent and heavy with parasites.

These nodules may appear in successive crops without previous depigmented local spots. They rarely ulcerate, except after trauma.

2. Dermal Leishmaniasis

Life Cycle

Leishmania tropica has a cycle similar to that of *L. donovani*. It can be transmitted by direct contact or more commonly by sandflies in which the leptomonad stage is developed. In man the leishmania form invades and multiplies in the reticulo-endiothelial cells of the skin tissues only and does not reach the viscera. Infection may also result from contact of the broken skin with an ulcerated sore.

Pathogenesis and Pathology

The leptomonad parasites injected by the fly or the leishmania parasites introduced by contact are engulfed by leucocytes and macrophages. In the latter the leishmania forms multiply and, upon the destruction of the cell, are distributed to other macrophages in which the process is repeated. Active hyperplasia of the superficial reticulum cells occurs to form a "syncytium" in which the parasites rapidly multiply. A granulomatous mass of cells develops beneath the epidermis, with a peripheral invasion of lymphocytes, plasma cells and monocytes. Epithelioid and giant cells are occasionally also present. "Nests" of epithelial cells may appear in histological section as a result of section of the hyperplased papillae. A nodule is thus formed raised above the general epithelial surface. There is at first hypertrophy of the stratum corneum with hyperplasia of the papillae. Later, as a result of obstruction of the local blood supply following endothelial hyperplasia and parasitization and possibly because of secondary bacterial infection the epithelium overlying the centre of the lesion breaks down and an ulcer is formed. Clinically there is a depressed ulcer with a floor of granulation tissue and a raised indurated periphery. *Leishmania* are commonly found only in the tissues at the edges of the ulcer.

The tissue response limits the spread of the infection and parasite numbers are steadily reduced as the lesion is gradually replaced by fibrous reaction and the epithelium spread back over the ulcerated area.

Usually only one lesion develops at the site of infection, but local metastasis may occur. Other forms of lesions may develop, including extensive papillomatous masses resembling lupus vulgaris (MANSON-BAHR, 1954).

There are no general effects except those due to secondary bacterial infection of the ulcers. Some leucocytosis with increased numbers of monocytes may be found.

The *clinical patterns* established in infection with *L. tropica* as seen *in Africa* have been classified in general as wet and dry (MANSON-BAHR, 1963). The former has a short incubation period and runs a rapid course of some months; the inflammatory reaction is severe and relatively few parasites are present in the tissue. There is a strong residual immunity to homologous and heterologous strains. Dry lesions have a long incubation period, the local reaction is mild and the infected tissues contain many parasites. The condition may relapse.

The factors governing these reactions include the size of the infecting inoculum, the state of resistance of the human host and the number of infective bites.

Infection induces considerable *immunity* to further infection. In the populations of endemic areas, therefore, lesions are more commonly seen in children.

Cutaneous leishmaniasis is common in Mexico. The mucosae are not invaded, however, so that the clinical picture more resembles that of Oriental sore *(L.*

tropica) than the classical South American form *(L. braziliensis)*. Biopsy of the lesion shows the basic leishmanial histocytic granuloma with many macrophages containing parasites to the region of the papilla and in the dermis. The parasites may be present in enormous numbers in early lesion. Later a pseudo-tuberculoid lesion develops and parasites become scarce (MARTINEZ BAEZ and ALEMAN, 1960).

A distinct form of diffuse cutaneous leishmaniasis exists in *Venezuela* and has been studied in detail over the last decade by CONVIT and his colleagues who regard it as a separate entity on clinical histopathological, parasitological and immunological grounds. Clinically the condition begins as a localised skin lesion which may ulcerate or become plaque-like or nodular. Local satellite lesions develop and later similar lesions appear in the skin of distant parts of the body, suggesting a haematogenous spread, although there are no visceral lesions. Progress is slow and may take years and the infection is very resistant to treatment. The histological picture is the usual one of a granulomatous reaction containing macrophages filled with parasites. The latter produce lesions in hamsters and rats. The immunological reactions examined by modern techniques including the study of fluorescent antibodies help to distinguish the parasite from *L. braziliensis* causing other types of dermal leishmaniasis.

3. Mucocutaneous Leishmaniasis (Espundia)

Life Cycle

The life cycle of *Leishmania braziliensis* which occurrs in parts of South and Central America resembles that of *L. tropica.* The organism is transmitted in leptomonad form by sandflies or in the leishmania form by direct contact.

FLOCH (1954) has suggested the division of South American mucocutaneous leishmaniasis into three types, namely, classical espundia, the Mexican and Guatemalan disease as seen in chicle gum gatherers, and uta, as seen in the Guianas and Peru, in which mucosal extensions of the infection are unusual.

These diseases are found commonly in warm forested areas with high rainfall. They may be zoonotic, the *animal reservoirs* including dogs, cats, squirrels and sylvatic rodents.

Pathogenesis and Pathology

The initial skin lesion arises and develops in a manner similar to Asian dermal leishmaniasis. The formation of granulation tissue is however much less vigorous and the lesions erode deeper tissues. Metastasis of the parasites to mucocutaneous areas in particular is common. Primary lesions may be single or occasionally multiple.

The histological appearance of the skin lesion resembles that of infection with *L. tropica.* There is prominent epithelial hyperplasia with intense chronic cellular infiltration of the dermal papillae and sweat glands at the periphery of the lesion. The granulation tissue formation is poor but there is considerable local hyperplasia of reticulum macrophages, with vascular endothelial hyperplasia and infiltration with lymphocytes, plasma cells and mononuclears. The macrophages especially and some of the other cells including polymorphs and fibroblasts are loaded with parasites, which may also be extracellular. Necrosis occurs and an ulcer is formed, which tends to spread widely and eratically as the granulomatous reaction becomes inadequate. Spontaneous healing may occur with scarring but is unusual. Parasites are scanty in the late stages.

Secondary metastatic lesions develop sometimes years after the primary lesion. They appear in the mouth, pharynx, nasopharynx and elsewhere, especially at mucocutaneous junctions. There is no current satisfactory explanation for these selected areas of metastasis. Some authors have, however, pointed out that the metastasis recur in areas in which the temperature is comparatively low, which may favour the parasite growth.

In the invaded tissue there is a cellular lymphocytic and plasma cell reaction and hyperplasia of the endothelium of the vessels and of the reticuloendothelial macrophages which contain many parasites. The usual processes lead to ischaemic necrosis and secondary infection. Very extensive and damaging lesions may result, especially in the lips, the nose the soft palate, pharynx etc. The vulva may be involved. Healing or partial healing eventually occurs, sometimes with hideous scarring.

Lymph glands may be involved but visceral extension does not otherwise occur.

Species Relationship in Leishmaniasis

Recent evidence suggests that the cutaneous and mucocutaneous South American infection may not all be due to the same species of *Leishmania*. This may explain the extraordinary clinical differences that occur in different geographical regions. For instance, in some areas the lesions are confined especially to the pinna of the ear and metastasis is rare. In Brazil ear lesions are not uncommon but secondary mucocutaneous lesions are unusual. In Venezuela similar lesions develop but Pifano (1958) has described a type of distinctive non-ulcerative plaque-like lesion without secondary metastasis in the mucosal areas. Pifano has examined parasites from mucocutaneous and dermal leishmaniasis in South America by means of sera prepared from rabbits by injection of parasites cultured *in vitro* and has found that the *L. braziliensis* of espundia in one region crosses with those of others but not with *L. donovani* or *L. tropica* and that the so-called *L. braziliensis* obtained from the Venezuelan dermal lesions does not cross with the other *L. braziliensis* strains or *L. donovani*, but does in some degree with *L. tropica*. Moreover, the reactions of laboratory animals to the dermal strain differs from their responses to the espundia strain. He suggests the parasite of dermal leishmaniasis in Venezuela is a new species or subspecies and that the whole nomenclature will have to be reconsidered.

The immunological aspects of *Leishmania* parasitic to man have been studied by many other workers, particularly in South America, where *Leishmania braziliensis* is regarded as an aetiological complex comprising various species and races differing in virulence and the clinical patterns produced. Pifano and his collaegues (1960) have recently studied the problem in Venezuela and by using immune sera prepared in rabbits has classified several strains, including *L. braziliensis pifanoi* the reaction, of which in homologous and heterologous sera differs from classical *L. braziliensis* and is closer to those of *L. tropica*. The appearance of the lesions produced in man and laboratory animals and the abundance of parasites in them distinguish infections with *L. braziliensis pifanoi* from those with *L. tropica*.

Garnham and Lewis (1959) studied forms of mucocutaneous leishmaniasis known as Bay sores seen in British Honduras and Mexico. They considered that all the lesions could be attributed to the main species of *L. braziliensis*, and that the bewildering clinical varieties were caused by nosodemes of the main species.

Adler compared the behaviour of strains of *Leishmania* on semisolid culture media containing homologous and heterologous sera. He was able in this way to separate *L. braziliensis* from both *L. tropica* and *L. mexicana*, and *L. tropica* from *L. mexicana*. The latter was antigenically nearer *L. tropica* than *L. braziliensis*. Volunteers who had recovered from *L. tropica* infection were immune to infection with *L. mexicana*.

The relations between *Leishmania* found in local animals and that causing clinical effects in man have been studied recently in Africa by Manson-Bahr (1963). Parasites isolated from gerbils and ground squirrel and resembling *L. donovani* were found to be dermatotropic and would not cause visceral infection in man. L. *donovani* inoculated intradermally into man, on the other hand, caused kala azar, after a primary stage in the skin. The local vector could be readily infected from cases in which the parasite could also be isolated from finger prick blood. Man was thus a good reservoir, but the position of the rodents in this respect was not clear.

MANSON BAHR (1961) found that intradermal inoculation of *L. donovani* into non-immune subjects led to the formation of a local leishmanioma from which the parasites were later disseminated, causing visceral leishmaniasis. Similar inoculation into an immune subject caused an Arthus inflammatory reaction and was not followed by the development of kala azar. Intermediate reactions occurred in the partially immune; nodules containing parasites formed and persisted for weeks but there was no visceral dissemination. Volunteers previously immunized with a living culture of *L. donovani* isolated from a ground squirrel were still immune to this strain of parasite and others from human kala azar. They were, however, susceptible to *L. tropica* which caused typical oriental sores.

In over 100 subjects given intradermal vaccination with *L. donovani* the leishmania skin reaction became positive within 2 months. Individuals were found to resist challenge for months afterwards with a human strain of *L. donovani* and a strain from rodents. The inference to be drawn from these experiments is that the ground squirrel strain of *L. donovani* which is dermatotropic and does not cause visceral leishmaniasis in man, is capable of immunizing the human skin against subsequent challenge with virulent human strains of the parasite. This seems to open the way for vaccination of populations of endemic areas exposed to sandfly transmission of *L. donovani*.

References

ADLER, S.: Immune Phenomena in Leishmaniasis. Pp. 235 in Immunity to Protozoa. Ed. GARNHAM PCC, PIERCE, AE and ROITT, I. Oxford: Blackwell 1963.

CHADLI, A., and E. PHILIPPE: La leishmaniase viscerale et systeme reticulohistocytaire. Arch. Inst. Pasteur Tunis **38**, 9 (1961).

FLOCH, M.: Arch. Inst. Pasteur Guyane franç. Publ. **328**, (1954).

GARNHAM, P. C. C.: Leishmaniasis as a zoonosis: Facts and Fallacy. Rev. bras. Marar. Publ. **178**, (1963).

—, and D. J. LEWIS: Parasites of British Honduras with special reference to leishmaniasis. Trans. roy. Soc. trop. Med. Hyg. **53**, 12 (1959).

MANSON BAHR, P. E. C.: Immunity in Kala Azar. Trans. roy. Soc. trop. Med. Hyg. **55**, 550 (1961).

— Variations in the clinical manifestation of leishmaniasis caused by *Leishamania tropica*. Rev. bras. Malar. Publ. **179**, (1963).

MARTINEZ, BAEZ and P. ALEMAN: Histopatologia de la leishmaniasis cutanea en Mexico. Rev. Inst. Salubr. Enferm. trop. (Méx.) **20**, 153 (1960).

PIFANO, C. F., and J. V. SCORZA: Aspectos immunologicos de las leishmanias que parasitan al hombre. Arch. venez. Med. trop. **3**, 15 (1960).

SATI: Leishmanial Enteritis as a Cause of Intractable Diarrhoea and Death. Sudan med. J. **1** (new series), 216 (1962).

TALIAFERRO, W. H.: Remarks on the Immunology of Leishmaniasis. R. C. Inst. sup. Sanita **2**, 138 (1962).

D. Helminthic Diseases

I. Trichinella spiralis: (Trichinosis)

Life Cycle

This worm is a parasite of carnivores. Infection results from eating infected muscle tissue containing encysted larvae. Rats and pigs are commonly infected.

Life Cycle in man

Man becomes infected by eating uncooked pork containing viable "encysted" larvae. The larvae escape from the cyst in the stomach and pass to the small intestine. They mature in a few days in the lumen of the duodenum and jejunum; they concentrate in this region, but may be found in small numbers from the pylorus to the terminal ileum and even the first part of the colon. After mating, the males are evacuated and the female burrows into the superficial or deep layers of the mucosa and larvae are deposited in the tissues for a period of 2 to 16 weeks. They reach the mesenteric lymphatics and venules and are distributed into the general circulation *via* the right heart and lungs. They are believed to pass to all the tissues, but ultimately become fixed in striated muscle especially in the *diaphragm, tongue* and limb muscles particularly the *deltoid* and *gastrocnemius.* They now undergo three moults and within a month coil into a tight spiral and become enclosed in a cellular ellipsoidal capsule, forming the so-called "cyst" which has its long axis parallel to the muscle fibres and in which they may remain viable in man for many years. Further development beyond this stage is impossible except through another host.

Pathogenesis

When meat containing the "cysts" is ingested, the capsule is digested in the stomach and the fourth stage larvae escape and pass to the small intestine. In a few days the resultant adults enter the mucosa of the duodenum and jejunum. Local signs of irritation may develop during this period. The distribution and settlement of larvae in the tissues occurs over the next 10 days to 16 weeks. Local general clinical effects result. Tissue reactions develop about the larvae arrested in striated muscle, which becomes encysted and in some cases calcified at a later stage.

The host response is related to the intensity of the infection. Severe signs are associated with dissemination of large numbers of larvae. The encystation of a few larvae in muscles often occurs without clinical signs (KERSHAW et al. 1956).

The passage of larvae through the intestinal wall begins two days to a week after ingestion of infective meat and may last for several weeks. In the intestine inflammatory reactions occur in the region of the penetrating adults and larvae, with dilatation and stasis of bloods vessels, and infiltration of the tissues with polymorphs, eosinophils and lymphocytes. General reactions at this stage may include very high eosinophilia, nausea, vomiting, epigastric discomfort, diarrhoea and sometimes respiratory symptoms.

During the more prolonged stage of larviposition and larval distribution, both local and general reactions occur in the host. The passage of the larvae in blood and lymphatic vessels produces local inflammatory reactions which are reflected in local clinical effects, of which oedema, usually of the face, is the commonest. The lesions are endovascular and perivascular, associated with polymorph and eosinophil cellular infiltration. Perivascular haemorrhages are common and thrombophlebitis may develop associated with embolic phenomena. Any tissue may be involved, including the lymph nodes, which become enlarged and extremely tender. In severe infections, lesions may develop in the parotid and the submaxillary and sublingual glands.

The *myocardium* may be involved. SEMPLE et al. (1954) have described the cardiac lesions found in a case in which death occurred from heart failure 21 days after

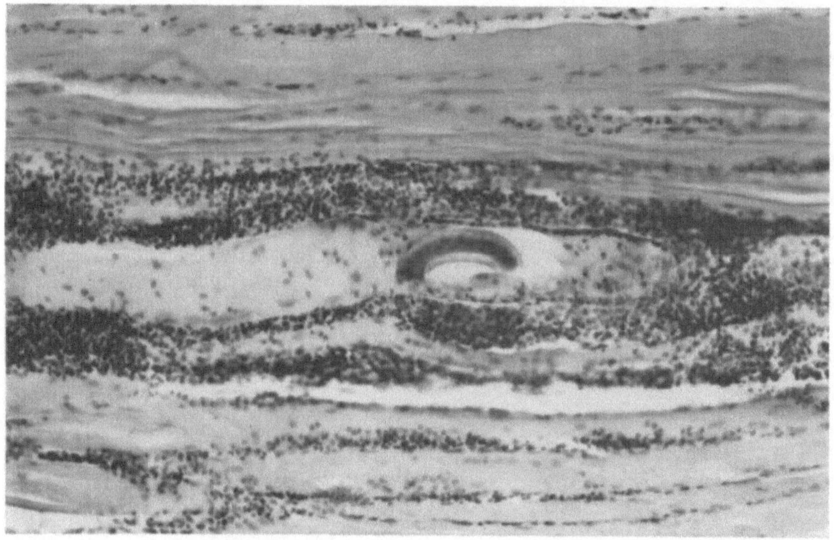

Fig. 26. Trichinosis. Human *Trichinella spiralis* infection. Larva encapsulated in skeletal muscle.

the first signs of infection. Histological examination of the myocardium revealed widespread focal necrosis of muscle fibres, occurring in circumscribed areas up to 1 mm. in diameter in which there was acute inflammatory infiltration with polymorphs and eosinophils. Some of these focal areas showed early organization. The genesis of the cardiac lesions is uncertain. Permanent localization of larvae in the myocardium has not been described in animal or human infections. Temporary lodgement or passage of larvae may be partly concerned, but humoral mechanisms arising from the destruction of larvae in other tissues, or allergic tissue responses may also be involved (Fig. 26).

Central nervous system and other neurological signs occur in a proportion of patients in whom the infection is severe. Their pathogenesis is probably related to the passage of larvae, but in man larvae have not been detected in the brain or cord even in cases in which extensive neurological clinical signs, such as hemiplegia, cerebellar effects and peripheral palsies, have been present.

Larvae have not been found in the viscera, although focal lesions similar to those described in the heart may be present.

The absence of larvae in the brain and viscera is in sharp contrast to their presence in *skeletal* muscle and is one of the remarkable characteristics of the infection (Fig. 27).

PHILLIPSON and KERSHAW (1960, 1961) studied the effects of infection with *Trichinella* in mice and noted that few larvae were found in the blood at any stage even at periods of peak larvae production. They point out that if the infection in mouse and man follow the same patterns, most of the larvae are deposited in the voluntary muscles before symptoms develop. The important corollary so far as chemotherapy is concerned is that any *drug* which is designed to lessen the number of larvae deposited in the muscles *must be used early* (in man by the 15th day). They conclude that the reaction of the host to the parasite and not the direct effect of the parasite on the host is responsible for the clinical manifestations.

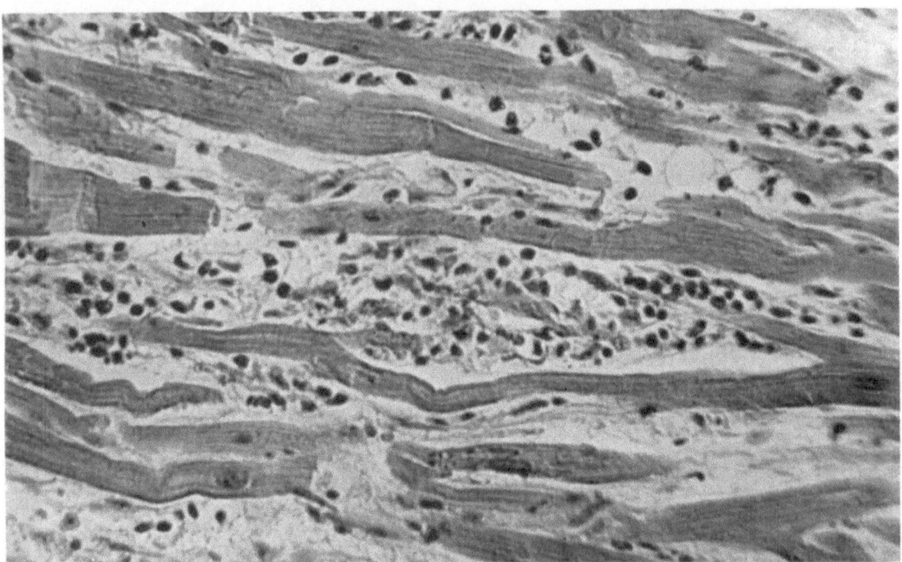

Fig. 27. Trichinosis. Human *Trichinella spiralis* infection. Myocardial cellular infiltration in acute case. No larvae in heart.

Larvae become caught up in skeletal muscle tissue early in the infection and are rapidly isolated by tissue responses which lead in some cases to encapsulation or "encystation" and sometimes to calcification. The "encysted" larvae may remain viable for many years.

The retention of larvae in the muscle tissue and the resultant focal inflammatory responses produce clinical signs including local pain and often tender and palpable nodular reactions. The changes have been studied in biopsies of muscle in man and animals. The individual larva coils upon itself lying in the interstitial spaces between layers of muscle fibres. Local inflammatory reaction develop similar to those in the myocardium, but usually without the development of muscle necrosis. The larva comes to lie in a fusiform gap between the muscle fibres, around which the host tissues react to form cellular fibrotic tissue without giant cell formation. Eventually, the larva may become enclosed in a "cyst", said to be formed in part from the sarcolemma of the adjacent muscle cells or as a result of ecdyses occurring in the larva itself. Cysts develop slowly and are not always formed.

Many detailed surveys of the anatomical distribution of larvae have been made in animals but rarely in man. KERSHAW et al. (1956) reported their findings in two fatal cases. One, with a very heavy infection, died of sudden heart failure on the twenty-second day after symptoms first developed. Skeletal and the intercostal muscles contained from 20 to 70 larvae per gramme of muscle. The diaphragm contained considerably more, and the tongue most of all. No larvae were found in the brain, heart, liver, spleen or kidney. The second patient had a light infection but died from a pulmonary embolism on the twentyfirst day after clinical signs had developed. The number of larvae per 1.0 gm. of skeletal muscle ranged about 1, except for the forearms (4). The diaphragm contained 1.7 per gm. No larvae were found in the heart, uterus, or other viscera examined.

These findings in man do not support the view commonly expressed regarding the distribution of larvae in animals, in which the diaphragm is stated to be the most commonly and intensely infected of all muscles. In surveys of the infection in man, examination of somatic muscles as well as of the diaphragm is thus clearly necessary.

The general effects of heavy infection may be very severe and include, besides the signs already mentioned, remittent fever and pronounced eosinophilia. The white blood count is commonly raised; the bone marrow is hyperplastic and there may be excessive erythropoiesis. Signs of encephalitis, meningitis, disorientation, hallucinations, etc., are not uncommon in severe infections.

Humoral antibodies are developed in the later stages and may be demonstrated by various reactions including complement fixation, precipitation, flocculation, and intradermal reactions, using antigens prepared from larvae.

Diagnosis is made by the clinical history and finding the larvae in skeletal muscle biopsy (usually the deltoid, thigh or latissimus dorsi). The specimen is subjected to digestion by trypsin or other enzymes and the material is examined for encysted larvae. Quantitative estimations are expressed as the number of larvae per 1.0 gm. of muscle tissue. Alternatively, press preparations between two slides may be made and examined direct.

References

KERSHAW, W. E., C. A. ST. HILL, A. B. SEMPLE, and J. B. M. DAVIES: The distribution of the larvae of Trichinella spiralis in the muscles, viscera and central nervous system in cases of trichinosis at Liverpool in 1953, and the relation of the severity of the illness to the intensity of infection. Ann. trop. Med. Parasit. **50**, 355 (1956).

PHILLIPSON, R. F., and W. E. KERSHAW: The production, deposition and growth of the larvae of Trichinella spiralis and their significance in the chemotherapy of the infection. Ann. trop. Med. Parasit. **54**, 250 (1960) and **55**, 231 (1961).

SEMPLE, A. B., J. B. M. DAVIES, W. E. KERSHAW, and C. A. ST. HILL: An outbreak of trichinosis in Liverpool in 1953, Brit. med. J. **1954**, **I**, 1002.

II. Trichocephalus Trichiuris

Trichuris trichiura
[Whipworm]

Life Cycle in man

Man is the only proved host, though related worms occur in other animals. The adult worm is usually attached to the wall of the caecum, less commonly the upper part of the colon, appendix, and the terminal ileum.

The gravid female discharges eggs into the intestinal lumen.

The eggs are barrel-shaped with a polar prominence or plug at each end. They are usually stained brown and measure about 55 by 23 microns. Eggs discharged in the faeces contain an unsegmented ovum which requires two weeks or more to mature. Man is infected by swallowing the embryonated egg. The first-stage juveniles escape in the duodenum, and invade the glandular crypts and villi or sometimes the intestinal wall. They emerge in a few days and most migrate in the lumen to the caecum, some becoming attached at higher intestinal levels. Maturity is achieved in 3 to 4 weeks, during which the larvae undergo 4 ecdyses. Eggs appear in the faeces within 4 weeks of infection.

The adult flesh — coloured worms are whip-shaped. The longer anterior portion is very narrow and filiform. The posterior section is fusiform.

The female measures 3 to 5 cm and is slightly larger than the male, which has a tightly coiled caudal extremity.

The adult eventually attaches itself to the intestinal mucosa by its anterior end, which may burrow deeply into the tissues.

The worm burden is usually light in temperate regions but in the tropics very heavy infection may occur, with hundreds and even thousands of worms. The critical worm load is said to be of the order of 1,000, which represents about 50,000 eggs per 1.0 mg. faeces.

Clinical effects are related to the intensity of the infection with adults. In the vast majority of cases they are trivial. In haevy infections (for example, 1,000 adults or more) the mucosa of the whole caecum and colon, and even that of the terminal ileum, may be invaded. The colon, as seen at sigmoidoscopy, is hyperaemic and oedematous and may bleed easily; petechial haemorrhages appear when the worms are removed from the sites of their attachment; there may be small superficial ulcers and occasionally submucous abscesses. Obstruction of the lumen of the appendix by matted masses of worms has been described. Prolapse of the rectum may occur. Peritonitis has followed penetration of the mucosa by the worms.

RAMSEY (1962) has recently described the clinical picture in heavy *Trichuris* infection in children in Jamaica. Common features were rectal prolapse, with mucosal invasion by adult worms, persistent bloody diarrhoea, anaemia and eosinophilia.

Allergic manifestations have been ascribed to the worm and in long continued heavy infections there may be "toxic" effects, including emaciation, hypochromic anaemia (sometimes severe) and prolonged diarrhoea. It is probable that at this stage factors other than the infection may be involved, including malnutrition (HARTZ, 1953; JUNG and BEAVER, 1951; JUNG and JELLIFFE, 1958; TROWELL and JELLIFFE, 1958).

References

HARTZ, P. H.: Histopathology of the colon in massive trichocephaliasis of children. Doc. rem. Med. geogr. trop. (Amst.) **5**, 303 (1953).

JUNG, R. C., and P. C. BEAVER: Clinical observations in Trichocephalus trichiurus infestation in children. Pediatrics **8**, 548 (1951).

—, and D. B. JELLIFFE: Chapter 18 in Diseases of Children in the Subtropics and Tropics, p. 402, TROWELL, H. C., and D. B. JELLIFFE. London: Edward Arnold Ltd. 1958.

RAMSEY, F. C.: Trichuris Dysentery Syndrome. West. Indian med. J. **11**, 235 (1962).

TROWELL, H. C., and D. B. JELLIFFE: Diseases of Children in the Subtropics and Tropics. London: Edward Arnold (1958).

III. Ascaris Lumbricoides

(Intestinal roundworm).

Life Cycle

Ascaris is the commonest gastrointestinal helminth parasite in man. Fully embryonated eggs are swallowed. Second-stage juveniles escape in the duodenum, penetrate the wall of the small intestine and reach the mesenteric venules or lymphatics. They eventually reach the pulmonary blood stream via the right heart and pass through the alveolar vessels into the alveoli where they undergo moults and migrate after some days to the bronchioles, the bronchi, to the trachea, over the epiglottis to the oesophagus. They finally reach the small intestine and undergo a fourth and final ecdysis to become adults.

In heavy infections, some larvae pass through the lungs into the systemic circulation and may be held up in any tissue with the formation of local granulomous lesions. Maturity is achieved in the intestine in 25 to 30 days after infection.

Adults, which commonly survive less than 12 months, remain free in the lumen unattached to the gut wall and absorb food from the luminal contents. Mature fertilized females begin to oviposit sixty to seventy days after infection. Eggs which may or may not be fertilized are passed in the faeces. The fertilized egg becomes fully embryonated and infective to man after 2 to 3 weeks.

The ivory-white adults resemble earth-worms. The male is 15 to 25 cm. long and about 4 mm. in width; the posterior end is curved into a ventral hook. The female measures 20 to 30 cm. in length and is a little thicker than the male. It is larger, tapering and straight. There are three five-toothed lips, two ventro-lateral and one dorsal.

The *eggs* are broadly oval. In the fertilized egg, which measures between 45 to 75 by 35 to 50 μ the shell is thick, clear or bile-stained, and resistant to dessication; there is an outer irregular coarsely mammillated albuminoid coat which is commonly bile stained, a thick middle layer and a fine inner vitelline membrane. The ovum is granular and unsegmented when the egg is passed in the faeces. Unfertilized eggs are usually somewhat longer and narrower measuring around 90 by 45 microns. They have a thinner shell, no vitelline membrane and are filled with a coarse granular mass. Both fertilized and unfertilized eggs may lose the mammillated coat.

The development of the embryo in the fertilized egg is dependent on suitable ambient temperature and moisture. The view that oxygen is essential to this development has recently been challenged since it has been shown that embryonation can be completed in anaerobic conditions. The optimal temperature ranges either side of 25°C. Above 30 °C. the embryo is rapidly killed, but it survives in a dormant state at low temperatures. Under optimal conditions, the embryo becomes fully developed and infective after 2 to 3 weeks.

Infection with the pig *Ascaris* occurs rarely in man, but infection with the related nematodes *Toxocara* and *Toxascaris* is common (see larva migrans).

Pathogenesis and Pathology

The appearance of physical signs is dependent in the main on the worm load. In the migration phase the passage of the larvae through the liver, lungs and bronchi may have no clinical results in light infections but in heavier infection may be associated with general and local signs, including fever, eosinophilia and hepatic or pulmonary effects. In heavy infections the liver may be enlarged and tender but there are rarely other signs of hepatic disturbance. Changes in the *lungs* during infection may be serious. There may be extensive focal haemorrhage and round cell infiltration in the areas where the larvae have escaped into the alveoli. Lobular consolidation and oedema may develop with cough and sometimes haemoptysis. Larvae may be coughed up in the sputum. The passage of larvae through the intestinal wall gives rise to local trauma which seldom results in clinical signs.

Passage of large numbers of larvae through the liver by way of the portohepatic vessels may cause some temporary hepatic response but the significant effects of the migration are usually seen only in the lungs. The extent of these pathological changes is determined mainly by the number of larvae involved, and by the degree of host sensitivity induced by previous infection.

Pathological changes develop in the *liver* within 1 to 5 days of infection and in the lungs four or five days later. In the lungs small haemorrhages occur in foci around the developing larvae as they escape from the blood vessels into the alveoli. Local cellular infiltration follows with round cells, polymorphs and eosinophils, together with epithelial desquamation and some serious exudate.

In light or moderate infections the clinical response to these tissue changes is localised, but in heavy infections widespread consolidation may lead to so-called "*ascaris pneumonia*" in the form of bronchopneumonia or lobar pneumonia, sometimes complicated by secondary bacterial infection. Larvae may appear in the sputum.

Clinical features during the migration of larvae through the lungs usually persist for one to two weeks, and include spasms of coughing and respiratory embarrassment with physical signs of lobular involvement.

Ascaris larvae sometimes pass to the general systemic circulation and may occasionally cause local disturbances in the liver, brain, spinal cord, kidneys, etc. sometimes with the formation of local granulomata (TEIXEIRA and PAIVA, 1963). The larvae of ascarids adjusted to hosts other than man may, however, also occasionally reach the general circulation and may give rise to granulomata (see visceral larva migrans).

Maturing or adult worms living in the small intestine may cause *physical or traumatic effects*. Moderate infection leads to vague abdominal discomfort, colicky pain and sometimes intermittent watery diarrhoea. In heavy infections, knotted masses of large worms may cause partial or complete intestinal obstruction with intussusception. Paralytic ileus had been described.

A heavy worm load in a child may represent a considerable percentage of the body weight. Since the adult worms share the intestinal food contents with the host, either by absorption into their intestines (which may be seen outlined as "string shadows" in the barium meal) or across their cuticles, a massive infection may be an appreciable nutritional drain on a child, especially during the stage of active growth or when the diet is marginal or inadequate. The synthesis of the very high protein complement of the worm tissues and the constant loss of protein through the discharge of great quantities of eggs also represent a considerable turn-over of nitrogen. The host metabolism is possibly further deranged by the production of ascarase, which inhibits the digestive enzymes of the succus entericus. Stunting, avitaminosis and syndromes akin to kwashiorkor are thus not uncommonly associated with very heavy infections infants (JUNG and JELLIFFE, 1958).

Adult worms are often passed out of the body spontaneously. They may be vomited or wander to the oesophagus and appear at the mouth. They have been known to explore the eustachian tubes and may be aspirated back into the lungs where they set up pneumonia and sometimes gangrene. They have been reported to penetrate through the intestinal wall, especially through recent surgical wounds, and ascarid peritonitis had been described.

Mechanical damage may arise from ectopic wanderings of adults. They may enter the *common bile duct* and even intrahepatic ducts with the development of obstructive jaundice (Hsu, 1962). The liver parenchyma may be invaded with the formation of multiple lesions containing the worms. The *pancreatic duct* may be obstructed, leading to acute pancreatitis. Adults have been found in the heart.

The general response, as pointed out above, is dependent not only on the worm load but probably also on the state of host nutrition and specific sensitivity or immunity. The characteristic picture of heavy infection plus malnutrition is that of the moon-faced, stunted child with lack-lustre skin, and distended abdomen, the outlines of worm-filled intestines showing through the thinned abdominal wall, and with hair and skin changes and other signs of vitamin deficiencies. "Toxaemic" symptoms, including mental and nervous signs, convulsions, etc., may occur in heavy infections and are believed to arise in part from sensitivity reactions and in part from the poisonous effects of derivatives of living and dead worms and possibly larvae.

Infection with ascaris may lead to the absorption of products of living and dead worms which produce toxic effects in the host. Extracts of worms with haemolytic or histamine-like activity have been prepared, for instance, but their context in the evolution of the clinical response to infection is still obscure.

Sensitivity can be demonstrated in infected individuals by means of intradermal injection of antigens made from adults or larvae of *Ascaris*. These responses are largely group rather than species specific (Fiabane and Targon, 1961).

Clinical signs originating in sensitivity reactions include bouts of fever and asthmatic attacks associated with high eosinophilia (Loeffler's pulmonary eosinophilia syndrome). Meningeal syndromes have also been described. One of the factors concerned in the evolution of the clinical response is persistent and frequent reinfection, which, despite the apparent acquired premunity, may exacerbate these sensitivity responses and occasionally lead to the syndromes of visceral larva migrans even with the human adapted *Ascaris* strains.

The production of specific humoral antibodies can be demonstrated by complement fixation and skin sensitivity tests. Highly purified polysaccharide antigens have been used for these tests and for separation of species of *Ascaris* (Campbell, 1937). Anaphylactic responses and pronounced eosinophilia can be produced in animals sensitized with antigens made from protein worm-extracts.

Some resistance to superinfection develops in human ascariasis. This appears to be of a premunity type, since it reaches its highest levels in the presence of current moderate or heavy infection. It probably also influences the retention and replacement-necrosis of circulating juveniles in the tissues. The mechanism of this tissue cupture and destruction of larvae has recently been studied by Arean and Crandall (1962) who immunized rabbits with freeze-dried extracts of *Ascaris* larvae and then challenged them with large numbers of larvae hatched *in vitro*.

The histological appearances in the tissues were examined at intervals and compared with those in normal animals. In the immunized animals the larvae were caught up and destroyed in the alveoli in a few days; in normal animals the usual processes occurred, with alveolar haemorrhages and development of the larvae. Inflammatory reactions which consisted of local tissue infiltration with polymorphs and eosinophils and later granulomatous changes, with epitheloid and giant cells were more intense in the immunized animals, and were resorbed faster. The reactions were not proportional to levels of circulating antibody. The authors concluded that tissue immunosensitivity played a role in the reaction of the tissues to ectopic larvae but was only part of the processes involved which included tissue cellular responses.

What relation the sensitivity which develops and the humoral antibodies which can be identified during *Ascaris* infection have to the resistance to super-infection has not been determined. Recent work on the nature of the antigens which can be obtained from whole adult and larval bodies or their fractions, such as the cuticle may be expected to throw light on the problem.

Diagnosis depends on the discovery in the stool of eggs or of adults or on the identification of adults in the various body cavities or organs into which they may wander. Larvae may occasionally be found in sputum in severe respiratory reactions and ectopic larvae in granulomatous reactions in tissues.

References

AREAN, V. M., and C. A. CRANDALL: The Effect of Immunization of the Fate of Injected Second-stage Ascaris lumbricoides larvae in the Rabbit. Amer. J. trop. Med. Hyg. **11**, 369 (1962).

CAMPBELL, D. H.: Precipitin tests with glycogen from several species of animals, Proc. Soc. exp. Biol. (N.Y.) **36**, 511 (1937).

FIABANE, L., and A. TARGON: Valore dell'allergia mella diagnosi di ascaridiasi. Arch. ital. Sci. med. trop. **42**, 532 (1961).

HSU, F. H.: Clinical Observation on 110 cases of Ascaris invasion into the Biliary Tract. Nagoya J. med. Sci. **24**, 215 (1962).

JUNG, R. C., and D. B. JELLIFFE: Chapter 18 in Diseases of Children in the Subtropics and Tropics, p. 402. TROWELL, H. C., and D. B. JELLIFFE. London: Edward Arnold Ltd. 1958

IV. Human Hookworms

a) *Ancylostoma duodenale* (Old World Hookworm).

b) *Necator americanus* (American hookworm).

Life Cycle

This is very much the same for both worms. Man is the only normal host. The fertilized eggs are discharged into the lumen of the small intestine in large numbers. The eggs are symmetrical, ovoid with a thin clear shell measuring 55 to 75 by 35 to 40 microns, and contain an embryo in the 4 to 8 cell stage. There is a clear space between the embryo and the shell. Eggs which are passed in the faeces hatch within 48 hours under suitable conditions of soil temperature, moisture, light and aeration. The free-living rhabditiform juvenile is transformed in about 8 days and after two moults into the non-feeding free living infective form, the filariform juvenile. This reaches the soil surface and eventually penetrates human skin usually through the foot. In endemic areas continuous infection commonly occurs. The mature filariform larva, when swallowed, may develop directly into adult worms, sometimes without lung passage, but cutaneous infection is the usual route. The larvae then enter blood capillaries or venules and are carried through the right heart to the lungs. Here they emerge from the small blood vessels into the alveoli. The larvae then pass up the bronchi, over the epiglottis and thence down the oesophagus, reaching the small intestine within one to 7 days. A third moult takes place either in the lungs or the intestine and is followed by a fourth ecdysis in the intestine. The adults become mature 4 to 5 weeks after infection and are attached orally to the duodenal or jejunal mucosa by a plug of mucosa grasped by the buccal capsule. They feed by sucking blood from damaged local capillary vessels.

Copulation takes place by conjugation of the male bursa to the vulva and oviposition commences five to six weeks after the original infection. A few adults may remain in the intestine for years but most are eliminated within 12 months.

Adults are cylindrical whitish worms in which the straight intestine may often be seen filled with blood or its products. The male varies from 0.5 to 1.0 cm. in length and is provided with a conspicuous copulatory bunsa. The female is larger and has a pointed posterior end. The oesophagus is club-shaped. The anterior extremity of the worm is bent dorsally (hence the name "hook"). The conspicuous mouth cavity is armed in *A. duodenale* with two ventral pairs of curved teeth and a single smaller pair of dorsal teeth, and in *N. americanus* with a large ventral and smaller dorsal pair of chitinous cutting plates, a medial dorsal tooth and a pair of subventral lancets.

Pathogenesis

Local reactions in the region of penetration (usually between the toes or on the dorsum of the feet) may result in isolation and death of the larvae with characteristic cellular responses in the host tissues. These reactions give rise to erythema, oedema and a maculopapular eruption. Secondary infection is common, and leads to the so-called "ground-itch".

Migration of the larvae through the lungs may be symptomless but usually causes local haemorrhage and cellular infiltrations in the alveoli similar to those due to *Ascaris* larvae. In very heavy infections, these processes may lead to lobular consolidation and clinical signs of pneumonitis. Such signs appear within a few days of infection and may last for 2 to 3 weeks.

The attachment of the worms to the *intestinal wall* leads only to local changes. The distal portion of the villus is digested and erosion of tissues occurs around the area, giving the appearance of the tissues being sucked into the bucca cavity of the worm. Blood passes from the involved tissues into and through the intestine of the worm. When the worm disengages and is expelled, the site of attachment may continue to bleed for a short time but usually heals quickly.

The factors involved in development of 'hookworm disease' or 'anaemia' following infection with hookworms have recently been very clearly defined by GILLES et al. (1964), after careful clinical and laboratory study of patients in a village in Western Nigeria. Three major factors play their part in the reactions of an individual to the infection, namely the state of the subject's iron reserves, the amount and availability of iron in the diet, and the number of worms present.

In the majority of cases the crucial point is the condition of the *iron reserve.* Moderate worm loads can be accepted without clinical signs including anaemia provided the reserves are adequate. In the normal individual it has been estimated that infections with less than 100 *Necator americanus* or 20 *Ankylostoma duodenale* will cause no clinical effects and, whatever the state of the iron reserve or intake, infections exceeding 500 of the former and 100 of the latter will cause effects including some anaemia (WOODRUFF, 1961).

The occasional striking absence of any apparent correlation between the worm load and the development of anaemia can usually be accounted for by variability of iron reserves and intake.

The availability and intestinal absorption of iron may nevertheless sometimes be a factor in the genesis of hookworm anaemia. Normal haemopoiesis needs at least 10 mg. Fe daily and in cases with deficient reserves but with adequate intake, recovery may be slow after worming.

In countries where the iron intake is consistently low, infections with few worms may cause sufficient regular blood loss to produce anaemia. This was noted, for instance in Mauritius, where the average iron intake was only 5 to 10 mg. per day (STOTT, 1961) and the mean worm load only 80; in these cases administration of iron corrected the anaemia, without anthelminthic treatment. On the other hand, in Western Nigeria, where the daily intake of iron varies from 21 to 57 mg severe anaemia due to hookworm infection was not evident in people with fewer than 20,000 eggs per 1.0 gm. of stool, the equivalent of about 800 worms.

Time is an important factor in the development of the anaemia, even when the worm load is considerable (WOODRUFF, 1961) probably because, as LAYRISSE et al. (1961) point out, patients infected with hookworm become anaemic only after their iron stores have been completely depleted, a process which may take months or years.

By various methods, including the use of radioactive ^{51}Cr, the amount of blood lost per day *via* a single adult worm has been calculated to be between 0.03 ml *(Necator)* and 0.1 ml or more *(Ancylostoma)*. Administration of iron does not apparently affect the amount of blood loss.

The blood appears to be lost as a result of active removal by the pumping action of the worm *via* its gut, and is not significantly increased by bleeding from ulceration left in the wall by detachment of the worm. GILLES (1964) has shown, for instance, that there was immediate cessation of blood loss following efficient worming.

On the whole, the blood lost into the intestine represents a real loss of haemoglobin iron which amounts to over 50 per cent (ROCHE et al., 1959) of the total removed by the worms. Intestinal absorption of iron is apparently unaffected by the presence of the worm.

FOY et al. (1959) suggest that some blockade of iron absorption may arise in vegetarians due to the formation of insoluble phytates and phosphates of iron in the gut lumen. WOODRUFF (1961) has pointed out however that in moderate infections, the effects of blood loss may not show until depletion of the iron reserves.

The *anaemia* in hookworm disease is of the *'blood loss' type*. The erythrocytes are hypochromic and normo- or microcytic. The bone marrow is primarily normoblastic and in severe cases may contain no haemosiderin. In a proportion of cases there may be an element of abnormal megaloblastic erythropoiesis, arising from folic acid insufficiency. In some cases folic acid clearance may be abnormally rapid, especially during the recovery stage following worming and iron administration, when the demand for folic acid is probably high. Such subjects were probably living on a diet which contained just sufficient folic acid for normal requirements (GILLES, 1964).

The severity of the anaemia varies from patient to patient even with the same worm load, and depends on the degree of depletion of the iron reserves and intake. It may become very pronounced; in cases in which the daily blood loss is 100 ml. or more the haemoglobin concentration may eventually reach as little as 2 gm. per cent, or lower. Even at this level of anaemia the patient may occasionally be able to perform some of his daily tasks. In such individuals the reticulocyte count in the peripheral blood is low until treatment is commenced, although the marrow may display signs of hyperactivity.

There is little evidence of any direct 'toxic' or metabolic effect in the production of hookworm disease. On the other hand, host resistance to superinfection can be acquired by frequent re-infection, since many of those infected eventually settle for years at about the same level of infection and anaemia. It has been shown that this resistance in the case of hookworm infection in dogs can be broken down by chronic bleeding or by severe dietary iron deficiency or by the development of vitamin deficiency and that as the deficiency increases so does the development and productivity of the worm (RHOADS et al., 1934; FRYE, 1955).

The *clinical pattern* of the severe case of hookworm disease is thus made up of the effects of blood loss *per se* and of other factors which may well include faults in nutrition particularly in the intake and quality of the protein ingested. The anaemia may be aggravated by physiological and pathological stresses, such as pregnancy, especially in the third trimester, and infections.

The general changes include those common to most helminth infections. Eosinophils are moderately increased in the peripheral blood in the early stages of infection but tend to fall in numbers as the condition advances. The maximum eosinophilia (up to 35 to 40 per cent) is commonly reached within the first three months (WATSON, 1960).

Autopsy reveals the adults worms attached to the mucous membranes of the duodenum and jejunum or lying free in the lumen. Minute haemorrhages or extravasation of blood into the submucosa appear in the areas from which the worms have become detached. Otherwise there is little change in the intestinal wall. The worms themselves often contain fresh blood or pigments probably derived from haemoglobin, including haemosiderin. ROCHE (1961) has shown that most of the blood passes through the worm unchanged into the intestinal lumen of the host.

The *patho-histological effects* of the infection on the gut are minimal however, as are the functional effects. Absorption of trioleic acid and d-Xylose is unaffected and GILLES (1964) found no evidence of malabsorption of nitrogen or fat even in the presence of heavy infection.

In the severe case of hookworm disease there may be considerable tissue oedema, sometimes anasarca and ascites and the plasma volume may be increased sufficiently to dilute the haemoglobin and erythrocyte concentrations. Albuminuria and oliguria are common and are associated with hypoproteinaemia.

The serum albumin level is consistently low in individuals with severe hookworm anaemia, and the total protein is usually also below normal. The hypoproteinaemia arises from several causes. The loss in the gut is proportional to the worm load, but more than can be accounted for in terms of the blood loss. If therefore appears that hookworms ingest tissue fluid as well as capillary blood (GILLES, 1964). The hypoalbuminaemia is accompanied by reduction in the exchangeable albumin pool and in the depleted patients the albumin turnover proceeds at less than the maximal rate. There is also probably some reduction in synthesis of albumin resulting from liver tissue damage, which is indicated by abnormal bromsulphthalein clearance in severely anaemic patients.

The part played in the initiation and maintenance of the hypoproteinaemia by dietary intake of protein has not been clearly defined. Anaemic patients commonly have poor appetites and the protein intake is proportionately reduced, possibly with resulting inadequate intake of amino acids important in haemoglobin synthesis and protein turnover. In areas in which the dietary iron intake is adequate, worming usually results in complete recovery, indicating that a return to normal protein synthesis is possible on the current diet. On the other hand, in some areas even worming and the administration of iron and folic acid may fail to restore the patient's blood completely to normal. In such cases it may well be that either the total intake or the quality of the protein in the diet may be at fault so that full resynthesis of the protein moiety of haemoglobin is not possible (WOODRUFF, 1961). It is likely that administration of first class protein would lead to recovery in these cases, but firm evidence is lacking.

Cardiovascular changes consistent with the anaemia and hypoproteinaemia also develop in hookworm disease. The systolic blood pressure falls, the peripheral skin vessels constrict (causing the characteristic skin pallor), the heart dilates and may fail. Without marked hypoproteinaemia, hyperdynamic circulatory changes occur.

The overall picture of hookworm disease is therefore chronic hypochromic anaemia due to blood loss associated with deficient iron reserves and possibly protein malnutrition. In the tropical indigenes in which it is usually met there are often complicating bacterial and parasitic infections. Little beyond the initiation of the chronic blood loss and the effects of this in relation to the state of the tissue iron reserves is specific to the hookworm itself in the pathogenic factors at work in the unfortunate host in whom the disease develops (ADAMS and MAEGRAITH, 1963).

Diagnosis of hookworm infection is made by the discovery of the hookworm eggs in the stool, and of the adults after vermifugation.

The worm load is calculated by estimating the number of eggs in 1.0 gm. of faeces. The total number of eggs passed in 24 hours is calculated from the weight of faeces excreted. One female *Ancylostoma* produces about 30,000 eggs and one female *Necator* about 9,000 eggs per day.

After worming all the faeces are collected and sieved. The adults are examined and counted.

Diagnosis of hookworm disease depends on the prevailing worm load and anaemia. For practical purposes, there must be an adequate load and measurable anaemia with or without other clinical signs such as lassitude, shortness of breath and dependent oedema. In Nigeria, for instance, GILLES (1964) regarded the diagnosis as positive in patients passing more than 20,000 eggs per day and with a haemoglobin concentration of 6 gm. per cent or less.

References

ADAMS, A. R. D., and B. G. MAEGRAITH: Clinical Tropical Diseases, 3rd Ed. Oxford: Blackwell 1963.

FOY, H., A. DONDI, and W. H. AUSTIN: Effect of dietary phytate on faecal absorption of radioactive ferric chloride. Nature (Lond.) **183**, 691 (1959).

FRYE, W. H.: Nutrition and Intestinal Parasitism. Ann. N.Y. Acad. Sci. **63**, 175 (1955).

GILLES, H. M., E. J. WATSON WILLIAMS, and P. A. J. BALL: Hookworm infection and Anaemia. Quart. J. Med. 33, 1 (1964).

RHOADS, C. P., W. B. CASTEL, G. C. PAYNE, and H. A. LAWSON: Hookworm anaemia: etiology and treatment with special reference to iron. Amer. J. Hyg. **20**, 291 (1934).

ROCHE, M.: Personal Communication 1961.

— MARIA, E. PEREZ-GIMENEZ, M. LAYRISSE, and ESTELA DI PRISCO: Studies of urinary and fecal excretion of radioactive Chromium Cr^{51} in man. Its use in the measurement of Intestinal blood loss associated with hookworm infection. J. clin. Invest. **36**, 1183 (1957).

— — — J. Lab. clin. Med. **45**, 49 (1959).

STOTT, G.: Trans. roy. Soc. trop. Med. Hyg. **55**, 20 (1961).

WATSON, J. M.: Medical Helminthology, Balliere. London: Tindall and Cox 1960.
WOODRUFF, A. W.: In Recent Advances in Tropical Medicine by Fairley, N. H., A. W. WOODRUFF, and J. WALTERS, 3rd ed. London: Churchill 1961.

V. Strongyloides Stercoralis

Life Cycle

The worm is very adaptable to its environment. Rhabditiform larvae are passed in human faeces. If conditions are favourable, a free-living adult phase develops in moist soil and infective filariform larvae are produced in a few days to a week. Otherwise, infective filariform larvae are formed within two days, without a (direct) free-living phase. These filariform larvae remain alive in the soil for two or three weeks and may eventually infect man by penetrating the skin or the gastrointestinal mucosa when swallowed.

After penetration the larvae pass *via* blood capillaries into the circulation to the right heart and so to the pulmonary capillaries, from which they escape into the alveoli. The progress is similar to that of the larvae of *Ascaris*. Development proceeds in the alveoli and bronchioles; eventually the juveniles pass over the epiglottis and are swallowed. In the duodenum and jejunum the worms mature in 3 to 4 weeks. The females migrate into the mucosa and lay fully embryonated eggs which hatch in the tissues. The rhabditiform larvae escape into the gut lumen and so to the faeces. Maturity may occasionally be achieved in the lungs.

Infective filariform juveniles may sometimes be developed during the passage of the larvae through the intestinal lumen. These may penetrate the intestinal mucosa anywhere from the ileum to the colon and eventually reach the systemic blood flow, finally completing the full normal cycle, maturing in the small intestine (This is known as hyperinfection).

Filariform juveniles produced in the gut may also escape through the anus and immediately reinfect the host through the perianal skin, eventually completing the normal life cycle (auto-infection).

Juveniles introduced by any route of infection may remain in the subcutaneous tissues, giving rise to a form of larva migrans or creeping eruption.

Pathogenesis and Pathology

There may be some pruritus with local congestion of blood vessels and oedema but no other inflammatory responses at the site of penetration of the skin by filariform larvae.

The pulmonary migration of the larvae causes local alveolar and bronchiolar haemorrhage and mononuclear or polymorphonuclear cellular infiltration which may delay the passage of the adolescent worms. Sometimes adolescent females may invade the bronchial mucosa and later oviposit. Such invasion is followed by local cellular reaction and escape of rhabditiform larvae into the bronchi and even eventually into the sputum (FAUST and RUSSELL, 1957). Clinical signs occur only in very heavy infections. The migratory phase may be accompanied by localized pneumonitis and bronchiolitis which are accompanied by the usual pulmonary signs, including cough. This process is seldom severe, but in heavy infections may be accompanied by pronounced general effects including fever, which resemble those seen in ascariasis. Bronchiectasis has been reported in cases in which adults have been trapped in the lungs.

The existence of tissue sensitization in strongyloid infection in man is clear from the clinical responses. Little is known of the mechanisms involved, but premunition and specific residual immune reactions have been observed in similar infections in animals, as in *S. rattis* in rats and experimentally following *S. stercoralis* infection in dogs (WATSON, 1960).

Strongyloid larva migrans probably appears only in subjects already sensitized by previous infection or by auto-infection. A transient raised erythematous wavy line is formed above the advancing larva, followed by a papular vesicular reaction or local urticaria. Concurrently there are often scattered patches of urticaria unassociated with the creeping eruption. The latter, which is surrounded by the usual wide arteriolar flare, moves appreciably in the course of a few hours, and is one of the commonest clinical responses to infection (ADAMS and MAEGRAITH, 1964). It may recur at irregular intervals for years after the original infection and when the patient has been long removed from the endemic area.

Migration of filariform larvae through the intestinal wall is followed by penetration of the mesenteric venules. The larvae pass *via* the liver to the heart and lungs and complete their normal cycle. Rhabditiform larvae occasionally migrate into and become caught in the deeper layers of the intestinal wall and set up severe granulomatous reactions (HARTZ, 1954). They may also be responsible for granulomas in other viscera, especially the liver, giving rise to so-called visceral larva migrans (BEAVER, 1956).

In most patients, even with heavy infections, clinical signs relating to the presence of adults in the intestine are few or absent. Nevertheless, some mechanical trauma occurs at the site of penetration. The adults seldom burrow below the *muscularis mucosae*, but the superficial layers of the mucosa may be honeycombed with larvae, ulcers and areas of necrosis in very heavy infections, and auto-infections, in which there may be abdominal pain, intractable mucoid dysentery, severe dehydration and emaciation and occasionally a fatal issue.

DE PAOLA (1962) has recently reviewed the information regarding the pathological effects of strongyloid infection in man and has given detailed accounts of the findings in 10 fatal cases. He considers that the intestinal effects are catarrhal and oedematous enteritis and ulcerative enteritis; the latter is later associated with fibrosis and is irreversible. The large intestine may sometimes be involved. Larvae have been found in lymph nodes, liver, myocardium and lungs and females and eggs in the bronchial epithelium.

Duodeno-jejunal biopsies were obtained in 20 patients with mild infections. Some mononuclear and eosinophilic cellular infiltration of the submucosa was found, but eggs were observed in two patients only.

General reactions to the infection include eosinophilia which may reach 70 per cent or higher in the acute invasive and early stages and may persist throughout the infection. In chronic long lasting infections the eosinophilia is usually light, of the order of 10 to 15 per cent. The leucocyte count is sometimes considerably raised. It has been suggested that heavy infection with *Strongyloides* might initiate intestinal malabsorption, but unequivocal evidence of this has not yet been provided, although DE PAOLA (1962) considers that the acute oedema of the gut wall found in the autopsies, with the resultant enlargement of the villi, might have produced a malnutrition or malabsorption syndrome.

The worm load needed to provoke general symptoms has not been ascertained.

Diagnosis is made by the discovery of larvae in the faeces or by the appearance of a relatively rapidly moving larva migrans associated with high eosinophilia and occasionally by the identification of ectopic larvae in tissue biopsy.

The rhabditiform larva is the stage usually found in the faeces. It is actively motile, slim, about 220 microns in length and has a short club-shaped oesophagus and short buccal vestibule.

Antigens prepared from *S. stercoralis* and *S. ratti* have been used in intradermal tests for diagnosis of infection, with moderate success.

References

ADAMS, A. R. D., and B. G. MAEGRAITH: Clinical Tropical Diseases, 3rd Ed. Oxford: Blackwell 1964.

BEAVER, P. C.: Larva migrans. Exp. Parasit. **5**, 587 (1956).

DE PAOLA, D.: Patologia da estrongiloidiase. Bol. Cent. Estud. Hosp. Serv. Estado **14**, 3 (1962).

FAUST, E. C., and P. F. RUSSELL: Clinical Parasitology, 6th Ed. Lea and Febiger 1957.

HARTZ, P.: Strongyloidiasis with internal autoinfection in children. Docum. Med. geogr. trop. (Amst.) **6**, 61 (1954).

WATSON, J. M.: Medical Helminthology. London: Bailliere Tindall and Cox 1960.

VI. Metastrongyloid Infections

1. Metastrongylus elongatis

Man is occasionally infected with the pig lung worm *Metastrongylus elongatis* which parasitizes the respiratory tract in hogs and less frequently in cattle and sheep and may invade the human respiratory tract or intestines. Infection is acquired by ingestion of infective larvas in earthworms. The larvae migrate to and mature in the lungs 4 to 8 weeks after ingestion, causing pneumonitis and bronchitis. The characteristic thick shelled hyaline fully embryonated eggs measuring about 50 by 35 microns are passed in the faeces.

2. Angiostrongylus cantonensis

This metastrongyloid worm, usually known as the rat lungworm, occurs in parts of the Far East, including China and Formosa, and in Australia and many Pacific Islands, including French Polynesia. It is now known to cause eosinophilic meningitis in man, which has been described in many places in the Pacific and Far East, including Thailand (HARINASUTA, 1963) and sometimes occurs in outbreaks as a result of consumption by groups of people of infected intermediate hosts (ROSEN et al., 1961). The latter are commonly land molluscs, including slugs and snails. The infection can be transmitted to rats experimentally by feeding with infective larvae obtained from the intermediate hosts.

ALICATA (1962) has recently given a very clear account of the infection and resultant clinical picture. *A. cantonensis* was identified in the brain of a patient with eosinophilic meningo-encephalitis in Honolulu and in the same locality another person known to have eaten raw *Veronicella* slugs developed a few days later pain and hyperaesthesia of the head, shoulders and limbs. After 5 weeks the patient had a moderate eosinophilia and the cerebrospinal fluid was found to contain nearly 300 cells per cu.mm. of which 25 per cent were eosinophils. The patient gave a positive reaction to intradermal injection of antigen made from *Angiostrongylus*; the local snails were infected with *A. cantonensis*.

ALICATA infected a primate by administration of infective larvae by stomach tube and 5 days later identified developing larvae in the brain. In districts of Tahiti he also found a high proportion of rats, snails, slugs and land planarians infected with *A. cantonensis*. He concluded that human infection resulted from accidental ingestion of larvae or fragments of infected molluscs in contaminated water, raw vegetation and other food.

ALICATA and BROWN (1962) found infective larvae of *A. cantonensis* in fresh-water prawns in Tahiti and have suggested that this may indicate a common source of human infection, since these creatures are eaten raw.

LOISON et al. (1962) introduced larvae obtained from infected slugs by stomach tube into a rhesus monkey *(M. mulatta)*. 25 days later the animal died in fever with respiratory distress, and with an eosinophilia of 81 per cent. The cerebro-spinal fluid was cloudy and contained 4,800 cells per cu.mm., 90 per cent of which were eosinophils. Two young adult forms of *A. cantonensis* were recovered from the brain. Young adults associated with allergie cellular reactions have also been found at autopsy in human cases of eosinophilic meningoencephalitis (ROSEN et al., 1961; JINDRAK and ALICATA, 1964). ROSEN et al. (1962) identified larvae in granulomatous cellular lesions in the brain and meninges in a case in Hawaii; JINDRAK and ALICATA (1964) found similar brain tissue damage and cellular reactions about young adults in a case in Vietnam.

References

ALICATA, J. E.: *Angiostrongylus cantonensis* (Nematoda: Metastrongylidae) as a Causative Agent of Eosinophilic Meningoencephalitis of Man in Hawaii and Tahiti. Canad. J. Zool. **40**, 5 (1962).

—, and R. W. BROWN: Observations on the Method of Human Infection with *Angiostrongylus cantonensis* in Tahiti. Canad. J. Zool. **40**, **755** (1962).

HARINASUTA, C.: Annual Report. Bangkok: Faculty of Tropical Medicine 1963.

JINDRAK K., and J. E. ALICATA: A case of parasitic eosinophilic meningo-encephalitis in Vietnam, probably caused by *Angiostrongylus cantonensis*. Ann. trop. Med. Parasit. **59**, 294 (1964).

LOISON, G., A. CAVALLO, and G. VERVENT: An Experimental Study on the Monkey of the Role of *Angiostrongylus cantonensis* in the Etiology of Eosinophilic Meningitis, South Pacific Commission. Technical Information Circular **53**, (1962).

ROSEN, L., R. CHAPPELL, G. L. LAQUER, G. D. WALLACE, and P. P. WEINSTEIN: Eosinophilic Meningoencephalitis caused by a Metastrongylid Lung-Worm of Rats. J. Amer. med. Ass. **179**, 620 (1962).

—, J. LAIGRET, and S. BORIES: Observations on an outbreak of Eosinophilic Meningitis in Tahiti, French Polynesia. Amer. J. Hyg. **74**, 26 (1961).

VII. Trichostrongylus Infections

Many species of *Trichostrongylus* spp. (Wire worms) parasitize the digestive tract of herbivorous animals and may accidentally infect man. Human infections have been reported in many parts of the Far East particularly in Japan. Korea and Indonesia, South East Asia, Australia, South and North America and various parts of Africa. In these areas the reservoir animals are commonly sheep, goats, and camels. In most places the human infections are light and relatively infrequent, but in some areas of Japan and Korea the bulk of the agricultural peasant population is infected.

The life cycle of the worm resembles that of hookworms. The small slender adults live in the small intestine of ruminants and lay eggs which are passed in the faeces. The hyaline shelled eggs closely resemble those of the human hookworm but are more elongated and contain an embryo in the morula stage. In suitable conditions the eggs hatch and the free living larva, after 3 moults, reaches the infective stage in a few days. It is capable of penetrating the skin but infection of animals usually occurs as a result of ingestion of infected vegetation. In the former case, the lung migration cycle takes place; in the latter the larva develops to the adult form in the intestine three weeks after infection. Man is infected only by ingestion of larvae.

In man the adults live in the duodenum and jejunum, to the mucosa of which they are attached in a similar manner to the human hookworms and produce similar local intestinal lesions. The parasites suck blood and may produce moderate anaemia if present in sufficient numbers in hosts with depleted iron reserves. Most infections are light and many are symptomless; there may be a moderate eosinophilia (10 to 15 per cent).

Diagnosis is made by identification of the eggs in the stool. These are easily confused with those of *Ancylostoma* and *Necator* and should be carefully differentiated, since *Trichostrongylus* infection does not respond readily to anthelminthic drugs and the discovery of the eggs in the faeces may give rise to the mistaken diagnosis of intractable hookworm infection (WATSON, 1960).

References

WATSON, J. M.: Medical Helminthology. London: Bailliere Tindall and Cox 1960.

VIII. Larva Migrans

1. Cutaneous Lesions

The filariform larvae of certain nematodes unnatural to man, and occasionally the larvae of *Ancylostoma duodenale* and *Necator americanus* may cause cutaneous lesions (larva migrans) which result from their presence in the immediately subepithelial layers of the skin. Common causes of creeping eruption are *Ancylostoma braziliensis* and *Ancylostoma caninum*, the hookworms of cats and dogs.

A *minute papule* is often produced at the site of entry of the larva. From this point the larva moves irregularly about in the tissues and a serpiginous tunnel is created between the corium and the *stratum granulosum* of the epithelium. The larva may wander in this way for months without reaching the circulation, and does not develop further so long as it remains in the unadapted host. The lesion in the vicinity of the advancing larva is at first erythematous, then raised above the skin surface and often vesicular. Local infiltration with eosinophils and round cells occurs and the posterior parts of the tunnel gradually heal. The active lesion is commonly surrounded by an arteriolar flare and is extremely itchy.

More transient and rapidly moving lesions occur occasionally in *aberrant infections* with *Strongyloides stercoralis* (ADAMS and MAEGRAITH, 1963), and with filariform larvae of hookworms.

Somewhat similar lesions arise from *cutaneous infection* with larvae of certain flies. Thus, creeping eruption may result from the cutaneous movements of the larvae of the horse bot fly (*Gasterophilus* spp.). Each lesion contains a single minute larva, which has hatched from eggs deposited on the hairs, usually of the arms and legs. The much larger larva of the cattle warble fly *Hypoderma bovis* may cause similar lesions.

2. Visceral Lesions

The significance of visceral larva migrans has only recently been demonstrated (BEAVER, 1956). The lesions are usually produced by nematode larvae which gain access to the viscera of unadapted hosts; occasionally under unsuitable physiological conditions similar lesions may be produced in the natural host.

In either case the host tissues are stimulated to develop a granulomatous reaction about the larva.

In man the commonest lesions result from infection with the dog and cat ascarids *Toxocara canis* or *T. cati*.

Children especially become infected by ingesting infective eggs. The second stage rhabditiform larvae escape into the upper small intestine and invade the mucosa, reaching the mesenteric venules and lymphatics, and eventually the viscera, usually the liver. No further development of the worm takes place but the larvae remain alive for months. Single or multiple, even miliary, lesions may occur, the number depending upon the number of eggs swallowed and hatched. In infections with *Toxocara* spp. the larva found in the lesions is always in the second stage.

Lesions can be identified at autopsy or in biopsies of the appropriate tissue. They are visible as minute lesions often accumulated mainly under the capsule of the liver. They may also appear in the lungs, the kidneys, the heart, striated muscle, the brain and the eyeball.

Histological examination reveals an area not unlike an early reaction to *Mycobacterium tuberculosis*, with an outer ring of round cells and polymorphs, inside which are layers of histiocytes and epithelioid cells which may be pallisaded: there may be a few atypical cells. The granuloma is eventually walled off by concentric fibrosis. In recently formed lesions the larva lies near the centre and can be mechanically expressed. Larvae may ultimately become necrotic or calcified.

Clinical signs depend on the number of lesions, i.e. upon the intensity of infection and by the organ affected.

General reactions may include considerable immunosensitivity responses, with marked eosinophilia.

Occasionally larvae from *A. brasiliense* or *A. caninum*, which have escaped into the circulation may cause similar lesions which also occur in heavy auto-infections with *Strongyloides stercoralis* (Hartz, 1946; de Paola, 1962).

References

Adams, A. R. D., and B. G. Maegraith: Clinical Tropical Diseases, 3rd Ed. Oxford: Blackwell 1963.

Beaver, P. C.: Larva migrans, Parasitol. Rev. Exp. Parasit. **5**, 587 (1956).

de Paola, D.: Patologia da estrongiloidiase. Bol. Cent. Estud. Hosp. Serv. Estado **14**, 3 (1962).

Hartz, P.: Human strongyloidiasis with internal auto-infection. Arch. Path. **41**, 601 (1946).

IX. Filariasis (Bancroftian and Malayan)

Wuchereria bancrofti.

Brugia (Wuchereria) malayi.

Life Cycle in Man

This is similar for both worms. Man is the only definitive host for *W. bancrofti*, but *B. malayi* infects also cats and other animals. The new name recently adopted for the Genus (Brugia) of the malayan form of filariasis is based on this and other epidemiological and taxonomic factors (Buckley, 1958 a).

In most areas in which bancroftian filariasis is endemic the sheathed microfilariae of *Wuchereria bancrofti* show nocturnal periodicity, i.e. they appear in the peripheral blood *in greatest numbers at night*, usually between 22.00 and 02.00 hours, and are scarce or absent during the day. HAWKING and THURSTON (1951) have produced experimental evidence that in the daylight hours when the host is active, the microfilariae collect in the highly oxygenated blood in the pulmonary circulation. Non-periodic varieties of *W. bancrofti* occur in some areas, notably the Pacific Islands; MANSON-BAHR (1954) has suggested that these strains may constitute a separate sub-species.

Microfilariae of *Brugia malayi* in Malaya have recently been found to exhibit either nocturnal periodicity similar to the above (periodic) or diurnal periodicity with the peak numbers in the early evenings (semi-or sub-periodic). In Thailand the microfilariae are periodic (HARINASUTA, 1963). The distinction is unimportant clinically but of great significance in control, since the vectors differ and the latter commonly infects local animals, which may act as reservoirs, whereas the former does not (WILSON, 1961). *B. malayi* can now be established as a laboratory strain for experimental purposes (RAMACHANDRAN et al., 1960).

Vectors of *W. bancrofti* include several genera and species of mosquitoes, including *Culex, Aedes* and *Anopheles*. Vectors of periodic malayan filariasis are largely *Mansonia* breeding in

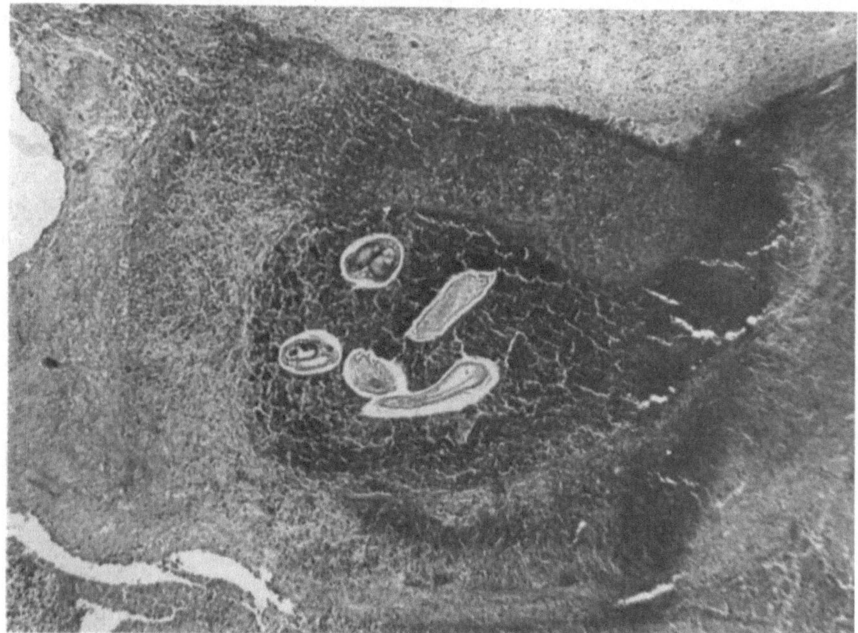

Fig. 28. Filariasis. Human infection with *W. bancrofti*. Adult in lymph node.

open swamp land and those of the subperiodic strain are *Mansonia* breeding in forest swamps.

The appropriate vector mosquito becomes infected by ingesting blood containing infective microfilariae. Development takes place in the insect which subsequently introduces third-stage infective larvae into the layers of the dermis of the definitive host. The larvae migrate to the lymphatics, where they mature, becoming adult in eight months or more. After mating, the adult female discharges sheathed larvae (microfilariae) which eventually reach the blood stream. The interval between infection and the appearance of microfilariae in the peripheral blood is known as the prepatent period. In some cases this may be several years, indicating the existence of some visceral reservoir for the microfilariae.

Adult worms may be found occasionally tightly coiled in dilated deep lymphatics or in lymph glands. The females live for years, discharging microfiilariae over long periods (Fig. 28).

Pathogenesis

The most significant basic factor governing the production of lesions in man is the dose of larvae received during infection and the number of these which become mature adults. Repeated infection over long periods is therefore important. Infection with the same strain of parasite in endemic areas frequently continues throughout childhood into adult life. Clinical features often may not appear for years. In cases exposed for relatively short periods (a minimum of several months), some symptoms may develop during migration of the immature worms.

Infection and frequent reinfection may lead to a form of tolerance in which the host and the parasite come into an unstable state of balance, the adult females continuing to discharge larvae which appear in the blood stream, without associated clinical reactions.

In most cases, however, lesions develop slowly over a number of years. Pathological changes progress in *three stages*; inflammatory, obstructive, and elephantoid. The first stage involves the local lymphatic vessels and associated glands, the second arises from interference with local lymphatic drainage, and the third follows long-continued obstruction to the flow of lymph and possibly also of venous blood from the relevant tissues.

The pathological agents underlying the development of lesions include unidentified metabolic and other products of adult or maturing worms, either living or dead, which act locally or generally. Microfilariae seem to play little active part. Local and general tissue sensitivity reactions are important factors at all stages. These allergic effects may be stimulated by migrating larvae or by the maturing and adult worms of either sex.

The presence of an adult may initiate local reactions including acute inflammatory responses in lymphatic vessels ,but such lesions frequently develop in the local absence of the worm. Microfilariae may be found in lymphatic vessels obstructed by inflammation or, at a later stage, by repair, but are not considered to be active in the production of lesions.

General effects due to *sensitivity* include the appearance of eosinophilia. Fever is common in the early stages, and during inflammatory episodes.

Pathology

Inflammatory reactions affect primarily the lymphatic vessels, usually those immediately distal to local lymphatic nodes, and sometimes the nodes themselves. The endothelial lining is thickened, folded and stratified. Fibrin is deposited on the intimal surface. The whole wall of the vessel is oedematous with a loose aggregation of histiocytes, lymphocytes, and eosinophils. Endolymphatic obliteration may eventually result from organization of the fibrin deposits and from hyperplasia of the endothelium. Some authors state that the degree of endothelial hyperplasia determines the ultimate degree of obstruction to the vessel lumen and the fate of any locally trapped adult worm. The changes within the vessel are accompanied by severe perivascular inflammatory reactions with infiltration with lymphocytes, eosinophils and sometimes polymorphs, especially if the vessel contains an adult worm. According to Michael (1945) the inflammatory reactions may cause the death of the worm. Other authors consider that the reaction is a response to the presence of a damaged, dying, or dead adult worms, but lesions frequently appear in or around vessels in which no worms can be found. Opinions differ as to whether or not these lesions were initiated locally by a damaged worm which subsequently migrated.

Intimal hyperplasia and inflammation of the vessel wall *per se* do not always occur. Some workers indeed consider that a perivascular rather than an endovascular inflammatory reaction is the basic lesion.

When an adult worm perishes within a vessel a nonspecific foreign body reaction develops with the degenerating worm centrally placed and surrounded by epithelioid cells and giant cells, with peripheral infiltration with round cells and fibroblasts intermixed with varying numbers of eosinophils.

Lymph nodes are similarly affected. Living worms may be caught up in the lymphatic sinuses and become surrounded by hypertrophic endothelium and inflammatory infiltrations of lymphocytes, eosinophils and histiocytes. The afferent lymphatics become hypertrophic and varices develop.

Death and degeneration of the adult worms may lead to pus formation in the presence of secondary bacterial infection. Degeneration of adult worms without the latter may be followed by calcification.

The effect of the passage or temporary lodgement of adults in lymphatic vessels depends to some extent on the reactivity of the host and indicates the measure of tissue sensitivity developed during the course of the infection.

In reactive tissues, the adult worms initiate a vigorous inflammatory response and are probably killed. Immature worms may originate similar lesions, but manage to escape.

In less reactive individuals, the passage of the worm through the lymphatic vessels may evoke little or no local response until either the death of the worm or (possibly) mating. Parturition is said to excite severe local reactions in vessels or nodes.

How much the initiation of local acute inflammatory lesions depends directly on the presence of the worm has not been fully determined. There is evidence to indicate that lesions may be initiated without the immediate passage or presence of the worm.

Lesions can be excited by very early stages of the developing worm, as has been demonstrated by the appearance of local acute lymphangitis or adenitis in visitors to endemic areas within a month or two of the first exposure, long before the worm could have sexually matured (HUNTINGDON et al., 1944).

Attacks of lymphangitis tend to last for a few days only and repeat in certain anatomical areas.

Eventually, some obstruction to lymphatic flow appears and the distal vessels distend with lymph, undergo hypertrophy, and become varicose.

Various pathological changes arise as a consequence, the clinical picture depending on the site involved and the severity of the obstruction.

Acute inflammatory reactions may be superimposed on the obstructive processes and cause rapid occlusion of the local lymph vessels, with further sudden obstruction of flow through the relevant vessels.

The pathological changes which result from the *combined effects of inflammation and obstruction* are determined by the tissues involved. They include nodular thickening of the spermatic cord, with irregularly scattered dense accumulations of lymphocytes, varices of the testicular lymphatics, hydrocoele, varices of superficial lymphatics, distension and varices of deep vessels, with associated clinical syndromes, for example, acute abdominal signs resulting from inflammation of the subperitoeneal lymphatics, and so on. Inflammation and obstruction of lymphatics leading from the intestines or of the thoracic duct results in dilatation and congestion of the chyle-containing vessels which may eventually rupture into the peritoneal cavity or into the pelvis of the kidney, producing the syndrome of chyluria, in which the urine is passed mixed with milky chyle and blood.

Details of these lesions would be superfluous here since they are basically non-specific and refer essentially to the effects of chronic lymphatic obstruction.

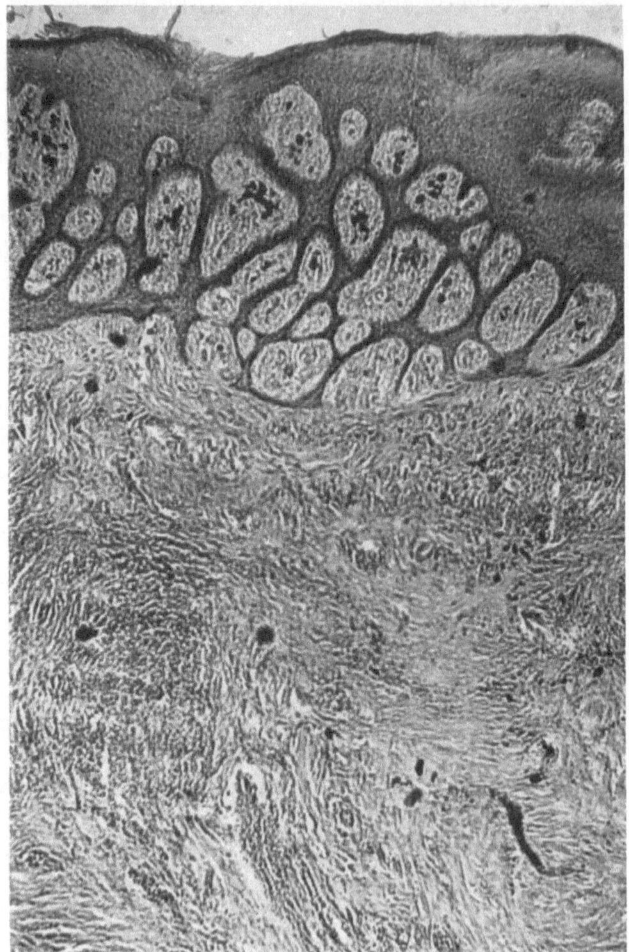

Fig. 29. Filariasis. Human infection with *W. bancrofti*. Elephantiasis of scrotal skin.

Of the late effects of infection with *W. bancrofti* by far the best known is *elephantiasis* in its various forms. This process needs some discussion, although again, essentially, it relates primarily to the effects of chronic lymphatic obstruction and possibly also to incomplete obstruction of the return of venous blood from the relevant area (Chaudhuri, 1956) (Fig. 29).

In the anatomical area involved there is a gradual increase in thickness in all the tissues. The epithelium becomes irregularly thickened and hypertrophied in all its layers, including the keratinous. In some areas the hyperplasia exceeds that in others, and warty excrescences develop. In the early stages there is soft oedema of the subcutaneous tissues, with wide separation of the elements, but as the condition becomes established, the connective tissues becomes a firm oedematous myxoedematous mass of collagen fibres, fatty tissues, and irregular infiltrations of lymphocytes and eosinophils. In some areas there is erratic cellular fibrosis, or scarring, possibly originating from secondary infection. There is an irregular increase in subcutaneous lymphatic spaces and vessels, which become distanded and often lobulated. The more distended superficial vessels may sometimes reach the surface and may even rupture, bathing the surface with lymph, as in so-called "lymph scrotum". Eventually, the bulk of all the tissues is greatly increased. The hypertrophied skin at first becomes finely creased and ridged, then may hang in folds. In the limbs, the muscle tissue at first hypertrophies to compensate for the increased weight, but eventually atrophies, as the elephantiasis progresses. In the case of the scrotum the tumour may be enormous, but the testicles are usually undamaged, although there is always hydrocoele and thickening of the spermatic cord.

Tropical Eosinophilia

Many of the syndromes collectively described as tropical eosinophila are now considered to be manifestations of helminth infections, the majority of which are filarial. It is believed that the nematode causing the reaction is usually unadapted to man, but under certain circumstances both *W. bancrofti* and *B. malayi* may be responsible. Buckley (1958 b) has produced a condition resembling the syndroms by inoculating human volunteers with infective larvae obtained from mosquitoee fed on a monkey infected with *Wuchereria spp.* (? *malayi*) and on a cat carrying a natural infection with *B. pahangi*. The worms in both cases failed to reach maturity.

Danaraj et al. (1959) have suggested three possibilities with regard to the development of sensitivity to filarial antigens leading to the allergic picture of tropical eosinophilia, namely alteration of host immunity to some human filarial infection, abnormal migratory routes and localization of human parasites and infection with animal filariae not pathogenic to man. The successful treatment of the eosinophilic syndrome with diethylcarbamazine supports this hypothesis.

References

Buckley, J. J. C.: A new Genus, Brugia, for Wuchereria spp. of the Malayi group. Proc. VIth. Internat. Congr. Trop. Med. Mal. Lisbon **2**, 385 (1958 a).

— Tropical Pulmonary Eosinophilia in relation to filarial infections, (Wuchereria spp.) of animals. Trans. roy. Soc. trop. Med. Hyg. **52**, 335 (1958 b).

Chaudhuri, R. N.: Personal Communication. 1956.

Harinasuta, Chamlong: Annual Report, Faculty of Tropical Medicine, Bangkok 1963.

Hawking, F., and J. P. Thurston: The periodicity of microfilariae, Trans. roy. Soc. trop. Med. Hyg. **45**, 307 (1951).

Huntingdon, R. W., R. H. Fogel, S. Eichold, and J. G. Dickson: Filariasis among American troops on a South Pacific Island Group. Yale J. Biol. Med. **16**, 529 (1944).

Manson-Bahr, P. H.: Manson's Tropical Diseases, 14th Ed. London: Cassell 1954.

Michael, P.: Filariasis: Histopathologic study. U.S. nav. med. Bull. **45**, 225 (1945).

Ramachandran, C. P., J. F. B. Edeson, and W. E. Kershaw: *Aedes aegypti* as an Experimental Vector of *Brugia malavi* Ann. trop. Med. Parasit. **54**, 371 (1960).

Wilson, T.: Filariasis in Malaya—A general review. Trans. roy. Soc. trop. Med. Hyg. **55**, 107 (1961).

X. Onchocerciasis

The disease is caused by infection with the filarial nematode *Onchocerca volvulus* which is distributed in localized areas of Central and South America and in parts of West, Central and East Africa.

Life Cycle

Man is the only reservoir of infection. Larvae are implanted by the bite of the buffalo gnat (*Simulium spp.*) and wander in the subcutaneous connective tissues as they slowly develop into adults, taking about 12 months to mature. The adults are filiform white worms with characteristic annular thickenings of the cuticle. The ovoviparous females measure *50* cm. or more and are much longer than the males. Males and females eventually mate and get caught up and tightly coiled together in lymphatics or lymphatic spaces in the subcutaneous tissues, and more rarely in the intramuscular fascial planes. The host tissues react to form fibrous capsules around the worms, gradually evolving the characteristic nodules. The female worm lays eggs from which the unsheathed larvae migrate to the immediately subepithelial tissues. Infective larvae are imbibed during feeding by the vector, in which in the course of a week or more they develop into forms infective to man.

Pathogenesis

Three processes are involved: —

1. The host tissue reaction to the adult worms results in their gradual fibrotic encapsulation. The worms live for years within the nodules so formed and produce constant supplies of larvae. The cause of the lodgement of the adults in the region in which they become encapsuled is unknown. It is said that they tend to collect in "junctions" of subcutaneous lymphatics but there is no clear evidence that this is so. An important factor may well be trauma, which may sometimes initiate violent local reactions in the region of the damaged adults in other filarial infections.

2. The major clinical effects arise from changes in the skin, subcutaneous tissues and eyes which are associated with the presence of *microfilariae*. The relative importance of living and of dead larvae in the production of the skin lesions has not been fully ascertained. Observations made in the cornea suggest that cellular responses are most vigorous in the region of the dead or dying larvae.

3. The basis of much of the host reactions, both local and general, is *tissue sensitivity* apparently developed to both adults and larvae.

Pathology

a) Nodules

These lesions, which vary in final size from 2 to 50 mm. in diameter, develop originally about pairs or groups of living adults. Fibroblastic tissue develops about the worms with moderate scattered infiltration with lymphocytes, plasma cells, and eosinophils. Collagen fibres are progressively laid down and eventually a subcutaneous tumour is formed in the centre of which lie the coiled adults. Section of a nodule shows a yellowish white mass with a honeycombed centre in the spaces of which are sections of two or more adults lying in dilated tissue spaces which are irregularly lined with endothelium and probably derived from the lymphatic channels in which the worms were originally trapped. About the worms lie enormous numbers of fully embryonated eggs and free larvae. The latter may be found in the encircling avascular fibrous tissue and in the adjacent subepithelial tissues.

If the worms within the nodules die, histiocytic epithelioid and giant cell reaction occurs in the surrounding capsular tissues and calcification of the remnants of the worms may occur. Secondary infection of nodules containing dead or dying worms may occasionally give rise to acute local inflammation with polymorphonuclear infiltration and the formation of pus.

The skin over the nodules is occasionally oedematous and erythematous and there may be some round cell, plasma cell, or eosinophil infiltration of the subcutaneous tissues and blood vessels. In most cases, however, the skin is unaffected

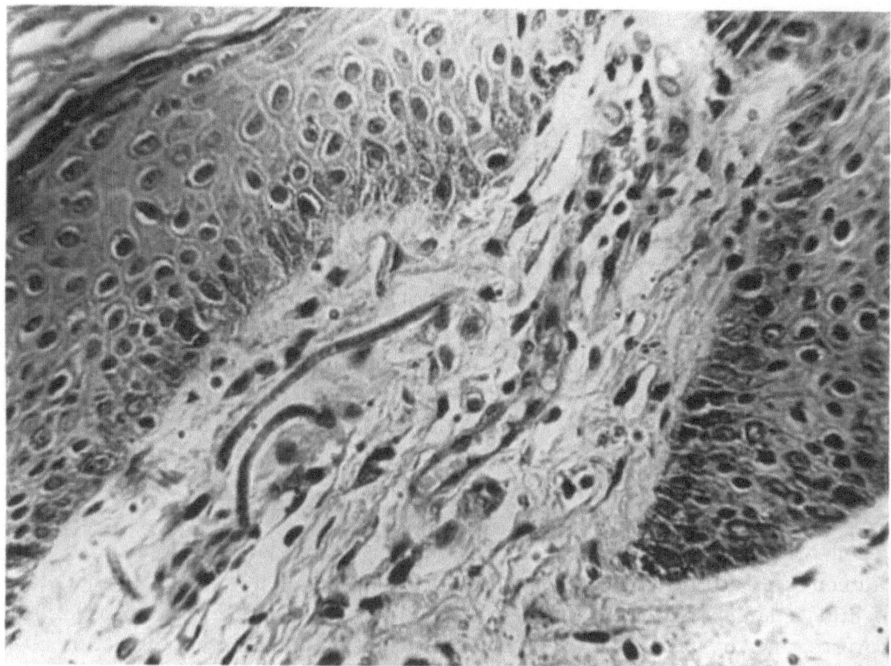

Fig. 30. Onchocerciasis. Human infection with *Onchocera volvulus* (African). Microfilariae in immediately subepithelial tissue.

except for active microfilariae which tend to be present in somewhat larger numbers in the vicinity of the nodules. Rarely, keloid hyperplasia of the epithelium over the region of the nodule has been reported.

The *overall reactions* of the host, both in regard to nodule formation and to invasion by microfilariae of the subepithelial tissues and certain eye tissues are determined ultimately by the total number of adults with which it is infected, i.e. by the intensity of the infection. In light infections nodules are few and skin lesions less widely distributed and less severe. Multiple nodules result from continual superinfection and may be regarded as reservoirs from which the supply of larvae is kept at a high level.

The distribution of nodules on the body differs in the African and the South and Central American forms of onchocerciasis. In the former, nodules are most commonly found in the region of the pelvis, the legs, the arms, and the ribs; in the latter, on the head and neck. The site of development of an individual nodule is often associated with repeated light trauma. For instance, nodules in African onchocerciasis are especially common on the trochanteric areas; in American onchocerciasis, on the forehead in regions of pressure from head loads. The factor governing distribution of the nodules is possibly the site of the original introduction of the larvae during the bite of the particular species of *Simulium* involved and the subsequent slow migration of the maturing larvae and adults.

Biting by the vector species in Africa takes place most commonly around the ankles and feet and relatively rarely on the head and neck. The development of nodules in adult hosts in the pelvic and lower thoracic region could in this case be explained by the inherent limits set on the wanderings of the maturing and adult worms, from the original implantation of the infective larvae. The not uncommon appearance of nodules in the head and neck in young children would be consistent with this.

In America where the prevailing *Simulium* spp. bite mostly on the upper part of the body, a similar hypothesis would explain the distribution of nodules, which are common on the head and neck and rare on the lower limbs and pelvis.

The presence of adults and the development of nodular reactions in the lymphatics and lymphatic spaces leads at times to associated obstructive changes similar to those seen in bancroftian filariasis. Dilatation and varicosity of lymphatic vessels, chronic lymph gland enlargement, oedema of limbs, hydrocoele, elephantiasis of the scrotum, the abdominal skin and the limbs, have all been described in infected individuals living in areas endemic to onchocerciasis and in which bancroftian filariasis does not occur (Calvert, 1962; Adams and Maegraith, 1963).

b) Skin lesions

The changes induced in the skin are characteristic in their anatomical distribution, which appears to depend on the intensity of the infection and on the common sites of biting. Thus, the distribution of the skin changes in moderate infection is largely on the lower half of the body (especially the hips and the legs) in Africa, and the upper half in America. In either region an intense infection may lead eventually to involvement of practically the whole body.

Kershaw and his colleagues (1954, 1955, 1956) studied the distribution of microfilariae and associated lesions in African onchocerciasis by examining skin shavings and biopsies taken from representative anatomical areas of infected individuals. Intensity of infection was calculated in terms of the number of microfilarias found per 1.0 mg of skin.

In *early or light infections* microfilariae were found in the sub-epithelial tissues only in areas over or near nodules. In moderate infections microfilariae were most concentrated in the ankles, calves, and buttocks, less in the thighs and in the waist region. They were more concentrated on the dorsal surfaces of the limbs than on the flexor and their numbers were roughly proportional to the degree of development of the local skin lesions.

In heavier infections, the intensity of microfilariae increased and their distribution widened to include more of the trunk and finally the head and neck, the conjunctivae and the anterior eye tissues.

The distribution of microfilariae was governed not only by the intensity of the infection (in this case, in terms of the numbers of microfilariae) but also by the period over which infection and reinfection had continued. Thus in the "burnt out" lesions of long duration seen in the older members of the population of endemic areas, microfilariae were few or absent in the immediately subepithelial tissues. Biopsies of skin, however, demonstrated their presence in the deeper layers of the dermis (Fig. 31).

Further study revealed that in general, the distribution of microfilariae varied in depth beneath the epithelium in relation to the duration of the infection. Thus, in early infections microfilariae were concentrated in the immediate sub-

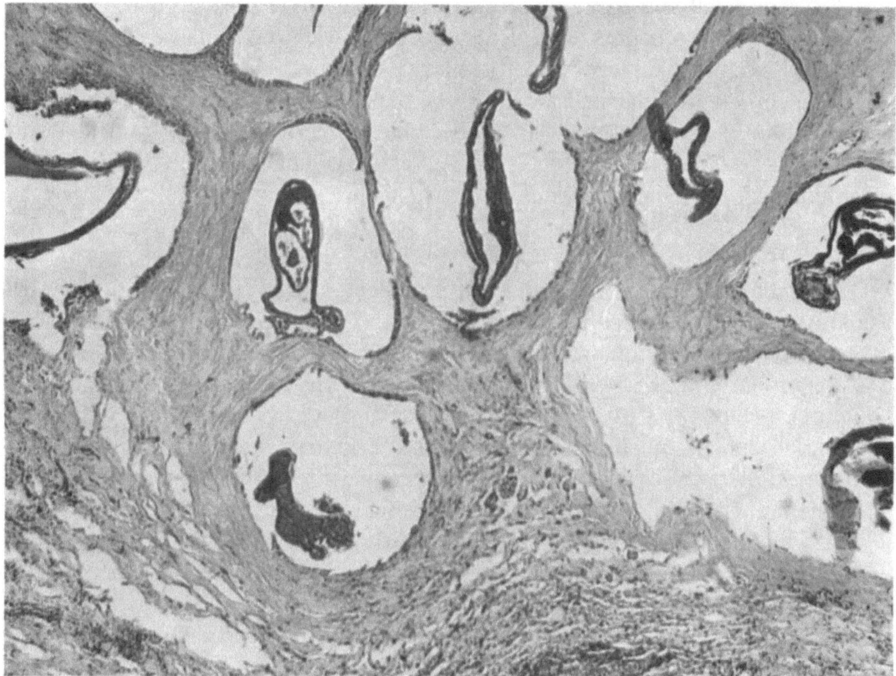

Fig. 31. Onchocerciasis. Periphery of nodule. Note section of worms in honey-combed fibrous nodular tissue.

epithelial tissues, lying in lymphatic tissues spaces or in spaces presumably induced by the presence of the parasites in the collagen matrix. At a *later stage*, the distribution changed and although considerable numbers could be found in the subepithelial tissues, more were found in the deeper layers of the corium. Finally, in the "*burnt out*" cases microfilariae were absent, or the few observed were found well beneath the epithelium in the deepest layers of the corium.

Early and middle stage lesions are infective to the *Simulium* which are shallow biters. In "burnt-out" lesions the few microfilariae usually lie too deep in the tissues to be taken by the fly at biting; these lesions are therefore largely non-infective (GORDON and LAVOIPIERRE, 1962).

Histologically, the earliest change observed was a diminution in the number of subepithelial elastic fibres. In moderately severe reactions of longer duration, in which the numbers of microfilariae increased for some distance in relation to the depth below the epithelium, both subepithelial and deeper elastic fibres were reduced in number and shortened and thickened (JAMISON et al., 1955, 1956).

In the late "burnt-out" lesions, in which there were no microfilariae in the superficial subepithelial region and few or none in the deeper tissues, the superficial elastic fibres were lost and the deep elastic fibres were thickened and shortened. In very advanced lesions there was considerable proliferation of the dermal connective tissues in irregular fibrosis. HOEPPLI and GUNDERS (1962) found destruction of the fine elastic fibres in the papillary layers occurred with ageing in uninfected individuals but was present at any age in infected persons.

Other changes in the superficial tissues included early oedema and minimal scattered round cell and eosinophil infiltration, sometimes perivascular.

Changes in the epithelium were also observed. Thickening of all layers developed in the early and middle stages, sometimes with oedema. Papillae at first increased in numbers and depth. In the late stage, the papillae become fewer and shallower, the epithelium remained thickened or became thinner and more stratified and pigment was irregularly lost. In the later stages the changes differed little from those induced by ageing.

c) Ocular lesions

Ocular changes occur in the anterior segment of the eye as the result of invasion by microfilaria which may be progressive (RODGER, 1959). Tissue reactions develop about dead microfilariae and in Venezuela they are commonest in cases in which microfilariae were found in skin biopsy from the shoulder to the iliac crest (LAGRAULET, 1960). In African onchocerciasis the eye becomes involved as the microfilariae spread upwards from the lower parts of the body. Anterior eye lesions thus reflect to some extent the duration and intensity of the infection.

The conjunctiva is often involved. Microfilariae congregate below the epithelium which becomes lightly infiltrated with round cells, plasma cells, and eosinophils. Hypertrophy and oedema of both the epithelium and subepithelial tissues follows.

Invasion of the *substantia propria* of the cornea may be followed by interstitial keratitis with the development of pannus on the inferior segment. Lymphocytes macrophages and eosinophils collect around dead microfilariae and produce nummular opacities which may coalesce and interfere with vision. In more advanced lesions the epithelium may become damaged by other secondary factors, with ulceration and scarring. Descemet's membrane may become irregularly folded.

Microfilariae survive freely in the aqueous fluid of the anterior chamber. RIDLEY (1945) claims that dead microfilariae sink to the inferior aspect of the chamber and set up cellular reactions and fibrosis in which the iris may become involved with consequent distortion.

Invasion of the iris and ciliary body by microfilariae may be attended by slowly developing tissue changes, and usually little pain or discomfort, but with interference with vision. Clumping of pigment is common and the iris may appear relatively depigmented, presenting the so-called grey "pumice-stone" coloration. Some pigment may become absorbed on Descemet's membrane but most collects in clumps in the tissues or in fibrotic masses in the anterior chamber. Small areas of cellular infiltration may develop around dead microfilariae in the iris itself and lead to localized fibrosis.

Similar changes may occur in other parts of the uveal tract.

Secondary cataract is said to arise from cyclitis initiated by larval invasion, but microfilariae have seldom been reported in the lens itself. They are sometimes seen in the vitreous, which, however, remains clear.

Anterior eye lesions in themselves may cause interference with vision but probably not blindness. The latter occurs indirectly, for example following the development of glaucoma. In America onchocerciasis is believed to contribute considerably one way or another to the development of blindness which is common in certain endemic areas.

Considerable doubt has been raised recently, however, regarding the direct importance of the anterior eye changes in the production of *blindness in infections in Africa*. Thus, in some of the endemic onchocercal areas of West Africa the prevailing common diminution of vision is associated with posterior or retinal lesions, whereas equally severe endemicity in other areas with prominent clinical evidence of nodular and cutaneous onchocerciasis is unaccompanied by ocular damage. CHOYCE and KERSHAW (1957) believe that the retinal lesions which in the past have been commonly ascribed to onchocerciasis (although microfilariae have never been identified in them) may be in fact a genetic abiotrophy, which may or may not be aggravated by the infection. Wide medical and genetic surveys in Africa and the Americas are needed before this point can be settled. CHOYCE (1959) points out that the lesions clinically and ophthalmologically represent a chronic atrophic choroidoretinitis which cannot as yet be blamed on the onchocercal infection. RODGER (1959 a and b) on the other hand finds this view unacceptable on epidemiological genetic and clinical grounds and has demonstrated microfilariae in the retina and optic nerve in an eye removed from a blind individual in an onchocercal endemic area.

The general bodily effects of infection are demonstrated by the very high eosinophilia which develops, and the presence of antibodies which can be demonstrated by complement fixation and skin sensitivity responses, using antigens prepared from adult *Dirofilaria* spp. or *Onchocerca*.

Local skin lesions are often exacerbated by tissue sensitivity responses leading to temporary vascular dilatation, oedema and infiltration with eosinophils. Severe generalised allergic responses commonly occur in the first few days of treatment with diethylcarbamazine which causes massive destruction of microfilariae. Such responses are less pronounced with antrypol treatment, which is believed to kill adults. Some authors believe this indicates that the microfilariae are largely responsible for the tissue sensitivity produced by the infection.

Diagnosis of onchocerciasis depends on identification of adults and embryonated eggs and larvae in the characteristic nodules and on the finding of active unsheathed larvae in skin snips. The microfilariae have to be distinguished from others which may occur in the skin, including those of *A. streptocerca* which is said occasionally to cause oedema and urticarial eruptions (DUKE, 1957).

References

CALVERT: Oncocerciasis presenting with swelling of one arm W. Afr. med. J. **11**, 83 (1962).

CHOYCE, D. P.: Some observations on the ocular complications of onchocerciasis and their relationship to blindness, Trans. roy, Soc. trop. Med. Hyg. **52**, 112 (1958).

DUKE, B. O. L.: A case of streptocerciasis in a European. Ann. trop. Med. Parasit. **51**, 364 (1957).

Gordon, R. M., and M. M. J. Lavoipierre: Entomology for students of medicine. Oxford: Blackwell 1962.
Hoeppli, R., and A. E. Gunders: A comparison of skin changes caused by onchocerciasis and aging. Amer. J. trop. Med. Hyg. **11**, 234 (1962).
Jamison, D. G., and W. E. Kershaw: Studies on the structure of the skin in the normal African and on changes associated with infection with *Onchocerca volvulus*. II: The measurement of the changes which accompany aging and infection. Ann. trop. Med. Parasit. **50**, 415 (1956).
— —, B. O. L. Duke, and E. J. Fejer: Studies on the structure of the skin in the normal African and on the changes associated with infection with *Onchocerca volvulus*. I: Preliminary observations based on the findings in the lower leg. Ann. trop. Med. Parasit. **49**, 227 (1955).
Kershaw, W. E.: Relation between infection with *Onchocerca volvulus* and eye lesions. Trans. roy. Soc. trop. Med. Hyg. **52**, 122 (1958).
—, B. O. L. Duke, and F. H. Budden: Distribution of microfilariae of *O. volvulus* in the skin, its relation to the skin changes and to eye lesions and blindness. Brit. med. J. **1954, II**, 724.
Lagraulet, J.: Lesions oculaires biopsies cutaneés et localisation des nodules chez les onchocerquiens du Venezuela. Bull. Soc. Path. **53**, 703 (1960).
Ridley, N. H. L.: Monograph Supplement X: Brit. J. Ophthal. (1945).
Rodger, F. C.: The movement of Microfilariae of *Onchocerca volvulus* in the Human Eye from the lid to the retina. Trans. roy. Soc. trop. Med. Hyg. **53**, 138 (1959 a).
— Blindness in West Africa. London: Lewis 1959 b.

XI. Loa Loa (Loiasis)

Loiasis results from infection with the filarial worm *Loa loa*.. The geographical distribution of the disease is very narrow. It occurs only in Africa in equatorial rain forests and fringes between 10 °N. and 5 °S. in a belt stretching from the Gulf of Guinea to the great Lakes.

Life Cycle

Infective larvae are implanted in the subcutaneous tissues by the bite of infected tabanid flies *Chrysops* spp. Adults of both sexes mature in the connective tissue in about 6 to 12 months, or longer, and remain separate. Sheathed microfilariae with diurnal periodicity eventually appear in the peripheral blood. It is believed that their optimal site is the pulmonary circulation. The flies are infected by taking a meal of human blood containing infective larvae. Certain baboons and monkeys are infected with a worm resembling *L. loa* and may act as reservoirs; natural infections occur in these animals which may possibly be transmitted occasionally to man (Gordon 1955).

Duke (1958) confirmed the infection of Cercopithecus monkeys and Mandrills in West-Africa with a species of *Loa* and demonstrated that *Loa loa* could be transmitted experimentally from human infections *via* the vector to monkeys. He concluded that under natural conditions transmission of *L. loa* from man to monkeys must be extremely rare, so that the monkey population can be regarded as of no practical importance as a reservoir of human loiasis.

Pathogenesis and Pathology

The microfilariae in the blood do not produce any known clinical response but are probably concerned (though to a less extent than the adults) in the production of the tissue sensitivity which is manifested in both local and general reactions. It is not known where fertilization and larviposition take place. Adults migrate actively in the subcutaneous tissue and fascial planes. Their presence is responsible for the notable clinical effects. They may move freely and visibly through loose connective tissue such as that in the eye-lids or the conjunctiva without causing any tissue response. Similar migration may, however, lead to vigorous and severe local reactions, which are thought to arise from allergic response to the sudden escape of active substances from the worm, especially after local trauma. The pathogenesis of so-called "Calabar swellings" is not yet defined. Adults have been reported only rarely in such swellings. It is usually considered nevertheless that the local oedema which lasts a few days or more, and the subcutaneous infiltration with lymphocytes and eosinophils which occurs in the more persistent lesions, are initiated by a localized allergic reaction to the temporary presence of the worm. In human volunteers known to be suffering from loiasis or bancroftian filariasis

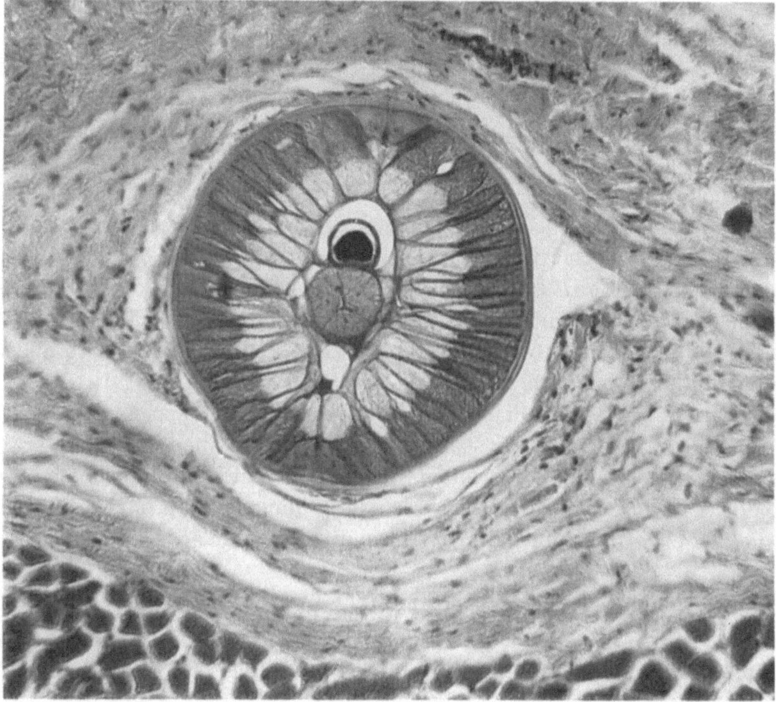

Fig. 32. Loiasis. Adult *Loa loa* wandering in fibrous tissue near a muscle.

comparable swellings have been produced by subcutaneous injection of antigens made from *Dirofilaria* spp. or from adult *L. loa*.

Worms usually circulate in the superficial subcutaneous tissues but they may reach the deeper tissues and have been reported in the kidney, bladder, and the spleen. They are occasionally caught up in the tissues and become encapsulated with fibrous tissue and even calcified (Fig. 32).

Eosinophilia is high; 50 to 80 per cent of the circulating white cells may be eosinophils. The degree of eosinophilia fluctuates considerably during an infection. It tends to increase during periods in which local activity is intense. Giant urticaria is not uncommon. Local swelling, sometimes of a whole limb, may arise from obstruction to lymphatic flow.

The *host response* is usually dependent on the intensity of the infection (in terms of the number of adults present) and upon repeated reinfection (KERSHAW et al., 1954). Some individuals, however, may become sensitive after only light infections. Larvae may not appear in the blood stream. In some instances they are never found, possibly because there may be an infection with male worms only, or because the females have not matured. Heavy infections may be associated with many or few larvae in the blood. In bisexual infections this irregularity may arise from the presence in certain tissues of a functional reservoir in which the larvae are concentrated and which may or may not spill over into the circulation.

Treatment with diethylcarbamazine rapidly removes the larvae from the blood. They are apparently destroyed in the tissues and in one case were observed to concentrate in the liver where they underwent degeneration and absorption (WOODRUFF, 1955). This rapid chemotherapeutic destruction of the microfilariae often initiates very severe allergic responses, indicating the possible part played by the microfilariae in the production of sensitivity.

Diagnosis depends on identification of adults in the tissues or of microfilariae in the blood. Clinical signs, especially calabar swellings and high eosinophilia, are strongly suggestive. General responses, including complement fixation and skin sensitivity reactions, can be demonstrated with non-specific antigens made from *Dirofilaria* spp. or with specific antigens made from adult *Loa*.

The female adult *Loa loa* is about twice the size of the male and measures up to 7 cm. in length and 0.5 mm in diameter. The cuticle is thick and covered with small round bosses. The anterior end tapers to a narrow head and the posterior is broad, rounded and curved ventrally.

The sheathed microfilaria has diurnal periodicity in the peripheral blood. It is actively mobile but is irregularly stiff in appearance in stained films. The posterior end is relatively thick and has terminal "nuclei" which extend in a single row into the top of the tail. It has to be distinguished morphologically from the microfilaria of *Brugia malayi*, but in clinical diagnosis the infections are geographically distinct.

References

DUKE, B. O. L.: Studies on loiasis in monkeys. I. The relationship between human and simian *Loa* in the rain forest zone of the British Cameroons. Ann. trop. Med. Parasit. **52**, 158 (1958).

GORDON, R. M.: Symposium on loiasis. Trans. roy. Soc. trop. Med. Hyg. **49**, 98 (1955).

— The host-parasite relationship in filariasis. Trans. roy. Soc. trop. Med. Hyg. **49**, 496 (1955).

HAWKING, F.: Periodicity of microfilariae of *Loa loa*. Trans. roy. Soc. trop. Med. Hyg. **49**, 132 (1955).

KERSHAW, W. E., and W. L. NICHOLAS: Studies on the epidemiology of filariasis in West Africa with special reference to the British Cameroons and the Niger Delta, V: The intensity of infections with *Loa loa* and with *Acanthocheilonema* perstans in the rain forest, the forest fringe and the mountain grasslands of the British Cameroons, and its relation to the incidence. Ann. trop. Med. Parasit. **48**, 110 (1954).

WOODRUFF, A. W.: Discussion on Loiasis. Trans. roy. Soc. trop. Med. Hyg. **49**, 153 (1955).

XII. Dracunculus Medinensis (Dracontiasis)

The disease which results from infection with *Dracunculus medinensis* is widespread in areas of West, Central, North and East Africa, the Middle East and parts of India and Burma. It also occurs in the Caribbean and northern South America.

Life Cycle

The adult worms develop in man in the tissue spaces. The gravid female migrates in the deeper subcutaneous tissues and eventually causes skin lesions (usually in the extremities), which break down. When the ulcer comes into contact with water larvae are actively discharged in enormous numbers through prolapsed sections of the uterus. Each contact with water leads to discharge of larvae until the uterus is empty. The female then dies *in situ*. First stage larvae reaching fresh water are swallowed by species of the crustacean *Cyclops* and *Thermocyclops* and in 8 to 10 days become ensheathed in the coelomic cavity. *Cyclops* is swallowed by man in water and the larvae escape into the duodenum. They pass through the wall and wander in the retroperitoneal and other tissues, becoming adults in 8 to 12 months. The gravid females are very thin (1 to 1.5 mm in width) and are enormously long (70 to 120 cm) compared with the males. The latter have not been found in the tissues in man. It is not known where mating occurs. Man is only one of many mammalian hosts.

Pathogenesis and Pathology

The penetration and subsequent early development of larvae produce no localizing signs in the mucosa of the duodenum or elsewhere in the tissues. The migration of the mature gravid females may be associated with general allergic responses, including considerable eosinophilia, urticaria, fever and asthma-like attacks. These general reactions are commonly more severe shortly before the appearance of the cutaneous lesions, i.e. when the female is ending her migration in the superficial subcutaneous tissues. They abate during the discharge of larvae.

Cutaneous lesions develop in the vicinity of the head of the worm. An indurated papule or group of papules appears and in a few hours a vesicle is formed containing turbid fluid in which there are polymorphs and eosinophils. The vesicle ruptures, leaving a shallow ulcer in which the head of the worm is often visible. The body of the worm lies in a subcutaneous tunnel winding away from the lesion in the deeper connective tissue. On contact with water, the worm contracts convulsively and fluid containing larvae is discharged from loops of the uterus. Further discharge occurs intermittently for two to three weeks until the uterus is empty.

In the region of the *ulcer*, the local tissues are erythematous, oedematous, and indurated with lymphocytes and eosinophils. The severity of the host reaction depends in part on the anatomical site of the lesion. The worm may present anywhere in the body, but most commonly (over 90 per cent of cases) in the legs or feet. It is sometimes found in the trunk, arms, joints or scrotum and has been reported in an abscess which caused constrictive pericarditis (KINARE et al., 1962). Local joints and bones are commonly involved. There is little reaction about the body of the worm during the active discharge of larvae. Secondary infection commonly leads to abscess formation and sinuses may develop, discharging pus and worm debris. Trauma to the gravid female before the development of the cutaneous lesion may lead to localized aseptic abscesses.

In the absence of secondary infection healing takes place in four to six weeks and the body of the worm, if not mechanically removed during treatment, is slowly absorbed with some accompanying round cell infiltration and giant cell formation in the subcutaneous tissues. Calcification of part or practically the whole worm may take place. This is probably commoner in instances where the female (sometimes immature) has failed to reach the subcutaneous tissues and initiate the cutaneous lesion.

The *general reactions* involved by the infection include the production in the plasma of complement-fixing and other antibodies. Skin sensitivity can be demonstrated by intradermal infection of extracts of adult *D. medinensis*. Eosinophil numbers are increased in the blood during the active stages and there may be general clinical effects including fever.

Diagnosis is made by identification of the head end of the worm in the cutaneous lesion and of the body in the subcutaneous tissues. Calcified worms may be seen by radiography.

References

Kinare, S. G., G. B. Parulkar, and P. K. Sen: Constrictive Pericarditis resulting from Dracunculosis. Brit. med. J. **1962**, **I**, **845**.

XIII. The Blood Flukes (Schistosomiasis)

Schistosoma japonicum, S. mansoni and S. haematobium.

Life Cycle

This is basically the same for all three species. Viable eggs hatch in water, liberating active miracidia, which infect the intermediate snail hosts. In the course of some weeks large numbers of free-swimming cercariae escape from the snails and may infect the definitive host by direct penetration through the skin. Man is the definitive host for all three species. In *S. japonicum* infections, buffalo, the pig and the dog and other animals may also act as hosts. In East Africa there is some evidence that *S. mansoni* may also infect baboons and certain rodents which may act as natural reservoirs of the infection (Nelson, 1960). After penetration, the larvae pass to the right side of the heart, thence to the systemic system and eventually reach the intrahepatic portal circulation, where they mature and mate. Paired adults migrate to the venules of the mesenteric or vesical and pelvic veins, where ovi-position takes place. Lesions are formed about the eggs which are caught in the tissues. Some eggs, which may pass rapidly through the tissues without much cellular response, are eventually excreted into the lumen of the gut or the urinary bladder.

The important natural snail hosts are as follows: For *S. japonicum*: *Oncomelania* spp.; for *S. mansoni: Biomphalaria* spp. or *Australorbis* spp.; for *S. haematobium: Bulinus* spp. and *Biomphalaria* spp.

Pathogenesis

The direct effects of infection are associated with (I) the penetration of the cercariae; (II) the migration of the larvae (or schistosomulae) through the lymphatics and blood vessels to the right heart, the lungs, and eventually to the portal venous system; (III) the migration and presence of adults, paired or single, in the intrahepatic portal veins and the veins of the intestinal or genito-urinary tracts; (IV) the deposition of eggs in the viscera and tissues and the associated local tissue reactions; (V) general reactions dependent on the development in the host of immuno-sensitivity, produced in varying degrees by antigens in the larvae, the adults and the eggs; (VI) secondary effects resulting from the extension and complications of lesions in the various organs.

The species of Schistosome, the intensity and duration of the infection, the repetition of infection and the anatomical sites of egg deposition are the major factors in determining the pathological and clinical outcome. The physical state of the host including nutrition, is also important.

Pathology

The cercaria penetrates the human skin by means of a combination of enzymes and active movement. The forked tail is lost during the process which takes some minutes only. Venous or lymphatic vessels are entered within a few hours of infection and the larva reaches the systemic circulation *via* the pulmonary circulation within 24 to 72 hours. An ephemeral itchy maculo-papular rash may develop at the site of entry within a few hours to three days. Petechial haemorrhages, presumably indicating the actual point of entry, are also sometimes seen. Local skin and subcutaneous reactions may also be initiated by penetration of cercariae of schistosomes adapted to animals but not fully to man, such as *S. spindale*. In such cases the larvae are halted and destroyed in the local tissue.

The migration of the developing larvae in the circulation and their early movement towards the liver do not cause notable local reactions in the host, but the presence of the growing and maturing parasite commonly initiates general reactions which are activated by immuno-sensitivity. At a later stage some resistance to superinfection is acquired (see later).

Enlargement and tenderness of the liver commonly occurs within a week or more of the original infection but few details of the tissue changes corresponding to these clinical signs are available. It has been claimed that occasional larvae may escape into the lung tissues and originate the very early pulmonary signs sometimes described within the first weeks after infection (LIU et al., 1958). The pulmonary and hepatic signs which appear after some weeks are associated with tissue reaction to egg deposition (DAO CHIN et al., 1958). The reaction of the tissues of freshly infected non-immune hosts and those of animals already infected or sensitized to infection differ considerably (see later).

The migration of adults *per se* has little effect on local tissue so long as the worms remain within the blood vessels. Occasional escape into the perivascular tissues may lead to haemorrhage and subsequent epithelioid, giant cell and polymorphonuclear, eosinophilic and lymphocytic responses.

The clinical and pathological manifestations and progress of the three forms of schistosomiasis differ considerably. In *S. japonicum* infections some areas along the whole length of the intestinal wall may be involved (KU, 1955). In *S. mansoni* infections the large intestine may be differentially involved. In *S. haematobium* infections the genito-urinary tract is most severely affected and the intestine much less so. This regional emphasis is usually explained on grounds of migration of the adult worms to the appropriate anatomical site in which oviposition is believed to be concentrated. The factors determining this differential selection of sites are not yet understood but it has been suggested that the area involved, for example the mesenteric veins may be one in which specific food stuffs or other physiologically needed factors are available. BELL (1963) has suggested that in the case of *S. mansoni* products of the bacterial flora of the appropriate region the gut may be concerned.

In general it may be said that *S. japonicum* adults settle in the mesenteric venules of both small and large intestine (not mainly in the former, according to recent Chinese studies; P'AN et al., 1955; DAO CHIN et al., 1958); *S. mansoni* adults reach the venules of the ileocolic and colic branches of the mesenteric veins and eventually the lower branches of the latter; *S. haematobium* adults are said to migrate through the haemorrhoidal and pudendal veins to their final habitat in the vesical and pelvic venous plexuses.

The usual explanations of the migration of adults through the various venous plexuses and arterio-venous anastomoses are difficult to accept either in terms of the anatomy of the regions concerned or of the size, shape, and activity of the adult worms. Superficially, there seems no reason to suppose that all three species should not be equally able to migrate against the blood stream from the portal vessels, or, as has been suggested, *via* the vena cava, to any area in the venous complex.

How much the differences in the response of the host to an infection depend on the peculiar migration of the adult worms to specific anatomical points in the abdominal veins is not certainly known. For the moment, we must accept the mechanism of this distribution as an unsolved mystery.

There is considerable discussion on the relative importance in schistosomal infections of the pathogenic role of living and dead flukes, living or dead eggs, humoral substances with toxic effects and the production in the host of allergy by the schistosomulae, adults and eggs. In the usual course of events, however, the lodgement of eggs in the tissues and the associated cellular host responses are the basic pathological processes of schistosomiasis.

The lesions which form about the eggs are initiated by the viable embryonated ova within the eggs, probably as a direct result of the escape of active substances secreted by the cephalic glands of the miracidia. There is doubt as to whether the spine on the shell assists in the fixation of the egg in the minute venules. Some eggs remain imprisoned within the venules; most escape into the perivascular tissue, with accompanying local haemorrhage and remain to become invested by the characteristic granulomatous reaction or pass through the tissues to the lumen of the gut, bladder or ureter.

The host tissues in the vicinity react vigorously, except in overwhelming infections, in which there may be little or no reaction. In early lesions the living eggs may be surrounded by amorphous eosinophilic material which many authors regard as a toxic secretion cable of initiating the tissue response. Eosinophils, mono-nuclear cells and neutrophils accumulate around the eggs, but the reaction rapidly becomes granulomatous, with the appearance of epithelioid cells and sometimes giant cells, and a peripheral infiltration with eosinophils, lymphocytes, and sometimes polymorphs. This complex constitutes the *bilharzial "tubercle"*, several of which may fuse to form lesions visible to the naked eye. The ova within the eggs mature to miracidia in about 3 weeks and many remain viable for a short time longer, but sooner or later they die and with the eggshell become absorbed or calcified. Healing takes place and fibrous tissue is eventually laid down. "Pseudo-abscesses" composed of areas of necrosis containing eggs and surrounded by polymorphs may be formed in acute infection in nonimmune hosts or after secondary bacterial infections. In very acute fulminating cases eggs may be deposited in the tissues with little or no local reaction, or abscesses may form consisting largely of necrotic material and polymorphs (Fig. 33).

The pattern of the local cellular response depends to some extent on the tissue involved. Thus granulomata in the liver and intestine are very actively developed in the appropriate infections and are commonly succeeded by fibrotic complications, whereas in some organs, notably the stomach mucosa, the reactions are limited or absent and not commonly associated with either extensive cellular reaction or fibrosis.

The eggs of all three species are distributed from time to time throughout the vascular system, with varying local reactions in the tissues in which they finally come to rest. Eggs of *S. haematobium* have been identified at autopsy in many organs without obvious associated pathological changes (GELFAND, 1950). Eggs of *S. japonicum* and *S. mansoni* are commonly more numerous and much more active in initiating vigorous tissue responses than those of *S. haematobium.*

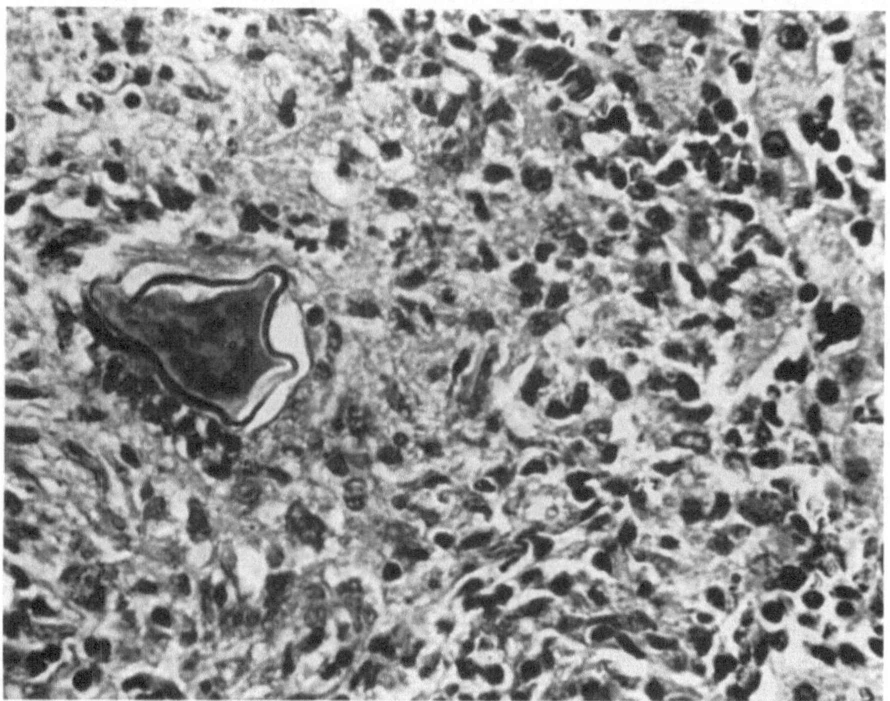

Fig. 33. Schistosomiasis. *S. mansoni* infection. Typical cellular reaction about an egg.

In highly susceptible animals, as in very severe fulminating human cases, the granulomatous tissue reactions about eggs may be largely polymorphonuclear. Otherwise granulomas in the liver and elsewhere often contain acidophil hyaline material in relation to the egg and large numbers of eosinophils. COUTINHO et al. (1960) believe this oxyphil substance is fibrinoid in nature and may represent a hyperergic reaction. This, with the eosinophilic infiltration, suggests that the lesions may be caused by a immuno-allergic reaction. ANDRADE et al. (1961) have noted in this connection that the gamma-globulin in mesenchymal cells in the spleen and liver and in granulomas in mice infected with *S. mansoni* increases in proportion to the development of the latter, in which antigen is bound to the antibody in the necrotic regions. The serum from infected patients also binds antigens in the adult worms and eggs. The role of antibody-antigen complexes in the formation of granulomas is clearly important.

Once infection has been acquired, the reactions to the parasites and their products change and the response to further infection becomes more active. This process is seen clearly in the early phase of infection during the migration of the schistosomula.

Complications arising in the viscera, especially the liver and the lungs are largely due to ectopic distribution of viable eggs, and the reactions they evoke. The effects produced vary in intensity and detail with the respective worms infecting the host. Ectopic distribution of eggs is common to all infections, but the tissue responses may be vastly different. In single *S. japonicum* infection and sometimes in *S. mansoni* infection changes are seen in the lungs in the early stages before the worms mature and thus before eggs are laid. In *S. japonicum* and *S. mansoni* infections liver damage, fibrosis, and portal hypertension with splenomegaly are common, but this is rare in *S. haematobium* infection. Again, chronic lung involvement, with the ultimate development of pulmonary arterial hypertension and associated cardiac changes, is common in the late stages of *S. mansoni* schistosomiasis, (especially in association with the development of portal hypertension) less so in *S. japonicum* and rare in *S. haematobium* infections.

General Effects. The young larvae, the maturing adults, the adults and viable eggs are all capable of inducing *immune responses* in the host leading to sensitivity and allergic reactions which play an important part in local tissue reactions (see later).

The general effects of infection depend on such reactions and possibly upon the production of "toxic" substances by the worm as it develops.

In acute primary infections, allergic reactions, including urticaria and even angioneurotic oedema have been reported within a week of infection, or later during the incubation period.

Fever is a regular feature of the early acute attack and may be the first sign. Chills and profuse sweating accompany it. Bradycardia, apathy, delirium etc., may also be present.

Respiratory disturbances, as noted above may occur after infection and are common during the active clinical manifestations which follow the maturation of the worms, especially in *S. japonicum* infections. These latter are largely associated with the first pulmonary dissemination of viable eggs.

Enlargement and tenderness of the liver may develop within three to four weeks of infection. This probably results from acute tissue response to the schistosomulae of an allergic nature and not primarily to the presence of the worms in the portal venous system. Similar effects later result from the early deposition of eggs (Dao Chin et al., 1958). In the acute infection at a much later stage, liver involvement is reflected in changes in "function" tests including a rise in serum bilirubin and occasionally frank jaundice arising from hepatocellular damage, and a temporary rise in transaminases. Serum albumin concentration falls and globulin rises.

Abnormalities in the electrocardiogram have been detected early in infections, including flattening and inversion of T waves, disturbances in the QRS complexes and changes in the isoelectric levels. These changes indicate some degree of myocardial damage, which, as has been demonstrated at autopsy, is not always associated with the deposition of eggs in the myocardium, and is presumed therefore to be of "toxic" origin.

Other early changes of a general nature in acute schistosomiasis include a rise in white cell count, often mainly due to increase in numbers of eosinophils, which may reach as much as 30 per cent as the active infection proceeds. In very severe cases there may be no eosinophilia (LIU et al., 1958).

BRUCE et al. (1963) followed the pathophysiological developments of *S. mansoni* infections in rhesus monkeys. Bloody diarrhoea with passage of eggs begin 6 weeks after dosage with 1,000 cercariae; symptoms and egg output fall later. Antibodies as measured by the fluorescent technique were maximal in the blood at 6 weeks and still present after 40 weeks. Eosinophilia was maximal at 26 weeks. Serum albumin decreased gradually and globulins increased. Bromsulphthalein retention was increased at 6 weeks, when liver biopsy showed acute "hepatitis"; subsequently, characteristic granulomata developed, and by 26 weeks there was lymphocytic portal tract infiltration. Splenic venous pressure and splenoportograms remained normal, and the author concluded that chronic portal hypertension did not develop after the single exposure to infection.

The *hypochromic anaemia* which commonly appears in long continued severe schistosomiasis is derived from several factors, including hypersplenism (the effects of which may be reversed by splenectomy) and iron deficiency or imbalance in metabolic kinetics. The dietary status of the host may also be important.

Chinese workers have reported that after splenectomy in all (191) their cases of schistosomal *(S. japonicum)* hepatic fibrosis with splenomegaly, the haematocrit returned to normal and remained normal; the leucocyte count and platelets also became normal (LU SUNG-TS'E et al., 1963). This experience supports the view that hypersplenism plays some part in the anaemia which develops in severe long-term infections.

There is circumstantial evidence of the development in man of the acquisition of protective *immunity* in schistosomiasis and of some consequent resistance to reinfection. There is however, no obvious relationship between such resistance and the presence of the humoral antibodies detectable in the serum (SMITHERS, 1962). Acquired resistance can be demonstrated experimentally in certain animals after infection, and the Formosa strain of *S. japonicum* which is non-pathogenic to man has been shown in monkeys to confer resistance to pathogenic strains of the schistosome. Irradiated cercariae have also been found to have similar effects in other forms of infection.

The mechanism of acquired immunity were studied recently by DAVIS et al. (1963) who followed the migration and fate of the schistosomulae of a strain of *S. japonicum* in non-immunized and immunized rhesus monkeys. The general patterns were similar, but there were notable differences. In the skin of non-immunized monkeys, the schistosomulae provoked a largely neutrophilic cellular response but were immobilized and the inflammation quickly subsided. They migrated rapidly from the area. In the immunized monkeys there was rapid and intense perischistosomatic nodular inflammation with neutrophils and eosinophils predominant and with some vasculitis and thrombosis. The larvae were halted and destroyed after some days, following which the cellular reaction resolved only slowly. In the lungs of non-immune animals focal haemorrhages with some cellular reaction, without vascular change occurred and the schistosomulae remained intact. In the immunized animals most of the schistosomulae were surrounded by inflammatory cells and there was acute vasculitis and thrombosis. The degenerated parasites were destroyed in the cellular nodules, which disappeared in three weeks.

In the liver in non-immune animals little reaction was evoked by the developing parasite and there was no arrest of the parasite but in the immunized monkeys there was intense periportal cellular infiltration and destruction of the schistosomulae was brought about by initial thrombophlebitis followed by the formation of localized discrete cellular nodules. All parasites were destroyed by the 26th day.

Thus, the inflammatory response to migration in the non-immune animals was uniformly mild, whereas that due to the arrest and destruction of the schistosomula in the immune monkeys was intense in all tissues examined, with cellular focal inflammation in which the cells were predominantly neutrophils and eosinophils and in which there was vasculitis and thrombosis. In the immunized animals some of the developing parasites were destroyed in the skin, many in the lungs and in the liver. The lungs appeared to act as the principal barrier.

Humoral immune bodies, including complement-fixing bodies etc., can be demonstrated in sera from hosts infected or in animals exposed to antigens made from eggs, miracidia, cercariae, immature and mature adults. Attempts to induce allergic tissue responses in animals with worm extracts have not been very successful, but lesions can be induced by the intravascular introduction of eggs or their products. Extracts of viable eggs or living miracidia have been found to produce similar tissue responses, indicating that "toxic" substances may be secreted by the larvae at this stage (MAEGRAITH, 1958).

The significance of the detection of humoral antibodies in relation to diagnosis has recently been very well reviewed by KAGAN and PELLEGRINO (1961).

That some of the host responses may be induced by tissue damage itself is indicated by the demonstration by CHUNG (1956) of the greater allergic responses initiated by liver-antigen extracted from whole infected liver than by antigens made from either eggs or miracidia separately. This raises the interesting possibility of the production of autoantigens by the damaged tissues.

DE WITT (1962) has recently stressed the important role played in the progress of schistosomal infection by the *nutritional status of the host*. The diet of the host could affect the host: parasite relationship by affecting the biochemical environment of the latter, by influencing the development of host resistance and possibly most important, by influencing the pathological processes which cause tissue dysfunction and structural damage. There is considerable evidence in the latter regard. In animal experiments various diets deficient in certain amino acids and vitamins can be shown to have profound effects on *S. mansoni* infections; normal development of the worms may be prevented, with sexual immaturity and failure to produce eggs, thus minimizing the major pathological patterns due to the infection.

The interpretation of these experimental results will not be fully possible until the metabolic pathways of the parasite in its host environment are better understood but the preponderant carbohydrate metabolism of *S. mansoni* and the anaerobic pathways involved afford some indications.

The practical value of considering the diet of the host during schistosomal infection has been shown in Puerto Rico recently, where improvement in the diets of patients had obvious beneficial effects on the course of *S. mansoni* infections and on the outcome of therapy. Experimentally it has been shown that the therapeutic activity of stibophen may be greatly increased by certain "purified" diets containing vitamin-free casein, fat, sucrose, salts and essential vitamins. In this instance it appeared that the effect resulted not from the general nutritional condition of the host so much as from specific dietary factors. The drug toxicity was not enhanced by the diet.

Diagnosis is made by discovering the specific eggs in the urine or faeces, or in tissue biopsy.

The determination of the worm load from quantitative estimation of the numbers of eggs excreted is unreliable, especially in patients who have been repeatedly infected. Nevertheless quantitative methods, of which the best is that based on Ninhydrin staining and recently described by BELL (1963), are essential in estimating the effects of treatment.

A useful technique in the examination of the infected tissues in geographical areas in which mixed. *S. haematobium* and *S. mansoni* infections occur was recently developed by BRYGOO et al. (1959) who showed that in thick tissue slices stained by Ziehl-Neelsen's method, eggs of *S. mansoni* were acid fast, whereas those of *S. hacmatobium* were not; the latter stained with crystal violet which did not stain *S. mansoni* eggs.

a) Lesions in the Liver

As stated above, the congregation of maturing or adult worms in the tissues does not in itself lead to much local damage.

The principal hepatic lesion in the acute stages of the infection results from the tissue reaction about viable eggs which are either fixed in the small branches of the portal vein or have reached the perivascular spaces.

In the early stages there is no obstruction to the biliary ductules and the parenchymal cells suffer little anatomical change, although indications of altered function may be shown by deviation of certain "liver function" tests. In heavy infections with multiple lesions parenchymal function may be grossly disturbed.

FAYEZ and AZIZ (1961) recorded portal venous pressure by the percutaneous intrasplenic route in 30 male patients with schistosomal hepatic fibrosis, 15 of whom had ascites. The venous pressures in the antecubital and abdominal veins were also measured. The portal venous pressures were raised in all cases and were higher than those recorded in patients with Laennec's cirrhosis. There was no relation between the portal pressure rise and the size of the spleen, but there was some association with the presence of ascites. The authors claim that "liver function" tests are normal before ascites appears and abnormal when ascites has developed.

The more serious changes in the liver develop as a result of extensive fibrosis which occurs about the schistosome granulomata, mostly in the periportal regions. In extreme cases pronounced periportal stenosis, the so-called "clay-pipe-stem cirrhosis" is produced. The processes leading to this fibrosis have been studied for the most port in *S. mansoni* and *S. japonicum* infections but similar lesions have been described occasionally in *S. haemotobium* infections.

The mechanism of this obstruction to intrahepatic blood flow was recently examined in *S. mansoni* infections in Brazil by BOGLIOLO (1957). He found that a chronic granulomatous periphlebitis develop in which the fibrotic tissue surrounded the large portal branches. The lobule was not commonly involved and there was no fundamental re-arrangement of the structure of the liver. Regeneration of hepatic cells was uncommon. Casts of the blood vessels and histological examination showed neoformation of capillary blood vessels about the dichotomic portal venous branches. In this way a vast network of minute venous vessels enclosed the portal venous branches "like a mossy sleeve"; these capillaries remaining in the perilobular tissue. There were no extensive distortions, lacunae or amputations of the portal vessels.

There are thus striking differences between this form of "fibrosis" of the liver and Laennec's cirrhosis in which the portal vessels are severely damaged, no capillary "sleeves" are formed, and the fibrous tissue early disrupts the lobular pattern.

The new portal venous capillary network and the comparative preservation of the larger portal vessels, together with the failure of fibrosis to disturb the lobular pattern, indicate that in schistosomal fibrosis the blood supply to the lobular hepatic cells remains adequate until an advanced stage.

It is nevertheless difficult to understand how portal hypertension can arise from such lesions. BOGLIOLO suggests that the fibrosis of the periportal connective tissue and the diminished contractility of the portal branches arising from the demonstrable damage to their smooth muscle must disturb the portal flow. The enormous increase in the vascular field consequent on the formation of the new portal venous capillary "sleeves" probably aids the vascular obstruction by bringing about an appreciable fall in the velocity of the local blood flow.

BOGLIOLO described two other forms of liver fibrosis which may develop in *S. mansoni* schistosomiasis, namely, a diffuse cirrhosis and the so-called "flint" liver. The pathogenic processes were similar (Fig. 34).

Most authorities consider that the fibrosis of the liver in schistosomiasis originates largely from the advance of the peri-oval lesions, although many other factors are probably involved, including nutritional disturbances, toxic effects, e. g. alcohol, and infections especially virus hepatitis. The part played by these extraneous factors has to be determined in the individual case (MOUSSA et al., 1955; MAEGRAITH, 1958). Extensive thrombosis of the portal vein or its radicles, or of the hepatic veins, may contribute but has rarely been described. The role of schistosome eggs in the production of liver fibrosis is occasionally challenged by some workers. ROSANELLI (1963) for instance reports histological changes in liver biopsy specimens taken from Africans in northern Uganda known to be infected with *S. mansoni* which contrast with findings in Egypt, West Africa and Brazil. Comparison was made between the biopsies and autopsy material from 10 accident cases. Periportal fibrosis was present in both groups but was more severe in those with schistosomiasis although lesions clearly due to *S. mansoni* eggs were not prominent. The significance of these findings is difficult to assess in the absence of information regarding intensity of infection and other factors which affect the tissue in schistosomiasis.

Again JAFFE and GONZALEZ (1961) have reported a case of hepatic Symmers fibrosis resembling that said to be characteristic of bilharziasis in a patient in whom there was no schistosomal infection. Autopsy revealed pathological changes in the smaller branches of both the hepatic artery and the portal vein. The authors consider that the hepatic fibrosis in bilharziasis develops only when there is involvement of these branches.

CHEEVER (1961) has pointed out that in hosts not adapted to the infection such as the rabbit and guinea pig, the flukes produce few eggs and dead flukes may be a major pathogenic factor in the production of liver damage. In well adapted hosts, including man and mice, the evidence indicates the eggs as the most potent pathogenic agents. The author described lesions in female mice infected intraperitoneally with *S. mansoni*, in which the portal systems were examined *in vivo* by India ink injection into the portal vein, hepatic artery and mesenteric veins. Endovascular granulomata were found occluding the terminal branches and some of the larger branches of the portal vein. Concentration of eggs in the periportal

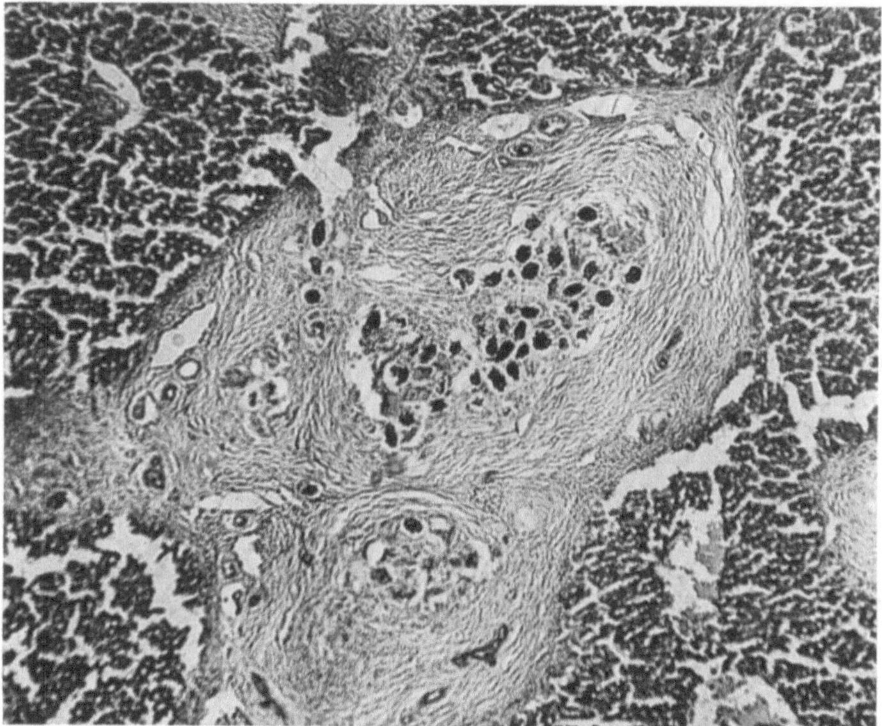

Fig. 34. Schistosomiasis. *S. japonicum* infection: Fibrosis of granulomas formed about eggs in the portal tracts of the liver.

region resulted and in the author's view the resistance so caused to portal flow was the cause of the portal hypertension. Distal to the obstructed veins the hepatic parenchyma was well supplied with blood and in the portal tracts the periductal capillary plexus (ANDREWS et al., 1949) and sinusoids were dilated. There was some periportal cellular infiltrate. He considered that the lesions were similar to those seen in the active stage of schistosomiasis in man and that the pathogenesis might be similar, although the liver structure differed in the two species and the late stage in man were morphologically distinct.

ANDRADE et al. (1962) examined at autopsy the livers of 25 patients who had died in advanced schistosomiasis mansoni in Brazil. The organs showed Symmers portal fibrosis with lesions containing schistosome eggs. The liver was firm and the surface was smooth, with local rounded areas, When the organ was cut large fibrotic portal spaces, fine septa and focal nodules were visible. In eight cases there was recent thrombosis of the main trunk of the portal vein. Microscopically, there was fibrous thickening of the portal tract areas, from which septa radiated into the lobules but did not join neighbouring portal spaces. The portal tracts were markedly vascular. The small branches of the hepatic artery showed concentric fibrosis. Granulomata around schistosome eggs were present in all cases but varied greatly in number and showed no correlation with the extent of the portal changes. In one case there was lymphocytic infiltration which was most prominent in the region of the granulomata. The liver architecture was normal over large areas.

ABDINE (1963) analysed the histological findings in 200 needle biopsies of the liver in patients with clinical evidence of cirrhosis. In 120 the cause of the liver fibrosis was considered to be schistosomiasis, diagnosis being made by discovery of the eggs or pigment. In some patients the pattern was mixed schistosomal fibrosis and Laennec cirrhosis.

The mixed patterns of liver fibrosis in schistosomiasis were also noted by BIBAWI (1961) who detected in liver biopsies on 104 patients infected with *S. mansoni* coarse pipe-stem fibrosis in 70 and fine diffuse fibrosis in 34. Eight of the former had normal intrasplenic pulp pressures; in the others it was raised, being high in 36. Twelve patients with high pressures had haematemesis and 22 had oesophageal varices; 25 with high pressures had ascites. Twenty eight patients with diffuse fibrosis had raised intrasplenic pulp pressures. There were oesophageal varices in 6 and ascites in 7. Histologically the pattern was a fibrosis and not a cirrhosis; there was no cellular necrosis or nodular regeneration. In the pipe-stem fibrosis there was intrahepatic fibrotic narrowing of the portal vein.

Liver fibrosis and portal hypertension have been recorded also in animals following infection with *S. mansoni* and *S. japonicum*. For example, WARREN (1963) infected mice with cercariae of *S. mansoni* in four groups of animals calculated to develop average numbers of 38, 28, 14 and 6 adult worms respectively. The animals were killed at intervals from 5 weeks and the livers and spleens examined. Enlargement of both organs occurred in all, but appeared earlier in the two most heavily infected groups in which portal pressure was considerably raised. In the other groups the enlargement was slower and less pronounced but more chronic and the portal pressure less increased. In the latter groups oesophageal varices were most notable. There was considerable variation amongst individual mice; 3 developed the syndrome when infected with only 1 to 2 pairs of worms.

The fibrosis seen in schistosomiasis thus seems to develop on specific lines which can be distinguished anatomically from other forms of liver fibrosis. The frequency of liver damage in some geographical regions, e.g. China and Egypt and its rarity in others, e.g. East, Central and West Africa, has been explained in terms of differing strains of the infecting species of the particular schistosome involved, but in common with most helminth infections, a major factor is the intensity of the worm infection in any given individual.

In the advanced case, there is evidence of extensive portovenoushepatic arterial anastomosis. Most of this probably occurs within already existing vessels, originally at sinusoidal level (ANDREWS, MAEGRAITH et al., 1949; EFFAT, 1955). Some authors consider that such arteriovenous connections may influence the intrahepatic pressure and contribute towards the development of the portal venous hypertension. In support of this are the successful results of tying the hepatic artery, thus reducing the portal pressure by minimising the arterial pressure element. It is claimed that this operation is better than the porto-caval shunt since the latter augments the direct access of ova to the pulmonary circulation.

The *clinical features* of portal hypertension in schistosomiasis are basically identical to those in similar syndromes, due to other aetiological factors. Enormous enlargement of the spleen eventually occurs usually with evidence of hypersplenism. Ascites develops, sometimes at first without other overt signs of portal hypertension or hypoalbuminaemia. Collateral vessels develop or hypertrophy in the visceral circulation and between the portal and systemic circulations, especially in the haemorrhoidal region and the abdominal wall. The portal hypertension also results in varicosities and congestion of the gastric and oesophageal veins, leading sometimes to rupture and severe haemorrhage, especially of the former. Portocaval collaterals develop in the liver capsule-diaphragmatic region. The significance of these portocaval and other hepatic shunts with regard to the development of the late pulmonary complications is discussed below.

b) Lesions in the Spleen

In acute infections the spleen is often moderately enlarged in the first few weeks and especially after the maturation of the worms. In the few autopsies performed in fulminating cases in the early stages in *S. japonicum* infections the organ was found to be deeply congested and studded with whitish nodules containing eggs with characteristic epithelioid, lymphocyte and giant cell reactions and sometimes pus. In the absence of further information it may be assumed that the spleen like other tissues is seeded with eggs at this stage i.e., soon after the maturation of the worms and that this is the primary cause of the enlargement. In the initial stage i.e., during the development of the adults the enlargement presumably results from dynamic vascular congestion, arising from processes similar to those in other acute parasitological infections (MAEGRAITH, 1948).

In advanced cases, in which the spleen often becomes enormous, the picture at autopsy is different. There may be some scattered granulomata, either in the active cellular or fibrotic stage, but the changes in the splenic tissues are primarily non-specific, hyperplastic and congestive and arise as a result of developing portal hypertension. There is general hyperplasia of the splenic substance, often with very active phagocytosis of erythrocytes, sometimes associated with persistent anaemia and leucopenia (hypersplenism), which, as noted above, is relieved by removal of the organ.

c) Lesions in the Lungs

There is good evidence that the eggs of all three schistosomes reach the pulmonary circulation at some time during the infection and are caught up in the arterioles. In the early stages acute pulmonary lesions are especially common in *S. japonicum* infections, in which the lung tissue may be temporarily studded with characteristic peri-oval tubercles which may cause physical signs and prominent radiological changes (CHIANG and CHUNG, 1958). These acute lesions, which are commonly associated with a high and rising eosinophilia, usually regress with time. Similar pulmonary disturbances occur in *S. mansoni* infections and more rarely in *S. haematobium* infections, although pulmonary distribution of ectopic eggs in the latter is common. The later more serious pulmonary effects described below are seen mainly in *S. mansoni* and less frequently in *S. japonicum* infections.

Three forms of lesion may develop in pulmonary schistosomiasis. The early changes, which arise in the initial period before the maturation of the worms and the production of eggs, have been described above.

VON LICHTENBERG (1962) compared the granulomatous response in the lungs

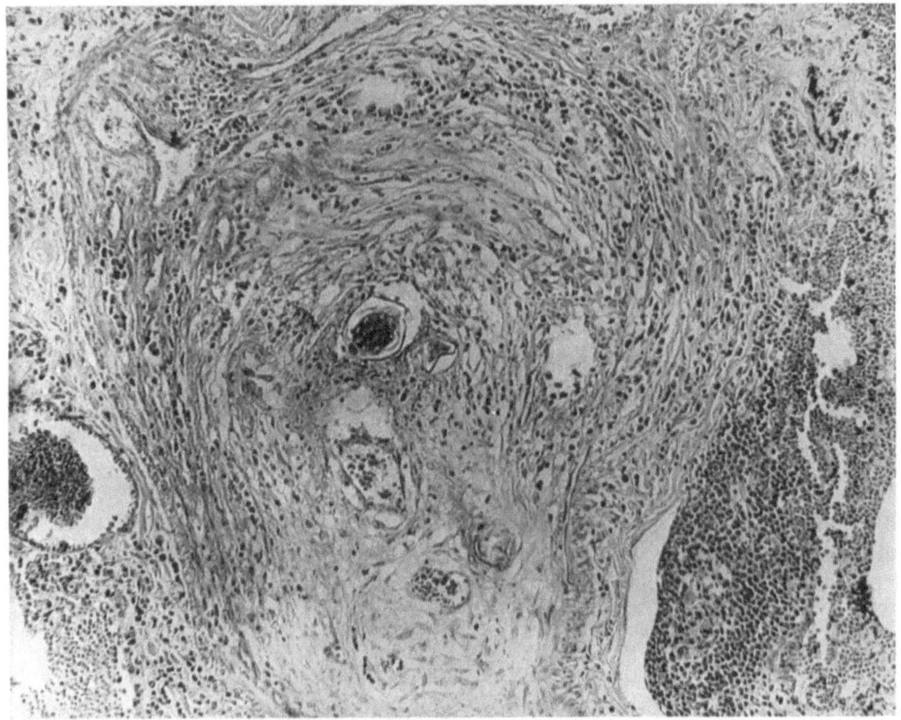

Fig. 35. Schistosomiasis. *S. mansoni* infection. Fibrous and granulomatous reaction in lung.

of mice after intravenous injection into mice of living *Schistosoma mansoni* eggs, *Ascaris* eggs and plastic beads. Both kinds of eggs produced persistent granulomas by the eighth day with epithelioid and giant cells; the beads caused only a transient cellular reaction. Granulomas developing in mice after infection with cercariae were more severe than in uninfected animals, supporting the author's suggestion that the granulomatous reaction in the infected host is an attempt to sequester antigens of low diffusability and not just a foreign-body reaction.

In the middle stages of the disease the pulmonary effects result from seeding of eggs in the lung tissue and the resultant granulomatous reactions which may be accompanied by peripheral pneumonitis with characteristic granular mottling of the lung radiograph (Fig. 35).

These lesions are eventually replaced by fibrous tissue.

Finally, some eggs may penetrate the pulmonary arterioles and give rise to localized necrotizing arteriolar changes leading to obliterative endarteritis. The occluded vessels are eventually canalized by new capillaries which may dilate to form cavernous spaces (angiomatoids). Similar obliterative changes may occur in the *vasa vasorum* of the larger vessels. ZAKY and his colleagues reported that in cases with gross cardio-pulmonary schistosomiasis, there was a significant rise in oxygen content in the blood at different levels towards the periphery along the course of the pulmonary artery. This could be interpreted as indicating direct contact between the pulmonary and bronchial arterial systems, presumably *via* the angiomatoid vascular network.

ZAKY et al. (1962) have further studied the haemodynamic shunts in schistosomal *cor pulmonale* in Egypt by right heart catheterization, injection of dyes into the aorta and sampling from the pulmonary and brachial arteries and by aortic angiography with a balloon catheter for visualizing the pulmonary and bronchial arteries. They demonstrated broncho-pulmonary arterial shunts and splenic shunts evidenced by a fall in oxygen saturation in the inferior vena cava after splenectomy and a concurrent return towards normal in heart size, electrocardiogram and pulmonary arterial pressure.

Many patients with *S. mansoni* infection have eggs in the lung tissue but chronic pulmonary arterial lesions such as described above, are relatively uncommon and follow massive dissemination of eggs through collateral venous channels developed subsequent to portal hypertension, which allow their passage to the right heart. Lung lesions in the first instance are thus primarily due to the eggs and in the later stages of the disease to the effects of pulmonary hypertension (GARCIA and MARCIAL-ROJAS, 1962).

EFFAT (1955) believes that portal hypertension is a primary factor in the development of the advanced pulmonary lesions seen in *S. mansoni* infections in Egypt. The forcing open of the porta-caval collaterals leads to secondary invasion of the lungs by worms and eggs *via* the pulmonary circulation, causing interstitial perivascular pneumonitis following obstruction of the arterioles by eggs and the associated tissue reactions. He calls the final stage the "pulmonary homologue" of periportal fibrosis. In both organs the parenchyma largely escapes but in the hepatic lesions the patient develops hepatic failure and in the pulmonary, his fate is determined by heart failure.

The general pathological picture in the advanced case thus resembles that of Ayerza's disease. It is one of increasing pulmonary hypertension, the establishment of "cor pulmonale", and eventual right heart failure.

d) Lesions in the Gastrointestinal Tract

The lesions induced in the gastrointestinal tract in *S. japonicum* and *S. mansoni* infections arise principally from the presence of viable eggs. A few eggs pass through the tissues with minimal reaction and are extruded into the lumen. Many more are caught up in the tissues and stimulate the production of typical schistosomal granulomata. The specific patterns in and effects on the intestinal walls are determined largely by the topographical distribution of the eggs and granulomata and the local tissue response. The long-term effects depend on the degree of fibrosis.

The eggs are laid in the small mesenteric venules in the mucosa of the intestinal wall. The circulation in these vessels becomes impeded, sometimes with associated thrombosis. The eggs either remain caught up in the vessels or escape into the perivascular spaces, where they lie in minute pools of blood and may either pass eventually into the gut lumen or excite some local cellular response which blocks any further movement. In the latter case, the eggs become embedded in the resultant granulomatous reaction which gradually becomes replaced by concentric fibrosis. In light infections lesions develop in a more or less orderly sequence, but at any one time in heavy and repeated infections, lesions of all stages may

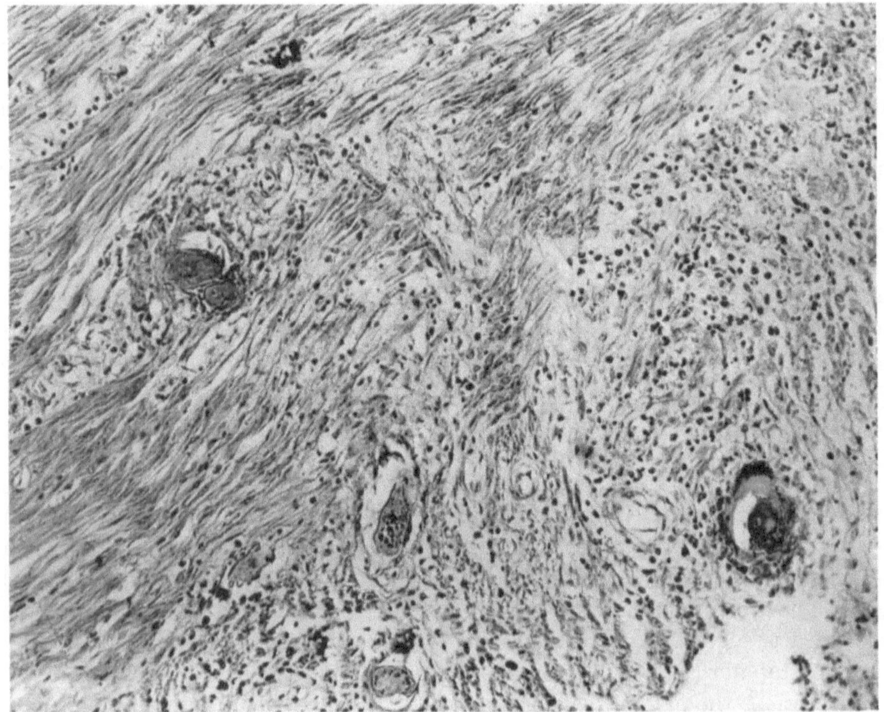

Fig. 36. Schistosomiasis. *S. mansoni* infection. Eggs, cellular reaction and fibrosis involving muscle layers of colon.

be found in the intestinal wall, varying from those caused by newly-laid eggs passing through the tissues to the surface, to those in the stage of giant cell formation, or fibrosis (Fig. 36).

The anatomical portion of the gut involved is important in determining the final effect, since although extensive egg deposition may occur along the whole gastrointestinal tract, the tissue response varies from region to region. The reaction is minimal, for example, in the gastric wall and maximal in the large intestine. The actual number of eggs present in the tissues is not therefore necessarily the principal operative factor in the damage done (Fig. 37).

In acute *S. japonicum* and sometimes in *S. mansoni* infections clinical signs of intestinal involvement are common. Within a few weeks of infection and before maturation of the worms dysentery or diarrhoea may develop. Later, once the adults have begun to lay eggs the pathological picture changes to the characteristic granuloma formation; this may not at first be accompanied by any obvious change in the clinical picture. The intestinal lesions at this stage have recently been described in autopsies of cases of severe japonica schistosomiasis (DAO CHIN et al., 1958). These observers found large numbers of minute whitish nodules scattered throughout the intestinal mucosa, especially in the ileum, the colon, and the rectum. The nodules were present in all layers of the hyperaemic and oedematous gut wall including the muscles and were typical early schistosomal

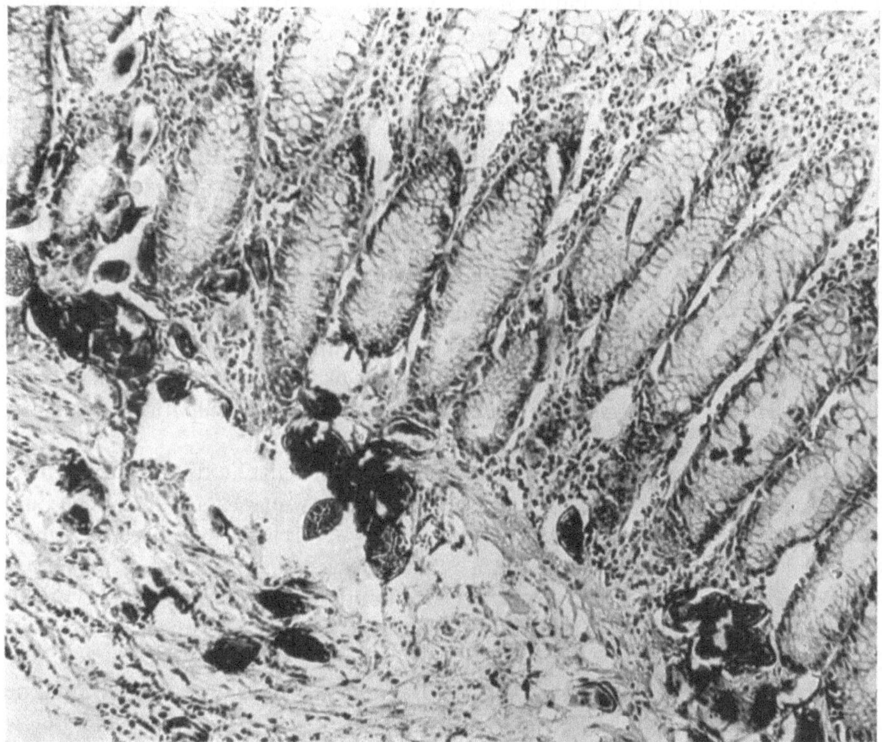

Fig. 37. Schistosomiasis. *S. japonicum* infection. Eggs in submucosa of colon.

granulomata; the eggs were surrounded by eosinophilic material and the local tissue was infiltrated with eosinophils and lymphocytes with occasional giant cells. In one overwhelming infection they recorded that the cellular reaction was almost entirely polymorphic and "myriads" of eggs were found in the walls of the stomach and pylorus, with little local tissue reaction. In a case in which an acute fatal infection was apparently grafted on an older one, widely scattered early granulomatous lesions about eggs were present, together with lesions containing epithelioid cells and occasional giant cells; others were in various stages of fibrosis. Numbers of adult worms were found in the portal veins and the main branches of the mesenteric veins. The mesenteric lymph glands were involved in all cases. They contained masses of metastatic eggs either surrounded by typical local cellular granulomata or by polymorphs and frank pus.

In most infections the granulomata become eventually replaced or partly replaced by fibrous tissue and the contained eggs absorbed or calcified. The final damage depends on the reaction. Sometimes severe scarring and deformity may result; stenosis of the intestine may occur (ARMBRUST et al., 1963) and a few cases of perforation have been recorded. Sometimes the reaction of the host tissues may give rise to the formation of "papillomatous" masses which project into the gut lumen and may bleed or become ulcerated. These masses which are composed of mucosal tissue containing schistosomal tubercles, free eggs and cellular infiltrations, differ from true "papillomata" in that they do not reproduce the general structure of the mucosa. For this reason, they are often referred to as "bilharziomata".

In heavy and repeated infections the changes induced in the intestinal wall may be extreme. These later effects are dependent on the extensions of the usual reactive and fibrotic processes. Factors determining their development include the intensity of the infection, the frequency of reinfection and the total duration of the infection. Severe intestinal changes develop as a rule several years after an original infection, and the involvement is greater the heavier the infection, the longer it has continued (a worm may live in the human host for 25 years or more), and the more frequent the re-infection.

In a recent survey of japonica infections in China it was found that the site of the most severe lesions in the large intestine was in order of frequency: the rectum, sigmoid, transverse colon, caecum, and splenic and hepatic flexures. The appendix was also frequently infolved.

Lesions of the large intestine are sometimes sufficiently extensive to give rise to palpable tumours in the abdomen. Granulomatous masses arising in the outer layers of the intestinal wall have been described involving especially the sigmoid colon and sometimes the distal small intestine in *S. mansoni* and *S. japonicum* infections. In the former, WYDELL (1958) found the large intestine invariably more severely involved than the small. In advanced cases, the intestinal wall was thickened and indurated and the lumen was narrowed. All layers of the wall were involved, the mucosa being especially hypertrophied. There were numerous whitish granules (tubercles) in the substance and many small polypoid masses (about 2 to 5 mm long) projecting into the lumen. There were minute superficial erosions of the mucous membrane and the mucous glands were uniformly hyperplastic. The "thickening" of the mucosa and submucosa was largely due to this glandular hyperplasia and the fibrous proliferation. In the submucosa were many calcified eggs, free viable eggs and scattered "pseudo-tubercles" with epitheloid and giant cell reactions; there was much cellular fibrous tissue. Similar lesions, with fewer eggs, were found in the muscle layers and the subserosa. The mixture of old and viable eggs, tubercles, and fibrosis, indicated constant reinfection — the usual state in agricultural peasants, who are often exposed to infection during the working hours of their lives.

Such severe disturbances of the intestinal wall lead to many serious complications which include prolapse, perforation and obstruction. Faecal fistulae may occur and the process may involve the surrounding tissues, giving rise to granulomatous and fibrotic masses around both the large and small intestines. Neighbouring organs may be involved.

The relationship between schistosomiasis japonica of the large bowel and the development of *adenocarcinoma* has not yet been firmly established but a recent report from China states that carcinoma was found in 14 out of 40 cases of severe hypertrophic schistosomal colitis in which obstruction occurred and required surgical interference. The first case of indigenous *S. japonicum* infection in Thailand was discovered in biopsy material from a carcinoma of the rectum (LIM KOONAVISAN et al., 1960).

e) Lesions in the Genito-Urinary Tract

The genito-urinary tract is involved extensively in *S. haematobium* infections. The pathological processes are identical with those initiated in other infections, namely, general reactions to the worm infection and local tissue reactions to the eggs. The worms themselves gave rise to little or no local reaction unless they accidentally escape from the venules.

In *S. haematobium* infections eggs are found not only in the genito-urinary tract but in most tissues, including the rectal mucosa in which they may be detected by biopsy.

The miracidia contained in the eggs passed in the urine may be alive or dead. It has been suggested that only viable eggs normally escape into the urine so that eggs containing dead miracidia must have been viable when first passed. If this view were correct eggs in the urine in any condition would denote the existence of a living worm in the body (HONEY and GELFAND, 1960). Most workers would disagree with this and the general view is that both viable and "dead" eggs are normally passed. Calcified eggs are rarely seen except in biopsies in cases in which there is extensive tissue damage.

The urinary bladder is earliest and most commonly affected. Eggs may lie in the tissues without stimulating more than mild cellular reaction and in these circumstances cause few clinical effects. Some viable eggs pass through the wall into the lumen with minimal damage except for some haemorrhage at the point of escape from the venules. Others remain in the tissues and evoke the usual granulomatous response.

Eggs are found most frequently and in greatest numbers in the submucosal tissues, next, in the muscles.

Further changes in the bladder wall develop from extension of the bilharzial lesions so formed and sometimes as a result of secondary bacterial infection, which is less common than might be expected (HONEY and GELFAND, 1960).

Three principal forms of gross anatomical schistosomal lesions are seen in the *bladder*, viz. tubercles (granulomata), "sandy patches" and papillomata ("bilharziomata"). Vesical stones may be formed.

Tubercles, which may be seen by cystoscopy as tiny raised nodules in the mucosa, are commonly found near the fundus and around the trigone, especially in the region of the ureteric orifices, less frequently in the apex, and occasionally scattered over the whole surface. They may be found at autopsy throughout the tissue of the wall. The histological pattern is identical with that of the granulomatous tissue response to schistosome eggs in other organs, as described above (Fig. 38).

Sandy patches which vary widely in size and shape are found in the same areas. They are formed by the coalescence of tubercles or by the massive local deposition of eggs and appear as raised irregular lesions often stained yellow which feel "gritty" because of the presence of calcium salts deposits about individual eggs or granulomata or throughout the affected area. The surface may be superficially ulcerated and peppered with small haemorrhages. Histologically, the patch consists of characteristic granulation tissue containing large numbers of

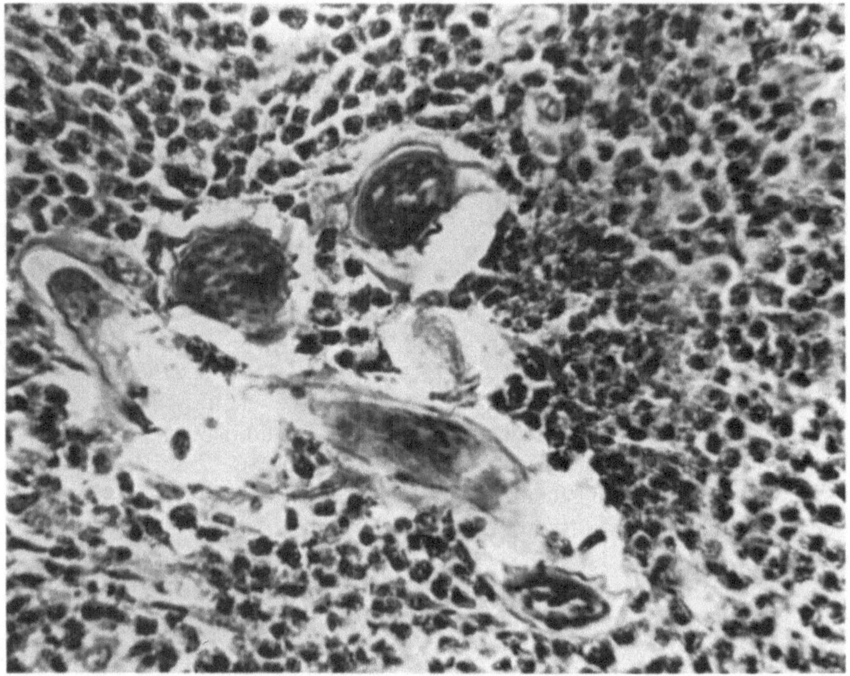

Fig. 38. Schistosomiasis. *S. haematobium* infection: Granulomatous tubercle about ova in bladder wall. Note giant cell.

single eggs or masses of eggs surrounded by fibrous tissue. Many of the eggs are calcified and concretions may form over the surface, especially when bacterial cystitis is present (Fig. 39).

Bilharziomata occur in long-standing cases of heavy infection. They may appear as single or multiple finger-shaped or warty projections from the mucosa, reddish-white, soft and freely bleeding. Histologically they resemble the "papillomata" produced by schistosome infection of the intestine, in that they are covered by transitional epithelium (which may be ulcerated) and basically composed of granulomatous tissue and the associated eggs. They are therefore not true papillomata in which the structure of the tissue concerned is reproduced. GELFAND (1950) suggests that for this reason as explained above, the lesion should be described as a "*bilharzioma*" rather than as a papilloma. Lesions of this kind may become almost completely calcified, forming the so-called "hanging calculus".

The presence of schistosome eggs in the bladder wall may be unaccompanied by clinical signs in light infections, but in heavily infected or repeatedly infected cases, the lesions and the associated clinical features, may be progressive.

Extension of the schistosomal lesions leads to some hypertrophy and thickening of the bladder wall and later to extensive fibrosis in all the affected tissue. In long-standing infections these changes in the walls result in considerable reduction in the anatomical and functional capacity of the bladder leading to increased intravesical pressure which may be associated with increased frequency of micturition. The change in pressure may be transmitted to the ureters and renal pelves and play a role in the production of ureteric dilatation (which may also be the direct effect of granulomatous reactions) and in the production of

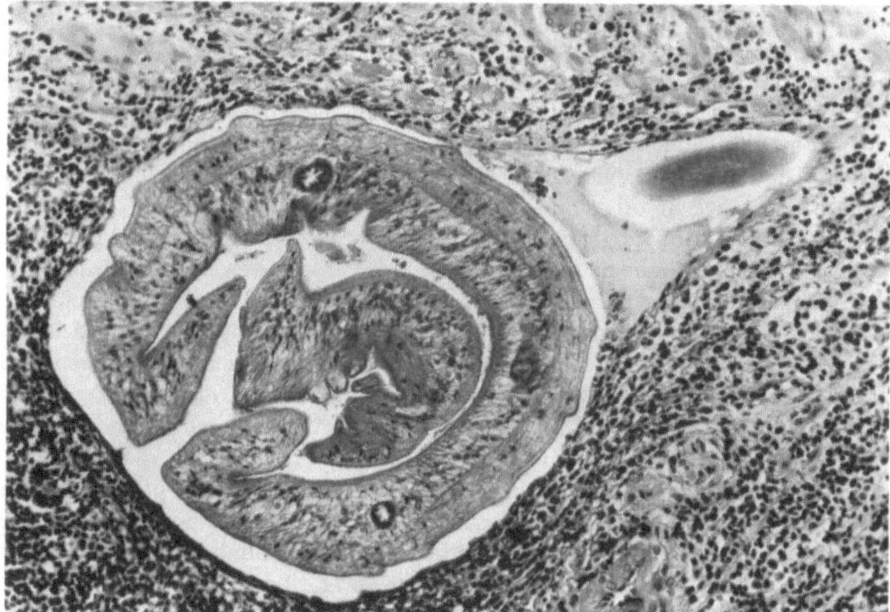

Fig. 39. Schistosomiasis. *S. haematobium* infection. Biopsy of vesical wall. Granulomatous reaction. Section through paired adults.

hydronephrosis. Obstruction to urinary flow with consequent rise in intravesical pressure may also arise from secondary fibrous constriction of the bladder neck.

In some instances there may be atrophic stretching of the bladder wall rather than thickening and contraction and the bladder capacity may even increase above normal.

Calcification of the bladder wall is common in the later stages of heavy infections, especially in the thick walled fibrotic bladders of the chronic infections; it is not always present. Calcification as such is reversible in the early stages and does not necessarily affect the bladder capacity. It is seen in large as well as small-capacity organs. Nevertheless it contributes to the rigidity of the walls and thus to interference with the normal process of micturition.

The bladder changes in heavy schistosomal infections are complicated less by secondary bacterial infection than would be excepted. Secondary inflammatory infection, however, may give rise to complications involving the whole genito-urinary tract including the renal pelvis.

Carcinomatous changes in the mucosal wall occur irregularly and opinion is divided as to whether the schistosomal infection itself or its intensity are concerned directly or in association with other carcinogens, infective or chemical, in the appearance of the neoplasm. In Rhodesia, for instance, it has been reported that carcinoma of the bladder has not been observed in schistosomal infections in Europeans, who are presumably relatively lightly infected, whereas squamous-celled carcinoma occurs in the more heavily infected Africans (80% of whom have schistosomiasis in any case), but in a younger age group than in unifected Europeans (HONEY and GELFAND, 1960; MAKAR, 1955).

HASHEM et al. (1961) have published a statistical analysis of the findings in over 3,000 autopsies and 36,000 biopsies carried out over 30 years in Egypt in support of their view that there is an association between *S. haematobium* and cancer of the bladder. The association was more evident in autopsy material in which 54 of 65 cases of vesical carcinoma showed evidence of vesical schistosomiasis. Only 80 of 196 bladder cancers detected by biopsy were associated with the infection. They found no evidence of association between haematobium schistosomiasis and cancer in other organs.

HASHEM and BOUTROS (1961) studied the effects of administration of the carcinogen 2-acetylaminofleurine to white mice infected with *S. haematobium*. Four animals developed carcinoma. One mouse receiving only the carcinogen developed neoplastic villous papillomata; there was no neoplasia in mice which received the infection only. They concluded that the carcinogen probably stimulated malignant neoplasms more easily in the infected animals.

The *ureters* are commonly involved as a result of egg deposition and to some extent following the vesical changes.

Lesions in the walls are commonly bilateral and arise as a result of granulomata formed about the eggs and the extension of fibrosis from the associated lesions.

Eggs are found in the submucosa and often in large numbers in the muscular layers. Deposition is usually maximal in the lower third of the ureter but the whole tube may be involved. Eventually there may be extensive replacement of muscle with fibrous tissue. Dilatation may result from damage to the contractility of the ureter and the effects of urinary pressure even in the absence of any notable changes in the bladder. It may also follow stenosis of the ureteric orifices, or of the intravesical ureteric wall (GELFAND and HONEY, 1953). On the other hand, the affected tube may become thickened and stenosed. The lesions are essentially similar to those seen in the bladder, including tubercles, sandy patches and bilharziomata. Hydronephrosis with or without secondary pyelitis is a common sequel.

Calcification of the ureters may occur, especially in the inferior third.

Calculi are found only rarely in the bladder in uncomplicated schistosomiasis. They may occur, however, in the bladder, ureters or renal pelvis in which secondary infection is prominent. Such stones probably develop about concretions originally formed around eggs, epithelial sloughs or small blood clots. Calculi in the ureters are sometimes composed of calcium oxalate, but elsewhere are usually formed from a mixture of urates, oxalates and phosphates.

The *prostate, seminal vesicles* and *urethra* may be involved. Extension of the processes in the urethral wall may be accompanied by severe secondary infection with abscess and sinus formation, involving the scrotum, the periurethral spaces and even the rectum. The female genitalia are sometimes similarly affected. Local deposition of eggs in the skin of the penis or vulva may lead to obstruction of lymphatic drainage and localized elephantiasis.

Since genito-urinary schistosomiasis commonly causes back pressure effects on one or both kidneys from vesical or ureteric damage, there is a possibility that *hypertension* might result. GELFAND (1962) has studied this problem in African adult males with extensive *S. haematobium* disease and found than 19 of 57 patients aged 22 to 55 years, had mild (180/110), moderate (200/120) or severe (about 200/120) hypertension. Ten of 26 patients with bilateral hydronephrosis had hypertension, as did 5 of 10 patients with bladder calcification. He concluded that advanced haematobium schistosomiasis might well be a factor in the production of hypertension. The mechanism of the association was not always clear, since high blood pressures were not consistently associated with hydronephrosis, ureteric dilatation or vesical calcification. However, SHALABY et al. (1963) reported a lower than normal incidence of hypertension, atherosclerosis and myocardial infarction in a group of severe *S. mansoni* infections. GELFAND (1963) has also suggested some association between the nephrotic syndrome and *S. haematobium* infection (see section on Malaria).

f) Lesions in other organs

Lesions may occur in any organ in which ectopic eggs are lodged. The pathological effects are determined by the development and extension of the usual granulomatous host reactions.

Schistosomal lesions occur in the *brain* and *spinal cord*. They develop late rather early in the infection. In these sites, the granulomata formed about the eggs are often poorly developed. There is infiltration with microglial cells, "softening" of the local tissue and some oedema.

In *S. japonicum* infections involvement of the nervous system is relatively common. For instance ARIIZUMI (1963) in Kofu, Japan, reported that the incidence of cerebral lesions in *S. japonicum* infections was of the order of 2 to 4 per cent. In his clinic something like half the brain space-occupying tumours were schistosomal in origin.

Psychometric studies of patients suffering from bilharziasis indicate some reduction in intellectual function and mental performance during the active infection (ABDALLA et al., 1961). KERSHAW and his colleagues (STRETCH et al., 1960) have reported changes in the intelligence and memory capacity and behaviour of rats following infection with *S. mansoni*.

There is some evidence to indicate that antidiuretic hormone secretion is increased in bilharzial hepatic fibrosis.

Other *endocrine disturbances* sometimes become clinically evident in longstanding *S. japonicum* infections. These vary from dwarfism, which is followed by resumption of growth after treatment, to disability, loss of body and pubic hair, sterility and decreased libido. HSUEH and WU (1963) have recently reviewed 17 cases ranging in age from 24 to over 40, of which 11 were males. Major clinical manifestations of schistosomiasis *(S. japonicum)* were ascites and splenomegaly. Two were dwarfs. All had been ill over 10 years. Most patients had normal metabolic rates, but exhibited hypotension, low protein-bound iodine and hypocholesterolaemia. The 24 hour excretion of 17-ketosteroids was low and there was low urinary gonadotropin activity. The pattern was one of hypopituitarism with secondary hypofunction of target glands, especially the gonads and the thyroid; the adrenal reserves were satisfactory. The authors conclude that schistosomal dwarfism is a form of reversible functional hypopituitarism; replacement therapy is not needed after treatment of the schistosomiasis.

Metrorrhagia has been described resulting from an inflamed cervical polypus in which there were masses of *S. mansoni* eggs. Other gynaecological conditions including involvement of the cervix (BADAWAY, 1962) have been caused by eggs and adults have been found in the veins of inflamed adnexa. Schistosomal granulomata containing eggs also occur from time to time on the vulva.

References

ABDALLA, A., M. E. E. D. ISMAIL, and A. BADRAN: Psychometric Studies in Bilharziasis. A Preliminary Report. J. Egypt med. Ass. **44**, 621 (1961).

ABDINE, F. M.: Needle Biopsy-Cirrhosis of the Liver. J. Egypt. med. Ass. **46**, 45 (1963).

ANDRADE, Z. A., F. PARONETTO, and M. POPPER: Immunocytochemical Studies in Schistosomiasis. Amer. J. Path. **39**, 589 (1961).

—, S. SANTANA, and G. REBOUCAS: Patologia da esquistossomose hepatica avancada. Rev. Inst. Med. trop. S. Paulo **4**, 170 (1962).

ANDREWS, W. H. W., B. G. MAEGRAITH, and C. E. M. WENYON: Studies on the liver circulation. II: The micro-anatomy of the hepatic circulation. Ann. trop. Med. Parasit. **43**, 229 (1949).

ARIIZUMI, M.: Cerebral Schistosomiasis japonica: Reporting one operated Case and Fifty Clinical Cases. Amer. J. trop. Med. Hyg. **12**, 40 (1963).

ARMBRUST, A., D. DE F. ROSENBERG, J. D. PROSPERO, and N. KLINGER: Estenoses esquistossomoticas do intestino delgardo. Rev. paul. Med. **62**, 265 (1963).

BADAWAY, A. H.: Schistosomiasis of the Cervix. Brit. med. J. **1962**, **I**, 369.

BELL, D. R.: A new method for counting *Schistosoma mansoni* eggs in Faeces. Bull. Wld Hlth Org. **29**, 525 (1963).

BIBAWI, E.: Intra splenic pressure in Coarse and Diffuse Bilharzial Hepatic Fibrosis. Amer. J. trop. Med. Hyg. **10**, 716 (1961)).

BOGLIOLO, L.: The anatomical picture of the liver in hepato-splenic schistosomiasis mansoni. Ann. trop. Med. Parasit. **51**, 1 (1957).

BRUCE, J. I., K. S. WARREN, and E. H. SADUN: Observations on the Pathophysiology of Schistosomiasis mansoni in Monkeys. Exp. Parasit. **13**, 194 (1963).

BRYGOO, E. R., A. CAPRON et J. C. RANDRIAMALALA: Sur quelques methods de coloration selective de coqus d'oeufs d'helminthes parasites de l'homme. Bull. Soc. Path. exot. **52**, 655 (1959).

CHEEVER, A.: Hepatic Vascular Lesions in Mice infected with *Schistosoma mansoni*. Arch. Path. **72**, 648 (1961).

CHIANG, SHIH-T'AO, and KUO-CH'EN CHANG: Schistosomiasis japonica: Radiological Pulmonary Manifestations in 47 cases. Chin. med. J. **74**, 340 (1956).

COUTINHO, A. E., A. MAGALMAES y R. JAMPOLSKY: Sobre a histologea e a histoguimica de provaveis reacsoes de hipersensibilide observadas na esquistossomose mansonica. Rev. lat.-amer. Anat. pat. **4**, 25 (1960).

DAO, CHIN, YEN T'ANG, WEI-LIANG, CH'I, TSUNG-JEN SHEN, and YI-HSIN TS'AI: Acute schistosomiasis: Clinicopathologic Report of Three Cases. Chinese med. J. **76**, 40 (1958).

DAVIS, J. R., S. Y. LI MSU, and H. F. MSU: Comparative Histopathological Study on *Schistosoma japonicum* Infection in Immunized and Non-immunized Rhesus Monkeys. Z. Tropenmed. Parasit. **14**, 21 (1963).

De Witt, W. B.: Some nutritional aspects of Bilharziasis, p. **157**. In Bilharziasis. Ciba foundation Symposium. London: Churchill 1962.
Effat, Sayed: Portal Hypertension, Gazette of Kasr El Ainy Faculty of Medicine: Special Number on Bilharziasis, vol. **21**, Nos. 3 and 4, p. 3 (1955).
Fayez, M., and S. Aziz: Measurement of Portal Pressure in Bilharzial Cirrhosis. J. Egypt. med. Ass. **44**, 345 (1961).
Garcia, M. R., and R. A. Marcial-Rojas: The Protean Manifestations of Schistosomiasis mansoni. A clinicopathological Correlation. Ann. intern. Med. **57**, 763 (1962).
Gelfand, M.: Schistosomiasis in South Central Africa. Cape Town and Johannesburg: Postgraduate Press, Juta and Co. Ltd. 1950.
— The Blood Pressure in Advanced Urinary Bilharziasis. Cent. Afr. J. Med. **8**, 58 (1962).
— A possible relationship between the Nephrotic Syndrome and Urinary Schistosomiasis. Trans. roy. Soc. trop. Med. Hyg. **57**, 191 (1963).
—, and R. M. Honey: S. Afr. med. J. **27**, 326 (1953).
Hashem, M., and K. Boutros: The Difference of Bilharzial Infection on the carcinogenesis of the mouse bladder. J. Egypt. med. Ass. **44**, 598 (1961).
Honey, R. M., and M. Gelfand: The Urological Aspects of Bilharziasis in Rhodesia. London: E. and S. Livingstone 1960.
Hsueh, Chin-Hsin, and Yi-Hsien, Wu: Endocrine disturbances in late Schistosomiasis. Chin. med. J. **82**, 519 (1963).
Jaffe, Rad, u. J. L. Y. Gonzalez: Veränderungen nach chronischer Pfortaderthrombose im Vergleich mit der Bilharzia-Zirrhose vom Typus Symmers-Askanazy. Z. Tropenmed. Parasit. **12**, 235 (1961).
Kagan, I. G., and M. O. J. Pellegr: A critical Review of Immunological methods for the Diagnosis of Bilharziasis. Bull. Wld Hlth Org. **25**, 611 (1961).
Ku, Chin-Yen: Pathological changes in schistosomiasis, Collective Report on Anti-schistosomiasis, Ministry of Health, People's Republic of China, **1955**, 156.
Lim, Koonavisan: Schistosomiasis in Thailand: First Case. Trans. roy. Soc. trop. Med. Hyg. **54**, 5 (1960).
Liu, John, Wei-Ju Cheng, Ming-Hsin Huang, Ju-Sun P'An, Shaeo-Chi Chiang, Chao-Yueh Hsu, Pao-Yuan Hsu, and Ching-Yi T'Ang: Acute schistosomiasis Japonica. Chin. med. J. **76**, 229 (1958).
Lu, Sung-Ts'E, H. Liu, Y. Cm'En, H. Yin, K. Lu, T'Ang M Cheng C, and F. Fu: The effect of Splenectomy on Ascitis in Schistosomiasis japonica. Chin. med. J. **82**, 440 (1963).
Maegraith, B. G.: Pathological processes in malaria and blackwater fever. Oxford: Blackwells 1948.
— Schistosomiasis in China. Lancet **1958**, **II**, 208.
— Liver damage in parasitic disease. Liver function. Amer. Inst. Biol. Sci. **4**, 576 (1958).
Maker, N.: Urological Aspects of Bilharzia in Egypt. **1955**.
Moussa, A. H., A. El Mofty, M. Khattab, A. el Deeb, and M. Hashem: Nutritional disorders in bilharzial cases with hepatosplenic affection. Ann. N.Y. Acad. Sci. **63**, 301 (1955).
Nelson, G. S.: Schistosome Infections as Zoonoses in Africa. Trans roy. Soc. trop. Med. Hyg. **54**, 301 (1960).
P'An, J. S.: Rectosigmoidoscopy in schistosomiasis japonica. Chin. med. J. **75**, 28 (1957).
Shalaby, E. S., S. A. Zaki, and S. A. Fahmy: Incidence of Atherosclerosis, Hypertension and Myocardial Infection in Bilharzial Cirrhosis. J. Egypt. med. Ass. **46**, 53 (1963).
Smithers, S. R.: Acquired Resistance to Bilharziasis, p. 239. In Bilharziasis Ciba Foundation Symposium. London: Churchill 1962.
Stretch, R. G. A., S. J. E. Stretch, G. W. H. Leytham, and W. E. Kershaw: The Effect of acute schistosomiasis upon learning in rats under different levels of maturation: Discrimmation, learning and schistosomiasis in the rat. Ann. trop. Med. Parasit. **54**, 376, 483, 487 (1960).
Tsou, Huan-Wen, and Yueh-Ying Ying: A pathologic study of intestinal schistosomiasis associated with cancer. Chin. med. J. **77**, 244 (1958).
von Lichtenberg, F.: Host response to Eggs of S. mansoni. I. Granuloma Formation in the Unsensitized Laboratory Mouse. Amer. J. Path. **41**, 711 (1962).

WARREN, K. S.: The contribution of worm burden and Host response to the Development of Hepato-splenic Schistosomiasis mansoni in Mice. Amer. J. trop. Med. Hyg. **12**, 34 (1963).

WYDELL, S. H.: Some abdominal complications of *S. mansoni* as seen on Ukerewe Island, E. Afr. med. J. **35**, 413 (1958).

ZAKY, H. A., A. R. EL HENEIDY, and M. T. FODA: Haemodynamic Shunts in Schistosomal Cor pulmonale. Brit. med. J. **1962, I**, 367.

XIV. Liver Flukes

1. Fasciola hepatica

Sheep liver fluke. Fascioliasis has a world-wide distribution.

Life Cycle

The eggs containing immature ova are passed in the faeces of sheep, goats or cattle. In water the ova mature and miracidia escape in 10 to 15 days. The miracidia must invade suitable snails (*Lymnaea* spp.) within a few hours otherwise they die. Cercariae are produced in one to two months. They leave the snail and either encyst as metacercariae on vegetation or debris at a depth of up to 5 cm or remain free in the water. Mammals are infected by ingesting the metacercariae, which excyst in the duodenum, migrate through the intestinal wall to the peritoneal cavity and enter the bile ducts *via* the liver parenchyma and the periportal connective tissue or occasionally *via* the lymphatics and mesenteric circulation. Adults mature in the biliary tract within two to three months of infection; they remain alive for up to three years.

Pathogenesis and Pathology

Migration of larvae through the intestinal wall and peritoneal cavity causes little disturbance, but traumatic lesions including severe haemorrhage may result from their passage to the bile ducts within the liver parenchymas.

LAGRANGE and KEMELE (1962) examined the course of *Fasciola hepatica* infection in animals. The developing worms reached the bile ducts in 24 days in mice and 45 to 50 days in guinea pigs and rabbits. Maturity was reached at the earliest in 30 days, average 33 to 34 days. Mature worms were found only in the biliary ducts; parasites in the liver tissue were immature. There was no obvious explanation for the entry of the worms into the biliary apparatus.

The migration of the juvenile forms of *Fasciola hepatica* and the effects of their invasion of the liver in the mouse have been studied by DAWES (1963). His results throw some light on the pathogenic processes involved. The young fluke breaks down the epithelium, connective tissue and muscle of the gut, presumably by enzyme activity. When they are burrowing into the liver, the epithelium of the nearby bile ducts undergoes intense hyperplasia, with tubular ingrowths and adenomatous development of glandular tissue. At the same time fibroblastic activity produces an "underlying layer of dense fibrous tissue". When the fluke enters the bile duct the epithelium becomes denuded. The liver tissue through which the juveniles make their way undergoes a characteristic inflammatory response which progresses after 17 to 25 days, with pronounced leucocytic infiltration and destruction of the liver parenchyma. The terminal part of the burrow becomes a pool of leucocytes, necrotic liver cells and blood. These inflammatory reactions are of considerable pathogenic significance.

Inflammatory changes are induced in the walls of the bile ducts containing the maturing and adult flukes. The epithelium hypertrophies and desquamates. The tissues of the duct wall become at first hyperplastic then fibrosed. The ducts may become obstructed. Cystic dilatation of the duct wall is common and there is often erosion, allowing the migration of adults or the escape of masses of eggs into the liver substance. Granulomatous cellular reactions with ultimate fibrosis occur about both adults and eggs in the liver parenchymal tissue; abscesses commonly form about the latter.

The inflammatory changes induced in the liver lead at first to an increase in its size associated with congestion and fatty changes in the parenchymal cells. As the later fibrotic reactions and cirrhosis develop in the periportal tissues, usually over many years, the organ may ultimately be reduced in size and the complications of cirrhosis may develop.

Ectopic distribution of larvae sometimes occurs during their migration to the liver. In this way adults may be found in blood vessels, the lungs, the brain, the orbit or in subcutaneous abscesses.

A form of *pharyngeal fascioliasis (halzoun)* occurs in the Middle East as a result of eating infected raw sheep and goat liver. The immature flukes become lodged in the pharyngeal mucosa with subsequent oedema congestion and inflammation of the local tissues which may cause serious damage and obstruction of the air passages (FAUST and RUSSELL, 1957).

Severe *general reactions* may result from infection. There may be anaemia. Leucocytosis is common and there is a high eosinophilia. ZUBOV (1962) has recently reported the findings in an 18-year old woman from whom 7,400 adult *Opisthorchis* were collected at autopsy. This very heavy infection was accompanied by diffuse "parasite-induced" hepatic cirrhosis, purulent angiocholitis, periangiocholitic abscesses and peritonitis.

Antibodies appear in the blood, including precipitins and complement-fixing bodies. Specific skin sensitivity reactions can be induced by suitable antigens made from adults (CHUNG, 1956).

Diagnosis depends on the discovery of the specific eggs in the faeces or in fluid obtained by duodenal intubation. The eggs are ovoid, operculate and measure up to 150 by 90 microns. Adults are large leaf-shaped, with a rough integument; they measure up to 3.0 cm in length by 1.0 cm in breadth.

2. Clonorchis sinensis

Clonorchiasis is widely distributed in eastern Asia, especially China, Japan, Korea and Formosa. It also occurs in Viet Nam.

Life Cycle

The small operculated embryonated eggs are passed in the faeces. The miracidia escape on ingestion of the eggs by several species of fresh water snails, including *Bulimus* spp. Cercariae with unforked tails are liberated after several weeks, and enter fresh water fish in which metacercariae are encysted in the muscle tissue. Man is infected by eating raw or uncooked fish flesh. The metacercariae excyst in the duodenum where some worms mature and are lost in the faeces; others migrate to and mature in the bile duct system, commonly in the distal ducts. The path of migration is similar to that of *Fasciola.* Eggs are laid in the invaded ducts by the mature worms, and pass back to the duodenum, thence to the faeces.

Pathogenesis and Pathology

The adults develop in the *distal bile ducts* where they initiate a proliferative and desquamating reaction in the epithelium and first hyperplasia of the subepithelial tissues, then fibrosis. Cavities and diverticula are formed, communicating with the bile ducts and containing masses of eggs and often many adults. Local new-formation of biliary capillaries is stimulated. In heavy infection or re-infection the larger bile ducts and even the gall-bladder may gradually become involved. Partial or complete occlusion of the bile ducts with eggs, desquamated epithelium, or with multiple concretions and adults may lead to recurring episodes of obstructive jaundice. Similar obstructive effects in the gall bladder may cause signs of acute cholecystitis. In some areas eggs may escape into the parenchyma and set up characteristic granulomatous reactions which are eventually surrounded by fibrosis with consequent distortion of the lobular pattern. The pathological changes in the liver depend largely on the number of worms which may be very large and the duration of the infection. Mild infections often produce no clinical effects. In heavy infections, in which many thousands of adults may be present, the liver at first enlarges, due to vascular engorgement and fatty changes in the parenchyma, but subsequently may become small and fibrotic. The processes leading to cirrhosis are accelerated in alcoholic individuals. The complications of cirrhosis develop in severe cases, including ascites and sometimes generalized oedema. The syndrome of portal hypertension may also occasionally occur and may be associated with splenic enlargement (HOEPPLI, 1933).

Adults may enter the *pancreatic ducts* and set up pathological changes similar to those provoked in the bile ducts leading to sclerosis and obstruction. They may be found also in the duodenum and stomach.

Carcinoma sometimes appears in the affected liver or pancreatic tissue.

General "toxic" reactions result from heavy infections, including emaciation and cachexia. There is usually eosinophilia of 10 to 40 per cent. Antibodies can be detected in the blood or in the skin, with appropriate antigens obtained from adults.

Diagnosis depends on finding the eggs in the faeces or duodenal bile. Eggs are small, ovoid, operculate and brown, measuring about 30 by 16 microns. Adults are thin and lanceolate, measuring up to 25 by 5 mm. Complement fixing bodies can be detected in the plasma of the host. Acute dermal reactions with wheals can be provoked by intradermal injections of specific antigens made from adult worms.

3. Opisthorchis felineus (Opisthorchis viverrini)

Opisthorchiasis occurs in north eastern Europe, Siberia and parts of the far East, including Viet Nam, Laos and north eastern Thailand. The latter is a highly endemic area.

Life Cycle

Operculated eggs containing embryos are passed in the faeces and hatch after ingestion by the appropriate snails (*Bulimus* spp.: *Bithynia* spp.). Cercariae are discharged after two months and eventually penetrate into fresh water fish in which metacercariae are formed and encyst in the muscle tissue for some reason particularly in the muscles at the base of the pectoral fins (HARINASUTA and VAJRASTHIRA, 1960). Man and other hosts, including the cat and dog, are infected by ingesting raw fish. The metacercariae pass through the stomach and excyst in the duodenum. The juveniles migrate through the ampulla of Vater or through the intestinal wall to the liver and the bile ducts. In the more distal biliary vessels they become attached by their suckers and mature; eggs are laid within a month and escape to the faeces about four months after infection.

Pathogenesis and Pathology

The pathological processes are similar in pattern to those initiated by other liver flukes (See *Fasciola*). The severity of the damage to the host depends on the intensity of the infection and its duration, clinical signs appearing as a rule only in heavy infections. The epithelium of the affected bile passages becomes hypertropic and desquamates. Dilatation and fibrosis eventually follow in the vessel

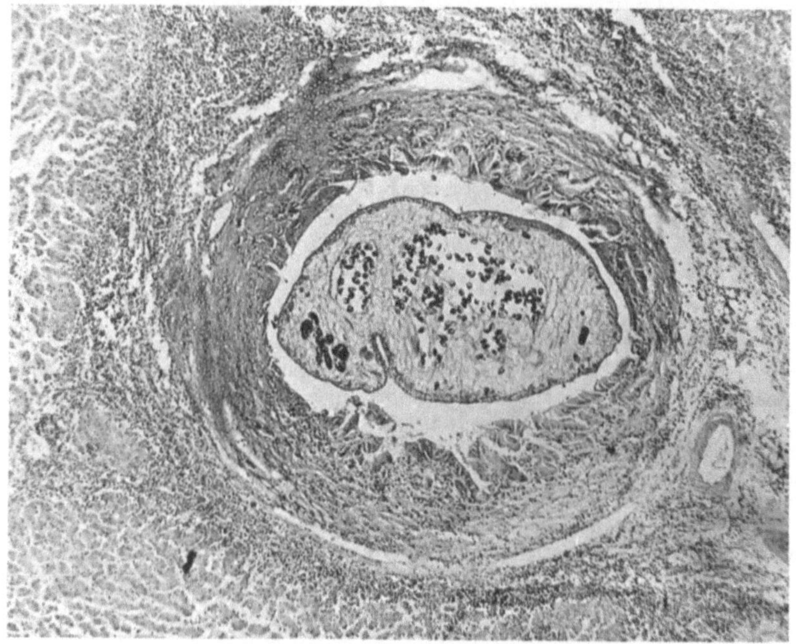

Fig. 40. Opisthorchiasis. Reaction about adult fluke in biliary vessel.

walls which are commonly stained with bile. The cellular reactions which develop in the walls in the early stages usually include large concentrations of eosinophils. The affected bile duct system proliferates with the formation of new capillaries. In this stage the liver is enlarged and tender and the spleen is sometimes enlarged and congested. Concretion about the egg masses and debris in the dilated ducts and gall bladder cause signs of cholangitis and cholecystitis. Fibrosis about the biliary system is sometimes extensive, but advanced hepatic cirrhosis involving the periportal tissues and parenchyma such as is seen in clonorchiasis occurs in individuals who have been heavily infected for some time, with signs of portal hypertension, including distended peripheral abdominal veins and ascites (Harinasuta and Vajrasthira, 1960). Liver fluke infection has been suspected of association with the development of carcinoma (Hou, 1956). Harinasuta and Vajrasthira (1960) reported cases of *carcinoma of the liver* in which large numbers of *Opisthorchis* adults were found in the biliary ducts (Fig. 40).

Diagnosis is made by the discovery of the eggs in the faeces. They are indistinguishable from those of *Clonorchis sinensis*.

The adults are also similar to *C. sinensis* but smaller.

References

CHUNG, HUEI-LAN, HSIN-CHIH WENG, and JUNG LI: Use of liver-ova antigen in the immunodiagnosis of schistosomiasis. Chin. med. J. **74**, 340 (1956).

DAWES, B.: The migration of juvenile forms of *Fasciola hepatica* through the wall of the intestines in the mouse. Parasitology **53**, 109, 123, 135 (1963).

FAUST, E. C., and P. F. RUSSELL: Clinical Parasitology, 6th Ed. Philadelphia: Lea and Febiger 1957.

HARINASUTA, C., and S. VAJRASTHIRA: Opisthorchiasis in Thailand. Ann. trop. Med. Parasit. **54**, 100 (1960).

HOEPPLI, R.: Histological changes in the liver of 66 Chinese infected with *C. sinensis*. Chin. med. J. **47**, 1125 (1933).

HOU, P. C.: The relationship between primary carcinoma of the liver and infestation with *Clonorchis sinensis*. J. Path. Bact. **72**, 239 (1956).

LAGRANGE, et W. KEMELE: La localisation de la douve *(Fasciola hepatica)* dans la canal choledogue de la souris apres infestation experimentale. Riv. Parassit. **23**, 167 (1962).

ZUBOV, N. A.: A rare complication of Opisthorchiasis. Med. Parazit. (Mosk.) **31**, 539 (1962).

XV. Intestinal Flukes

Life Cycle in General

Adults are leaf-shaped hermaphrodite and motile worms varying in size from minute to several inches in length. They are attached to the mucous membranes of the intestine by muscular suckers. Eggs are laid in an oval capsule with an operculum and contain an undeveloped ovum. After two to three weeks a free-swimming larva (miracidium) is developed in the egg. Hatching takes place in water under varying conditions; in some species the egg has first to be ingested by an intermediate host. The miracidium has a very short life in water, usually not more than 24 hours, during which time it must infect the snail host. In the snail the larvae change into rediae from which are developed cercariae. These are discharged into water where they swim freely and either encyst on vegetation or in the next host, usually a fish, reptile, or another snail.

In these hosts a cyst wall develops about the larva which is converted into the infective metacercaria, which in turn is ingested by man released in the small intestine and subsequently develops into the mature adult (KERSHAW and MAEGRAITH, **1951**; WATSON, 1960).

These trematodes have a wide distribution in wild and domestic animals and infection of man is often accidental.

Two suborders occur in man, namely *Amphistomata* and *Distomata*.

1. Amphistomata

Two members of this suborder have been reported in man, namely *Watsonius watsoni* (once) and *Gastrodiscoides hominis* (relatively common). The latter occurs in the pig in India. The reddish brown adult fluke is pyriform, convex dorsally and concave ventrally. It ends in a wide anterior cone and measures 5 by 10 mm. The operculate eggs measure $150 \times 60\ \mu$ and are greenish and sticky. They hatch after 2 to 3 weeks in water. The life cycle is unknown.

In man the adult is found attached to the wall of the caecum and ascending colon. Clinical effects are due to heavy infection with local changes in the mucosa, leading to mucous dysentery and diarrhoea (BUCKLEY, 1939).

2. Distomata
Fasciolopsis buski

The fluke is common in South East Asia, especially central China.

Life Cycle

The large flat adults have a thick spiny integument; they measure 7.5 cm by 2 cm and are normally attached to the duodenal and jejunal mucosa. In very heavy infections they may be present in the stomach and large intestine. The transparent eggs are ovoid and operculate, measuring about 80 × 140 μ. They are passed in the faeces and the embryo takes several weeks in warm water to develop. The miracidium is discharged into the water and enters the appropriate snail (*Segmentina* spp. or *Hippeutis* spp). Cercariae are eventually shed by the molluscan host and encyst as metacercariae on various aquatic plants including the water caltrop (*Trapa* spp.), the lotus and the water chestnut. Man is infected by ingesting the infected vegetable. Adults mature in the small intestine in about three months.

Pathogenesis and Pathology

The large flukes cause direct damage to the *intestinal wall*. Inflammatory cellular reaction and a local accumulation of eosinophils appear at the site of attachment and ulceration and abscess may follow. Haemorrhage may result from erosion of mucosal vessels. Heavy infections cause excessive secretion of mucus in the affected area and local obstruction of the gut.

The *"toxic" effects* of heavy infection are severe. Oedema of presumably allergic origin occurs in the face and legs; ascites is common. Diarrhoea, anorexia and vomiting may persist. A high eosinophilia (often over 35 per cent) is usual and may be associated with neutropenia. Death may occur in heavy infections especially in children. Light infections are symptomless.

Diagnosis is made by discovery of the eggs in the stool.

Echinostoma ilocanum

This small fluke is found in the Far East, especially Java, the Philippines and Celebes.

The adult has a spiny skin and a conspicuous circumoral collar of minute spines. It measures about 5 mm by 1 mm and is attached to the jejunal wall. The operculate ovoid yellowish eggs measure up to 120 × 70 μ and contain an undeveloped ovum. They are passed in the faeces and mature and hatch in about a fortnight. The miracidia invade appropriate snails (*Gyraulus* spp., *Hippeutis* spp. or *Lymnaea* spp.).

Cercariae are eventually liberated and finally invade fresh-water molluscs, including snails (*Pila* spp. or *Viraparus* spp.) and clams, in which metacercariae are formed. Man is infected by eating the infected second molluscs.

Diagnosis is made by recovery of the eggs from the stool.

The *pathological changes* in the host are confined to the small intestine and are similar to but less severe than those induced by *Fasciolopsis*.

Heterophyes heterophyes

Heterophyes is common in the Nile Delta and in restricted areas of Japan, Korea, China and the Philippines. It also occurs in certain Eastern Mediterranean areas.

Life Cycle

The small spinose adult measures about 1.5 mm by 0.5 mm and is attached by its suckers to the wall of the small intestine in the jejunum and upper ileum. The ovoid operculate transparent eggs (30 by 15 microns) each of which contains a fully developed miracidium, are passed in the faeces and hatch after ingestion by the fresh-water snail host (*Pironella* spp.), from which cercariae escape after 3 to 4 weeks and enter various species of fresh water fish (mullet) in the superficial muscle tissues of which the metacercariae become encysted. Man is infected by eating infected raw fish flesh. Adults develop in 2 to 3 weeks. They live for only a few months. Dogs, cats and other carnivores are reservoir hosts.

Pathogenesis and Pathology

Mild inflammatory cellular reaction and excess production of mucus occurs at the sites of attachment of the worms. Excess mucus secretion is common, and superficial necrosis of the mucosa may occur. Diarrhoea results. Occasionally the eggs of the worm may pass into the mesenteric lymphatics and reach the heart, in which they cause tissue responses involving the myocardium and cardiac valves. Eggs may also reach the brain and cause haemorrhages or epileptiform fits. *Heterophyes katsuradai* which occurs in Japan, produces similar effects.

Metagonimus yokogawai

This is a natural parasite of fish-eating birds and mammals and is very common in the Far East. It occurs also in Eastern Europe.

Life Cycle

Man is infected accidentally. The adult is very similar to *Heterophyes*. It is attached to the wall of the upper small intestine, but may penetrate into the mucosal tissues and oviposit. The mature eggs are passed in the faeces and hatch in the appropriate snail (including *Semisulcospira spp.*). Cercariae are produced in due course and penetrate fresh water fish including certain trout in which encysted metacercariae are developed. Man becomes infected by eating raw or inadequately cooked fish flesh. Other species of the family can establish themselves in many definitive hosts, including man with similar pathological effects. In these, the second intermediate hosts are usually fish but may be frogs or shrimps.

Pathogenesis and Pathology

The processes are much the same as in infection with *Heterophyes* spp. except that the adults tend to invade the deeper layers of the mucosa possibly because they are incompletely adapted to man as a host. Eosinophilic and polymorphonuclear infiltration of the *intestinal wall* associated with erosion of the mucosa and excessive mucus secretion may occur at the site of attachment and around the eggs which may be laid in the tissues.

Eggs may reach the intestinal venules and lymphatics and get carried to tissues including the brain, spinal cord, and the heart where they lodge and initiate granulomatous reactions which may cause serious local damage and functional disturbances. There is often relatively little tissue reaction to the invasion of the mucosal tissues by the adults, which never undergo effective encapsulation. Faust and Russell (1957) suggest that this may account for the escape of eggs into the tissues and thence to the circulation.

References

Buckley, J. J. C.: Observations on *Gastrodiscoides hominis* and *Fasciolopsis buski* in Assam. J. Helminth. 17, 1 (1939).
Faust, E. C., and P. F. Russell: Clinical Parasitology, 6th Ed. Philadelphia: Lea and Febriger 1957.
Kershaw, W. E., and B. G. Maegraith: Fluke infections, intestinal. Brit. Encyclopaed. Med. Pract. 2nd Ed., 5, 461 (1951).
Watson, J. M.: Medical Helminthology. London: Bailliere Tindall and Cox 1960.

XVI. The Lung Fluke
Paragonimus Westermani

Paragonimiasis occurs in many parts of the Far East and in West and East Africa and South America.

Life Cycle

The adult worm measures 7.5 to 12 mm in length and about 6 mm in breadth and is relatively thick, 3.5 mm. It is found in various tissues including the lung. There is some controversy as to whether the latter site is selective. It occurs in encapsulated cavities in the infected tissues. From the pulmonary lesions eggs are coughed up in the sputum or swallowed and passed in the faeces. They may also escape in purulent discharges from other sites of lodgement. The eggs eventually hatch after several weeks in water. The miracidia enter the snail hosts (*Melania* spp. etc.) from which after some weeks cercariae escape and penetrate crab or crayfish in the viscera and muscles of which they encyst as metacercariae. Man and other definitive hosts become infected by ingesting parasitized flesh or viscera. The larvae emerge in the duodenum, then pass through the intestinal wall to the abdominal cavity and thence to the liver and the diaphragm, reaching the lungs *via* the pleural cavity. In the lungs the juveniles develop into adults after some weeks and invoke local tissue responses. Eggs are laid and eventually escape as described above. Worms may mature in many other sites, including the brain, the pleura, and the liver.

Pathogenesis and Pathology

The juveniles penetrate the *duodenal mucosa* as a result of tissue lysis caused by secretions from glands. They migrate actively and may cause abdominal symptoms within a few weeks of infection. Thoracic signs commonly develop from two months to two years after infection. Complications, including involvement of the brain, succeed the establishment of the pulmonary lesions. In some cases there may be no indication of infection until the adult is fully developed and has provoked the characteristic granulomatous-fibrous tissue reactions. In the lungs the cysts so formed eventually open into the respiratory tract and worms are shed into the bronchi.

Lin and Lei (1963) have recently reviewed the active pathogenesis and pathology of paragonimiasis. They divide the progress of the infection into *three phases*: (I) tissue destruction resulting from the burrowing of the juveniles and adults through apparently unresisting tissue; (II) tissue reaction with formation of abscesses and cysts and (III) healing with cicatrization. All stages may co-exist.

The initial lesions result in local tissue destruction and haemorrhage, as the migrating worm burrows an irregular tortuous tunnel filled with blood but with no organized wall. After the worm has moved on, either healing occurs with fibrosis or abscesses may form the cavities of which may ultimately be converted into cysts, commonly with communicating tunnels left by the wandering worm. The cysts may contain masses of ova which produce granulomata in the walls. Worms are found more frequently in fresh than old cysts.

Study of autopsy material has demonstrated the common routes of migration of adults and of the juveniles after penetration of the intestinal wall. The presence of free living adult worms in the abdominal cavity, sometimes with fibrinous peritonitis with ova in the exudate, suggest that the juveniles may mature to adults therein. Lesions, including cysts, in the abdominal surface of the diaphragm and in the superior surface of the liver, moreover, suggest that the worms reach the thoracic cavity through this region in man, as has been shown experimentally in animals. In dogs the lung surface was penetrated by the developing worms 3 to 9 weeks after adults were introduced into the peritoneal cavity; the worms which remained in the abdomen were not as well matured as those in the pleural cavity and lungs, indicating that the latter affords better environment for adaptation. Patients developed cough and rusty sputum containing eggs 2 to 15 months after infection.

As noted above, the active migration of the adults explains the very varied clinical patterns, which are dependent on the anatomical areas involved.

There is discussion about some of the paths of migration of the larvae and adults. Some larvae may spread *via* the lymphatic and blood vessels but the concensus of opinion is that the migration occurs *via* the mucosa through the serosa into the peritoneal cavity, upwards along the surface of the liver, through the muscular diaphragm across the pleural space into the lungs and sometimes the mediastinum. According to LEI et al. (1957) the worms reach the brain by way of the roots of the large blood vessels. In the brain they may migrate in any direction by active penetration of the substance or into the ventricles. Characteristic clinical patterns arise from local tissue damage and pressure effects, resembling those of brain tumors. Diminution or loss of vision are common when the brain is involved.

The *reaction of tissues to eggs* containing unembryonated ova is largely one of mild chronic inflammatory round cell, plasma cell, and eosinophil infiltration, with accompanying granulomatous changes and eventually peripheral cellular fibrosis. The picture thus resembles in milder form the production of the granulomata of schistosomiasis.

The *adults* cause diffuse cellular infiltration of the tissues, probably because of their metabolites. Intense reactions develop in some tissues leading to abscess around the worms which become absorbed and replaced by blood tinged thick sometimes purulent or pastey brown or grey material in which there are usually collections of eggs. Characteristic abscesses may absorb or become converted into "cysts" which eventually develop a thick fibrous wall. In the earlier stages the walls are composed of granulomatous tissue, often heavy with eosinophils and sometimes developed about eggs. Calcification may occur. Cysts may develop in any tissue and in the individual patient may be in a variety of stages of development, from the very early cellular reaction enclosing the living worm or worms (often two) to the cysts in which most of the contents have been absorbed and replaced by fibrous tissue. Adjacent cysts often have communicating channels probably indicating the track of the migrating worm (Fig 41).

In the *brain* the tissue reactions are less well defined. When the adult is present in recently invaded areas there may be practically no reaction. Cysts with fibrous walls are formed in some instances; in others the prevailing microglial cellular infiltration about the degenerate necrotic remains of the worm produces firm brown nodules in the brain substance. Lesions due to worm invasions are much less common in the spinal cord. In a single case reported from China, there was a channel through the psoas muscles communicating with the 12th thoracic intervertebral foramen but no cysts or other lesions in the spinal canal (LEI, 1955).

Lesions which are basically of similar pattern have been described in most of the other tissues of the body. Amongst these may be mentioned the subcutaneous migratory nodules which occur in about 10 per cent of cases (see below). The

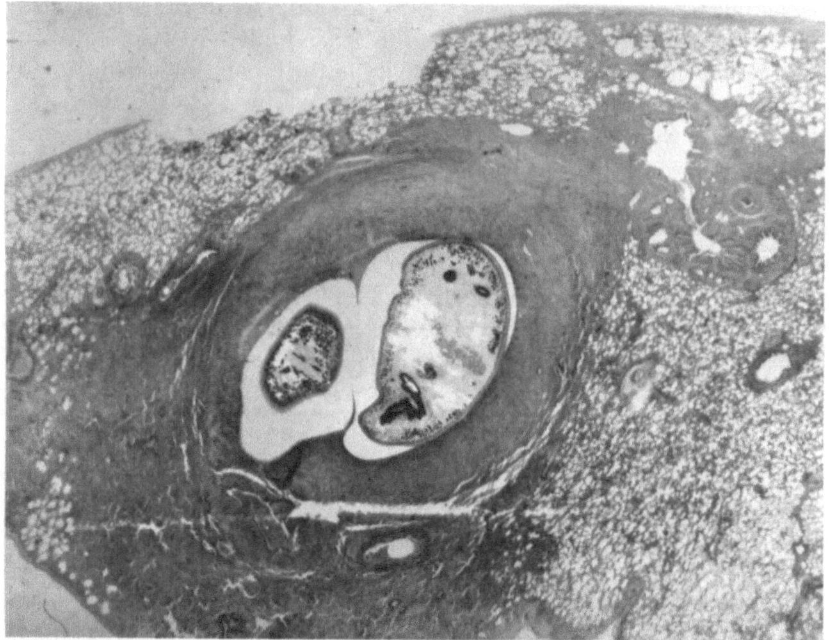

Fig. 41. Paragonimiasis. Human lung: Cyst containing adults.

meningeal reaction is usually slight; there is some lymphocytic infiltration and ultimately fibrosis (LEI, 1957; CHANG, 1960).

Autopsy findings in heavy infections give some indication of the path of migration. There is usually considerable chronic inflammatory reaction in the serosa of the affected portion of the gut, especially the duodenum and jejunum, sometimes the colon; moderate cellular and fibrous reactions around masses of eggs are common. Dense fibrous adhesions form about the gut omentum and surface of the liver. Cysts may be present in all these tissues. In the liver they are usually concentrated in the subcapsular tissue and are frequently connected by "fistulae". The peritoneal and pleural surfaces of the muscular diaphragm are thickened with dense fibrous tissue; the tendonous portions are not affected.

The lungs, usually the right, are densely adherent to the diaphragm and parts of the pleural spaces are obliterated. Cysts and occasional adults may be found in these tissues; cysts in the pleura sometimes connect directly with similar lesions in the lungs themselves. The lung cysts are most numerous close to the diaphragm and mediastinal pleura. They may communicate fully with one another and with the bronchi. The capsules are often thick but remain somewhat cellular and often contain bunches of small blood vessels. Cystic dilatation of adjacent bronchi occur, with infiltration of the walls with lymphocytes and eosinophils and hyperplastic and necrotic changes in the epithelium. Considerable bronchiectatic changes may develop. Local bronchopneumonic changes are common. The hilar glands may be caseous.

In light infections one or more cysts may develop in the lungs and give rise to clinical effects resulting from similar pathological developments. Tomograms at this stage may reveal cystic cavities with extensive local tissue responses; the brownish eggs are coughed up in the sputum which is often rusty or blood-stained as a result of haemorrhage into the cyst cavity or the bronchi involved (Ross et al., 1952).

As in other helminth infections tissue sensitivity develops in paragonimiasis, which may persist for years. Allergic phenomena occur from time to time and acute wheal reactions develop after intradermal injection of antigen prepared from adults. Eosinophilia may be high in the early stages of infection and persists at a moderate level.

Diagnosis is usually established by recovery of the eggs in sputum. The sputum is commonly viscid, blood streaked or dark reddish brown and contains fine yellow flecks consisting of masses of eggs. The egg has a thick golden brown shell measuring 80 to 120 by 50 to 60 microns. It is broadly oval with a flattened operculum and contains an immature ovum when first laid. Eggs may also be found in the faeces and in pleural effusions.

Chung and Ts'Ao (1962) have described a new clinical entity due to Paragonimus infection in Szechuan Province of China. They claim that the infecting parasite is a new species, which they have called *Paragonimus szechuanensis*. The pathological processes involved seem to be much the same as in *P. westermani* infection, but the clinical picture and distribution of lesions is different. Constitutional and allergic symptoms are common and often severe; eosinophilia is pronounced. The pulmonary signs are less notable but pleural effusion is common. Frank haemoptysis is uncommon and the blood streaked sputum contains few or no eggs. Eggs are also uncommon in the faeces.

Subcutaneous nodules and migratory swellings are common. These are caused by the presence of immature worms, which stimulate intense local reactions in the subcutaneous and fatty tissues, with masses of eosinophils, some polymorphs and sometimes epithelioid and giant cells. In necrotic areas there are often rhomboid Charcot-Leyden crystals. Eggs are not present. Where there are numbers of worms, the nodules may be multiple and appear simultaneously or one after the other. The migratory swellings result from the wandering of the worm, which may leave the original nodules and stimulate new reactions elsewhere. Nodules are commonest in the trunk, but may occur anywhere. They occur much more frequently than in *P. westermani* infections in which the nodules are often formed about mature adults and so contain eggs.

References

CHANG, YUAN-CH'ANG: Parasitic infections of the Brain, Chin. med. J. **80**, 121 (1960).

CHUNG, LING-FANG, and WEI-CHI TS'AO: *Paragonismus westermani* (Szechuan Variety) and a new species of Lung Fluke — *Paragonismus szechuanensis*. Part II. Studies on clinical aspects of paragonimiasis szechuanensis — A new clinical entity. Chin. med. J. **81**, 419 (1962).

LEI, HSUEH-HSI, and CHIA-KUEI YEN: Pathologic changes of paragonimiasis. Chin. med. J. **75**, 986 (1957).

— — The pathological changes of Paragonimiasis. Ztrong Biglixne Z. **1**, 166 (1955).

LIN, CHEN-KANG, and TAO-NIEN, LEI: The pathologic anatomy of Paragonimiasis. Chin. med. J. **82**, 650 (1963).

ROSS, J. A., W. E. KERSHAW, and A. C. KUROWSKI: The radiological diagnosis of paragonimiasis, with report of a case. Brit. J. Radiol. **25**, 579 (1952).

XVII. Cyclophyllidean Tape Worms

1. Taenia solium (Pork tape worm)

Life Cycle

The adult is attached by a scolex (head) fitted with suckers and rostellar hooks to some point in the wall of the upper third of the small intestine. The body, which lies in the lumen and may attain a length of over 6 metres, is composed of the scolex followed by immature than mature bisexual proglottids. The terminal gravid proglottids often separate and are passed in the faeces. The eggs escape from the proglottid as a rule only after it is passed or if it is damaged or regurgitated into the stomach. Outside the body the eggs remain viable for long periods. Eventually they are ingested by the hog in which the larva (oncosphere) escapes into the duodenum or jejunum. The oncospheres penetrate the intestinal wall, reach the mesenteric venules and are eventually distributed in the systemic circulation. They commonly lodge in the skeletal muscles, where they develop in the course of months into cysticerci, consisting of a minute bladder containing milky fluid into which an immature head is invaginated. Man becomes infected by eating inadequately cooked infected (measly) pork. The larvae escape in the stomach, the head evaginates and becomes attached to the intestinal wall. The adult matures in six to twelve weeks and may remain in the intestine for years. Larvas in the cysticercus stage are developed in man (I) as a result of ingestion of eggs in contaminated food or from contact with dirty fingers (sometimes contaminated from the patient's own faeces in which eggs may have escaped from a damaged proglottid); and (III) by the liberation of eggs from proglottids regurgitated into the stomach.

Pathogenesis and Pathology

The adult worm does not cause serious damage to the host. Somatic reaction to the worm may be indicated in persistent infection by the development of leucocytosis and eosinophilia. Gastrointestinal effects are said to include dyspepsia and diarrhoea but these are minimal unless other factors are present.

The serious consequences of infection arise from the development of the cysticerci. These larvae may be seeded to any organ in the body. They are found commonly in subcutaneous tissues, skeletal muscles and the brain. In most tissues except the eye and the brain, a fibrous reaction eventually develops as a capsule about the cysticerci, which for a time may continue to develop and aborize. Early cellular reactions take place around the larvae, consisting of lymphocytes, plasma cells, eosinophils and sometimes epithelioid and giant cells. Necrosis and calcification of the larvae occur not infrequently.

Eggs of *T. solium* administered orally to a monkey produced tissue cysts, but these were not infective to other monkeys.

Neurologic symptoms, which arise from the location of cysticerci in the brain and occasionally in the cord, include a form of epilepsy (MACARTHUR, 1933). Clinical effects are said to occur mainly after the death of the larva, as a result of intense microglial and other local tissue reactions (GAULT et al., 1948).

Diagnosis is made by identifying the detached gravid proglottids which are longer than broad. The whole worm may be passed after treatment; the head is about 1 mm. in diameter and is armed with 4 suckers and an anterior hooked xostrellum. Eggs are present only when segments have been passed. They are 30 to 40 microns in diameter and contain an embryo with three pairs of hooklets. The shell is thick walled. Proglottids are thin and translucent; there are fewer than 10 lateral uterine brands. The genital pore is placed laterally.

2. Taenia saginata (Cattle tape worm)

Life Cycle

The adult worms are attached by a hookless scolex to the mucosa of the small intestine. They are much longer than *T. solium*. The mature proglottids are passed in the faeces in the same way. Eggs are liberated and remain viable for months. When taken up by cattle and other mammalian hosts the eggs are digested and the oncospheres escape into the duodenum, penetrate the intestinal wall and eventually develop into cysticerci *(Cysticercus bovis)* which in turn may be ingested by man in uncooked (measly) beef. Man is usually infected only by the adult. Only very occasionally has human *cysticercosis bovis* been reported (FAUST and RUSSEL, 1957).

Pathogenesis and Pathology

The enormous adult worms may cause general effects in the human gastro-intestinal tract by competing with the host for foodstuffs contained in the in-testinal contents or occasionally by causing obstruction. More serious consequences have been ascribed to the absorption of "toxic" products produced by the worm. There is only a moderate eosinophilia (10 to 15 per cent). Fatal enteritis has been described. Cysticerci, associated with typical tissue fibrocellular responses have been removed from the human breast (mammary gland) and from a mesenteric lymph gland. No neurological symptoms have been described.

Diagnosis is made by examining the discharged gravid proglottids and the whole worm after treatment. The proglottid is longer than broad, longer than that of *T. solium*, and the uterus has many lateral branches. The head is about 2 mm in diameter and has 4 suckers but no hooks.

3. Hymenolepis nana (Dwarf tape worm)

Ingestion of embryonated eggs is followed by the escape of the oncospheres in the stomach and upper small intestine. The larvae penetrate the wall of the latter and change to cercocysts which migrate back into the lumen and become attached by their scolices to the villi. Mature worms (up to 40 mm in length) develop in a few weeks. They consist of a minute scolex with 4 suckers and a spined rostellum and 100 to 200 immature and mature proglottids which are much broader than long with a lateral genital pore. Eggs are thin shelled, colorless ovoid 30 to 50 microns in diameter with much smaller hooked embryo surrounded by a wide clear space. They are liberated in the intestine when segments disintegrate and are present in freshly-passed faeces. It is generally accepted that humans are infected by the human strain of the parasite. There appears to be no intermediate host in the human cycle. The murine tape-worm *Hymenolepis diminuta* occasionally infects man; in this case the intermediate hosts are infected insects, usually fleas.

Infection is usually symptomless. Mechanical irritation of the intestine may result from large numbers of worms. "Toxic" effects believed to result from absorption of metabolic by-products of the worm, are said to occur in young children. The host may exhibit a mild eosinophilic response.

4. Echinococcus granulosus (Hydatid)

Life Cycle

The adult worm is attached to the villi of the small intestine of the definitive host (dogs, wolves, jackals, cats, etc.) Eggs are discharged in the faeces and are swallowed by the human or other intermediate host. Oncospheres hatch out in the duodenum and migrate through the wall, reaching the mesenteric venules and eventually become caught up in tissue capillaries, especially in the liver and the lungs. Some of the larvae survive and grow into unilocular cysts in some of which a double wall develops consisting of an outer laminated layer and an inner nucleated germinal layer, from which are budded into the milky fluid contents cellular masses or "brood capsules" which may remain attached to the wall or become free. The brood capsules develop invaginated scolices. Some cysts may fail to develop brood capsules. "Daughter" cysts may be formed through damage and rupture of the "mother" cyst wall. When found outside the original cyst wall these are known as "exogenous" daughter cysts. Rupture of the mother cyst may seed the daughters, for example, into the abdominal cavity leading to multiple development in the peritoneum.

Multilocular cysts are sometimes produced. These are now believed to be due to infection with a variant worm *E. multilocularis* (FAUST and RUSSELL, 1952; VOGER, 1955).

Pathogenesis and Pathology

Mechanical damage occurs in tissues in which the cysts are developing. This may or may not lead to functional disturbance of the organ concerned. Thus, large cysts may develop for years in the liver or in the lungs without causing physical symptoms, or may never do so, being discovered by accident after calcification. On the other hand, cysts developing in bone may cause early erosion and spontaneous fracture.

The host tissues react to the presence of the larvae by infiltration of the area with lymphocytes, plasma cells, and eosinophils, and later by the production of cellular fibrous tissue which ultimately encapsulates the cyst, which itself may calcify. Pus formation may also occur if the dead larva becomes secondarily infected. Pressure effects may cause serious symptoms in certain organs, including the brain and the heart. Hydatid of the lung causes compression signs and often pleural effusion; rupture may occur into the bronchi with relief or anaphylaxis. Cerebral embolism from a hydatid cyst of the liver has been reported, probably for the first time, by RAKOWER and BELLER (1961).

The host develops *sensitivity* to the cyst and its contained fluid and serious anaphylactic reactions may ensue if the cyst is ruptured. Ectopic spread of daughter cysts may also occur in this way. In the multilocular (or alveolar) form of the infection, tissue cellular reaction is usually more vigorous and persistent. The cysts contain multiple small cavities containing discoloured crumpled hyaline membrane. Fluid is scanty and scolices rare. Central necrosis is common. The hyaline cuticle is deficient and fibrous encapsulation often incomplete.

Infection with *Echinococcus* induces *immuno-sensitivity* in the host. Eosinophilia (15 to 25 per cent) continues for years. Precipitins and complement-fixing bodies can be demonstrated in the serum using sterile hydatid cyst fluid or alcohol extracts of scolices as antigen. A highly specific immediate skin sensitivity reaction is invoked in infected individuals by intradermal injection of the antigen (the Casoni reaction).

XVIII. Pseudophyllidean Tape Worms

1. Diphyllobothrium latum

The broad or fish tapeworm has a very wide geographical distribution to Europe, Finnland, the Middle East, West and East Africa, Canada and North America.

Life Cycle

The oval speculate eggs contain immature ova when discharged from the ripe proglottids and are passed in human faeces. They develop in water in 10 to 15 days when the oncosphere escapes through the operculum. After casting off its envelope it swims freely in the water for a few hours until ingested by a copepod (*Diaptomus* spp. or *Cyclops* spp.) in the haemocoele of which it develops to the procercoid stage. Eventually the copepod is ingested by a fresh water fish and lies free in between the muscle fibres which a plerocercoid or sparganum larvae is developed. Larger fish may become infected by ingesting smaller infected fish from which the larvae escape and enter the muscle tissue. Man is in turn infected by eating uncooked fish flesh containing the spargana. The adult worm matures in 5 weeks to three months. The adult is attached to the intestinal wall by the spatulate head with paired sulci. It is usually found the ileum of jejunum, occasionally in the colon. Proglottid formation occurs simultaneously along the distal four fifths of the worm which may be as much as 30 feet. Multiple infections are common. Eggs are evacuated periodically. As many as a million may be discharged in a day. Other animals besides man are hosts, including the dog, cats, leopards, bears, pigs and seals.

Pathogenesis and Pathology

There may be no ill-effects. In multiple infections mechanical irritation and even obstruction of the intestine may occur. The local effects of attachment of the scolices are negligible. Systemic "toxic" effects include abdominal pain, diarrhoea, and emaciation in adults and nervous convulsions in children. Allergic symptoms including oedema may be present. Eosinophilia is high and the white cell count is often raised. The terminal proglottids detach and are sometimes passed in a degenerated and disintegrated state.

In a few cases pronounced macrocytic *megaloblastic anaemia* resembling pernicious anaemia may develop. This is initiated by the competition between the worm and the host for vitamin B 12. Extracts of worms which contain large amounts of B 12 will cause remission of the anaemia in infected individuals or may be used as a substitute for Castle's extrinsic factor in pernicious anaemia (von Bonsdorff, 1956).

The physiological mechanism of this antagonism to vitamin B 12 is not completely clear, although recent research has added considerable information. Scudamore demonstrated that *D. latum* was able to absorb a proportion of vitamin B 12 adminstered to the host. It has also been found that the concentrations of ascorbic acid in the blood and urine of infected patients is below normal levels.

D. latum probably contains a filterable factor probably an enzyme which either inhibits the binding of vitamin B 12 and gastric juice or liberates the bound vitamin (NYBERG et al., 1961). The mean serum level of B 12 is often low in patients infected with *D. latum* who do not show any overt clinical signs of the infection. Mild degrees of anaemia are probably common in such cases (PALVA, 1962; GRASBECK et al., 1962).

Diagnosis is made by the recovery of the eggs or proglottids and occasionally sections of worm (usually only after treatment) from the faeces and by the identification of the adult worm after treatment. The proglottids are broader than long and have a central genital pore.

2. Sparganosis

Sparganum larvae may appear in man after ingestion of copepods infected with procercoid larvae of pseudophyllidean tape worms, or following the application of infected flesh containing already-developed spargana to a wound, for example, in the orbit or the conjunctiva. Spargana may be several centimetres long and, except in one rare form which branches, usually multiply by transverse fragmentation. The larvae may be derived from various members of a group of *Diphyllobothrium* spp. worms, usually grouped under the loose term *Sparganum mansoni*.

Most tissues of the body except bone may be involved, usually in the connective tissue planes. Subcutaneous or ocular sparganosis is common, the affected region being painful and oedematous. The actively moving larvae may be present in the centre of the disturbance or replaced by caseous or purulent material. There is some cellular infiltration (often comprised of lymphocytes and masses of eosinophils) which increases after the death of the larvae. Where the infection is due to the proliferating sparganum, nodular lesions develop and elephantoid skin reactions may follow lymphatic obstruction. Infarction of the pulmonary artery has been reported (BONNE, 1932).

References

BONNE, C.: Researches on Sparganosis in the Netherlands East Indies. Amer. J. trop. Med. **22**, 643 (1943).

FAUST, E. C., and P. F. RUSSELL: Clinical Parasitology, 6th Ed. Philadelphia: Lea and Febiger 1957.

GRASBECK, R., W. NYBERG, M. AAARNI, and B. VON BONSDORFF: Lognormal distribution of serum vitamin B_{12} level in a large population heavily infected with *Diphyllobothrium latum*. J. Lab. clin. Med. **59**, 419 (1962).

MACARTHUR, W. P.: Cysticercosis as a cause of epilepsy in man. Trans. roy. Soc. trop. Med. Hyg. **26**, 525 (1933).

NYBERG, W., M. SAARNI, G. GOTHONI, and G. JARVENTIE: The influence of *Diphyllobothrium latum* on the complex formed between Vitamin B_{12} binding principle in human gastric juice and ^{60}Co-B_{12}. Acta. med. scand. **170**, 257 (1961).

PALVA, I.: Vitamin B_{12} deficiency in fish tapeworm carriers. A clinical and laboratory study. Acta. med. scand. **171**, 374 (Suppl.) (1962).

RAKOWER, J., and A. BELLER: Cerebral and pulmonary emboli from a ruptured hydalid cyst of the liver. Amer. J. trop. Med. Hyg. **10**, 208 (1960).

VOGEL, H.: Über den Entwicklungszyklus und die Artzugehörigkeit des europäischen Alveolarechinococcus. Dtsch. med. Wschr. **80**, 931 (1955).

VON BONSFORFF, B.: *Diphyllobothrium latum* as a cause of pernicious anaemia. Parasitological Reviews. Exp. Parasit. **5**, 207 (1956).

Sachverzeichnis — Subject Index